Inhalt

Klinikleitfaden Pflege

Klinikleitfaden
Pflege

9. Auflage

Mit Beiträgen von: Peter Bergen, Hildesheim; Annerose Bürger-Mildenberger, Östringen; Dr. Andreas Gärtner, Gauting; Nikolaus Gerdelmann, Lingen; Ulrich Heller, München; Christa Junginger, Kusterdingen; Ulrich Kamphausen, Wangels; Vivian Keim, Hamburg; Dietmar Kirchberg LL.M., Windach; Andrea Kurz, Weilheim; Hans-Peter Mattausch, Dinkelsbühl; Dr. med. Nicole Menche, Langen; Robert Mühlbauer, Neuendettelsau; Dr. Heidrun Pickenbrock, Meerbusch; Sylvia Röhm-Kleine, Schlitz-Rimbach; Dr. med. Marianne Schoppmeyer, Nordhorn; Lutz Schütze, Hannover; Katarina Teißing, München; Nils Wommelsdorf, Hamburg
Autoren der Vorauflage: Beate Augustyn, München; Prof. Dr. rer. cur. Thomas Fischer, Dresden

ELSEVIER

Elsevier GmbH, Hackerbrücke 6, 80335 München, Deutschland
Wir freuen uns über Ihr Feedback und Ihre Anregungen an books.cs.muc@elsevier.com

ISBN 978-3-437-26171-8
eISBN 978-3-437-09627-3

Wichtiger Hinweis für den Benutzer
Ärzte/Praktiker und Forscher müssen sich bei der Bewertung und Anwendung aller hier beschriebenen Informationen, Methoden, Wirkstoffe oder Experimente stets auf ihre eigenen Erfahrungen und Kenntnisse verlassen. Bedingt durch den schnellen Wissenszuwachs insbesondere in den medizinischen Wissenschaften, sollte eine unabhängige Überprüfung von Diagnosen und Arzneimitteldosierungen erfolgen. Im größtmöglichen Umfang des Gesetzes wird von Elsevier, den Autoren, Redakteuren oder Beitragenden keinerlei Haftung in Bezug auf jegliche Verletzung und/oder Schäden an Personen oder Eigentum, im Rahmen von Produkthaftung, Fahrlässigkeit oder anderweitig, übernommen. Dies gilt gleichermaßen für jegliche Anwendung oder Bedienung der in diesem Werk aufgeführten Methoden, Produkte, Anweisungen oder Konzepte.

Für die Vollständigkeit und Auswahl der aufgeführten Medikamente übernimmt der Verlag keine Gewähr.
Geschützte Warennamen (Warenzeichen) werden in der Regel besonders kenntlich gemacht (®). Aus dem Fehlen eines solchen Hinweises kann jedoch nicht automatisch geschlossen werden, dass es sich um einen freien Warennamen handelt.

Bibliografische Information der Deutschen Nationalbibliothek
Die Deutsche Nationalbibliothek verzeichnet diese Publikation in der Deutschen Nationalbibliografie; detaillierte bibliografische Daten sind im Internet über http://www.d-nb.de/ abrufbar.

19   20   21   22   23   5   4   3   2   1

Um den Textfluss nicht zu stören, wurde bei Patienten und Berufsbezeichnungen die grammatikalisch maskuline oder feminine Form gewählt. Selbstverständlich sind in diesen Fällen immer alle Geschlechter gemeint.

Planung: Regina Papadopoulos, München; Andrea Kurz, Weilheim
Projektmanagement: Anke Drescher, München
Redaktion: Andrea Kurz, Weilheim
Rechteklärung: Ramona Zillich, Stefan Schneidhuber, München
Herstellung: Steffen Zimmermann, München
Satz: abavo GmbH, Buchloe/Deutschland
Druck und Bindung: CPI books GmbH, Leck
Umschlaggestaltung: Spiesz Design, Neu-Ulm
Titelfotografie: © Colourbox/AdobeStock

Aktuelle Informationen finden Sie im Internet unter **www.elsevier.de**

Vorwort

Kompakte und prägnante Informationen und Tipps für den Pflegealltag mit all seinen Herausforderungen – das Konzept des *Klinikleitfaden Pflege* hat sich über viele Jahre hinweg bewährt. Mittlerweile ist es kaum mehr möglich, das gesamte Gebiet der Pflege jederzeit umfassend zu überblicken. Deshalb ist ein zuverlässiger Helfer wie der *Klinikleitfaden* im Notfall, im Alltag und zum Nachschlagen unersetzlich: Er liefert aktuelles Wissen für die tägliche Arbeit in der Gesundheits- und Krankenpflege. Die übersichtliche Struktur ermöglicht einen schnellen Zugriff auf die gewünschte Information und erspart eine zeitraubende Suche in entscheidenden Situationen.

Entsprechend den Entwicklungen in der Pflege und im Gesundheitswesen haben kompetente Pflegeautoren zudem alle Inhalte geprüft, ggf. erweitert und aktualisiert. Wesentliche pflegerische Aufgaben finden Sie in *Kapitel 2: Beobachten, beurteilen und intervenieren.*

Zusätzlich zu topaktuellem, organspezifischem Pflegewissen finden Sie wichtige Tipps für die Arbeit auf Station, alles Wissenswerte zu Arbeitstechniken und pflegerischen Assistenztätigkeiten sowie z. B. Hinweise zu rechtlichen Grundlagen und umfassende Informationen zum richtigen Verhalten im Notfall.

Wir danken allen Autorinnen und Autoren, die für diese 9. Auflage mit großem Engagement ihre Texte überarbeitet und z. T. neu gestaltet haben.

Wir hoffen, Ihnen mit diesem Buch die richtige Unterstützung für Ihren beruflichen Alltag an die Hand zu geben, und wünschen Ihnen viel Freude mit dem *Klinikleitfaden Pflege.*

In memoriam Andrea Kurz

Andrea Kurz hat den **Klinikleitfaden Pflege** in mehreren Auflagen als Lektorin betreut und einige Kapitel als Autorin verfasst.

Zum Ende der Bearbeitung dieser Auflage ist Andrea Kurz – noch bevor sie das Buch in den Händen halten konnte – zu unserer großen Erschütterung verstorben. Wir trauern um eine hervorragende ehemalige Verlagskollegin, die in den letzten Jahren als freie Redakteurin und Autorin tätig war. Viele Autorinnen und Autoren dieses Werks und anderer Werke haben uns ihre Betroffenheit mitgeteilt und uns ihr Mitgefühl versichert. Auch sie haben Andrea Kurz und ihre fachliche Kompetenz, Expertise sowie ihre stets verlässliche und entgegenkommende Autorenbetreuung sehr geschätzt.

Wir danken Andrea Kurz herzlich für ihre immer professionelle und überaus kompetente Projektleitung und vermissen sie sehr.

München, im Frühjahr 2019
Ihr Pflegelektorat
Elsevier GmbH
Urban & Fischer Verlag

Abkürzungen

Symbole

↑	erhöht, hoch
↓	erniedrigt, tief
→	daraus folgt
~	ungefähr
®	Handelsname
♀	Frau
♂	Mann
A(a).	Arterie(n)
a. p.	anterior-posterior
AK	Antikörper
ARDS	acute respiratory distress syndrome
AV-Block	atrioventrikulärer Block
AVK	arterielle Verschlusskrankheit
BB	Blutbild
BDK	Blasendauerkatheter
bds.	beidseits, bilateral
BE	Berechnungseinheit
BEW	Berufsgenossenschaft für Gesundheitsdienst und Wohlfahrtspflege
BGA	Blutgasanalyse
BMI	Body-Mass-Index
BSG	Blutkörperchensenkungsgeschwindigkeit
BtM	Betäubungsmittel
BtMG	Betäubungsmittelgesetz
BWS	Brustwirbelsäule
BZ	Blutzucker
Ca	Karzinom
Ch.	Charrière
CML	chronisch myeloische Leukämie
COBRA	ambulantes Schulungsprogramm für COPD-Patienten
COPD	chronisch-obstruktive Lungenerkrankung
CPR	Cardio-pulmonale Reanimation
CT	Computertomogramm, -grafie
DA	Dosieraerosol
DD	Differenzialdiagnose
DDG	Deutsche Diabetes Gesellschaft

Diagn.	Diagnostik
DNQP	Deutsches Netzwerk für Qualitätsentwicklung in der Pflege
DOAK	direkte orale Antikoagulanzien
DRG	Diagnosis related group(s)
EBV	Epstein-Barr-Virus
Echo	Echokardiogramm, -grafie
EEG	Elektroenzephalogramm, -grafie
EK	Erythrozytenkonzentrat
EKG	Elektrokardiogramm, -grafie
EPUAP	European Pressure Ulcer Advisory Panel
ERCP	endoskopische retrograde Cholangio-Pankreatikografie
ESWL	extrakorporale Stoßwellenlithotripsie
FFP	filtering face piece
FFP	fresh frozen plasma, gefrorenes Frischplasma
GN	Glomerulonephritis
Hb	Hämoglobin
HBV	Hepatitis-B-Virus
HCV	Hepatitis-C-Virus
Hep.	Hepatitis
HEPA	High Efficiency Particulate Air
HF	Herzfrequenz
HIV	human immunodeficiency virus
HIV-PEP	HIV-Postexpositionsprophylaxe
Hkt.	Hämatokrit
HLA	menschliches Leukozytenantigen
HP	Helicobacter pylori
HWI	Harnwegsinfektion
HWS	Halswirbelsäule
i. a.	intraarteriell
i. c.	intracutan, intrakutan
i. m.	intramuskulär
i. o.	intraossär
i. v.	intravenös
ICD	International Classification of Diseases; implantier-

	barer Kardioverter/De-fibrillator	**PCA**	patientenkontrollierte Analgesie
ICR	Intercostalraum	**PE**	Probenentnahme
IE	Internat. Einheit	**PEG**	perkutane endoskopische Gastrostomie
IfSG	Infektionsschutzgesetz		
KHK	Koronare Herzkrankheit	**PEJ**	perkutane endoskopische Jejunostomie
KI	Kontraindikation		
KM	Knochenmark, Kontrastmittel	**PEP**	positive expiratory pressure
Krea	Kreatinin	**PET**	Positronenemissions-tomografie
KRINKO	Kommission für Kranken-haushygiene und Infektionsprävention am Robert Koch-Institut		
		PN	Primary Nurse
		postop.	postoperativ
		pp.	post partum = nach der Geburt
Leuko(s)	Leukozyt(en)		
LL	Leitlinien	**präop.**	präoperativ
LWS	Lendenwirbelsäule	**PTA**	perkutane transluminale Angioplastie
M.	Muskulus/Morbus		
MedGV	Medizingeräteverordnung	**PTT**	partielle Thromboplastinzeit
MIC	minimalinvasive Chirurgie	**PTZ**	Thrombinzeit
MP	Medizinprodukt(e)	**pVT**	pulslose ventrikuläre Tachykardie
MPBetreibV	Medizinprodukteve-treiberverordnung		
		re	rechts
MPG	Medizinproduktegesetz	**Rö**	Röntgen
MRGN	Multiresistente gram-negative Stäbchen-bakterien	**RR**	Blutdruck nach Riva-Rocci
		s. c.	subkutan
		SGB	Sozialgesetzbuch
MRSA	Multiresistenter Staphylo-coccus aureus	**SHT**	Schädel-Hirn-Trauma
		SIDS	Sudden Infant Death Syndrome
MRT	Magnetresonanztomo-gramm, -grafie		
		SIH	schwangerschafts-induzierte Hypertonie
MS	Multiple Sklerose		
MTS	medizinische Thrombose-prophylaxestrümpfe	**SPECT**	Single-Photon-Emissions-Computertomografie, Einzelphoton-Emissions-Tomografie
N.	Nervus		
NASA	nationales Asthma-Schulungsprogramm für erwachsene Asthmatiker		
		SSW	Schwangerschaftswoche
		Supp.	Suppositorium (Zäpfchen)
NNR	Nebennierenrinde	**Syn.**	Synonym(e), synonym
NSAR	nichtsteroidale Anti-rheumatika	**Tbc**	Tuberkulose
		TEP	Totalendoprothese
NW	Nebenwirkung	**THD**	Tageshöchstdosis
NYHA	New York Heart Association	**TSH**	thyroidstimulierendes Hormon
oGTT	oraler Glukosetoleranztest	**TZ**	Thrombinzeit
OK	Oberkörper	**U**	Unit/Einheit
OP	Operation, Operationssaal	**V.**	Vene
p. a.	posterior-anterior	**VT**	ventrikuläre Tachykardie
paO₂	arterieller Sauerstoffdruck	**VTE**	venöse Thromboembolie
pAVK	periphere arterielle Ver-schlusskrankheit	**ZNS**	Zentrales Nervensystem
		ZVD	Zentraler Venendruck
		ZVK	zentraler Venenkatheter

Abbildungsnachweis

Der Verweis auf die jeweilige Abbildungsquelle befindet sich bei allen Abbildungen im Werk am Ende des Legendentextes in eckigen Klammern. Alle nicht besonders gekennzeichneten Grafiken und Abbildungen © Elsevier GmbH, München.

A400 Reihe Pflege konkret. Elsevier/Urban & Fischer.

F772–006 Buhl, R.; Kardos, P.; Criée, C.-P.; Worth, A. et al.: S2k-Leitlinie zur Diagnostik und Therapie von Patienten mit Asthma. In: Pneumologie, 71(12):849–919. Georg Thieme Verlag KG, 2017.

F802–001 Ring, J; Beyer, K; Biedermann, T; Bircher, A; Duda, D; Fischer, J et al. Guideline for acute therapy und management of anaphylaxis. S2 guideline of DGAKI, AeDA, GPA, DAAU, BVKJ, ÖGAI, SGAI, DGAI, DGP, DGPM, AGATE and DAAB. Allergo J Int 2014; 23: 96–112.

G764 Stanley et al.: Nelson Textbook of Pediatrics, 20th ed., Elsevier Saunders 2016.

G765 Borzova et al.: Clinical Immunology, Elsevier, 2013

K115 Andreas Walle, Hamburg

K183 Eckhard Weimer, Würselen

L106 Henriette Rintelen, Velbert

L119 Karin Wurlitzer, Greifswald

L138 Martha Kosthorst, Borken

L141 Stefan Elsberger, Planegg

L143 Heike Hübner, Berlin

L157 Susanne Adler, Lübeck

L190 Gerda Raichle, Ulm

L231 Stefan Dangl, München

L234 Helmut Holtermann, Dannenberg

L255 Irina Kart, Berlin

L264 Claudia Flüss, München

L274 Janina Sitzmann, London

M123 Prof. Dr. med. Thomas Dirschka, Wuppertal

M1000 Katarina Theißing, München

P171 Heidrun Pickenbrock, Meerbusch

T352 C. Bienstein, Institutsleitung Institut für Pflegewissenschaft, Universität Witten-Herdecke

U223 B. Braun Melsungen AG, Melsungen

U244 Medtronic GmbH, Neustadt/Donau

U368 © BD 2018. BD und das BD Logo sind Marken der Becton, Dickinson and Company.

V121 Fa. MEYRA Ortopedia GmbH, Kalletal-Kalldorf

V220 PAUL HARTMANN AG, Heidenheim

W961 Notfall+Rettungsmedizin. Copyright © German Resuscitation Council (GRC) und Austrian Resuscitation Council (ARC) 2015.

W1058 © 2018 | Gesellschaft für Pädiatrische Allergologie und Umweltmedizin

X315–001 © ÄZQ, BÄK, KBV und AWMF 2013 (Quelle: Nationale Versorgungs-Leitlinie Asthma – Kurzfassung, 2. Auflage, Version 5, zuletzt geändert: August 2013, S. 16).

Inhaltsverzeichnis

1 Tipps für die Stationsarbeit

Peter Bergen, Vivian Keim, Dietmar Kirchberg, Andrea Kurz, Lutz Schütze

1

1.1 Organisation und Planung der Pflege

Andrea Kurz

1.1.1 Pflegesysteme

Pflegerische Arbeit wird unterschiedlich organisiert. Das jeweilige **Pflegesystem** fasst die inhaltliche und die arbeitsorganisatorische Ausrichtung, z. B. patientenzentriert, begrifflich zusammen. Die Entscheidung für ein Pflegesystem ist u. a. abhängig vom Pflegeleitbild (Auffassung von Pflege), von betriebs- und arbeitspsychologischen Erkenntnissen und Konzepten. Auch das Ausbildungsniveau der Pflegenden spielt eine Rolle. In diesem Zusammenhang ist häufig von **Skill-Mix** (individuelle Fähigkeiten und Berufserfahrung, z. B. Pflegende mit 15 Jahren Berufserfahrung in der Onkologie) und **Grade-Mix** (offizielle Ausbildungen/Zusatzausbildungen, z. B. examinierte Pflegefachperson mit Fachweiterbildung Onkologie) die Rede.

Funktionspflege

> **Definition**
> **Funktionspflege:** Die Station wird als Einheit arbeitsteilig und funktionell vom gesamten Team versorgt.

Merkmale der Funktionspflege

Funktionspflege ist am Arbeitsablauf orientiert. Jedes Teammitglied übernimmt bestimmte Tätigkeiten, z. B. Hilfe bei der Körperpflege, Nahrungsaufnahme, Mobilisation oder Beobachtung (Vitalzeichenkontrolle etc.) und hat dadurch mehrmals am Tag Kontakt zu allen Patienten.

Vor- und Nachteile
- **Vorteile:** Aufgabenverteilung entsprechend der Qualifikation (z. B. Pflegefachperson – Pflegeassistenz) möglich; routinierte Ausführung von täglich ausgeübten Tätigkeiten
- **Nachteile:** Patienten haben tgl. Kontakt zu vielen Pflegenden, keine Bezugsperson, lange Wegezeiten, nur wenige Pflegende sind umfassend informiert, hohe Fragmentierung der Arbeitsabläufe, Verantwortung nur für einzelne Tätigkeiten statt für den Patienten in umfassenderem Sinn → ggf. Arbeitsunzufriedenheit der Pflegenden, u. U. geringere Motivation, Pflegende sehen nicht den Erfolg ihrer Arbeit, Dokumentationssystem ist nicht jederzeit zugänglich, hoher Organisationsaufwand.

Bereichspflege (Gruppenpflege, Zimmerpflege)

> **Definition**
> **Bereichspflege:** Die Station wird in Bereiche eingeteilt, welche jeweils von einem oder mehreren Pflegenden versorgt werden.

Merkmale der Bereichspflege
- Verantwortliche Pflegende versorgen in ihrem Bereich während der Dienstzeit alle Patienten, wobei mehrere Pflegetätigkeiten zusammenhängend bei einem Patienten durchgeführt werden können

1

- Die Anzahl der Pflegenden (je Bereich) ist abhängig von der Pflegeintensität, der Qualifikation der Pflegenden und dem Personalstand
- Bereichsübergreifende Tätigkeiten werden im Rotationsprinzip übernommen (z. B. Bestellwesen).

Vor- und Nachteile
- **Vorteile:** Pflegemaßnahmen/Verordnungen können in die Pflege integriert werden → Kontinuität der Pflege, individuelle Pflege, mehr Ruhe für die Patienten; wenige Bezugspersonen für Patienten; kurze Wegezeiten für das Personal; umfassende Information und daraus folgend auch bessere Qualifikation → höhere Motivation, steigende Verantwortung. Dokumentationssystem im Bereich jederzeit zugänglich
- **Nachteile:** Pflegerischer Aufwand von Bereich zu Bereich ggf. sehr unterschiedlich → Unterstützung über Bereichsgrenzen hinweg; häufige Kontakte notwendig trotz ggf. vorhandener Antipathie zwischen Patient und Pflegendem → Bereichswechsel erwägen

Umsetzung in die Praxis
- Einteilung der Pflegenden in Bereiche bleibt nach Möglichkeit 2–4 Wochen konstant
- Einteilung auf Wunsch wechseln, z. B. um Belastung durch pflegeintensive Patienten auszugleichen
- Übergabe im gesamten Team, Zuständigkeit entspricht dem Bereich
- Visite und Organisation der diagnostischen bzw. therapeutischen Maßnahmen erfolgt bereichsintern.

Primary Nursing (Bezugspersonenpflege)

> **Definition**
> **Primary Nursing:** Die Pflege ist patientenzentriert organisiert; jeder Patient bekommt 1 Pflegeperson als Primary Nurse (PN) zugeordnet. Die PN hat die Gesamtverantwortung für die personenbezogene Pflege und Versorgung von der Aufnahme bis zur Entlassung.

Prinzip des Primary Nursing
- Die Primary Nurse (PN) erstellt mit „ihrem" Patienten den Pflegeplan
- Sie führt die Pflege durch und stellt somit Kontinuität her
- Sie ist Ansprechpartnerin für Patienten, Angehörige und Arzt.

Vor- und Nachteile
- **Vorteile:** Zwischen Patient und PN entsteht eine enge Beziehung, die sich förderlich auf die Genesung auswirkt, z. B. durch umfassende Information, direkte Kommunikation, verbesserte Zusammenarbeit/Motivation; jede PN trägt die Verantwortung für den Pflegeprozess „ihres" Patienten
- **Nachteile:** Bei Antipathie oder gestörter Zusammenarbeit muss die PN u. U. ausgetauscht werden; die langfristige Beziehung kann eine psychische Belastung für die Pflegende sein; Pflegende wissen nur wenig über die anderen Patienten der Station.

Umsetzung in die Praxis
- Alle Teammitglieder pflegen nach dem von der PN erstellten Pflegeplan, Abweichungen erfolgen nur bei zwingendem Bedarf
- Jede Bezugsperson stellt „ihre" Patienten bei der Übergabe vor.

> **❗ Tipps und Tricks**
> Patientenferne Tätigkeiten wie Essensanforderung oder Arzneimittelbestellung können auch in der Bereichspflege oder dem Primary Nursing funktionell organisiert werden.

Literatur

Abderhalden C. Ein Instrument zur Erfassung von Pflegesystemen (IzEP): Vorgehen bei der Instrumentenentwicklung. Printernet. 07–08/06: 420–424 www.pflegeportal.ch/pflegeportal/pub/Abderhalden_Instrument_zur_Erfassung_1616_1.pdf (letzter Zugriff 1.2.2019).
Deutsches Netzwerk Primary Nursing: Merkmale von Primary Nursing. www.dbfk.de/de/expertengruppen/netzwerk-primary-nursing/index.php (letzter Zugriff 1.2.2019).
Manthey M. Primary Nursing – Ein personenbezogenes Pflegesystem. 3. A. Bern: Hans Huber, 2011.
Mischo-Kelling M. Pflege und Pflegeorganisationen in amerikanischen und deutschen Krankenhäusern. In: Mischo-Kelling M, Schütz-Pazzini P. (Hrsg.): Primäre Pflege in Theorie und Praxis. Herausforderungen und Chance. Bern: Hans Huber, 2007. S. 25–26.

1.1.2 Pflegeprozess

> **Definition**
> **Pflegeprozess:** Methode, um den Pflegebedarf eines Patienten einzuschätzen und die erforderlichen Maßnahmen systematisch zu planen und umzusetzen.
> **Pflegeplanung:** Planung und Dokumentation der Schritte des Pflegeprozesses.

Es gibt verschiedene Modelle des Pflegeprozesses, z. B. das 4-schrittige Modell der WHO. Nachfolgend wird das 6-schrittige Modell nach Fiechter und Meier vorgestellt.

1. Informationssammlung

Grundlage der Planung sind ausreichende Informationen über den Pflegebedarf des Patienten. Informationsquellen sind:

- Einweisungsdiagnose, Krankengeschichte, Überleitungsbogen (▶ Kap. 1.1.7)
- Aufnahmegespräch, Pflegeanamnese (▶ Kap. 1.1.6)
- Beobachtung und Befragung des Patienten und von Angehörigen oder Bezugspersonen
- Pflegevisite
- Assessmentinstrumente (z. B. Mini Nutritional Assessment), Formulare, Checklisten
- Ggf. körperliche Untersuchung.

> **❗ Tipps und Tricks**
> - Die Informationssammlung ist nie abgeschlossen, sie wird immer wieder ergänzt und aktualisiert
> - **Vorsicht:** Checklisten sind Gedankenstützen, die bei der Datenerhebung an den individuellen Patienten angepasst werden.

2. Erfassen der Pflegeprobleme und Ressourcen

> **Definition**
> **Pflegeproblem:** Beeinträchtigung der Selbstständigkeit des Patienten in einem oder mehreren Lebensbereichen, die mit pflegerischen Maßnahmen kompensiert werden kann.
> - **Generelle Probleme:** Ergeben sich für alle Patienten unter den gleichen Bedingungen, z. B. BDK → Infektionsgefahr; Immobilität, Inkontinenz und schlechter AZ → Dekubitusgefahr
> - **Individuelle Probleme:** Spezifische Probleme des einzelnen Patienten, die aus seinem Erleben der Krankheits-/Lebenssituation entstehen, z. B. Abendessen im Krankenhaus um 16:30 Uhr, zu Hause um 20:00 Uhr.
>
> Pflegeprobleme lassen sich auch in **aktuelle** (tatsächlich und offensichtlich existierend), **potenzielle** (mit hoher Wahrscheinlichkeit eintretend) und **verdeckte** (noch unerkannte, vom Patienten nicht geäußerte) **Probleme** unterteilen.
> **Ressourcen:** Alle noch vorhandenen Fähigkeiten des Patienten, die zu seiner Genesung beitragen können.

- Zu jedem Problem, wenn möglich, Ursache und Ressourcen formulieren, z. B. Patient ist exsikkiert, da er ohne Aufforderung nicht trinkt; Ressource: Patient hat keine Schluckbeschwerden und mag Apfelsaft
- Pflegeprobleme stichwortartig im Dokumentationssystem (▶ Kap. 1.1.4) festhalten.

Aus den gesammelten Informationen und den daraus abgeleiteten Pflegeproblemen und Ressourcen können **Pflegediagnosen** (▶ Kap. 1.1.3) formuliert werden.

> ❗ **Tipps und Tricks**
> **Fragen zu den Ressourcen** des Patienten: Was kann der Patient selbst ausüben? Welche Gewohnheiten/Vorlieben hat er? Womit lässt er sich motivieren?

3. Festlegung von Pflegezielen

> **Definition**
> **Pflegeziel:** Zustand, den der Patient maximal erreichen kann, bzw. angestrebtes Ergebnis. **Nahziele** sind in absehbarer Zeit zu erreichen, **Fernziele** sind langfristig, müssen z. B. nicht während des aktuellen stationären Aufenthalts erreicht werden.

Zu jedem Einzelproblem ein Pflegeziel formulieren. Dabei muss das Pflegeziel:
- Auf 1 Problem des Patienten bezogen sein
- Für diesen Patienten tatsächlich erreichbar sein
- Festlegen, was erreicht werden soll und nicht, was vermieden werden soll
- Konkret sein, d. h. eine Maßeinheit beinhalten, z. B. Anzahl der Schritte oder Meter bei Mobilisation, Trinkmenge in ml
- Für die Zielüberprüfung eine Zeitangabe (konkretes Datum) enthalten.

1

> **Tipps und Tricks**
> Der Erfolg geplanter Pflege hängt entscheidend von einer **problemorientier-ten Zielformulierung** ab. Einem Patienten, der infolge von Schmerzen nicht schlafen kann, ist mit einem Schlafmittel allein nicht geholfen. Ist z.B. die Ursache des Problems unklar, besteht das erste Ziel darin, die Ursache zu ermitteln.

4. Planung der Maßnahmen

- Richtet sich nach dem Problem und Pflegeziel. Die Maßnahme muss geeignet sein, dieses Ziel zu erreichen
- Maßnahme so formulieren, dass exakt zu ersehen ist: Wer macht wann, was, wie, wo und womit?
- Den Patienten nicht überfordern, ggf. Schwerpunkte setzen, z.B. in den Bereichen Nahrungsaufnahme und Mobilisation
- Maßnahme im Dokumentationssystem in Kurzform vermerken, z.B. „Gehtraining nach Pflegeplan", um das Abzeichnen zu ermöglichen
- Steht zu einem speziellen Problem ein Pflegstandard (▶ Kap. 1.1.5), z.B. Dekubitusprophylaxe, zur Verfügung, reicht die Angabe des Standards.

5. Durchführung der Maßnahmen

- Alle Pflegenden führen die geplanten Maßnahmen durch
- Die Durchführung wird im Dokumentationssystem abgezeichnet. Ideal nach jeder Durchführung. Ausreichend: 1 × pro Schicht
- Jede Veränderung, auch Fortschritte, im Pflegebericht dokumentieren.

6. Auswertung/Evaluation

Überprüfen und dokumentieren, inwiefern Pflegeziele erreicht wurden, spätestens am festgelegten Termin.
Ist das **Ziel nicht erreicht** → folgende Fragen beantworten:

- Warum sind die angestrebten Ziele nicht erreicht worden?
- Waren die Maßnahmen so wie geplant durchführbar?
- Sind seit der letzten Planung neue Informationen hinzugekommen?
- Sind neue Probleme aufgetreten?
- Konnten neue Ressourcen entdeckt werden?
- Können Maßnahmen abgesetzt bzw. müssen neue Maßnahmen ergriffen werden?

Je nach Erfolg oder Misserfolg der geplanten Pflegemaßnahmen wird die Pflege-planung für den Patienten individuell überarbeitet und evtl. werden neue Maß-nahmen erarbeitet. Ergebnisse immer dokumentieren.

Literatur
Kreikenbaum J, Lay R. Pflegeplanung leicht gemacht. 8. A. München: Elsevier, 2018.

1.1.3 Pflegediagnosen der NANDA-I

> **Definition**
> Eine **Pflegediagnose** *„ist die klinische Beurteilung der Reaktionen eines Individu-ums, einer Familie oder eines Gemeinwesens/einer sozialen Gemeinschaft auf aktuelle oder potenzielle Gesundheitsprobleme/Lebensprozesse".* (NANDA-I)

Die Pflegende wählt auf Basis der **Pflegediagnosen** die entsprechenden Pflege-interventionen aus, für deren Ergebnisse sie verantwortlich ist. Zum Diagnose-prozess gehört die Informationssammlung, auf deren Grundlage eine Einschät-zung und Beurteilung der Pflegesituation erstellt wird. Pflegediagnosen sind klini-sche Daten, die in die Dokumentation einfließen. Sie können analysiert und für Kosten-Nutzen-Analysen herangezogen werden.

Einsatzgebiete
Die NANDA International (NANDA-I) entwickelt Pflegediagnosen, die großteils in die deutsche Sprache übersetzt werden. Die amerikanischen Diagnosen haben sich in Deutschland bisher nicht flächendeckend durchgesetzt.
Pflegediagnosen sind dazu geeignet, die Beobachtungen der Pflegenden zu struk-turieren und einheitlich zu formulieren.

Aufbau einer Pflegediagnose
Man unterscheidet aktuelle Pflegediagnosen (derzeit beobachtbare Reaktionen des Patienten) von Risiko-, Syndrom- und Verdachts-Pflegediagnosen sowie Wellness-Pflegediagnosen (Beratungsbedarf des Patienten ohne gesundheitliche Einschränkung).
Eine Pflegediagnose besteht aus Pflegediagnosetitel und Definition, ätiologischen/beeinflussenden Faktoren sowie Kennzeichen, Symptomen und bestimmenden Merkmalen → **PÄS**-Format:
- **P**roblem: beschreibt die Reaktion eines Patienten auf ein Gesundheitsprob-lem
- **Ä**tiologie: beschreibt die in Beziehung stehenden Einflüsse
- **S**ymptome.

Literatur
NANDA International: NANDA-I-Pflegediagnosen. Definitionen und Klassifikation 2012–2014. Kassel: Recom, 2013.

1.1.4 Dokumentation

Im **Dokumentationssystem** (▶ Kap. 1.9.3) sind alle Beobachtungen, Befunde, Messwerte etc. des Patienten schriftlich dokumentiert, sodass alle Mitglieder des therapeutischen Teams Zugang zu den Informationen haben. Immer mehr Klini-ken nutzen für die Dokumentation die elektronische Datenverarbeitung (EDV).

Inhalt der Dokumentationssysteme
In die Dokumentationsmappe gehören z. B. Stammblatt (Personalien, Diagnose), Kurvenblatt („Fieberkurve" mit Messwerten wie Temperatur, RR, Medikamen-tenplan), Pflegeplanung, Pflegebericht, Durchführungsnachweis und Befundmap-pe. **Für die Dokumentation gilt:**
- Mit Kugelschreiber schreiben; Bleistifte sind nicht dokumentenecht
- Versehentlich falsche Eintragungen so durchstreichen, dass sie noch lesbar sind, nicht überkleben oder mit Korrekturstift übermalen
- Durchgeführte Maßnahmen mit Datum, ggf. Uhrzeit eintragen, Beobachtun-gen, Veränderungen, Auffälligkeiten schriftlich vermerken, immer mit Hand-zeichen versehen (entsprechend der Handzeichenliste der Station)
- Immer persönlich nach der Durchführung abzeichnen, niemals im Voraus
- Ärztliche Anordnungen erfolgen schriftlich mit Datum und Arzthandzeichen auf entsprechendem Formular
- Ggf. Leistungserfassung.

Pflegebericht

Der **Pflegebericht** ist wesentliche Grundlage der Qualitätssicherung (▶ Kap. 1.10), Informationsweitergabe und Leistungserfassung. Er umfasst:

- Ergebnisse der geplanten und durchgeführten Pflegemaßnahmen
- Reaktionen des Patienten auf die Pflegemaßnahmen
  - Aktuelles Befinden, Pflegeverlauf
  - Akute und schleichende Veränderungen
  - Reaktionen auf Medikamente, pflegerische, diagnostische und therapeutische Maßnahmen.

Der Bericht wird mind. 1 × pro Schicht erstellt mit folgenden Daten:

- Eintrag mit Datum, ggf. Uhrzeit, Handzeichen
- Formulierung knapp, präzise, objektiv, wertfrei
- Je nach Krankenhaus bestätigt der Arzt mit Handzeichen, dass er den Bericht gelesen hat.

Vorsicht

Was nicht dokumentiert oder abgezeichnet wurde, gilt vor Gericht als nicht durchgeführt (Beweislastumkehr ▶ Kap. 1.9.4)!

1.1.5 Pflegestandard

Definition

Die WHO (1984) definiert **Pflegestandards** als ein erreichbares und professionell abgestimmtes Leistungsniveau. Sie geben ein festgelegtes Soll der Pflegequalität wieder, an dem die tatsächliche Leistung gemessen wird.

Für den Begriff „Standard" existieren in der Pflege verschiedene Definitionen, seine Verwendung ist somit nicht überall einheitlich. Für häufig wiederkehrende Pflegehandlungen (z. B. Verbandwechsel oder Dekubitusprophylaxe) existieren in vielen Kliniken **Pflegestandards.** Sie legen die Vorgehensweise für eine Tätigkeit fest und dienen der Qualitätssicherung und vereinfachen die Dokumentation. **Standardpflegepläne** sind diagnosebezogene Pflegepläne. Sie werden in Bereichen eingesetzt, in denen Patienten mit gleichförmig und vorhersehbar verlaufenden Krankheitsabläufen, z. B. postoperative Pflege nach einem elektiven Eingriff, versorgt werden.

Nationale Expertenstandards

Expertenstandards berücksichtigen pflegewissenschaftliche Erkenntnisse ebenso wie Erfahrungen aus der Pflegepraxis. Sie gelten als „vorweggenommene Sachverständigengutachten". Seit 2009 werden sie gemäß der Verfahrensordnung zur Entwicklung von Expertenstandards nach § 113a (2) Satz 2 SGB XI entwickelt. Es liegen bereits folgende Expertenstandards für die Pflege vor:

- Dekubitusprophylaxe (▶ Kap. 2.2.11)
- Entlassungsmanagement (▶ Kap. 1.1.7)
- Schmerzmanagement bei akuten Schmerzen (▶ Kap. 2.11)
- Schmerzmanagement bei chronischen Schmerzen (▶ Kap. 2.11)
- Sturzprophylaxe (▶ Kap. 2.2.8)
- Förderung der Harnkontinenz (▶ Kap. 2.8.5)
- Chronische Wunden (▶ Kap. 3.10)

- Ernährungsmanagement (▶ Kap. 2.7)
- Erhaltung und Förderung der Mobilität
- Beziehungsgestaltung in der Pflege von Menschen mit Demenz.

Websites
www.dnqp.de
www.gkv-spitzenverband.de

Anforderungen an einen Pflegestandard
- Verbindlichkeit für alle Mitarbeiter
- Eindeutige, leicht verständliche Formulierungen
- Aktuelle wissenschaftliche Begründung der Maßnahmen (Überarbeitungsintervall ca. 3–5 Jahre)
- Umsetzbarkeit und Überprüfbarkeit der Maßnahmen.

Erstellen von Pflegestandards
Die Erarbeitung von Standards wird i. d. R. von einer Arbeitsgruppe übernommen, entweder innerhalb einer Station oder einer Einrichtung.
- Ist-Analyse: Was wird wann, wie, wie oft und von wem durchgeführt? Ermittlung der Pflegequalitätsstufe:
  - Zufriedenstellend → Pflegehandlungen vereinheitlichen und schriftlich fixieren
  - Verbesserungsbedürftig → Ziel festlegen
- Standard formulieren und dokumentieren. Begriffe/Kürzel festlegen
- Vorstellen des Standards, Klärung von Fragen; Festlegung des Überprüfungsdatums (ca. 4 Wochen); Art der Dokumentation festlegen (Kennziffer etc.), zentrale Ablage (mit Datum und Unterschrift), z. B. elektronisch im Intranet
- Überprüfen zur festgelegten Zeit, bei Bedarf früher
- Bei auftretenden Problemen → Ursache klären und ggf. Standard modifizieren
- Theoretische und praktische Einweisung neuer Mitarbeiter (▶ Kap. 1.4.2).

> **Tipps und Tricks**
> **Vor der Anwendung von Pflegestandards** zunächst prüfen, ob der Standard für den Patienten geeignet ist. Sonst können individuelle Probleme des Patienten übersehen werden.

1.1.6 Aufnahme des Patienten

Ziele
- Aufbau einer Basis für die Beziehung zwischen Patient und Pflegenden
- Ängste/Vorbehalte des Patienten mildern
- Informationssammlung (▶ Kap. 1.1.2).

Schwerpunkte
- Kontakt mit Patienten, Angehörigen und Mitpatienten herstellen
  - Vorstellen mit Namen und Funktion, Information über Stationsleitung und Stationsarzt; gut lesbare Namensschilder bei allen Berufsgruppen erleichtern Patienten und Angehörigen die Orientierung, verbessern die Kommunikation und sind Zeichen einer bewussten Kundenorientierung
  - Zimmer möglichst passend auswählen, Erkrankung der Mitpatienten berücksichtigen (z. B. nicht Patienten mit geplanter Operation zu Patienten

1

mit septischen Wunden), Patienten vorschlagen, sich gegenseitig vorzustellen
- Vertraut machen mit Räumlichkeiten und Ausstattung bzw. Hinweis geben
  - Stationsintern: Personal-Räumlichkeiten, Aufenthaltsräume, ggf. Bad/WC
  - Patientenzimmer (inkl. Hinweise zur Bedienung): Bett, Nachttisch, Rufanlage, ggf. Telefon, Fernseher, Nasszelle; Schrank → Hilfe beim Einräumen anbieten
  - Weitere Einrichtungen des Hauses, z. B. Kiosk, Bücherei, Kapelle
  - Hausprospekt und stationsinterne Informationen aushändigen, z. B. zum Tagesablauf (feste Zeiten/Abläufe, z. B. Essenszeiten, Besuchs- und Visitenzeiten, Sprechzeiten der Ärzte, wichtige Rufnummern)
- Auf hausinterne Regelungen zu Wertgegenständen hinweisen, ggf. gegen Quittung in Empfang nehmen; wenn möglich den Angehörigen mitgeben, darauf verweisen, dass keine Haftung übernommen werden kann
- Bei wiederholt aufgenommenen Patienten: alte Krankenakte und Befunde anfordern
- Anlegen einer Pflegedokumentationsakte (▶ Kap. 1.1.4)
- Erheben der Pflegeanamnese, Informationssammlung (▶ Kap. 1.1.2).

Pflegeanamnese

Fragen zur **Anamnese** kann der Patient u. U. nicht vollständig beantworten, hier können Informationen von Angehörigen oder Freunden hilfreich sein. Ob das Gespräch vom Patienten als angenehm empfunden wird und er sich beteiligt, hängt maßgeblich von der Kommunikationsfähigkeit der Pflegenden und den Rahmenbedingungen ab. Die sorgfältige Erhebung der Pflegeanamnese ist der Grundstein für pflegerische Planungen und die optimale Betreuung des Patienten. Das Erstgespräch sollte möglichst von der für den Patienten zuständigen Pflegenden geführt werden.

Inhalte der Pflegeanamnese
Allgemein
- Personalien, Wohnsitz, Hausarzt, Krankenversicherung, Daten der Angehörigen (Anschrift, Tel.-Nr.)
- Pflegebedarf (z. B. bezogen auf die Lebensbereiche): selbstständig, überwiegend selbstständig, überwiegend unselbstständig, unselbstständig, Ressourcen, Gewohnheiten, Selbstpflegestrategien etc.
- Kommunikationsschwierigkeiten, z. B. Sprachstörungen (▶ Kap. 2.12.3), Fremdsprache
- Sehbehinderung, z. B. Brille, Kontaktlinsen, Blindheit
- Hörbehinderung, z. B. Hörgerät (Art des Geräts, rechts/links), Taubheit (▶ Kap. 2.12.2)
- Körperbehinderungen, z. B. Lähmungen, Amputationen
- Allergien, z. B. auf Pflaster, Lebensmittel, Medikamente (z. B. Penicillin, Kontrastmittel)
- Infektionskrankheiten in der Anamnese, z. B. MRSA (▶ Kap. 16.3.9)
- Zahnprothesen?
- Essgewohnheiten, z. B. Abneigungen, Diäten (z. B. Diabetes mellitus, Niereninsuffizienz)
- Trinkgewohnheiten, z. B. Trinkmengenbeschränkungen (wegen Dialyse, Herzinsuffizienz etc.), Abneigungen
- Stuhlgang, z. B. regelmäßig, Obstipationsneigung, Laxanzieneinnahme, Selbsthilfemaßnahmen, Stoma

- Urinausscheidung, z. B. regelmäßig, Beschwerden, Häufigkeit tagsüber/ nachts, Dauerkatheter (letzter Wechsel am …, Größe)
- Hobbys und Freizeitaktivitäten.

Sozialer Hintergrund
- Familienstand
- Kinder, pflegebedürftige Angehörige
- Möglichkeit der poststationären Versorgung bei zu erwartender Pflegebedürftigkeit/Notwendigkeit von Pflege (Entlassungsmanagement ▶ Kap. 1.1.7)
- Religionszugehörigkeit
- Wohnungssituation: allein oder in der Familie lebend
- Berufliche Situation: berufstätig, ggf. Bescheinigung für den Arbeitgeber ausstellen, Rentner
- Aktuelle Ereignisse, z. B. Todesfall, Hochzeit, Geburt.

Körperliche Basiswerte
- Messungen, z. B. RR, Puls (▶ Kap. 2.5), Temperatur (▶ Kap. 2.6.1), Atmung (▶ Kap. 2.4.1), Körpergröße und Gewicht (▶ Kap. 2.7.2)
- Bewusstsein, z. B. orientiert, somnolent, bewusstlos (▶ Kap. 2.10.1)
- Schmerzen, z. B. Kopf-, Glieder- oder Bauchschmerzen (▶ Kap. 2.11.1), Lokalisation, Art, Stärke
- Ernährungszustand, z. B. exsikkiert (ausgetrocknet), unterernährt, übergewichtig, adipös
- Allgemeinzustand (AZ), z. B. schwach, gepflegt
- Unversehrtheit, z. B. Amputation, Dekubitus (Lokalisation, Größe, ggf. Foto)
- Mobilität, z. B. Lähmungen, Gehhilfen
- Haut, z. B. Zyanose, Ikterus, Blässe, Effloreszenzen (▶ Kap. 2.3.1).

Psychische Basiswerte
- Stimmung, z. B. heiter, traurig
- Antrieb, z. B. initiativ, zurückhaltend
- Orientiertheit, z. B. zeitlich, örtlich, zur Situation und Person
- Verhalten, z. B. offen, verschlossen, unbeholfen.

Hinweise zum Erstgespräch
- Möglichst bald nach der Aufnahme
- Ruhigen Raum wählen, möglichst ohne Zuhörer, ggf. Angehörige einbeziehen
- Gesprächseinstieg mit Fragen auflockern, z. B. „Wie war die Anreise? Haben Sie uns gut gefunden?"
- Informationen über weiteren Ablauf geben, z. B. geplante Diagnostik
- Offene Fragen stellen, z. B. „Gibt es etwas, das Sie nicht essen?"
- Suggestiv-Fragen vermeiden, z. B. „Sie essen doch sicher alles?"
- Beobachtbare Daten (z. B. Aussehen, Allgemeinzustand) nicht unbedingt erfragen, ergeben sich häufig aus dem Gesprächsverlauf (z. B. Orientierung, Antrieb)
- Zeit lassen für Fragen des Patienten
- Ende des Gesprächs eindeutig vermitteln.

❗ Tipps und Tricks
Der Patient soll nicht das Gefühl bekommen, systematisch ausgefragt zu werden. Bei Verwendung von Checklisten diese daher nicht schematisch abarbeiten, Gespräch mit Zwischenbemerkungen auflockern.

1

1.1.7 Entlassung und Verlegung

Die Verweilzeiten der Patienten im Krankenhaus haben sich seit Einführung der DRG stark verkürzt. Um den Pflege- und Unterstützungsbedarf des Patienten frühzeitig festzustellen und eine kontinuierliche Versorgung des Patienten zu gewährleisten, ist eine frühzeitige, multidisziplinär organisierte **Entlassungsplanung** unter Berücksichtigung des Expertenstandards „Entlassungsmanagement in der Pflege" wichtig. Seit Oktober 2017 arbeiten die Krankenhäuser bei der Entlassung von Patienten nach klar geregelten Verantwortlichkeiten und verbindlichen Standards (§ 39 Abs. 1a Satz 9 SGB V). Diese sind auf der Internetseite der jeweiligen Klinik ersichtlich.

Beteiligte Einrichtungen und Personen

Auch bei der Verlegung zwischen Einrichtungen, z. B. vom Krankenhaus in die stationäre Altenpflege, oder auf eine andere Station ist eine systematische pflegerische Entlassungsplanung wichtig und verbessert die Versorgungsqualität. Beteiligt sind:

- Direkt an der Versorgung beteiligte Berufsgruppen, z. B. Pflegende, Ärzte, Sozialarbeiter, Therapeuten (Physio-, Ergotherapeuten, Logopäden)
- Weitere Berufsgruppen wie Seelsorger, Psychologen, Diätassistenten, Hilfsmittelberater
- Externe Dienstleister und ehrenamtlich tätige Personen, z. B. Pflegeexperten zur Stomaversorgung und Angehörige von Selbsthilfegruppen
- Verwaltungen, z. B. Kostenträger.

❗ Tipps und Tricks

Viele Aufgaben der **Entlassungsplanung** haben nicht direkt mit der Pflege oder medizinischen Versorgung zu tun, z. B. die Bestellung von „Essen auf Rädern". Dennoch ist es sinnvoll, dass die Pflegenden die Entlassungsplanung übernehmen, denn sie haben den engsten und häufigsten Kontakt zum Patienten und seinen Angehörigen.

Dies bedeutet nicht, dass die Pflegenden für die gesamte Informationsweitergabe zuständig sind, sie steuern und koordinieren den Entlassungsprozess, können Fragen beantworten oder ggf. an die zuständige Person weiterleiten. Probleme an Schnittstellen zwischen Funktionseinheiten, z. B. durch mangelnde Informationsweitergabe oder unklare Aufgabenverteilung, können durch festgelegte Zuständigkeiten und Informationswege vermieden werden.

Organisation der Entlassungsplanung

Die **pflegerische Entlassungsplanung** kann unterschiedlich organisiert sein:

- Dezentral: Die Entlassungsplanung gehört zum Aufgabengebiet der Pflegenden auf jeder Station
- Zentral: Eine Person ist für alle Stationen zuständig
- Kombiniert: „Einfache" Entlassungen werden dezentral durchgeführt. Komplexe Entlassungsplanungen, z. B. wenn ein beatmeter Patient in die häusliche Umgebung entlassen wird, übernimmt die zentrale Stelle.

Entlassungsprozess

Grundlage der Entlassungsplanung ist nach dem Expertenstandard „Entlassungsmanagement" der pflegerische **Entlassungsprozess.** Er verläuft wie der Pflegeprozess in den Schritten: Informationssammlung, Planung, Durchführung, Auswertung.

Damit alle Schritte nachvollziehbar sind, werden sie dokumentiert (Führen eines Entlassplans für jeden Patienten erforderlich).

Informationssammlung

- Beginnt mit der Pflegeanamnese (▶ Kap. 1.1.2) am Aufnahmetag
- Prüfen, ob vermutlich ein nachstationärer Pflege- bzw. Unterstützungsbedarf des Patienten vorliegen wird, z. B. danach fragen, in welcher Umgebung der Patient lebt und wie er bisher zurechtgekommen ist (initiales Assessment)
- Bei Hinweisen auf eine benötigte Entlassungsplanung (z. B. 80-jähriger Patient mit Oberschenkelhalsfraktur lebte bislang allein) folgt eine zweite, genaue Informationssammlung (differenziertes Assessment) für die Entlassungsplanung. Weitere Informationen sowie die Wünsche und Vorstellungen zur künftigen Lebensweise des Patienten erheben, z. B.:
  - Wo lebt der Patient (z. B. stationäre Pflegeeinrichtung, häusliche Umgebung)?
  - In welchem Stockwerk lebt der Patient? Gibt es einen Aufzug? Muss der Patient Treppen steigen?
  - Gibt es Ein- und Ausstiegsmöglichkeiten aus Badewanne oder Dusche?
  - Braucht der Patient Hilfe bei der Körperpflege?
  - Sind Teppiche und Bodenbeläge rutschsicher?
  - Ist ggf. genügend Platz für einen Rollator/Rollstuhl?
  - Ist ein Pflegebett notwendig? Wo ist Platz, um dieses aufzustellen?
  - Wie sind die Lichtverhältnisse? Sind alle Zimmer gut ausgeleuchtet, um Stürze zu vermeiden?
  - Kann der Patient das Telefon erreichen? Ist ein Hausnotrufsystem notwendig?
  - Wie ist die Küche ausgestattet? Kann sich der Patient die Nahrung selbst zubereiten? Gibt es arbeitserleichternde Geräte, z. B. eine Spülmaschine?
  - Gibt es ein Lebensmittelgeschäft in der Nähe bzw. wer kauft für den Patienten ein? Soll „Essen auf Rädern" bestellt werden oder kann jemand die Mahlzeiten portionsweise zubereiten und einfrieren?
  - Lebt der Patient allein und ergeben sich daraus Probleme?
  - Müssen Haustiere versorgt werden? Wer kann dies übernehmen?
  - Ist bei Bedarf eine Person in der Nähe, z. B. ein hilfreicher Nachbar?
- Auch bei den Angehörigen sowie anderen beteiligten Einrichtungen und Berufsgruppen Informationen einholen
- Wurde bereits ein Pflegedienst eingeschaltet, nehmen die Pflegenden im Laufe der Entlassungsplanung zu diesem Kontakt auf
- Verändert sich der Versorgungsbedarf des Patienten während des Krankenhausaufenthalts, z. B. durch eine Entzündung der Wunde oder das Auftreten von Fieber, muss erneut eine Bedarfserhebung durchgeführt werden.

Planung

Auf der Grundlage der Informationssammlung planen die Pflegenden die Entlassung des Patienten. Sie stimmen die geplanten Tätigkeiten ab und dokumentieren sie.

❗ Tipps und Tricks

Wichtige Voraussetzung für die Umsetzung der Entlassungsplanung ist, dass der Arzt frühzeitig den voraussichtlichen Entlassungszeitpunkt festlegt und die Entlassung gemeinsam mit den Pflegenden, dem Patienten und ggf. Angehörigen bespricht.

1

Durchführung

Entsprechend der Planung findet die Durchführung statt. Dabei haben die Pflegenden verschiedene Aufgaben:
- Information und Beratung
- Anleitung, Schulung
- Organisation von Hilfsmitteln und Dienstleistungen
- Abstimmung und Koordination der an der Versorgung Beteiligten.

Auswertung

Die Auswertung des Entlassungsprozesses erfolgt:
- **24 h vor der Entlassung:** Die Pflegenden prüfen, ob die Durchführung der Planung entspricht und ob weitere Informationen, Anleitung oder Organisation notwendig sind, z. B. bei akuter Verschlechterung des Gesundheitszustands oder wenn das benötigte Pflegebett noch nicht geliefert wurde
- **Innerhalb von 48 h nach der Entlassung:** Die Pflegenden fragen telefonisch beim Patienten und seinen Angehörigen bzw. der nachsorgenden Einrichtung nach, ob die geplanten Maßnahmen auch verwirklicht wurden, z. B. ob der Pflegedienst täglich kommt oder das bestellte Hilfsmittel wie vereinbart am Entlassungstag eingetroffen ist. Der Patient kann Fragen stellen, Probleme ansprechen und die Pflegenden können ggf. weitere Maßnahmen einleiten.

Überleitungsbogen

Immer zu erstellen, wenn nach Entlassung Pflege erforderlich ist (stationär, ambulant), also auch bei Verlegungen.

Ziele
- Information der zuständigen Pflegenden
- Kontinuierliche Fortführung der begonnenen Pflege
- Nachweis über Gesamtzustand des Patienten zum Zeitpunkt der Entlassung; kann z. B. wichtig sein bei der Frage nach dem Entstehungszeitpunkt eines Dekubitus.

Handhabung
- Ausfüllen durch Bezugspflegeperson
- Schon am Vortag möglich
- In einem verschlossenen Kuvert dem Patienten, Angehörigen oder Fahrer mitgeben.

Einzutragen sind:
- Daten des Patienten (Adressaufkleber)
- Erstinformation über die derzeitige pflegerische Situation des Patienten:
  - Einschränkungen in Lebensbereichen, erforderliche Hilfestellungen, z. B. Harn- und Stuhlinkontinenz, BDK, letzter Katheterwechsel
  - Fähigkeiten des Patienten, z. B. Mobilität: Treppen steigen
  - Zuletzt durchgeführte Pflegemaßnahmen, Verordnungen, z. B. Diät, Insulingaben, Verbände, Dekubitusversorgung, Medikamente (Nachtmedizin)
- Ggf. wichtige Informationen aus dem Arztbrief, z. B. Medikation, Infektiosität; wichtig: MRSA in der Anamnese
- Exakte Angaben über Sonden, Drainagen, Stomaversorgung (mit Fabrikat und Termin für nächsten Wechsel)
- Evtl. Hautdefekte, frische Narben, Verletzungen
- Evtl. Einschätzung der weiteren Entwicklung, z. B. anhand der Pflegeplanung.

Entlassung nach Hause

Vorbereitende Überlegungen

- Muss der Patient allein nach Hause fahren oder wird er abgeholt?
- Kann er öffentliche Verkehrsmittel benutzen oder ist eine Taxifahrt notwendig?
- Ist ein Krankentransport erforderlich?
- Sind Kleidung und Schuhe vorhanden? Ggf. durch Angehörige bringen lassen
- Hat der Patient ausreichend Medikamente? Evtl. ausreichende Menge bis zum Hausarztbesuch oder Verordnung sowie Einnahmeschema mitgeben
- Sind alle Entlassungspapiere (z. B. Entlassbrief, Verordnungen, Arbeitsunfähigkeitsbescheinigung) vorbereitet, vom Arzt ausgefüllt und unterschrieben?
- Ggf. Hilfe beim Packen.

Verlegung

Bei Verlegung im eigenen Haus die gesamte Dokumentation mitgeben, außer Haus nur den Pflegeentlassungsbericht (Durchschlag, Original zu den Akten).

- Ggf. Krankentransport (z. B. im Liegen) organisieren, ggf. Begleitperson
- Transportschein, Arztbrief vorbereitet?
- Neue Station informieren: Name des Patienten, Besonderheiten
- Gesamtes Patienteneigentum mitgeben: Wertsachen, Prothesen, mitgebrachte Medikamente etc.

1.2 Pflege im interdisziplinären Team

Vivian Keim

> **Definition**
> Ein **Pflegeteam** setzt sich, entsprechend der fachlichen Voraussetzungen und Zielsetzungen der Station und Institution, aus unterschiedlich qualifizierten Mitarbeitern zusammen. Im Pflegeteam arbeiten Vertreter der Pflegeberufe mit 3-jähriger Ausbildung (Gesundheits- und Krankenpflege bzw. -Kinderkrankenpflege, Altenpflege), teilweise mit spezifischen Weiterbildungen, mit 1-jähriger Ausbildung (Gesundheits- und Pflegeassistenz) bzw. mit akademischen Qualifikationen sowie ungelernte Arbeitskräfte. Für begrenzte Zeiträume kann ein Team durch Auszubildende der jeweiligen Pflegeberufe ergänzt werden. Darüber hinaus unterstützen Freiwillige bzw. Ehrenamtliche das Team bei seinen Aufgaben.

1.2.1 Interdisziplinäres Behandlungsteam

> **Definition**
> Das **interdisziplinäre Behandlungsteam** setzt sich aus Personen verschiedener Berufsgruppen mit unterschiedlichen Ausbildungen, Aufgaben und Verantwortungsbereichen zusammen, z. B. Pflegende, Mediziner, Physiotherapeuten, Ergotherapeuten, Logopäden, Stationssekretärinnen. Die Gemeinsamkeiten beziehen sich auf den Arbeitgeber und das Ziel: Behandlung, Heilung bzw. Rehabilitation der Patienten.

Der Erfolg der Behandlung hängt nicht nur von der Qualität einzelner Maßnahmen, sondern ganz entscheidend von der Koordination und Kooperation der interdisziplinären Zusammenarbeit ab. Voraussetzung ist eine gut geplante, klare Einbindung jedes Einzelnen in ein System. Für die Teammitglieder muss klar sein, wer welche Aufgabe und wer welche Rolle im Pflege- und Behandlungsprozess wahrnimmt (▶ Kap. 1.2.3).

> **Beachten**
> Interdisziplinäre Zusammenarbeit setzt einen Konsens der Beteiligten über das zu erreichende Ziel und über den Weg zum Ziel voraus.

1.2.2 Voraussetzungen für gute Teamarbeit

Zufriedenstellende und effektive Arbeit in einer Gruppe entsteht aus einer Balance zwischen sozialen, personellen und leistungsbezogenen Bedürfnissen:
- **Sozialer Aspekt:** Zusammenhalt in der Gruppe, Akzeptanz und Wertschätzung der einzelnen Mitarbeiter wird z. B. erfahren in Mitarbeitergesprächen, über Solidarität und Anerkennung, durch gemeinsame Erfahrungen (auch Fortbildungen, Feiern), Supervision
- **Leistungsbezogener Aspekt:** Formulieren und Erreichen von Zielen, gemeinsam etwas schaffen, vorankommen, z. B. über Pflegeerfolge, Anheben der Pflegequalität, Entwickeln und Einführen von Konzepten und Standards (▶ Kap. 1.1.5).

Teamarbeit fördernde Bedingungen
- Regelmäßige Absprachen und Besprechungen, ausreichende Übergabezeiten
- Fallbesprechungen, wenn es pflegerische, medizinische oder soziale Probleme mit Patienten gibt, Austausch von Informationen, Vereinbarung gemeinsamer Strategien
- Einheitliche Durchführung pflegerischer Tätigkeiten durch Pflegestandards (▶ Kap. 1.1.5)
- Zwischenmenschliche Probleme so früh wie möglich ansprechen, bei Bedarf um Unterstützung zur Klärung bitten, z. B. Leitung, Kollegin, Supervision
- Einbringen individueller Fähigkeiten zum Erreichen des Gruppenziels
- Systematische Einarbeitung neuer Mitarbeiter (▶ Kap. 1.4.2); dies sorgt für eine schnelle soziale und arbeitsbezogene Integration
- Für gute Aufgabenteilung sorgen: Wer ist zuständig für welche Routineaufgaben, z. B. Bestellungen, Notfallwagen, Instrumente? Dabei Fähigkeiten und Abneigungen berücksichtigen.

1.2.3 Stellenbeschreibungen

Stellenbeschreibungen sind ein geeignetes Instrument, um Verantwortungsbereiche voneinander abzugrenzen und miteinander zu koordinieren. Sie liefern eine verbindliche, schriftliche Beschreibung von Planstellen in einer Organisation unter den in ▶ Tab. 1.1 dargestellten Aspekten. Stellenbeschreibungen gelten jeweils hausintern als verbindlich und sind nur bedingt personengebunden. Die Arbeit vieler Menschen kann, wenn sie die gleiche Position bekleiden, durch eine entsprechende Stellenbeschreibung erfasst werden.

Tab. 1.1 Aspekte einer beispielhaften Stellenbeschreibung für Examinierte in der Gesundheits- und Krankenpflege

Inhalt	Beispiel
Stellenbezeichnung laut Stellenplan	• Gesundheits- und Krankenpflegerin • Pflegerische Leitung einer Einheit
Tarifrechtliche Grundlagen Basis für Vergütung, Arbeitszeit, Urlaub	• BAT, geltender Tarifvertrag • Wochenarbeitszeit
Dienstzeit Zeiträume, in denen die Arbeit zu erbringen ist	• Schichtdienst, Gleitzeit • Rufdienst laut Plan
Qualifikation Erwartete Voraussetzungen	• Examen in der Gesundheits- und Krankenpflege • Evtl. vorherige Berufserfahrung • Evtl. abgeschlossene Fachweiterbildung • Evtl. Studium
Unterstellung Wer sind die Vorgesetzten? Wie ist die direkte bzw. indirekte (übergeordnete) Unterstellung?	• Stationsleitung, Abteilungsleitung bzw. deren Stellvertretungen • Pflegedirektion/Koordination
Nachgeordnete Stellen Wem gegenüber besteht das Recht, Anweisungen zu geben?	Stationsassistenten, Extrawachen, Auszubildende, Praktikanten, freiwillige Hospitanten
Vertretung Handelt es sich bei der Stelle um die Vertretung einer Stationsleitung?	• Z. B. bei Leitungsfunktionen • Z. B. bei Vertretung in Elternzeit
Weisungsbindung Wessen Anweisung bzw. Anordnung ist nachzukommen?	• Pflegerisch: gegenüber den Vorgesetzten in Fragen der Pflege, der Pflegeorganisation und disziplinarrechtlich • Medizinisch: gegenüber den Ärzten bez. medizinischer und therapeutischer Maßnahmen/Anordnungen
Persönliche Voraussetzungen Welche, über die fachliche Qualifikation hinausgehenden, Eigenschaften werden gewünscht?	• Bereitschaft zur Teamarbeit, Belastbarkeit, soziale und fachliche Kompetenz, Flexibilität, Kommunikationsfähigkeit • Evtl. Zugehörigkeit zu einer Kirche bei konfessionell gebundenen Häusern
Zielsetzung Beschreibung der hauptsächlichen Aufgaben	Z. B. eigenverantwortliche kompetente Pflege

Tipps und Tricks
Stellenbeschreibungen müssen bei sich ändernden Arbeitsanforderungen aktualisiert werden.

1

1.3 Pflege im Nachtdienst

Andrea Kurz

Der **Nachtdienst** beginnt im Krankenhaus meist zwischen 20 und 21 Uhr und endet mit der Übergabe an die Frühschicht. Die Pflegenden erledigen auf sich selbst gestellt viele, parallel anfallende Aufgaben.

Aufgaben

- Sorgfältiges Beobachten der Patienten, z. B. Atmung, Bewusstsein, Schlaf, Schmerzäußerungen, Infusion, rechtzeitiges Erkennen von Veränderungen und Entscheidung über Arztinformation
- Der Pflegeplan gilt über 24 h, alle geplanten Pflegemaßnahmen auch nachts durchführen, z. B. Positionswechsel, Kontrolle von Vitalfunktionen, Überwachung von Infusionen
- Regelmäßige Rundgänge (meist alle 2 h): Zeitpunkt und Anzahl sind individuell vom Zustand der Patienten abhängig (hausinterne Vorgaben!)
- In Patientenzimmern möglichst nur Nachtlicht einschalten. Falls Patient nicht in seinem Bett ist, klären, wo er sich befindet, z. B. Toilette
- Auf Wirkung und Nebenwirkung von Medikamenten achten, z. B. Schlaf-, Beruhigungs- oder Schmerzmittel
- Organisatorische, administrative Tätigkeiten, z. B. Kurven schreiben.

Vorbereitung

- Informationen einholen:
  - Räumlichkeiten der Station
  - Vorhandene und sich im Einsatz befindliche Geräte, z. B. Perfusoren, Ernährungspumpen, insbesondere deren Funktionsweise
  - Patienten, z. B. beurlaubte Patienten, Verlegungen
  - Notfallmedikation für kritische Patienten
  - Diensthabender Arzt/Hauptnachtwache? Wie sind diese erreichbar?
  - Standort und Inhalt des Notfallwagens
  - Erreichbarkeit des Reanimationsteams
  - Vorgehen im Notfall
  - Aktuelle Änderungen im Dienstablauf
- Übernahme des BtM-Schlüssels.

Besondere Vorkommnisse

- Notfälle und Reanimation (▶ Kap. 23), Hilfe anfordern und Vorbereitungen treffen
- Bei Notfall und Reanimation das klinikübliche Verfahren beachten. Nicht alle Kliniken verfügen über ein Reanimationsteam
- Patient kann nicht schlafen bzw. leidet unter Tag-Nacht-Umkehr (z. B. bei Demenz): Bisherige Schlafrituale erfragen und ermöglichen, schlaffördernde Bedarfsmedikation nach Arztanordnung verabreichen, ggf. Spätmahlzeit anbieten, Angehörige einbeziehen
- Todesfall: Arzt informieren, Verstorbenen versorgen (hausinterne Standards)
- Patient ist nicht auffindbar: Station absuchen, danach sofort den Arzt verständigen sowie Hauptnachtwache und Pforte informieren
- Bei besonderen Ereignissen wie Diebstahl und Bedrohungen von außen → Pforte benachrichtigen → verständigt zuständiges Personal

- Kann die Nachtwache wegen eigener Erkrankung nicht fortgeführt werden → Hauptnachtwache, Nachbarstation ggf. die Pflegedienstleitung informieren und die Station nicht verlassen → auf Vertretung warten → Übergabe.

Gesundheitsförderung und Prävention
Schichtarbeit hat zahlreiche Auswirkungen und kann z. B. zu Schlafstörungen führen. Gestaltung der Nachtarbeit und Prävention von Schlafstörungen:
- Bei aufkommender Müdigkeit z. B. Fenster öffnen, frische Luft hereinlassen; Routine- oder Aufräumarbeiten durchführen
- Nicht zu viel Kaffee und schwarzen Tee, v. a. nicht vor dem Zubettgehen
- Für ausreichend Schlaf am Tag sorgen: Zimmer abdunkeln, ca. 18 °C Raumtemperatur, Störungen ausschließen (Telefon leise stellen, Anrufbeantworter), ggf. 2 kürzere Schlafphasen einlegen
- Sport treiben und auf Nikotin- und Alkoholgenuss verzichten
- Nach dem letzten Nachtdienst kürzer schlafen und Aktivitäten für den Nachmittag/Abend planen.

Tipps und Tricks
Personen, die nach der Nachtarbeit ohne Lärmbelästigung schlafen können, weisen deutlich weniger Gesundheitsschäden auf als Personen mit lärmgestörtem Schlaf.

Literatur
Handlungsanleitungen Schichtarbeit: Deutsche Gesetzliche Unfallversicherung Spitzenverband (DGUV). www.dguv.de/de/praevention/themen-a-z/schichtarbeit/handlungsanleitung/index.jsp (letzter Zugriff 1.2.2019).

1.4 Praxisanleitung

Lutz Schütze

Definition
Praxisanleitung
„Aufgabe der Praxisanleitung ist es, die Auszubildenden schrittweise an die Wahrnehmung der beruflichen Aufgaben als Pflegefachfrau oder Pflegefachmann heranzuführen, zum Führen des Ausbildungsnachweises (…) anzuhalten und die Verbindung mit der Pflegeschule zu halten."
(§ 4, Abs. 1 Pflegeberufe-Ausbildungs- und Prüfungsverordnung – PflAPrV)

1.4.1 Anleitung von Auszubildenden

Für die Zusatzqualifikation „Praxisanleiterin bzw. Praxisanleiter" müssen Pflegefachpersonen über eine berufspädagogische Weiterbildung von mindestens 300 Stunden verfügen. Darüber hinaus müssen sie jährlich berufspädagogische Fortbildungen von mindestens 24 Stunden nachweisen.
Neben den Praxisanleitern, die außerhalb des Stellenplans der Station arbeiten, werden Pflegeauszubildende auch von anderen Mitgliedern des Stationsteams angeleitet.

Praxisanleitungen erfolgen in einem Umfang von mindestens 10 % der während eines Einsatzes zu leistenden praktischen Ausbildungszeit. Sie werden auf Grundlage eines Ausbildungsplans durchgeführt und richten sich nach den Prinzipien der Mikrodidaktik: planen, durchführen und evaluieren.

Organisation der Praxisanleitung

Erstgespräch

- Vorstellen der Bezugsperson (Praxisleiter)
- Diensteinteilung, Wünsche (falls möglich) in Dienstplangestaltung berücksichtigen
- Lernzielkatalog der Station vorstellen bzw. Information darüber, welche Tätigkeiten auf der betreffenden Station häufig durchgeführt werden bzw. gelernt werden können
- Bisherige Schwerpunkte in der praktischen Ausbildung erfragen, Lernjournal der Auszubildenden einsehen, sich nach Stärken erkundigen bzw. nach Lernwünschen oder Tätigkeitsfeldern, in denen sich die Auszubildenden verbessern möchten
- Lernziele für die Einsatzzeit gemeinsam festlegen; darauf achten, die Auszubildenden nicht zu überfordern
- Zwischengespräch planen, günstiger Zeitpunkt: Hälfte der Einsatzzeit, Datum, Ablauf und Inhalte festlegen:
  - Zum gegenseitigen Feedback (beschreibend, klar formuliert, sachlich richtig, konkret, nicht verurteilend)
  - Zur konstruktiven Kritik (sachlich, ausgewogen, exakt beschreibend, Lösungen bietend, empathisch)

Die erste Woche

- Am ersten Arbeitstag informieren über Station, Verhalten im Notfall, Tagesablauf
- Bei Dienstbeginn über die Pflegebedürftigen sprechen, die an diesem Tag gemeinsam gepflegt werden oder bei denen einzelne Pflegemaßnahmen durchgeführt werden sollen: Anamnesen (medizinisch, pflegerisch), geplante Pflege
- Bei Dienstende Feedback geben:
  - Wie wurde der Tag erlebt? Auszubildenden Möglichkeit zur Kritik geben
  - Ist die Selbsteinschätzung real? Gibt es besondere Lernwünsche, Zielorientierung?
  - Stärken der Auszubildenden, z. B. Wissen, Können oder gute Kommunikation mit den Pflegebedürftigen, hervorheben
- Weitere Informationen über Formulare, Handhabung von Materialanforderungen, ggf. Wege in andere Funktionsbereiche
- Alle Tätigkeiten werden von den Anleitenden mit den Auszubildenden gemeinsam durchgeführt. Dabei werden unterschieden:
  - Sicher eingeübte Tätigkeiten = Auszubildende führen unter Beobachtung/Mithilfe der Anleitenden durch
  - Unsicher eingeübte Tätigkeiten = Anleitende führen unter Beobachtung/Assistenz der Auszubildenden durch
  - Unbekannte Tätigkeiten = Anleitende führen durch, Auszubildende assistieren bzw. beobachten.

Weiterer Einsatzverlauf

- Tätigkeiten, die im theoretischen Unterricht vermittelt und als sicher beherrscht beobachtet wurden, werden den Auszubildenden zur selbstständigen Durchführung übertragen

- Bei als unsicher beobachteten Tätigkeiten wird überlegt:
  - Was war gut, sollte beibehalten werden?
  - Was muss verändert werden und wie?
  - Wo wird wiederholtes Anleiten gewünscht?
  - Was kann unter Aufsicht/Hilfe geübt werden?
- Unbekannte Tätigkeiten werden weiterhin von Anleitenden durchgeführt, Auszubildende assistieren
- Beurteilungsbogen am Ende des Einsatzes:
  - Gemeinsam ausfüllen, spätestens am letzten Einsatztag
  - Selbsteinschätzung der Auszubildenden erfragen, ggf. korrigieren
  - Eintragungen sachlich begründen.

> **❗ Tipps und Tricks**
> - Nur ein objektiv ausgefüllter Bogen hilft den Auszubildenden, vermittelt Sicherheit und zeigt, woran noch gearbeitet werden muss
> - Wünsche, Anregungen und Beschwerden der Auszubildenden ernst nehmen
> - Sich bewusst machen: Geplante und evaluierte Anleitungen erscheinen zwar aufwändig, sie ersparen aber langfristig Zeit und Gefahren für alle Beteiligten
> - Aufbau einer Feedback-Kultur: Kritik immer konstruktiv formulieren, Vorhandenes aufgreifen und erweitern, nie verletzen
> - Sich bewusst machen: Was für Anleitende Routine ist, ist für Auszubildende meist absolutes Neuland.

Anleitungssituation – planen, durchführen, evaluieren

Vorgespräch
- Informationen über Pflegebedürftige und durchzuführende Tätigkeiten
- Vorwissen und Fähigkeiten erfragen, hilft Über- und Unterforderung zu vermeiden
- Ziele und Teilziele der Anleitung festlegen, Umfang abhängig vom Ausbildungs- und Wissensstand der Auszubildenden
- Festlegen, welche Methode der Anleitung angemessen ist:
  - Anleitende demonstrieren die Maßnahme, Auszubildende beobachten (anleiterzentriertes Vorgehen)
  - Anleitende führen Maßnahme durch, Auszubildende assistieren (partnerschaftliches Vorgehen)
  - Auszubildende führen Maßnahme durch, Anleitende beobachten (auszubildendenzentriertes Vorgehen).

Anleitende zeigen eine Tätigkeit – Auszubildende sehen zu
- Pflegebedürftige vorher informieren
- Langsam vorgehen, alle Handlungen (Vorbereitung, Durchführung, Nachbereitung, Dokumentation) müssen gut sichtbar sein
- Auf kritische Situationen hinweisen, z. B. „Vorsicht, dies ist eine häufige Fehlerquelle!"
- Hintergrundinformationen, Begründungen liefern.

Nachgespräch
- Offene Fragen klären
- Gesehenes beschreiben lassen

1

- Falls Tätigkeit anders als vorher besprochen ausgeführt wurde (z. B. situationsbedingt), veränderten Ablauf erklären
- Wenn Wiederholung gewünscht, dann planen, durchführen und evaluieren. Wiederholen, bis Auszubildende zur selbstständigen Durchführung in der Lage sind.

> **❗ Tipps und Tricks**
> Auszubildende lernen am praktischen Vorbild. Die Anleitenden vermitteln nicht nur Tätigkeiten, sondern auch ihre Einstellung zu Pflegebedürftigen, Angehörigen und der eigenen Berufsgruppe (Berufsethos). Eine negative oder ablehnende Haltung, z. B. gegenüber bestimmten Menschen, wird oft unreflektiert übernommen.

Auszubildende zeigen die erlernte Tätigkeit – Anleitende sehen zu und helfen
Vorgespräch führen und Ziel der Anleitung festlegen
Prioritäten setzen, z. B. Körperpflege mit Beachtung folgender Kriterien: Ethische Aspekte – Abfolge – Technik – Hygiene – Kommunikation – Intimsphäre. Alle Kriterien können nie erreicht werden!

Korrektur während der Anleitung
- Eigenkorrektur vor Fremdkorrektur: Auszubildenden zutrauen, Fehler selbst zu erkennen, ggf. aufmerksam machen
- Fremdkorrektur nur bei Gefahr für Pflegebedürftige oder verbalem oder nonverbalem Hilfesuchen durch Auszubildende.

Nachgespräch
- Auszubildende:
  - Wie geht es mir? War ich zufrieden mit dem Ablauf?
  - Was war richtig/falsch?
  - Was mache ich beim nächsten Mal anders?
- Anleitende:
  - Wie war der Gesamteindruck?
  - Was war gut, sollte beibehalten werden?
  - Was muss verändert/geübt werden? (Formulierung beachten, konstruktive Kritik!)
  - Hervorheben, was gut war
- Gemeinsam entscheiden: Ist nochmaliges Vormachen durch Anleitende oder durch Auszubildende erforderlich?

1.4.2 Einarbeitung neuer Mitarbeiter

Die **Einarbeitung** und Integration neuer Mitarbeiter in das Team sollte strukturiert anhand eines Konzepts erfolgen.

Organisation und Durchführung
Das **Einarbeitungskonzept** beinhaltet zeitliche und inhaltliche Vorgaben. Es orientiert sich an den Qualifikationen der neuen Mitarbeiter. Für die Einarbeitung müssen geeignete Ansprechpartner zur Verfügung stehen (▶ Kap. 1.4.1). Folgende **Inhalte** sollten berücksichtigt werden:
- Leitbild und Pflegekonzept der Einrichtung
- Angebote und Dienstleistungen der Einrichtung
- Qualitätsmanagement mit Standards und Verfahrensanweisungen (▶ Kap. 1.10)

- Übersicht über Arbeits- und Tagesablauf
- Informationen über Besprechungsstrukturen und interdisziplinäre Zusammenarbeit
- Hinweise zu Datenschutz und Schweigepflicht
- Ablauf des Medikamentenmanagements
- Erläuterung des Notfallmanagements, Verhalten bei Todesfällen
- Grundlagen des Hygienemanagements
- Anleitung von Auszubildenden, Pflegebedürftigen und Angehörigen.

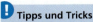
Tipps und Tricks
Je intensiver und strukturierter neue Mitarbeiter eingearbeitet werden, desto effektiver ist ihre Arbeit und desto höher ist die Arbeitszufriedenheit.

Literatur
Boguth K, Knoch T. Praxisheft Praxisanleitung. Arbeitshilfe für Prozessgestaltung von Ausbildungsabschnitten in der praktischen Pflegeausbildung. Berlin: DBfK, 2018.
Engelhardt S. Neue Mitarbeiter erfolgreich einarbeiten. 3. A. Stuttgart: Kohlhammer, 2019.

1.5 Gesundheitsförderung und Prävention

Lutz Schütze

> **Definition**
> Maßnahmen zur **Gesundheitsförderung** haben zum Ziel, vorhandene Ressourcen eines Menschen zu stärken. Gesunderhaltende Faktoren werden gestärkt.
> Maßnahmen zur **Prävention** richten sich auf die Risikofaktoren, die die Gesundheit gefährden. Krankmachende Faktoren werden vermieden.

Professionell Pflegende planen, gestalten und evaluieren Pflegeprozesse bei Menschen mit gesundheitlichen Problemlagen. Dabei berücksichtigen sie nicht nur die Unterstützung im Krankheitsfall, sondern auch die Gesunderhaltung des Menschen.
Kernstrategie der Gesundheitsförderung und Prävention ist der **Setting-Ansatz.** Auf diesem Weg werden Menschen in ihrem unmittelbaren Lebensumfeld angesprochen (z. B. Schule, Arbeitsplatz). Das **Verhalten** von Menschen (z. B. Bewegungs-, Ernährungsgewohnheiten) sowie die **Verhältnisse** der Lebenswelt (z. B. Arbeitstätigkeit, -bedingungen) können positiv beeinflusst werden.

Kerngedanken der Gesundheitsförderung
1986 wurde auf einer internationalen Konferenz in Ottawa das Konzept zur **Gesundheitsförderung** festgeschrieben (**Ottawa-Charta**). Zahlreiche Folgekonferenzen führten die Kerngedanken weiter aus. Ziel ist, durch Gesundheitsförderung die Ressourcen nicht nur im körperlichen oder seelischen, sondern auch im sozialen Bereich zu stärken. Dieser gesellschaftspolitische Aspekt der Gesundheitsförderung hat wesentliche Bedeutung.
Die 5 zentralen Aktionsfelder der Gesundheitsförderung sind:
1. Entwicklung einer gesundheitsfördernden Gesamtpolitik, z. B. Ausbau von Investitionen für die Entwicklung von Gesundheit

1

2. Schaffung gesundheitsfördernder Lebenswelten, z. B. Verbesserung von Wohn- und Lebensbedingungen
3. Unterstützung gesundheitsbezogener Aktionen, z. B. Gemeinschaftsaktionen von Bürgern
4. Entwicklung persönlicher Kompetenzen, z. B. Verbesserung sozialer Fähigkeiten
5. Neuorientierung von Gesundheitsdiensten. Stärkere Förderung von Gesundheit und nicht nur Fokus auf Behandlung von Symptomen.

Drei Bereiche der Prävention

> **Definition**
> **Prävention** (lat. „praevenire" = zuvorkommen, verhüten): Alle präventiven Maßnahmen richten sich darauf, eine unerwünschte Entwicklung zu vermeiden.

Je nachdem, wann diese Maßnahmen einsetzen, werden 3 **Formen von Prävention** unterschieden:
- **Primäre Prävention:** Ziel ist die Krankheitsverhütung bzw. Gesundheitsvorsorge, z. B. Impfungen, Maßnahmen zur Unfallverhütung am Arbeitsplatz, gesunden Lebensstil fördern
- **Sekundäre Prävention:** Ziel ist die Krankheitsfrüherkennung bzw. die möglichst früh einsetzende Behandlung, um bestmögliche Heilung zu erreichen, z. B. Vorsorgeuntersuchungen zur Früherkennung von Kolon- oder Zervixkarzinom
- **Tertiäre Prävention:** Ziel ist die bestmögliche Lebensqualität trotz Krankheit sowie die Verhinderung einer Verschlechterung des Gesundheitszustands, z. B. Prophylaxen sowie Maßnahmen zur Rehabilitation (▶ Kap. 5.1).

1.5.1 Strategien

Die **Maßnahmen der Gesundheitsförderung und Prävention** können sich an unterschiedliche Adressaten richten: Pflegebedürftige und ihre Angehörigen sowie professionell Pflegende (▶ Kap. 1.5.2).
Für die Ausrichtung an Pflegebedürftigen und ihren Angehörigen sind 3 Begriffe von zentraler Bedeutung:
- **Empowerment:** „Ermächtigung" bedeutet, die Ressourcen der Pflegebedürftigen zu stärken, gesundheitsförderliches Verhalten zu unterstützen bzw. Verhaltensweisen ggf. zu verändern helfen und damit Erkrankungen vorzubeugen
- **Enabling:** „Befähigung" hat die Hilfe zur Selbsthilfe zum Ziel, für eine bestmögliche Selbstständigkeit und Selbstbestimmung der Pflegebedürftigen und zur Vermeidung von Abhängigkeit
- **Partizipation:** „Teilhabe" bezieht Pflegebedürftige und Angehörige in den Pflegeprozess (▶ Kap. 1.1.2) ein, damit sie ihn durch krankheitsbezogenes Verhalten mit steuern, Entscheidungen mit beeinflussen und Ressourcen erkennen und fördern können.

Zur Gesundheitsförderung und Prävention zählt auch die Beratung der pflegenden Angehörigen. Dazu gehören z. B. Informationen zur rückengerechten Arbeitsweise (▶ Kap. 2.2.2), die Anleitung beim Umgang mit Hilfsmitteln sowie zum Erlernen bestimmter Pflegetechniken oder die Anregung zur Kontaktaufnahme zu Selbsthilfegruppen.

1.5.2 Maßnahmen zur eigenen Gesundheitsvorsorge

Der Pflegeberuf ist ein physisch und psychisch belastender Beruf. Arbeitgeber sind aufgefordert, bestmögliche Rahmenbedingungen für die Gesunderhaltung der professionell Pflegenden zu schaffen. Aber auch die Pflegenden selbst müssen sich der Risiken bewusst sein und durch entsprechend gesundheitsförderliches Verhalten vorbeugen. Zu solchen Risiken zählen z. B. **psychosoziale Belastungen** (Stress, Burn-out, Cool-out, Umgang mit aggressiven Patienten), denen die Pflegenden auf unterschiedliche, reflektierte Weise begegnen (▶ Kap. 1.6).

Weitere Risiken stellen **körperliche Belastungen** dar. Hier können z. B. durch sicheres Verhalten am Arbeitsplatz sowie durch eine rückengerechte Arbeitsweise gesundheitliche Schäden vermieden werden (▶ Kap. 2.2.2).

Die intakte, unverletzte Haut ist eine sehr effektive Barriere gegen Infektionskrankheiten. Wird diese Hautbarriere durch eine Verletzung durchbrochen, ist das Risiko einer Erregerübertragung sehr groß. Eine Übertragung kann durch Kontamination der Schleimhäute (Augen, Mund, Nase) über Spritzer bzw. Inhalation sowie durch Nadel- und Schnittverletzungen (z. B. durch Kanülen, Lanzetten, Skalpelle) erfolgen.

Schutz vor übertragbaren Krankheiten

- Konsequentes Tragen von virusdichten Handschuhen bei jedem möglichen Kontakt mit Körpersekreten. Berücksichtigung der Hygienemaßnahmen bei Infektionskrankheiten (▶ Kap. 16)
- Immunisierung gegen Hepatitis A und B, Influenza: Bei gegebener Indikation kostenlose Schutzimpfung durchführen lassen
- Mundschutz, Schutzkittel und ggf. Schutzbrille tragen bei möglicher Aerosolbildung, auch bei unkontrolliertem Hustenreiz des Patienten
- Korrekte Durchführung der hygienischen Händedesinfektion, regelmäßige Hautpflege der Hände, rissiger Haut vorbeugen (Eintrittspforte für Erreger)
- Verletzungsgefährdende Tätigkeiten werden mit Sicherheitsgeräten durchgeführt (Nadeln mit Stichschutz, Pen-Nadelentferner). Recapping (Zurückstecken gebrauchter Nadeln in Schutzkappe) ist verboten. Sofortiges Abwerfen kontaminierter Gegenstände in sichere Abfallbehälter, kein Biegen oder Brechen gebrauchter Nadeln oder Skalpelle.

> ⚡ **Vorsicht**
> Nach Nadelstich- oder Schnittverletzungen bis zum Beweis des Gegenteils von potenzieller Infektiosität ausgehen → „Safer Sex", keine Blut- oder Organspenden.

- Schriftliche Betriebsanweisungen und strukturierte Einweisungen nutzen
- Beschriftung von Laborbehältnissen mit „infektiös"!
- Jede Körperflüssigkeit primär als infektiös einstufen
- Mit Stuhl, Blut oder anderen Körperflüssigkeiten kontaminierte Gegenstände und Flächen sachgerecht desinfizieren (z. B. Stethoskope, Bücher, Bettgestelle) oder entsorgen (Sondermüll).

> ⚡ **Vorsicht**
> **Vorgehen bei potenziell infektiösen Verletzungen und Kontaminationen** (Nadelstich-, Schnitt-, Kratzverletzungen):
> - Verletzung mit offener Wunde, Kontamination von Haut/Schleimhaut/ Auge → Sofortmaßnahmen: bei offener Wunde Blutfluss fördern; Wunde/

Haut intensiv desinfizieren (Wund-, Hautdesinfektionsmittel); Schleimhäute/Auge intensiv spülen (Wasser, isotonische Kochsalzlösung)

- Infektionsrisiko für Hepatitis B und C und HIV ermitteln: Klären von Zeitpunkt, Verletzungsinstrument, Kontaminationsumfang, Schutzmaßnahmen; umgehend zuständigen Arzt hinzuziehen; Infektionswahrscheinlichkeit für Patienten klären (Akten, Blutabnahme-Einverständnis für Hepatitis- und HIV-Serologie)
- Risikobewertung, Diagnostik, Therapie und Dokumentation: Immunitätslage der Pflegeperson klären (Impfdokumente, Blutkontrolle auf HIV, HCV, HBV); bei positiver oder unklarer Hepatitis- und HIV-Serologie der Patientin oder des Patienten HIV-Postexpositionsprophylaxe (HIV-PEP) innerhalb von 2 Stunden beginnen, bei fehlendem Impfschutz der Pflegeperson HBV-Immunisierung (aktiv/passiv-Impfung); Verletzungen und Kontaminationen ordnungsgemäß dokumentieren; Durchgangsarzt bzw. Betriebsarzt aufsuchen; Meldung an BGW oder Unfallkasse
- Medizinische Nachsorge nutzen: Nachsorge durch den betriebsärztlichen Dienst je nach Risikobewertung und in angemessenen Abständen.

Literatur

Berufsgenossenschaft für Gesundheitsdienst und Wohlfahrtspflege (BGW): Risiko Nadelstich. Infektionen wirksam vorbeugen. Hamburg: BGW, 2016.
Steinbach H. Gesundheitsförderung in der Pflege. Wien: Facultas, 2018.

1.6 Psychosoziale Belastungen in der Pflege

Vivian Keim

1.6.1 Helfersyndrom

Definition

Das **Helfersyndrom** ist ein von W. Schmidbauer entwickelter Erklärungsansatz, der die seelische Erschöpfung in sozialen Berufen zu erklären versucht. Danach wird die Rolle des „Helfers" gewählt, um die eigene Abhängigkeit abzuwehren und für Patienten jene ideale Elterngestalt zu sein, die in der eigenen Kindheit vermisst wurde. Menschen mit einem Helfersyndrom zeichnen sich insbesondere dadurch aus, dass sie sich gegenüber anderen Personen fürsorglicher verhalten, als sich selbst gegenüber.

Erklärungsansatz

Das Entstehen eines **Helfersyndroms** wird tiefenpsychologisch so erklärt, dass die Personen in ihrer Kindheit nicht hinreichend die Erfahrung gemacht haben, um ihrer selbst geliebt zu werden. Es gab für sie nicht die bedingungslose Akzeptanz, die ein Kind in den ersten Lebensjahren braucht. Die Personen erlebten früh in ihrer Kindheit eine Diskrepanz zwischen eigenen Bedürfnissen und dem Maß, das sie an Zuwendung und Bestätigung erfahren haben. Daraus entstehen Gefühle von Wertlosigkeit, Verzweiflung und Alleinsein. Die Person vermeidet es fortan, starke Abhängigkeit und damit derartige Gefühle wieder zu erleben. Sie gestaltet Beziehungen künftig so, dass nicht die eigenen Bedürfnisse, sondern die der anderen

im Vordergrund stehen, und sie macht sich durch ihre besonders verantwortungs-
volle und pflichtbewusste Hingabe unentbehrlich.

Diese einseitige Helfer- und Abhängigkeitsstruktur tritt in allen Beziehungen auf,
d. h. nicht nur im professionellen Bereich, sondern auch im Freundes- und Ver-
wandtenkreis oder in der Nachbarschaft etc. In der Aufopferung anderen gegenüber werden gleichzeitig eigene Wünsche und Sehnsüchte kompensiert, die kaum
noch wahrgenommen werden. Die Personen erfahren Anerkennung und Bestätigung für ihr sozial erwünschtes Verhalten. Diese Form der Verarbeitung funktioniert oft lange. Private oder berufliche Krisen führen aber nicht selten zum Zu-
sammenbruch. Die bisher übliche Verarbeitung von Kränkungsprozessen und
unerfüllten Sehnsüchten der Kindheit funktioniert nicht mehr. Eine mögliche
Folge ist das Burn-out-Syndrom (▶ Kap. 1.6.2).

Prävention
- Fürsorgliche Qualitäten auf sich selbst beziehen, Selbstpflege
- Die Sensibilität für eigene Bedürfnisse erhöhen und sich auch die Erfüllung
  gestatten
- In Beziehungen darauf achten, eigene Ansprüche zu formulieren und auch
  schwach sein zu dürfen
- Bei Krisen oder Problemen nicht sofort an den eigenen Fähigkeiten zweifeln,
  sondern überprüfen, inwieweit andere Faktoren dazu beitragen bzw. verant-
  wortlich sind
- Versuchen, eigene Schwächen und Schwierigkeiten so wohlwollend zu be-
  trachten, wie es bei anderen möglich ist
- Jeden Tag Zeit für sich selbst einrichten und nutzen.

1.6.2 Burn-out-Syndrom

> **Definition**
> Das **Burn-out-Syndrom** bezeichnet einen Zustand massiver Erschöpfung, die
> Betroffenen fühlen sich „ausgebrannt". Das Burn-out-Syndrom kann akut auf-
> treten oder sich chronisch entwickeln. Es kann zu einer Depression führen, ist
> aber nicht mit dieser gleichzusetzen.

Symptome
Auswirkungen auf die berufliche Tätigkeit
- Engagement, Motivation und Initiative bei der Arbeit fehlen bzw. wurden
  eingebüßt
- Die Pflegenden gehen innerlich auf Distanz und identifizieren sich nicht
  mehr mit ihrer Tätigkeit
- Pflege wird auf das Nötigste reduziert und ein intensiver Kontakt zu den Patienten vermieden
- Negative Grundeinstellung den Patienten gegenüber. Vorwurfshaltung („Die
  haben selbst Schuld") und Reduzierung auf die Erkrankung („Galle auf Zimmer 123")
- Mit Kollegen kommt es vermehrt zu Konflikten und Störungen, die Betroffenen neigen zu häufigen Fehlzeiten, häufigem Wechsel der Arbeitsstelle.

Auswirkungen auf die Person
- Die Betroffenen selbst leiden unter emotionaler Erschöpfung, sind apathisch
  und unzufrieden mit ihrer Situation und der eigenen Leistung

- Psychosomatische Beschwerden treten verstärkt auf, z. B. Schlafstörungen, Verspannungen, Kopfschmerzen, Verdauungsstörungen, Magen-Darm-Ulzera, Herzklopfen, Hypertonus, Schwächung der Immunabwehr
- Extremes Essverhalten, z. B. zu viel oder zu wenig
- Starker Konsum von Tabak, Kaffee und Alkohol, evtl. Drogen
- Analog zur Unzufriedenheit mit der Arbeitssituation nehmen auch private Probleme zu, Erschöpfung und Überdruss beeinträchtigen alle Lebensbereiche.

Ursachen und Risikofaktoren

Bei der Frage nach dem „Warum?" müssen sowohl Arbeitsbedingungen als auch Persönlichkeitsstrukturen betrachtet werden.

Arbeitsbedingungen, die ein Burn-out begünstigen

- Pflege verläuft asymmetrisch, d. h. die Pflegenden geben mehr an Zuwendung als sie selbst zurückbekommen, Pflegende gehen oft „leer aus"
- Mangel an Erfolgserlebnissen infolge Personalmangel, Zeitnot, progredienter Krankheitsverläufe der Patienten
- Ideale und Ziele können angesichts tatsächlicher Arbeitsbedingungen nicht erfüllt werden („Praxisschock")
- Wenig Entscheidungsfreiheit bei starren Team- und Klinikstrukturen
- Unsensibles Management, in dem wenig Anerkennung und Abwechslung erlebt wird
- Teamstrukturen, die zu wenig entlasten und unterstützen, sondern ein zusätzliches Belastungsmoment darstellen
- Rollenkonflikte, d. h. an die Rolle der Pflegenden werden viele, sich z. T. widersprechende Forderungen gestellt, die nicht alle erfüllt werden können, z. B. verlangt die Klinikleitung ein anderes Verhalten als der Patient oder die Kollegen.

Individuelle Faktoren, die ein Burn-out begünstigen

- Hohe oder überhöhte Ansprüche an sich selbst, deren Nichterreichen als persönliche Niederlage erlebt wird
- Keine Möglichkeit, sich von nicht erreichbaren Ansprüchen zu distanzieren
- Schwierigkeiten, um Hilfe zu bitten und für sich selbst zu sorgen bzw. sorgen zu lassen
- Notwendigkeit, anderen Menschen helfen zu müssen, um sich selbst als wertvoll zu erleben (Helfersyndrom ▶ Kap. 1.6.1)
- Private Belastungen und wenig Unterstützung im familiären Bereich
- Unzureichende bzw. dysfunktionale Stress- und Konfliktbewältigung, sodass Belastungsmomente nicht abgebaut werden, sondern sich anhäufen.

Prävention und Therapie

- Alle Maßnahmen, die dem eigenen Wohlbefinden, der Stärkung eigener Energie und des Selbstwertgefühls dienen, wirken prophylaktisch
- Die Wahrnehmung eigener Bedürfnisse und Grenzen, der offene Umgang mit den eigenen Stärken und Schwächen sowie stabile Beziehungen zu anderen Menschen, die unterstützen können, stellen weitere Faktoren dar, die sich stärkend auf die Persönlichkeit auswirken
- Regelmäßige Teilnahme an Supervisionen oder Balintgruppen, um Belastungen, Konflikte und Stress rechtzeitig und adäquat zu verarbeiten
- Erfahrungsaustausch mit Kollegen und Betroffenen, um das Gefühl der Unzulänglichkeit und Einsamkeit zu mindern

- Evtl. Inanspruchnahme von Psychotherapie
- Stärkung des Selbstbewusstseins, d. h. die eigenen Bedürfnisse und Schwächen dürfen als legitim erlebt werden, Fähigkeiten und Stärken werden bewusster
- Vorübergehende Entlastungen ermöglichen, z. B. Wechsel der Station, Arbeitszeitverkürzung, kein Schichtdienst
- Regelmäßige Teambesprechungen, evtl. Teamsupervision
- Urlaub genügt nicht, ist in der Akutphase zunächst aber wichtig, um Abstand zu gewinnen, sich zu erholen.

Auch Personen, die nicht vom Burn-out-Syndrom betroffen sind, werden Erschöpfungszustände, Phasen von starker Belastung und Überforderung kennen. Selbst unter optimalen persönlichen und institutionellen Bedingungen gibt es pflegespezifische Belastungen (z. B. Konfrontation mit Tod, Krisen), die sehr gute Bewältigungsstrategien (Coping ▶ Kap. 1.6.3) erfordern. Ein Großteil dieser Belastungen wird über den Kontakt und tragfähige Beziehungen zu den Kollegen im Team aufgefangen. Hier werden die alltäglichen Probleme erträglich gemacht und damit einem Burn-out-Syndrom vorgebeugt.

Tipps und Tricks
Die Betroffenen des Burn-out-Syndroms sind oft nicht in der Lage, sich selbst zu helfen oder ihre Situation zu verändern. Jede Form der Aktivität ist ihnen zu viel. Sie sind daher dringend auf die Hilfe anderer angewiesen.

1.6.3 Stress

Definition
Der Begriff **„Stress"** bedeutet so viel wie Druck, Anspannung, Belastung. Er kennzeichnet einen Zustand des Organismus mit erhöhter Sympathikusaktivität, vermehrter Ausschüttung von Katecholaminen und Blutdrucksteigerung (▶ Abb. 1.1).

Ursachen
- Physiologische Schutzreaktion des Individuums auf seine Umwelt und dient in akuten Situationen der kurzfristigen Energiefreisetzung. Eine längere Belastung durch diesen Alarmzustand kann zu physischen und psychischen Beeinträchtigungen führen
- Sowohl positive als auch negative Ereignisse können als Stress erlebt werden, und zwar dann, wenn eine der folgenden Bedeutungen zugeordnet wird:
  - **Bedrohung:** Wenn eine bevorstehende oder bereits eingetretene Situation dahingehend eingeschätzt wird, dass negative Konsequenzen folgen. Beispiele: Von der Vorgesetzten angekündigtes Mitarbeitergespräch; bevorstehende Prüfung; Gewaltandrohung
  - **Herausforderung:** Wenn für die stressbeladene Situation die Möglichkeit der erfolgreichen Überwindung gesehen wird. Beispiele: Übernahme neuer, beruflicher Aufgaben oder einer neuen Funktion; bevorstehende Prüfung
  - **Schädigung/Verlust:** Nachträgliche Einschätzung einer bereits eingetretenen Situation, für die kein positiver Ausgang mehr möglich ist. Beispiele: Erfolglose Bewerbungen; erlittene Tätlichkeit; als kränkend erlebte Kritik

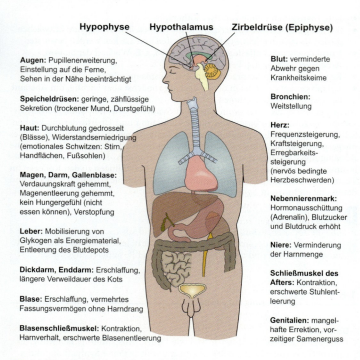

Hypophyse   Hypothalamus   Zirbeldrüse (Epiphyse)

Augen: Pupillenerweiterung, Einstellung auf die Ferne, Sehen in der Nähe beeinträchtigt

Speicheldrüsen: geringe, zähflüssige Sekretion (trockener Mund, Durstgefühl)

Haut: Durchblutung gedrosselt (Blässe), Widerstandserniedrigung (emotionales Schwitzen: Stirn, Handflächen, Fußsohlen)

Magen, Darm, Gallenblase: Verdauungskraft gehemmt, Magenentleerung gehemmt, kein Hungergefühl (nicht essen können), Verstopfung

Leber: Mobilisierung von Glykogen als Energiematerial, Entleerung des Blutdepots

Dickdarm, Enddarm: Erschlaffung, längere Verweildauer des Kots

Blase: Erschlaffung, vermehrtes Fassungsvermögen ohne Harndrang

Blasenschließmuskel: Kontraktion, Harnverhalt, erschwerte Blasenentleerung

Blut: verminderte Abwehr gegen Krankheitskeime

Bronchien: Weitstellung

Herz: Frequenzsteigerung, Kraftsteigerung, Erregbarkeitssteigerung (nervös bedingte Herzbeschwerden)

Nebennierenmark: Hormonausschüttung (Adrenalin), Blutzucker und Blutdruck erhöht

Niere: Verminderung der Harnmenge

Schließmuskel des Afters: Kontraktion, erschwerte Stuhlentleerung

Genitalien: mangelhafte Errektion, vorzeitiger Samenerguss

Abb. 1.1 Körperreaktionen auf Stress [L157]

- Ob und wie stark ein Reiz als Stress empfunden wird, hängt davon ab, wie er von der betroffenen Person bewertet und verarbeitet wird. Je größer die Diskrepanz zwischen Anforderung und der wahrgenommenen Kompetenz ist, desto größer ist die erlebte Belastung.

Definition
Als **Eustress** wird die erfolgreich, als **Disstress** die erfolglos bewältigte Stresssituation bezeichnet.

Bewältigungsstrategien (Coping)

Definition
Unter **Coping** werden alle Strategien verstanden, die eine Person unternimmt, um die stressbeladene Situation zu bewältigen.

Hinsichtlich der Funktion wird unterschieden in:

- **Problemzentriertes Coping.** Ziel ist, das Problem zu verändern, zu lösen oder die Auswirkung zu beeinflussen, z. B. Konfrontation, Flucht (sich der Bedrohung entziehen), Flucht- und Kampfvermeidung (durch Verhandlung, Kompromisse), Prävention hinsichtlich der Folgen bereits eingetretener Ereignisse durch Kompensation, z. B. nach Krankheit, bei Behinderung (tertiäre Prävention ▶ Kap. 1.5)
- **Emotionszentriertes Coping.** Ziel ist, die erlebte Belastung und den daraus folgenden inneren Spannungszustand zu reduzieren, z. B. körperlich (durch Entspannungsverfahren, Stärkung der körpereigenen Abwehr, Fitnesstraining) oder seelisch (Inanspruchnahme von sozialer Unterstützung sowie unbewusste Prozesse der Abwehr, z. B. Verleugnung, Verdrängung)
- **Bewertungsorientiertes Coping.** Ziel ist, die Situation zu verstehen, ein Bedeutungsmuster zu erkennen (Sinn finden); beschreibt kognitive Prozesse (Planen, Strukturieren, Informationen einholen, Verantwortung übernehmen) und kann zu kognitiver Umdeutung und einer (Neu-)Einschätzung des Problems bzw. der Situation führen.

Konkrete Empfehlungen zur Verarbeitung von Stress

Wenn eine Stresssituation zu erwarten ist:

- Überlegen, welche Anforderungen den persönlichen Fähigkeiten gegenüberstehen
- Falls möglich, die bevorstehende Anforderung in Einzel-Schritte aufteilen, und daraus erreichbare Ziele formulieren
- Auf vorangegangene, erfolgreiche Erfahrungen zurückgreifen
- Weniger Fokussierung auf eigene Schwächen und Defizite, sondern mehr auf Fähigkeiten und Ressourcen
- Klären: Welche Ressourcen stehen darüber hinaus zur Verfügung oder können erweitert bzw. in Anspruch genommen werden? Wo gibt es Hilfe, Unterstützung?
- Versagerängste relativieren und konkretisieren. Was bedeutet eine Niederlage für mich oder für die Situation? Kann eine Niederlage wirklich durch eigene Anstrengung (intern) verhindert werden oder ist die Situation (extern) aussichtslos?
- Körperliche Energien bewusst wahrnehmen und zum persönlichen Nutzen beeinflussen.

Nach überstandener Stresssituation

- Den Erfolg würdigen!
- Bereitgestellte Energie verbrauchen, z. B. Treppensteigen, Laufen
- Für Ruhephase sorgen, nicht gleich den nächsten Stress zulassen
- Entspannen, z. B. Ausruhen, Nichtstun, spez. Entspannungsübungen, z. B. Autogenes Training, progressive Muskelrelaxation, Yoga, ein Bad nehmen.

D Tipps und Tricks
Langfristig sollten sich Personen nur in solche Anforderungssituationen begeben, denen sie sich auch dauerhaft gewachsen fühlen, bei denen die Anstrengung Aussicht auf Erfolg hat und auch Spaß macht.

1.6.4 Ekel

> **Definition**
> **Ekel:** Abscheu, starkes negatives Erleben von Abneigung mit massiven vegetativen Symptomen (z. B. Speichelsekretion, Würge- und Brechreiz, Fluchtimpulsen). Ausgelöst durch Konfrontation aber auch die Vorstellung entsprechender Reize.

Pflegende erleben täglich Anblicke, Gerüche und Situationen, die als ekelerregend empfunden werden können. Den Impulsen, sich abzuwenden oder zu fliehen, dürfen sie aber nicht folgen!

Umgang mit den eigenen Ekelgefühlen
- Diese als natürlich zulassen und sich eingestehen
- Sich mit Kollegen über die Wahrnehmung austauschen
- Nicht versuchen, sie zu unterdrücken. „Abstumpfung" bedeutet meist, sich zunächst selbst etwas zuzumuten, später dann auch anderen
- Das Erleben von Ekel stellt nicht die Berufseignung infrage.

Umgang mit Ekel auslösenden Momenten
- In unvorbereiteter Situation: Das Zimmer evtl. kurz verlassen (wenn es der Zustand des Patienten zulässt), um Hilfe zu holen und die anstehenden Maßnahmen zu planen
- Sich gut auf die zu erwartende Situation einstellen und vorbereiten, z. B. Schutzkleidung, Handschuhe und Einmalmaterial anwenden
- Evtl. einen anderen starken, aber angenehmen Duft hinzufügen
- Den Patienten verbal einbeziehen, mit ihm sprechen. Das lenkt beide von der unangenehmen Verrichtung ab
- Belastende Tätigkeit möglichst zu zweit verrichten, Kollegen unter Hinweis auf die eigenen Gefühle um Hilfe bitten
- Anschließend möglichst eine kurze Auszeit nehmen, z. B. frische Luft einatmen.

1.7 Pflege in schwierigen sozialen Situationen

Vivian Keim

Häufig liegen bei Patienten besondere emotionale Zustände bzw. eine soziale Problematik vor, die die Pflege zuweilen erschweren, aber immer beeinflussen.

1.7.1 Scham

> **Definition**
> **Scham** ist ein Gefühl aus Irritation und Unwohlsein (Schamgefühl) und wird in der kindlichen Entwicklung dem kulturellen Kontext entsprechend erworben. Schamgefühl sichert die kulturelle Moral sowie die individuelle Integrität und Intimsphäre.

Scham wird empfunden, wenn Menschen sich in einer sozialen Situation unwohl fühlen. **Symptome:** Erröten oder Blässe, der Wunsch, sich abzuwenden, zu bedecken oder entfernen zu wollen.

Beachten
Die Schamgrenzen sind bei Menschen unterschiedlich hoch und auch verschieden ausgeprägt. So ist bei jedem Patienten individuell zu berücksichtigen und zu akzeptieren, was ihn beschämt.

Scham auslösende Situationen in der Pflege
- Ganzkörperwaschungen, Ankleidehilfe
- Unterstützung bei der Ausscheidung, Intimtoilette
- Legen von BDK.

Patienten schämen sich z. B. für:
- Inkontinenz
- Nacktheit
- Vergesslichkeit
- Inanspruchnahme von Hilfe.

Patienten erleben Scham nicht nur in intimen Pflegesituationen. Insbesondere das nicht krankheitsbezogene Körperselbstbild (Schönheitsmakel) löst Scham aus, z. B. durch:
- Körpergewicht (insbesondere beim Wiegen)
- Zu dünne oder zu behaarte Beine
- Zahnlücken
- Haut- und Gewebezustand (erschlafftes Bindegewebe).

Tipps und Tricks
Bei allen pflegerischen Verrichtungen nicht nur auf die Tätigkeiten an sich, sondern auch auf die Intimsphäre der Patienten achten!
- Maximaler Respekt!
- Äußern Patienten Scham, ist es sinnlos, dies zu negieren („Sie müssen sich nicht schämen"), sondern sollte als ein Gefühl ernst genommen und respektiert werden
- Patienten verbal einbeziehen und auch aussprechen, dass diese Situation möglicherweise als unangenehm empfunden wird
- So wenig Nacktheit wie nötig, z. B. nur das zu waschende Körperteil aufdecken
- So viel Kontrolle wie möglich erlauben, z. B. sich selbst bedecken, Intimtoilette selbst durchführen lassen
- Vor fremden Blicken schützen (Sichtschutz, geschlossene Türen)
- Respektieren, wenn gleich- oder andersgeschlechtliche Pflegende eher akzeptiert werden.

1.7.2 Hoffnungslosigkeit

Definition
Hoffnungslosigkeit ist das Erleben von Aussichtslosigkeit, dem Fehlen einer positiven Perspektive einhergehend mit Resignation. Häufig bei unheilbarer Krankheit und Langzeittherapie, z. B. bei Tumorleiden, Rheuma, Diabetes.

Entlastung durch Pflege
- Den Patienten darin begleiten, die unabänderliche Situation zu akzeptieren. Ihn in seiner Verzweiflung nicht allein lassen, sondern ihn annehmen und verstehen. Zum Ausdruck bringen, dass alle therapeutischen und pflegerischen Möglichkeiten ausgeschöpft werden. Bei der Frage nach dem Sinn unterstützen
- Realistische Hoffnung vermitteln: Auf Behandlungs- und Kompensationsmöglichkeiten hinweisen, Lebensqualität ist auch mit Einschränkungen möglich
- Ressourcen stärken und aktivieren, z. B. aktivierende Pflege
- Konkrete Hilfe anbieten, z. B. über Sozialarbeiter Hilfen wie „Essen auf Rädern", ambulante Pflege.

Beachten
Bei allen Bemühungen gilt es insbesondere, die Hoffnungslosigkeit des Patienten auszuhalten, zu begleiten und sie nicht zu bekämpfen.

1.7.3 Krankheitsbewältigung

Definition
Krankheitsbewältigung ist ein individueller Prozess, der auf Persönlichkeit, Lebensumständen und Lebenserfahrungen der Patienten basiert (Bewältigungsstrategien ▶ Kap. 1.6.3, ▶ Kap. 1.7.3). Pflegende können die Krankheitsbewältigung nicht direkt beeinflussen, aber über die Stärkung von Selbstpflege und Selbstmanagement unterstützen.

Eine Erkrankung wird bewusst und unbewusst verarbeitet. Ein Verarbeitungsmechanismus ist z. B. die Verleugnung. Die Krankheit wird zum eigenen Schutz und Verringerung der Angst abgestritten. Nachteil: Die aktive Bewältigung ist blockiert. Die Bewältigung setzt ein, wenn der Patient die Krankheit annehmen und bewerten kann, seine Ressourcen erkennt und nutzt.

Unterstützung durch Pflegende
- Dem Patienten Zeit geben
- Abwehrmechanismen des Patienten akzeptieren, z. B. Nicht-wahrhaben-Wollen
- Druck auf den Patienten vermeiden, nur dann kann er die Realität annehmen
- Gefühl vermitteln, dass alle therapeutischen und pflegerischen Möglichkeiten ausgeschöpft werden.

Beachten
Bewältigung ist nicht richtig oder falsch, sondern erfolgreich bzw. erfolglos. Jeder Patient muss den für sich möglichen und stimmigen Weg der Krankheitsbewältigung finden.

1.7.4 Aggression und Gewalt

Definition
Aggression wird als emotionaler Zustand oder Verhalten verstanden und kann sich gegen sich selbst wie auch andere richten.
Gewalt ist eine mögliche Ausdrucksform von Aggression und geht mit der Absicht von Schädigung einher.

Die Gründe für aggressive bzw. gewalttätige Aktionen sind so vielfältig, dass eine Vermeidung nicht immer möglich ist.

Aggression gegenüber Pflegenden
Im pflegerischen Alltag kommt es z.B. zu
- Beschimpfungen, d.h. verbalen Angriffen gegen andere, insbesondere auch Schwächere
- Angriffen, wenn Menschen andere Personen attackieren oder bedrohen
- Gegenwehr, weil der Patient sich bedroht fühlt und sich pflegerischen Maßnahmen verweigert.

Sinnvolle Reaktionen
- Ruhe bewahren, nicht vorschnell, hektisch oder panisch reagieren. Es steht fast immer mehr Zeit zur Verfügung, als in der Situation angenommen wird!
- Zuhören, die aggressive Person reden lassen
- Situation des Patienten verstehen und nicht sein Verhalten werten. Daraus u. U. eine Übersetzung vornehmen („Sie meinen also …")
- Beruhigend, aber auch entschärfend mit der aggressiven Person reden
- Ruhe und Sicherheit zeigen, aber keine Macht betonen: entspannt die Situation
- Die aggressive Person beim Namen nennen und auch immer so ansprechen
- Frontaler Kontakt wirkt leicht einengend und bedrängend: räumlichen Abstand halten, Kontaktaufnahme von der Seite und sich somit „Fluchtweg" ermöglichen
- Vorsichtig Körperkontakt anbieten, z.B. den Arm, die Schulter berühren oder die eigene Hand ausstrecken. Kann insbesondere bei desorientierten oder Personen in psychischen Krisen beruhigend wirken
- Blickkontakt im Gespräch herstellen. Permanenten Blickkontakt jedoch vermeiden, da dieser häufig als Fixierung oder Herabsetzung erlebt wird
- Gezeigtes Verhalten des Patienten benennen, jedoch nicht werten, z. B. „Sie haben mich oder Herrn X verletzt" und nicht „Sie sind ein primitiver, brutaler Mensch!"
- Als Kooperationspartner anbieten, nicht zum Gegner werden („Was können wir tun?")
- Auseinandersetzungen sollen der Klärung dienen, nicht zu Sieg oder Niederlage führen → Kompromisse möglich?

1

Wenn keine Entschärfung der Situation möglich ist

- Mitpatienten schützen
- Handgemenge unbedingt vermeiden
- Sich selbst und Mitpatienten in Sicherheit bringen, Flucht ist immer einem Gegenangriff oder Notwehr vorzuziehen
- Auch das Eingestehen von Angst ist zulässig und kann evtl. die aggressive Person erreichen und ihr Tun beenden
- Geeignete Hilfe holen (lassen)
- Notfallsystem nutzen bzw. entwickeln, falls noch nicht vorhanden
- Immer, auch bei anschließender Einsicht des Patienten, erfolgt eine Dokumentation und Arztinformation.

Zu vermeidende Handlungsweisen

- Erzieherische Maßnahmen, z.B. Drohungen, Druck, Sanktionen, Belehrungen
- Demonstration von Macht („Ich brauche nur den Chefarzt anzurufen und dann …")
- Laut werden, Anhebung der Lautstärke kann weitere Eskalationen provozieren
- Ignoranz des Verhaltens. Die aggressive Person fühlt sich nicht beachtet und verstärkt ihr Verhalten
- Gegenaggressionen in Form von Tätlichkeiten, Vorwürfen oder Entwertungen.

> **❗ Tipps und Tricks**
> **Gewalterfahrungen von Pflegenden** im Rahmen ihrer beruflichen Tätigkeit stellen immer einen Arbeitsunfall dar und sind entsprechend zu dokumentieren und weiterzuleiten. Darüber hinaus sollten die Betroffenen Gelegenheit haben, die traumatische Erfahrung schnell zu überwinden und damit wieder stabil zu werden, um eine Traumafolgestörung zu vermeiden.
> Die Berufsgenossenschaft trägt die Kosten einer Behandlung nach traumatischen Erfahrungen.

Von Pflegenden ausgehende Aggression

Aggression tritt als Grenzüberschreitung u.a. in folgenden Formen auf:

- Körperliche Gewaltanwendung, z.B. grobes Verhalten beim Positionieren, Schlagen, sexuelle Übergriffe
- Verbale Gewaltanwendung, z.B. Beschimpfungen, Beleidigungen, Drohungen
- Verzögern oder Unterlassen pflegerischer Maßnahmen, z.B. Ignorieren des Patientenrufs, Schmerzäußerungen.

Risikofaktoren

- Überforderung der Pflegenden u.a. durch Personalmangel, mangelnde Qualifikation, Konflikte im Team
- Eine erhöhte Aggressionsbereitschaft als persönliche Disposition der Pflegenden
- Institutionelle Subkulturen, die Gewalt dulden
- Mangel an Kontrolle.

Gewaltprävention

- Ein gemeinsames Bewusstsein im Team und der Institution darüber, wo Gewalt beginnt und wie sie sich äußert
- Eindeutige Positionierung aller Mitarbeiter gegen Gewalt

- Sicherstellung angemessener Personalschlüssel
- Stärkung der Handlungskompetenz, z. B. durch Deeskalationstraining
- Offenes, von Vertrauen und Respekt getragenes Arbeitsklima
- Erarbeitung von Qualitätsstandards
- Kenntnisse über Patientenrechte und die Rolle von gesetzlichen Betreuern
- Dokumentationspflicht für alle Gewaltvorkommnisse.

1.7.5 Trauma

Wenn Patienten, z. B. nach Unfällen oder tätlichen Angriffen, in stationäre Behandlung kommen, leiden sie nicht nur unter den daraus folgenden körperlichen Verletzungen, sondern oft auch unter einer akuten psychischen **Traumatisierung.** Auch die Konfrontation mit einer infausten Diagnose kann von den Betroffenen als traumatisch erlebt werden und zu entsprechenden Reaktionen führen. Bei ihnen ist die Bedrohung jedoch nicht überstanden, sondern dauert noch an. (▶ Kap. 1.7.3)

> **Definition**
> **Traumata** *„sind kurz oder lang anhaltende Ereignisse oder Geschehen von außergewöhnlicher Bedrohung mit katastrophalem Ausmaß, die nahezu bei jedem tiefgreifende Verzweiflung auslösen würde".* (WHO 1991, ins ICD übernommen)

Die Patienten haben also Situationen erfahren, in denen sie einer Bedrohung bzw. Gefahr gegenüber nichts tun konnten, um hinreichend Einfluss zu nehmen. Sie haben sich als hilflos und schutzlos erlebt und eine Schädigung davon erlitten. Die funktionale Stressreaktion (▶ Kap. 1.6.3), die zu Angriff oder Flucht aktivieren kann, greift angesichts dieser Bedrohung nicht, so kommt es zu einem Zustand des Ausgeliefertseins und dem Gefühl absoluter Ohnmacht.

Symptome
Direkt nach der Traumatisierung liegt häufig ein Zustand von „Betäubung" vor, danach können depressive Zustände, Angst, Ärger, Verzweiflung, Übererregung und Rückzug auftreten.
Später im Verlauf:
- Wiederholtes Erleben des Traumas durch Erinnerungen, die sich aufdrängen (flashbacks) oder Träume → führt zu ausgeprägten Erregungszuständen
- Gefühle des Betäubtseins und emotionaler Stumpfheit
- Gefühl des „Neben-sich-Stehens", die aktuelle Situation wird als unwirklich erlebt
- Häufig Wechsel zwischen emotionaler, für die Betroffenen unkontrollierbarer Erregung und starker Vermeidung von Gefühlen und auch Erinnerungen an das Trauma.

Sinnvolle Reaktionen
- Würdigen, dass der Patienst eine enorme Gefahr erlebt hat
- Immer wieder deutlich machen, dass der Patienten hier und jetzt in Sicherheit ist und es ihm gelungen ist zu überleben!
- Nach der dramatischen Erfahrung von Kontrollverlust ist es wichtig dem Patienten jetzt maximale Kontrolle zu ermöglichen!
- Bei Panikreaktionen versuchen, der Person die aktuelle Situation bewusst zu machen, sie die aktuelle Realität erleben lassen („Gucken Sie mal hier in die-

sem Raum, was können Sie da sehen?"/„Trinken Sie einen Schluck Wasser und spüren, wie es kalt im Mund wird."/„Nehmen Sie meine Hand und fühlen Sie, dass ich bei Ihnen bin." …)

- Hinsichtlich der Verbalisierung traumatischer Erfahrungen gilt es, der betroffenen Person zu folgen. Es ist sinnvoll zu fragen („Möchten Sie darüber sprechen?"), es ist aber zu akzeptieren, wenn das Gesprächsangebot abgelehnt wird
- Voraussetzung für ein derartiges Gespräch ist eine hinreichende eigene Stabilität und genug Zeit und Ruhe
- Die Gefühle des Patienten wahrnehmen und versuchen in Worte zu fassen
- Auch scheinbar schwer verständliche Reaktionen (Lachen, an Details festhalten, Leugnen, nicht nachlassende Panik, Unruhe) akzeptieren und der Person vermitteln, dass derartige Reaktionen nach Extremsituationen normal sind (die Betroffenen haben oft Angst, verrückt zu werden)
- Trösten.

Weiterführende Hilfe
- Hilfe für Opfer von Straftaten: Weißer Ring, erreichbar über Landesverbände, bzw. EU-weite Rufnummer 11 60 06
- Im Fall eines Arbeitsunfalls darauf hinweisen, dass die Berufsgenossenschaft Unterstützung in der Traumabewältigung anbietet
- Für die Zeit nach der Entlassung kann es sinnvoll sein, traumatherapeutische Hilfe in Anspruch zu nehmen. Die Krankenkassen und die Psychotherapeutenkammer informieren über niedergelassene, qualifizierte Psychotherapeuten.

Literatur
Broschüre zur Problematik traumatisierter Flüchtlinge „Ratgeber für Flüchtlingshelfer" von der Bundespsychotherapeutenkammer: https://menschen-wie-wir.de/fileadmin/content/menschen-wie-wir/download/Broschueren/20160513_BPtK_RatgeberFluechtlingshelfer_deutsch.pdf (letzter Zugriff 7.2.2019).

1.8 Hygiene
Peter Bergen

1.8.1 Begriffe und Definitionen

> **Definition**
> **Hygiene** ist ein Synonym für „Gesunderhaltung", „Gesundheitsvorsorge" oder „medizinische Primärprävention".
> **Krankenhaushygiene** ist ein Teilgebiet der Hygiene, mit dem vorrangigen Ziel des Infektionsschutzes in Einrichtungen des Gesundheitswesens, wobei die Aspekte Prävention, Erkennung und Kontrolle verfolgt werden.

Nosokomiale Infektionen
Nosokomiale Infektion: Gemäß § 2 Infektionsschutzgesetz *„… eine Infektion mit lokalen oder systemischen Infektionszeichen als Reaktion auf das Vorhandensein von Erregern oder ihrer Toxine, die im zeitlichen Zusammenhang mit einem Krankenhausaufenthalt oder einer ambulanten medizinischen Maßnahme steht, soweit die Infektion nicht bereits vorher bestand."*

- Ca. 3–4 % aller Patienten infizieren sich innerhalb ihres Krankenhausaufenthalts bei einer Letalität von 1–7 %
- Häufigste Infektionsformen: Harnwegsinfektionen, Infektionen der unteren Atemwege, postoperative Wundinfektionen und primäre Sepsiserkrankungen (▶ Kap. 16.3.11)
- Risikofaktoren bzw. Ursachen: Transurethrale Harnableitungen, künstliche Beatmungen, Operationen und Infusionstherapien
- Häufige Dispositionen: hohes Alter, Exsikkose, Immunsuppression, Multimorbidität.

Übertragungswege im Krankenhaus
- Kontaktübertragung von Bestandteilen der eigenen (endogenen) oder fremden (exogenen) Flora, z. B. Kolibakterien, Staphylokokken oder Umgebungskeime wie Pseudomonaden; direkt über die Hände des Personals oder indirekt über kontaminierte Flächen, Gegenstände oder Materialien
- **Hämatogen** (d. h. über den Blutweg) übertragbare Viren, z. B. Hepatitis-B-Virus oder HIV durch invasiv genutzte Medizinprodukte
- **Aerogen** (d. h. über den Luftweg) übertragbare Keime, z. B. Legionellen oder Aspergillen über haustechnische Anlagen (z. B. Trinkwassernetz, Lüftungsanlagen)
- **Alimentär** (d. h. über Nahrungsmittel) übertragbare Mikroorganismen, z. B. Salmonellen oder Campylobacter.

> **Definition**
> **Krankenhauskeime** im engeren Sinn sind bakterielle Florabestandteile oder Bakterien der unbelebten Umgebung, die einerseits im Zuge medizinischer Maßnahmen nosokomiale Infektionen erzeugen können und andererseits häufig Antibiotikaresistenzen (▶ Tab. 1.2) aufweisen.

Tab. 1.2 Häufige multiresistente Krankenhauskeime

Abkürzung	Bezeichnung	Erläuterung
MRSA (▶ Kap. 16.3.9)	Methicillin-resistenter Staphylococcus aureus	Multiresistente Variante des toxinbildenden Bakteriums Staphylococcus aureus
MRGN	Multiresistente gramnegative Stäbchenbakterien	Unterschiedliche multiresistente gramnegative Bakterien, z. B. Kolibakterien, Klebsiellen, Pseudomonaden
VRE	Vancomycin-resistente Enterokokken	Bestimmte multiresistente Darmbakterien

1.8.2 Hygieneorganisation

Externe Regelwerke
Die wichtigsten externen Regelwerke:
- Infektionsschutzgesetz (IfSG ▶ Kap. 1.9.10)
- Medizinproduktegesetz (MPG) und Medizinproduktebetreiberverordnung (MPBetreibV ▶ Kap. 1.9.9)
- Hygienegesetze und -verordnungen einzelner Bundesländer
- Biostoffverordnung (BiostoffV)

1

- Berufsgenossenschaftliche Vorschriften- und Regelwerke (BGVR)
- Vorgaben des Lebensmittel- und des Arzneimittelrechts
- Empfehlungen der Kommission für Krankenhaushygiene und Infektionsprävention am Robert Koch-Institut (KRINKO)
- Empfehlungen, Richt- und Leitlinien von Fachgesellschaften und Experten, z. B. der Deutschen Gesellschaft für Krankenhaushygiene (DGKH)
- Normative Regelwerke, z. B. EN- oder DIN-Normen.

Interne Regelwerke

Interne Regelwerke gelten nur für das jeweilige Krankenhaus, sie berücksichtigen die individuellen Rahmenbedingungen und Gegebenheiten:

- **Hygieneplan oder Hygienehandbuch** als Sammlung aller hausinternen hygienerelevanten Standards, Arbeitsanweisungen und Listen
- **Reinigungs- und Desinfektionspläne** für innerhalb eines bestimmten Bereichs routinemäßig durchzuführende Reinigungs- und Desinfektionsmaßnahmen
- **Abfall- und Wäscheentsorgungspläne** mit Tabellen zur Sortierung von Abfällen und Schmutzwäsche gemäß den Vorgaben der jeweiligen Abfallentsorger und Wäschereien
- **Betriebsanweisungen zum Umgang mit Biostoffen** (keimhaltigen Materialien) mit Anweisungen zum Personalschutz, basierend auf einer arbeitsplatzbezogenen Gefährdungsbeurteilung.

Interne Regelwerke werden von Fachpersonen (z. B. Hygienefachkraft) oder Arbeitskreisen (z. B. Hygienekommission) erstellt und stellen eine Dienstanweisung dar. Die Kenntnisnahme (dokumentiert) und Durchführung ist verbindlich.

Personelle Organisation

Fachpersonen als Ansprechpartner in Hygienefragen und für benachbarte Themengebiete sind:

- **Hygienefachkräfte.** Examinierte Pflegefachpersonen mit einer umfassenden Fachausbildung
- **Krankenhaushygieniker.** Fachärzte für Hygiene und Umweltmedizin oder für medizinische Mikrobiologie und Infektionsepidemiologie, die innerhalb der Krankhaushygiene die Leitungsfunktion einnehmen
- **Hygienebeauftragte.** Ärzte oder Pflegende, die nach Besuch einer entsprechenden Fortbildung zur Umsetzung der Hygiene in ihrem Arbeitsbereich beitragen sollen
- **Fachkräfte für Arbeitssicherheit und Betriebsärztlicher Dienst.** Fachpersonen, die u. a. für Fragen der Personalhygiene und des Arbeitsschutzes zuständig sind.

Fach- und Leitungspersonen bilden die **Hygienekommission.** Zu ihren Aufgaben gehören die Analyse des Hygienestatus, die Erstellung interner Regelwerke sowie die Intervention bei besonderen Sachlagen, z. B. Infektionsausbrüchen.
Details sind den entsprechenden KRINKO-Empfehlungen zu entnehmen.

Surveillance

Definition
Surveillance: Innerklinische, fortlaufende Erfassung und Auswertung von Daten zu Infektionsfällen und -erregern gemäß § 23 IfSG.

- Ermöglicht Aussagen zur Effizienz von Hygienemaßnahmen und zur Komplikationsrate risikobehafteter medizinischer Eingriffe
- Erfasst werden z. B. Daten im Zusammenhang mit:
  - Indikatoroperationen
  - Invasiven, intensivmedizinischen Maßnahmen
  - Infektionen in speziellen Krankenhausbereichen, z. B. Neonatologie, Onkologie
- Durchführung unter Regie des Hygienefachpersonals von medizinisch-pflegerischem Personal vor Ort.

Konzepte, Protokolle und Auswertungsergebnisse sind über das Nationale Referenzzentrum für Surveillance von nosokomialen Infektionen (NRZ) einsehbar.

1.8.3 Basishygiene

Zur **Basishygiene** gehören die hygienegerechte Gestaltung der Umgebung und routinemäßig durchzuführende Maßnahmen der Personalhygiene. Details sind in den hygienebezogenen internen Regelwerken und Anweisungen des Hygienefachpersonals beschrieben (▶ Kap. 1.8.2).

Umgebungshygiene
- Unterscheidung zwischen reinen und unreinen Bereichen und Arbeiten
- Rein/Unreintrennung durch Patienten-, Personal- und Materialschleusen in hygienerelevanten Bereichen wie OP, Intensivstation, Isolierzimmer etc.
- Hygienegerechtes Trinkwasser durch Vermeidung von Stagnation und durch hohe Warmwassertemperaturen
- Vollständig ausgestattete Handwaschbecken (Becken ohne Überlauf, Armaturen ohne Handbedienung, Seifenspender und Einmalhandtücher) in allen Funktionsräumen
- Händedesinfektionsmittelspender in Funktionsräumen und zusätzlich an Pflegearbeits-, Wäsche- und Visitenwagen und in Patientenzimmern
- Routinemäßig durchzuführende Flächenreinigung und -desinfektion als Wischdesinfektion gemäß Reinigungs- und Desinfektionsplan
- Abfallentsorgung: kontaminierte Abfälle (z. B. Inkontinenzsysteme, Wundverbände) in kleinen Beuteln sammeln, diese in Restmüll geben; Abfälle mit Verletzungsgefahr (z. B. Kanülen) in stichfeste Behältnisse; infektiöse Abfälle (z. B. bei Tuberkulose) in Spezialbehältnisse vor Ort entsorgen
- Wäscheentsorgung und -aufbereitung: Entsorgung direkt vor Ort gemäß Sortierplan; Anwendung genormter Aufbereitungsverfahren in zertifizierter Wäscherei.

Personalhygiene
- Kostenloser **Impfschutz** gegen Hepatitis B (▶ Kap. 16.3.4); je nach Arbeitsbereich (z. B. Endoskopieabteilung, Pädiatrie) weitere Impfungen z. B. Hepatitis A, Masern. Grippeimpfschutz für alle Mitarbeiter mit Patientenkontakt empfohlen
- **Händereinigung:**
  - Vor Dienstbeginn und zum -ende, nach dem Nasenputzen und Toilettengang, bei sichtbarer Verschmutzung
  - Seifenspender und Einmalhandtücher verwenden
  - Bei Verschmutzung mit infektiösen Materialien möglichst erst Händedesinfektion, dann -reinigung

- **Hygienische Händedesinfektion:**
  - Vor und nach Patientenkontakt, vor aseptischen Tätigkeiten, nach Kontakt mit potenziell infektiösen Materialien oder patientennahen Oberflächen
  - Verwendung alkoholischer Mittel mit 30 s Einwirkzeit
  - Ca. 3 ml mit trockenen Händen so verreiben, dass auch der Daumen, die Fingerkuppen und die Fingerzwischenräume ausreichend benetzt werden
- **Chirurgische Händedesinfektion:**
  - Vor invasiven Eingriffen (z. B. Operationen)
  - Vor Desinfektion 2 min Reinigung der Hände und Unterarme mit pH-neutraler Seife. Bürste nur für Fingernägel verwenden
  - Abtrocknen mit Einmaltuch
  - 3 min fortlaufende Benetzung der Hände und Unterarme mit alkoholischem Mittel
- **Handpflege:**
  - Öl-in-Wasser-Produkte (normale Handcreme) zur Handpflege zwischendurch
  - Wasser-in-Öl-Produkte vor Arbeiten mit Wasserkontakt und zum Dienstende
- **Persönliche Schutzausrüstung:**
  - Schutzhandschuhe aus Latex (ungepudert), Nitril oder Vinyl vor Kontakt mit potenziell infektiösen Materialien, z. B. Blut, Ausscheidungen
  - Flüssigkeitsdichte Schutzschürzen (meist Einmalmaterial) bei Arbeiten mit Wasserkontakt oder Anschmutzungsgefahr
  - Mund-Nasenschutz (mehrlagig) bzw. Atemschutz (FFP-Masken) zum Schutz vor aerogener Übertragung, z. B. bei endotrachealem Absaugen
  - Schutzbrille, z. B. beim Einfüllen von Desinfektionsmittelkonzentraten.

Hygiene im Zusammenhang mit Medizinprodukten (MP)
Hygienebezogene Einteilung
- **Unkritisch:** MP, die nur mit intakter Haut Kontakt haben, z. B. RR-Manschette
- **Semikritisch:** Keimarme MP, die mit Schleimhaut oder krankhaft veränderter Haut Kontakt haben, z. B. Spekula, Trachealkanüle
- **Kritisch:** Sterile MP, die zur Anwendung mit Blut, sterilen Substanzen bestimmt sind, z. B. Infusionssysteme oder invasiv genutzte MP (sog. „Sterilgut", z. B. Katheter, Kanüle, chir. Instrumente).

Anwendung und Aufbereitung
- Richtet sich nach den Herstellervorgaben
- Indirekte Kontaktübertragungen mittels MP vermeiden, durch patientenbezogene Verwendung oder Desinfektion nach Gebrauch
- Aufbereitung kritischer MP, d. h. Reinigung, Desinfektion, Funktionsprüfung, Instandhaltung, Verpackung, Sterilisation und Freigabe, erfolgt durch fachkundiges Personal in der zentralen Sterilgut-Versorgungsabteilung (ZSVA)
- Lagerung von Sterilgut vor Staub und Feuchtigkeit geschützt in Schränken oder Schubladen.

Hygienischer Umgang mit Arzneimitteln
- Vor Umgang mit Medikamenten hygienische Händedesinfektion durchführen
- Parenteralia (z. B. Injektionslösungen), Inhalate und Wundspüllösungen steril verwenden
- Vor Gebrauch auf Verfärbungen, Trübungen, Konsistenzveränderungen, Ausflockungen und Mindesthaltbarkeitsdatum überprüfen

- Lagerung:
  - – Vor unbefugtem Zugriff geschützt
  - – Ungekühlt: trocken, kühl, staub- und lichtgeschützt in Schränken und Schubladen
  - – Gekühlt: zwischen 2 und 8 °C separat von Lebensmitteln, Untersuchungsmaterialien etc.

Lebensmittelhygiene
- Personen, die Lebensmittel herstellen oder verteilen (ggf. auch Pflegende) benötigen eine Bescheinigung darüber, dass sie gemäß §§ 42, 43 IfSG vom Gesundheitsamt über das Verhalten bei Infektionskrankheiten belehrt worden sind
- Kolonisierte oder infizierte Personen sind vom Kontakt mit Lebensmitteln fernzuhalten
- Hygienische Händedesinfektion vor Umgang mit Lebensmitteln bzw. vor Hilfe bei der Nahrungsaufnahme.

Tipps und Tricks
- Die im Pflegealltag gebräuchlichen Flächendesinfektionsmittel dürfen im Lebensmittelbereich meist nicht eingesetzt werden (mangelnde Lebensmittelverträglichkeit)
- In der Küchenhygiene sind Eigenkontrollkonzepte (HACCP) vorgeschrieben, welche (ggf. auch im Stationsbereich) die Dokumentation von Kühl- und Gartemperaturen, Lagerungszeiten oder Reinigungsergebnissen etc. erfordern.

1.8.4 Spezifische Hygienemaßnahmen

Bei bestimmten medizinischen Maßnahmen, immunsupprimierten Patienten oder im Infektionsfall kann die Basishygiene unzureichend sein und muss durch **spezifische Hygienemaßnahmen** ergänzt werden. Details entnehmen Pflegende den medizinisch-pflegerischen Standards, dem Hygieneplan und den Anweisungen des Hygienefachpersonals.

Hygiene im Zusammenhang mit medizinischen Maßnahmen
Jede invasive Maßnahme ist mit einem Infektionsrisiko verbunden. Die Durchführung bedingt daher die Einhaltung spezifischer Hygienemaßnahmen.
Beispiele:
- Vor Hautverletzung (z. B. Injektion) alkoholische Hautdesinfektion bei 15 s Einwirkzeit
- Verwendung geeigneter Materialien (z. B. Kanülen mit Verletzungsschutz)
- Anwendung der Non-Touch-Technik, d. h. Verwendung steriler Instrumente und/oder steriler Handschuhe bei aseptisch durchzuführenden Maßnahmen (z. B. Verbandwechsel)
- Materialaufteilung nach dem 3-Flächen-System, d. h. Aufteilung der Materialien in sterile Zone, unsterilen Bereich und Abwurf bei aseptisch durchzuführenden Eingriffen
- Schaffung und Einhaltung geschlossener Systeme bei Drainagen (z. B. Harndrainagen)
- Wechsel besiedelungsfähiger Materialien und Substanzen (z. B. Infusionssysteme, Nährlösungen).

> **Tipps und Tricks**
> Das Arbeiten in Funktionsbereichen (z. B. OP-Abteilung, Dialysestation, Endoskopie) und speziellen Pflegestationen (z. B. Intensivstation, neonatologische Station) ist mit einer Fülle spezifischer Hygienemaßnahmen verbunden. Für neue Mitarbeiter sind ein gründliches Studium der im jeweiligen Bereich geltenden internen Regelwerke und eine umfassende Einweisung unabdingbar (▶ Kap. 1.4.2).

Schutz immunsupprimierter Patienten

Immunsuppressive Patienten sind im besonderen Maße infektionsgefährdet und müssen – je nach Gefährdungsgrad – vor den potenziellen Keimen ihrer sozialen und unbelebten Umgebung geschützt werden.

- Gründe einer Immunsuppression können Erkrankungen (Krebs, Bluterkrankungen, Infektionskrankheiten etc.) oder Folgen medizinischer Maßnahmen (Operationen, Bestrahlungen, Chemotherapie) sein
- Wichtiger Maßstab ist das Ausmaß und die Dauer der mit einer Immunsuppression verbundenen Granulozytopenie: Patienten mit einer Granulozytopeniedauer von 6–10 Tagen gelten als gefährdet, bei über 10 Tagen als Hochrisikopatienten
- Häufige Keimquellen:
  - Körpereigene Flora (endogene Infektion)
  - Bestehende Infektionsherde, z. B. Parodontitis, Candidiasis, Sinusitis
  - Medizinisch-pflegerisches Personal, u. U. auch Besucher
  - Lebensmittel, Trinkwasser
  - Umgebung.

Präventionsmaßnahmen

- Schulung des Patienten und seiner Angehörigen (z. B. Einweisung in Händedesinfektion), Ausschluss infizierter Besucher
- Räumliche Schutzisolierung (protektive Isolierung), möglichst in Isoliereinheiten mit vorgeschalteter Schleuse und HEPA-gefilterter Überdruck-Belüftung
- Vermeidung unzureichend erhitzter Fleisch-, Fisch- oder Eiprodukte und probiotischer Lebensmittel
- Desinfizierende Reinigung von Kopfkissen, Deckbetten und Matratzenschonbezügen nach jedem Patientenwechsel
- Verwendung keimarmer, patientenbezogener Kittel und von sterilfiltriertem bzw. abgekochtem Wasser im Rahmen medizinisch-pflegerischer Maßnahmen (z. B. Mundpflege) bei Hochrisikopatienten.

Infektionsintervention

Patienten mit ansteckungsfähigen Infektionserkrankungen (z. B. Norovirus-Infektion), multiresistenten Keimen (z. B. MRSA, MRGN) oder Infektionsausbrüche erfordern zum Schutz der Mitpatienten und des Personals gegenlenkende Maßnahmen und Ergänzungen zur Basishygiene. Die entsprechenden Maßnahmen bei den jeweiligen Krankheiten und Sachlagen sind im Hygieneplan festgelegt. Folgende Punkte sind zu regeln und über ein **Isolierungsprotokoll** zu dokumentieren:

- **Meldepflicht** gemäß § 6 IfSG (▶ Kap. 1.9.10)
- **Screening,** d. h. routinemäßige Abstrichkontrollen, z. B. zur Ermittlung multiresistenter Infektionserreger

- **Räumliche Isolierung** (Quellenisolierung), d. h. Beschränkung der Bewegungsfreiheit und Absonderung infizierter Patienten in Isolierzimmern
- **Schulung und Sicherung des Informationsflusses,** z. B. durch Kennzeichnung von Isolierzimmern und Unterrichtung der mit dem Patienten in Verbindung stehenden Personen
- Intensivierung der **Personalhygiene** (▶ Kap. 1.8.3), z. B. langärmliger Schutzkittel oder FFP-Masken beim Umgang mit kolonisierten bzw. infizierten Patienten
- Intensivierung der **Umgebungshygiene** (▶ Kap. 1.8.3), z. B. Anwendung viruzider Desinfektionsmittel und Entsorgung der infektiösen Abfälle in Spezialbehältnissen
- **Ausbruchsmanagement:** Infektionsquellen werden ermittelt und gegenlenkende Maßnahmen festgelegt.

Websites

Berufsgenossenschaftliche Regelwerke: www.bgw-online.de
Empfehlungen und Leitlinien der Deutschen Gesellschaft für Krankenhaushygiene: www.dgkh.de
Gesetzliche Regelwerke: www.bundesrecht.juris.de/index.html
KRINKO-Empfehlungen, Ärztemerkblätter: www.rki.de (→ Infektionsschutz/Krankenhaushygiene/Empfehlungen der Kommission für Krankenhaushygiene und Infektionsprävention)
Surveillance-Protokolle und -Ergebnisse: www.nrz-hygiene.de

1.9 Rechtliche Grundlagen

Dietmar Kirchberg

1.9.1 Aufklärung und Einwilligung

Laut **Patientenrechtegesetz** sind Patienten über sämtliche für die Einwilligung wesentlichen Umstände aufzuklären. Diese **Aufklärung** umfasst insbesondere:
- Art, Umfang, Durchführung, zu erwartende Folgen und Risiken der Maßnahme
- Ihre Notwendigkeit, Dringlichkeit, Eignung und Erfolgsaussichten im Hinblick auf die Diagnose oder ihre Therapie
- Hinweise auf Alternativen zur Maßnahme, wenn mehrere medizinisch gleichermaßen indizierte und übliche Methoden zu wesentlich unterschiedlichen Belastungen, Risiken oder Heilungschancen führen können.

Die Aufklärung muss:
1. **Mündlich** durch den Behandelnden oder durch eine Person erfolgen, die über die zur Durchführung der Maßnahme notwendige Ausbildung verfügt; ergänzend kann auch auf Unterlagen Bezug genommen werden, die der Patient in Textform erhält
2. So **rechtzeitig** erfolgen, dass der Patient seine Entscheidung über die Einwilligung wohlüberlegt treffen kann
3. Für den Patienten **verständlich** sein.

Dem Patienten sind Abschriften von Unterlagen, die er im Zusammenhang mit der Aufklärung oder Einwilligung unterzeichnet hat, auszuhändigen.

Keine Aufklärung des Patienten,
- soweit diese ausnahmsweise aufgrund besonderer Umstände entbehrlich ist,
- insbesondere wenn die Maßnahme unaufschiebbar ist
- oder der Patient auf die Aufklärung ausdrücklich verzichtet hat (§ 630e BGB).

Vor Durchführung einer medizinischen Maßnahme, insbesondere eines Eingriffs in den Körper oder die Gesundheit, muss der Patient in diese einwilligen.

Bei Einwilligungsunfähigkeit: Einholen der Einwilligung durch einen hierzu Berechtigten, soweit nicht eine Patientenverfügung nach § 1901a Absatz 1 Satz 1 BGB die Maßnahme gestattet oder untersagt.

- Kann eine Einwilligung für eine unaufschiebbare Maßnahme nicht rechtzeitig eingeholt werden, darf sie ohne Einwilligung durchgeführt werden, wenn sie dem mutmaßlichen Willen des Patienten entspricht
- Voraussetzung für Wirksamkeit der Einwilligung: Patient oder der hierzu Berechtigte nach § 630e BGB sind aufgeklärt worden (§ 630d BGB)
- Mutmaßliche Einwilligung: Patient würde seine Einwilligung in die notwendigen, üblicherweise durchzuführenden Maßnahmen geben, wenn er dazu in der Lage wäre.

> **! Tipps und Tricks**
> - Aufklärung und Einwilligung aus Gründen der Beweisbarkeit schriftlich dokumentieren
> - Bei Kindern müssen beide Eltern oder die Sorgeberechtigten ihre Einwilligung geben
> - Eine bereits erteilte Einwilligung kann jederzeit und ohne Angabe von Gründen widerrufen werden.

Patientenverfügung

Mit dem 3. Gesetz zur Änderung des Betreuungsrechts wurde die **Patientenverfügung** zum 1.9.2009 als gesetzlich verbindlich in das Betreuungsrecht aufgenommen (§§ 1901a–1904 BGB). Mit diesem Gesetz wird klargestellt, dass Menschen in jeder Phase ihres Lebens selbst entscheiden können, ob und wie sie behandelt werden möchten. Gleichzeitig stellt das Gesetz sicher, dass bei Zweifeln am Willen des Menschen oder bei möglicher Missbrauchsgefahr das Betreuungsgericht als neutrale Instanz entscheidet.

- In einer Patientenverfügung können Patienten für den Fall ihrer Einwilligungsunfähigkeit vorsorglich schriftlich festlegen, ob, wie und in welche Untersuchungen, Heilbehandlungen oder ärztliche Eingriffe sie einwilligen oder welche sie ablehnen (§ 1901a BGB)
- Sie muss schriftlich verfasst und durch eigenhändige Namensunterschrift oder durch ein von einem Notar beglaubigtes Handzeichen unterzeichnet werden
- Sie kann jederzeit formlos widerrufen werden (§ 1901a Abs. 1 S. 3 BGB)
- Es wird empfohlen, eine Patientenverfügung jährlich zu erneuern oder zu bestätigen
- Geregelt werden können Wünsche zu lebenserhaltenden Maßnahmen, Schmerz- und Symptombehandlung, künstlicher Ernährung und Flüssigkeitszufuhr sowie Beatmung, Wiederbelebung, Dialyse, Antibiotikagabe, Gabe von Blut oder Blutbestandteilen, Organspende sowie Aussagen zur Verbindlichkeit, zur Auslegung und Durchsetzung und zum Widerruf der Patientenverfügung
- Der in der Patientenverfügung eindeutig und sicher feststellbar geäußerte Wille des Patienten für bestimmte ärztliche Maßnahmen für eine konkrete Lebens- und Behandlungssituation ist verbindlich von Ärzten UND Pflegenden zu beachten.

„Pflegekräfte sind in jedem Fall gehalten, die Entscheidung über einen Behandlungsabbruch mit dem rechtlichen Vertreter (Bevollmächtigten) oder gesetzlichen Betreuer des Patienten sowie dem behandelnden Arzt zu erörtern. Ihnen obliegt die Entscheidung, nicht der Pflegekraft, die allerdings wichtige Hinweise geben kann." (Klie 2013, S. 126).

Sterbehilfe

- § 216 StGB stellt aktive Sterbehilfe oder die Tötung auf Verlangen unter Strafe
- Die eigenmächtige Tötung schwerkranker Menschen wird als Totschlag gemäß § 212 StGB oder gar als Mord gemäß § 211 StGB angesehen
- Suizide im Zusammenhang mit psychischen Erkrankungen sind zu verhindern und die Erkrankung zu behandeln
- Keine Verpflichtung zum Einschreiten bei bewusster Entscheidung zum Suizid
- § 217 StGB verbietet die geschäftsmäßige Förderung der Selbsttötung.

1.9.2 Schweigepflicht

Rechtliche Grundlagen
- Die allgemeinen Persönlichkeitsrechte nach Art. 1 und 2 GG sichern dem Patienten einen Anspruch auf Schutz seines privaten Lebensbereichs sowie seiner Intimsphäre zu
- Nach § 203 StGB macht sich strafbar, wer u. a. als Arzt oder als Pflegende (Angehöriger eines anderen Heilberufs im Sinne von Art 74 Abs. 1 Nr. 19 GG) unbefugt ein fremdes Geheimnis oder namentlich ein zum persönlichen Lebensbereich gehörendes Geheimnis offenbart
- Die Patientendaten im Krankenhaus unterliegen zusätzlich dem besonderen Sozialdatenschutz, der in den Sozialgesetzbüchern (SGB) verankert ist.

Umfang der Schweigepflicht
Die Schweigepflicht
- Umfasst grundsätzlich alle pflegerischen, medizinischen, krankheitsbezogenen und sonstigen personenbezogenen Daten und Erkenntnisse einschließlich des Aufenthalts im Krankenhaus
- Besteht gegenüber jedermann und über den Tod des Patienten hinaus, auch gegenüber Angehörigen, Polizei, Staatsanwaltschaft, Gerichten und der Presse.

Entbindung von der Schweigepflicht
- Ausdrückliche Entbindung durch den Patienten
- Auskünfte an weiterversorgende Personen, soweit diese hierfür die entsprechenden Daten und Informationen benötigen, z. B. Weitergabe der Patientendaten an die Kollegen bei Verlegung des Patienten auf eine andere Station
- Auskünfte gegenüber der Polizei, soweit dies für den Schutz, z. B. bewusstloser Patienten, notwendig ist
- Auskünfte gegenüber Strafverfolgungsbehörden oder zum Schutz eigener Rechte
- Gesetzliche Meldepflicht, z. B. Infektionskrankheiten, Geburt, Tod.

Aufgrund ihres Arbeitsvertrags sind Pflegende verpflichtet, über dienstliche Belange ihrer Einrichtung Stillschweigen zu bewahren. Ein Verstoß gegen diese arbeits- oder dienstrechtliche Verschwiegenheitspflicht kann zu arbeitsrechtlichen Konsequenzen bis hin zur Kündigung führen. Sie besteht auch nach dem Ausscheiden aus dem Arbeitsverhältnis weiter.

Tipps und Tricks
- Patientenakten nicht offen herumliegen lassen bzw. so aufbewahren und ablegen, dass Unbefugte sie nicht einsehen und nicht auf sie zugreifen können
- Sicherstellen, dass
    - Patientendaten im Computer nicht von Unbefugten eingesehen werden können
    - Eingehende Faxe nicht von Unbefugten gelesen werden können
    - Telefongespräche mit Inhalten über Patienten nicht von Unbefugten mitgehört werden können
    - Gespräche mit Patienten, z.B. im Rahmen der Pflegevisite, nicht von Unbefugten, auch nicht von Mitpatienten mitgehört werden können
    - Türen von Patientenzimmern sowie Betten nicht mit Patientennamen beschriftet sind.

1.9.3 Pflegedokumentation

Rechtliche Grundlagen
- Grundsatzurteile des BGH vom 18.3.1986 und 2.6.1987 verpflichten Pflegende zu einer ordnungsgemäßen Dokumentation
- Sowohl Krankenpflege- also auch Altenpflegegesetz formulieren als Ausbildungsziel u. a. die Dokumentation der umfassenden und geplanten Pflege
- Krankenhausaufnahmevertrag, der die Pflicht zur Dokumentation als dienstvertragliche Nebenleistung festschreibt.
- § 603 f. BGB: Dokumentation der Behandlung

Funktion der Pflegedokumentation
Die Pflegedokumentation (▶ Kap. 1.1.4) ist Arbeitsmittel der Pflegenden. Sie muss so abgefasst sein, dass alle an der Versorgung des Patienten beteiligten Personen deren Inhalte verstehen. Patienten oder Juristen müssen ggf. einen Sachverständigen hinzuziehen.

Überprüfung der Pflegedokumentation
Die Vollständigkeit der Pflegedokumentation ist gegeben, wenn die „6-W-Regel" erfüllt ist:
- WER hat etwas getan, erlebt, erlitten?
- WAS hat er getan, erlebt, erlitten?
- WO hat er es getan, erlebt, erlitten?
- WIE hat er es getan, erlebt, erlitten?
- WANN hat er es getan, erlebt, erlitten?
- (WARUM) hat er es getan, erlebt, erlitten? (Abt-Zegelin 2004, S. 309)

❗ Tipps und Tricks

- Dokumentieren muss jede Person, die eine Pflegmaßnahme durchführt, unabhängig von ihrer beruflichen Qualifikation, persönlich und zeitnah
- Eintragungen müssen leserlich, verständlich, nachvollziehbar, vollständig, sachlich und wahrhaftig sein
- Abkürzungen, Abbildungen und Handzeichen (sofern in Handzeichenliste hinterlegt) dürfen verwendet werden
- Dokumentation nur mit dokumentenechten Kugelschreibern
- Fehleintragungen müssen mit einem Strich markiert werden, der durchgestrichene Text bleibt lesbar
- Korrekturen werden neben dem durchgestrichenen Text angebracht
- Schwärzen, der Gebrauch von Tipp-Ex®, Radierungen oder Überklebungen sind unzulässig
- Bei Dokumentation der Pflege nach einem Pflegestandard (▶ Kap. 1.1.5) reicht der Hinweis auf den jeweiligen Pflegestandard, sofern dieser jederzeit verfügbar ist
- Da die Pflegedokumentation eine Urkunde darstellt, darf weder ein Arzt noch eine Pflegende Eintragungen anderer zur Dokumentation berechtigter Personen inhaltlich ändern oder streichen. Dies erfüllt den Tatbestand der Urkundenfälschung
- Der Arzt ist zur schriftlichen Dokumentation seiner mündlichen Anordnungen verpflichtet. Verweigert der Arzt diese, kann die Pflegende die Ausführung der Anordnung nach § 273 BGB verweigern
- Eine fehlerhafte, mangelhafte oder fehlende Pflegedokumentation kann im Einzelfall zur Beweiserleichterung bis hin zur Beweislastumkehr zu Gunsten des Patienten führen
- Pflegemaßnahmen vorab zu dokumentieren, die dann nicht durchgeführt wurden, stellt eine erhebliche Pflichtverletzung dar (LAG Hamm, Urt. v. 7.7.2006, Az.: 10 Sa 332/06)
- Die Pflegedokumentation unterliegt dem Datenschutz und der Schweigepflicht (▶ Kap. 1.9.2)
- Patienten haben ein Einsichtsrecht in ihre Pflegedokumentation, sofern dem nicht erhebliche therapeutische Gründe oder sonstige erhebliche Rechte Dritter entgegenstehen (§ 630 g BGB)
- Arbeitsökonomisch und haftungsrechtlich unsinnig sind Anordnungen, dass am Ende jeder Schicht unbedingt eine Dokumentation (z. B. im Berichtsteil) erfolgen muss
- Empfohlene Aufbewahrungsfrist: 30 Jahre i. S. von § 199 Abs. 2 BGB i. V. mit § 823 Abs. 1 BGB.

Literatur

Abt-Zegelin A, Böhme H, Jacobs P. „Patient unauffällig" – Rechtliche und pflegefachliche Anforderungen an die Dokumentation unter besonderer Berücksichtigung von DRGs und PQsG, Teil 3. In: Die Schwester Der Pfleger. 3/2004: 309–311.

Entbürokratisierung der Pflegedokumentation: www.bundesgesundheitsministerium.de/themen/pflege/entbuerokratisierung/?L=0 (letzter Zugriff 1.2.2019).

Kasseler Erklärung: Notwendiger Umfang der Pflegedokumentation aus haftungsrechtlicher Sicht der juristischen Expertengruppe Entbürokratisierung der Pflegedokumentation. Pflege- & Krankenhausrecht. 1/2014: 15–17.

Zweite Kasseler Erklärung der juristischen Expertengruppe zur Bedeutung der Einzelleistungsnachweise für Maßnahmen der Grundpflege in der (teil-)stationären Versorgung (November 2015) www.ein-step.de/fileadmin/content/documents/Kasseler_Erklaerung_2_Nov_2015_fin.pdf (letzter Zugriff 1.2.2019).

1.9.4 Grundzüge des Haftungsrechts

„Eine Pflegekraft hat (…) dann zu haften, wenn sie ihre Pflichten nicht oder schlecht erfüllt hat und deswegen ein Schaden eingetreten oder ein strafrechtlich geschütztes Rechtsgut verletzt worden ist." (Klie 2013, S. 50)

Strafrechtliche Haftung

Der Staat stellt **Verhalten, das gegen die Vorschriften des Strafgesetzbuchs** verstößt, unter Strafe. Strafverfolgungsbehörden sind die Staatsanwaltschaft und die Polizei. Strafgerichte entscheiden, ob die Handlung einer Pflegenden strafbar war. Sie legen auch die Rechtsfolgen der strafbaren Handlung im Einzelfall fest: Geldstrafe, Freiheitsstrafe oder Berufsverbot.

- Das Strafrecht legt einen subjektiven Maßstab zugrunde. Fahrlässig handelt, wer nach seinen persönlichen Fähigkeiten und individuellen Kenntnissen im Stande ist, die von ihm verlangte Sorgfaltspflicht zu erkennen und aufzubringen, dies aber nicht tut
- Ein Verhalten kann nur als Straftat bestraft werden, wenn es zum Zeitpunkt der Ausführung durch ein Gesetz als Straftat benannt ist (§ 1 StGB)
- Beweislast liegt grundsätzlich bei der Staatsanwaltschaft, d. h. der Staatsanwalt als Kläger muss der Pflegenden deren Tat zweifelsfrei nachweisen, ansonsten ist sie freizusprechen
- Jede Pflegende haftet für ihr eigenes Verschulden und hat die gegen sie verhängte Strafe selber zu tragen
- Gegen die Folgen einer Straftat kann man sich weder versichern noch von der Haftung freistellen lassen

Zivilrechtliche Haftung

Patienten, die **wegen eines ursächlichen, schuldhaften und rechtswidrigen Fehlverhaltens** der Pflegenden oder des Krankenhausträgers zu Schaden gekommen sind, haben Anspruch auf Wiedergutmachung des erlittenen Schadens in Form von Geld und erhalten ggf. Schmerzensgeld zugesprochen. Ein geschädigter Patient muss die Schadensersatzansprüche von sich aus geltend machen, Krankenkassen können dies stellvertretend tun. Kommt zwischen den Parteien keine Einigung zustande, müssen Zivilgerichte angerufen werden. Der Staat wird im Bereich des Zivilrechts nicht von sich aus tätig, um dem geschädigten Patient zu seinem Recht zu verhelfen.

- Das Zivilrecht legt einen objektiven Maßstab der Fahrlässigkeit zugrunde, der zur Beurteilung der Sorgfaltspflicht die Gewissenhaftigkeit einer „Durchschnittspflegenden" als Maßstab heranzieht
- Eine Pflegende haftet nach § 823 BGB bei Verletzung ihrer beruflichen Sorgfaltspflicht
- Der Vorgesetzte haftet bei Anleitungs- und Überwachungsfehlern (§ 831 BGB) sowie bei eigenen Organisationsfehlern (§ 823 BGB)
- Der Krankenhausträger haftet für Verschulden seiner Angestellten (§ 278 BGB), bei Auswahl-, Anleitungs- und Überwachungsfehlern (§ 831 BGB) sowie bei eigenen Organisationsfehlern (§ 823 BGB). Er kann gegen Pflegende im Einzelfall Regressansprüche geltend machen, wenn die einzelne Pflegende ursächlich, schuldhaft und rechtswidrig gehandelt hat
- Die Beweislast liegt grundsätzlich beim Kläger, d. h. Patient, Angehörige oder Krankenkasse müssen dem Krankenhaus oder seinem Mitarbeiter einen Fehler nachweisen

- Eine Beweislastumkehr – in diesem Fall müssen das Krankenhaus oder sein Mitarbeiter als Beklagte nachweisen, dass sie keinen Fehler begangen haben und nicht der geschädigte Patient als Kläger – ist im Einzelfall möglich bei:
  - Beweisvereitelung, z. B. nachträgliches Verändern der Pflegedokumentation
  - Fehlerhafter Pflegedokumentation
  - Groben Pflegefehlern
- Pflegende können sich gegen Schadensersatzansprüche absichern, z. B. durch Berufshaftpflicht- und Berufsrechtsschutzversicherung.

Sorgfaltspflicht

Sorgfältig zu arbeiten heißt, sich pflegerisch sachkundig und umsichtig zu verhalten und sein pflegerisches Handeln an den allgemein anerkannten pflegerisch-medizinischen Erkenntnissen (lege artis) unter Berücksichtigung der individuellen Situation des Patienten und der rechtlichen und institutionellen Rahmenbedingungen auszurichten.

Die **pflegerische Sorgfaltspflicht** ergibt sich aus:

- Berufspflichten: Alten- und Krankenpflegegesetz, Fachzeitschriften und -büchern, Fort- und Weiterbildungen, Erkenntnissen der Pflegewissenschaft und -forschung
- Hinweisen, Empfehlungen, Stellungnahmen der Behörden, Hersteller, Fachgesellschaften, Fach- und Berufsverbände
- Gesetzlichen Vorschriften, z. B. Arzneimittelgesetz (▶ Kap. 1.9.6), Betäubungsmittelgesetz (▶ Kap. 1.9.7), Medizinproduktegesetz (▶ Kap. 1.9.9), Hygienevorschriften, SGB V
- Arbeitsrecht: Arbeitsvertrag, Arbeitsgesetze, Tarifverträge, Betriebsvereinbarungen, Arbeitnehmerschutzgesetze
- Individual arbeitsvertraglichen Abreden: Zielvereinbarungen, Stellenbeschreibungen
- Rechtsprechung: höchstrichterliche Urteile, Haftungsgrundsätze, Delegationsregeln.

Die Behandlung hat nach den zum Zeitpunkt der Behandlung bestehenden, allgemein anerkannten fachlichen Standards zu erfolgen, soweit nicht etwas anderes vereinbart ist (§ 630a BGB).

Arbeitsrechtliche Haftung

Arbeitsrechtliche Folgen für die Pflegende durch den Arbeitgeber können sein: Verbot, bestimmte Tätigkeiten auszuführen, Versetzung und Abmahnung bis hin zur (fristlosen) Kündigung.

Haftung bei Delegation

Weder im Pflege- noch im Arzthaftungsrecht gibt es eindeutige gesetzliche Regelungen zur Ausübung bestimmter Tätigkeiten oder zur Delegation von Aufgaben. Weder für Pflegende noch für Ärzte gibt es *absolut* vorbehaltene Tätigkeiten.

Daher gelten die allgemeinen Grundsätze des Haftungsrechts, die Rechtsprechung, die Stellungnahmen der Berufs- und Fachverbände sowie die Vorgaben der Einrichtungsträger.

Führungsverantwortung

Im Krankenhaus gilt das **Arztmonopol,** daher sind diagnostische und therapeutische Maßnahmen dem Arzt vorbehalten. Unter folgenden Voraussetzungen darf er dennoch Aufgaben an Pflegende delegieren:

- Die Tätigkeit ist nach ärztlichem Standesrecht delegierbar
- Der Patient ist einverstanden
- Die Pflegende verfügt über das notwendige Wissen, Können und die notwendigen Mittel zur Durchführung
- Das persönliche Eingreifen des Arztes ist nicht erforderlich
- Eine Dienstanweisung des Arbeitgebers steht dem nicht entgegen.

Der anordnende Arzt ist im Rahmen seiner Führungsverantwortung verantwortlich dafür, dass die Anordnung vollständig, fachlich richtig und korrekt übermittelt ist. Die Pflegende, die die übertragene Aufgabe ausführen soll, muss persönlich ausgewählt und richtig angeleitet sein sowie stichprobenartig kontrolliert werden.

Organisations- und Handlungsverantwortung

„Nach diesem Grundprinzip der Delegation hat die Anordnung immer **patientenbezogen** zu erfolgen. Es gilt der **Grundsatz:** *Je größer das mögliche Gefährdungspotenzial für den Patienten, desto weniger ist die jeweilige Aufgabe zu delegieren.*
Der **verordnende Arzt** haftet für die korrekte Anordnung der **Delegation** (…):

- Richtiger Patient
- Richtiges Medikament bzw. geeignete Maßnahme
- Richtige Dosierung
- Richtige Applikationsform
- Richtiger Zeitpunkt
- Ausreichend Ressourcen in der Einrichtung vorhanden.

Der **Einrichtungsträger** haftet für die ausreichende **Organisation** einer sicheren Patientenversorgung = geeignete Personalauswahl:

- Formale (Ausbildung) und materielle (= Erfahrung, Schulung) Qualifikation der Mitarbeiter
- Materielle und zeitliche Ressourcen.

Der **Mitarbeiter** haftet für eine korrekte **Durchführung** der Maßnahme." (DBfK-Südost 2010, S. 1)

Mündliche/telefonische Anordnung

Grundsätzlich ist der Arzt verpflichtet, seine Anordnungen schriftlich zu geben; mündliche oder telefonische Anordnung ist im Einzelfall möglich bzw. notwendig. Vorgehen:

1. Dokumentation des Ereignisses in der Patientendokumentation
2. Wiederholung der telefonischen Anordnung
3. Anordnung ausführen
4. Dokumentation in der dafür vorgesehenen Patientendokumentation
5. Name des anordnenden Arztes mit Zusatz „mündlich" oder „telefonisch". (Böhme/Jacobs 1997, S. 149)

Ablehnung einer Anordnung

Pflegende müssen die Durchführung einer angeordneten Tätigkeit ablehnen, wenn die Anordnung:

- Gegen Strafgesetze verstößt
- Rechtswidrig ist
- Nicht zu den vertraglich vereinbarten Aufgaben in der Berufsausübung gehört
- Erkennbar falsch ist und bei Ausführung zu einer Patientenschädigung führen würde
- Die Durchführung dem Mitarbeiter unmöglich ist, da er sie nicht ausreichend beherrscht
- Die Durchführung der Anordnung dem Mitarbeiter im konkreten Einzelfall nicht zumutbar ist. (Böhme/Jacobs 1997, S. 152)

Verhalten bei Zwischenfällen

- Dokumentation:
  - Zeitnahe, exakte und lückenlose Dokumentation des Ereignisses in der Patientendokumentation
  - Nachträgliche Eintragungen als solche eindeutig kennzeichnen
  - Dokumentation auf keinen Fall fälschen oder vernichten (sicher aufbewahren)
- Patient hat Recht auf Einsicht in die ihn betreffende Dokumentation
- Sicherstellen von Beweismitteln, ggf. mit einer Digitalkamera (gesondertes Einverständnis erforderlich, wenn Patienten fotografiert werden)
- Unverzügliche Information des nächsten Vorgesetzten, des Trägers und der Versicherung
- Aus versicherungsrechtlichen Gründen keine Schuldanerkennung abgeben und keine Beschuldigungen an andere aussprechen
- Stellungnahmen, z. B. an die Pflegedienstleitung oder die Versicherung, nur schriftlich und nur zum Sachverhalt, ohne Wertungen, Vermutungen und Schuldzuweisungen, nur nach Absprache mit dem Vorgesetzten, dem Träger, der Versicherung und/oder juristischem Beistand abgeben, diese nicht in der Patientendokumentation ablegen
- Eigene Aufzeichnungen anfertigen:
  - Jeder Betroffene für sich selbst: zeitlicher Ablauf, beteiligte Personen, markante Ereignisse
  - Nicht in der Patientendokumentation ablegen
  - Persönliches Protokoll vor dem Zugriff der Strafverfolgungsbehörden sicher aufbewahren, z. B. bei Freunden/Bekannten, um sich in späteren Aussagen, z. B. vor Gericht, nicht selber zu widersprechen
- Keine Zeugen beeinflussen
- Äußerste Zurückhaltung mit Äußerungen zum Vorfall gegenüber nicht beteiligten Personen
- Eine Pflegende, die als Zeuge vernommen wird, ist grundsätzlich verpflichtet auszusagen, und zwar wahrheitsgemäß. § 55 StPO räumt ihr jedoch das Recht ein, die wahrheitsgemäße Aussage zu verweigern, wenn sie hierdurch der Gefahr ausgesetzt würde, wegen einer Straftat verfolgt zu werden
- Eine beschuldigte Pflegende sollte dringend auf eine mündliche Aussage verzichten. Stattdessen sollte sie nach Beauftragung eines Rechtsanwalts und in Absprache mit diesem nur schriftliche Stellungnahmen abgeben.

> **Tipps und Tricks**
> Standardisiertes Vorgehen (HILFE) bei Zwischenfällen:
> - **H**ilfe holen
> - **I**nformation des zuständigen Arztes
> - **L**eitung der Station und/oder PDL benachrichtigen
> - **F**ehlerhaftes Material und sonstige Beweise sichern
> - **E**rstellen einer sachlichen, widerspruchsfreien und wahrheitsgetreuen Dokumentation. (Jacobs 1994, S. 2)

Betriebshaftpflicht-, Berufshaftpflicht- und Berufsrechtsschutzversicherung

Kommt es in Ausübung pflegerischer Tätigkeiten zu Schäden, können Haftpflicht- und Rechtsschutzversicherungen die Haftung übernehmen.

1

Tipps und Tricks
- Privathaftpflichtversicherungen regulieren keine Schäden, die in Ausübung des Berufs verursacht worden sind!
- Möglichkeiten, eine Berufshaftpflicht- und eine Berufsrechtsschutzversicherung abzuschließen:
  1. Arbeitgeber (keine Berufsrechtsschutzversicherung!)
  2. Mitgliedschaft in einem Berufsverband (günstige Gruppenverträge)
  3. Private Versicherung
- Vorsätzliches Verhalten ist versicherungsrechtlich nicht abgedeckt
- Bei Abschluss einer Berufshaftpflichtversicherung auch grobe Fahrlässigkeit voll abdecken lassen
- Weder Berufshaftpflicht- noch eine Berufsrechtsschutzversicherung übernehmen die Kosten strafrechtlicher Rechtsfolgen (Geldstrafe)!

1.9.5 Freiheitsentziehende Maßnahmen

Definition
Freiheitsentziehende Maßnahmen sind alle Maßnahmen, die einen Menschen objektiv daran hindern, seinen Aufenthaltsort willkürlich zu verändern. Voraussetzung: Betroffene sind zur Veränderung ihres Aufenthaltsorts tatsächlich in der Lage.

Rechtliche Grundlagen
- Das Grundgesetz (GG) garantiert das Menschenrecht auf freie Entfaltung der Persönlichkeit (Art. 2 Abs. 1 Satz 1 GG) sowie auf die Unverletzlichkeit der Freiheit der Person (Art. 2 Abs. 2 Satz 1 GG)
- Die Freiheit der Person kann nur aufgrund eines förmlichen Gesetzes und nur unter Beachtung der darin vorgeschriebenen Formen beschränkt werden. Festgehaltene Personen dürfen weder seelisch noch körperlich misshandelt werden (Art. 104 Abs. 1 GG)
- Über die Zulässigkeit und Fortdauer einer Freiheitsentziehung hat nur der Richter zu entscheiden. Bei jeder nicht auf richterliche Anordnung beruhenden Freiheitsentziehung ist unverzüglich eine richterliche Entscheidung herbeizuführen (Art. 104 Abs. 2 Satz 1+2 GG).

Möglichkeiten freiheitsentziehender Maßnahmen
- Mechanisch: Bettgitter (auch geteilte), Fixierungsgurte, verschlossene Türen, versperrter Weg, Rollstuhltische, Entwenden von Gehhilfen
- Medikamentös: Sedativa
- Elektronisch: spezielle Türschlösser, Funkchips.

Rechtfertigungsgründe
- **Einwilligung** durch Patienten (jederzeit widerrufbar) nach ärztlicher Aufklärung, ggf. mutmaßliche Einwilligung (bei Gefahr im Verzug), bei Minderjährigen durch den gesetzlichen Vertreter (z. B. Eltern), durch den gesetzlich bestellten Betreuer (nur zulässig, wenn ihm zusätzlich der Aufgabenkreis „Ent-

scheidung über den Einsatz unterbringungsähnlicher Maßnahmen" vom Betreuungsgericht übertragen wurde)

- **Notwehr** (§ 32 StGB): Abwehr eines aktuellen Angriffs, z. B. auf Pflegende, Mitpatienten oder Besucher
- **Notstand** (§ 34 StGB): Fremd- oder Eigengefährdung
- Unterbringung nach den Landesunterbringungsgesetzen nach richterlicher Anordnung
- Eine medizinisch gebotene, kurzfristige Fixierung bedarf keiner richterlichen Genehmigung, z. B. kurzfristig desorientierter Patient nach einer Narkose im Aufwachraum
- Für Menschen, die unter rechtlicher Betreuung stehen, ist gemäß § 1906 BGB die zusätzliche Genehmigung durch das Betreuungsgericht zwingend vorgeschrieben.

Konsequenzen
- **Strafrechtlich:** Freiheitsstrafe wegen Freiheitsberaubung (§ 239 StGB) und ggf. Körperverletzung (§ 223 StGB)
- **Zivilrechtlich:** Schadensersatzpflicht wegen Verletzung des Rechtsguts Freiheit (§ 823 BGB) und ggf. Schmerzensgeld (§ 253 BGB)
- **Arbeitsrechtlich:** evtl. Abmahnung, Versetzung, Kündigung.

> **! Tipps und Tricks**
> - Anordnung freiheitsentziehender Maßnahmen stets schriftlich durch einen Arzt
> - Dokumentation: Anordnender Arzt; Indikation; Beginn und voraussichtliche und tatsächliche Dauer; Art; Medikation; Zeitpunkt, Art und Ergebnis unternommener Maßnahmen; richterliche Anordnung vorhanden; Einwilligung des Patienten
> - Ein zusätzliches Fixierungsprotokoll kann, muss aber nicht unbedingt geführt werden
> - Freiheitsentziehende Maßnahmen bedeuten immer eine erhöhte Aufsichtspflicht
> - Die Beobachtung eines „fixierten" Patienten muss sich immer an seiner individuellen Situation orientieren, daher Kontrolle von Vitalparametern, z. B. Herzfrequenz, Blutdruck, Atmung, Bewusstsein nur bei einem konkreten Anlass
> - Fixierungsmittel müssen sachlich-fachlich richtig, nach den Angaben des Herstellers angelegt und regelmäßig auf korrekten Sitz kontrolliert werden. Sie sind Medizinprodukte im Sinne des MPG (▶ Kap. 1.9.9) und unterliegen daher den gesetzlichen Bestimmungen des MPG und seiner Folgeverordnungen
> - Gefahr: Druckgeschwüre, Immobilität, Verletzungen, Stürze oder gar Strangulation durch die Fixierungsmaßnahme
> - Der bloße Verdacht auf erhöhte Sturzgefahr rechtfertigt keine freiheitsentziehenden Maßnahmen, hier müssen benennbare Kriterien vorliegen
> - Ärzte, Pflegende, Angehörige oder gesetzlich bestellte Betreuer ersetzen die richterliche Genehmigung nicht!

1.9.6 Arzneimittelgesetz

Rechtliche Grundlagen
Das **Arzneimittelgesetz (AMG)** regelt die Sicherheit im Verkehr mit Arzneimitteln, insbesondere deren Qualität, Wirksamkeit und Unbedenklichkeit im Interesse einer ordnungsgemäßen Arzneimittelversorgung von Mensch und Tier (§ 1 AMG).

Arzneimittel müssen auf ihren Behältnissen und, soweit vorhanden, auf den äußeren Umhüllungen Angaben zum Verfallsdatum, Warn- sowie Aufbewahrungshinweise für die Verbraucher in gut lesbarer Schrift, allgemeinverständlich in deutscher Sprache und auf dauerhafte Weise enthalten. Diese Aufbewahrungshinweise und Gebrauchsinformationen sind von Pflegenden verbindlich einzuhalten.

1.9.7 Betäubungsmittelgesetz

Rechtliche Grundlagen
Das **Betäubungsmittelgesetz (BtMG)** regelt den generellen Umgang mit Betäubungsmitteln (BtM), insbesondere deren Verschreibung und Überwachung. Betäubungsmittel sind die in den Anlagen I–III des BtMG aufgeführten Stoffe und Zubereitungen:
- Anlage I: nicht verkehrsfähige BtM, z. B. Haschisch, Heroin, LSD
- Anlage II: verkehrsfähige, aber nicht verschreibungsfähige BtM, z. B. Kokain
- Anlage III: verkehrsfähige und verschreibungsfähige BtM, z. B. Amphetamine, Morphin, Opium, Pethidin, Barbiturate, Methadon.

- In Anlage III bezeichnete BtM dürfen nur von Ärzten und nur dann verschrieben werden, wenn ihre Anwendung begründet ist
- Sie dürfen nur im Rahmen des Betriebs einer Apotheke und nur gegen Vorlage der Verschreibung abgegeben werden (§ 13)
- BtM sind von anderen Medikamenten getrennt aufzubewahren und gegen unbefugte Entnahme zu sichern (§ 15)
- Für jedes einzelne BtM und jede Betriebsstätte getrennt müssen fortlaufend folgende Aufzeichnungen über jeden Zugang und jeden Abgang geführt werden:
  - Datum
  - Name des Patienten oder sonstiger Verbleib
  - Name des Lieferers, z. B. Apotheke
  - Zu- oder abgegangene Mengen inkl. der Gewichtsmenge bzw. Stückzahl oder Volumen und der sich daraus ergebende Bestand (§ 17)
- Diese Aufzeichnungen im „BtM-Buch" sind 3 Jahre, gerechnet ab der letzten Aufzeichnung, gesondert aufzubewahren (§ 17)
- Nicht mehr verkehrsfähige BtM sind in Gegenwart von 2 Zeugen (also durch insgesamt 3 Personen) so zu vernichten, dass eine auch nur teilweise Wiedergewinnung der Betäubungsmittel nicht mehr möglich ist und der Schutz von

Menschen und Umwelt vor schädlichen Einwirkungen sichergestellt wird. Über diese Vernichtung ist eine Niederschrift zu fertigen, die ebenfalls 3 Jahre aufbewahrt werden muss (§ 16)
- Für die Einhaltung des BtMG ist der zuständige Arzt verantwortlich. Er kann bestimmte Aufgaben an die Pflegenden delegieren, z. B.:
  - Gesonderte Aufbewahrung der BtM im BtM-Schrank durch die Stations- oder zuständige Schichtleitung
  - Nachweis über den Verbleib, den Verbrauch und den Bestand der verwendeten BtM.

Der Arzt kontrolliert in regelmäßigen, gesetzlich nicht festgeschriebenen Intervallen den Bestand der BtM und dokumentiert dies im BtM-Buch mit Namen, Datum und Unterschrift.

1.9.8 Transfusionsgesetz

Rechtliche Grundlagen
Das **Transfusionsgesetz (TFG)** regelt eine gesicherte und sichere Versorgung von Blut und Blutbestandteilen sowie eine gesicherte und sichere Versorgung der Bevölkerung mit Blutprodukten durch Gewinnung von Blut und Blutbestandteilen von Menschen und die Anwendung am Menschen. Außerdem soll das TFG die Selbstversorgung mit Blut und Plasma auf der Basis der freiwilligen und unentgeltlichen Blutspende fördern (§ 1).

- Das TFG benennt grundlegende Anforderungen an die Auswahl der spendenden Personen, die zuvor zwingend aufgeklärt werden müssen
- Spendeentnahme, Feststellung der Spenderidentität, die durchzuführenden Laboruntersuchungen und die Anwendung von Blutprodukten haben nach dem Stand der medizinischen Wissenschaft und Technik zu erfolgen
- Die Anwendung von Blutprodukten ist zu dokumentieren
- Alle Aufzeichnungen müssen 30 Jahre aufbewahrt werden und zu Zwecken der Rückverfolgung unverzüglich verfügbar sein
- Nicht angewendete Blutprodukte sind innerhalb der zu versorgenden Einrichtung sachgerecht zu lagern, zu transportieren, abzugeben oder zu entsorgen
- Der Verbleib nicht angewendeter Blutprodukte ist zu dokumentieren
- Nicht verwendetes Eigenblut darf nicht an andere Personen abgegeben werden.

Tipps und Tricks
- Die Feststellung der Identität von Spender und Empfänger, deren Übereinstimmung sowie die Durchführung der entsprechenden Kreuzproben ist ärztliche Aufgabe
- Das Anhängen von Blutkonserven ist nach gerichtlich bestätigter Auffassung der ärztlichen und pflegerischen Berufsverbände ärztliche Aufgabe, die nicht an Pflegende delegiert werden kann.

1.9.9 Medizinproduktegesetz

Rechtliche Grundlagen
Das **Medizinproduktegesetz (MPG)** regelt den Verkehr mit Medizinprodukten, um dadurch für die Sicherheit, Eignung und Leistung der Medizinprodukte sowie für die Gesundheit und den Schutz der Patients, Anwender und Dritter zu sorgen.

Die **Medizinprodukte-Betreiberverordnung (MPBetreibV)** konkretisiert die Bestimmungen des MPG inhaltlich.

Die MPBetreibV enthält die **„Anlage-1-Geräte“**, für die zusätzliche Sicherheitsanforderungen gelten, z. B. Infusionsspritzenpumpen, Infusionspumpen, Defibrillatoren, Beatmungsgeräte (nicht manuell), Inhalations-Narkose- oder Dialysegeräte.

Die Bestimmungen des MPG und der MPBetreibV gelten uneingeschränkt auch für Medizinprodukte, die zu Zeiten der Medizingeräteverordnung (MedGV) in Verkehr gebracht wurden sowie für alle Leihgeräte und patienteneigene Medizinprodukte.

Definitionen
Ein **Medizinprodukt** gemäß § 3 MPG wird im oder am Menschen angewendet. Es hat eine bestimmungsgemäße Hauptwirkung und wirkt weder pharmakologisch noch immunologisch. Es dient

- Der Erkennung, Verhütung, Überwachung, Behandlung, Linderung oder Kompensierung von Krankheiten, Verletzungen oder Behinderungen
- Der Untersuchung, der Ersetzung oder der Veränderung des anatomischen Aufbaus oder eines physiologischen Vorgangs
- Der Empfängnisregelung.

Anwender ist, wer ein Medizinprodukt im Anwendungsbereich der MPBetreibV am Patienten einsetzt (§ 2 Abs. 3 MPBetreibV), d. h. eigenverantwortlich anwendet.

Betreiber ist jede natürliche oder juristische Person, die für den Betrieb der Gesundheitseinrichtung verantwortlich ist, in der das Medizinprodukt durch dessen Beschäftigte betrieben oder angewendet wird. Abweichend von Satz 1 ist Betreiber eines Medizinprodukts, das im Besitz eines Angehörigen der Heilberufe oder des Heilgewerbes ist und von diesem zur Verwendung in eine Gesundheitseinrichtung mitgebracht wird, der betreffende Angehörige des Heilberufs oder des Heilgewerbes (§ 2 Abs. 2 S. 1+2 MPBetreibV).

Gesundheitseinrichtung ist jede Einrichtung, Stelle oder Institution, einschließlich Rehabilitations- und Pflegeeinrichtung, in der Medizinprodukte durch medizinisches Personal, Personen der Pflegeberufe oder sonstige dazu befugte Personen berufsmäßig betrieben oder angewendet werden (§ 2 Abs. 4 MPBetreibV).

Anwenden von Medizinprodukten
- Medizinprodukte dürfen nur ihrer Zweckbestimmung entsprechend und nach den Vorschriften der MPBetreibV sowie den allgemein anerkannten Regeln der Technik betrieben und angewendet werden (§ 4 Abs. 1 MPBetreibV)
- Der Betreiber, d. h. der Krankenhausträger, darf nur Personen mit dem Anwenden von Medizinprodukten beauftragen, die dafür ausgebildet sind oder

die entsprechende Kenntnis und Erfahrung besitzen und in das anzuwendende Medizinprodukt eingewiesen sind (§ 4 Abs. 5 MPBetreibV)

- Nur solche Personen dürfen Medizinprodukte anwenden, die dafür die erforderliche Ausbildung oder Kenntnis und Erfahrung besitzen (§ 4 Abs. 2 MPBetreibV)
- Der Anwender hat sich vor dem Anwenden eines Medizinprodukts von dessen Funktionsfähigkeit und ordnungsgemäßem Zustand zu überzeugen und die Gebrauchsanweisungen sowie die sonstigen beigefügten sicherheitsbezogenen Informationen und Instandhaltungshinweise zu beachten. Dies gilt auch entsprechend für zur Anwendung miteinander verbundene Medizinprodukte, für Zubehör einschließlich Software oder andere Gegenstände, die mit Medizinprodukten zur Anwendung verbunden sind, sowie für die jeweilige Kombination (§ 4 Abs. 6 MPBetreibV)
- Gebrauchsanweisungen und die dem Medizinprodukt beigefügten Hinweise sind so aufzubewahren, dass die für die Anwendung des Medizinprodukts erforderlichen Angaben dem Anwender jederzeit zugänglich sind (§ 4 Abs. 7 MPBetreibV).

Anwendungsverbot für Medizinprodukte
Medizinprodukte dürfen nicht betrieben und angewendet werden, wenn:
- Der begründete Verdacht besteht, dass sie die Sicherheit und die Gesundheit der Patienten, der Anwender oder Dritter bei sachgemäßer Anwendung und ihrer Zweckbestimmung entsprechender Verwendung über ein nach den Erkenntnissen der medizinischen Wissenschaft vertretbares Maß hinausgehend gefährden (§ 4 Abs. 1 Nr. 1 MPG)
- Das Verfallsdatum abgelaufen ist (§ 4 Abs. 1 Nr. 2 MPG)
- Sie Mängel aufweisen, durch die Patienten, Beschäftigte oder Dritte gefährdet werden können (§ 14 MPG).

Einweisung in die sachgerechte Handhabung von Medizinprodukten
- Eine Einweisung in die ordnungsgemäße Handhabung des Medizinprodukts ist erforderlich. Sie ist nicht erforderlich, wenn das Medizinprodukt selbsterklärend ist oder eine Einweisung bereits in ein baugleiches Medizinprodukt erfolgt ist. Die Einweisung in die ordnungsgemäße Handhabung aktiver nicht implantierbarer Medizinprodukte ist in geeigneter Form zu dokumentieren (§ 4 Abs. 3 MPBetreibV)
- Einweisen in die sachgerechte Handhabung von sog. „Anlage-1-Geräten" darf nur der Hersteller, eine Person, die im Einvernehmen mit dem Hersteller handelt oder die vom Betreiber beauftragte Person (§ 10 Abs. 2 MPBetreibV)
- Wiederholungseinweisungen sind gesetzlich nicht vorgeschrieben
- Dokumentiert werden müssen alle Einweisungen in die sachgerechte Handhabung aller „Anlage-1-Geräte" in das Medizinproduktebuch (§ 12 Abs. 1 Nr. 3 MPBetreibV). Für alle anderen Medizinprodukte ist sie in geeigneter Form zu dokumentieren (§ 4 Abs. 3 S. 3 MPBetreibV)
- Empfehlung: „Leitlinie für Einweisungen in aktive Medizinprodukte" des Münchner Arbeitskreises für Medizinprodukteschulung (MAM) (Kirchberg 2014, S. 154–160).

1.9.10 Infektionsschutzgesetz

Rechtliche Grundlagen
Zweck des **Infektionsschutzgesetzes (IfSG)** ist es, übertragbaren Krankheiten beim Menschen vorzubeugen, Infektionen frühzeitig zu erkennen und ihre Weiterverbreitung zu verhindern. (§ 1 IfSG)

- Namentliche Meldung bei Krankheitsverdacht, Erkrankung oder Tod (§ 6 Abs. 1), z. B. Cholera, Diphtherie, Masern, Pest, Tollwut, Typhus abdominalis/Paratyphus
- Meldung beim Gesundheitsamt, wenn Personen, die an einer behandlungsbedürftigen Lungentuberkulose leiden, eine Behandlung verweigern oder abbrechen (§ 6 Abs. 2)
- Namentliche Nennung beim direkten oder indirekten Nachweis bestimmter Krankheitserreger (§ 7), z. B. Masern-, Polio-, Ebola-, Gelbfiebervirus oder Clostridium botulinum
- Zur Meldung verpflichtet sind u. a. Ärzte und Pflegepersonen
- Die namentliche Nennung muss spätestens innerhalb von 24 h nach erlangter Kenntnis gegenüber dem für den Aufenthalt des Betroffenen zuständigen Gesundheitsamt erfolgen
- §§ 16 ff. schreiben eine Vielzahl allgemeiner und besonderer Aufgaben vor, Infektionen zu behandeln und zu bekämpfen bis hin zur Möglichkeit, Quarantäne anzuordnen, z. B. Betreten von Wohnräumen und Anfordern von Untersuchungsmaterial durch Mitarbeiter des Gesundheitsamts, Untersuchungen, Beratungen durch die Gesundheitsämter, Vernichtung von Gegenständen, Entseuchungen, Entwesungen, Schutzimpfungen, Erlassen von Rechtsverordnungen durch die Landesregierungen.

1.9.11 Testament

Beim **Testament** handelt es sich um eine Form einer einseitigen, formbedürftigen, jederzeit widerrufbaren einseitigen Verfügung von Todes wegen (§ 1937 BGB), um eine *„(…) Darlegung des letzten Willens, mit dem der Erblasser über sein Vermögen verfügt"*. (Klie, T. 2013, S. 424)

Testierfähigkeit
- Vollendetes 16. Lebensjahr, die Zustimmung eines gesetzlichen Vertreters (§ 2229 Abs. 1+2 BGB) ist hierbei nicht notwendig, jedoch die notarielle Form
- Testierunfähig ist, wer wegen krankhafter Störung der Geistestätigkeit, Geistesschwäche oder wegen Bewusstseinsstörung nicht in der Lage ist, die Bedeutung einer von ihm abgegebenen Willenserklärung einzusehen und nach dieser Einsicht zu handeln (§ 2229 Abs. 4 BGB).

Eigenhändiges Testament
- Es muss vom Erblasser handschriftlich verfasst und unterschrieben sein und folgende Angaben enthalten: Vor- und Familienname, Tag, Monat, Jahr, Ort der Niederschrift (§ 2247 Abs. 1+2 BGB)
- Gemeinschaftliches Testament: Ein Ehegatte legt für beide Ehepartner handschriftlich den letzten gemeinsamen Willen nieder, der von beiden mit Vor- und Familienname unterschrieben sein muss

- Das Gemeinschaftliche Testament kann von einem Ehegatten allein, insbesondere nach dem Tod des anderen Ehegatten, nicht widerrufen werden.

Öffentliches oder notarielles Testament

Der letzte Wille wird gegenüber einem Notar erklärt, der das Testament aufnimmt, oder das eigenhändige Testament wird einem Notar mit der Erklärung übergeben, dass das Schriftstück den letzten Willen enthalte (§ 2232 BGB).

Nottestament vor drei Zeugen (Drei-Zeugen-Testament)

Dieses Nottestament (§§ 2249, 2250 BGB) vor 3 Zeugen ist zulässig, wenn sich der Erblasser an einem Ort aufhält, an dem die Errichtung eines Testaments vor einem Notar nicht möglich oder erheblich erschwert ist. Für dieses Testament gelten strenge Voraussetzungen bzw. Formvorschriften.

Literatur

Bayerischer Landespflegeausschuss: Leitfaden Verantwortungsvoller Umgang mit freiheitsentziehenden Maßnahmen in der Pflege. Stand Juli 2015. https://www.bestellen.bayern.de/application/applstarter?APPL=eshop&DIR=eshop&ACTIONxSETVAL (artdtl.htm,APGxNODENR:332959,AARTxNR:stmgp_pflege_012,AARTxNODENR: 338004,USERxBODYURL:artdtl.htm,KATALOG:StMGP,AKATxNAME:StMGP,ALLE:x)= X (letzter Zugriff 7.2.2019).

Bergmann K-O, Kienzle H-F. (Hrsg.). Krankenhaushaftung. Organisation, Schadensverhütung und Versicherung. Leitfaden für die tägliche Praxis. 4. A. Düsseldorf: Deutsche Krankenhausverlagsgesellschaft mbH, 2015.

Böhme H, Jacobs P. Rechtsfragen bei ärztlichen Anordnungen. In: Die Schwester Der Pfleger. 2/1997: 149–152.

Bundesärztekammer, Kassenärztliche Bundesvereinigung: Empfehlungen zur ärztlichen Schweigepflicht, Datenschutz und Datenverarbeitung in der Arztpraxis. In: Deutsches Ärzteblatt. 5/2014 (21): 963–972.

Bundesministerium der Justiz und für Verbraucherschutz. Patientenverfügung. Leiden, Krankheit, Sterben. Berlin. Stand: 11/2017. www.bmjv.de/SharedDocs/Publikationen/DE/Patientenverfuegung.html (letzter Zugriff 1.2.2019).

DBfK-Südost. Delegations-, Organisations- und Handlungsverantwortung in der ambulanten Pflege. Arbeitshilfe für ambulante Pflegedienste i. d. F. vom 2.11.2010. DBfK-Südost. Edelsbergstraße 6, 80686 München. www.dbfk.de.

Gesetz zur Verbesserung der Rechte von Patientinnen und Patienten vom 20.2.2013. Bundesgesetzblatt Jahrgang 2013 Teil I Nr. 9, ausgegeben zu Bonn am 25.2.2013, 277–282.

Großkopf V, Klein H. Recht in Medizin und Pflege. 4. A. Balingen: Spitta, 2012.

Igl G. Weitere öffentlich-rechtliche Regulierung der Pflegeberufe und ihrer Tätigkeiten. Voraussetzungen und Anforderungen. München: Urban & Vogel, 2008.

Jacobs P. Richtiges Verhalten nach einem Zwischenfall. In: Die Schwester Der Pfleger. 10/1994: 896–899.

Kirchberg D. Das Medizinproduktegesetz. Praxisnahe Arbeitshilfen und Formulare für das sichere Betreiben und Anwenden von Medizinprodukten. CD-ROM. 3. A. Hannover: Schlütersche, 2011.

Kirchberg D. Keine Anwendung ohne Einweisung. Medizinprodukte sicher anwenden und betreiben. Hannover: Schlütersche, 2014.

Klie T. Rechtskunde. Das Recht der Pflege alter Menschen. 10. A. Hannover: Vincentz Network, 2013.

König J, Schibrowski M. FEM – Freiheitseinschränkende Maßnahmen. Gesetzliche Grundlagen – Praxisbeispiele – Alternativen. Hannover: Schlütersche, 2013.

Mürbe M, Stadler A. Berufs-, Gesetzes- und Staatsbürgerkunde. Kurzlehrbuch für Pflegeberufe. München: Elsevier, 2016.

Websites

Alle genannten Gesetze sind unter www.gesetze-im-internet.de nachzulesen.

1.10 Qualitätssicherung und -management

Lutz Schütze

1

> **Definition**
> Um **Qualität** sichern zu können, muss sie definiert und überprüfbar sein. Dazu nutzen Einrichtungen des Gesundheitswesens, wie Unternehmen in anderen Wirtschaftszweigen auch, Instrumente des Qualitätsmanagements.
> **Pflegequalität:** Grad der Übereinstimmung zwischen den Zielen des Gesundheitswesens bzw. den Bedürfnissen der Anspruchsgruppen und der tatsächlich geleisteten Pflege (nach Donabedian).
> **Qualitätsmanagement in der Pflege:** Aufeinander abgestimmte Tätigkeiten zum Leiten und Lenken einer Organisation bezüglich Qualität.
> Es werden 3 Dimensionen unterschieden:
> - **Strukturqualität.** Bezeichnet die Rahmenbedingungen innerhalb derer Leistungen erbracht werden, z. B. Organisationsform, Ausbildung des Personals, Hilfsmittel
> - **Prozessqualität.** Beschreibt die Abläufe einzelner Arbeitsprozesse innerhalb des Unternehmens, z. B. Pflegestandards, Verhaltensanweisungen
> - **Ergebnisqualität.** Bewertet das vorliegende Leistungsergebnis, z. B. körperliches, soziales und psychisches Wohlbefinden oder Gesundheitszustand von Patienten/Mitarbeitern.
> Die 3 Dimensionen bedingen einander und stehen in enger Wechselwirkung.

Die Qualitätssicherung verpflichtet Krankenhausträger, sich an Maßnahmen zur Qualitätssicherung zu beteiligen mit dem Ziel, die Ergebnisqualität zu verbessern (§ 137 SGB V). Darüber hinaus dient die Qualitätssicherung der Professionalisierung der Pflege. Standards, die gute Pflege beschreiben, können durch die Berufsgruppe selbst formuliert und geprüft werden (z. B. Pflegekammern).

Instrumente zur Umsetzung qualitätssichernder Prozesse werden in mitarbeiterbezogene (z. B. Beurteilung) und ablauforganisatorische (z. B. Standards ▶ Kap. 1.1.5) unterteilt. Sie erfordern von allen Beteiligten die Bereitschaft, sich weiterentwickeln zu wollen.

Die wichtigsten **Maßnahmen zur Qualitätssicherung** im Bereich der Pflege sind:
- Orientierung an einem Pflegeleitbild/ethischen Kodizes
- Einrichtung von Qualitätszirkeln
- Patientenorientierte Pflegeplanung (▶ Kap. 1.1.2)
- Vollständige und richtige Pflegedokumentation (▶ Kap. 1.1.4)
- Erarbeitung, Anwendung und Fortentwicklung von Pflegestandards (▶ Kap. 1.1.5)
- Regelmäßige Fort- und Weiterbildung des Personals
- Einrichtungsinternes Qualitätsmanagement (z. B. Qualitätsmanagementbeauftragte).

Total Quality Management (TQM)

Beim **TQM** wird jede und jeder Einzelne durch Schulungen, umfassende Information, weitgehende Einbeziehung, Karriereplanung und Übertragung von Verantwortung motiviert, die Qualität der eigenen Arbeit zu kontrollieren, zu erhalten bzw. zu verbessern. Alle Bereiche und Ebenen einer Organisation werden in den Qualitätsprozess einbezogen (ganzheitliches Denken).

1

TQM bildet die Basis für weitere Qualitätsmanagementsysteme, z. B. die ISO-Normen (International Organisation for Standardisation), EFQM (European Foundation for Quality Management) oder KTQ (Kooperation für Transparenz und Qualität im Gesundheitswesen). KTQ ist ein krankenhausspezifisches Zertifizierungsverfahren für Einrichtungen im Gesundheitswesen, das von vielen Krankenhausträgern umgesetzt wird. Bewertungsgrundlage sind die Kategorien Patientenorientierung, Mitarbeiterorientierung, Sicherheit im Krankenhaus, Informations- und Kommunikationswesen, Krankenhausführung und Qualitätsmanagement.

Qualitätszirkel
Komplexe Aufgaben und Probleme in Organisationen des Gesundheitswesens lassen sich lösen, wenn alle Beteiligten mitwirken.

Vorgehen
- Mehrere Beschäftigte des gleichen Arbeitsfelds unterschiedlicher Berufsgruppen und hierarchischer Ebenen treffen sich in regelmäßigen Abständen während der Arbeitszeit
- Ein Moderator leitet die Gruppe; ideal: Moderationsausbildung
- Die Teilnehmer analysieren ihr Arbeitsfeld und formulieren vorhandene Probleme, die z. B. die Ergebnisqualität durch eine nicht optimale Ablauforganisation beeinflussen
- Die Gruppe erarbeitet mithilfe des Moderators alltagsnahe Lösungsstrategien und setzt diese in die Praxis um
- Aktuelle Maßnahmen bestehen z. B. in der Einführung oder Optimierung von:
  - Pflegeplanung, Pflegevisite
  - Patientenbezogener Dokumentation und Informationsweitergabe
  - Pflegestandards (▶ Kap. 1.1.5)
  - Patientenzentrierten Pflegesystemen (▶ Kap. 1.1.1)
  - Einarbeitungskonzepten für Auszubildende und neue Mitarbeiter (▶ Kap. 1.4).

Ergebnis
Die Beschäftigten gestalten ihr Arbeitsfeld selbst und lernen, Probleme zu analysieren und eigenverantwortlich zu lösen. Sie erfahren, dass sie selbst die Qualität ihrer Arbeit bestimmen und beeinflussen können. Die Mitarbeiter tragen selbst Verantwortung und erleben eine Steigerung ihrer Arbeitszufriedenheit. Dadurch steigt die Pflegequalität.

 Tipps und Tricks
Jede pflegerische Einrichtung sollte eine qualifizierte Stabsstelle einrichten (z. B. Qualitätsmanagementbeauftragte). Innerhalb des Qualitätsmanagements leistet die Pflege in Kooperation mit dem ärztlichen Bereich und dem Verwaltungsbereich einen wichtigen Beitrag zur Weiterentwicklung der Einrichtung.

Literatur
Hansen P. Qualitätsmanagement im Gesundheitswesen. Grundlagen für Studium und Praxis. Wiesbaden: Springer, 2016.
Schiemann D, Moers M, Büscher A. (Hrsg.). Qualitätsentwicklung in der Pflege: Konzepte, Methoden und Instrumente. 2. A. Stuttgart: Kohlhammer, 2017.

2 Beobachten, Beurteilen und Intervenieren

Annerose Bürger-Mildenberger, Nikolaus Gerdelmann, Andrea Kurz,
Heidrun Pickenbrock, Sylvia Röhm-Kleine, Nils Wommelsdorf

2.1 Grundlagen

Andrea Kurz

Beobachten, Beurteilen und Intervenieren sind pflegerische Kerntätigkeiten.

Beobachten und Dokumentieren

> **Definition**
> **Beobachten:** Bewusstes, methodisches und zielgerichtetes Wahrnehmen, um Informationen zu gewinnen, die Entscheidungen und Handeln ermöglichen.

2

Pflegerische **Beobachtung** hat u. a. folgende **Ziele:**
- Selbstpflegefähigkeit des Patienten einschätzen, Pflegebedürftigkeit und Beratungsbedarf ermitteln
- Pflegemaßnahmen planen, Effektivität der durchgeführten Maßnahmen beobachten (Evaluation)
- Verschlechterungen rechtzeitig erkennen bzw. durch entsprechende präventive Maßnahmen vermeiden.

Beobachten erfolgt mit allen Sinnen sowie mit technischen Hilfsmitteln oder mithilfe von Assessmentinstrumenten. Die gemachten Beobachtungen werden im Dokumentationssystem (▶ Kap. 1.1.4) wie folgt festgehalten:
- Eindeutig, verständlich, knapp formuliert, z. B. nicht wegdrückbare Rötung im Steißbereich, Durchmesser ca. 2 cm
- Mit genauen Angaben zur Messung, z. B. rektale oder axillare Temperaturmessung
- Nicht selbst gemachte Beobachtungen deutlich machen
- Objektive Darstellung. Statt „Frau M. lässt sich bei der Mobilisation hängen", besser: „Frau M. kann bei der Mobilisation nicht aufrecht stehen."

Beurteilen

> **Definition**
> **Beurteilen:** Bewerten des Beobachtungsergebnisses auf der Basis pflegerischen Fachwissens und Feststellung von etwaigen Zusammenhängen zwischen den einzelnen Beobachtungen.

Erst die **Beurteilung** der gemachten Beobachtungen führt zur Planung und Evaluation von Pflegemaßnahmen. Voraussetzung zur Beurteilung ist fundiertes Fachwissen. Folgende Faktoren können u. a. zu einem falschen Urteil führen:
- **Logische Fehler:** Annahme falscher Ursachen, z. B. ein Kleinkind verweigert die Nahrung nicht aus Appetitlosigkeit, sondern wegen schmerzhafter Aphthen im Mund
- **Erwartungsfehler:** Ein neuer Patient wird den Kollegen als aggressiv beschrieben. Diese begegnen dem Patienten voreingenommen und gelangen zu einem ähnlichen Urteil
- **Überstrahlungsfehler:** Eine Rötung im Fersenbereich wird wegen einer aufwändig zu versorgenden Bauchwunde übersehen.

2

Intervenieren

> **Definition**
> **Intervention:** Durchführung geplanter, individueller Pflegemaßnahmen als Ergebnis aus der Beobachtung und Beurteilung.

Pflegerische **Interventionen** berücksichtigen den persönlichen Hintergrund:
- **Sozialer Status:** Ein selbstständiger Unternehmer macht sich während des Krankenhausaufenthalts Sorgen um seinen Betrieb
- **Religion, Kultur:** Im Rahmen der Unterstützung bei der Nahrungsaufnahme z. B. bedenken, dass gläubige Menschen evtl. ein Gebet sprechen möchten
- **Geschlecht:** Eine Patientin möchte bei der Körperpflege evtl. von einer gleichgeschlechtlichen Pflegenden unterstützt werden
- **Alter:** In welcher Lebensphase befindet sich der Patient (▶ Kap. 4)?

2.2 Bewegung

Andrea Kurz, Nikolaus Gerdelmann (▶ Kap. 2.2.4), Heidrun Pickenbrock (▶ Kap. 2.2.5), Annerose Bürger-Mildenberger (▶ Kap. 2.2.11)

Körperliche Beweglichkeit ist wichtig für eine selbstständige Lebensführung. Der Verlust von Beweglichkeit bedeutet Einschränkungen in der Lebensqualität. Es kann zu einer Spirale aus Bewegungsarmut mit Muskelabbau und weiter abnehmender Beweglichkeit kommen. Dabei verkleinert sich der Aktionsradius des Betroffenen nach und nach. Mangelnde Bewegungsfähigkeit führt häufig zu Kontaktmangel und sozialer Isolation.

> **Definition**
> **Mobilität** ist die Eigenbewegung des Menschen mit dem Ziel, sich fortzubewegen oder eine Lageveränderung des Körpers vorzunehmen.

Ursachen von Immobilität
Die Beweglichkeit und körperliche Mobilität können durch Erkrankungen des Bewegungsapparats, des Nervensystems oder anderer Organsysteme beeinträchtigt sein, z. B. rheumatische Erkrankungen, Verletzungen, Lähmungen, Infektionen mit Fieber, Depression und Demenz.
Allgemeine **Risikofaktoren für Mobilitätseinschränkungen** sind u. a.
- Körperliche Inaktivität
- Alter
- Sehbehinderungen
- Kognitive Beeinträchtigungen
- Rauchen
- Übergewicht (hoher BMI)
- Müdigkeit und Erschöpfung
- Soziale und psychische Beeinträchtigung, z. B. soziale Isolation, Depression
- Einnahme von Psychopharmaka
- Schmerzen
- Angst vor Stürzen.

Literatur
DNQP. Expertenstandard nach § 113a SGB XI Erhaltung und Förderung der Mobilität in der Pflege (Abschlussbericht 13.6.2014) www.gkv-spitzenverband.de/ pflegeversicherung/qualitaet_in_der_pflege/expertenstandards/expertenstandards.jsp (letzter Zugriff 4.2.2019).

2.2.1 Beobachtung von Bewegungen

Körperhaltung

Beschreibung als z. B. steif, aufrecht, gezwungen, gespannt, stolz, locker, lässig, weich, krumm, gebeugt, unsicher, müde. **Beobachtungsbeispiele und Ursachen:**

- Schonhaltung oder Schonlage, z. B. bei Verletzungen, Operationen, Blinddarmentzündung, Hirnhautentzündung
- Haltungsschäden (angeborene oder erworbene/degenerative): Veränderungen der Wirbelsäule, z. B. Skoliose, Lordose, Kyphose.

Gangarten

Beschreibung als z. B. elastisch, sportlich, langsam, schnell, kraftlos, schlurfend, trippelnd, unsicher, steif, schwankend, vorsichtig, hinkend, ungelenk, mühsam. **Beobachtungsbeispiele und Ursachen:**

- Hinkender Gang bei Hüftgelenkserkrankungen
- Schleppender Gang bei Lähmungen
- Steppergang bei Peronaeuslähmung
- Intermittierendes Hinken bei Durchblutungsstörungen in den Beinen
- Ataktischer Gang durch gestörte Muskelkoordination, z. B. bei Multiple Sklerose
- Kleinschrittiger, schlurfender Gang bei Morbus Parkinson.

Bewegungsstörungen

- Unkoordinierte Bewegungen bei Erkrankungen des Nervensystems, bei Leberzirrhose oder bei Behandlung mit Neuroleptika (▶ Kap. 21.2.1)
- Bewegungsstereotypien, z. B. Schaukelbewegungen des Oberkörpers können Ausdruck von seelischer Not und Vernachlässigung sein (psychischer Hospitalismus)
- Eingeschränkte Beweglichkeit, z. B. Akinese (Bewegungsarmut) und Tremor bei Parkinson-Syndrom, Paresen (unvollständige Lähmung) oder Plegien (vollständige Lähmung) bei Schlaganfall.

Allgemeine Pflegemaßnahmen bei Bewegungseinschränkungen

- Förderung der Eigenbewegung, Frühmobilisierung
- Tageslauf abwechslungsreich und anregend gestalten, evtl. zu Spaziergängen ermuntern
- Regelmäßige, kurze Gehstrecken in den Pflegealltag integrieren z. B. Patienten die letzten Schritte zum Tisch zu Fuß (mit entsprechender Unterstützung) gehen lassen
- Bestärken, ermutigen, loben. Patienten dazu anregen, selbstständig, im Rahmen seiner Möglichkeiten, immer wieder Bewegungsübungen durchzuführen
- Kreislaufbelastung langsam steigern, z. B. beim ersten Gehen im Zimmer, dann auf dem Stationsgang mit entsprechender Unterstützung des Physiotherapeuten

- Pflegemaßnahmen wirken:
  - Prophylaktisch, indem sie Veränderungen vermeiden, z. B. Kontrakturenprophylaxe (▶ Kap. 2.2.9), Thromboseprophylaxe (▶ Kap. 2.2.10), Dekubitusprophylaxe (▶ Kap. 2.2.11)
  - Als Teil der Therapie, z. B. Bobath-Konzept (▶ Kap. 2.2.4).

Therapieziele
- Frühestmögliche und bestmögliche Selbstständigkeit des Patienten
- Folgeschäden verhindern, z. B. Dekubitus, Thrombose, Kontrakturen, Abhängigkeit
- Bestmögliche Form der Bewegung für den Betroffenen finden, z. B. mit Selbsthilfegeräten oder Gehhilfen
- Neue Erlebnis- und Verhaltensweisen finden
- Bewältigungsstrategien entwickeln und der Situation anpassen, z. B. Selbstpflegetraining.

2.2.2 Rückengerechte Arbeitsweisen

> **Beachten**
> Eine **rückengerechte Arbeits- und Lebensweise** kann u. a. in sogenannten „Rückenschulen" der Krankenkassen erlernt werden. Hier erfolgt das Einüben einer rückengerechten Körperhaltung in Freizeit und Beruf unter Anleitung von Physiotherapeuten. Ziel ist ein „bewegter Lebensstil", der Rückenproblemen vorbeugt, vorhandene Beschwerden minimiert und dabei hilft, chronische Schmerzen zu vermeiden.

Technik des rückengerechten Hebens

Grundregeln: Richtige Ausgangsstellung (▶ Abb. 2.1), richtige Schwerpunktverlagerung, rhythmisches und koordiniertes Arbeiten, geeignetes Schuhwerk, Hilfsmittel einsetzen.
- Gerader Rücken
- Gebeugte Knie- und Fußgelenke
- Grätschstellung
- Fußspitzen geradeaus

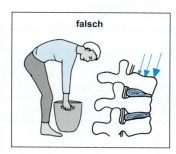
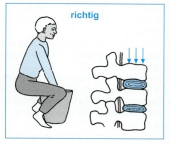

Abb. 2.1 Haltungen beim Heben [L157]

- Ganze Fußsohle am Boden, stabiler Stand
- Lasten so körpernah wie möglich hochheben
- Schwere Lasten zu zweit heben oder mit Lifter
- Schwere Gegenstände mit Mehrzweckwagen transportieren
- Entspanntes und natürliches Stehen und Sitzen
- Schreibtisch, Arbeitsplatz und Krankenbett in Arbeitshöhe → verhindert unnötige Belastung und Ermüdung.

Einsatz von Patientenliftern

Patientenlifter (Patientenheber) sind Hilfsmittel zur Verringerung der körperlichen Belastung während des Patiententransfers. Neben Liftern zum Liegendtransport oder zur Beförderung im Sitzen gibt es auch Stehlifter für Patienten mit erhaltener Teilaktivität. Die Prinzipien der rückengerechten Arbeitsweise, das personenbezogene Handling, z. B. nach Bobath (▶ Kap. 2.2.4) oder kinästhetischen Gesichtspunkten (▶ Kap. 2.2.3), sind auch beim Einsatz eines Lifters zu berücksichtigen. Eingesetzt werden Patientenlifter:

- Zum Transfer, z. B. von Bett zu Bett oder Bett zu Stuhl
- Zum Transfer vom Boden ins Bett nach einem Sturzereignis
- Zum Transfer vom Bett zum Duschstuhl oder in die Badewanne
- Bei Therapie- oder Diagnosemaßnahmen im Bett, z. B. Röntgen.

Vorbereiten

- Voraussetzung: Technische Funktionen (mechanisch, hydraulisch oder elektrisch) und Anwendung des Lifters sind den Pflegenden bekannt
- Funktion des Lifters und aller zur Anwendung notwendigen Bestandteile überprüfen, z. B. richtige Gurtgröße für den Patienten
- Bei Erstanwendung: Patienten mit dem Lifter vertraut machen
- Platz in der Patientenumgebung, auf dem beabsichtigten Weg und am Zielort schaffen
- Für Assistenz sorgen.

Durchführen

Beispielhaft wird die **Anwendung mit Gurtsystem** beschrieben:

- Patienten unterstützen, sich auf die Seite zu drehen. Gurt der Länge nach in das Bett einlegen und bis zur Hälfte aufrollen
- Patient dreht sich über den Gurt auf die andere Seite, damit die zusammengefaltete Hälfte des Gurts herausgerollt werden kann
- Patient legt sich auf den Rücken. Beingurt wird unter dem Oberschenkel durchgeführt
- Lifter über dem Patienten in Position bringen und Hebearm herabsenken. Gurte für Arme und Beine an den Haltevorrichtungen des Hebearms einhaken und sichern
- Patient mit der Fernbedienung zunächst nur ein kleines Stück nach oben bewegen und korrekten Sitz des Gurts überprüfen
- Eine Pflegende dirigiert den Hebearm des Lifters und unterstützt den Patienten ggf. am Kopf. Die zweite Pflegende fährt und bedient den Lifter
- Lifter in Richtung Zielort bewegen. Lifter langsam absenken und Gurtsystem entfernen.

D Tipps und Tricks
- Die vom Hersteller vorgeschriebenen technischen Wartungsintervalle einhalten. Beim Feststellen von Mängeln Lifter sofort zur Reparatur bringen

2

- Während der Anwendung Arme und Beine des Patienten vor Verletzungen schützen
- Den Aufenthalt im Lifter auf ein Minimum reduzieren
- Lifter immer so bewegen, dass der Patient in Fahrtrichtung blickt
- Ängsten und Befürchtungen des Patienten durch geeignete Maßnahmen begegnen, z. B. Ansprache und Körperkontakt
- Stehenden Lifter mit Feststellbremsen arretieren
- Gurtsystem am Zielort entfernen, sonst Gefahr von Druckstellen.

Nachbereiten
- Lage/Position und Bekleidung des Patienten überprüfen
- Auf Schmerzäußerungen des Patienten eingehen, z. B. Druckgefühl durch Gurtsystem
- Patientenumgebung wieder herrichten, z. B. benötigte Gegenstände in Reichweite bringen
- Lifter fertig zum nächsten Gebrauch an seinem festgelegten Platz abstellen, um Suchen und Stolperfalle für andere zu vermeiden.

2.2.3 Kinaesthetics

Definition
Kinaesthetics (Kinästhetik) ist eine Bewegungslehre, die sich mit der Empfindung und dem Ablauf der natürlichen menschlichen Bewegung beschäftigt. Kinaesthetics wird von unterschiedlichen Forschungs- und Handlungsbereichen beeinflusst: Verhaltenskybernetik und modernem Tanz.

Die Methode entstand Mitte der 1980er-Jahre durch Arbeiten von Lenny Maietta und Frank Hatch im Austausch mit Pflegenden und Therapeuten.
Ziele von Kinaesthetics:
- Bewegungsabläufe physiologisch und kräfteschonend gestalten
- Gesundheitsprophylaxe der Pflegenden betreiben
- Ressourcen des Patienten erkennen und gezielt einsetzen
- Angst-, stress- und schmerzfreies Bewegen für den Patienten ermöglichen
- Lernangebot an den Patienten für seine täglichen Aktivitäten machen
- Gesundheit fördern, sodass der Patient möglichst selbstbestimmt leben kann.
Schwerpunkt der Kinaesthetics ist die Wahrnehmung der eigenen Bewegungen; diese Wahrnehmung wird zum „Arbeitsmittel" bei pflegerischen Interventionen. Für den Einsatz sind die wichtigsten **Voraussetzungen** das Erlernen der Methode (Fort- und Weiterbildung), Kreativität und Flexibilität und nicht zuletzt der Wille zum Umdenken. Kinaesthetics ist nur in den entsprechenden Fortbildungsprogrammen zu erlernen, da es sich um ein Konzept ohne konkret vorgeschriebene Grifftechniken handelt. Es passt sich ganz individuell den Ressourcen und Fähigkeiten des Patienten und der Pflegenden an. Kinaesthetics kann nur durch eigenes Erfahren erlernt werden.

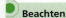

Beachten
Konzepte der Kinaesthetics
1. **Interaktion:** Durch die Handlung in eine Beziehung treten. Elemente der Interaktion sind die Sinne, die Bewegungselemente wie Zeit (Dauer und Geschwindigkeit), Raum (Ort, Richtung, Entfernung, Umgebung) und Anstrengung (Aufwand im Verhältnis zum Ergebnis) und die Interaktionsformen (einseitige, schrittweise oder gleichzeitig-gemeinsam)
2. **Funktionelle Anatomie:** Kinaesthetics teilt den menschlichen Körper in 7 Massen (Kopf, Brustkorb, Becken und die 4 Extremitäten) und 6 bewegliche Zwischenräume (Hals, Taille, Schulter- und Hüftgelenke) ein
3. **Menschliche Bewegung:** Bewegungsabläufe setzen sich aus Haltungs- und Transportbewegungen zusammen. Bewegungsmuster lassen sich in Spiral- und Parallelbewegungen einteilen
4. **Anstrengung:** Kinaesthetics unterscheidet 2 Anstrengungsformen: Ziehen und Drücken
5. **Menschliche Funktionen:** Hierzu zählen die einfache Funktion (Position und Grundposition) und die komplexe Funktion (Bewegung am Ort und Fortbewegung)
6. **Gestaltung der Umgebung:** Die Umgebung wirkt auf die Bewegung und die damit verbundene Anstrengung, z. B. beim Transfer vom Bett in den Rollstuhl. Die Anpassung der Umgebung an den Patienten fördert seine Lernfähigkeit, er findet selbst heraus, was für ihn gut ist. Eine gestaltete Umgebung verbessert die Selbstwahrnehmung des Patienten und fördert seine Beweglichkeit.

Literatur
Asmussen-Clausen M. Praxishandbuch Kinaesthetics. München: Elsevier, 2009.
Hatch F, Maietta L. Kinästhetik. 2. A. München: Elsevier, 2002.

Websites
Kinaesthetics Deutschland: www.kinaesthetics.de

2.2.4 Bobath-Konzept

Nikolaus Gerdelmann

Grundlagen und Prinzipien
Das **Bobath-Konzept** wurde für Menschen mit neurologischen Erkrankungen entwickelt. Es wird zunehmend auch bei allgemeinen Bewegungseinschränkungen genutzt.
Zu dem Konzept gehören sowohl spezifische physiotherapeutische als auch pflegerische Maßnahmen, die in Zusammenarbeit mit allen weiteren Berufsgruppen rund um die Uhr ausgeführt werden („24-Stunden-Management"). Zusätzlich werden, wenn möglich, Angehörige einbezogen. Es definiert den Begriff therapeutisch aktivierende Pflege.
Das Bobath-Konzept umzusetzen heißt, Bewegungsübergänge individuell mit den Betroffenen zu erarbeiten. In diesem Buch können lediglich theoretische Grundzüge erläutert werden. Zum Erlernen der Methoden ist die Teilnahme an anerkannten Kursen erforderlich.
Durch die zum großen Teil gleichen neurophysiologischen Grundlagen ergänzen sich die Konzepte der Therapie des facio-oralen Trakts (F.O.T.T.®), der Basalen

Stimulation® (▶ Kap. 2.12.2), der Lagerung in Neutralstellung (LiN ▶ Kap. 2.2.5), des Affolter-Modells sowie der Kinaesthetics (▶ Kap. 2.2.3) sehr gut.

Neurophysiologische Grundlagen

Es wird davon ausgegangen, dass das ZNS als ein „**Feedback-Feedforward-System**" arbeitet. Das bedeutet, es ist auf Reize angewiesen, um darauf reagieren zu können:

- Äußere Reize bietet die Umwelt, z. B. durch das Sehen, Hören
- Reize aus dem Körper, z. B. über die Stellung der Gelenke, den Dehnungszustand der Muskulatur, Druck, Schmerz = **Propriozeption.**

Diese Reize werden im ZNS wahrgenommen und verarbeitet. Sie werden mit schon gespeicherten Erfahrungen verglichen = **Feedback**, einem Ziel zugeordnet und lösen eine Aktivität aus = **Feedforward.** Diese Aktivität stellt durch die Veränderung der Stellung des Körpers einen veränderten Reiz dar und der Vorgang wiederholt sich.

Dieser Reiz-Reaktions-Kreislauf beruht auf der Vernetzung vieler Neurone in verschiedenen Systemen. Die Anzahl der vernetzten Neurone, welche die Systeme des ZNS verbinden, sind um ein Vielfaches höher, als die Anzahl der Neuronen zur Übertragung der Bewegung. Zudem haben Neuronen allgemein die Fähigkeit, ihren Phänotyp und damit auch ihre Aufgabe innerhalb der Vernetzung zu ändern = **Plastizität des Gehirns.**

Es gilt: Je ausgeprägter die Vernetzung, umso bessere Leistung bzw. selektive Bewegung ist möglich.

Nach einem Schlaganfall ist die neuronale Vernetzung zwischen den Systemen gestört. Das Bobath-Konzept versucht, an individuelle neuronale Vernetzung anzuknüpfen.

Beachten

Erscheinungsbilder bei zentralen Bewegungsstörungen:

- **Abnormer Haltetonus:** Muskelspannung ist erniedrigt (hypoton, schlaffe Lähmung) oder erhöht (hyperton, Spastik)
- **Wahrnehmungs- und Koordinationsprobleme,** auch neuropsychologische Störungen genannt, z. B.
  - **Neglect:** Gelähmte Körperhälfte wird nicht wahrgenommen, ist nicht real, somit wird auch nicht versucht, gerade zu sitzen. Dies kann so ausgeprägt sein, dass der betroffene Arm sich im Reifen des Rollstuhls verhakt und der Patient es nicht merkt. Wichtig ist, mit dem Patienten von seiner weniger betroffenen Seite aus Kontakt aufzunehmen, und dann die Aktivität auf die mehr betroffene Seite zu locken
  - **Pusher-Syndrom:** Durch die gestörte Körperwahrnehmung wird die Körpermitte in der Mitte der intakten Seite erlebt. Um dies zu kompensieren, drückt (drücken: to push) sich der Patient auf die mehr betroffene Seite, was die Pflege enorm erschwert.

Grundlegende Begriffe des Bobath-Konzepts

Individualität: Die normale Bewegung basiert auf erlernten Bewegungsprogrammen und gespeicherter Bewegungserfahrung und ist somit immer individuell.

Wahrnehmung und Verständnis, Ziel: Die normale Bewegung dient immer dem Erreichen eines Ziels, welches durch die Wahrnehmung und Verarbeitung von Reizen definiert ist.

Handlungsplanung: Die Planung der Ausführung von Bewegung kann durch häufiges Wiederholen automatisiert werden, sodass sie jederzeit vom ZNS abrufbar ist.

Veränderung der Unterstützungsfläche (USF): Der Mensch setzt der allgegenwärtigen Schwerkraft Muskelaktivität in Form von Haltetonus entgegen. Je größer die USF, desto besser kann das Körpergewicht an diese abgegeben werden und umso kleiner ist der Muskeltonus. Die Unterstützungsfläche wird ständig gewechselt, wenn der Mensch in Bewegung ist und wenn z. B. Pflegende den Körperkontakt bei Hilfestellung verändern.

Stabilität für Mobilität: Um uns bewegen zu können (Mobilität), benötigen wir in anderen Bereichen Stabilität. Um z. B. unsere Hand zu einem Ziel zu bewegen, benötigen wir Stabilität in der Schulter. Beide Komponenten können sich sehr schnell abwechseln. Die Stabilität wird in der Regel an der gegenüberliegenden Seite des Körpers gegeben.

Selektive Bewegung: Säuglinge bewegen sich zunächst sehr in Massenmustern = viele nebeneinander liegende Muskeln sind gleichzeitig in Aktion. Es gilt: Je weiter die neuronale Vernetzung stattgefunden hat, umso selektiver können wir uns bewegen und je mehr wir uns selektiv bewegen, desto stärker wird die neuronale Vernetzung gefördert.

Schlüsselpunkte: Jeder Körper verfügt über Kontrollpunkte, von denen aus der Muskeltonus im besonderen Maße beeinflusst werden kann. Diese sind das Becken, die beiden Schultergürtel, die Füße, die Hände und der Kopf. Ein zentraler Schlüsselpunkt **(ZSP),** dort laufen die Bewegungen zusammen, befindet sich in der Körpermitte, in der Höhe des 7./8. Brustwirbels.

Ein Beispiel: Stehen beide Schultergürtel vor dem ZSP (Schultern „hängen" nach vorne), ist die vorherrschende Muskelaktivität die Beugung (Flexion). Stehen beide Schultergürtel hinter dem ZSP, ist die vorherrschende Aktivität die Streckung (Extension).

Gleichgewicht: Wird gesteuert über die Koordination der Augen, der Propriozeption (→ Reize) und des vestibulären Systems. Alle 3 Faktoren benötigen Bewegung, um zu funktionieren = Gleichgewicht lernt man durch Bewegung und nicht durch den Versuch, sich statisch gerade zu halten! Gleichgewicht zu finden braucht Zeit. Die Unterstützung am Patienten muss schrittweise abgebaut werden, damit er die Chance hat, selbst aktiv zu werden.

Koordination: Hirnleistung, die erforderlich ist, um verschiedene Sinneseindrücke zu verarbeiten. Beispiel: Beim Essen führen wir die Gabel zum Mund, ohne ständig schauen zu müssen, wo die Gabel ist.

Umsetzung des Bobath-Konzepts

- Fähigkeiten des Patienten als Grundlage erkennen, diese mit den Defiziten abgleichen und an einer Aktivität arbeiten, die in einem sinnvollen Kontext für den Patienten steht
- Normale Bewegung variieren, indem man mit der leichteren Bewegung anfängt und in Richtung Komplexität steigert
- Bewegung in verschiedene Sequenzen einteilen, mit den Komponenten Stabilität und Mobilität
- Wahrnehmung über normale Funktionen beider Körperhälften fördern
- Körper in seinen Schlüsselpunkten in verschiedene Ausgangsstellungen zueinander bringen
- Auseinandersetzung des Körpers mit der Schwerkraft durch Veränderung der Unterstützungsfläche beeinflussen

2

- Über Rotation arbeiten, um Extension (Streckung) und Flexion (Beugung) miteinander zu verbinden und so Massenstreckung (en bloc) zu verhindern
- Selektive Bewegung erfahrbar machen und üben
- Gleichgewicht durch Bewegung trainieren
- Nötige Schutzgriffe anwenden
- Hilfe zur Selbstständigkeit bei sinnvoller Kompensation geben.

! Tipps und Tricks
Bewegung und Gleichgewicht werden am leichtesten erlernt, wenn sie im Alltag erfahren werden, z. B. durch das Anziehen der Schuhe auf der Bettkante.

Handling
- Durch aktivierendes Handling wird dem Patienten Bewegung erfahrbar gemacht
- Den richtigen Weg zu finden heißt, den Patienten zu beobachten, zu spüren und verschiedene Wege auszuprobieren
- Bei allen Bewegungen ist besonders der **Schlüsselpunkt Kopf** zu integrieren
- **Aufstellen der Beine:** Das mehr betroffene Bein wird zunächst gerade zur Hüfte ausgerichtet, der Fuß ins Gelenk bewegt und das Bein von hier aus aufgestellt. Dient auch der Kontrakturenprophylaxe
- **Fortbewegung im Bett** kann über Bridging (Brücke bauen) stattfinden. Nach dem Aufstellen der Beine wird das mehr betroffene Bein stabilisiert. Am Oberschenkel wird die Bewegung Richtung Knie eingeleitet und je nach Fähigkeit des Patienten das Gesäß seitwärts unterstützt. Dabei darauf achten, dass die Bewegungen klein sind, um eine Massenstreckung im Rücken zu verhindern
- **Das Aufsetzen an die Bettkante** muss nicht immer über die mehr betroffene Seite stattfinden. Im Laufe der Rehabilitation lernt der Patient, sich über beide Seiten an die Bettkante zu setzen. Das Aufsetzen aus der Diagonalen unterstützt die Rotation. Die Methode, den Patienten auf die Seite zu drehen und ihm dann hoch zu helfen, findet oft durch eine en-bloc-Bewegung statt (besonders beim Griff unter die Schulter) → Massenstreckung
- **Transfer:** Kann im Sitzen (tiefer Transfer) oder im Stehen (hoher Transfer) durchgeführt werden. Beide Formen stoßen die normale Bewegung an. Der Patient nimmt Bewegungsrichtung und Ziel wahr. Die selektive Bewegung (Beckenkippung) muss erreicht werden. Zu beachten ist: Bei Unterstützung am Gesäß wird der Patient getragen und ist passiv. Bei Unterstützung am Rumpf, wird er stabilisiert und ist aktiver
- **Gehen** lernt man nur durch gehen
- **Gleichgewicht** lernt man durch Bewegung. Sehr günstig ist z. B. das Schuheanziehen an der Bettkante. Hierbei findet ein ständiger Wechsel der Unterstützungsfläche statt. Der Patient konzentriert sich auf das Anziehen der Schuhe, der Rest der Bewegung wird automatisch abgerufen. Schuhe dem im Bett liegenden Patienten anzuziehen, ist zwar sicher und bei bestimmten Patienten u. U. notwendig, stellt jedoch keine Förderung dar
- **Individuelle Gestaltung des Patientenzimmers:** Bei allen gewohnheitsmäßigen Aktivitäten Zuwendung zur betroffenen Seite fördern:
  - Bett so im Raum platzieren, dass die betroffene Seite beim Handling integriert werden kann

– Nachtschrank und -tisch auf betroffener Seite platzieren, wenn der Betroffene die Möglichkeit hat, diese zu erreichen
– Angehörige aufklären, evtl. Besucherstuhl auf die betroffene Seite stellen.

> **! Tipps und Tricks**
> Patientenaufrichter entfernen. Er verleitet zum einseitigen Gebrauch der intakten Seite. Das Hochziehen unterstützt die Massenstreckung und so die Bewegung en bloc.

2

Sekundäre Erkrankungen sind insbesondere die schmerzhafte Schulter sowie Probleme in der Hüfte. In der normalen Bewegung bewegt sich der Arm, wenn er angehoben wird, automatisch mit in die Außenrotation, das Schulterblatt bewegt sich mit in Protraktion. Beide Bewegungen finden bei einem paretischen Arm nicht statt. **Folge:** Subluxation des Oberarmkopfs aus der Rotationsmanschette. Die Subluxation an sich ist nicht schmerzhaft. Erst ein falsches Bewegen des Arms (Anheben, den Arm vom Rumpf „abhebeln") führt zu Mikrotraumen und schließlich zu einer Entzündung.

Schulterschutzgriff
Der Schulterschutzgriff dient der Vorbeugung von Schulterkomplikationen. Die Pflegeperson steht hinter dem Patienten. Der Rumpf des Patienten wird zur betroffenen Seite verlagert. Indirekt bewegt sich der Arm vom Rumpf weg. Die Pflegeperson gleitet mit der Hand am seitlichen Thorax entlang bis an den Oberarm, möglichst nahe der Achselhöhle. Der Arm kann nun gut in die Außenrotation geführt werden, die Hand gibt dem Rumpf eine gewisse Stabilität. Die andere Hand der Pflegeperson gibt dem Schulterdach während der Vorbereitung etwas Halt und kann dann das Gewicht des Arms übernehmen. Dieser Griff kann auch von vorne durchgeführt werden.
Später lernt der Patient, seinen Arm am Ellbogen selbst zu halten.

Positionierung (Lagerung)

- Heute spricht man meist nicht mehr von Lagerungen, sondern von Positionierungen. Der heute gebräuchliche Begriff „Positionierung" (statt „Lagerung") macht deutlich, dass der Patient in eine Position begleitet wird, aus der heraus er eine Aktivität durchführen kann. Dies kann auch ein tiefer erholsamer Schlaf sein → bei der Aufnahme nach der Einschlafstellung zu Hause fragen und den Patienten beobachten. Eine Lagerung ist erst dann gut, wenn sie vom Patienten akzeptiert ist
- Voraussetzung für die Akzeptanz einer Positionierung ist deren Anpassung an individuelle Bedürfnisse und Wünsche. Es muss nicht immer die mehr betroffene Seite sein. Die Lage soll bequem sein. Probleme durch Zusatzerkrankungen wie Herzinsuffizienz, Atemnot etc. müssen berücksichtigt werden
- Ist die Lieblingsposition des Patienten beobachtet worden, sollte auch dokumentiert und für längere Schlafphasen eingesetzt werden.

Allgemeine Ziele

- **Prophylaxen:** Pneumonie-, Dekubitus- und Kontrakturenprophylaxe findet u. a. durch regelmäßige Positionswechsel und aktives Handling statt
- **Schmerzfreiheit:** Jede Lage muss schmerzfrei sein. Bei Patienten mit Paresen ist insbesondere auf die mehr betroffene Schulter und Hand zu achten → die

Schmerzen entstehen als sekundäre Folge der Hemiplegie und können verhindert werden

- **Sicherheit:** Mit dem Patienten abklären, ob seitliche Bettbegrenzungen verwendet werden können. Dies kann aufgrund von Wahrnehmungsstörungen und/oder motorischer Unruhe angebracht sein. Die Patientenrufanlage in erreichbarer Nähe anbringen und sich vergewissern, dass der Patient sie bedienen kann
- **Zu beachten:** Patienten niemals direkt auf den Humeruskopf, sondern auf dem in Mittelstellung stehenden Schulterblatt positionieren. Ein übertriebenes „Herausziehen" der Schulter überdehnt die Muskulatur und die Funktion der Schulter, Stabilität zu geben, wird verhindert. Den Oberarm in leichter Außenrotation ablegen.

Spezielle Ziele

- **Förderung der Wahrnehmung:** Durch aktive Gestaltung der Position, da der Patient durch Bewegung eine besonders gute Rückmeldung über die Stellung seiner Gelenke und den Spannungszustand seiner Muskeln bekommt. Je weniger Lagerungsmittel eingesetzt werden, desto aktiver ist die Position. Kann der Patient nicht ausreichend aktiv sein, sind Bettdecken Kissen vorzuziehen
- **Beeinflussung des Muskeltonus durch Veränderung der Unterstützungsfläche:** Damit sich der Patient entspannen kann, muss er Unterstützungsfläche annehmen. Zwei Möglichkeiten stehen zur Verfügung:
  - Durch das Handling der Pflegenden wird die Muskulatur des Patienten entspannt, der Patient kann die Unterstützungsfläche annehmen
  - Durch den Einsatz von Lagerungsmaterialien wird Unterstützungsfläche zum Patienten gebracht. Je schwerer der Patient in seinem Haltetonus gestört ist, umso mehr Materialien benötigt er. Bei einem positiven Verlauf der Rehabilitation verringert sich die Anzahl der Lagerungsmaterialien
- **Beeinflussung des Muskeltonus durch verschiedene Stellungen der Schlüsselpunkte:** Durch abwechselnde Positionen werden die Schlüsselpunkte in veränderte Stellungen gebracht und somit ein anderer Muskeltonus vorgeschaltet. Dies wird z. B. bei der Seitenlagerung erreicht, wenn sich der Patient zeitweise am Rücken anlehnt und dann wieder mehr bauchwärts liegt
- **Anbahnen normaler Bewegung:** Die Berücksichtigung der eben genannten Elemente der normalen Bewegung bahnt normale Bewegung an.

Arbeiten in der Alltagswelt des Patienten

Der Alltag bietet viele Situationen, den Patienten bei seiner neuronalen Reorganisation zu unterstützen. Dies erfolgt z. B. durch das Abfordern von bekannten Bewegungen und durch die Aktivierung aus verschiedenen Ausgangsstellungen heraus.

Beispiele zum Abfordern bekannter Bewegungen

- Patienten kommen am Waschbecken plötzlich besser in die Vorlage, weil es für sie normal ist, sich zum Waschen vorzubeugen
- Patienten, die am Waschbecken mit Hilfe stehen können, werden beim Kämmen häufig aufrechter, stehen lockerer und lassen sich evtl. mit einer Hand vom Waschbecken los, üben so automatisch ihr Gleichgewicht
- Patienten spülen sich ausführlich den Mund und zeigen dabei eine gute Mundmotorik, während sie beim Essen damit Probleme haben. Dies sind „Pre-Set-Situationen", in denen sich angebahnte Bewegungen besonders gut abrufen lassen.

Beispiele zu unterschiedlichen Ausgangsstellungen

Im Rahmen der Morgentoilette

- **Ausgangsstellung Bett:** Bei stark betroffenen Patienten kann die Morgentoilette komplett im Bett durchgeführt werden:
  - Position: Stabiler Sitz im Bett oder Liegen auf der mehr betroffenen Seite. Durch Kissen oder Bettdecken Stabilität anbieten, um aktive Bewegung zu ermöglichen. Der Patient soll seine Körperformen gut wahrnehmen und dem Waschvorgang folgen können. Daher das entsprechende Körperteil fest anfassen und unter leichtem Druck waschen
  - Steht die Pflegeperson hinter dem liegenden Patienten, kann sehr gut in die Rotation gearbeitet, Unterstützungsfläche verändert und Körperwahrnehmung gefördert werden

- **Unterkörper im Bett waschen/Oberkörper am Waschbecken:** Es gibt 2 verschiedene Ausgangsstellungen. Abrufen mehrerer Aktivitäten durch Integration des Patienten. Bei der Intimpflege im Bett lassen sich z. B. viele Aktivitäten abrufen. Am Waschbecken sollte der Patient auf einem festen Stuhl oder Hocker sitzen, da Armlehnen die Dynamik verhindern. Ein Rollstuhl zwingt den Patienten in Rückenlage, insbesondere wenn die Füße auf den Fußrastern stehen. Die wenige Kraft, die der Patient hat, geht in den sich bewegenden Reifen verloren

- **Ausgangsstellung Stand:** Das Stehen am Waschbecken ist eine günstige Gelegenheit, den Stand mit dem Patienten zu üben. Beispiel: Der Patient sitzt, die Pflegende steht an der mehr betroffenen Seite, geht in Schrittstellung und gibt mit einer Hand Stabilität am Knie. Die Pflegeperson kommt mit ihrem Becken an das Becken des Patienten, die zweite Hand umfasst den Rumpf. Zusammen machen Patient und Pflegeperson die Bewegung zum Stand. Das Becken der Pflegeperson schiebt sich dabei hinter das Becken des Patienten, das Knie wird durch das Knie der Pflegeperson gestützt. Steht der Patient und führt Handlungen durch, kommt es automatisch zu Gewichtsverlagerungen, wodurch das Gleichgewicht trainiert wird

- **Duschen:** Beim Duschen findet viel Bewegung, Rotation und Gewichtsverlagerung statt. Zusätzlich zum therapeutischen Nutzen wirkt es außerdem im Sinne der basalen Stimulation (▶ Kap. 2.12.2). **Vorsicht:** Strengt sich der Patient allerdings zu sehr an, verfällt er schnell in Massenbewegungen, der therapeutische Ansatz geht verloren

- **Ankleiden:** Der Patient zieht möglichst seine normale Kleidung an und sucht sie auch mit aus. Beispiel Pullover anziehen: Den mehr betroffenen Arm mit dem Schulterschutzgriff anheben und den Patienten selbst den Pullover über den Arm ziehen lassen. Pullover über die Schulter und weit genug mit nach außen ziehen. Entweder den Pullover jetzt über den Kopf und dann durch den zweiten Ärmel führen oder umgekehrt. Hilft der Patient, seinen Pullover selbst gerade zu ziehen, führt dies zu sinnvollen Rotationsbewegungen im Oberkörper und das Gleichgewicht wird trainiert.

Tab. 2.1 Pflegerischer Befundbogen	
Allgemeine Beobachtungen	
Kommunikation (Mimik, Aktivitäten, Erzählen möglich?)	Wie kann ich mit dem Betroffenen kommunizieren? Versteht er mich? Kann er sich ausdrücken? Was drückt er nonverbal aus?

Tab. 2.1 Pflegerischer Befundbogen *(Forts.)*

Selbsteinschätzung des Betroffenen	Kennt er seine Diagnose? Kennt er die pflegerischen Schwerpunkte? Schätzt er sich selbst mit seinem Können realistisch ein?
Welche Ziele formuliert der Betroffene?	Formuliert er Ziele, wie es weitergehen soll? Sind diese im pflegerischen Alltag zu integrieren?
Sonstiges	Familiärer Kontext? Nebendiagnosen? Andere Schwerpunkte?
Hirnleistung	
Erkennbare Störungen (z. B. Neglect, Apraxie)	Ist seine Wahrnehmung gestört? Kann er seine Handlungen koordinieren? Vernachlässigt er seine mehr betroffene Seite?
Muskeltonus	
Körperhaltung im Alltag	Hat er überwiegend einen hypotonen oder hypertonen Muskeltonus? Ist er eher locker oder fest?
Wie stehen die Schlüsselpunkte zueinander?	Ist er mehr zu einer Seite gebeugt oder liegt, sitzt, steht er gerade? Ist er mehr in Beugung oder Streckung?
Bewegungsübergänge	
Fähigkeiten	Welche Körperteile kann er bewegen? Welche Bewegungsübergänge beherrscht er?
Defizite	Welche Bewegungsübergänge beherrscht er nicht?
Erkennbare Strategie (sinnvoll?)	Wie sieht die Strategie des Betroffenen aus, seine Bewegungsübergänge zu gestalten? Ist diese Strategie sinnvoll oder führt sie ihn in eine Sackgasse?
Art und Weise der Bewegungsübergänge (selektiv?)	Macht er die Bewegungsübergänge selektiv oder bewegt er sich nur in einem Block und macht sich fest?
Art und Weise der Kompensation?	Macht er alles mit der weniger betroffenen Seite? Arbeitet er sehr viel über Kraft?
Erkennbare Veränderungen im Grundmuster?	Verändert er die oben beschriebene Körperhaltung oder bleibt er immer im selben Muster und erschwert sich somit die Bewegung?
Ansatzpunkte für die Pflege	
Hauptprobleme	Aus der pflegerischen Befundung lassen sich verschiedene Hauptprobleme ableiten. Diese werden in Anlehnung an den ICF (International Classification of Function) eingeteilt in: Motorik, Sensorik, Perzeption (Wahrnehmung), Biomechanik, Kognition (Denken), Emotion (Antrieb). Viele Patienten haben mehrere Probleme, im Alltag werden nicht mehr als 2 pflegerisch definiert.
Aktivitäten, an denen die Pflegenden mit dem Patienten arbeiten können	Aktivitäten können aus den o. g. Ausgangsstellungen definiert werden, z. B. „Sitzen am Waschbecken, um sich den Oberkörper zu waschen". Wichtig ist, dass die Aktivitäten konkret genannt sind. Ziele wie „Wahrnehmung fördern" sind zu allgemein. Aktivitäten müssen in einem sinnvollen Kontext mit dem Patienten stehen, d. h., es muss für ihn oder die Angehörigen einen Sinn haben, diese Funktionen zu üben.

Beachten
Gestaltung von Aktivitäten: Aktivitäten stehen immer in Beziehung zueinander (▶ Abb. 2.2). Beispiel:
Die **Aufgabe** heißt „Sitzen am Waschbecken, um sich den Oberkörper zu waschen". Die **Person** ist der Patient mit seinen Fähigkeiten und Hauptproblemen, wie sie im pflegerischen Befundbogen (▶ Tab. 2.1) erkannt sind. Die **Umgebung** können u. a. die Angehörigen, die Kompetenz der Pflegenden im therapeutischen Team oder die Auswahl und Qualität der Hilfsmittel sein. Die Ausführung einer Aktivität kann nur so gut sein, wie jeder der 3 Faktoren gestaltet ist.

Tipps und Tricks
- Durch Anwendung des Befundbogens umfassend die Möglichkeiten des Betroffenen ermitteln und die Pflege danach ausrichten
- Nur ein informierter, aufgeklärter Patient kann aktiv an dem Konzept teilnehmen
- Aufbau der Maßnahmen an den Fähigkeiten des Patienten orientieren
- Prinzipien immer und von allen Beteiligten, auch die Angehörigen, einhalten
- Enge Zusammenarbeit mit Angehörigen und anderen Berufsgruppen machen aus Einzelmaßnahmen ein Konzept
- Schulterschmerzen werden durch falsches Handling gefördert. Den Arm beim Waschen nicht auf dem Waschbecken ablegen
- Will man dem Patienten beim Waschen und Anziehen möglichst viel Dynamik geben, ist experimentelles Pflegen, zusammen mit genauer Beobachtung, erforderlich.

Umgang mit Spastizität

Spastizität wird heute vorwiegend als „Hypertonus" bezeichnet, da sie als überschießende, normale Bewegung betrachtet wird. Es findet eine veränderte Verarbeitung von Plus- und Minus-Stimuli im ZNS statt.
Im Wesentlichen gibt es 3 **Ursachen:**
- Hypotone Körperabschnitte, vor allem der Rumpf, führen zu hypertonen Extremitäten
- Sensibilitätsstörungen erhöhen den Tonus
- Hyperaktivität auf der weniger betroffenen Seite fördert den Hypertonus in der mehr betroffenen Seite.

Assoziierte Reaktionen sind Bewegungen, die begleitend auftreten. Bewegt sich der Patient und hat nicht genügend Stabilität im Rumpf, führt dies zu einer Tonuserhöhung an der mehr betroffenen Seite. Der Arm beugt sich, das Bein geht in Streckung. Diese Bewegung ist nur grobmotorisch, kann nicht für die Feinmotorik genutzt werden. Hat der

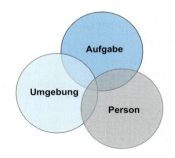

Abb. 2.2 Gestaltung von Aktivität: Aufgabe, Person und Umgebung stehen in Beziehung zueinander [L157]

Patient durch Lagerungshilfsmittel oder pflegerische Unterstützung genügend Stabilität, ist diese Reaktion nicht notwendig. Häufig helfen Rumpfwickel (wie sie oft postoperativ oder bei Rückenproblemen angewendet werden), die von den Rippenbögen bis zum Beckenkamm angelegt werden.

Pflegerische Maßnahmen beim Umgang mit Hypertonus
- **Lösen von Hypertonus:** Bevor ein Hypertonus gelöst werden kann, muss genügend Stabilität gegeben werden, vor allem am Rumpf. Dies kann mit Lagerungsmaterialien oder einem Rumpfwickel erreicht werden. Sensibilität wird gefördert, indem man die Extremitäten klar berührt und ausstreicht (Kap. 2.12.2). Die Bewegung wird zunächst in die Richtung geführt, die der Körper vorgibt. D. h. sind die Arme gebeugt, werden sie zunächst noch mehr gebeugt und am Körper bewegt. Erst dann wird die Gegenbewegung eingeleitet. Die Körperabschnitte werden von körpernah nach körperfern gelöst
- **Vermeiden falscher Reize,** wie einseitige Belastungen, Angst, Schmerz, weil dies zu Hypertonus führt.

> **Beachten**
> **Leitgedanken**
> - Es muss dem Patienten Freude machen, dass er wieder etwas kann
> - Zuerst wird gesehen, was der Patient in seinem Alltag kann, erst dann werden seine Defizite registriert (Paeth-Rohlfs, 2010).

Literatur
Friedhoff M, Schieberle D. Praxis des Bobath-Konzepts. Stuttgart: Thieme, 2014.
Gold K, Schlegel Y, Stein KP. Pflege konkret Neurologie Psychiatrie. 5. A. München: Elsevier, 2018.
Nydahl P. Wachkoma. Betreuung, Pflege und Förderung eines Menschen im Wachkoma. München: Elsevier, 2010.
Paeth-Rohlfs B. Erfahrungen mit dem Bobath-Konzept. Grundlagen, Behandlung, Fallbeispiele. Stuttgart: Thieme, 2010.
Pickenbrock H. Multimodale Therapie bei spastischen Bewegungsstörungen. Berlin: Lehmanns Media, 2009.

Website
www.bika.de (Bobathkurse)

2.2.5 Lagewechsel und Positionierung

Heidrun Pickenbrock

Die **Lagerung** von Patienten gehört zu den grundlegenden pflegerischen Maßnahmen bei Patienten, die ihre Position nicht ausreichend selbstständig verändern können. Sie spielt eine entscheidende Rolle, um sekundäre Probleme zu vermeiden. So können die Bauch- und 135°-Lage und das Sitzen im Bett nosokomiale Pneumonien verhindern und den Gasaustausch bei ARDS verbessern. Um Dekubitus vorzubeugen, muss der gefährdete Patient regelmäßig umgelagert werden und es muss eine große Auflagefläche gewährleistet sein. Häufig werden dafür Weichlagerungssysteme benutzt. Diese haben jedoch den Nachteil, dass die Eigenbewegung des Patienten erschwert und die Körperwahrnehmung herabgesetzt wird.

Beachten
„Lagern" bzw. „Positionieren" bezieht den Pflegebedürftigen möglichst aktivierend ein, um von einer Position in eine andere zu wechseln.

Ziele von Lagerung

- Wohlfühlen über längere Zeit gewährleisten
- Lagerungsbedingte Schmerzen vermeiden
- Dekubitusprophylaxe (▶ Kap. 2.2.11)
- Atemunterstützung (Pneumonieprophylaxe ▶ Kap. 2.4.5)
- Kontrakturenprophylaxe (▶ Kap. 2.2.9)
- Bewegungsunterstützung
- Bei zentral-neurologischen Krankheitsbildern:
  - Einfluss auf Muskeltonus
  - Unterstützung der funktionellen Wiederherstellung
  - Hirnprotektion in der akuten Phase.

LiN – Lagerung in Neutralstellung

Lagerung in Neutralstellung, kurz LiN, ist ein relativ **neues Lagerungskonzept,** das im neurologischen Bereich entwickelt wurde, sich aber gut für alle bewegungseingeschränkten Patienten eignet (▶ Tab. 2.2).

LiN konnte in einer Studie im Vergleich zu herkömmlicher Lagerung einen positiven Effekt auf die passive Beweglichkeit nachweisen. Dazu wurde LiN als wesentlich bequemer empfunden als herkömmliche Lagerung (Pickenbrock, 2015).

Tab. 2.2 Gemeinsamkeiten und Unterschiede von herkömmlicher Lagerung und LiN – Lagerung in Neutralstellung

Herkömmliche Lagerung	LiN – Lagerung in Neutralstellung
Wenig Fokus auf Stellung der Körperabschnitte zueinander	Körperabschnitte sind günstig zueinander positioniert: keine muskuläre Überdehnung oder übermäßige Annäherung (so weit wie möglich in Neutral-Null-Stellung)
So wenig Lagerungsmaterial wie möglich, so viel wie nötig	Verwendung von ausreichend viel Lagerungsmaterial
Der Körper folgt der Wirkung der Schwerkraft und passt sich der Unterlage an	Aufhebung bzw. Minimierung der Wirkung der Schwerkraft
Das Lagerungsmaterial wird an bestimmte Stellen gelegt	Das Lagerungsmaterial stabilisiert mit spezifischen Techniken Körperabschnitte
Es entstehen Druckpunkte	Konsequente Druckverteilung
Es entstehen Hohlräume	Vermeidung von Hohlräumen
Übliche Positionen: Rückenlage, 30°-Seitenlage, 90°-Seitenlage, 135°-Seitenlage, Bauchlage, Sitzen im Bett und Stuhl	
Bei medizinischer Notwendigkeit bestimmt die Indikation die Wahl der Position, sonst die Vorlieben des Patienten	
Lagerungsintervalle richten sich nach der medizinischen Indikation, sonst nach der Tages- bzw. Nachtzeit	

Durch die Verwendung von deutlich mehr Lagerungsmaterial als gewohnt entsteht eine große Auflagefläche, die sich günstig bei der Prophylaxe von Dekubitus erweist und eine positive Wirkung auf den Komfort hat (Pickenbrock, 2017). Als Lagerungsmaterial eignen sich Steppdecken, für den Kopf und Hals große Federkissen. Sie werden „angestopft" oder „anmodelliert".

Beachten
Die folgenden Vorschläge gelten für Schwerstpflegebedürftige mit hoher Dekubitusgefahr; sonst die hier beschriebenen Lagerungen individuell reduzie-

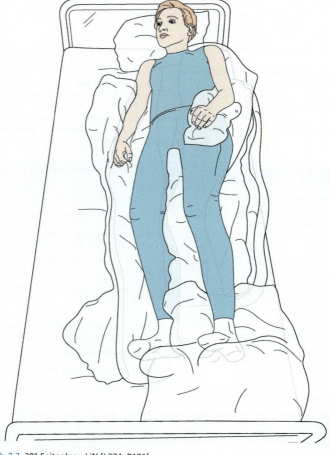

Abb. 2.3 30°-Seitenlage LiN [L274; P171]

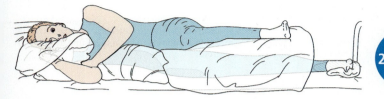

Abb. 2.4 90°-Seitenlage LiN [L274; P171]

ren. Bei Pflegebedürftigen mit Kontrakturen bringen die Pflegenden die einzelnen Körperabschnitte so weit wie möglich in die vorgeschlagenen Positionen und unterstützen sie vollständig.

Körperabschnitte günstig lagern

- Der Rumpf ist in allen Positionen symmetrisch
- Die Wirbelsäule ist entsprechend ihrer normalen Krümmungen doppel-s-förmig gestreckt
- Der Kopf und Hals liegen in Verlängerung der Wirbelsäule
- Die Ellbogen liegen nahe am Rumpf
- Die Hände wechselnd als Faust und in einer Funktionsstellung lagern
- Die Oberschenkel, Unterschenkel und Füße haben den gleichen Abstand zueinander
- Zur Spitzfußprophylaxe die Füße in einem rechten Winkel zum Unterschenkel stabilisieren.

Rückenlage, 30°-Seitenlage und Bauchlage

- Die günstigste Stellung der Körperabschnitte zueinander entspricht der des aufrecht stehenden Menschen
- In der 30°-Seitenlage (▶ Abb. 2.3) die tiefer liegende Körperseite, d. h. die linke bei einer linken 30°-Seitenlage, durch eine Steppdecke gegen das Absinken durch die Schwerkraft abstützen.

90°-Seitenlage

- Beide Beine oder das obere Bein gebeugt (▶ Abb. 2.4)
- Den Rumpf mit mind. einer mehrfach gefalteten Steppdecke quer unter den Rumpf unterlagern und ihn vorne und hinten stabilisieren, wobei die untere Schulter frei bleibt
- Den Kopf und die Halswirbelsäule mit 2 Kopfkissen unterlagern.

Beachten
- Kopfteil nicht regelhaft erhöhen!
- Ausnahmen:
  - Bei Patienten mit Pneumoniegefahr das Kopfteil mindestens 30°, eher 45° erhöhen
  - Bei Patienten mit Herzinsuffizienz

- Wird das Kopfteil erhöht, sicherstellen, dass sich der Bettknick auf der Höhe der Hüfte des Patienten befindet.

135°-Bauchlage

Die 135°-Bauchlage (▶ Abb. 2.5) sowie die komplette Bauchlage und das Sitzen im Bett werden in Betracht gezogen, um Pneumonien zu verhindern und die Mortalität bei Lungenversagen zu reduzieren.

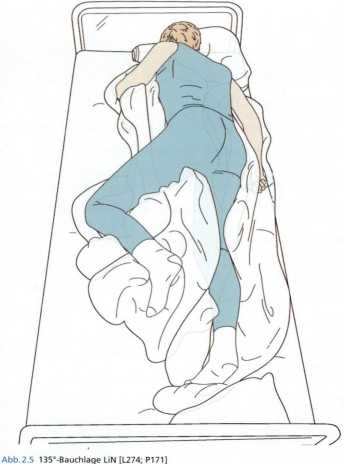

Abb. 2.5 135°-Bauchlage LiN [L274; P171]

Der Körper liegt halb auf dem Bauch.
- Den Bauch und die tiefer liegende Körperseite, d. h. die linke bei einer linken 135°-Bauchlage, durch eine Steppdecke gegen das Absinken durch die Schwerkraft abstützen
- Ein kleines Kissen für Halswirbelsäule und Kopf reicht häufig.

Stabiler Sitz im Bett
Das Sitzen (im Bett und Stuhl) zur Frühmobilisation verbessert die Genesung und kann Krankenhausaufenthalte verkürzen. Bei Herzinsuffizienz (▶ Kap. 7) eignet sich der stabile Sitz im Bett als Herzbettlage.
- Die Hüften und Knie werden gebeugt gelagert → erleichtert aufrechten Rumpf
- Hüftgelenk und Bettknick sind auf gleicher Höhe
- Häufig Oberschenkel nicht parallel, sondern wie bei einem Schneidersitz positionieren (gilt v. a. für Patienten mit Einschränkungen in der Hüftbeugung)
- Den Rumpf von beiden Seiten gut abstützen
- Das Kopfteil hochstellen, wenn möglich Fußteil nach unten (negativer Trendelenburg).

Sitzen im Stuhl
- Bei Faltrollstühlen die Sitzfläche mit gefalteten Handtüchern auspolstern, damit sie nicht durchhängt (▶ Abb. 2.6, ▶ Abb. 2.7)
- Vermeiden, die Beine hochzulegen, da dies den Rumpf einsinken lässt. Ausnahme: Ödembildung der Füße und Beine.

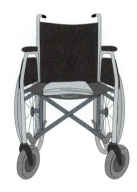

Abb. 2.6 Sitzfläche des Rollstuhls bei Bedarf mit Handtüchern abpolstern [L274; P171]

Dehnlagerungen in LiN
Zur Behandlung von Bewegungseinschränkungen (Kontrakturen) werden Körperabschnitte soweit gedehnt, dass ein Dehnungsgefühl entsteht. In dieser Position werden sie maximal unterstützt. Das kann über die Neutralstellung hinausgehen, z. B. um die Intimpflege zu erleichtern, die Beine weiter als hüftbreit spreizen.

Weitere Lagerungen
- Stabile Seitenlage (Notfall-Lagerung ▶ Kap. 23.4)
- Rückenlage (Flachlagerung mit kleinem Nackenkissen, ggf. mit Knierolle), z. B. kurzfristig für Untersuchungen

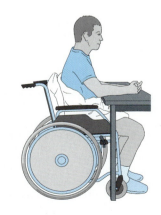

Abb. 2.7 Sitzen im Stuhl [L190; P171]

- Herzbettlage (▶ Abb. 7.2)
- Trendelenburg-Lage/Schocklage (ganzes Bett schräg stellen, Kopf tief), z. B. im Schock, bei Kreislaufversagen
- Mikrolagerung (kleinste Lageveränderungen mithilfe von zusammengelegten Handtüchern, Waschlappen) zur Dekubitusprophylaxe; Intervalle von 10–15 min nötig; ersetzt nicht die regelmäßigen Positionswechsel
- Drainagelagerung (▶ Kap. 9).

2

> ❗ **Tipps und Tricks**
> - Ressourcen des Patienten nutzen, um seine Eigenständigkeit zu fördern
> - Druckpunkte vermeiden. In allen Positionen dekubitusgefährdete Körperbereiche (z. B. Knöchel, Ohr) abpolstern
> - Patienten nach individuellem Bewegungsplan beim Lagewechsel unterstützen (kein starres Wechselintervall alle 2 h). Dabei möglichst aktivierend und gewebeschonend vorgehen (Scherkräfte vermeiden).

Literatur
Berg E. LiN – Lagerung in Neutralstellung. In: Pickenbrock H. (Hrsg.). Den Patienten im Blick. Lagerungsmethoden auswählen (Lerneinheit). CNE.fortbildung 2018.
Pickenbrock H. et al. Conventional versus neutral positioning in central neurological disease – a multicentre randomized controlled trial. Deutsches Ärzteblatt International. 2015; 112: 35–42.
Pickenbrock H. et al. Support pressure distribution for positioning in neutral versus conventional positioning in the prevention of decubitus ulcers: a pilot study in healthy participants. BMC Nursing. 2017; 16: 60.

Website
Lagerung in Neutralstellung www.lin-arge.de

2.2.6 Mobilisation

Mobilisieren im Bett
- Bei bettlägerigen, immobilen Patienten und bei Ruhigstellung von Gelenken, z. B. Gips, Schiene, sind isometrische Spannungsübungen sinnvoll (Spannungsentwicklung ohne Muskelverkürzung), z. B. Drücken gegen einen tatsächlichen oder gedachten Widerstand, ohne dass dabei Bewegung entsteht (statische Haltearbeit)
- Im Gegensatz dazu die isotonische Kontraktion, bei der sich ein Muskel bei unveränderter Spannung verkürzt. Sie ist immer mit der isometrischen Muskelspannung verknüpft. Isotonische Übungen: passive Maßnahmen (Bewegung bei völlig entspannter Muskulatur), aktive Maßnahmen gegen Widerstand.

Mobilisieren außerhalb des Betts
- Nach Möglichkeit grundsätzlich Frühmobilisation, d. h. Aufstehen und Umhergehen 12–24 h nach einer Operation (▶ Kap. 17.3.2)
- Schmerzmittel ggf. eine halbe Std. vor der Mobilisation verabreichen (ärztliche Anordnung)
- Schrittweises Vorgehen: Aufsetzen, Sitzen am Bettrand zur langsamen Gewöhnung an die aufrechte Haltung, kurzes Stehen
- Sitzen im Stuhl: Patienten beim Anziehen unterstützen, ggf. zu zweit zum Stuhl begleiten, Kreislaufsituation beobachten (Hautfarbe, ggf. Blutdruck-

und Pulskontrolle). Darauf achten, dass sich alle benötigten Gegenstände in Reichweite befinden (Patientenrufanlage, Getränk, Brille, Lesestoff etc.). Bewegungsunfähige Gliedmaßen durch Kissen in gewünschter Lage abstützen

- Bei Patient nach Bauch-OP vor der Mobilisation evtl. passende Bauchbinde anlegen
- Beim Umhergehen im Zimmer, auf dem Gang:
  - Weg vorab freimachen und ggf. Stuhl bereitstellen, Störungen vermeiden, dem Patienten die Sicherheit geben, dass er gestützt wird, Kreislaufsituation beobachten, sich nach dem Befinden erkundigen
  - Auf sicheren Umgang mit Drainagen und Kathetern während der Mobilisation achten
  - Unsichere, gehbehinderte oder schwache Patienten werden je nach Behinderungsgrad von 1 oder 2 Pflegenden geführt, situationsgerechte Unterstützung, z. B. durch entsprechende Hilfsmittel
- Art und Dauer der Mobilisationsunterstützung je nach Krankheitsbild und Zustand des Patienten.

Verschiedene Hilfsmittel zur Mobilisation

Indikationen zum Einsatz von Hilfsmitteln (▶ Abb. 2.8) sind z. B. Belastungsunfähigkeit der unteren Extremität, allgemeine Unsicherheit, schlechter AZ.

- **Rollator.** Voraussetzung: Kraft zum Stützen, Stehen und Gehen. Koordination der Arme und das Gleichgewicht müssen nicht voll ausgeprägt sein. Nut-

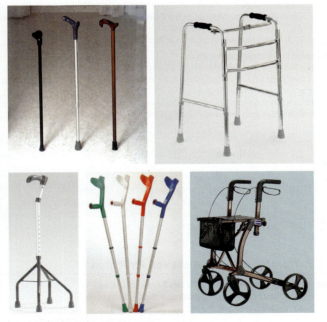

Abb. 2.8 Hilfsmittel zum Gehen: Gehstock, Gehbock, Vierfuß-Gehhilfe, Unterarmgehstützen, Rollator [K183; V121]

zung häufig als Gehhilfe, wenn das Gehen an Unterarmgehstützen nicht möglich ist, z.B. bei gangunsicheren Patienten

- **Handstock.** Voraussetzung: volle Koordination, volles Gleichgewicht sowie sicherer Stand und Gang. Nutzung für alle Gangarten (mit 1 oder 2 Stöcken). Einsatz häufig bei arthrotischen oder arthritischen Beschwerden der Beingelenke zur Entlastung. Abwägen, ob ein einseitiger Einsatz des Handstocks zu größeren Beschwerden führen kann → Einsatz von 2 Stöcken bzw. Rollator
- **Vierfuß-Gehhilfe.** Voraussetzung: ausreichende Kraft für das Gehen und Stehen sowie den Armstütz, ausreichende Koordination, ausreichendes Gleichgewicht. Durch seine 4 Füße ist diese Gehstütze stabiler als eine Unterarmgehstütze oder der einfache Handstock. Nachteil: höheres Gewicht, umständlicher Umgang sowie bei einseitigem Einsatz Veränderungen des Gangbilds
- **Unterarmgehstützen.** Voraussetzung: volles Gleichgewicht, volle Koordination, ausreichend Kraft für die Steh- und Gehfähigkeit, den Armstütz und die Rumpfaufrichtung. Nutzung für alle Gangarten und Be- und Entlastungsformen. Einsatz nur einer Unterarmgehstütze auf der nicht betroffenen Seite möglich. Nachteil: Verschiebung der Körpermittellinie zur Seite der Unterarmgehstütze. Folge: unphysiologischer Gang (Änderung der Stand- und Spielbeinphase)
  - Merksatz für das Treppensteigen: „Gesund geht's aufwärts, krank abwärts", d.h. beim Hinaufgehen der Treppe immer das gesunde Bein vorsetzen und beim Heruntergehen das kranke Bein; aufwärts: erst Beine, dann Gehstützen; abwärts: erst Gehstützen, dann Beine
  - Qualität des rutschhemmenden Gummipfropfs regelmäßig kontrollieren, ggf. reinigen oder auswechseln
  - Den Patienten gut instruieren (Oberkörper leicht nach vorn beugen).

Einstellen von Unterarmgehstützen
Das Einstellen ist Aufgabe des Physiotherapeuten. Vorgehen:
- Aufrecht, in Schrittstellung stehender Patient, Schulter nicht hochgezogen, Arm locker herunterhängend
- Stütze seitlich an den Patienten halten, der Gummipuffer steht auf Vorfußhöhe
- Griff des Handteils wird auf Handgelenkshöhe eingestellt.

> **❗ Tipps und Tricks**
> - Einseitig genutzte Gehhilfen immer auf nicht betroffener Seite einsetzen
> - Patient über geplante Hilfsmittel, deren Notwendigkeit und richtige Handhabung informieren
> - Mobilisation präoperativ trainieren, individuell anpassen
> - Bei allen Gehhilfen vor Gebrauch Funktion und Sicherheit prüfen
> - Handstöcke unterstützen die Gangsicherheit, führen aber oft zu einseitiger Körperbelastung.

2.2.7 Transfer und Transport von Patienten

Transport und Transfer innerhalb des Krankenhauses
- Mit dem Bett, z.B. bei Verlegung innerhalb des Hauses
- Mit dem Patientenlifter (▶ Kap. 2.2.2)
- Mit einer fahrbaren Trage, z.B. bei Einlieferung mit Notfallwagen
- Mit dem Rollbrett beim Transfer von Bett zu Bett bzw. Trage zu Bett

- Mit dem Rollstuhl, z. B. Transport zu Untersuchungen.

Transfer von Bett zu Bett/Trage
- Liegeflächen der beiden Betten auf gleiche Höhe bringen. Zu zweit arbeiten
- Patient unterstützen, sich zuerst auf die eine, dann auf die andere Seite zu drehen, um Hilfstuch (z. B. Leintuch) oder Rollbrett unter seinem Rücken zu platzieren
- Eine Pflegende steht an der Seite des Betts, auf das der Patient positioniert werden soll und fasst das Hilfstuch bzw. Rollbrett
- Die andere Pflegende steht auf der Seite des anderen Betts und ergreift ebenfalls Hilfstuch oder Rollbrett
- Auf ein gemeinsames Kommando bewegen die beiden Pflegenden den Patienten in Richtung neues Bett (Scherkräfte vermeiden). Der Patient hat dabei die Arme auf der Brust.

Transfer von Bett zu Rollstuhl
- Rollstuhl neben das Bett fahren, Fußstützen zur Seite wegklappen, Bremsen feststellen
- Patient unterstützen, sich an die Bettkante zu setzen, feste Schuhe anziehen
- **Verschiedene Transfermöglichkeiten,** je nach Bewegungskompetenz des Patienten:
  - Ohne Stand durch schrittweises Anheben des Körpers und Bewegung in Richtung Stuhl
  - Über den Stand. Patient und Pflegende fassen sich an Massen wie Becken oder Brustkorb (▶ Kap. 2.2.3), Patient verlagert Gewicht auf die Füße, Pflegende geht dabei etwas in die Knie, um Gewichtsverlagerung zu unterstützen, Patient dreht sich und beugt anschließend den Oberkörper nach vorne, um im Stuhl zum Sitzen zu kommen
- Fußstützen des Rollstuhls wieder nach vorne bringen, dem Patienten helfen, Füße darauf abzustellen
- Patient an den gewünschten Ort bringen, evtl. leichte Decke umlegen, vor Zugluft schützen. Patient schaut in Fahrtrichtung, über Schwellen jedoch rückwärts fahren (Gefahr des Herausfallens). Nach der Ankunft Bremsen feststellen, beim Sitzen am Tisch Rufanlage und benötigte Gegenstände (z. B. Getränk, Brille) in Reichweite legen.

> **❗ Tipps und Tricks**
> - Verunsicherte Patienten nicht zu Aktivitäten bewegen, die sie sich nicht zutrauen → hohes Sturzrisiko. Erarbeitung durch Vorübungen und/oder in Teilschritten
> - Schwerkranke Patienten müssen stets von 2 Personen transportiert und überwacht werden.

2.2.8 Sturzprophylaxe

> **Definition**
> *Ein Sturz ist ein Ereignis, bei dem der Betroffene unbeabsichtigt auf dem Boden oder auf einer anderen tieferen Ebene aufkommt.* (DNQP, 2013)

Sturzereignisse kommen in jedem Alter vor. Jedoch steigt mit zunehmendem Alter die Gefahr, dass ein Sturz behandlungsbedürftige Verletzungen zur Folge hat.

> **Beachten**
> Ein Sturz hat
> - **Physische Auswirkungen:** Hämatome, Prellungen oder Frakturen (sehr häufig z. B. Oberschenkelhalsfraktur) → Behandlung im Krankenhaus oder Verlängerung des Krankenhausaufenthalts
> - **Psychische Auswirkungen:** Angst vor weiteren Stürzen → vermehrte Passivität und dadurch körperlicher Abbau und ggf. Immobilität.
>
> Problematisch ist somit nicht nur der Sturz, sondern die zusätzlich folgende Beeinträchtigung der Lebensaktivitäten (z. B. Einschränkung des Bewegungsradius), die zu Folgekomplikationen (z. B. soziale Isolation) führen können.

Ursachen

Stürze sind meist multifaktoriell bedingt. Der Expertenstandard zur Sturzprophylaxe (DNQP, 2013) unterscheidet:

- **Personenbezogene Risikofaktoren:**
  - Beeinträchtigung funktioneller Fähigkeiten, z. B. Einschränkungen bei den Aktivitäten des Lebens
  - Beeinträchtigung sensomotorischer Funktionen und/oder der Balance
  - Depressionen mit Erschöpfungszuständen
  - Gesundheitsstörungen, die mit Schwindel, kurzzeitigem Bewusstseinsverlust oder ausgeprägter körperlicher Schwäche einhergehen
  - Kognitive Beeinträchtigungen
  - Kontinenzprobleme
  - Sturzangst
  - Stürze in der Vorgeschichte
  - Unkenntnis von Sturzgefahren. Bis zum Alter von etwa 3 Jahren können Kinder Sturzgefahren nicht oder nur unzureichend einschätzen. Bei intellektuellem Abbau, z. B. bei demenzieller Krankheit, zeigt sich ein ähnliches Phänomen: Risiken werden unzureichend eingeschätzt oder bestimmte Bewegungsabläufe sind nicht mehr ausreichend abrufbar, z. B. das Hinsetzen oder Treppensteigen
- **Medikamentenbezogene Risikofaktoren:**
  - Antihypertensiva
  - Psychotrope Medikamente
  - Polypharmazie (> 4 Medikamente)
- **Umgebungsbezogene Risikofaktoren:**
  - Freiheitsentziehende Maßnahmen
  - Gefahren in der Umgebung, z. B. Hindernisse auf dem Boden, zu schwache Beleuchtung, Stolperfallen
  - Unpassendes Schuhwerk
- **Situationsbezogene Ursachen,** z. B. bei der Frühmobilisation oder beim Transfer.

Pflegerische Interventionen

- Klinische Einschätzung und Dokumentation des individuellen Sturzrisikos (ggf. hausinternes Vorgehen berücksichtigen)

- Information des Patienten und ggf. seiner Angehörigen bei festgestelltem Sturzrisiko
- Beratung, wie das Sturzrisiko individuell minimiert werden kann.

Einzelinterventionen
- Halte- und Stützvorrichtungen anbringen, Anleitung bei der Benutzung
- Orientierungshilfen bieten (z. B. Hinweisschilder für Toiletten), bei Unsicherheit begleiten
- Für gute Beleuchtung sorgen (z. B. Nachtlicht oder Betten mit Unterbettleuchten, die den Fußraum ausleuchten)
- Sicherheit trainieren, z. B. Gebrauch von Hilfsmitteln unter Aufsicht üben, ebenso Transfer (vom Bett zum Stuhl und umgekehrt) mit Anleitung und Unterstützung
- Angemessene Kleidung. Inkontinenzhosen, die nicht verrutschen und so das Gehen behindern. Feste Schuhe, evtl. Anwendung von Schuhlöffel, um Bücken zu vermeiden
- Zum Einsatz von Hüftprotektoren (Polypropylen-Schalen) beraten und anleiten
- Im Umgang mit Geräten, z. B. Laufen mit Infusionsständer, schulen
- Übungen, die Hüftbeweglichkeit und Balancegefühl fördern, in den Alltag integrieren (Physiotherapie)
- Schwerhörige von hinten ansprechen/anfassen (→ Schreck, Unsicherheit)
- Patientenbett nach allen Pflegetätigkeiten wieder auf eine Höhe stellen, die einen selbstständigen Transfer erleichtert
- Veränderungen im Patientenzimmer möglichst morgens durchführen, damit sich der Patient bis zur Nacht daran gewöhnen kann
- Darauf achten, dass sich die Patientenrufanlage immer in Reichweite des gangunsicheren Patienten befindet (z. B. auch am Tisch, am Waschbecken), damit der Patient nicht allein aufsteht, um sich bemerkbar zu machen
- Defekte Hilfsmittel, Rollstühle und Betten mit defekten Bremsen austauschen und zur Reparatur bringen (lassen). Bremse von Bett, Rollstuhl usw. immer feststellen
- Vorsicht bei Nässe auf dem Boden, immer sofort aufwischen. In der Dusche rutschfeste Unterlage unterlegen
- Dafür sorgen, dass Patient stabile Schuhe trägt, um sicheren Stand zu haben
- Patienten allgemein auf Wirkungen und Nebenwirkungen von sturzrisikoerhöhenden Medikamenten (Benommenheit, Schwindel etc.) beobachten.

Sturzereignis und Dokumentation
Nach einem Sturz den Hergang des Unfalls genau rekonstruieren und dokumentieren (hausinterne Verfahrensregelung beachten). Sinnvoll ist dabei ein **Sturz-Protokoll,** das u. a. Folgendes festhält:
- Uhrzeit; Ort; Hilfsmitteleinsatz beim Sturz; Schuhe/Fußbekleidung, z. B. barfuß, Socken, geeignete/ungeeignete Schuhe
- Umstand, z. B. beim Gehen gestolpert oder aus dem Bett gefallen, weil er nach etwas greifen wollte
- War der Patient kurzzeitig bewusstlos? Hat er Verletzungen?
- Fühlte der Patient sich schwach oder schwindelig, bevor er stürzte?
- Alle Informationen zu: Lage, Bewusstsein, Vitalzeichen, psychointellektuellem Zustand, Herz-Kreislauf-Situation, neurologischem Status, möglichen Medikamentennebenwirkungen, Umgebung des Patienten, durchgeführte Präventivmaßnahmen bei bekannter Sturzanfälligkeit, bereits informierte Personen, Unterschrift, Handzeichen.

Protokolle dienen der Qualitätssicherung (▶ Kap. 1.10) und sind ein wichtiger Schritt zur Verbesserung der Sturzprophylaxe einer Einrichtung!

Literatur
DNQP. Expertenstandard Sturzprophylaxe in der Pflege, 1. Aktualisierung 2013. Osnabrück: DNQP, 2013.

2.2.9 Kontrakturenprophylaxe

> **Definition**
> **Kontraktur:** Veränderung der an der Gelenkfunktion beteiligten Strukturen, die Funktions- und Bewegungseinschränkungen zur Folge haben. Dadurch lässt sich das Gelenk nicht mehr vollständig beugen, strecken, ab- oder adduzieren. Eine häufige Kontraktur bei bettlägerigen und immobilen Patienten ist der Spitzfuß.

Ursachen
Die **Entstehung von Kontrakturen** ist multifaktoriell bedingt:
- Durch Immobilität und Bettlägerigkeit
- Als Folge von Lähmungen
- Im Rahmen psychischer Erkrankungen, z. B. Depression
- Durch Schonhaltung, angeborene Fehlbildungen oder Gelenkdeformationen
- Als Folge großflächiger Narben
- Durch Pflege- und Behandlungsfehler.

> **Beachten**
> Kontrakturen können wiederum Kontrakturen durch die fehlende Beweglichkeit auslösen.

Pflegerische Interventionen
Ziele aller Interventionen sind die Aufrechterhaltung der normalen Stellung und Beweglichkeit der Gelenke sowie das Vermeiden einer Muskelatrophie. Grundsätzlich ist die individuelle Situation des Patienten zu berücksichtigen (z. B. nur bestimmte Position möglich nach Operationen, Schlaganfall oder bei Dekubitusgefahr).
Mobilitätsfördernde und positionsunterstützende Interventionen
- Patienten motivieren und mobilisieren
- Bewegungsspielraum der Gelenke bei allen Pflegeinterventionen nutzen, z. B. bei der Körperpflege und beim Ankleiden
- Positionsunterstützung im Liegen/Sitzen mit häufigen Veränderungen (▶ Kap. 2.2.5)
- Zwischen Beuge- und Streckstellung der Gelenke wechseln
- Körperspannung durch geeignete Positionsunterstützung reduzieren
- Auf (Super-)Weichlagerung verzichten (hemmt die Spontanbewegung)
- Gelenke bewegen und dabei auf individuelle Bewegungsgrenzen, Schmerzen, Sensibilitätsstörungen achten:
  - Passiv: Bei jedem bettlägerigen Patienten sofort, regelmäßig, konsequent, sorgfältig anwenden. Pflegende fixiert oberhalb des Gelenks, distaler Körperteil wird bewegt

– Assistiv: Patient wirkt aktiv mit, sobald wie möglich (teilweise mit Unterstützung der Pflegenden)
– Aktiv: Patient bewegt sich unter Anleitung allein
● Hilfsmittel gezielt einsetzen
● Bei Schmerzen durch Bewegung rechtzeitig vorher Analgetika nach Arztanordnung verabreichen
● **Spitzfußprophylaxe:** Weiche Fußstütze, an der die Füße anliegen, Bettbogen einlegen als Schutz vor dem Druck der Bettdecke oder Bettdecke über das Brett am Fußende hinaushängen lassen.

Tipps und Tricks
Bei Patienten nach Schlaganfall oder anderen neurologischen Störungen kann ein Dauerreiz auf die Fußsohle die Spastik verstärken (▶ Kap. 2.2.4).

2.2.10 Thromboseprophylaxe

Definition
Thrombose: Bildung eines Blutgerinnsels (Thrombus), häufig in den Oberschenkel- und Beckenvenen.

Ursachen
Virchow-Trias
1. Verlangsamte Blutströmung, z. B. durch Herzinsuffizienz, Immobilität
2. Veränderte Gefäßwände, z. B. durch diabetische Angiopathie
3. Beschleunigung der Blutgerinnung.

Löst sich ein Thrombus in den tiefer gelegenen Venen ab, gelangt er mit dem Blutstrom in die Lunge und kann dort eine lebensgefährliche Lungenembolie (▶ Kap. 9.5.5) auslösen.

Risikofaktoren
Einteilung in **3 Risikokategorien** (gemäß S3-Leitlinie Prophylaxe der venösen Thromboembolie [VTE], 2015):
● **Niedriges VTE-Risiko,** z. B. bei kleinen operativen Eingriffen, Verletzungen ohne oder mit geringem Weichteilschaden, Patienten mit ZVK/Port
● **Mittleres VTE-Risiko,** z. B. bei länger dauernden Operationen, gelenkübergreifende Ruhigstellung der unteren Extremität im Hartverband, akute Herzinsuffizienz/COPD ohne Beatmung, Infektionskrankheit mit Bettruhe
● **Hohes VTE-Risiko,** z. B. bei größeren Eingriffen in der Bauch- und Beckenregion bei malignen Tumoren oder entzündlichen Erkrankungen, Polytrauma, schwere Wirbelsäulen- oder Beckenverletzungen, Schlaganfall mit Beinparese, Sepsis, Patienten auf der Intensivstation.

Weitere **dispositionelle** *(personenbezogene)* **Risikofaktoren,** z. B.
● Thrombophilien
● Frühere Beinvenenthrombose oder Lungenembolie
● Maligne Erkrankungen
● Höheres Alter (> 60 Jahre)
● VTE bei Verwandten 1. Grades
● Chronische Herzinsuffizienz, Z. n. Herzinfarkt

- Übergewicht (BMI ≥ 30 kg/m²)
- Akute Infektionen, entzündliche Erkrankungen mit Immobilisation
- Therapie mit oder Blockade von Sexualhormonen (Kontrazeption, Menopause, Tumorbehandlung).

Pflegerische Interventionen

Aufgabe der Pflegenden ist es, bei Patienten mit bekannten Risikofaktoren im Rahmen der **Patientenbeobachtung** auf Anzeichen einer beginnenden Thrombose zu achten.

Erste Anzeichen einer tiefen Beinvenenthrombose sind eine zunehmende Druckempfindlichkeit entlang der Vene, verhärteter Venenstrang, Fußsohlenschmerz, Überwärmung, später Rötung und Schwellung der betreffenden Extremität, Spannungsgefühl, Puls- und Temperaturanstieg, spontane Schmerzen im Oberkörper beim Husten.

Beachten
Maßnahmen der Thromboseprophylaxe (gemäß S3-Leitlinie Prophylaxe der VTE, 2015):
- **Basismaßnahmen**
  – Frühmobilisation
  – Bewegungsübungen
  – Anleitung zu Eigenübungen, z. B. Anregen der Muskelpumpe durch Füße kreisen im Bett, Anheben der Beine
- **Physikalische Maßnahmen**
  – Kompressionsstrümpfe/-verbände (▶ Abb. 2.9)
  – Intermittierende pneumatische Kompression
- **Antikoagulanzientherapie.**

Eine „Hochlagerung der Beine" mit leicht gebeugten Knien dient vorwiegend der Steigerung des Wohlbefindens und wird nicht mehr als Prophylaxemaßnahme empfohlen. Dies gilt gleichermaßen für das sog. „Ausstreichen der Beine".

Beachten
Zur Verhinderung von Venenthrombosen werden Antikoagulanzien (medikamentöse Thromboseprophylaxe) verwendet (nach Anordnung):
- Unfraktionierte Heparine bei Hochrisikopatienten, 2–3 × tägl. s. c. (auch i. v.-Gabe möglich)
- Fraktionierte/niedermolekulare Heparine 1 × tägl. s. c. als Fertigspritze, z. B. Clexane®, Fraxiparin®, Mono-Embolex®
- Direkte orale Antikoagulanzien (DOAK), z. B. Rivaroxaban (Xarelto®), Dabigatran (Pradaxa®), Apixaban (Eliquis®)
- Cumarinderivate (Vitamin-K-Antagonisten), z. B. Warfarin (Coumadin®), Phenprocoumon (Marcumar®).

Gesundheitsförderung und Prävention

- Aufklärung über Risikofaktoren
- Information zur Bedeutung von Frühmobilisation, Bewegungsübungen, Venenkompression sowie medikamentöser Thromboseprophylaxe
- Anleitung zu selbstständigen Bewegungsübungen

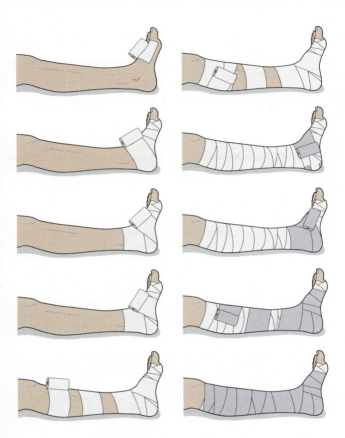

Abb. 2.9 Es gibt verschiedene Wickeltechniken für Kompressionsverbände. Die Auswahl erfolgt individuell für den betroffenen Patienten. Hier ist die Technik nach Pütter abgebildet [L264]

- Anleitung zur Durchführung einer s. c.-Injektion von Heparin
- Informationen verständlich aufbereiten und Merkblatt aushändigen.

Um Gefäßwandschäden vorzubeugen empfehlen Pflegende den Patienten sog. **„Venenpflege"-Maßnahmen,** u. a.:
- Regelmäßig bewegen (Sport, Gymnastik, Treppen steigen)
- Beine nicht übereinanderschlagen
- Grundsatz: „Liegen und Laufen sind immer besser als Sitzen und Stehen"
- Auf gesunde Ernährung achten, z. B. auf ausreichende Flüssigkeitszufuhr achten (1,5–2 l/Tag), Übergewicht vermeiden/reduzieren durch kalorienarme, ausgewogene Kost
- Raucher zum Nichtrauchertraining motivieren
- Wechselduschen, flache Schuhe, keine einschnürenden Socken.

Literatur
AWMF. S3-Leitlinie Prophylaxe der venösen Thromboembolie (VTE). Stand 15.10.2015.
DBfK Nordost e.V. Handlungsempfehlungen Thromboseprophylaxe. Potsdam: DBfK,
2013. https://www.dbfk.de/media/docs/regionalverbaende/rvno/
AGPQ/2015_01_28-Handlungsempfehlungen-Thromboseprophylaxe-2.0_AGPQ.pdf
(letzter Zugriff 8.2.2019).

2.2.11 Dekubitusprophylaxe und -therapie

Annerose Bürger-Mildenberger

> **Definition**
> Unter einem **Dekubitus** (Druckgeschwür) versteht man eine lokal begrenzte
> Schädigung der Haut und/oder des darunter liegenden Gewebes infolge von
> Druck in Kombination von Scherkräften.

Entstehung eines Dekubitus
Bei der Dekubitusentstehung spielen folgende Faktoren eine entscheidende Rolle:
- **Druck:** Auflagedruck als komprimierende Kräfte oder Scherkräfte:
  – Druck von außen, z.B. Bettlaken mit Falten
  – Druck von innen: Knochen, die ohne Muskel- und Fettpolster direkt
    unter der Haut liegen
  – Scherkräfte, wenn Patient z.B. im Bett nach oben „gezogen" wird. Rü-
    ckenepidermis bleibt am Bett „haften", darunterliegende Hautschichten
    verschieben sich in Gegenrichtung dazu. Führt zu Dehnung bzw. sogar
    Zerreißen von Kapillaren und damit zu Minderdurchblutung
- **Dauer des Drucks:** Zeit, während der ein bestimmter Auflagedruck auf einen
  Hautbezirk einwirkt. Je nach Gewebetoleranz können schon < 1–2 h Druck-
  einwirkung zu einem Dekubitus führen
- **Intensität des Drucks,** beeinflusst z.B. durch die Art der Unterlage, Körpergewicht, Schmerzempfindlichkeit, Fähigkeit zur Mobilität und damit Druckentlastung, Hautfeuchtigkeit, Schmerzempfinden
- **Gewebetoleranz:** Fähigkeit von Haut und Unterhautfettgewebe, Druck ohne
  schädigende Folgen zu ertragen. Beeinflussende Faktoren, z.B. Alter, Dehydratation, Eiweiß- und Vitaminmangel, Hautfeuchtigkeit, Fieber, Gewebemas-
  se, Glukokortikoidtherapie, Betablocker, Hypertonie.

>
> **Beachten**
> Die beste Dekubitusprophylaxe ist die Mobilisation. Sollte diese nicht mög-
> lich sein, sind auf die individuelle Situation zugeschnittene, regelmäßige
> Positionswechsel entscheidend.

Risikofaktoren
- Immobilität. Besonders gefährdet sind Patienten mit:
  – Hautarealen, auf die dauerhaft Druck ausgeübt wird, z.B. Fersen bei Rü-
    ckenlage
  – Geringen oder nicht vorhandenen Bewegungsmöglichkeiten, v.a. auch
    nachts, da hier weniger Pflegetätigkeiten ausgeführt werden als tagsüber
  – Eingeschränkter Motorik, z.B. bei M. Parkinson, Lähmungen

2

Tab. 2.3 Ursachen für erhöhte und/oder verlängerte Einwirkung von Druck und/oder Scherkräften

Einschränkung der Mobilität (Auswahl)

Mobilität bezieht sich auf die „Eigenbewegung des Menschen mit dem Ziel, sich fortzubewegen oder eine Lageveränderung des Körpers vorzunehmen" (DNQP, 2014, S. 20) und schließt die Fähigkeit zur Kontrolle einer Körperposition ein.
- Beeinträchtigte Fähigkeit, selbstständig kleine Positionsveränderungen im Liegen oder Sitzen vorzunehmen
- Kaum oder keine Kontrolle über Körperposition im Sitzen oder Liegen
- Beeinträchtigte Fähigkeit zum selbstständigen Transfer oder von einer sitzenden in eine stehende Position (oder umgekehrt)

Extrinsisch bzw. iatrogen bedingte Einflussfaktoren (Auswahl):

- Katheter, Sonden oder im Bett/auf dem Stuhl befindliche Gegenstände (z. B. Fernbedienung) bzw. Hilfsmittel (z. B. Hörgerät, Schienen, Prothesen), die auf die Körperoberfläche drücken
- Nasale/endotracheale Tuben
- Unzureichend druckverteilende Hilfsmittel für die Positionierung
- Länger dauernde Operationen

- Durchblutungsstörungen, z. B. AVK, Herzinsuffizienz, venöse Stauung
- Stoffwechselstörungen, z. B. Diabetes mellitus, Anämie
- Kachexie, Adipositas, Fieber, Mazeration der Haut, z. B. durch Inkontinenz
- Medikamentöse Therapie, z. B. Antikoagulanzien, Zytostatika, Glukokortikoide
- Depressionen, Antriebslosigkeit.

Risiko einschätzen
- **Systematische Einschätzung des Risikos** bei Aufnahme des Patienten, Anamnese, Inspektion der Haut **zum initialen Ausschluss** eines Dekubitusrisikos (▶ Tab. 2.3)
- **Folgeeinschätzungen** erfolgen nach individuell festzulegenden Abständen. Beeinflussende Faktoren für die Häufigkeit: z. B. Veränderungen der Mobilität, Einwirkung externer Faktoren wie Katheter, die zu erhöhtem Druck und oder Scherkräften führen können
- Bei Hinweisen auf erhöhtes Dekubitusrisiko erfolgt eine **differenzierte Einschätzung**
- Einschätzung kann durch **Skalen** unterstützt werden, z. B. Braden-Skala. Dekubitusrisikoskalen nur nach ausreichender Schulung nutzen.

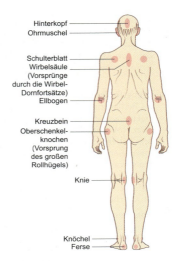

Hinterkopf
Ohrmuschel
Schulterblatt
Wirbelsäule (Vorsprünge durch die Wirbel-Dornfortsätze)
Ellbogen
Kreuzbein
Oberschenkelknochen (Vorsprung des großen Rollhügels)
Knie
Knöchel
Ferse

Abb. 2.10 Druckgefährdete Körperstellen [L234]

Druckgefährdete Körperstellen

Druckgefährdete Körperstellen ▶ Abb. 2.10

- Rückenlage: Kopf, Ohren, Ellbogen, Schulterblatt, Dornfortsätze, Steißbein, Sitzbeinhöcker, besonders Kreuzbein und Fersen
- Bauchlage: Stirn- und Beckenknochen, Rippenbögen, Schultergelenk, Kniescheibe, Schienbein, Zehen, Ellbogen
- Seitenlage: Ohren- und Jochbeinknochen, vorderer Beckenkamm, Knie, Ellbogen, Wadenbein, besonders: Trochanter major, äußerer Fußknöchel
- Sitzen: Fersen, Fußballen, Hinterkopf, Sitzbeinhöcker, Wirbelsäule, distale Seite des Oberschenkels.

Pflegerische Interventionen

Eine **effektive Dekubitusprophylaxe** umfasst:

- Die klinische Einschätzung des Dekubitusrisikos wie im aktuellen Expertenstandard festgelegt
- Eine individuelle Planung der Maßnahmen mit dem Betroffenen und ggf. seinen Angehörigen
- Die kontinuierliche Durchführung aller prophylaktischen Maßnahmen
- Verbindliche Information und Absprachen mit den anderen an der Versorgung beteiligten Berufsgruppen
- Pflegende Angehörige über Ziele der Maßnahmen aufklären und sie anleiten, z. B. bei der Positionierung (Lagerung) des Patienten
- Die Dokumentation der klinischen Einschätzung, der Notwendigkeit, Häufigkeit, Art und Durchführung aller Maßnahmen.

> **Beachten**
>
> Oberstes **Ziel aller Maßnahmen zur Dekubitusprophylaxe** sind Druckverteilung, -entlastung und -reduzierung durch:
> - Bewegungsförderung
> - Positionswechsel
> - Lagerungshilfsmittel.
>
> Bei allen Maßnahmen ist darauf zu achten, das Einwirken von Scher- und Reibungskräften zu vermeiden.

Bewegungsförderung

- Bei Bettlägerigen z. B. aktive und passive Bewegung unterstützen; vorhandene Eigenbewegungen des Patienten fördern
- Über Notwendigkeit von Druckentlastung informieren und gemeinsam mit dem Patienten/den Angehörigen einen Bewegungsförderungsplan erstellen. Aus diesem gehen Absprachen zwischen Patient/Angehörigen und Pflegenden sowie notwendige Bewegungsintervalle hervor
- Bewegungsübungen in andere Pflegeabläufe integrieren (z. B. Körperpflege)
- Patienten nicht mehr als 2 h sitzen lassen, da es beim Sitzen zu einer starken Druckerhöhung kommt.

Positionierung (Lagerung)

- Positionswechsel nach individuellem Zeitplan, mind. so oft, dass keine Rötungen entstehen (Hautbeobachtung, Fingertest)
- Anleitung zu selbstständigen Mikro- und Makrobewegungen im Bett. Patienten, die sich noch minimal bewegen können, nicht zu weich positionieren (hemmt Spontanbewegungen, Verlust des Körperschemas). Bei Patienten ohne Spontanbewegungen konsequent Lagewechsel durchführen

- Darauf achten, dass Atmung, Ernährung, Ausscheidung, Kommunikation nicht durch Positionierung beeinträchtigt werden
- Kontrollieren, ob der Patient nicht auf Falten oder Krümeln liegt und z. B. Katheter- oder Drainageschläuche keinen Druck ausüben
- Neben den Positionen der Seit- oder Rückenlage (▶ Kap. 2.2.5) können je nach Erfordernissen noch weitere Positionierungen zum Einsatz kommen, z. B. Freilagerung der Fersen
- Techniken der Basalen Stimulation® (▶ Kap. 2.12.2) und Kinaesthetics (▶ Kap. 2.2.3) anwenden
- Grundsätzlich Angehörige zur kontinuierlichen Weiterführung einbeziehen.

Bewegungshilfsmittel
- Einsatz von druckreduzierenden Lagerungshilfsmitteln, wenn Bewegungsförderung allein nicht ausreicht. Spezielle Antidekubitusmatratzen verringern den Auflagedruck und verbessern dadurch die Sauerstoffversorgung des Gewebes
- Weich- und Superweichlagerung führen zur Bewegungseinschränkung und hemmen Selbstwahrnehmung und Spontanbewegungen des Patienten. Bei noch vorhandenen Bewegungsressourcen daher meiden.

Beachten
- Wasserkissen, Fersen- und Ellbogenschoner, Watteverbände, Gummiringe, echte und künstliche Felle reduzieren die Belastung des Gewebes **nicht** und werden daher nicht angewendet
- Bewegungen reibungs- und scherkräftearm durchführen

Hautpflege
- Nach individuellem Intervall regelmäßige Hautbeobachtung (Rötung? Bläschenbildung? Schwitzen?) zur Planung und Überprüfung der Wirksamkeit der Pflegemaßnahmen durchführen
- Bei Hautrötung Fingertest durchführen: Auf gerötete Stelle drücken. Weißverfärbung deutet auf Minderdurchblutung hin, die jedoch reversibel ist. Bleibt die Rötung bestehen, liegt bereits eine Hautschädigung vor (Dekubitus Kategorie I). Beobachtungen dokumentieren, Pflegemaßnahmen entsprechend anpassen und Arzt informieren
- Schmerzempfindungen beachten
- Gummi- oder Plastikunterlagen im Bett können zu einem Wärmestau führen und die Haut schädigen. Ebenso können Salben und Cremes die Poren verstopfen und den Wärmeausgleich verhindern. Wichtig ist daher eine angemessene Hautpflege (▶ Kap. 2.3.2)
- Haut trocken halten, möglichst auch bei Fieber und Inkontinenz. Hautpflege schonend mit Wasser (nur bei Verschmutzung pH-neutraler Waschzusatz) und ggf. Wasser-in-Öl-Emulsion durchführen. Hautfalten inspizieren, ggf. Kompressen zwischenlegen, um feuchte Kammern zu vermeiden.

Ernährung
- Auf ausgewogene Ernährung achten, ausreichende Energie- und Nährstoffzufuhr
- Bei bereits vorhandenen Dekubitalulzera Eiweißzufuhr durch geeignete Infusionen ergänzen (Arztanordnung)
- Mind. 1,5–2 l Flüssigkeit pro Tag zuführen, wenn keine Kontraindikationen vorliegen
- Bei Kachexie für eine ausgewogene Ernährung sorgen, auf individuelle Wünsche des Patienten eingehen, ggf. hochkalorische Ernährung.

2

Tipps und Tricks
- Keine prophylaktische Anwendung von Hautdesinfektionsmitteln (natürliche Hautflora wird zerstört, Resistenzbildung)
- Bei Verwendung von Antidekubitusmatratzen wird ein offenes Laken nur am Kopfende eingeschlagen, hängt seitlich aus dem Bett
- Patienten mit Lähmungen nicht weich positionieren, da zusätzlich Einschränkung des Körperschemas (Basale Stimulation® ▶ Kap. 2.12.2)
- **Kein** Eisen und Föhnen, kein Franzbranntwein, keine hyperämisierenden Salben, keine ätherischen Öle, keine Massagen → führen nicht zur Verbesserung der Hautdurchblutung!
- Schulung und Information des Patienten und der Angehörigen.

Behandlung eines Dekubitus

Um die Therapiemaßnahmen angemessen planen zu können, ist die Bestimmung des vorliegenden Schweregrades notwendig. Hierzu gibt es verschiedene Klassifikationssysteme. Im Expertenstandard „Pflege von Menschen mit chronischen Wunden" wird die Klassifikation nach EPUAP empfohlen (▶ Tab. 2.4).

Maßnahmen bei Dekubitus
- Pflegeanamnese durch Pflegende
- Medizinische Diagnose durch den Arzt
- Wundexperten hinzuziehen
- Planung der Maßnahmen mit dem Patienten und ggf. seinen Angehörigen durch die Pflegende, z. B. Druckentlastung, Verbandwechsel, Hautpflege
- Koordination der Versorgung, z. B. Arzt, Wundexperte, Physiotherapeut
- Durchführung der Wundversorgung
- Schulung Patient und Angehörige, Unterstützung, Kontakt zu anderen Berufsgruppen, Selbsthilfegruppen

Tab. 2.4 Einteilung eines Dekubitus nach EPUAP (European Pressure Ulcer Advisory Panel)

Kategorie/Stadium	Beschreibung
I	Nicht wegdrückbare Hautrötung, die Haut ist noch intakt, häufig über knöchernem Vorsprung
II	Teilverlust der Haut mit Schädigung bis hin zur Dermis. Manifestierung als Hautabschürfung oder Blase
III	Verlust aller Hautschichten, evtl. Fistelbildung. Keine Zerstörung von Muskeln, Knochen, Sehnen
IV	Ausgedehnte Zerstörung, Gewebsnekrose oder Schädigung von Muskeln, Knochen oder stützenden Strukturen
Keiner Kategorie zuordenbar: Tiefe unbekannt	Vollständiger Haut- oder Gewebeverlust; tatsächliche Tiefe ist von Schorf, Belag verdeckt. Ohne diesen zu entfernen ist eine Kategorieeinteilung nicht möglich. Meist Kategorie III oder IV
Vermutete tiefe Gewebsschädigung unbekannter Tiefe	Intakte, verfärbte Haut oder blutgefüllte Blase durch Schädigung des Weichgewebes durch Druck und/oder Scherkräfte

- Beurteilung des Dekubitus in individuell festgelegten Zeiträumen, spätestens alle 4 Wochen. Überprüfung der Maßnahmen im Team und ggf. Anpassung.

Maßnahmen bei Dekubitus Kategorie I

Das einzige nachweislich wirksame Verfahren zur Therapie des Dekubitus Kategorie I ist die Druckentlastung. Ergänzende Pflegemaßnahmen sind sinnvoll:
- Dekubitus engmaschig beobachten und dokumentieren
- Häufige Positionswechsel nach individuellem Bewegungsplan durchführen
- Inkontinenz optimal versorgen, z. B. durch Kondomurinal; Indikation zur Anlage eines Katheters streng stellen, die Haut wird zwar weniger der Feuchtigkeit ausgesetzt, es besteht jedoch Infektionsgefahr
- Angemessene Hautpflege durchführen (▶ Kap. 2.3.2).

Maßnahmen bei Dekubitus Kategorie II

Neben den grundsätzlichen Maßnahmen sind Infektionsschutz und Unterstützung der Epithelisierung die Therapieziele. Dazu werden Produkte der feuchten Wundversorgung, z. B. ein Hydrokolloidverband, eingesetzt (▶ Kap. 3.10.8).

Maßnahmen bei Dekubitus Kategorie III und IV

Die Therapie besteht neben den grundsätzlichen Maßnahmen aus:
1. Wundreinigung (Debridement)
2. Förderung der Granulation und Epithelisierung.

Nur in einer sauberen Wunde kann sich Granulationsgewebe bilden. Nekrosen in der Wunde bergen Keime und unterhalten die Infektion. Das dringendste Ziel ist, Nekrosen zu entfernen und die Wunde zu reinigen. Mehrere Methoden stehen zur Verfügung.

Die Anordnung der Therapie erfolgt durch den Arzt und wird an die Pflegende delegiert.

Dokumentation

Folgende Punkte werden bei der Dokumentation der Behandlung eines Dekubitus berücksichtigt:
- Körperstelle, an der sich der Dekubitus befindet
- Rezidive ja/nein
- Zeitpunkt des Auftretens
- Kategorie, Aussehen, Durchmesser, Taschen, Fisteln, Größe (Größenraster verwenden)
- Wundtiefe, -rand, -umgebung, Geruch, Exsudat, Beläge, Nekrosen, Entzündungszeichen
- Beurteilung des Wundstadiums
- Ggf. Fotodokumentation, jedoch nicht unumstritten (Digitalbilder können nachträglich manipuliert werden).

Weitere Maßnahmen:
- Schmerztherapie nach Arztanordnung
- Vollwertige Ernährung
- Erfassung Ernährungszustand und evtl. ergänzende Maßnahmen nach Expertenstandard Ernährung

Gesundheitsförderung und Prävention

- Patient und Angehörige über Dekubitusgefahr, Risikofaktoren und prophylaktische Maßnahmen informieren
- Bedeutung von Druckentlastung und Bewegung erklären. Individuellen Bewegungsplan erstellen, zur Mitarbeit motivieren

- Sorgfältige Hautbeobachtung und -pflege
- Angemessene Wundbehandlung bei bestehendem Dekubitus
- Entlassungsplanung (▶ Kap. 1.1.7) zur kontinuierlichen Weiterversorgung.

Literatur

DNQP. Expertenstandard Dekubitusprophylaxe. 2. Aktualisierung 2017. Osnabrück: DNQP, 2017.

DNQP. Expertenstandard Pflege von Menschen mit chronischen Wunden. 1. Aktualisierung 2015. Osnabrück: DNQP, 2015.

2.3 Haut

Annerose Bürger-Mildenberger

2.3.1 Beobachtung der Haut

Hautfarbe

Normal: gut durchblutet, abhängig von Pigmentgehalt und Dicke.

Abweichungen

- Hyperämie (gerötet):
  - Physiologisch, z. B. bei Sport, Hitze, Anstrengung, Aufregung
  - Pathologisch, z. B. bei Fieber, Verbrennungen, Entzündungen, Hypertonie
- Hypoämie (blass):
  - Physiologisch, z. B. bei Schreck, Angst, Kälte
  - Pathologisch, z. B. Blutung, Hypotonie, Schock, arterielle Durchblutungsstörungen
- Ikterus (gelb-braun):
  - Physiologisch, z. B. Neugeborenenikterus, bei häufigen Karottenmahlzeiten (Karotinablagerung)
  - Pathologisch, z. B. bei Hämolyse, Cholezystitis, Hepatitis, Leberzirrhose
- Zyanose (blau-grau), z. B. bei Herzinsuffizienz, Lungenkrankheiten, angeborenen Herzfehlern (z. B. Fallot-Tetralogie)
- Pigmentveränderungen:
  - Pigmentmangel, z. B. bei Albinismus (helle Haut, weiße Haare, rote Iris)
  - Hyperpigmentierung, z. B. Bronzefärbung bei Morbus Addison
  - Pigmentflecke, z. B. Naevi (Muttermal)
- Marmorierung (bläulich-rot), z. B. bei Durchblutungsstörungen, Schock.

Hautfeuchtigkeit, Hauttyp

- Trockene (sebostatische) Haut: verminderte Talgproduktion; Haut spröde, rissig, schuppig, Juckreiz
- Fettige (seborrhoische) Haut: bei etwa 50 % der Bevölkerung, oft Überproduktion von Talgdrüsen, dadurch mehr Hautunreinheiten und Schweißbildung. Haut grobporig, glänzend
- Mischhaut: Gesichtsmitte fettig, Wangen trocken.

Abweichungen

Z. B. (abnorm) trockene Haut (z. B. bei alten Menschen, Exsikkose) oder feuchte Haut (z. B. bei Schock kalter Schweiß), dann evtl. auch klebrig.

Beschaffenheit und Turgor (Spannungszustand) der Haut

Normal: elastisch, glatt, intakt, trocken.

Abweichungen
- Effloreszenzen, z. B. Bläschen, Quaddeln, Knötchen, Ekzem (Juckflechte)
- Hämatome, z. B. nach OP, Traumen
- Petechien: punktförmige Hautblutungen
- Intertrigo: rote, juckende, brennende, erosive Körperstellen in Hautfalten
- Vermehrte Hautspannung, z. B. durch Ödeme (Delle bildet sich nur langsam zurück)
- Verminderte Hautspannung, z. B. durch Dehydratation (abgehobene Hautfalte bleibt stehen).

Hautanhangsgebilde und mögliche Veränderungen

Zunge
Normal: feucht, mattrosa, keine Beläge.

Abweichungen
- Belegt, z. B. bei grippalem Infekt
- Trocken, z. B. bei Fieber, Durst, Arzneimittelnebenwirkung
- Ledern, z. B. bei Urämie
- Rot, z. B. Leberzirrhose, Himbeerzunge bei Scharlach
- Übergroß, gefurcht, z. B. Akromegalie, Downsyndrom
- Weiß belegt, z. B. Soorbefall (▶ Kap. 2.3.7).

Nägel
Normal: elastisch, quergewölbt, durchsichtig.

Abweichungen
- Blass, z. B. Anämie
- Bläulich, z. B. Zyanose
- Gelblich, z. B. Erkrankungen mit Ikterus
- Bräunlich, z. B. Raucher
- Blauschwarz, z. B. Hämatom
- Abgekaut, z. B. Angst, Nervosität
- Querrillen, z. B. Infektionskrankheiten
- Übermäßig gebogen, Uhrglasnägel, Trommelschlägelfinger, z. B. bei Emphysem, Herzfehler
- Spröde, brüchig, z. B. bei Eisenmangel, Pilzerkrankungen
- Verdickungen, z. B. bei Pilzerkrankungen, Eisenmangel
- Entzündung und Eiteransammlung, z. B. bei Verletzungen, eingewachsenem Nagel.

Haarveränderungen
Normal: weich fallend, matt glänzend.

Abweichungen
- Spröde, z. B. bei Eisenmangel, Hypothyreose
- Trocken: Veranlagung, Hypothyreose
- Fettig: Veranlagung, Stress, Pflegefehler
- Haarausfall, z. B. bei Zytostatikatherapie, Strahlentherapie
- Furunkel: umschriebene, eitrige Entzündung eines Haarbalgs und seiner Talgdrüse
- Karbunkel: Verschmelzung von mehreren dicht nebeneinanderstehenden Furunkeln, evtl. Hinweis auf Diabetes mellitus
- Infektionen, z. B. durch Läuse, Wanzen, Flöhe, Milben.

2.3.2 Hautpflege

Tipps und Tricks
- Duschen bzw. Waschungen anstatt Baden → schont Hautschutzmantel, da beim Baden Entfernung schützender Substanzen (z. B. Aminosäuren)
- Flüssige Seifen (▶ Tab. 2.5) nicht routinemäßig ins Waschwasser geben → Juckreizgefahr durch Seifenreste auf der Haut
- Öl-in-Wasser-Emulsionen können durch den hohen Wasseranteil die oberen Hautschichten aufquellen → starke Verdunstung (Austrocknung)
- Keinen Körperpuder verwenden. Bindet Wasser, bildet durch Nässe scharfkantige Partikel (Krümel) → Verletzungsgefahr.

Tab. 2.5 Pflegemittel

Hautpflegemittel für gesunde und veränderte Haut	
Bade- und Duschmittel	Badezusätze und Duschgels nach natürlichen Rohstoffen und ggf. zu bestimmten Zwecken auswählen, z. B. Säuglingspflegemittel für empfindliche Haut, durchblutungsfördernde Mittel (z. B. mit Kleie, Kohlensäure) oder entzündungshemmende (z. B. mit Kamille)
Cremes (Emulsion zur Hautpflege) und Lotionen (flüssig-wässrige oder wässrig-alkoholische Zubereitung)	Zwischen Wasser-in-Öl-Emulsionen und Öl-in-Wasser-Emulsionen unterscheiden. Wasser-in-Öl-Emulsionen (z. B. Bepanthen®) überziehen die Haut mit einem luftdurchlässigen Fettfilm, der einen Wärmeaustausch ermöglicht. Gleichzeitig durch hohen Ölanteil Erhalt der Hautfeuchtigkeit. Creme leicht und ohne Druck in die Haut einreiben. Das Einreiben kann gleichzeitig als Massage dienen
Alkoholische Mittel	Z. B. Franzbranntwein trocknet und entfettet die Haut. Nur in Ausnahmefällen anwenden und unbedingt Rückfettung der Haut durchführen
Salben	Salben sind wasserundurchlässig und verhindern ein Abdunsten von Sekreten sowie die Wärmeabgabe. Nur nach sorgfältiger Abwägung anwenden
Seifen und Syndets	Seifen nach Hauttyp auswählen: Für trockene Haut milde Seife, für empfindliche Haut Kinder- oder Babyseife, für fettige Haut Syndet (reizt die Talgdrüsen nicht zusätzlich). Deoseifen nur auf Wunsch des Patienten verwenden. Seifenreste auf der Haut immer gründlich abspülen (Juckreiz). pH-neutrale Seifen enthalten vermehrt Rückfetter. Medizinische Seifen enthalten Schwefel oder Teer, werden bei Hauterkrankungen eingesetzt
Intakte Haut	
Intakte Haut	Hauttyp des Patienten bestimmen. Trockene Haut: Wasser-in-Öl-Präparate verwenden; fettige Haut und Mischhaut: Öl-in-Wasser-Emulsionen verwenden
Kranke oder belastete Haut	
Empfindliche Haut	Haut vorsichtig mit einem weichen Handtuch abtupfen. Besonders empfindliche Körperstellen (z. B. Achseln, Gesäßfalte, Genitalbereich) mit weichem Handtuch trocken tupfen. Hautfalten besonders gründlich trocknen (Intertrigoprophylaxe). Für sehr trockene Haut Creme auf Ölbasis verwenden. Bei feuchter/fettiger Haut keine Creme oder Salbe verwenden. Desinfektionsmittel entfetten die Haut

Tab. 2.5 Pflegemittel *(Forts.)*

Kranke oder belastete Haut

Intertrigo	**Prophylaxe: Beobachtung.** An besonders gefährdeten Körperstellen, z. B. unter der Brust, Analfalten, Leistenfalten, zwischen den Oberschenkeln gründlich trocknen und ggf. Kompressen einlegen, keinesfalls pudern. Evtl. schweißreduzierende Ganzwaschung durchführen. **Behandlung:** Nach Arztanordnung, z. B. bei Pilzinfektion mit Canesten®
Inkontinenz	Bei Urininkontinenz Reinigung nur mit Wasser. Besonders sorgfältige Reinigung und Pflege des belasteten Intimbereichs. Immer gut trocknen, nach jedem Wechsel der Einlage. Keine Salbe oder Creme, sondern Pflege mit Wasser-in-Öl-Präparaten. Hilfsmittel verwenden, z. B. Kondomurinal
Bettlägerigkeit	Falten im Laken vermeiden. Feuchte oder verschwitzte Laken sofort auswechseln. Positionswechsel zur Reinigung der Haut nutzen. Haut vor Druck und Scherkräften schützen (▶ Kap. 2.2.11)
Strahlentherapie	Vor der Bestrahlung nicht einfetten. Nachher lediglich pudern. Haut keinen physikalischen (z. B. Wasser), thermischen (z. B. Wärmflasche) und mechanischen (z. B. Massage) Reizen aussetzen
Allergien	Bestandteile von Pflegemitteln können zu allergischen Reaktionen führen (speziell ätherische Öle), Patienten genau nach möglichen Allergien befragen, bei Veränderungen u. U. Hautarzt hinzuziehen (Arztanordnung)

2.3.3 Unterstützung bei der Körperpflege im Bett und am Waschbecken

Hilfe bei der Körperpflege im Bett

Prinzipien

- Die Wünsche und Gepflogenheiten des Patienten, soweit möglich, immer beachten
- Richtigen Zeitpunkt wählen
- Intimsphäre berücksichtigen: Störungen vermeiden, für Sichtschutz sorgen
- Patienten so viel wie möglich selbst ausführen lassen. Vorher überlegen: Welche Ziele sollen erreicht werden? Welche Ressourcen sind vorhanden?
- Körperpflege als Möglichkeit zum Gespräch nutzen. Sinnvoll mit anderen Maßnahmen kombinieren, z. B. Mobilisation, Bettmachen, Einreibungen
- Intimbereich von der Symphyse zum Anus („von vorn nach hinten") reinigen. Dazu Handschuhe tragen und Hände vorher und nachher desinfizieren. Ansonsten bei der Körperpflege keine Handschuhe tragen (Ausnahme: Pilzerkrankungen)
- Art der Waschung festlegen, z. B. beruhigend oder anregend (▶ Kap. 2.3.4).

Vorbereiten

Informationen über den Zustand des Patienten und besondere Gewohnheiten einholen (z. B. Dokumentationssystem, Kollegen): Hautzustand? Zur Mitarbeit fähig? Einschränkungen bei der Positionierung? Kleidung vorhanden? Inkontinenz? Prothesen?

Material: Waschschüssel (angenehme Wassertemperatur beim Patient erfragen), 2 Handtücher, 2 Waschlappen, einen davon für den Intimbereich kennzeichnen (z. B. auf links drehen), ggf. Einmalwaschlappen, Einmalhandschuhe (Intimtoilette), Einmalschürze, Waschlotion, Pflegemittel für Haut, Zahnputzutensilien, evtl. Mundpflegeset, evtl. Kosmetika, Nierenschale, evtl. Rasierapparat, frische Bettwäsche und Kleidung, Kamm bzw. Bürste, Spiegel, evtl. Material zur Inkontinenzversorgung, Händedesinfektionsmittel.

Zimmer: Angemessene Zimmertemperatur; Fenster rechtzeitig schließen; freie Arbeitsfläche schaffen; Material in Reichweite stellen; Besucher bitten, vor der Tür zu warten bzw. Angehörige ggf. einbeziehen; Anwesenheitstaste drücken; Bett in Arbeitshöhe bringen; Bettbügel hochhängen; evtl. Sichtschutz aufstellen.

Patient: Über Ablauf informieren und persönliche Vorlieben erfragen (z. B. Rasur am Anfang). Patienten mit erhöhtem Oberkörper positionieren, wenn keine Kontraindikationen bestehen. Flache Lage erst bei Intimpflege oder Drehung zur Seite. Großes Kopfkissen und Lagerungshilfsmittel entfernen, kleines Kopfkissen belassen.

Durchführen
Grundsätze
- Individuelle Gegebenheiten möglichst berücksichtigen, nach den Prinzipien der Basalen Stimulation® vorgehen (▶ Kap. 2.12.2). Nur bei schwerkranken Patienten zu zweit arbeiten
- Maßnahme nutzen, um ggf. Bett frisch zu beziehen oder rektale Temperaturmessung durchzuführen
- Seife gezielt einsetzen (z. B. für Achselbereich), nicht von vornherein ins Waschwasser
- Hände waschen und desinfizieren, Einmalschürze anziehen.

Ganzkörperwaschung im Bett
- Patienten aktivieren, nur so viel Hilfe wie nötig
- Auch nur teilweise mobile Patienten müssen nicht im Bett, sondern können am Waschbecken unterstützt werden. Ablauf planen, z. B. Beine im Bett waschen, Intimbereich am Waschbecken, wenn kurzzeitiges Stehen möglich ist
- Wenn Patient sich im Bett weitgehend selbstständig waschen kann, Hilfe für Rücken und Beine anbieten
- Bettdecke bis zur Taille zurückschlagen, immer nur den zu waschenden Körperbereich aufdecken und Handtuch unterlegen
- Hemd des Patienten ausziehen, über den Oberkörper legen.

Reihenfolge
Grundsatz: Immer individuelle Situation des Patienten berücksichtigen und ggf. von nachfolgender Reihenfolge abweichen!
- Augen von außen nach innen ohne Seife waschen und trocknen, anschließend Gesicht und Ohren
- Hals, Achselhöhlen und Brust, evtl. gleich anschließend Bauch und Nabel. Nabel ggf. mit ölgetränkten Wattestäbchen reinigen
- Arme und Hände, evtl. Handbad
- Rücken, falls der Patient sitzen kann
- Bauch bis Nabel (evtl. auch schon zusammen mit Brust) waschen und trocknen, dann Nachthemd bzw. Schlafanzugjacke anziehen
- Waschlappen und Handtuch wechseln
- Beine und Füße, Zehenzwischenräume gründlich reinigen, inspizieren (Fußpilz?) und abtrocknen
- Waschwasser vor Intimtoilette wechseln.

2

Schwerkranke
- Patienten nur einmal drehen. Gelegenheit nutzen, um Bett frisch zu beziehen (▸ Kap. 2.9.3)
- Zuerst den ganzen vorderen Körperbereich waschen, frisches Wasser für Intimbereich. Anschließend erneuter Wasserwechsel und hinteren Bereich waschen.

Intimtoilette
- Vor und nach der Intimtoilette Hände desinfizieren
- Einmalhandschuhe anziehen
- Bauch ab Nabel waschen, dann Leisten, Oberschenkel, äußere Genitale:
  - Frau: Wenn möglich Beine aufstellen und spreizen lassen, waschen und trocknen von der Symphyse zum Anus (Infektionsgefahr)
  - Mann: Beim Waschen des Penis Vorhaut zurückschieben, Eichel säubern, Vorhaut wieder vorschieben (Phimosegefahr), Hodensack waschen
- Intimtoilette mit Einmalwaschlappen oder separatem Stoffwaschlappen durchführen (danach in die Wäsche geben). Bei stärkeren Verschmutzungen oder Blasendauerkatheter Einmalartikel verwenden
- Zum Waschen des Gesäßes Patienten unterstützen, sich auf die Seite zu drehen
- Bei adipösen Patienten auf Hautfalten achten, evtl. Kompressen einlegen (→ Intertrigoprophylaxe)
- Genitalspülung durchführen, falls waschen des Genitalbereichs nicht möglich, z. B. nach gynäkologischen Operationen.

Weitere Maßnahmen
- Hautpflege (▸ Kap. 2.3.2)
- Wechsel Inkontinenzmaterialien
- Wenn möglich/gewünscht Unterhose oder Schlafanzughose anziehen
- Zähne putzen; Haare kämmen, Männer evtl. Rasur.

Nachbereiten
- Patient bei der Positionierung unterstützen; Materialien wegräumen. Waschlappen auswaschen und aufräumen. Waschschüssel leeren, reinigen und desinfizieren, Arbeitsplatz säubern und desinfizieren, Abwurfbeutel leeren
- Funktionieren alle zu- und ableitenden Systeme? Katheter nicht abgeknickt? Läuft Infusion?
- Rufanlage und persönliche Gegenstände in Reichweite des Patienten deponieren
- Hygienische Händedesinfektion durchführen
- Maßnahmen und Fähigkeiten des Patienten dokumentieren (Fortschritte, Rückschritte).

❗ Tipps und Tricks
- Ist ein Körperteil von einem Pilz befallen (Füße, Genitalbereich), diesen in jedem Fall zum Schluss waschen, Waschlappen danach entsorgen
- Für den Zeitpunkt der Mundpflege (▸ Kap. 2.3.6) gibt es kein starres Schema. Gut z. B. auch vor der Körperpflege, da erfrischend. Vorher Hände desinfizieren
- Besondere Wünsche des Patienten beachten, z. B. eigene Kosmetika verwenden

- Seifenrückstände mit klarem Wasser abspülen, Gefahr von Hautdefekten, Juckreiz
- Bei schwerkranken Patienten immer zu zweit arbeiten (hohe Komplikations- und Unfallgefahr), Berührung erfolgt nur von einer Person: Keine Irritation, fördert Desorientierung des Patienten, persönliche Pflegeutensilien verwenden (▶ Kap. 2.12.2)
- Hautkontakt während der Ganzwaschung möglichst nicht unterbrechen, um Patient eine Orientierungsmöglichkeit zu geben.

Hilfe bei der Körperpflege am Waschbecken

Vorbereiten
Materialien in Reichweite stellen. Sitzgelegenheit mit Armlehnen zurechtstellen (sicherer Sitz) und z. B. mit Handtuch abdecken. Hilfestellung bei der Mobilisation zum Waschbecken (▶ Kap. 2.2.6).

Durchführen
- Aktivierung des Patienten, auf Zeichen der Kreislaufschwäche achten
- Bei thrombosegefährdeten Patienten mit medizinischen Antithrombosestrümpfen: Beine im Bett waschen, Strümpfe wieder anziehen (▶ Kap. 2.2.10), aufstehen
- Auf sicheren Umgang mit Drainagen und Kathetern achten
- Am Waschplatz für Sichtschutz sorgen
- Bei selbstständigen Patienten zu Beginn den Rücken waschen
- Hilfestellung geben, falls nötig (z. B. beim Stehen und Gesäß waschen). Kann der Patient nicht sicher stehen, Intimpflege besser im Bett durchführen
- Kreislaufinstabile oder desorientierte Patienten nicht allein lassen. Grundsätzlich muss sich die Rufanlage in Reichweite befinden
- Frische Kleidung zurechtlegen und ggf. beim Anziehen unterstützen.

Nachbereiten
- Waschplatz aufräumen; Patienten evtl. zum Frühstück an den Tisch helfen
- Waschbecken reinigen und desinfizieren; Waschutensilien immer an der vom Patienten gewohnten Stelle ablegen; hygienische Händedesinfektion
- Dokumentation der Maßnahme und Fähigkeiten des Patienten
- Veränderungen dem Arzt mitteilen.

Spezielle Pflege der Augen

Indikationen
Fehlender Lidschlag, z. B. bei Bewusstlosigkeit, Augenlidlähmung, Apoplex, Glaukom, Augenprothese, Verklebungen/Verkrustungen durch vermehrte Sekretion.

Vorbereiten
- Patienten über die Maßnahme informieren, Inspektion des Auges
- Material: weiche, sterile, nicht fasernde Tupfer, sterile Einmalhandschuhe, sterile Reinigungs- und/oder Spüllösung, z. B. NaCl 0,9 % (Raumtemperatur oder evtl. angewärmt, z. B. in einer Spritze aufgezogen oder im Fläschchen), evtl. Augentropfen oder -salbe nach Arztanordnung, Abfallsack, Händedesinfektionsmittel.

Durchführen
- Patienten auf dem Rücken halbhoch positionieren, Kopf nach hinten neigen (sofern keine Kontraindikation besteht)
- Sterile Tupfer mit steriler Spüllösung tränken
- Händedesinfektion, evtl. sterile Einmalhandschuhe anziehen
- Augenlider, Lidspalt, Wimpern, Augeninnenwinkel und zuletzt die Umgebung mit steriler Lösung und Tupfer von außen nach innen auswischen, in Richtung Nasenwurzel, nicht reiben
- Jeden Tupfer nur einmal benutzen
- Vorgang wiederholen, bis das Auge sauber ist; evtl. spülen
- Auge trocken tupfen
- Bei fehlendem Lidschlag (z. B. Bewusstlosigkeit) Tränenersatzflüssigkeit oder Augensalbe applizieren und ggf. Uhrglasverband anlegen (verhindert Austrocknen des Auges).

Nachbereiten
Patient bei der Positionierung unterstützen, Verbrauchsmaterialien (Tupfer, Lösungen) verwerfen; Dokumentation der Maßnahme, Veränderungen dem Arzt mitteilen.

Komplikationen
Verletzungen, Reizung des Auges, Infektionen.

Spezielle Pflege der Ohren

Vorbereiten
Patienten über die Maßnahme informieren; Inspektion der Ohren. Waschlappen, evtl. Seife, Wattestäbchen, evtl. Babyöl herrichten.

Durchführen
- Reinigung der sichtbaren Teile des äußeren Gehörgangs mit Wasser und evtl. Seife; Wasser und Seife sollen nicht ins Ohr dringen
- Zerumen (Ohrschmalz) mit Wattestäbchen entfernen; dazu evtl. ölige Flüssigkeit (z. B. Babyöl) verwenden. Das Wattestäbchen nicht in den Gehörgang einführen (Verletzungsgefahr, außerdem wird Zerumen in den Gehörgang gedrückt)
- Bei Säuglingen oder Kleinkindern statt Wattestäbchen gedrehte Zellstofftupfer verwenden.

Nachbereiten
Material aufräumen, Dokumentation der Maßnahme, Veränderungen dem Arzt mitteilen.

Komplikationen
Schmerzen, Verletzungen (Gehörgang, Trommelfell), Infektionen, Bildung von Zerumenpfropfen.

Tipps und Tricks
- Für jedes Ohr separates Wattestäbchen verwenden (Infektionsübertragung)
- Husten beim Ohrreinigen löst einen Vagusreiz aus (Gefahr von bradykarden Herzrhythmusstörungen)
- Bei Blutungen, Liquoraustritt, Eiterfluss: nur äußerlich trocknen, steril verbinden, dokumentieren, Arzt informieren.

Haarpflege

Kämmen beim bettlägerigen Patienten

- Handtuch unter den Kopf legen
- Bei langen Haaren: Kopf auf die Seite drehen, Haare auf der einen, dann auf der anderen Seite, immer nur abschnittsweise (an den Haarspitzen beginnend) kämmen (Haare verknoten sonst), zum Schluss vom Schaft bis zur Haarspitze
- Frisur nach Wunsch des Patienten.

Haarwäsche beim bettlägerigen Patienten

Methoden

- Haarwaschbecken, das ins Bett eingebracht werden kann
- Alternativ, wenn Brett am Kopfteil des Betts entfernt werden kann: Plastiksack unter den Kopf des Patienten legen, Ende des Sacks befindet sich in großem Gefäß, wird aufgeschnitten, damit Wasser abfließen kann.

Vorbereiten

Material: Eimer mit temperiertem Wasser, Gefäß zum Schöpfen, leerer Eimer, Handtücher, Shampoo, Bettschutz, Kamm, Bürste, Föhn, Spiegel, Haarwaschbecken bzw. Plastiksack, Schere, Pflaster/Waschlappen.

Durchführen

- Patienten über die Maßnahme informieren, Inspektion von Haaren und Kopfhaut, Schmuck und ggf. Hörgerät entfernen
- Patienten entsprechend der angewendeten Methode positionieren, z. B. Bett flach stellen, Rücken bis zu den Schultern auf Kissen ablegen
- Patienten unterstützen sich aufzurichten, Bett mit Einlage schützen, Haarwaschbecken ins Bett stellen, Rinne für Hals mit Handtuch abpolstern, Abflussschlauch des Beckens in Eimer führen
- Haare mit Wasser aus dem Schöpfgefäß benetzen und Shampoo auftragen, mit den Fingern einreiben. Waschlappen zum Schutz auf die Augen legen
- Mit klarem Wasser Shampoo ausspülen. Darauf achten, dass Maßnahme nicht zu lange dauert
- Haare frottieren, kämmen, ggf. föhnen, Frisur nach Wunsch des Patienten.

Nachbereiten

Patienten bei der Positionierung unterstützen, Materialien aufräumen, reinigen und desinfizieren, Bürste von Haaren reinigen.

> **❗ Tipps und Tricks**
> - Vorsicht im Umgang mit Wasser und Föhn (Stromschlaggefahr)
> - Haare nicht mit Kämmen oder Nadeln feststecken (Dekubitusgefahr!)
> - Haarwäsche bei Halswirbel-, Schädel-Hirn-Verletzungen und Ohrerkrankungen nur nach Arztanordnung/-rücksprache
> - Keinen Seifenschaum in die Augen oder Ohren bringen
> - Bett nach Haarwäsche auf Feuchtigkeit inspizieren
> - Heißes Föhnen und ausgiebiges Bürsten bei fettigem Haar vermeiden → Anregung der Talgproduktion
> - Auch Perücken und Haarteile regelmäßig pflegen.

Nagelpflege

Nagelpflege darf nur mit Einverständnis des Patienten durchgeführt werden (ansonsten Körperverletzung).

Vorbereiten
Material: Handtuch, Waschschüssel mit warmem Wasser, Waschlotion, evtl. Nagelbürste, Abfallsack, Nagelschere, Nagelfeile, Pflegemittel nach Wunsch, z. B. Handcreme.

Durchführen
- Hände oder Füße baden, Handtuch dazu unter Waschschüssel legen. Nägel evtl. bürsten; Hand oder Fuß gut abtrocknen, Zehenzwischenräume inspizieren und sich erkundigen, ob sich der Fuß trocken anfühlt
- Handtuch unter das betreffende Körperteil legen
- Fingernägel bis zur Fingerkuppe rund zurückschneiden, Fußnägel gerade schneiden, evtl. feilen (vom Nagelrand zur Nagelmitte)
- Reinigung der Nägel mit der Nagelfeilenspitze; evtl. eincremen.

Nachbereiten
Material aufräumen, Desinfektion und Reinigung des gebrauchten Materials, Dokumentation der Maßnahme.

> **❗ Tipps und Tricks**
> - Bei Patienten mit diabetischer Angiopathie (erhöhte Infektionsgefahr bei Verletzungen) sowie bei antikoagulierten Patienten (Blutungsgefahr) → medizinischen Fußpfleger bestellen
> - Maßnahme wird u. U. gerne von Angehörigen übernommen → Material zur Verfügung stellen
> - Fingerkuppen von Früh- und Neugeborenen sind sehr empfindlich → Gefahr von Panaritium durch Nagelpflege. Daher sehr vorsichtig vorgehen, nur bei Bedarf ausgefranste Enden der Nägel mit Säuglingsschere schneiden.

Nasenpflege

Indikationen
Z. B. Bewusstlosigkeit, Intubation, Verletzungen der Nase, Nasensonde.

Vorbereiten
- **Material:** Watteträger, Nasensalbe, NaCl 0,9 %, Handschuhe, Abfallsack, ggf. Pflaster zur Fixierung der Sonde
- Patienten über die Maßnahme informieren, Inspektion der Nase
- Positionierung: Wenn möglich halbhohe Rückenlage.

Durchführen
- Nase mit NaCl 0,9 % und Watteträger unter leicht drehenden Bewegungen reinigen; bei Säuglingen und Kleinkindern gedrehte Zellstofftupfer verwenden (Nasenloch noch zu klein für Watteträger). Salbe auftragen
- Bei liegender Sonde:
  - Pflaster entfernen, Lage ggf. markieren
  - Reinigung, auch der Sonde; gegen Herausrutschen sichern
  - Sauerstoffsonde in anderes Nasenloch legen, um Druckstellen zu vermeiden
  - Ernährungssonde an anderer Stelle mit Pflaster fixieren, Haut auf Schäden inspizieren. Darauf achten, dass durch Fixierung kein Zug auf der Sonde ist (Dekubitusgefahr)

Nachbereiten

Gebrauchtes Material verwerfen, Dokumentation der Maßnahme, Veränderungen dem Arzt mitteilen.

> **❗ Tipps und Tricks**
> - Pflasterart je nach Empfindlichkeit der Haut des Patienten wählen
> - Medikamente, z.B. Nasentropfen, nur nach Arztanordnung
> - Abschwellende Medikamente führen evtl. zu Vasokonstriktion, Gewöhnung, Austrocknung der Nasenschleimhaut.

2.3.4 Spezielle Körperwaschungen

Die belebende bzw. beruhigende Körperwaschung ist Bestandteil der Basalen Stimulation® (▶ Kap. 2.12.2). Beide wirken über die Körperbehaarung, denn die Nerven der Haarwurzeln leiten Empfindungen weiter. Waschen gegen den Haarstrich wird als belebend, Waschen mit dem Haarstrich als beruhigend empfunden. Ziel ist eine Förderung der Körperwahrnehmung und Köperidentität. Jede Berührung eindeutig, ruhig, mit flach aufgelegter Hand und konstantem Druck ausüben.

Belebende Ganzkörperwaschung

Indikationen

Im Antrieb eingeschränkte Patienten mit Depression, Somnolenz, Wachkoma; in der Sensorik beeinträchtigte Patienten, z.B. Hemiplegiker, Bewusstlose.

Material

Waschwasser, ca. 10 °C kühler als Körpertemperatur; rauer Waschlappen bzw. 2 Waschhandschuhe; raues Handtuch; saugfähige Handtücher zum Unterlegen.

Durchführen

Zuerst Körperstamm, dann Arme und Beine waschen, Waschlappen tropfnass machen, Handtücher als Bettschutz unterlegen, dosiert kräftig mit gleichmäßigem, flächigem Druck gegen die Haarwuchsrichtung waschen, ausgiebig gegen die Haarwuchsrichtung mit rauem Handtuch abfrottieren. Dauer der Maßnahme je nach Konzentrationsfähigkeit des Patienten, jedoch nicht länger als 20 min.

> **❗ Tipps und Tricks**
> - Waschrichtung bei Hemiplegie: Von der nicht betroffenen Seite ausgehend, quer zur betroffenen Seite hinüber. Der Patient muss seine weniger betroffene Seite spüren, um sich dann dieses Gefühl auf der wahrnehmungsgestörten Seite vorstellen zu können (▶ Kap. 2.2.4)
> - Waschung kann zu Blutdruckerhöhung führen, deshalb nicht bei Hypertonie und Druckerhöhungen im Gehirn durchführen
> - Bei der ersten Waschung keine Zusätze verwenden (lenkt Patient ab)
> - Bei Patienten mit Fieber 1 l Pfefferminztee auf je 4 l Wasser. Haut nicht abtrocknen, damit das Wasser nachkühlt. Patient vor Zugluft schützen, mit Tuch abdecken, Füße warm halten.

2

Beruhigende Ganzkörperwaschung

Indikationen
Patienten mit Unruhezuständen, Hyperaktivität, Einschlafstörungen, Verkrampfungen, Schmerzen.

Material
Waschwasser wärmer als Körpertemperatur, weicher Waschlappen, weiches Handtuch.

Durchführen
- Ruhige Atmosphäre und warme Raumtemperatur schaffen, Patienten in entspannte Lage bringen, Pflegende redet wenig (Konzentration auf Berührung)
- Den Waschlappen gut auswringen, vom Thorax ausgehend in Haarwuchsrichtung waschen, immer nur in eine Richtung streichen, bei jedem Strich neu ansetzen, nicht reiben, Intimbereich aussparen
- Leicht massierend in Haarwuchsrichtung abtrocknen und evtl. eincremen, ggf. warmes Fußbad anschließen.

Hautmilieustabilisierende Waschung
Indikation: Nach hautbelastenden Anwendungen (z. B. nach Gips-, Verbandabnahme) oder bei gestörter Hautflora (z. B. bei Diabetes).

Material
Waschwasser kühler als Körpertemperatur. Saft einer halben Zitrone auf je 5 l.

Durchführen
Belebend waschen, Genitalbereich aussparen, trocken tupfen (nicht frottieren), ggf. Nachbehandlung mit pH-neutraler Wasser-in-Öl-Emulsion.

Schweißreduzierende Waschung
Indikation: Patienten mit starker Schweißbildung.

Material
Waschwasser kühler als Körpertemperatur. 1 l Salbeitee auf je 4 l Wasser.

Durchführen
- Tee zubereiten, Patienten informieren, Fenster schließen, Störungen ausschließen, entspannte Atmosphäre schaffen
- Waschlappen auswringen, vom Thorax ausgehend in Haarwuchsrichtung beruhigend waschen, Genitalbereich aussparen, trocken tupfen, nicht frottieren, Haut nicht einfetten.

Tipps und Tricks
Bei Patienten mit starkem Körpergeruch statt Salbeitee 3 Esslöffel Obstessig auf je 5 l körperwarmes Waschwasser, beruhigend waschen und Haut anschließend mit fetthaltiger Lotion pflegen.

Literatur
Bienstein C, Fröhlich A. Basale Stimulation in der Pflege. Die Grundlagen. Bern: Hans Huber, 2012.
Nydahl P, Bartoszek G. Basale Stimulation: Neue Wege in der Pflege Schwerstkranker. 5. A. München: Elsevier, 2012.

2.3.5 Unterstützung beim Baden

Das Baden dient neben der Hautreinigung bzw. Hautpflege und der Entspannung auch der Therapie (medizinisches Bad).

Vor jedem Bad Vitalzeichenkontrolle und Patienten während des Badens genau beobachten, um beim Auftreten von Komplikationen rechtzeitig reagieren zu können.

Auf Allergien durch Badezusätze achten.

- Warmes Vollbad: bei Muskelverspannungen, Kontrakturen
- Heißes Vollbad: bei Erkältungskrankheiten, sportlichen Überanstrengungen (Muskelkater). Durchführen nur auf ärztliche Anordnung, vor Schweißausbruch beenden
- Sitzbad: Wundpflege (z. B. Hämorrhoiden-OP, Analfissuren). Durchführen: Wasser nicht höher als nötig einfüllen, Temperatur 38–40 °C, 10–20 min, ggf. desinfizierende Badezusätze auf Arztanordnung (z. B. Kamille)
- Handbad: Bei Finger-, Handversteifungen, Panaritium, vor der Nagelpflege. Durchführen: Hand und Finger in Waschschüssel mit warmem Wasser bewegen
- Armbad: Bei Durchblutungsstörungen, ggf. als Vorbereitung zur Venenpunktion. Durchführen: Als kaltes Bad Arm 30 s in Waschschüssel mit kaltem Wasser halten (reaktive Hyperämie). Als warmes Bad Wasser erst bei 36 °C, dann auf 42 °C erhöhen, für 10–15 min Temperatur halten
- Fußbad:
  - Kalt: bei lokaler Hypoämie (nicht bei arteriellen Durchblutungsstörungen)
  - Warm: bei Durchblutungsstörungen, Distorsionen. Temperatur wie bei warmem Armbad
  - Wechselbad: bei Durchblutungsstörungen (reaktive Hyperämie), Schlafstörungen. Durchführen: Füße in warmes Wasser halten (2–5 min), Wechsel in kaltes Wasser (5–30 s), 3 × wiederholen, beenden mit kalter Anwendung.

Baden des Säuglings

Indikationen

Wohlbefinden, Körperreinigung, Therapie bei Hauterkrankungen.

Material

Badethermometer, ggf. Shampoo und Badezusatz nach Arztanordnung, evtl. Wasserspielzeug, Waschlappen, Badetuch, Windel, Babybürste, Lotion bzw. ggf. Körperöl, evtl. Creme zur Gesäßpflege, evtl. Nagelschere, Kleidung, Säuglingsbadewanne.

Durchführen

- Hände waschen und desinfizieren
- Material in Greifnähe richten
- Säuglingswanne zu ⅔ mit 38 °C Grad warmem Wasser füllen, mit Thermometer Temperatur kontrollieren. Badezusatz nur, wenn medizinisch notwendig, nicht routinemäßig
- Säugling bis auf Body entkleiden, Windel öffnen, Gesäß ggf. von Stuhlgang reinigen
- Body ausziehen, Kind ggf. wiegen und Gelegenheit zur rektalen Temperaturkontrolle nutzen

- Wassertemperatur nochmals kontrollieren, sollte sich auf 37 °C abgekühlt haben
- Gesicht waschen
- Kind umfassen, mit linker Hand hinter dem Rücken linken Oberarm des Kindes greifen, Kopf liegt auf Unterarm der Pflegenden, rechte Hand der Pflegenden umfasst linken Oberschenkel des Kindes. Kind mit Füßen zuerst ins Wasser gleiten lassen
- Kind während des Badens mit linker Hand halten, mit rechter Hand waschen
- Bei Bedarf Haare waschen
- Kind auf Bauch drehen, dabei mit rechter Hand unter linken Arm fassen, Rücken vollständig umgreifen, Kopf mit Zeigefinger stützen, Kind mit linkem Unterarm aufnehmen, Kind liegt mit Brust auf Unterarm der Pflegenden
- Rücken und Gesäß waschen
- Evtl. wieder auf Rücken drehen und Kind noch etwas im Wasser belassen. Badedauer insgesamt nicht länger als 5–10 min
- Kind aus dem Wasser nehmen, in Badetuch einhüllen und abtrocknen, Feuchtigkeit in den Hautfalten beseitigen.

Nachbereiten
Kind wickeln, evtl. Nagelpflege, anziehen.

 Tipps und Tricks
Unsichere Eltern zum Säuglingsbad anleiten. Angst nehmen durch Gespräch und häufiges Üben bis Eltern sich sicher fühlen.

2.3.6 Mund- und Zahnpflege

Zahnpflege
Material: Zahnbürste, Zahnpasta, Nierenschale, Handtuch, Zahnbecher mit Wasser (Temperatur nach Wunsch), evtl. Mundwasser, Zahnseide.
Häufigkeit: 3 × tgl. nach den Mahlzeiten.
Vorbereiten: Patienten informieren, Mundhöhle inspizieren.

Durchführen
- Bei selbstständigen Patienten das Material in Reichweite stellen
- Bei immobilen Patienten Oberkörper erhöht positionieren (KI beachten)
- Handtuch auf Hals- und Brustbereich legen
- Patienten auffordern, die Lippen zu öffnen, Zahnreihe geschlossen halten
- Mit horizontalen, kreisenden Bewegungen vom Zahnfleisch zu den Zähnen die Zahnaußenflächen bürsten
- Mund öffnen lassen, Zahninnenflächen und Kauflächen bürsten
- Nierenschale vorhalten, mit Wasser ausspülen lassen, Mund abtrocknen.

Nachbereiten
Patienten bequem positionieren, Material aufräumen, Nachttisch säubern.

 Tipps und Tricks
Zahnpflege nicht beim liegenden Patienten durchführen → Aspirationsgefahr.

Zahnprothesenpflege

Durchführen

- Prothesen zum Reinigen aus dem Mund nehmen. Prothese dazu am oberen Rand mit dem Zeigefinger vom Kiefer lösen, falls der Patient dies nicht selbst kann. Persönliche Gewohnheiten des Patienten berücksichtigen (z. B. welche Prothese wird zuerst herausgenommen?). Patient Mund ausspülen lassen
- Prothese unter fließendem Wasser mit Zahnpasta und Bürste reinigen, evtl. in Reinigungsmittel einlegen, mit Wasser abspülen
- Prothese wieder in den Mund setzen (lassen)
- Bei schlecht sitzenden Prothesen Verwendung von Haftcreme
- Bei desorientierten Patienten Prothesenbecher beschriften (Verwechslungsgefahr).

❗ Tipps und Tricks

- Ein Wasserspiegel im Becken beugt Beschädigungen der Zahnprothese durch Herunterfallen vor. Alternativ kann ein Waschlappen ins Waschbecken gelegt und darüber die Prothese gereinigt werden
- Um Verlusten vorzubeugen, Essenstablett vor dem Abräumen inspizieren, ob der Patient dort seine Prothese, (eingewickelt z. B. in eine Serviette) abgelegt hat
- Zahnprothesen sollen auch über Nacht getragen werden, sonst verformt sich der Kiefer
- Nach Anwendung von Haftcreme nicht sofort Nahrungsaufnahme (Einwirkzeit beachten)
- Bei bewusstlosen Patienten Zahnprothese nicht einsetzen (Aspirationsgefahr).

Spezielle Mundpflege

Indikationen

- Trockene Mundschleimhaut durch Mundatmung, ungenügende Flüssigkeitszufuhr, Sauerstoffverabreichung, Nahrungskarenz, Sondenernährung
- Erkrankungen der Mundhöhle
- Zerstörung der Mundflora, z. B. durch Zytostatika, Antibiotika.

Tab. 2.6 Verschiedene Mundpflegemittel

Medikament	Anwendungsgebiet	Wirkung	Anwendung	Vor- und Nachteile
Bepanthen® Wirkstoff: Dexpanthenol	• Behandlung von Borken • Lippenpflege	• Aufweichung von Borken • Geschmeidigkeit der Lippen erhalten	Auf Borken bzw. Lippen auftragen	Allgemein sehr gut verträglich, vereinzelt allergische Reaktionen
Glandosane® künstlicher Speichel	Mundtrockenheit	Anfeuchten des Mundraums	In den Mund sprühen	• Manche Patienten mögen den Geschmack des Mittels nicht • Beim Sprühen auf Atmung achten (Aspirationsgefahr)

Tab. 2.6 Verschiedene Mundpflegemittel *(Forts.)*

Medikament	Anwendungsgebiet	Wirkung	Anwendung	Vor- und Nachteile
Hexoral®, Doresporol® Wirkstoff: Chlorhexidin	Erkrankungen der Mundhöhle	Desinfektion des Mund- und Rachenraums	Unverdünnt, nur nach ärztlicher Anordnung	• Scharfer Geschmack. Geschmacksirritationen, Übelkeit, Erbrechen, Schleimhautverletzungen • Medikament enthält Alkohol, deshalb nicht im Delir und bei alkoholkranken Menschen anwenden
Kamille Wirkstoffe: ätherische Öle, Chamazulen, Kumarine, Muzine	• Mundpflege • Erkrankungen der Mundhöhle	• Antiphlogistisch • Wundheilungsfördernd • Mild bakterizid • Fungizid	• Lösung • Tee	• Angenehmer Geschmack • Trocknet Schleimhäute aus
Myrrhe Wirkstoffzusammensetzung ist sehr komplex und nur z. T. bekannt	• Mundpflege • Erkrankungen der Mundhöhle	• Granulationsförderung • Desinfektion (ätherisches Öl) • Gut geeignet bei Entzündungen	• Tee • Tinktur bei Pinselung unverdünnt, zur Mundspülung 50–100-fach verdünnt	Manche Patienten mögen den Geschmack des Mittels nicht
Pagavit® Wirkstoffe: Glyzerin, Zitronensäure, Limonenextrakt	Erfrischung, z. B. postoperativ	• Erfrischung • Stimulation der Speichelproduktion	Päckchen mit 3 gebrauchsfertig getränkten Wattetupfern	• Zur speziellen Mundpflege kaum effektiv • Abfallproblematik • Trocknet Mundschleimhaut aus • Greift Zahnschmelz an
Salbei Wirkstoffe: ätherisches Öl, Cineol, Gerb- und Bitterstoffe	Mundpflege	• Lokal antiphlogistisch • Schutz der Schleimhaut gegen bakterielle, chemische und mechanische Einflüsse	• Tee • Tinktur (bei Pinselung unverdünnt, zur Mundspülung 20-fach verdünnt)	• Bitterer Geschmack • Sehr gut geeignet bei Entzündungen wie Gingivitis, Stomatitis

Vorbereiten

• Material (meist in Form von Mundpflegeset): Péan-Klemme oder Plastikklemme, Kugeltupfer in abgedecktem Becher, Mundpflegemittel (▶ Tab. 2.6), evtl. Taschenlampe, weiche Zahnbürste, Handtuch, Abwurfbeutel, Nierenschale, Salbe für Lippen, Handschuhe

Tab. 2.7 Einteilung der Mukositis laut WHO und die zugehörigen pflegerischen Maßnahmen

Grad	Merkmale	Erforderliche Mundpflegemaßnahmen
0	Normale Schleimhaut, keine Veränderung	Basismaßnahmen nach den Mahlzeiten und vor dem Schlafengehen ausreichend
I	Rötung der Mundschleimhaut, keine Ulzerationen	Mundspülungen alle 1–2 h durchführen
II	Vereinzelte kleine Ulzerationen, keine wesentlichen Probleme beim Essen und Trinken	Mundspülungen stündlich durchführen
III	Ineinanderfließende Ulzerationen, die mehr als 25 % der Mundschleimhaut bedecken. Patient kann nur noch trinken (ab Stadium III klagt der Patient ggf. über starke Schmerzen in der Mundhöhle). Infektionen durch Bakterien, Pilze oder Viren sind möglich.	Mundspülungen halbstündlich durchführen
IV	Blutende Ulzerationen, die über 50 % der Mundschleimhaut bedecken, Patient kann weder essen noch trinken	Mundspülungen viertelstündlich durchführen

- Patienten über die zu erwartende Maßnahme informieren, Erfassung/Beurteilung oraler Zustand, z. B. Oral Assessment Guide, Schema zur Einstufung oraler Mukositis nach WHO (▶ Tab. 2.7)
- Häufigkeit: nach Nahrungsaufnahme, bei Schwerstkranken bis zu 2-stündlich oder in kürzeren Abständen, ggf. auch vor dem Essen zur Appetitanregung oder bei Tumorpatienten.

Durchführen
- Bei bewusstseinsklaren Patienten nach den Mahlzeiten Zähne putzen
- Handschuhe anziehen, Tupfer in Péan-Klemme einspannen, mit Lösung befeuchten. Alternativ kleine Kompresse um Finger wickeln (positive Stimulation). Vorsicht bei Bewusstseinsstörungen: Zubeißen!
- Sorgfältiges Auswischen von Mundhöhle, Zähnen, Wangentaschen, Zunge, unter der Zunge, harter Gaumen
- Weichen Gaumen, wenn überhaupt, zuletzt auswischen (Brechreiz)
- Bei jedem Wischvorgang frischen Tupfer verwenden und immer von hinten nach vorne wischen, um Keimverschleppung in die Atemwege bzw. den Verdauungstrakt zu vermeiden
- Haftende Zungenbeläge z. B. mit weicher Zahnbürste abreiben, evtl. nachspülen, wenn keine Aspirationsgefahr besteht
- Lippen mit Salbe eincremen
- Mundspüllösung täglich erneuern
- Täglich Mund-, Rachenraum mit Taschenlampe inspizieren
- Nachbereiten: Material aufräumen, Dokumentation der Maßnahme und der Beobachtungen.

Tipps und Tricks

- So weit wie möglich den Patienten Mundpflege selbst durchführen lassen
- Bei Patienten mit Lysetherapie keine Klemme zur Mundpflege benutzen (Blutungsgefahr)
- Zum prophylaktischen Auswischen bzw. Spülen der Mundhöhle keine mentholhaltigen Medikamente, z. B. Hexoral® oder Doreperol®, verwenden
- Lemon-Glyzerin-Sticks® wirken eisgekühlt erfrischend
- Aspirationsgefahr bei bewusstlosen Patienten beachten
- Bei Immunsuppression sterile Lösungen zur Mundpflege benutzen
- Durch Nahrungsreste höhere Verkeimung → häufige Mundpflege.

2.3.7 Soor- und Parotitisprophylaxe

Soor- und Parotitisgefährdung besteht bei:
- Verminderung der Abwehrkraft, z. B. Zytostase, HIV; Mangelerscheinungen (z. B. Vitaminmangel), schlechter Allgemeinzustand
- Mangelnder Kautätigkeit
- Virus-, Bakterien- oder Pilzbefall
- Einnahme von Medikamenten, z. B. Antibiotika, Zytostatika
- Vermehrte Mundtrockenheit, z. B. durch Nahrungs- und Flüssigkeitskarenz
- Verletzungen oder Operationen im Mund- und Kieferbereich.

Mögliche prophylaktische Maßnahmen
- Ausreichende Flüssigkeitszufuhr
- Anregen der Kautätigkeit, z. B. Kauen von Kaugummi, Brotrinde
- Mundspülung mehrmals täglich mit antiseptischen oder adstringierenden Lösungen, z. B. Kamillen-, Salbeitee, Myrrhentinktur verdünnt (▶ Tab. 2.8)
- Anregen des Speichelflusses, z. B. Eiswürfel mit Zitronensaft lutschen lassen
- Auswischen der Mundhöhle mit geeigneten Lösungen und sorgfältige Inspektion der Mundhöhle
- Massage der Ausführungsgänge der Parotis: Wangen vor den Ohren
- Auf Arztanordnung prophylaktisch ein lokales Antimykotikum (z. B. Moronal®-Lösung) geben, Flüssigkeit mit der Pipette auf der Zunge und im Mund verteilen, anschließend Patient schlucken lassen; nach der Applikation mindestens 15 min Mund nicht spülen, nicht essen oder trinken, Patienten schulen, Pipette nicht mit dem Mund zu berühren, um bakterielle Besiedelung zu vermeiden.

Tab. 2.8 Veränderungen der Mundschleimhaut und pflegerische Maßnahmen

Veränderung	Symptome	Maßnahmen/Behandlung
Stomatitis	Gerötete, geschwollene Mundschleimhaut; brennende Schmerzen; Schmerzen beim Kauen, Schlucken; Trockenheitsgefühl; Mundgeruch	Spülung, z. B. mit Kamillosan®; Gabe von Lutschtabletten, z. B. Merfen®; evtl. Salbeitee
Aphthen	Rundliche, flache Erosionen; Läsionen der Schleimhaut an Wangen-, Gaumenschleimhaut, Zahnfleisch, Zunge	Betupfen, z. B. mit Myrrhentinktur oder Rosenhonig; Ausspülen des Mundes, z. B. mit Kamillosan®

Tab. 2.8 Veränderungen der Mundschleimhaut und pflegerische Maßnahmen (Forts.)

Veränderung	Symptome	Maßnahmen/Behandlung
Rhagaden	Schmerzhafte Einrisse an Mund- und Nasenwinkel	Eincremen, z.B. mit Bepanthen® Salbe; Gabe von Eisen und Vitaminen
Soor (Candidose)	Grauweißer, stark haftender Belag; stippchen- oder flächenförmig. Ursache: Candida albicans	Bepinselung, z.B. mit Moronal®; Einmalzahnbürsten verwenden; Zahnprothesen in farbloses Schleimhautdesinfektionsmittel einlegen
Herpes labialis	Zunächst kleine schmerzhafte Erhebungen an der Mundschleimhaut oder an den Lippen; gehen in Bläschen über; Bläschen platzen auf, Borkenbildung; evtl. vorher Jucken und Brennen	Verschwinden in der Regel von selbst; evtl. Behandlung mit Zovirax®-Creme
Zungenbelag	Graubraun borkiger Belag; festhaftend oder abziehbar	Abstrich, z.B. auf Soor, Entzündungen; spülen, z.B. mit Kamillosan®, Salbeitee
Parotitis (Ohrspeicheldrüsenentzündung)	Schwellung, Druckempfindlichkeit vor und unter dem Ohr; Spannungsschmerz beim Kauen; evtl. Kieferklemme; abstehende Ohrläppchen	siehe Parotitisprophylaxe
Zäher Speichel	Speichel nicht ausreichend flüssig	Ausreichende Flüssigkeitszufuhr; salzhaltige Zahnpasta; Gurgeln oder Auswischen des Mundes, z.B. mit Sprudel mit hohem Natriumgehalt; Lutschen von Eiswürfeln oder gefrorenen Früchten (z.B. Ananas); Kauen von Kaugummi oder Brotrinde; Mundspülung mit Zitronen- oder Traubensaft, sauren Tees (z.B. Malve); Massage der Ohr- und Kieferspeicheldrüse

2.3.8 Unterstützung beim Anziehen

- Patienten fragen, was er anziehen möchte, z.B. Nachthemd, Jogginganzug
- Krankenhaushemd („Flügelhemd") nicht routinemäßig bei bettlägerigen Patienten einsetzen
- Patienten unterstützen, Bekleidung regelmäßig zu wechseln → dient der Gesundheitsvorsorge und fördert das Wohlbefinden
- Beim Be- und Entkleiden Bewegungsfähigkeit und Erkrankung des Patienten berücksichtigen, z.B. weite Kleidung, Reißverschlüsse statt Knöpfe, Schuhwerk mit Reiß- bzw. Klettverschluss anstatt Schnürsenkel verwenden
- Vor dem Ausziehen Fenster und Türen schließen, um Zugluft zu vermeiden, bei Säuglingen ggf. Wärmelampe einschalten
- Für Sichtschutz sorgen, alle benötigten Kleidungsstücke bereitlegen
- Das Öffnen von Verschlüssen dem Patienten nicht vorschnell abnehmen, sondern dazu Zeit lassen (gute Übung für die Feinmotorik)

- Bei Patienten mit Gipsverband oder Infusionen beim Ausziehen an der nicht betroffenen Seite beginnen, beim Anziehen an der eingeschränkten Seite
- Bei Kindern Hals- und Ärmelöffnung vor dem Anziehen mit der eigenen Hand weiten und aufrollen
- Nie an den Fingern oder Zehen ziehen, sondern am distalen Unterarm oder Unterschenkel anfassen
- Falten in der Kleidung glatt streichen, um Druck auf die Haut zu vermeiden.

2.4 Atmung

Sylvia Röhm-Kleine

2.4.1 Beobachtung der Atmung

Normal: Eupnoe; regelmäßig, gleichmäßig tief, normale Frequenz.
Gezielte Atembeobachtung ist notwendig bei:
- Patientenneuaufnahme (Pflegeassessment)
- Bestehenden Lungen- und Herzerkrankungen
- Fortlaufend während O_2-Therapie und Narkose
- Verabreichen von atemdepressiven Medikamenten, z. B. Opioide
- Intubierten und beatmeten Patienten, Bewusstlosigkeit, nach Extubation.

Kriterien der Atembeobachtung
- Atemfrequenz, -intensität/-tiefe, -typ, -rhythmus
- Atemgeräusche, -geruch, Hautfarbe, Mimik
- Husten und Sputum (▶ Kap. 2.4.2)
- Gesamtbefinden, Selbsteinschätzung des Patienten
- Rauchen und Rauchgewohnheiten.

Atemfrequenz
Normalwerte
- Neugeborene: 35–50 Atemzüge/min
- Kleinkinder: 25–30 Atemzüge/min
- Erwachsene: 12–18 Atemzüge/min

Abweichungen
- **Tachypnoe:** beschleunigte Atmung. Physiologisch: z. B. bei körperlicher Anstrengung, psychischer Erregung, in großer Höhe. Pathologisch: z. B. bei Fieber, Schmerzen, Herzinsuffizienz, Anämie, Pneumonie, Atelektasen, Hyperventilationssyndrom
- **Bradypnoe:** verlangsamte Atmung. Pathologisch: z. B. bei Hirndrucksteigerung, Vergiftung, Stoffwechselentgleisung (z. B. Hypothyreose)
- **Apnoe:** Atemstillstand. Akute Lebensgefahr! Sofortiges Eingreifen erforderlich (▶ Kap. 23.4)!

Atemintensität
Beim Gesunden hängt die Atemintensität vom jeweiligen O_2-Bedarf und CO_2-Gehalt des Blutes ab (Abweichungen ▶ Tab. 2.9). Genaue Atembeurteilung erfolgt durch Blutwertbestimmungen.

Normalwerte (Blut)
pCO₂: Kohlendioxidpartialdruck 35–46 mmHg (4,7–5,9 kPa)
pO₂: Sauerstoffpartialdruck 75–100 mmHg

Partialdruck: Teilkonzentrationen der Atemgase (O_2, CO_2) im arteriellen oder arterialisierten Blut

pH-Wert: Säure-Basen-Verhältnis im arteriellen Blut 7,37–7,4. (Abweichungen sind **Azidose:** Säureüberschuss: < 7,37; **Alkalose:** Säuremangel: > 7,45)

O_2-Sättigung: > 96 %

Tab. 2.9 Abweichungen der Atemintensität

Abweichung	Bedeutung	Ursache
Hyperventilation	Über den O_2-Bedarf hinausgehende gesteigerte Atemtätigkeit	Meist psychogen, z. B. Angst, Aufregung. Folge: starker CO_2-Verlust über die Lunge → pH-Wert-Verschiebung im Blut (Alkalose) → relativer Kalzium-Mangel → Hyperventilationstetanie
Hypoventilation	Verminderte Atemtätigkeit. Der O_2-Bedarf wird nicht gedeckt und CO_2 nur ungenügend abgeatmet	Als „Schonatmung" bei Schmerzen, Störung des Atemzentrums, Verlegung der Atemwege
Minderbelüftung	Unzureichende Belüftung einzelner Lungenabschnitte (*Atelektasen*)	Bewegungsmangel, nach Thoraxverletzung oder abdominalem oder thoraxchirurgischem Eingriff
Dyspnoe (▶ Kap. 2.4.3)	„Atemnot": (subjektives) Gefühl, „nicht genug Luft zu bekommen" und Atemtätigkeit steigern zu müssen	Meist Ausdruck schwerer Atmungsstörung unterschiedlicher Ursache, mit sichtbar verstärkter Atemarbeit
Orthopnoe (▶ Kap. 2.4.3)	Schwerste Atemnot. Aufrechte Körperhaltung und Einsatz der Atemhilfsmuskulatur (z. B. Bauchmuskulatur) erforderlich	Notfall: sofortiges Handeln erforderlich, Erstmaßnahmen bei Atemnot (▶ Kap. 2.4.4)
Apnoe	Atemstillstand. Notfall!	(▶ Kap. 23)

⚡ **Vorsicht**

Notfall: Atemstillstand!

Sofortige kardiopulmonale Reanimation erforderlich. Ausnahme: Ausdrücklicher Verzicht auf Reanimationsmaßnahmen (Arztanordnung; z. B. nach Patientenwille und vorliegender Patientenverfügung). Verzögerte oder mangelhafte Reanimationsmaßnahmen führen zu dauerhaften Schäden oder zum Tod des Patienten.

Lungenfunktionsprüfung und Werte ▶ Kap. 9.2

Atemtyp

- **Bauchatmung:** Atemarbeit erfolgt überwiegend durch das Zwerchfell, hat tiefere und ruhigere Atmung zur Folge
- **Brustatmung:** Inspiration geht überwiegend von Zwischenrippenmuskulatur aus, schränkt Atemintensität ein. Häufig infolge Schonatmung
- **Auxiliaratmung:** Einsatz der Atemhilfsmuskulatur infolge schwerer Atemnot. Sitzende Position mit Abstützen der Arme und Anspannen der Schulter- und Halsmuskulatur.

Atemrhythmen

Der Atemrhythmus des Gesunden ist regelmäßig und passt sich dem Leistungs-bedarf an. Einatmung zu Ausatmung steht im Zeitverhältnis 1:2.

Pathologische Atemrhythmen:

- **Kussmaul-Atmung:** abnorm vertiefte, regelmäßige, evtl. leicht beschleunigte Atmung; Vorkommen z. B. bei Azidose, diabetischem oder urämischem Koma
- **Cheyne-Stokes-Atmung:** periodisch wiederkehrendes An- und Abschwellen der Atmung mit kurzen Atempausen (Apnoe) bis zu 10 s. Vorkommen z. B. bei Schädigung des Atemzentrums (z. B. Enzephalitis, Apoplex)
- **Biot-Atmung:** mehrere gleichmäßig tiefe und kräftige Atemzüge werden durch eine deutliche Atempause unterbrochen; Vorkommen z. B. bei Hirndrucksteigerung, Hirntumor, -ödem, Meningitis oder bei unreifen Neugeborenen
- **Schnappatmung (Agonie):** einzelne schnappende Atemzüge zwischen langen Atempausen; sie tritt kurz vor dem Tod auf.

Atemgeräusche

Bei Gesunden erfolgt die Ein- und Ausatmung fast geräuschlos. **Schnarchen** gilt als harmloses Atemgeräusch, kann aber Hinweis auf ein Schlafapnoe-Syndrom sein (▶ Kap. 2.9.2).

Abweichungen

- **Stridor:** pfeifendes Atemgeräusch bei Verengung oder Verlegung der Atem-wege, häufig gleichzeitig erschwerte Atmung, evtl. mit Atemnot (▶ Kap. 2.4.1):
  – **Inspiratorischer Stridor:** hörbar während der Einatmung, infolge Veren-gung oder Verlegung der oberen Atemwege durch Schwellung, Fremd-körper oder Erbrochenes
  – **Exspiratorischer Stridor:** hörbar während der Ausatmung, infolge Ver-engung der intrathorakalen Atemwege bei COPD, Asthma bronchiale (▶ Kap. 9.5.1, ▶ Kap. 9.5.2)
- **Rasselgeräusche:** Verlegung der Atemwege durch Schleim, Fremdkörper, z. B. bei Bronchitis, Pneumonie, nach Aspiration
- **Brodelndes Atemgeräusch:** meist mit schaumigem Sputum, z. B. beim Lun-genödem
- **„Giemen und Brummen":** trockene Atemgeräusche bei obstruktiven Atem-erkrankungen: COPD, Asthma bronchiale (▶ Kap. 9.5.1, ▶ Kap. 9.5.2).

Atemgeruch (Foetor ex ore)

Der Atem ist bei Gesunden annähernd geruchlos.

Pathologischer Atemgeruch

- **Azetongeruch:** obstartig; bei Nahrungskarenz, Hunger oder diabetischem Koma in Verbindung mit Kussmaul-Atmung
- **Ammoniak:** Geruch wie Salmiakgeist; infolge schwerer Leberfunktionsstö-rung wird das beim Eiweißabbau anfallende Ammoniak nicht mehr abgebaut
- **Fäulnisgeruch:** bei Gewebezerfallsprozessen im Atemsystem, z. B. Lungen-gangrän, Karzinom, Tbc
- **Foetor uraemicus:** urinartiger Geruch im Endstadium des Nierenversagens
- **Süßlich-fade, Eitergeruch:** bei bakteriellen Infekten der Atemwege.

Selbsteinschätzung der Atmung

Patienten mit chronischen Lungenerkrankungen überprüfen ihre Atemsituation durch **Peak-Flow-Messung** (▶ Kap. 9.5.2) oder Bewertung des subjektiven Belas-tungsempfindens bei Dyspnoe mithilfe der **Borg-Skala** (Numerische Rangskala: 0–10, keine – bis maximale Dyspnoe); Verlaufs-Werte in Patienten-Tagebuch do-kumentieren.

Tipps und Tricks
- Bewusstes Beobachten beeinflusst die Atmung des Patienten, daher nur unbemerkt die Atemfrequenz zählen, z. B. nach der Pulskontrolle das Handgelenk halten und dabei die Atemzüge eine volle Minute zählen. Kinder evtl. zusätzlich ablenken
- Beim Bewusstlosen mit der flachen Hand am Brustkorb die Atemfrequenz ermitteln: eine Hand an das Brustbein und eine an Rippenrand oder Flanke legen
- Beim Kind Atemfrequenz durch die Bewegung des Abdomens (Heben und Senken) ermitteln.

2.4.2 Beobachtung von Husten und Sputum

Husten (Tussis)
Der **Hustenreflex** ist ein Schutzreflex und Leitsymptom von Atemwegserkrankungen. Er tritt auf bei Entzündungen der Atemwege (Bildung von Bronchialsekret), Eindringen von Fremdkörpern, mechanischen und chemischen Reizungen. Bei anhaltendem, unproduktivem Husten länger als 8 Wochen unbedingt Ursache abklären, ist evtl. Hinweis auf behandlungsbedürftige Erkrankung (z. B. Asthma bronchiale, COPD, Tbc, Lungenkarzinom).

Hustenarten
- **Akuter Husten:** bei akuter Bronchitis, Lungenentzündung, Keuchhusten
- **Chronischer Husten:** nach langjährigem Rauchen (COPD), Lungenkarzinom, Tbc
- **Rezidivierender Husten:** Asthma bronchiale, COPD
- **Produktiver Husten:** Sekret (Sputum) wird abgehustet
- **Unproduktiver, trockener Husten:** Reizhusten, Sekret wird nicht abgehustet.

Tab. 2.10 Charakteristische Sputumbeobachtungen bei verschiedenen Erkrankungen

Sputumbefund	Ursachen und Besonderheiten
Weißlicher Schleim, besonders morgens abgehustet	Chronische Bronchitis (▶ Kap. 9.5.1), z. B. Raucherhusten
Eitrig, gelbgrün, süßlicher Geruch	Bakterielle Infektion, z. B. eitrige Bronchitis, Pneumonie (▶ Kap. 9.5.3)
Zäh, glasig, fadenziehend	Asthma bronchiale (▶ Kap. 9.5.2); zäh-schleimig, z. B. bei Keuchhusten
Übel riechend, fauliger Geruch	Bei Gewebezerfall, z. B. Bronchialkarzinom (▶ Kap. 9.5.4); evtl. mit Eiter und Geweberesten
Rotbraune Verfärbung	Durch geringe Blutbeimengungen bei Pneumonie, Tbc, Lungeninfarkt oder Bronchialkarzinom
Dünnflüssig, schaumig, evtl. leicht blutig	Bei Lungenödem (▶ Kap. 7.5.3)
Reichlich, zäh	Mukoviszidose

Sputum

Sputum (Auswurf, Expektoration): abgehustetes Bronchialsekret. Beim Gesunden bleibt das in geringen Mengen vorkommende Sekret unbemerkt (▶ Tab. 2.10).

Sputumgewinnung und -diagnostik

- Morgensputum (vor Frühstück und Zähneputzen) zur Diagnostik (von Erregern oder Gewebezellen)
- Möglichst ohne Speichel in sterilem, beschrifteten Gefäß auffangen
- Evtl. zuvor sekretlösende Maßnahmen und Abhusttechniken anwenden (▶ Kap. 2.4.5)
- Bei ungenügender Menge evtl. Verabreichen von Mukolytika und reichlich Flüssigkeit. Evtl. Inhalation mit 1,2 % NaCl-haltigem Wasserdampf und rhythmische Perkussion
- Bei zytologischer Sputumuntersuchung muss Formalin zugesetzt werden.

Tipps und Tricks

Sputum ist generell als infektiös anzusehen. **Hygieneregeln** beim Umgang mit Sputum zum Selbstschutz, Schutz von Mitpatienten und Besuchern:
- Strikte Basishygiene (▶ Kap. 1.8.3): grundsätzlich Handschuhe tragen, regelmäßige Händedesinfektion, direktes Anhusten vermeiden, ggf. Mundschutz tragen
- Bei Kontamination mit Sputum betroffene Hautpartien desinfizieren
- Papiertücher des Patienten direkt am Bett entsorgen. Nierenschale oder Abwurfbeutel am Nachttisch.

Hämoptyse und Hämoptoe

Hämoptyse: Aushusten von blutigem Sputum oder geringen Blutmengen. Ursachen: Lungeninfarkt, Tumoren, Bronchitis, Pneumonie, Gerinnungsstörungen, Herzerkrankungen mit Lungenstauung.

Hämoptoe: größere Blutmenge > 50 ml. Ursachen: v. a. Tumoren (Bronchial-Ca, Bronchus-Adenom), Tuberkulose, Bronchiektasen.

Tipps und Tricks

- Bei Hämoptoe sofort Arzt informieren, OK-Hochlage, Patienten nach Möglichkeit beruhigen, Blut/Sputum auffangen, Nierenschale bereitstellen, evtl. Sekret absaugen (▶ Kap. 9.4.1)
- DD der Hämoptoe ist die Hämatemesis (Bluterbrechen ▶ Tab. 10.1). Deshalb Sputum genau beobachten:
  - Schwarzes Blut spricht für eine Blutung im Magen-Darm-Trakt
  - Hellrotes Blut kann auch bei Ösophagusvarizenblutungen (▶ Kap. 10.6.1) auftreten, es ist dann nur selten schaumig.

2.4.3 Dyspnoe

Dyspnoe (Atemnot) ist für Patienten bedrohlich und immer ernst zu nehmen (Ursachen ▶ Tab. 2.11).

2

Beobachten
Schweregrade der Atemnot
- **Grad I:** Atemnot bei größerer Anstrengung, z. B. schnelles Gehen in der Ebene, Bergaufgehen oder Treppensteigen in gewohntem Tempo
- **Grad II:** Atemnot bei normalem Gehen in der Ebene
- **Grad III:** Atemnot bei geringer Anstrengung, Tätigkeiten z. B. An- und Auskleiden, leichte Verrichtungen im Haushalt
- **Grad IV:** Atemnot in Ruhe (Ruhedyspnoe), Orthopnoe.

Tab. 2.11 Ursachen von Dyspnoe

Ursachen	Krankheitsbilder
Pulmonale Ursachen	
Atemwegswiderstand ↑	Asthma bronchiale (▶ Kap. 9.5.2), chronisch-obstruktive Bronchitis (▶ Kap. 9.5.1), Fremdkörperaspiration, Tumoren
Gasaustauschfläche ↓ und/oder Lungendehnbarkeit ↓	Pneumonie (▶ Kap. 9.5.3), Lungenfibrose, Pleuraerguss, Atelektasen (▶ Kap. 2.4.3), Lungenemphysem (▶ Kap. 9.5.1), Tumoren (▶ Kap. 9.5.4), Pneumothorax (▶ Kap. 9.5.6), Thoraxverletzungen (▶ Kap. 18.2.3), Skoliose
Alveolendurchblutung ↓	Lungenembolie (▶ Kap. 9.5.5), Lungeninfarkt
Kardiale Ursachen	
Dekompensierte Herzinsuffizienz mit Lungenödem (▶ Kap. 7.5.3), Herzinfarkt (▶ Kap. 7.5.2), Perikarditis, Perikarderguss (▶ Kap. 7.5.5), angeborene Herzerkrankungen	
Extrathorakale Ursachen	
Physiologisch bei körperlicher Anstrengung, emotionale Faktoren, Störungen im Bereich des Atemzentrums, Anämie (▶ Kap. 15.4.1), Adipositas.	

2.4.4 Pflege bei Dyspnoe

Vorsicht
Erstmaßnahmen bei Atemnot
Gleichzeitiges Auftreten von Atemnot und Stridor sind Zeichen eines Notfalls!
- Patienten nicht allein lassen, Arzt verständigen, Hilfe holen (Notruf)
- Ruhe bewahren, Sicherheit vermitteln; evtl. Hand halten
- Ggf. Fenster öffnen, beengende Kleidung entfernen
- Ggf. individuelle Notfall- oder Bedarfsmedikation des Patienten verabreichen, z. B. Bronchospasmolytika (Dosieraerosol)
- Positionierung: OK-Hochlage, zusätzlich evtl. Atemhilfsmuskulatur unterstützen (Arme auf Kissen bzw. Nachttisch abstützen), z. B. Kutschersitz (▶ Abb. 9.7). Bei bekannter Herzinsuffizienz zusätzlich Beine tief
- O_2-Gabe unter kontinuierlicher Überwachung, nach Anordnung (▶ Kap. 2.4.4)

- Anleitung zu ökonomischerer Atmung (dosierte Lippenbremse ▶ Abb. 9.3), wenn Atemtechnik schon erlernt wurde
- Genaue Beobachtung und Dokumentation von Bewusstseinslage, Hautfarbe und Atmung (▶ Kap. 2.4.1), Puls, RR, Pulsoximetrie (▶ Kap. 2.5)
- Ggf. Absaugen von Bronchialsekret (▶ Kap. 9.4.1)
- Ggf. weitere Medikamente nach ärztlicher Anordnung, ggf. Intubation und Verlegung auf die Intensivstation vorbereiten
- Bei Hyperventilationssyndrom: Beutelrückatmung. CO_2 steigt dann wieder an.

Hilfe bei chronischer Atemnot

Neben Erstmaßnahmen bei Atemnot wird Patienten mit chron. Erkrankung (z. B. Asthma, COPD) die Teilnahme an spezifischen Schulungen angeboten, z. B. COBRA, NASA (▶ Kap. 9.5.1, ▶ Kap. 9.5.2). Mithilfe atemunterstützender Positionen und Atemtechniken kann beginnender Atemnot entgegengewirkt werden.

❗ Tipps und Tricks
- Schwerste Atemnot (Orthopnoe) erfordert sofortiges Handeln!
- Bei Dyspnoe: beobachten, in welchem Zusammenhang sie auftritt, auf Begleitsymptome achten
- Schweregrad der Dyspnoe zur Verlaufs- und Therapiekontrolle (bei chron. Lungen- oder Herzerkrankungen) dokumentieren.

2.4.5 Atemunterstützende Interventionen

Pneumonie- und Atelektasenprophylaxe: Minderbelüftung, Atelektasen (nicht belüftete Lungenabschnitte infolge kollabierter Alveolen) und sekundäre Pneumonien (▶ Kap. 9.5.3) führen zur Beeinträchtigung der Atemfunktion mit möglicherweise lebensbedrohlichen Komplikationen. Unter atemunterstützenden Interventionen werden alle Maßnahmen zur Pneumonie- und Atelektasenprophylaxe zusammengefasst.

Risikoeinschätzung einer Atembeeinträchtigung

Bettlägerigkeit und Mobilitätseinschränkung können das Atemvolumen wesentlich einschränken. Außerdem ist das Atelektasen- und Pneumonierisiko erhöht für Menschen:
- Im Alter von unter einem Jahr oder über 65 Jahre
- Mit schwerer Grunderkrankung oder Abwehrschwäche
- Mit bestehender Lungen- oder Herzerkrankung
- Nach chirurgischen Eingriffen im Brust- oder Bauchraum
- Mit (meist schmerzbedingter) Schonatmung
- Während oder nach einer Beatmungstherapie
- Mit eingeschränktem Bewusstsein oder Bewusstlosigkeit
- Mit Nikotinabusus.

Kriterien zur Einschätzung der Atembeeinträchtigung
Beurteilung der Atmung anhand einzelner Beobachtungskriterien (▶ Tab. 2.12) sowie der Selbsteinschätzung des Patienten.

Tab. 2.12 Kriterien zur Beobachtung/Risikoeinschätzung von Atembeeinträchtigung und Pneumonierisiko [T352]

Atembeobachtung	• Atemparameter: besonders Atemfrequenz, O_2-Sättigung? • Hustet der Patient, ist Sputum vorhanden und kann das Sekret abgehustet werden? • Treten Atemgeräusche auf?
Bewegung, Mobilität	• Ist der Patient immobil oder in der Bewegung eingeschränkt? • Wirkt der Patient antriebslos oder inaktiv?
Schmerzen und Schonhaltung	• Vermeidet der Patient tiefes Atmen aufgrund von Schmerzen? • Erfolgte OP am Thorax oder Abdomen? • In welcher Haltung schläft der Patient?
Bestehende Atemwegserkrankungen	• Besteht eine akute infektiöse Atemwegserkrankung (z. B. Bronchitis, Sinusitis) oder chron. Atemwegs- oder Herzerkrankung (z. B. Asthma, COPD, Herzinsuffizienz)? • Besteht eine berufliche Gefährdung/Disposition bez. der Atemwege (Stäube, Allergene)? • Ist der Patient gegen Influenza- oder Pneumokokken geimpft?
Interventionen	• Hatte der Patient eine Intubationsnarkose? • Wird der Patient maschinell beatmet?
Aspiration	• Hat der Patient Schluckstörungen oder ist sein Bewusstsein eingeschränkt? • Liegt eine Magen-/Ernährungssonde?
Rauchen	Raucht der Patient? Wenn ja wie lange, wieviel?
Immunsystem	Besteht eine Abwehrschwäche?
Atembeeinträchtigende Medikamente	Nimmt der Patient Beruhigungsmittel, Opiate oder Muskelrelaxanzien ein?
Atemunterstützende Maßnahmen	Wurde der Patient in der Durchführung von Atemtraining angeleitet und übt der Patient regelmäßig?

Beachte

Im deutschsprachigen Raum ist die Atemskala zur Erfassung der Atemsituation nach Bienstein et al. verbreitet; sie ist ebenso wie andere Assessmentinstrumente nicht ausreichend wissenschaftlich überprüft.

Pflegeplanung

Hausspezifische **Pflegestandards zur Pneumonie- und Atelektasenprophylaxe** dienen der Prävention von Atembeeinträchtigungen (▶ Tab. 2.13) und verfolgen wesentliche **Ziele:**

1. Die Lunge ist effektiv belüftet (keine Minderbelüftung und Atelektasenbildung)
2. Die Atemwege sind frei von Sekret, Sekretmobilisation
3. Die Schleimhaut ist intakt (Mund, Nase, Rachen, Atemwege), Infektfreiheit
4. Einer Aspiration wird vorgebeugt.

Tab. 2.13 Mögliche Ursachen der Atembeeinträchtigung und geeignete Maßnahmen zur Prophylaxe

Ursachen	Pflegerische Maßnahmen
Infektionen der Atemwege	
• Störung der Mundflora, mangelhafte Mundhygiene • Erkrankungen der Mundhöhle, z.B. Soor • Immunschwäche • Kontamination der Atemwege durch invasive/nichtinvasive Maßnahmen	• Hygienische Händedesinfektion • Strikte Basishygiene (▶ Kap. 1.8.3), insbesondere bei: Inhalation, O_2-Gabe, Absaugen von Atemwegssekret, Beatmung, Tracheostoma • Regelmäßige Schleimhautinspektion • Nasen- und Mundpflege (▶ Kap. 2.3.3, ▶ Kap. 2.3.6)
Unzureichende Lungenbelüftung	
• Atemmechanik eingeschränkt (z.B. bei Bettruhe), ungünstige Atemmuster (z.B. Brustatmung), ungünstige Lage (Herabrutschen im Bett bei OK-Hochlage), Erschöpfung, Störung des Atemzentrums (Vergiftungen, Opiate) • Schmerzbedingte Schonatmung • Atelektasen (z.B. durch Sekretverlegung, nach Trauma/OP)	• Frischluft, Stoßlüften des Zimmers • (Früh-)Mobilisation • Effektive Schmerztherapie (nach Anordnung) • Atemübungen und Atemtraining, PEP-Atmung, Atemtraining mit PEP-Geräten • Atemunterstützende Positionen • Atemstimulierende Einreibung • Hilfe bei Atemnot (▶ Kap. 2.4.4) • Sauerstoff verabreichen (nach Anordnung ▶ Kap. 2.4.6)
Vermehrte Sekretansammlung in den Atemwegen	
• Vermehrte Sekretproduktion (Rauchen, Bronchitis, Asthma bronchiale, nach Narkose) • Sehr zähes Sekret • Mangelndes Abhusten bei Schmerzen, Erschöpfung, Bewusstseinsstörung, Intubation	• Regelmäßige und ausreichende Flüssigkeitszufuhr (KI beachten) • Sekretmanagement: sekretverflüssigende, -lösende, -entleerende Maßnahmen • Ggf. Schmerztherapie • Ggf. Raucherentwöhnung
Aspiration	
• Kau- und Schluckstörungen (z.B. nach Schlaganfall) • Bewusstseinsstörungen • Narkose (Intubationsnarkose) • Regurgitation (Zurückströmen von Magensaft in die Mundhöhle) • Enterale (nasale) Ernährungssonde: Sonde behindert Sphinkterverschluss → Gefahr des Zurückfließens von Sondenkost	• Angemessene Ernährung, Hilfestellung bei der Nahrungsaufnahme • Schlucktraining (nicht bei nasaler Sonde!) • Oberkörperhochlage (30–45°) bei nasoenteraler Sonde, Kontrolle der Sondenlage vor Verabreichen der Sondenkost • Bei Risikopatienten funktionsfähiges Absauggerät bereithalten

Gesundheitsförderung und Prävention

Patientenberatung
- Aufklärung über persönliche Risikofaktoren (z.B. Rauchen, Allergien)
- Beratung bez. Raucherentwöhnung
- Erhalten und Förderung größtmöglicher Mobilität bzw. Anleitung hierzu

- Bereits präoperativ Anleitung zu therapeutischen Maßnahmen (z. B. Atemtraining mit SMI-Trainern, Inhalation).

Atemunterstützende Maßnahmen

- **Frühmobilisation:** so früh wie möglich im Bett aufsetzen, aufstehen (mit Hilfe), vor dem Bett auf der Stelle treten, umhergehen. Dabei gleichzeitig tief durchatmen
- **Schmerztherapie:** ausreichende Schmerzmittelgabe bei Schmerzen
- **Frischluft:** regelmäßiges Stoßlüften
- **Atemübungen:** viele Atemübungen sind einfach und können häufig durchgeführt werden, z. B. regelmäßiges tiefes Durchatmen, Recken und Strecken, Lachen und Singen
- **Kontaktatmung:** zur Förderung von Bauch- oder Flankenatmung mehrmals tgl. Hände auf Bauch oder Brustkorb des Patienten legen und „wegatmen" lassen (etwa 10 Atemzüge lang)
- **Exspiratorisches Atemtraining mit PEP-Atmung:** Ausatmen gegen Widerstand erhöht intrabronchialen Druck, stabilisiert das Tracheobronchiallumen und erleichtert Exspiration:
  - Ausatemtechniken ohne Hilfsmittel:
    - Dosierte Lippenbremse (▶ Abb. 9.3, ▶ Kap. 9.5.2)
    - Gähn- und Schnüffelatmung (▶ Kap. 9.5.2)

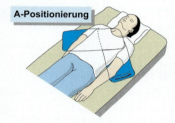

A-Positionierung

Dehnung der oberen Lungenabschnitte, nach Thoraxoperationen

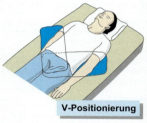

V-Positionierung

Dehnung der unteren Lungenabschnitte, Atemförderung/Flanken

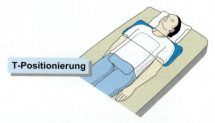

T-Positionierung

Dehnung und Belüftung aller Lungenbezirke

Abb. 2.11 Positionen zur Belüftung der Lungenspitzen/Flanken [L157]

- – Ausatemtraining mit PEP-Geräten, z. B. BA-Tube®, Flow-Ball®, acapella®, PEP-Maske®
- – IPPB-Geräte, z. B. Inhalog® (Kombination aus Atemtraining und Inhalation) Flow, Druckgrenze und Triggerschwelle individuell einstellen; bei Inhalation mit Mundstück Nasenklemme verwenden; Häufigkeit: i. d. R. 2–4 × tgl. 10 min. Voraussetzung ist genaue Patientenanleitung und -beobachtung
- **Inspiratorische Atemtrainer (SMI-Geräte):** SMI (Sustained-Maximal-Inspiration) = anhaltende, maximale Inspiration.
  - – Floworientierte Geräte, z. B. Triflow® II, Mediflo® duo, Flow Ball®
  - – Volumenorientierte Geräte: Voldyne® 5.000, Respiflow ® 2.500/5.000
- **Inspiratorisches Atemmuskeltraining mit Threshold-Gerät®** IMT: gezieltes Training der Einatemmuskulatur bei chronisch-obstruktiven Lungenerkrankungen; individuelle Einstellung des Inspirationsventils, um Trainingseffekt zu erreichen; tgl. 10–15 min üben
- **Atemunterstützende Positionen und Lagerungen:** bewirken durch Thoraxdehnung eine Vergrößerung der Atemfläche. Je nach Grunderkrankung:
  - – Regelmäßiger Positionswechsel, evtl. individuellen Bewegungsplan erstellen
  - – Oberkörperhochlage
  - – Kutschersitz, ggf. mit Atemübung, Torwartstellung (▶ Abb. 9.7)
  - – Dehnlage: Drehdehnlage (▶ Abb. 9.4), Halbmondlage
  - – V-, A-, T-, I-Positionierung: verbessern die Belüftung bestimmter Lungenabschnitte; ca. 3 × tgl. über 10–20 min anwenden (▶ Abb. 2.11)
  - – Drainagepositionierung (▶ Abb. 9.8)
  - – Bauchlage: 135°, 180°; während Beatmungstherapie oder akutem Lungenversagen (Intensivpflege).

> ⚡ **Vorsicht**
> **Atmen gegen Widerstand** ist bei Patienten mit Lungenemphysem kontraindiziert. Es besteht Gefahr, dass Emphysemblasen platzen und ein Pneumothorax (▶ Kap. 9.5.6) entsteht.

> 🟢 **Beachten**
> **Anwendung SMI-Trainer**
> - Pro Übung 8–10 × hintereinander über das Gerät gezielt einatmen
> - Nach Anordnung, i. d. R. stündliche Übung
> - Sitzende Position einnehmen, evtl. Sekret abhusten
> - Nasenklemme aufsetzen, Umschließen des Mundstücks mit den Lippen
> - Langsam einatmen, sodass der Ball/Zylinder angehoben und mindestens 2–3 s durch Anhalten des Atems (endinspiratorisch) in der Schwebe gehalten wird. Dabei „Flowindikator" (= Zielwert) beachten
> - Ausatmen erfolgt langsam und passiv
> - Bei geplanter OP präoperatives Training.

Atemstimulierende (rhythmische) Einreibung (ASE)

Fördert eine gleichmäßige und tiefe Atmung. Konzentration auf die Atmung fördert die Körperwahrnehmung. Die ASE wirkt beruhigend, schlaffördernd und atemregulierend. Durchführungsvoraussetzung ist störungsfreie, ruhige Umgebung.

- Weder Schmuck noch Handschuhe tragen; für warme Hände sorgen
- Einreibung erfolgt sitzend oder in Seitenlage vom Nacken zum Steiß hin
- Zur Einreibung Wasser-in-Öl-Lotion oder Massageöl verwenden, ganze Handflächen haben Hautkontakt, Daumen nicht abspreizen
- Große kreisförmige Bewegungen neben Wirbelsäule entlang bis zum unteren Rippenbogen durchführen (ca. 4–8 ×). Dann wieder am Nacken beginnen. Dabei Hände nacheinander von unten nach oben versetzen, um ständigen Hautkontakt zu halten
- Ausatmung wird durch intensive Berührung eingeleitet. Einatmung erfolgt beim Schließen der Kreise, ohne Druck, in Pfeilrichtung (▶ Abb. 2.12). Langsam, aber kontinuierlich durch die Bewegung der Hände eine tiefere und gleichmäßige Atmung „anbieten"
- Beenden der Einreibung durch Entlangstreichen an der Wirbelsäule von oben nach unten
- Dauer ca. 5–10 min, anschließend soll der Patient ausruhen.

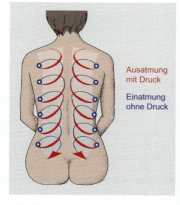

Abb. 2.12 Atemstimulierende Einreibung. Während der Einatmung Bewegung zur Wirbelsäule hin mit geringerem Druck (blau gezeichnet), während der Ausatmung stärkerer Druck weg von Wirbelsäule (rot gezeichnet) [L119]

Sekretmanagement

Alle **Maßnahmen zur Sekretverflüssigung, -lösung und -entleerung.** Maßnahmen individuell entsprechend Befund und Krankheitsbild anwenden (Anordnung beachten).

 Beachten
Sekretlösende Maßnahmen
- Ausreichende Flüssigkeitsversorgung (KI beachten)
- Bewegung und Positionsänderung, spezielle Positionierungen, Drainagelagerungen
- Luftbefeuchtung und Inhalation
- Einreibungen, z. B. mit ätherischen Ölen, Brustwickel (▶ Kap. 3.9.2)
- Vibrations- und Perkussionsbehandlung
- Atem- und Hustentechniken, PEP-Atmung, Huffing
- Atemtraining mit oszillierenden PEP-Geräten
- Absaugen von Atemwegssekret (▶ Kap. 9.4.1)
- Medikamentöse Therapie mit Sekretolytika oder Expektoranzien.

Inhalation und Anfeuchten der Atemluft
- **Wasserdampfbad:** Nur im häuslichen Bereich anwenden: 1,5 l Wasser und ätherische Öle hineingeben, über Kopf und Schüssel Handtuch legen, ca. 5–10 min aufsteigenden Dampf einatmen. Vorsicht: Verbrühungsgefahr bei Kleinkindern oder Patienten mit Bewusstseinseinschränkung

- **Druckluft-Zerstäubergeräte,** z. B. Pari-Boy®. NaCl 0,9 % mit/ohne Medikamentenzusatz (▶ Kap. 9.3)
- **Ultraschallvernebler:** mit NaCl 0,9 % oder Aqua dest. (Einmalsystem). Jeder Patient bekommt sein eigenes Gerät. Aufgrund häufiger Keimbesiedelung nicht bei infektgefährdeten Patienten einsetzen. Anwendungsdauer von 15 min (z. B. 3 × tgl.) nicht überschreiten.

2

> **Beachten**
> **Anwendung Inhalation**
> - Inhalation ist ärztlich anzuordnen (Art, Häufigkeit, Medikamentenzusätze)
> - Patienten anleiten und anfangs überwachen; nach Wirkung und Verträglichkeit befragen
> - Nie direkt nach dem Essen inhalieren (Übelkeit, Erbrechen)
> - Sitzende, bequeme Position; Taschentücher, Abwurf und Rufanlage in Griffnähe
> - Streng aseptischer Umgang mit Inhaliereinheit, tgl. erneuern (Einmalset oder sterilisiertes Mehrwegsystem). Ausnahme: ambulante Pflege (nach Gebrauch mit heißem Wasser reinigen).

Weitere sekretlösende Maßnahmen

- **Einreibung mit ätherischen Ölen:** z. B. Thymianöl (nur verdünnt). Unbedingt auf Dosierung und Unverträglichkeiten achten
- **Wickel:** feucht-warme Brustwickel oder Ölauflage mit Thymian (▶ Kap. 3.9.2)
- **Vibration und manuelle Klopfung:** Sekretlösung durch Vibrationsbehandlung (Vibrax®, Vibramat®) oder durch Abklopfen mit der Hand. Vibrationsbehandlung Richtung Hilus vornehmen. Wirbelsäule, Schulterblätter und Nierengegend aussparen. Massage- oder ätherische Öle verwenden. Kontraindikationen: Herzinfarkt, Lungenembolie, Wirbelsäulenverletzungen und -tumoren, Phlebothrombose, Periduralkatheter
- **Atemtraining mit oszillierenden PEP-Geräten:** erzeugen durch wechselnden Widerstandsdruck in den Atemwegen eine Sekretlösung und leichteres Abhusten des Sekrets. „Flutter", z. B. VRP1-Desitin® (▶ Abb. 2.13), RC-Cornet® oder CoughAssist®.

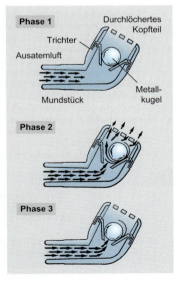

Phase 1 — Durchlöchertes Kopfteil, Trichter, Ausatemluft, Mundstück, Metallkugel

Phase 2

Phase 3

Abb. 2.13 Funktionsweise des VRP1-Desitin® Geräts [U244]

Beachten

Anwendung Flutter (VRP1-Desitin)

- Im Sitzen üben, Mundstück fest mit den Lippen umschließen
- Tief durch die Nase einatmen, Atem kurz anhalten, dann gleichmäßig in das Gerät ausatmen
- Diesen Ablauf ca. 7 × wiederholen, Pause von 5 Atemzügen, erneut 7 Atemzüge
- Dauer eines Atemtrainings 10 min
- In der Akutphase stdl. wiederholen.

⚡ **Vorsicht**

Drainagepositionierung mit Kopftieflage ist bei Krankheitsbildern mit akuter Atemnot, erhöhtem Hirndruck oder bei Übelkeit kontraindiziert.

Unterstützung beim Abhusten

- Papiertaschentücher und Abwurf (evtl. Einmal-Sputumbecher) bereitstellen
- In postoperativer Phase Gegendruck mit beiden Händen auf Wunde erzeugen
- Gründliche Mundhygiene: Wohlbefinden ↑, Keime in Mundhöhle ↓
- Schonende, wirkungsvolle Hustentechnik bei produktivem Husten:
  - Erst husten, wenn tatsächlich viel Schleim vorliegt
  - Kurz hüsteln: Ist Schleim in den oberen Luftwegen spürbar, Knie und Gesäß zusammendrücken, mit kurzen und kräftigen Stößen aushusten
  - Atem beruhigen, wenn nötig ganzen Vorgang wiederholen
- **PEP-Hustentechniken:**
  - Husten gegen Widerstand, z. B. gegen Fausttunnel (dabei wird gegen die bis auf einen kleinen Tunnel geschlossene Faust gehustet)
  - Husten mit oszillierenden PEP-Geräten (oben)
  - **Huffing:** Beim „Huff-Sagen" wird forciert ausgeatmet und Sekret schonend gelöst und leichter abgehustet
- **Hustentechnik bei unproduktivem Husten:**
  - Nach Einatmen Luft 2–3 s anhalten, dann oberflächlich weiteratmen
  - Bei sehr starkem Hustenreiz gegen geschlossene Lippen anhusten. Schnelle und sehr tiefe Atemzüge im Hustenanfall vermeiden.

Tipps und Tricks

- Frischluftzufuhr durch regelmäßiges Stoßlüften gewährleisten (3–5 min Fenster öffnen)
- Jede Bewegung (Mobilisation und Positionierung) wirkt atmungsfördernd!
- Effiziente Pneumonie- und Atelektasenprophylaxe ist nur durch konsequente und einfühlsame Motivation des Patienten zu erreichen (besonders bei Anleitung zu Inhalation und Atemtraining)
- Bei selbstständiger Durchführung von Atemtraining und Inhalation: Überprüfen von Regelmäßigkeit und Korrektheit der Therapie sowie Dokumentation
- Atemtraining bereits präoperativ einüben

- Sekretlösende immer vor atemunterstützenden Maßnahmen durchführen
- Kräftiges Husten vermeiden; leichtes Hüsteln oder Huffing lockert schonend tief sitzendes Sekret
- Kältereizfördernde Einreibung nur auf Wunsch und bei klarem Bewusstsein anwenden, z. B. mit kaltem Wasser. Lösung soll max. 10 °C unter Körpertemperatur liegen. Kältereiz kann Fehlatmung begünstigen.

2

2.4.6 Verabreichen von Sauerstoff (O$_2$)

Ziel: Dosierte Anreicherung der Einatemluft mit O$_2$, um den lebensnotwendigen Sauerstoffgehalt im Blut aufrechtzuerhalten oder wiederherzustellen.

Beachten
Grundsätze zur O$_2$-Therapie
- O$_2$ ist ein Arzneimittel und nur auf ärztliche Anordnung zu verabreichen. Im Notfall kann O$_2$ bis zum Eintreffen des Arztes unter Beobachtung verabreicht werden
- Nur eingewiesene Personen dürfen mit O$_2$ umgehen
- Streng aseptisches Arbeiten erforderlich. Für jeden Patienten neues Schlauchsystem, Wechselintervall des Systems und Aqua dest. nach Standard (i. d. R. alle 48 h). Ausnahme: Einmalartikel (z. B. Aquapak®) entsprechend der Herstellerangaben wechseln
- Patienten unter O$_2$-Therapie sorgfältig überwachen. Besondere Vorsicht bei chron.-obstruktiven Atemwegserkrankungen (COPD). Evtl. erfolgt Atemantrieb nur noch durch O$_2$-Mangel im Blut: Wird ein Patient plötzlich ruhiger, kann das eine Verbesserung der Atmung bedeuten, aber auch Hinweis auf einen CO$_2$-Anstieg sein
- O$_2$ zur Vermeidung von Schleimhautschäden anfeuchten
- Ab 6 l O$_2$/min zusätzl. anwärmen, sonst evtl. Ventilationsstörungen.

Sauerstoff-Quellen
- Zentrales Reservoir mit Sauerstoff in reiner Form (100 %) über Wandanschluss zugängig (Raumluft enthält ca. 21 % O$_2$)
- Sauerstoffflasche enthält O$_2$ 100 % als komprimiertes Gas. Volle Flaschen weisen einen Druck von 150–200 bar auf.

Sauerstoff-Applikationssysteme
▶ Tab. 2.14

Pflegerische Interventionen
- Patienten über Grund, Dauer und Wirkung der Therapie informieren
- Regelmäßige Kontrolle von O$_2$-Dosierung, Sondenlage und Aqua-dest.-Menge
- Nasen- und Mundpflege (mind. 3 × tgl.), um das Austrocknen der Schleimhäute zu verhindern, Vermeiden von Druckstellen durch korrekte Sondenlage (kein Zug).

Tab. 2.14 Sauerstoffapplikationssysteme

Applikations-system	Flow (l/min)	Erreichbare O₂-Konzentration	Hinweise
Nasensonde	1–4	30–40 %	Mit Schaumstoffpolster
Sauerstoffbrille	1–6	40–50 %	Wird evtl. als beengend empfunden
Sauerstoffmaske, einfach	5–10	40–60 %	Mind. 5 l/min verabreichen, sonst Gefahr des CO_2-Staus
Sauerstoffmaske mit Reservoir	6–10	80 %	Vgl. einfache Sauerstoffmaske, gute Überwachung sicherstellen
Transtrachealer Katheter	3	ca. 50 %	Zur O_2-Langzeittherapie, Patientenschulung erforderlich
Beatmungsgeräte		Bis 100 %	Nur in der Notfall- und Intensivmedizin

Beobachten

* Atmung: unregelmäßig, flach, verlangsamt oder beschleunigt?
* Puls und Blutdruck: Tachykardie, Hypertonie?
* Bewusstseinslage: Unruhe, Schläfrigkeit, Schwindel, verwaschene Sprache?
* Haut: Zyanose (Lippen, Finger), Druckstellen durch Sonde oder Maske?
* Nasen- und Mundschleimhaut: Feuchtigkeitszustand? Läsion?
* O_2-Dosierung, Sondenlage, Aqua-dest.-Menge; evtl. Pulsoximetrie.

Hygienische Aspekte
Einmalartikel verwenden, z. B. Aquapak®:
* Streng aseptisches Arbeiten erforderlich, beim Umgang mit O_2-System konsequente Basishygiene einhalten
* Stets geschlossenes System gewährleisten; Wechselintervall bis zum Aufbrauchen oder nach Herstellerangaben; bei intermittierender Pause stets O_2-Sonde mit Verpackung zum Schutz vor eindringenden Keimen aufstecken
* Für jeden Patienten neue O_2-Schlauchverbindung, diese alle 48 h wechseln
* Mehrwegsystem: Aqua-dest.-Behälter tgl. wechseln (Sterilisation erforderlich)
* Keine Zusätze ins Aqua dest. geben.

Literatur
Bein T. et al. Lagerungstherapie zur Prophylaxe oder Therapie von pulmonalen Funktionsstörungen. S2e-Leitlinie der Deutschen Gesellschaft für Anästhesiologie und Intensivmedizin (2015). https://www.awmf.org/uploads/tx_szleitlinien/001-015l_S2e_Lagerungstherapie_Fr%C3%BCmobilisation_pulmonale_Funktionsst%C3%B6rungen_2015-05.pdf (letzter Zugriff 15.3.2019).
Bienstein C. et al. (Hrsg.). Atmen. Stuttgart: Thieme, 2000.
DEGEMA-Leitlinie Husten. AWMF-Register 053/013, 2014. www.awmf.org/uploads/tx_szleitlinien/053-013l_S3_Husten_2014-02-verlaengert.pdf (letzter Zugriff 4.2.2019).
Deutsche Gesellschaft für Anästhesiologie und Intensivmedizin (DGAI). S2e-Leitlinie Lagerungstherapie und Frühmobilisation zur Prophylaxe oder Therapie von pulmonalen Funktionsstörungen, Revision 2015. www.awmf.org/uploads/tx_szleitlinien/001-015l_S2e_Lagerungstherapie_Fr%C3%BChmobilisation_pulmonale_Funktionsst%C3%B6rungen_2015-05.pdf (letzter Zugriff 4.2.2019).
Empfehlungen zur physiotherapeutischen Atemtherapie. Herausgegeben von der Deutschen Atemwegsliga. www.atemwegsliga.de/empfehlungen-positionspapiere.html (letzter Zugriff 4.2.2019).

Keifel F. Sekretlösende Techniken. In: Kolster C. et al. Handbuch Physiotherapie. Berlin: KMV – Der Medizinverlag Dr. Kolster, 2017.

Kraus S, Runge K, Bartoszek G. Pneumonieprophylaxe wissenschaftlich untersucht. In: Die Schwester Der Pfleger. 2/2012: 116–121.

Robert Koch-Institut. Prävention der nosokomialen Pneumonie. In: Bundesgesundheitsblatt. 2013: 3.

Schmidt J. et al. Präoperative Patientenschulung. In: Die Schwester Der Pfleger. 4/2016: 47–49.

Wiederhold D. et al. Pneumonieprophylaxe. In: Behrens J, Langer G. (Hrsg.). Handbuch Evidence-based Nursing. Bern: Hans Huber, 2010, S. 107–130.

Weise S. et al. Empfehlungen zur physiotherapeutischen Atemtherapie. Hrsg. von der Deutschen Atemwegsliga, 2008.

Websites
www.atemwegsliga.de
www.lungenstiftung.de
www.pneumologie.de
www.rauchfrei-info.de

2.5 Herz und Kreislauf

Sylvia Röhm-Kleine

2.5.1 Beobachtung des Pulses

Technik des Pulstastens
An allen oberflächlichen Arterien, welche auf einen harten Untergrund gedrückt werden können (meist A. radialis), wird die Pulswelle tastbar und so die Herz-Kreislauf-Situation beurteilbar. Bei schlechter Kreislaufsituation (z. B. Schock): Palpation der A. carotis oder A. femoralis. Pulswellen 15 s zählen und Zahl mit 4 multiplizieren. Hierbei das erste Pulsieren mit 0 zählen.

Eine volle Minute zählen bei:
- Allen Neuaufnahmen, um auch seltene Unregelmäßigkeiten zu erfassen
- Bestimmten Erkrankungen nach Arztanordnung, z. B. absoluter Arrhythmie
- Sehr langsamem oder sehr schnellem Puls und in postoperativer Phase.

Beobachtungskriterien Puls
- **Pulsfrequenz** (Anzahl der ertasteten Pulswellen/min)
- **Pulsrhythmus** (Abfolge der Pulswellen: regelmäßig/unregelmäßig?)
- **Pulsqualität** (Beschaffenheit der Pulswelle: harter oder weicher Puls?).

Pulsfrequenz Normalwerte:
- Neugeborene: 100–180 Schläge/min
- Kinder: 80–120 Schläge/min
- Erwachsene: 60–80 Schläge/min.

Abweichungen Pulsfrequenz und Rhythmus (Erw.):
- **Tachykardie:** Pulsfrequenz > 100/min
- **Bradykardie:** Pulsfrequenz < 60/min
- **Arrhythmie:** unregelmäßiger oder fehlender Pulsrhythmus.

Tab. 2.15 Hauptursachen von Pulsveränderungen

Physiologische Ursachen	Pathologische Ursachen
Bei Tachykardie	
• Erhöhter O_2-Bedarf bei körperlicher Arbeit • Anpassungsreaktion auf Aufregung, Freude, Trauer • Anpassung an O_2-arme Hochgebirgsluft	• Erhöhter Sauerstoffbedarf bei krankhaft gesteigertem Stoffwechsel (Fieber, Hyperthyreose ▶ Kap. 12.4.2) • Zum Ausgleich verminderter Transportmittel für O_2 (Blutverlust) oder erniedrigter Herzkraft (Herzinsuffizienz ▶ Kap. 7.5.3) • Herzrhythmusstörungen (▶ Kap. 7.5.4)
Bei Bradykardie	
• Entspannung, Schlaf • In Ruhe bei Sportlern	• Bewusstlosigkeit, Koma • Erhöhter Hirndruck, z.B. Schädel-Hirn-Trauma (▶ Kap. 18.2.2) • Herzrhythmusstörungen (▶ Kap. 7.5.4) • Reizung des N. vagus
Arrhythmien aufgrund verschiedener Ursachen	
Respiratorische Arrhythmie	Physiologische, atmungsabhängige Arrhythmie mit erniedrigter Frequenz bei Ausatmung; besonders nach körperlicher Anstrengung
Extrasystolen	• Unregelmäßige Herzschläge außerhalb des normalen Rhythmus (z.B. nach Infarkt, bei Herzkatheter, Hypokaliämie) • Vorhof-Extrasystolen (ES) • Kammer-Extrasystolen (evtl. Umschlagen in Kammerflimmern)
Peripheres Pulsdefizit	Differenz zwischen zentral gemessener Herzfrequenz (Auskultation am Herzen, EKG) und peripherer Pulsfrequenz (z.B. Radialispuls); peripher ist niedriger, z.B. bei Vorhofflimmern (▶ Kap. 7.5.4).
Bigeminus	Zwillingspuls. Auf jeden Normalschlag folgt eine Extrasystole (z.B. bei Digitalis-Überdosierung)
Absolute Arrhythmie	• Völlig unregelmäßiger, meist erhöhter Puls. Frequenz 100–150/min. Nicht alle Pulswellen kommen in der Peripherie an (peripheres Pulsdefizit) • Ursachen: KHK (▶ Kap. 7.5.1), Mitralklappenfehler
Bradyarrhythmien	Z.B. bei AV-Blockierungen oder als Sonderform der absoluten Arrhythmie

Tipps und Tricks

• Messen des peripheren Pulsdefizits: Auskultation der Herztöne über dem Herzen bei gleichzeitiger oder anschließender Messung des Radialispuls
• Pulsveränderungen (▶ Tab. 2.15) sind u. U. lebensbedrohlich und lösen Angst beim Patienten aus → Patienten beruhigen und immer Arzt informieren

- Bei bisher unbekannter absoluter Arrhythmie → Alarm (Lebensgefahr), immer RR-Kontrolle durchführen, sofort Arzt informieren!
- Ermittelte Werte unmittelbar dokumentieren
- Puls nicht mit dem Daumen tasten; evtl. Verwechslung mit eigener Pulswelle
- Ertasten der A. carotis: nur einseitig, kurz und mit leichtem Druck. Gefahr besteht, einen Carotis-Sinus-Reflex auszulösen (starker Puls- und Blutdruckabfall mit Kreislaufkollaps).

2.5.2 Beobachtung des Blutdrucks (RR)

Technik der Blutdruckmessung (RR-Messung)
Arterielle (blutige) RR-Messung nur im Rahmen von Intensivpflege.
- Manschettenbreite = $\frac{2}{5}$ des Oberarms
- Messung erfolgt meist oberhalb der Ellbeuge (A. brachialis)
- Oberarm in Herzhöhe ablegen
- Luftleere Manschette 2–3 cm oberhalb der Ellbeuge anlegen
- Ventil des Blutdruckapparats schließen, Aufpumpen bis zum erwarteten Wert +30 mmHg bzw. bis max. 230 mmHg
- Stethoskop in der Ellbeuge (A. brachialis) aufdrücken, Luft langsam entweichen lassen
- Schallempfänger nicht mit Daumen festhalten (weitere Fehlerquellen ▶ Tab. 2.16)
- 1. hörbarer Pochton = Systole, letzter hörbarer Ton = Diastole (Klopfgeräusche = Korotkow-Töne)
- Werte unmittelbar dokumentieren.

Tab. 2.16 Fehlerquellen bei der Blutdruckmessung

Fehlerquelle	Folge
Beengende Kleidung am Oberarm nicht entfernt, Arm über Herzhöhe, Arm im Ellbogengelenk nicht gestreckt	Falsch niedrige Werte
Manschette nicht genug aufgepumpt	Falsch niedriger systolischer Wert
Manschette über der Kleidung angelegt, Manschette zu locker angelegt, zu lange gestaut oder Druck zu langsam abgelassen	Falsch hohe Werte
Luft zu rasch abgelassen	Falsch niedriger systolischer und falsch hoher diastolischer Blutdruckwert
Manschettenbreite nicht passend zum Armdurchmesser	Bei zu schmaler Manschette falsch hohe, bei zu breiter falsch niedrige Werte
Korotkow-Töne wegen störender Geräusche im Zimmer nicht genau zu hören	Falsch niedrige oder hohe Werte

Beachten
Normalwerte RR
- Neugeborene: 80/50 mmHg; Kinder: 90/60 mmHg
- Erwachsene: 120/80 mmHg; ältere Menschen: 140/90 mmHg
Abweichungen RR (Erw.)
- **Hypertonie:** Systole > 140 mmHg, Diastole > 90 mmHg (▶ Kap. 8.4.1)
- **Hypotonie:** Systole < 100 mmHg, Diastole < 60 mmHg (▶ Kap. 8.4.2).

Tipps und Tricks
- Bei RR-Anstieg auf über 200/120 mmHg sofort Arzt verständigen!
- RR-Anstieg in postoperativer Phase häufig infolge von Schmerzen → Patienten genau beobachten und befragen!
- Niemals RR-Kontrolle an Arm mit Dialyse-Shunt, mit venösem Zugang oder Lähmung.

24-h-Blutdruckmessung
Der Blutdruck unterliegt im Tagesverlauf physiologischen Schwankungen. Um eine Bluthochdruckerkrankung (▶ Kap. 7.6.1) zu diagnostizieren, reichen einzelne Messungen oftmals nicht aus. Eine 24-h-Blutdruckmessung (auch ambulante Blutdruck-Langzeitmessung, ABDM)
- Dient der Diagnostik einer Bluthochdruckerkrankung, der Erfassung des nächtlichen Blutdrucks, der Therapiekontrolle bei Bluthochdruck
- Ermittelt den RR-Wert tagsüber alle 15 min und nachts alle 30 min.
Pflegende informieren den Patienten über folgende Besonderheiten:
- Im Untersuchungszeitraum möglichst normalen Tagesablauf mit den üblichen körperlichen Belastungen einhalten
- Während der Messung Arm ruhig und ohne Muskelanspannung mit der Manschette in Herzhöhe halten
- Begleitprotokoll mit Aufzeichnung von Tätigkeiten, Besonderheiten und Medikamenteneinnahme führen.

Literatur
Eberius K. Blutdruckmessung: eine Kunst für sich. In: Pflegezeitschrift. 8/2004: 530–531.

2.6 Körpertemperatur

Annerose Bürger-Mildenberger

2.6.1 Beobachtung der Körpertemperatur

Die Körpertemperatur wird meist bei der Aufnahme bestimmt. Weitere Kontrollen erfolgen je nach Messergebnis bzw. Krankheitsbild und nicht routinemäßig.
Häufige Temperaturmessungen sind angebracht:
- Bei einer rektalen Temperatur > 37,5 °C
- Vor und nach einer Operation
- Bei Infektionskrankheiten oder Antibiotikatherapie
- Bei Erfrierungen, Verbrennungen oder Verbrühungen
- Bei Frühgeborenen, deren Wärmeregulation oft instabil ist

* Bei kranken Säuglingen und Kleinkindern (plötzlicher, starker Fieberanstieg, ohne dass das Kind sein „Wärmegefühl" verbal mitteilen kann).

Die Beobachtung der Körpertemperatur ermöglicht das rechtzeitige Erkennen von Krankheiten. Beginnende Infektionen führen häufig zu einer (zunächst geringen) Temperaturerhöhung, bevor der Patient erste Symptome verspürt.

Temperaturwerte
* **Kerntemperatur:** Temperatur der stoffwechselintensiven Organe in der Rumpfhöhle, Temperatur ca. 37,0 °C
* **Schalentemperatur:** Temperatur an Körperwand (z. B. Haut, Extremitäten), schwankt erheblich, ca. 28–33 °C
* **Normalwert der Körpertemperatur rektal:** 36,3–37,4 °C. Tagesschwankungen wenige Zehntel Grad. Minimum: frühe Morgenstunden während des Schlafs; Maximum: Nachmittagsstunden ca. 17:00–18:00 Uhr
* Physiologische Schwankungen, z. B. bei Erregung, Eisprung, Sport.

Beobachten
Neben dem Beobachten der Körpertemperatur (▶ Tab. 2.17) können andere Parameter auf Veränderungen der Körpertemperatur hindeuten: subjektive Hitze- oder Kälteempfindungen des Betroffenen, Beobachtungen wie eine heiße Stirn oder – .a. bei Kindern – ein heißer Bauch, rote Wangen, livide Lippen, kühle Extremitäten und Muskelzittern.

Temperaturmessung

Thermometerarten
Es werden v. a. elektronische Thermometer und Infrarot-Ohrthermometer verwendet. Beginn und Ende der Messung werden optisch bzw. akustisch angezeigt. Der Messvorgang dauert wenige Sekunden (z. B. Ohrthermometer) bis ca. 1 Minute (Digitalthermometer). Verwendete Schutzhüllen werden danach verworfen.

Messvorgang
* 30 min vorher keine Wärme-, Kälteanwendung
* Messen nicht nach Aufregung oder Anstrengung
* Messen in Ruhe (½ h Liegezeit), am besten beim liegenden Patienten

Tab. 2.17 Abweichungen bei rektaler Temperaturmessung

Messung	Auswirkung/Bezeichnung
ca. 25,0 °C	Unterste Grenze → Tod
unter 36 °C	Untertemperatur (▶ Kap. 2.6.4)
37,5–38 °C	Subfebrile Temperatur
38–38,5 °C	Leichtes Fieber
38,6–39,0 °C	Mäßiges Fieber
39,1–39,9 °C	Hohes Fieber (▶ Kap. 2.6.3)
40,0 °C und mehr	Sehr hohes Fieber
42,6 °C	Eiweißgerinnung im menschlichen Körper → Tod

- Thermometer einschalten, Schutzhülle aufsetzen und am entsprechenden Messort platzieren (▶ Tab. 2.18)
- Aus hygienischen Gründen Thermometer nicht im Patientenbett ablegen
- Nach optischem bzw. akustischem Signal Messwert ablesen, Schutzhülle entsorgen, Wert dokumentieren
- Bei Abweichungen vom Normalwert Arzt informieren.

Weitere Messarten
- Inguinal (in der Leistenbeuge, selten): Dauer 8–10 min
- Axillar (in der trockenen Achselhöhle): Dauer 8–10 min.

❗ Tipps und Tricks
- Art der Messung muss aus der Dokumentation ersichtlich sein!
- Bei rektaler Temperaturmessung keine fettenden Salben verwenden, sie isolieren → falsch niedrige Messwerte
- Immer an der gleichen Stelle messen (Abweichungen)
- Häufige rektale Temperaturmessungen bei Früh- und Neugeborenen können dazu führen, dass das Kind nur so abführen kann
- Herstellerangaben beachten.

Tab. 2.18 Temperaturmessung durchführen

Ort	Thympanal (äußerer Gehörgang)	Rektal (Mastdarm)	Sublingual (unter der Zunge)
Normwert	35,9–37,6 °C	36,5–37,4 °C	36,1–37,1 °C
Vorgehen	• Nach Seitlage auf dem Ohr, einige min warten (Temperatur höher) • Immer im gleichen Ohr messen (Temperaturdifferenz möglich) • Hörhilfen bzw. Hörgeräte ca. 30 min vor der Messung herausnehmen • Sensor vorsichtig ins Ohr einführen (Verletzungsgefahr) • Messlinse muss sauber sein	• Spitze evtl. mit Wasser oder Gleitmittel auf Wasserbasis gleitfähig machen • Vorsichtig mit leichter Drehbewegung einführen (keine Gewalt anwenden) • Bei unkooperativen Patienten und Kindern: Thermometer während der Messung festhalten, beim Patienten bleiben	• Patient darf 15 min vor Messung keine heißen oder eisgekühlten Getränke zu sich nehmen (Verfälschung der Messwerte) • Thermometer unter die Zunge an Wärmepunkte links und rechts hinten im Mund legen, Mund schließen
Vorteile	• Angenehm • Genaues Ergebnis	Genaue Messergebnisse	Angenehm
Nachteile	Fehlerwerte durch Ohrschmalz, hohe und sehr niedrige Umgebungstemperatur, Luftfeuchtigkeit und Sonnenlicht, langes Liegen auf dem Ohr, vorheriges Baden oder Schwimmen	• Eingriff in die Intimsphäre • Bei unsachgemäßem Vorgehen Gefahr der Keimverschleppung • Kontraindikation: Operationen am Darm, ausgeprägte Hämorrhoiden, hohe Blutungsneigung	Nicht geeignet z. B. bei Unruhe, Atemnot, Hustenreiz und Fazialisparese

Dokumentation

Die Ergebnisse bei rektalen Messungen werden meist mit einem eingekreisten Punkt im Dokumentationssystem festgehalten, alle anderen Messarten werden nur durch einen (blauen) Punkt dokumentiert. Die Werte werden nur dann miteinander verbunden, wenn sie mit derselben Messmethode ermittelt wurden. Abweichungen (z. B. Wechsel von oraler zu rektaler Messung) werden deutlich gekennzeichnet.

2.6.2 Fieberursachen, -symptome und -arten

Ursachen

- **Infektiöses Fieber** durch Stoffwechselprodukte von Bakterien, Makrophagenaktivierung
- **Resorptionsfieber** (abakterielles Fieber): Resorption (Abbau), z. B. von Blutergüssen, Wundsekreten
- **Allergisches Fieber:** z. B. bei Transfusionsreaktionen, Arzneimittelreaktionen
- **Fieber bei Systemerkrankungen:** z. B. Tumoren, Kollagenosen
- **Zentrales Fieber:** Störung oder Ausfall des Wärmeregulationszentrums, z. B. bei Schädelverletzungen
- **Durstfieber** durch Flüssigkeitsmangel, z. B. bei Säuglingen
- **Fieber durch Wärmestau:** z. B. Hitzschlag.

Symptome

Folgende Zeichen können, müssen aber nicht vorhanden sein:

- **Subjektive Zeichen:** Schwäche, Hitze-, Kälteschauer, allgemeines Krankheitsgefühl, Müdigkeit, Leistungsminderung, Gliederschmerzen, Lichtempfindlichkeit, Kopfschmerzen
- **Objektive Zeichen:** Temperaturerhöhung über 38 °C, Pulsanstieg: pro 1 °C 5–10 Pulsschläge/min, erhöhte Atemfrequenz, meist oberflächliche Atmung, Appetitlosigkeit, Gewichtsabnahme, trockene/belegte Zunge, evtl. Fieberbläschen, Durst, glänzende Augen, verminderte Urinausscheidung, gesteigerte Urinkonzentration, Obstipation, Unruhe, evtl. Schlaflosigkeit, Haut fühlt sich heiß an, evtl. Fieberdelir, Schweißausbruch.

Fieberarten

Die Differenz der Tagesschwankungen zwischen dem höchsten und tiefsten Punkt bestimmt die Fieberart.

- **Kontinuierliches Fieber** (gleichbleibend): Tagesschwankungen gering (1 °C), die Temperatur ist gleichbleibend hoch, z. B. bei Pneumonie, Scharlach
- **Remittierendes Fieber:** Tagesschwankungen gehen nicht auf Normalwert zurück, z. B. bei Pyelonephritis, Tuberkulose
- **Intermittierendes Fieber** (zeitweise aussetzend): Tagesschwankung > 1 °C, Wechsel zwischen erhöhten und normalen Werten innerhalb eines Tags oder an verschiedenen Tagen, d. h. fieberfreie Intervalle, z. B. bei Sepsis
- **Rekurrierendes Fieber** (Wechselfieber): Wechsel zwischen Fieberanfällen und fieberfreien Tagen, z. B. bei Malaria
- **Undulierendes Fieber:** Anstieg wellenförmig und langsam, einige Tage hohes Fieber, langsamer Fieberabfall, einige fieberfreie Tage, wiederum langsamer Fieberanstieg usw., z. B. bei Morbus Hodgkin
- **Biphasisches Fieber** („Dromedartyp"): zweigipfelige Fieberkurve, z. B. bei Masern, Hepatitis.

2

Fieberstadien

Fieberanstieg

- Verstärkte Muskelarbeit und Stoffwechselaktivität steigern die Wärmebildung des Körpers. Je tiefer die aktuelle Körpertemperatur unter dem nach oben verstellten Sollwert liegt, desto intensiver ist die Muskelarbeit, die bei älteren Kindern und Erwachsenen vom Kältezittern bis hin zum Schüttelfrost reicht
- Anstieg langsam oder rasch. Einen langsamen Anstieg verkraftet der Patient leichter, ein rascher Anstieg ist meist von Schüttelfrost begleitet.

Fieberhöhe

- Wärmebildung und Stoffwechselaktivität auf erhöhtem Niveau. Puls und Atmung beschleunigt, Kalorienbedarf erhöht
- Flüssigkeitsverlust über Haut und Atmung.

Fieberabfall

- Krisis: schnell, innerhalb von 24 h, kann lebensgefährlich sein; begleitet von starkem Schweißausbruch, Blässe, Zyanose, Tachykardie, Kollapsgefahr → Überwachung wichtig!
- Lysis: langsam, Organismus wird nicht so stark belastet.

Komplikationen

- **Schüttelfrost:** häufige Begleiterscheinung bei schnellem Temperaturanstieg, charakteristische Begleiterscheinung, z. B. bei Sepsis, Pneumonie
- **Delirium:** bei lang andauerndem hohen Fieber, verursacht z. B. durch Stoffwechselprodukte von Bakterien. Symptome: Desorientiertheit, Halluzinationen.

2.6.3 Pflegerische Interventionen bei Fieber

Allgemeine Überwachung

- Vitalfunktionen: Atmung, Herz-Kreislauf-Tätigkeit, Bewusstsein, Orientierung
- Temperatur
- Flüssigkeitsbilanz: auf Austrocknungszeichen achten (z. B. stehende Hautfalten), ggf. Flüssigkeitsverluste ersetzen.

Prophylaxen

Je nach Fieberursache, -stadium: Dekubitusprophylaxe (▶ Kap. 2.2.11), Thromboseprophylaxe (▶ Kap. 2.2.10), Soor- und Parotitisprophylaxe (▶ Kap. 2.3.7), Pneumonieprophylaxe (▶ Kap. 2.4.3); Obstipationsprophylaxe (▶ Kap. 2.8.1) und Intertrigoprophylaxe (▶ Kap. 2.3.2) besonders bei starkem Schwitzen.

Temperatursenkung

Fieber führt zu erhöhtem Flüssigkeitsverlust, stört das Allgemeinbefinden und belastet den Kreislauf. Fiebersenkung kann deshalb eine Aufgabe der symptomatischen Therapie sein. Jede Fieberphase benötigt unterschiedliche pflegerische Maßnahmen (▶ Tab. 2.19).

Medikamentöse Therapie (Arztverordnung)

- Fiebersenkende Mittel = Antipyretika, z. B. Paracetamol®, Ben-u-ron®
- Behandlung der Grundkrankheit, z. B. durch Antibiotika
- Ergänzend evtl. pflanzliche Mittel, z. B. Lindenblüten-, Stechpalmentee.

Tab. 2.19 Pflegerische Interventionen bei Fieber mit Schüttelfrost

	Verlauf	Maßnahmen
1. Phase: Anstieg	Fieberanstieg: subjektives Kältegefühl (Frösteln), schnell aufeinanderfolgende Muskelkontraktionen (Wärmeproduktion). Schütteln des ganzen Körpers	Wärme zuführen durch zusätzliche Decke, heiße Getränke, Wärmflasche usw.; Arztinformation; Vitalzeichen kontrollieren; Temperatur kontrollieren, wenn Patient nicht mehr fröstelt (Temperatur ist dann meist am höchsten)
2. Phase: Plateau	Fieber hat seinen Höhepunkt erreicht: Patient ist unruhig, Hitzegefühl, Hitzezeichen, Durst, Angst, Unbehagen	Wärmespender entfernen; häufig Vitalzeichen, Temperatur und Aussehen kontrollieren; kühle Getränke anbieten; fiebersenkende Körperwaschungen (▶ Kap. 2.3.4), Wadenwickel (▶ Kap. 3.9.1) nach Arztanordnung. Keine Vitalzeichenkontrolle, wenn Patient stark zittert
3. Phase: Abfall	Starker Schweißausbruch, Temperatur sinkt, Lysis oder Krisis	Beobachten von Vitalzeichen, insbesondere Atmung und Kreislauf (Kollapsgefahr), Temperatur, Aussehen; Kleidungs- und Wäschewechsel dokumentieren
4. Phase: Erschöpfung	Erschöpfungsschlaf	Ruhe ermöglichen

Physikalische Maßnahmen
- Wadenwickel (▶ Kap. 3.9.1)
- Kühle Abwaschungen, wichtig: Zugluft vermeiden, gut abtrocknen.

Ernährung
Leicht verdaulich, fettarm, vitamin-, eiweiß-, kohlenhydratreich, viel Flüssigkeit, kochsalzreich, Wunschkost anbieten.

Umgebung
- Ruhe ermöglichen
- Gut gelüftetes Zimmer, Raumtemperatur 17–19 °C, keine Zugluft
- Kein grelles Licht, Zimmer ggf. abdunkeln
- Evtl. Bettruhe, leichte Decke.

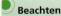

Beachten
- Kontrollmessung axillar/rektal bei Verdacht auf Appendizitis
- Grenzen für antipyretische Maßnahmen mit Arzt festlegen
- Neu auftretendes Fieber, vor allem unter Antibiotikatherapie, Arzt mitteilen.

2.6.4 Untertemperatur

Ursachen
Kalte, feuchte Umgebung über längere Zeit, großer Blutverlust, Kollaps, Stoffwechselverlangsamung, z. B. Hypothyreose, Frühgeburt, unangemessene Kleidung, Durchblutungsstörungen, z. B. bei Schock. Stadieneinteilung ▶ Tab. 2.20.

Tab. 2.20 Stadien der Unterkühlung

Grad	Körpertemperatur	Symptome
I. Grad	36–34 °C	Muskelzittern, Schmerzen, RR ↑, bewusstseinsklarer Patient, Tachykardie, Haut blass und kalt
II. Grad	34–27 °C	Kein Muskelzittern, Somnolenz, Verwirrtheit, ggf. Koma, keine Schmerzen, Bradykardie, Arrhythmie, RR normal oder ↓, BZ ↓, Reflexe abgeschwächt
III. Grad	< 27 °C	Koma (Scheintod): Puls nicht tastbar, minimale Atmung, keine Reflexe, extreme Bradykardie

Pflege
- Körper langsam erwärmen, schnelle Erwärmung → Gefahr des Kreislaufkollaps, am besten 0,5–1 °C Temperaturanstieg pro Std.
- Patienten mit Decken wärmen, warme Getränke anbieten
- Früh-, Neugeborene und Säuglinge im Wärmebett oder Inkubator versorgen
- Raumtemperatur auf 26,0–29,0 °C bringen
- Vitalzeichen kontrollieren
- Temperatur kontrollieren mit spez. Thermometer (erweiterte Messskala)
- Beim bewusstseinsklaren Patienten langsame Temperatursteigerung, z. B. durch Einnahme warmer Getränke, Speisen, Bewegung, Wärmedecke (Beine freilassen!)
- Ggf. angewärmte Infusionslösungen verabreichen (ärztliche Anordnung).

> **❗ Tipps und Tricks**
> - Keine direkte Erwärmung, z. B. mit Wärmflasche → oberflächliche Vasodilatation → lebenswichtigen Organen wird Wärme entzogen!
> - Früh- und Neugeborene kühlen besonders leicht aus. Bei der Versorgung daher auf ausreichende Wärmezufuhr achten (z. B. Wärmestrahler über der Wickelunterlage).

2.7 Ernährung

Annerose Bürger-Mildenberger

Im 2017 aktualisierten **Expertenstandard „Ernährungsmanagement zur Sicherstellung und Förderung der oralen Ernährung in der Pflege"** des Deutschen Netzwerks für Qualitätsentwicklung in der Pflege (DNQP) lautet die zentrale Zielsetzung, *„eine bedürfnisorientierte und bedarfsgerechte orale Ernährung von kranken und pflegebedürftigen Menschen zu sichern und zu fördern"* (DNQP, 2017).
- Anamnese und Screening durchführen
- Evtl. vertieftes Assessment, pflegerische Erfassung von Mangelernährung und deren Ursachen in der stationären Langzeit-/Altenpflege (PEMU), zur Erfassung von Mangelernährung und deren Ursachen
- Maßnahmen mit dem Patienten und ggf. den Angehörigen planen und mit anderen Berufsgruppen koordinieren
- Selbstbestimmung und Eigenaktivität des Patienten fördern bzw. unterstützen
- Gesundheitliche Probleme des Patienten berücksichtigen

- Information des Patienten und der Angehörigen über die Gefahren einer Mangelernährung und der Hilfestellungen
- Regelmäßige individuelle Überprüfung und Anpassung der Maßnahmen.

2.7.1 Unterstützung beim Essen und Trinken

Vorbereiten
- Patienten informieren, aktivieren und, wenn möglich, immer selbstständig essen lassen; Zimmer lüften
- Selbstständiger Patient: Tisch bzw. Nachttisch bereitstellen, evtl. Patient an den Tisch begleiten
- Bettlägeriger Patient:
    - Aufsitzen lassen (soweit keine Kontraindikationen bestehen)
    - Nachttisch in richtige Höhe bringen
    - Evtl. appetitanregende Medikamente ca. 30 min vorher verabreichen
    - Prüfen, ob Patient Zahnprothese eingesetzt hat.

Durchführen
Nahrung richten bei selbstständigen Patienten
- Hilfestellung nur bei Verrichtungen, die dem Patienten nicht allein gelingen, z. B. Marmeladendöschen öffnen, Brot richten, Fleisch schneiden. Essen appetitlich richten, Vorlieben berücksichtigen, ggf. Essen noch einmal wärmen
- Gläser und Tassen nicht bis zum Rand füllen
- Schnabelbecher nur verwenden, wenn unbedingt notwendig (unangenehm, behindert gewohntes Trinkgefühl)
- Niedriges Geschirr steht patientennah, hohes dahinter (Umwerfgefahr)
- Berücksichtigen, ob Patient Rechts- oder Linkshänder ist. Patient mit Sehbehinderung ggf. beschreiben, was sich auf dem Teller befindet
- Rufanlage in Reichweite.

Nahrungsdarreichung bei nicht selbstständigen Patienten
- Evtl. Serviette vorlegen, Wünsche berücksichtigen
- Zeit nehmen, auf Augenhöhe hinsetzen; bei Schwerkranken immer zuerst Schluckreflex überprüfen, langsam vorgehen
- So viel wie möglich selbst machen lassen
- Auf Störungen achten (▶ Tab. 2.21)
- Patient soll das Essen sehen können; auf Wünsche eingehen, Angehörige anleiten und einbeziehen
- Warten, bis der Patient fertig gekaut und geschluckt hat; evtl. zwischendurch etwas zu trinken anbieten
- Ess- und Trinkhilfen individuell einsetzen, um dem Patienten mehr Selbstständigkeit zu ermöglichen: Schnabelbecher, Trinkhalme, spezielles Essgeschirr, z. B. mit überhohem Tellerrand
- Kinästhetische Richtlinien beachten: neben dem Patienten sitzen, Patient hält Gabel selbstständig, Hand des Patienten führen, gemeinsam aktivierende Aktionen durchführen.

Nachbereiten
- Essenstablett abräumen; kontrollieren, ob Patient etwas gegessen hat, ggf. dokumentieren
- Unterstützung anbieten, um Prothese zu reinigen, Mund auszuspülen, Zähne zu putzen

- Evtl. bei der Positionierung unterstützen
- Evtl. Dokumentation auf Bilanzblatt.

Tab. 2.21 Hilfe bei physiologischen Störungen

Störung	Hilfestellung/Maßnahmen
Mund-geruch	• Ursache abklären (z. B. kariöse Zähne, bestimmte Nahrungsmittel) • Zähne putzen, Mund ausspülen • Evtl. Zahnarzttermin vereinbaren • Pfefferminzdrops o. Ä. lutschen
Sod-brennen	• Milch trinken • Säurehaltige Nahrungsmittel (z. B. Zitrusfrüchte), Süßspeisen meiden • Ursachen abklären, evtl. Antazida nach Arztanordnung
Blähun-gen	• Blähende Nahrungsmittel, z. B. Zwiebeln, Kohl, kohlensäurehaltige Getränke, vermeiden • Nahrungsmittel langsam essen, gut kauen • Wärmflasche anbieten • Einreibung mit Kümmel-Anis-Öl • Tee trinken, z. B. Fenchel, Kümmel, Anis • Evtl. nach Arztanordnung Darmrohr legen bzw. Einlauf verabreichen
Völlege-fühl	• Anstatt 3 großer, viele kleine Mahlzeiten • Zu den Mahlzeiten wenig trinken • Bewegung soweit möglich • Bei bestehender Obstipation evtl. stuhlanregende Maßnahmen ergreifen (▶ Kap. 2.8.4)
Übelkeit	• Ursache abklären • Ruhig und tief durchatmen, für frische Luft sorgen • Evtl. Nahrungskarenz bzw. Tee und Zwieback • Unbekömmliche Nahrungsmittel weglassen • Weitere Hilfestellungen je nach Ursache und Begleitsymptomen

❗ Tipps und Tricks

- Blinden Patienten beschreiben, was es zu essen gibt; Bestückung des Tellers nach Uhrzeiten beschreiben (z. B. „Fleisch auf 6 Uhr, Gemüse auf 3 Uhr"); Patienten wenn möglich selbstständig essen lassen. Unterstützen, z. B. beim Durchschneiden von Fleisch, Anordnung auf dem Tablett beachten
- Bei demenziellen Erkrankungen Fingerfood anbieten, Ablenkung vermeiden, auf kontrastreich gedeckten Tisch achten
- Älteren Patienten immer wieder zu trinken anbieten, Durstempfinden sinkt im Alter
- Bei Diabetikern Einnahme von Zwischenmahlzeiten beachten
- Behandlungen, z. B. Verbandwechsel, nicht kurz vor oder während des Essens durchführen; für ruhige Atmosphäre sorgen
- Bei Appetitlosigkeit häufige kleine Mahlzeiten, evtl. eigene Nahrungsmittel durch Angehörige bringen lassen
- Patient darf nur bei intakten Schutzreflexen essen oder trinken, sonst Aspirationsgefahr → Erstickungsgefahr!
- Temperatur der Getränke vorab überprüfen
- Mehrere Patienten, wenn gewünscht, gemeinsam am Tisch essen lassen.

Beachten

Eine **Mangelernährung (Malnutrition)** kommt v.a. bei älteren Menschen häufig vor. Sie bedeutet meist auch eine zu geringe Flüssigkeitszufuhr. Malnutrition kann u.a. zu Verwirrtheit, Veränderungen der Hautbeschaffenheit und eingeschränkter Mobilität führen. Die Pflegenden beurteilen daher den Ernährungszustand mithilfe verschiedener Tests (z.B. Mini-Nutritional-Test) und ergreifen entsprechende Maßnahmen.

Schluckstörungen

Auftreten z.B. bei Hemiplegie, neurologischen Erkrankungen wie Multiple Sklerose, Bewusstseinsstörungen, Tumoren, Operationen oder Verletzungen im Bereich Mund oder Speiseröhre.

Hinweise auf Schluckstörungen

- Gesteigerter Speichelfluss bzw. Bildung von Speichelseen
- Auftreten von primitiven Saug-, Schluck-, Beißreflexen
- In Mund oder Backentaschen liegengebliebenes oder herauslaufendes Essen
- Austreten von Flüssigkeit aus der Nase beim Schlucken
- Häufiges Verschlucken, Husten oder Würgen bzw. Ausbleiben dieser Reflexe
- Zyanotische Gesichtsfarbe bei der Nahrungsaufnahme, Aspiration.

Schlucktraining

Zur Stimulation des Schluckreflexes, Schulung des Schluckakts und zum Erlernen der selbstständigen Nahrungsaufnahme → Aufgabe der Logopäden, Pflegende unterstützen.

Vorbereiten

Patient sitzt aufrecht mit leicht gebeugtem Nacken. Falls der Patient am Tisch sitzen kann: Beine stehen fest auf dem Boden, Arme liegen angewinkelt auf dem Tisch. Mundpflege durchführen (Mundregion ist empfänglicher für Reize).

Durchführen

- Stimulation des Schluckreflexes:
    - Zahnspiegel oder Löffelstiel für ca. 10 s in Eiswasser tauchen
    - Mit Rückseite des Spiegels/Stiels 5–10 × an unteren Teil des vorderen Gaumenbogens tippen
    - Spiegel/Löffelstiel erneut in Eiswasser tauchen und Vorgang wiederholen
    - Stimulation des Schluckreflexes 5 × tgl. ca. 5 min abwechselnd an jeder Gaumenseite
- Nach Einsetzen des Schluckreflexes versuchen, dickflüssige Nahrung (z.B. Kartoffelbrei, Quark) mit einem halbvollen Löffel zu verabreichen. Dabei vorderes Zungendrittel herunterdrücken, genügend Zeit zum Schlucken geben
- Kann Patient dickflüssige Nahrung schlucken, dickflüssige Getränke anbieten, anfangs z.B. über Pipette (oder über Finger aufsaugen lassen), bei Komplikationslosigkeit über Strohhalm
- Bei Trinkübungen mit einem Becher geeignetes Gefäß wählen, dieses halb füllen, Becher an die Unterlippe ansetzen, immer nur kleine Schlucke anbieten, nach jedem Schluck kurze Pause einlegen. Becher nicht an die Zähne stoßen lassen (Auslösen des Beißreflexes)
- Patienten nach dem Essen grundsätzlich noch 30 min aufrecht sitzen lassen (Aspirationsprophylaxe, falls Geschlucktes zurückfließt)

- Alle Personen, die Kontakt mit dem Patienten haben, über Ess- und Trink-training (z. B. durch entsprechendes Hinweisschild) informieren.

Besonderheiten bei Patienten mit Schluckstörungen
- Zahnprothesensitz überprüfen, evtl. Haftcreme verwenden
- Kein Gemisch aus flüssiger und halbfester Nahrung verabreichen, haben ver-schiedene Schluckgeschwindigkeiten → Gefahr des Verschluckens
- Krümelige und trockene Speisen vermeiden → können schlecht geschluckt werden
- Schluckreflex wird leichter ausgelöst, wenn Speisen deutlich warm oder kalt sind
- Dickflüssige Getränke sind leichter zu trinken
- Wenig empfehlenswert ist Sprudel (Flüssigkeit-Gasgemisch)
- Temperaturkontrolle, Verbrennungsgefahr bei Sensibilitätsstörungen
- Wenn möglich Hilfsmittel verwenden, z. B. Einhänderbesteck
- Mundpflege ist wichtig, da der Patient Speisereste nicht spürt → Aspirations-gefahr
- Ggf. facio-orale Stimulation im Rahmen der Facio-oralen-Trakt-Therapie (F. O. T. T.®)
- Bei Apoplexpatienten Kieferkontrollgriffe zur Nahrungsaufnahme (▶ Abb. 2.14)
  - Von der Seite: Pflegende umfasst mit Zeige- und Mittelfinger Kinn des Patienten, Daumen liegt auf Kiefergelenk, Pflegende kann Lippenschluss und Zungenbewegungen fühlen und teilweise beeinflussen
  - Von vorne: Pflegende sitzt vor dem Patienten, wenn er den Kopf in nor-maler Stellung halten kann, Daumen liegt auf Kinn, Mittelfinger abgewin-kelt unter dem Zungenboden zwischen Kieferknochen, Zeigefinger liegt seitlich an der Wange, Daumen kontrolliert und unterstützt Schließen der Lippen, Mittelfinger fühlt Zungenmotorik.

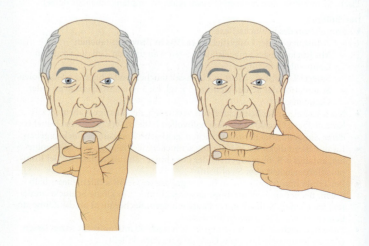

Abb. 2.14 Zwei Möglichkeiten des Kieferkontrollgriffs [L234]

Tipps und Tricks
- Bei ausbleibendem Schluckreflex, diesen durch Entlangstreichen vom Kinn bis zum Kehlkopf auslösen
- Patienten während des Schlucktrainings gut überwachen (Aspirationsgefahr) und Zeit zum Nachschlucken geben
- Salzige und säurehaltige Lebensmittel fördern den Speichelfluss, süße Speisen und Milchprodukte regen die Schleimbildung an (Schlucken ist erschwert)
- Sekretansammlungen können das Schlucken behindern, vorab husten bzw. räuspern lassen
- Enge Zusammenarbeit und Einweisung durch Logopäden, der das Schlucktraining leitet.

2

Literatur
DNQP. Expertenstandard Ernährungsmanagement zur Sicherstellung und Förderung der oralen Ernährung in der Pflege. 1. Aktualisierung. Osnabrück: DNQP, 2017.
Huhn S. Ess- und Trinkhilfen: Mit Becher und Spezialbesteck. In: Die Schwester Der Pfleger. 2/2010: 118–121.
Vilgis T. et al. Ernährung bei Pflegebedürftigkeit und Demenz. Lebensfreude durch Genuss. Berlin: Springer 2014.
ZQP: Ratgeber Essen und Trinken www.zqp.de/portfolio/ratgeber-essen-und-trinken-bei-pflegebeduerftigen-menschen/?utm_source=ZQP+Newsletter&utm_campaign=db55bceab5-EMAIL_CAMPAIGN_2018_02_27&utm_medium=email&utm_term=0_08b9f0520e-db55bceab5-141110921 (letzter Zugriff 4.2.2019).

2.7.2 Ermitteln von Körpermaßen

Körpergröße
Messgeräte sind meist an der Wand oder an der Personenwaage angebracht. Patient steht aufrecht, ohne Schuhe und schaut geradeaus. Liegende Patienten mit dem Maßband messen.

Körpergewicht
Hängt ab von Alter, Größe, Körperbau, Ernährungszustand, Stoffwechsel, Herz-Kreislauf- und Nierenfunktion.
- Zum Vergleich der Einzelergebnisse gleiche Bedingungen schaffen:
  - Immer dieselbe Waage, Tageszeit, Kleidung
  - Blase zuvor entleeren
  - Bettwaage: Es müssen immer dieselben Gegenstände im und am Bett sein
- Sitzwaage bei Patienten im offenen Krankenhaushemd mit Einmaltuch abdecken
- Wiegen des Patienten erfolgt meist bei der Aufnahme, danach je nach Anordnung. Häufigere Gewichtskontrollen sind z. B. sinnvoll bei Herz- und Nierenerkrankungen (Einlagern oder Ausschwemmen von Ödemen).

Tipps und Tricks
Zu- und Ableitungen, z. B. Urinbeutel, während der Messung kurz anheben.

Body-Mass-Index (BMI)

Formel zur Bestimmung des BMI:

$$\frac{\text{Gewicht [kg]}}{\text{Größe [m]} \times \text{Größe [m]}} = \text{BMI [kg/m}^2\text{]}$$

Beispiel: Bei einer Körpergröße von 168 cm und einem Gewicht von 59 kg lautet die Formel:

$$\frac{59 \text{ kg}}{(1,68 \text{ m} \times 1,68 \text{ m})} = 20,9 \text{ kg/m}^2$$

Bewertung:
- Untergewicht: BMI < 18,5 kg/m^2
- Normalgewicht: BMI 18,5–24,9 kg/m^2
- Präadipositas: BMI 25–29,9 kg/m^2
- Adipositas: BMI ≥ 30 kg/m^2

2.7.3 Flüssigkeitsbilanz

Grundlagen
- **Dauer einer Messung:** 24 h, evtl. auch 12 h
- **Einfuhr:** alles, was oral, parenteral oder per Sonde zugeführt wird
- **Ausfuhr:** Stuhl, Urin, Erbrochenes, Abfluss über Sonden, Drainagen, Punktate, Blutungen, starkes Schwitzen usw.
- **Ausgeglichene Bilanz:** Flüssigkeitsabgabe über Haut/Lungen: ca. 850 ml/24 h. Oxidationswasser, entsteht bei der Verbrennung der Energieträger im Stoffwechsel: ca. 400 ml/24 h. Bilanz ist ausgeglichen, wenn Einfuhr um 200–400 ml größer ist als Ausfuhr
- **Positive Bilanz:** Einfuhr größer als Ausfuhr, z. B. bei Nierenversagen
- **Negative Bilanz:** Ausfuhr größer als Einfuhr, z. B. bei Diuretikagabe.

Durchführen der Bilanzierung
- Bilanzblatt vorbereiten und dort Ein- und Ausfuhrmengen genau festhalten
- Messgefäß für Urin bereitstellen
- Information an Patient, Kollegen, Angehörige, damit alles im Bilanzblatt dokumentiert wird
- Fassungsvermögen der verwendeten Trinkgefäße ermitteln und diese jeweils komplett füllen
- Ergänzende Beobachtungen zur Bilanz: Gewichtskontrolle, ZVD, Spannungszustand der Haut, Urinfarbe etc.
- Beginn der Bilanz nach dem ersten Morgenurin, der nicht mitberechnet wird. Ende der Bilanz am nächsten Tag nach dem ersten Morgenurin, der noch mitberechnet wird.

Fehlerquellen:
- Fehlende Mitarbeit des Patienten bzw. der Angehörigen
- Inkontinente oder stark schwitzende Patienten (schwer messbar)
- Erschwerte Dokumentationsbedingungen, z. B. bei Diarrhö
- Fehlende Berücksichtigung von Flüssigkeitsverlusten durch Fieber → Faustregel 500 ml Verlust pro 1 Grad Temperaturanstieg
- An zusätzliche Verluste über Sonden und Drainagen denken!

2.7.4 Dehydratation und Dehydratationsprophylaxe

Risikofaktoren
- **Zu geringe Flüssigkeitsaufnahme** durch z. B. verringertes Durstempfinden, Immobilität (Meiden des anstrengenden Toilettengangs), Schluckstörungen, medizinisch bedingte Flüssigkeitseinschränkung, Bewusstseinsstörungen, Schmerzen, Harninkontinenz (Angst vor erneutem Einnässen durch Trinken), Demenz
- **Erhöhter Flüssigkeitsverlust** durch z. B. Einnahme von Diuretika, starkes Schwitzen, Blutzuckerentgleisungen, Erbrechen, Durchfall, Diabetes insipidus, Blutungen, Verbrennungen.

Symptome
- Durst, verminderter und konzentrierter Urin
- Trockene Achselhöhle, verminderter Hautturgor, trockene Mundschleimhaut
- Schluckstörungen; belegte, trockene Zunge
- Lethargie, Somnolenz, Verwirrtheit, Halluzinationen
- Mundgeruch, Gewichtsverlust, Obstipation, eingesunkene Fontanelle bei Säuglingen
- Erhöhter Puls, niedriger Blutdruck, evtl. Fieber
- Mögliche Folgen von Dehydratation: erhöhtes Risiko von Thrombose, Herzinfarkt, Schlaganfall, Schock, Infektion, chronische Schmerzen.

Beobachten
- Bilanz, Ausscheidungen, Gewicht
- Temperatur, Plus, RR, Atmung
- Bewusstsein
- Haut, Schleimhäute.

Dehydratationsprophylaxe
Ausreichende Flüssigkeitszufuhr vorrangig durch vermehrtes Trinken. In schweren Fällen Infusionstherapie auf Arztanordnung. Grundsätzliche Maßnahmen:
- Information und Aufklärung des Patienten und seiner Angehörigen über Bedeutung des Trinkens und Folgen von Dehydratation
- Lieblingsgetränke anbieten, evtl. von daheim mitbringen lassen
- Auswahl eines geeigneten Trinkgefäßes, in Greifnähe stellen, ggf. Hilfsmittel verwenden
- Gefäße nicht bis zum Rand füllen
- Immer wieder zum Trinken ermuntern, Zeit lassen
- Nicht zu große Mengen auf einmal hinstellen
- Flüssigkeitsreiche Nahrungsmittel anbieten, z. B. Götterspeise, Obst
- Bilanz führen.

Tipps und Tricks
- Besonders gefährdet sind ältere Patienten
- Durch eine vermehrte Flüssigkeitszufuhr kann eine Herzinsuffizienz entgleisen. Beobachtung des Patienten auf Veränderungen der Atmung (z. B. Dyspnoe).

2.7.5 Aspirationsprophylaxe

> **Definition**
> **Aspiration:** Eindringen von Nahrung, Flüssigkeit oder Fremdkörper in die Atemwege durch z. B. Schluckstörungen, Erbrechen, Regurgitation.

Beim bewusstlosen Patienten
- Seitenlage (▶ Kap. 2.2.5)
- Keine orale Getränke- bzw. Nahrungsgabe
- Nur Mundpflege durchführen, nicht Zähneputzen; evtl. absaugen (▶ Kap. 2.3.6).

Bei bewusstseinsklaren Patienten
- Allgemeine Grundsätze zur Nahrungsdarreichung berücksichtigen (▶ Kap. 2.7.1)
- Pflegefachliche Einschätzung der Gefährdung, Schluckreflex kontrollieren
- Auf Schluckstörungen achten und individuelle Unterstützung bei der Nahrungsaufnahme gewährleisten
- Kontinuierlich überwachen, immer beim Patienten bleiben, Zeit lassen
- Ggf. Absauggerät in Reichweite stellen
- Mundpflege nach dem Essen, um Aspiration von Speiseresten zu vermeiden
- Säuglinge aufstoßen lassen.

2.7.6 Pflege bei Sondenernährung

Indikationen
Enterale Ernährung über eine Sonde ist notwendig z. B. bei Patienten mit Schluckstörungen (Lähmung, nach Operationen usw.), Bewusstseinsstörungen, Langzeitbeatmung, gastroenterologischen Erkrankungen (z. B. Morbus Crohn, Colitis ulcerosa).

Sondenarten
- Nasogastrale, orogastrale oder nasojejunale Ernährungssonde. Legen und Entfernen einer Ernährungssonde (▶ Kap. 3.6.3)
- Perkutane endoskopische Gastroenterostomie (PEG) oder Jejunostomie (PEJ).

Vorbereiten
Material: Zellstoff, Material zur Mundpflege (▶ Kap. 2.3.6), Sondenkost (Zimmertemperatur), 50- oder 100-ml-Spritze oder Beutel, Überleitungssystem mit Stethoskop, evtl. Spritze und Lackmuspapier, Tee oder Wasser zum Nachspülen, evtl. fein zermörserte Medikamente in Spritze aufgezogen, evtl. Ernährungspumpe.
Patient: Informieren, halbsitzende Position (auch Bewusstlose) bzw. sitzend.

Durchführen
- Mundpflege durchführen (▶ Kap. 2.3.6)
- Hände desinfizieren, Sonde öffnen und Lage kontrollieren (▶ Kap. 3.6.3)
- Kontrolle des Nahrungstransports durch Ansaugen von Nahrungsresten aus dem Magen oder Ablaufbeutel unter Patientenniveau hängen (bei Mageninhalt > 100 ml 1–2 h Verabreichungspause, erneute Kontrolle, bei Hinweis auf Magenentleerungsstörung Arzt informieren)

- Evtl. Medikamentengabe (▶ Kap. 3.8.1), danach gut spülen (Verstopfungsgefahr)
- Sondenkost überprüfen: Aussehen, Farbe, Temperatur
- Zur Verabreichung der Nahrung mittels Spritze bzw. Schwerkraft: Überleitsystem luftleer mit Sondenkost füllen, an Sonde anschließen, Luftzutritt vermeiden (Blähungen, Völlegefühl), Tropfgeschwindigkeit einstellen und mehrmals im Verlauf kontrollieren
- Bei Verabreichung über Pumpe: Überleitsystem luftleer füllen und in Pumpe einlegen. Sonde an das System anschließen, Flussrate einstellen und komplikationslose Überleitung kontrollieren

❗ Tipps und Tricks
- Zufuhrgeschwindigkeit der Verträglichkeit anpassen, langsamere Zufuhr wird besser vertragen
- Sondennahrung portionsweise als Bolus (maximal 100 ml in 5–10 min, Vorsicht: Keine Bolusgabe bei PEJ!), halbkontinuierlich unter Ausnutzung der Schwerkraft (500 ml in ca. 30–45 min) oder kontinuierlich mithilfe einer Pumpe (ca. 100 ml/h)
- Zufuhrrate/Nahrungsmenge erst nach 24 h Komplikationsfreiheit erhöhen
- 6–8 Mahlzeiten in 2–3 h Abstand, max. 500 ml/Mahlzeit
- Menge, Häufigkeit, Zusammensetzung der Sondenkost nach Arztverordnung
- Angebrochene Flaschen im Kühlschrank lagern, innerhalb 24 h verabreichen
- Überleitungssystem alle 24 h wechseln (Infektionsgefahr)
- Bei Unverträglichkeitsreaktionen, z. B. Erbrechen oder Durchfall, Zufuhrrate bzw. Nahrungsmenge wieder zurückstufen (▶ Tab. 2.22).

- Patienten beobachten und informieren, sich bei Veränderungen (z. B. Übelkeit) zu melden
- Mit ca. 50 ml Wasser bzw. Tee nachspülen
- Sonde verschließen.

Nachbereiten
- Patienten 60 min in Oberkörperhochlage belassen: Gefahr des Zurückfließens von Nahrung
- Ggf. Patienten bei der Positionierung unterstützen
- Material aufräumen, Dokumentation
- Regelmäßig überprüfen, ob orale Zufuhr wieder möglich bzw. erlaubt ist, um selbstständige Nahrungsaufnahme wieder zu ermöglichen.

Sondenpflege
- Nasenpflege (▶ Kap. 2.3.3)
- Lage der Sonde regelmäßig (vor jeder Zufuhr) kontrollieren (▶ Kap. 3.6.3)
- Täglicher Verbandwechsel, um Hautschäden vorzubeugen, Druck und Zug vermeiden
- Sonde regelmäßig spülen, auch bei Nichtbenutzung
- Wegen verringertem Speichelfluss Soor- und Parotitisprophylaxe, bei Schonatmung Pneumonieprophylaxe.

Sondenkost

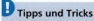 **Tipps und Tricks**
- Bolusgaben sind kontinuierlichen Gaben vorzuziehen, da physiologischer (nicht bei PEJ!)
- Keine gesüßten Tees zum Spülen verwenden (Verklebungsgefahr), ebenso keine Obstsäfte und Früchtetees: Gefahr des Ausflockens von Nahrungsbestandteilen
- Bei Verabreichung mit der Pumpe, Empfehlungen des Herstellers für die Sondenstärke beachten.

Vorsicht
Liegt die Sondenspitze im Dünndarm (PEJ), muss die Sondenkost kontinuierlich verabreicht werden, da die Speicherfunktion des Magens fehlt.

Tab. 2.22 Mögliche Komplikationen durch Verabreichen von Sondenkost

Komplikationen	Ursachen	Maßnahmen
Magen-Darm-Störungen (Erbrechen, Durchfall, Meteorismus, abdominale Beschwerden)	• Unverträglichkeit der Sondenkost • Laktose	• Evtl. Umstellung der Sondenkost • Kontinuierliche Zufuhr der Sondenkost, Zeit • Ernährungsberaterin hinzuziehen • Sondenkost nicht zu schnell, zu kalt und in zu großer Menge verabreichen
Sondenverstopfung und -fehllage	• Nicht oder nicht ausreichendes Spülen der Sonde nach Verabreichung von Sondenkost und Medikamenten • Veränderung der Lage, z. B. beim Pflasterwechsel • Manipulationen des Patienten • Peristaltische Bewegungen des Magen-Darm-Trakts	• Sonde nach Verabreichen von Sondenkost bzw. Medikamenten mit etwa 50 ml Wasser oder Tee spülen • Vor dem Verabreichen von Sondenkost Lage der Sonde überprüfen • Korrekter Pflasterwechsel • Patient über Umgang mit Sonde informieren
Flüssigkeitsmangel	Zu geringe Flüssigkeitsergänzung	Bilanz
Ödeme	Zu hohe Flüssigkeitszufuhr	Bilanz
Bakterielle Verunreinigung der Sondenkost	Hygienefehler	• Vor dem Umgang mit Sondenkost hygienische Händedesinfektion durchführen • Angebrochene Flaschen gut verschlossen im Kühlschrank aufbewahren und innerhalb von 24 h verbrauchen

Tab. 2.22 Mögliche Komplikationen durch Verabreichen von Sondenkost *(Forts.)*

Komplikationen	Ursachen	Maßnahmen
Aspirationspneumonie	Falsche Lage des Patienten bei der Verabreichung der Sondenkost bzw. danach	• Patient zur Verabreichung von Sondenkost immer sitzend positionieren, sofern keine KI • Sitzende Position bis 1 h nach Verabreichung • Gefährdete Patienten sorgfältig überwachen

Perkutane endoskopische Gastrostomie (PEG)

PEG: Transkutane Ernährungssonde zur enteralen Ernährung oder kontinuierlichen Ableitung von Mageninhalt (▶ Abb. 2.15).

Indikationen
- Benigne oder maligne Stenosen im Mund-, Hals- und Mediastinalbereich, Ösophagus und Mageneingang
- Neurologische Schluckstörungen, z. B. bei Schädel-Hirn-Trauma, Apoplex, Wachkoma
- Verbrennungen und Verätzungen im Kopf, Mund- oder Ösophagusbereich
- Tumorkachexie bzw. Anorexie (umstritten).

Kontraindikationen
Gerinnungsstörungen, Peritonitis, M. Crohn, Aszites oder Peritonealdialyse.

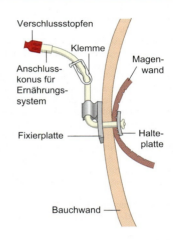

Abb. 2.15 Perkutane endoskopische Gastrostomie (PEG) [L138]

Material
Das Legen einer PEG ist Arztaufgabe. Gerichtet wird alles wie zur Gastroskopie (▶ Kap. 3.7.2) und zusätzlich: Hautdesinfektionsmittel, Lokalanästhetikum, Spritze, Kanüle, sterile Handschuhe, sterile Abdeckung. PEG-Set: Punktionskanüle, Polyuretankatheter (gastral, duodenal, intestinal), röntgendichte Silikonscheibe (Mageninnenwand), Halteplatte, Führungsfaden, Luer-Lock-Konnektor.

Komplikationen
Fehlpunktion, lokale Wundinfektion, Peritonitis, Verstopfung der Sonde.

Pflege bei PEG
- Körperpflege (▶ Kap. 2.3.3). Patienten können duschen, Absprache über Zeitpunkt mit dem Arzt
- Spülen der Sonde zur Verstopfungsprophylaxe vor und nach Zufuhr von Nahrung/Medikamenten.

2

Verbandwechsel
- Täglich bis zur abgeschlossenen Wundheilung (meist 7–10 Tage)
- Im weiteren Verlauf 1–2 × wöchentlich (ärztliche Anordnung) bzw. je nach Wundzustand.

Material
Sterile/unsterile Handschuhe, sterile Kompressen, sterile Schlitzkompresse, sterile Pinzette, Hautdesinfektionsmittel, Fixationsmaterial (z. B. Pflaster), Verbandschere, Abwurfbeutel.

Verbandwechsel durchführen
- Patienten informieren und bauchdeckenentspannt positionieren
- Material vorbereiten
- Unsterile Handschuhe anziehen, Verband entfernen, Handschuhe ausziehen, Händedesinfektion
- Neue, unsterile Handschuhe anziehen, auf Zahlenmarkierung an der Austrittsstelle der Sonde achten. Klemmbügel öffnen und Sonde aus dem Führungskanal nehmen
- Halteplatte lockern und zurückziehen (einige Zentimeter), Wunde inspizieren
- Mit steriler Kompresse, steriler Pinzette und Hautdesinfektionsmittel den Wundbereich von der Austrittsstelle weg im Halbkreis reinigen
- Sonde mobilisieren: 2–3 cm vor- und zurückschieben (verhindert Einwachsen der inneren Halteplatte); Ausnahme: Jet-PEG
- Unterseite Halteplatte reinigen, Handschuhe ausziehen, Händedesinfektion
- Sterile Schlitzkompresse mit sterilen Handschuhen zwischen Haut und Halteplatte um die Sonde legen
- Halteplatte auf die Austrittsstelle zurückschieben, Sonde in den Führungskanal wieder einlegen, Klemmbügel schließen und mit einer Kompresse abdecken
- Kompressen fixieren, Material entsorgen, Hände desinfizieren und Maßnahme inkl. Beobachtungen dokumentieren.

2.7.7 Pflege bei Erbrechen

Ursachen: Intoxikationen (z. B. Alkohol, Digitalis, Morphin), Passagebehinderungen (z. B. Ileus, Pylorusstenose), Infektionen (z. B. Salmonellenenteritis), kardiopulmonale Erkrankungen (z. B. Herzinfarkt, Schock), gastrointestinale Erkrankungen (z. B. Peritonitis, Gastritis), metabolische Störungen (Urämie), Hormonumstellung (Hyperemesis gravidarum), zerebrale Erkrankungen (z. B. Schädel-Hirn-Verletzungen, Glaukomanfall, Meningitis, Hirntumoren), Drehschwindel, Psyche (Angst, Ärger, Aufregung).

Hinweise auf die Ursache des Erbrechens können sich aus den Begleitumständen (z. B. Tageszeit und Häufigkeit) ergeben (Dokumentation!).
- Nüchternerbrechen, z. B. in der Schwangerschaft, bei chron. Alkoholabusus
- Erbrechen nach jeder Nahrungsaufnahme, z. B. bei akuter Gastritis
- Erbrechen nach Verzehr bestimmter Nahrungsmittel, z. B. bei Ekel, Unverträglichkeit
- Erbrechen in Verbindung mit starken Schmerzen, z. B. bei Nieren-, Gallensteinkolik, Pankreatitis
- Nahrungsunabhängiges Erbrechen, z. B. bei Hirndruck, Meningitis
- Erbrechen in Verbindung mit Diarrhö, z. B. bei Enteritiden, Ileus
- Anhaltendes Erbrechen, z. B. bei Hyperemesis gravidarum, Hirntumor, Zytostatikatherapie.

Art des Brechvorgangs
Regurgitieren (Spucken): schlaff, atonisch, fließend (z.B. bei fehlendem Brechreflex, Ileus); spastisch, explosionsartig (z.B. bei Schädel-Hirn-Verletzungen, Pylorusstenose); würgend (z.B. bei Reisekrankheit, Schwangerschaft).

Konsistenz des Erbrochenen
Dünnflüssig, schleimig, geronnen, fadenziehend, bröckelig.

Beimengungen, Farbe, Geruch
- Unverdaute Speisen (nicht säuerlicher Geruch), z.B. bei Ösophagusdivertikel
- Angedaute Speisen (säuerlicher Geruch), z.B. bei Ileus, Tumoren
- Faulig, stinkend, z.B. bei Pylorusstenose
- Gallig, z.B. bei Hyperemesis gravidarum, Coma hepaticum
- Blut (Hämatemesis), z.B. bei Ösophagusvarizenblutung
- Braunschwarz geronnen (kaffesatzartig), bei Ulkusblutung, Magenkarzinom
- Bräunlich, kotartig (Miserere = Koterbrechen), z.B. bei Ileus.

Auswirkungen
Flüssigkeitsverlust, Elektrolytverschiebung, Erschöpfung, evtl. Entwicklung eines schweren Krankheitsbilds. Selten: schwere Schleimhautblutungen im Ösophagus. Komplikation: Aspiration.

Unterstützung bei Erbrechen
- Psychische Unterstützung: Patienten haben Angst, fühlen sich elend. Erbrechen ist ihnen peinlich, besonders wenn Bett/Fußboden gereinigt werden müssen
- Wenn möglich Kleidung, Bett abdecken
- Beengende Kleidung öffnen
- Nierenschale, Zellstoff bereitlegen
- Patienten wenn möglich aufsitzen lassen, ansonsten Seitenlage, Rücken abstützen; u.U. Nacken, Stirn stützen, zum ruhigen Durchatmen anleiten
- Evtl. Zahnprothesen entfernen
- Aspirationsprophylaxe (▶ Kap. 2.7.5)
- Erbrochenes möglichst in Nierenschale auffangen; bei größeren Mengen Schüssel.

Nachbereiten
- Patienten Mund ausspülen lassen, Möglichkeit zum Zähneputzen geben
- Gesicht kalt abwaschen lassen, wenn gewünscht; evtl. Hände reinigen
- Wenn nötig Wäsche-, Kleidungswechsel, Körperpflege, Positionierung, Zimmer lüften
- Evtl. Vitalzeichenkontrolle (▶ Kap. 2.4, ▶ Kap. 2.5)
- Evtl. Menge des Erbrochenen messen, bei Auffälligkeiten aufheben, Arztinfo
- Dokumentation, Material entsorgen bzw. neu richten, falls erneutes Erbrechen.

Tipps und Tricks
- Bewusstlose Patienten: Seitenlage (Aspirationsgefahr ▶ Kap. 2.7.5)
- Vergiftungen: Erbrochenes aufheben (toxikologische Analyse).

2.8 Ausscheidung

Annerose Bürger-Mildenberger

2.8.1 Beobachtung der Ausscheidung

Beobachtung des Stuhls

Stuhlmenge
- **Normal:** Mittelwert ca. 100–500 g/Tag
- **Geringe Stuhlmenge:** z. B. bei eiweißreicher Kost, geringer Nahrungszufuhr, ballaststoffarmer Ernährung, Obstipation, Ileus
- **Große Stuhlmenge:** Kohlenhydrat- und zellulosereiche Kost, Pankreasinsuffizienz (Steatorrhö = Fettdurchfall); Malabsorptionssyndrom, entsteht durch ungenügende Aufnahme von Nahrungsbestandteilen aus dem Verdauungstrakt.

Häufigkeit
Normal: 1–2 × tgl., aber auch 3–4 × wöchentlich.

Farbe
Normal: Hell- bis dunkelbraun.
Veränderungen durch Nahrungsmittel
- Braunschwarz: viel Fleisch, Blaubeeren, Rotwein
- Grünbraun: chlorophyllhaltige Kost, z. B. Salat, Spinat
- Rotbraun: Rote Beete
- Gelbbraun: viele Milchprodukte, Eier, stärkehaltige Kost.

Veränderungen durch Medikamente
- Schwarz: Eisen-, Kohletabletten
- Weiß: Röntgenkontrastmittel.

Sonstige Veränderungen
- Acholischer Stuhl (grau, lehmfarben), z. B. Gallensteine, Pankreastumor, Virushepatitis
- Rotbraun-marmoriert: u. U. Blutungen im unteren Dickdarmbereich
- Rotbraun bis dunkelrot: u. U. Blutungen im oberen Dickdarmbereich
- Hellrote Stuhlauflagen, z. B. Hämorrhoiden, Rektumtumor
- Schwarz (Melaena oder Teerstuhl), z. B. Magen-, Ösophagusvarizenblutung, Mekonium
- Grünlich, flüssig, z. B. Salmonellosen.

Geruchsveränderungen
- Jauchig-faulig: Fäulnisdyspepsie
- Aashaft stinkend: u. U. Rektumkarzinom
- Stechend sauer: Gärungsdyspepsie.

Beimengungen
Schleim, z. B. bei Reizkolon, Colitis ulcerosa; Eiter bei periproktischem Abszess, Blut bei Tumoren, Hämorrhoiden.

Parasiten
Oxyuren (Madenwürmer), Askariden (Spulwürmer), Rinderbandwurm, Schweinebandwurm.

Konsistenz
- Normal: weiche, homogene Masse
- Fest: eiweißreiche Kost, überwiegende Fleischernährung
- Weich, breiig: zellulose- und kohlenhydratreiche Kost.

Konsistenzveränderungen
- Dünnflüssig, schaumig: Gärungsdyspepsie
- Schleimig, schleimig-blutig: Colitis ulcerosa, Morbus Crohn
- Bleistiftförmig, bandartig: Tumoren, Stenosen, Strikturen
- Salbenförmig, voluminös: Fettresorptionsstörungen, z. B. bei Pankreasinsuffizienz
- Kotstein: extrem eingedickter Kot bei Obstipation.

Abweichungen der Stuhlausscheidung
Stuhlinkontinenz ▶ Kap. 2.8.5

Diarrhö
Häufige Entleerung von ungeformtem, dünnflüssigem Stuhl.
Ursachen sind z. B. Magen-Darm-Infektionen, Lebensmittelvergiftungen (z. B. Staphylokokken-Toxine), Malabsorptionssyndrom, Schädigung der Darmflora (z. B. durch Antibiotika), entzündliche Darmerkrankungen, Zustand nach Gastrektomie, Hyperthyreose, Angst.
Symptome und Begleiterscheinungen: wässriger, übel riechender, häufiger Stuhlgang, krampfartige Schmerzen, Exsikkose (Austrocknung), Durstgefühl, Oligurie, evtl. Fieber, belegte Zunge, Gewichtsverlust, Elektrolytverlust, Appetitlosigkeit, Schwäche, allgemeines Unwohlsein.

Pflege
- Je nach Stuhlhäufigkeit sind die Patienten stark belastet → während der Ausscheidung nicht allein lassen
- Bei gleichzeitigem Erbrechen: Nierenschale und Zellstoff bereitstellen, Patient unterstützen (▶ Kap. 2.7.7)
- Reichlich Flüssigkeit anbieten (z. B. Tee), auf stuhlanregende Getränke verzichten (Apfelsaft etc.)
- Bettschutz einlegen, gibt dem Patienten Sicherheit
- U. U. Nachtstuhl ans Bett stellen
- Ernährung: evtl. schlackenarme Kost (Tee und Zwieback); bei infektionsbedingter Diarrhö u. U. Nahrungskarenz, nur ungesüßten Tee anbieten (Arztanordnung)
- Ggf. Unterstützung bei Intimtoilette, Hautschutz
- Evtl. feucht-warme Bauchwickel (▶ Kap. 3.9.1) oder Wärmflasche zur Entspannung
- Hygienerichtlinien, Infektionsschutzgesetz (▶ Kap. 1.9.10) beachten
- Arzt informieren.

❗ Tipps und Tricks
Eine Antibiotikatherapie kann eine Diarrhö auslösen bzw. verstärken.

Obstipation
Verzögerte Darmentleerung, z. B. durch Bewegungsmangel, zu wenig Flüssigkeitszufuhr, ballaststoffarme Kost, Allgemeinerkrankungen mit Fieber, Tumoren, Stenosen, Medikamente (z. B. Opiate).

Mögliche Ursachen: ballaststoffarme Ernährung, Bewegungsarmut, Motilitätsstörungen (z. B. Laxanzienmissbrauch), Darmerkrankungen (z. B. Tumoren), psychische Erkrankungen (z. B. Depression), Medikamentennebenwirkung (z. B. durch Opiate), Darmlähmung bei neurogener Erkrankung.

Symptome und Begleiterscheinungen: harter, dunkler, trockener Stuhlgang alle 3–4 Tage, meist Tenesmen (schmerzhafte Darmkrämpfe), Völlegefühl, Appetitlosigkeit, Unwohlsein, evtl. Mundgeruch, evtl. geblähtes Abdomen.

Beachten

Obstipationsprophylaxe (▶ Tab. 2.23)
- Ballaststoffreiche Kost, z. B. Vollkornprodukte, Gemüse, Roggenknäckebrot
- Ess- und Trinkgewohnheiten ändern: ausreichend Flüssigkeit, richtig kauen, regelmäßig essen, sich Zeit nehmen usw.
- Körperliche Betätigung, Mobilisation
- Vermeidung von Stress
- Darmtraining: Gewöhnung an bestimmte Zeiten, Stuhldrang nicht verkneifen
- Pflanzliche Mittel (z. B. Leinsamen) essen, dabei für genügende Flüssigkeitszufuhr sorgen (Quellmittel)
- Umgebung gestalten, individuelle Bedürfnisse berücksichtigen
- Evtl. Bauchmassage, bewusste, tiefe Bauchatmung.

❗ Tipps und Tricks
- Laxanzien und sonstige Maßnahmen bei Defäkationsstörungen nur nach Arztanordnung
- Obstipation und Diarrhö im Wechsel kann ein Symptom für Tumor/Passagebehinderung sein
- Sind Pilze die Ursache für eine Obstipation, verschlimmern Laxanzien die Symptome
- Bei faserreicher Kost auf genügend Flüssigkeitszufuhr achten.

Pflege

Tab. 2.23 Pflege bei Obstipation	
Symptom	**Maßnahmen**

Harter, dunkler, trockener Stuhlgang alle 3–4 Tage	• Darmtraining: Darm an bestimmte Zeiten gewöhnen, z. B. tgl. nach dem Frühstück Toilette aufsuchen
	• Anregen der Darmperistaltik: körperliche Betätigung, ausreichend Bewegung
	• Regelmäßiger, weicher Stuhl durch:
	  – Ballaststoffreiche Kost
	  – Ausreichende Flüssigkeitszufuhr
	  – Pflanzliche Quellmittel
	  – Darmmassage (Verlauf Dickdarm/Mastdarm)
	• Stuhlregulierung durch Medikamente (Arzt): Laxanzien, Suppositorien, Klysma, Einlauf

Tab. 2.23 Pflege bei Obstipation *(Forts.)*

Symptom	Maßnahmen
Tenesmen	• Arztinformation • Überwachung • Wärmeanwendung
Völlegefühl, Druckgefühl, evtl. geblähtes Abdomen und Blähungen	• Kleine Portionen essen • Evtl. Darmrohr nach Arztanordnung • Tee, z. B. Fencheltee • Wärmflasche • Einreibungen

Stuhldiagnostik

Stuhl wird in spezielle Untersuchungsröhrchen abgefüllt, die mit einem kleinen Spatel zur Entnahme versehen sind (▶ Tab. 2.24).

Tipps und Tricks
- Spezielle Laborhinweise bei bakteriellen Untersuchungen beachten, z. B. Konservierungsmittel, Dauer der Testperiode
- Medikamente, z. B. ASS, Glukokortikoide, Antirheumatika, verursachen evtl. Mikroblutungen und verfälschen Ergebnis auf Blut im Stuhl.

Tab. 2.24 Stuhluntersuchungen

Untersuchung	Benötigte Menge	Durchführen
Pathogene Darmkeime, z. B. Salmonellen, Shigellen, Thyphus (Stuhlkultur)	Erbsengroße Menge bzw. 0,5–1 ml dünnflüssiger Stuhl	• Untersuchung an 3 aufeinanderfolgenden Tagen • Schneller Transport, da schnelles Absterben der Keime • Bei V. a. Thyphus, Parathyphus: parallele Entnahme von Blutkulturen in der ersten Krankheitswoche
Quantitative Bestimmung von Fett	Gesamter Stuhl	• Stuhl in gewogenem Gefäß (vom Labor) 3 Tage sammeln • Während der Untersuchung keine Suppositorien oder Pankreasenzyme verabreichen
Oxyureneier		Frühmorgens Zellophanstreifen auf After kleben (nächtliche Eiablage)
Lebende Darmprotozoen (Amöben)	Erbsengroße Menge	Warmer Stuhl zur Diagnostik erforderlich
Blut im Stuhl (z. B. immunologischer fäkaler Okkultbluttest, iFOBT ▶ Tab. 10.2)	Menge zur Bedeckung des Teststabs	• Teströhrchen enthält Teststab und Pufferlösung • Mit der Spitze des Teststabs an verschiedenen Stellen Stuhl entnehmen • Spitze des Teststabs muss vollständig mit Stuhl bedeckt sein • Teststab in das Probenröhrchen stecken, fest verschließen und schütteln • Analyse im Labor

Tab. 2.24 Stuhluntersuchungen *(Forts.)*

Untersuchung	Benötigte Menge	Durchführen
Pilze (Candida albicans)	Röhrchen max. ⅔ füllen, da Pilze Gase bilden können (evtl. zerplatzt Röhrchen)	• Einige Tage vor dem Test keinen Schimmelkäse, Kefir essen (Pilz ähnelt mikroskopisch Candida albicans) • Evtl. abends vor Stuhlprobe 3 Esslöffel mit Wasser verdünnten Obstessig trinken (erhöht Wahrscheinlichkeit, dass Pilze im Stuhl) • Vor Entnahme Stuhl zur Durchmengung mehrfach durchstochern • An mind. 8 Stellen erbsengroße Probe entnehmen • Bei negativem Ergebnis und begründetem Verdacht: Test wiederholen

Literatur

Huhn S. Wenn die Verdauung zum Problem wird. In: Die Schwester Der Pfleger. 5/2015: 40–43.

PflegeKolleg Obstipation. Heilberufe. 2012; 64 (3): 32–43. www.heilberufe-online.de/pflegekolleg/hb/artikel/hb_2012_3_44_artikel.pdf (letzter Zugriff 4.2.2019).

Beobachtung des Urins

Menge
Normal: Miktion 4–6 × tgl. je 300–400 ml (Erwachsene) → ca. 1.500–2.500 ml tgl.

Farbe
Normal: hellgelb bis dunkelgelb, klar.

Abweichungen, z. B. durch Lebensmittel, Medikamente
- Rot: Rote Beete
- Zitronengelb: Abführmittel, z. B. Senna, Rhabarber
- Orangegelb: Vitamintabletten
- Grünblau: Cuprex, Methylenblau.

Pathologische Abweichungen
- Pyurie (schlierig, flockig): Eiterbeimengung, z. B. bei entzündlichen Erkrankungen des Urogenitalsystems
- Hämaturie (rötlich bis fleischfarben, trübe): Beimengung von Erythrozyten, z. B. bei Steinen, Tumoren
- Hämoglobinurie, rötlich bis schwärzlich ohne Trübung: Beimengung von gelöstem Blutfarbstoff, z. B. bei Hämolyse
- Bilirubinurie, bierbraun bis grünlich-schwarz mit gelbem Schüttelschaum: Bilirubinbeimengung, z. B. bei Hepatitis, Leberzirrhose.

Geruch
Normal: unauffällig, nach längerem Stehen nach Ammoniak.

Abweichungen
- Säuerlicher Apfelgeruch (Azetongeruch): bei Stoffwechselerkrankungen, z. B. Diabetes mellitus, längerer Hungerphase
- Faulig-übel riechend: u. U. bei malignen Prozessen der ableitenden Harnwege
- Übel riechend, stechend: massenhaft Bakterien, Eiter.

pH-Reaktion
Normal: pH-Wert 6
- pH unter 4,5: z. B. bei Diarrhö, Fieber, diabetischer Azidose
- pH über 7,2: z. B. bei Infektionen der Nieren oder der ableitenden Harnwege.

Spezifisches Gewicht
Normal: 1.015–1.025 (Abweichungen bei Niereninsuffizienz).
- Isosthenurie (Harnstarre): Spezifisches Gewicht 1.010–1.012
- Hyposthenurie (verminderte Harnkonzentration): Spezifisches Gewicht < 1.010
- Hypersthenurie (hohe Harnkonzentration): Spezifisches Gewicht > 1.030.

Pathologische Beimengungen
Eiweiß, z. B. bei Nierenerkrankungen; Zucker, z. B. bei Diabetes mellitus; Erythrozyten, z. B. bei Steinen oder Tumoren; Leukozyten, Bakterien, Epithelien der Nieren und Harnwege, z. B. bei entzündlichen Prozessen; Steine, z. B. bei Stoffwechselstörungen; Ketonkörper, z. B. bei Diabetes mellitus, Hunger.

Tipps und Tricks
- Ausscheidungen beobachten, bei Veränderungen aufbewahren und Arzt zeigen
- Beim Umgang mit Ausscheidungen grundsätzlich Einmalhandschuhe tragen (Selbstschutz).

Uringewinnung
- Auffanggefäß bereitstellen
- Den Patienten informieren: Zweck, Zeitangabe (z. B. Morgenurin), Art des Urins (z. B. Sammelurin), Entleerungsvorgang (z. B. Mittelstrahlurin) bzw. Entnahmeart (Katheterurin ▶ Kap. 3.6.1)
- Information anderer Beteiligter (z. B. Angehörige, Kollegen).

Spontanurin
Material: sauberes oder steriles Gefäß.

Mittelstrahlurin
- Prinzip: 1. Teil der Miktion wird verworfen, 2. Teil wird aufgefangen (Mittelstrahl), 3. Teil wird verworfen
- Indikationen: bakteriologische, mikroskopische Untersuchungen (▶ Kap. 3.7.1)
- Material: verschlossenes Uringefäß, Einmalhandschuhe.

Durchführen
- Patienten informieren
- Intimpflege, Patienten ggf. dabei unterstützen (▶ Kap. 2.3.2)
- Ggf. zusätzlich Desinfektion des Genitalbereichs:
  – Bei Frauen: Desinfektion der großen und kleinen Schamlippen, Vagina, Urethraöffnung mit jeweils 1 Tupfer (in Desinfektionsmittel getränkt) von vorn nach hinten wischen
  – Bei Männern: Vorhaut zurückziehen; Urethramündung desinfizieren, 3 × mit verschiedenen Tupfern
- Gefäß bzw. Verschlussdeckel innen nicht berühren, Urin sofort ins Labor bringen.

2.8.2 Hilfsmittel bei der Ausscheidung

Urinflasche
Urinflasche mit Deckel, in erreichbarer Nähe des Patienten mit Haltevorrichtung aufhängen.
Nachbereiten: Urinflasche entleeren, in Steckbeckenspülgerät desinfizieren, zurück ins Patientenzimmer bringen.

Umgang mit dem Steckbecken
Das Steckbecken wird zur Stuhl- und Urinausscheidung von bettlägerigen Patienten verwendet.

- Den Patienten informieren; Besucher, wenn möglich auch Mitpatienten, aus dem Zimmer bitten; für Sichtschutz sorgen (Intimsphäre wahren!)
- Steckbecken anwärmen, z. B. mit warmem Wasser ausspülen
- Patienten nur so weit wie nötig aufdecken
- Patient stellt Beine an und hebt Gesäß. Kann sich dazu am Patientenhaltegriff festhalten. Steckbecken von gesunder Seite unterschieben → wichtig z. B. bei Oberschenkelhalsfrakturen oder künstlichen Hüftgelenken, evtl. Beckenbereich stützen. Oberer Steckbeckenrand soll in Kreuzbeinhöhe sein
- Alternative: Patient dreht sich zur Seite, Steckbecken mit einer Hand halten, mit anderer Hand den Patienten auf Steckbecken zurückdrehen
- Wenn Erkrankung es erlaubt, Patient aufsetzen (erleichtert die Ausscheidung)
- Beim Mann zusätzlich Urinflasche anlegen
- Bei Frauen Beine strecken: Urin läuft sonst ins Bett
- Patient zur Ausscheidung möglichst allein lassen. Anschließend Handschuhe anziehen, bei Männern Urinflasche entfernen
- Steckbecken entfernen, dazu Patient auf die Seite drehen lassen, Steckbecken am Griff waagerecht halten
- Steckbecken aus hygienischen Gründen nicht auf Nachttisch oder Boden stellen, sondern z. B. auf einen mit einem Schutztuch abgedeckten Stuhl
- Bei Frauen das äußere Genitale, bei Männern die Harnröhrenöffnung mit Zellstoff oder Toilettenpapier säubern (lassen)
- Bei starker Verschmutzung Waschlappen, Wasser und Seife oder speziellen Pflegeschaum benutzen. Darauf achten, die Seife anschließend mit klarem Wasser vollständig zu entfernen
- Zellstoff nach Gebrauch auf den Steckbeckenrand legen und später in den Müll entsorgen
- Patienten feuchtes Tuch o. Ä. zum Reinigen der Hände anbieten, ggf. bei der Positionierung unterstützen, evtl. Zimmer lüften
- Steckbecken im Spülautomaten entleeren, desinfizieren und zum Patienten zurückbringen.

Umgang mit dem Toilettenstuhl
Der Toilettenstuhl (Nachtstuhl) wird für Patienten verwendet, die zwar aufstehen, aber nicht gehen können. Er kann auch über die Toilette gefahren werden und erspart damit dem Patienten die Ausscheidung im Zimmer.

- Den Patienten informieren
- Nachtstuhl feststellen, Sitzplatte entfernen, Steckbecken oder Toiletteneimer einschieben
- Patienten auf Toilettenstuhl helfen, Intimbereich abdecken, vor Auskühlen schützen

- Immobile Patienten nicht allein lassen (Kollapsgefahr)
- Teilmobile Patienten mit dem Nachtstuhl über die Toilette fahren. Darauf achten, dass kein Steckbecken/Toiletteneimer am Nachtstuhl ist. Ggf. entfernen und Patienten dazu kurz hinstellen lassen
- Nach erfolgter Ausscheidung Handschuhe anziehen, Patient bei Intimpflege unterstützen
- Patienten wieder ins Bett helfen, Steckbecken/Eimer entleeren, desinfizieren, Nachtstuhl reinigen, desinfizieren, Vorgang dokumentieren.

> **Tipps und Tricks**
> - Bei Miktionsproblemen: Wasserhahn aufdrehen
> - Zellstoff gehört nicht in die Topfspüle → Verstopfungsgefahr
> - Wird die Ausfuhr bilanziert: Urinmenge messen, dokumentieren
> - Bei Hemiplegiepatienten: Steckbecken von stärker betroffener Seite unterschieben
> - Bei Männern Urinflasche nicht ständig angelegt lassen (Dekubitusgefahr, besser Kontinenz trainieren).

2.8.3 Unterstützung bei der Urinausscheidung

Urinableitung

Umgang mit dem transurethralen Blasenkatheter
- Schmerzäußerungen des Patienten immer ernst nehmen. Auf Probleme achten (▶ Tab. 2.25)
- Patienten zum Trinken auffordern (Selbstspülung), Patient soll viel trinken (KI beachten)
- Wenn beim Katheterismus (▶ Kap. 3.6.1) von Patienten mit Harnverhalt eine Anurie festgestellt wird, Urologen verständigen
- Zur Vermeidung von Harnwegsinfekten Patienten über korrekten Umgang mit dem Katheter informieren (▶ Kap. 3.6.1)
- Beim Austreten von Urin neben dem Katheter, Katheter mit größerem Ballon verwenden
- Zum Ableiten von Urin beim Einmalkatheterismus immer sterilen Behälter verwenden (Infektionsgefahr)
- Ggf. nach jedem Einmalkatheterismus eine Urinuntersuchung durchführen
- Katheterschlauch nicht unter, sondern über dem Bein durchführen (Gefahr von Druckstellen)
- Urinableitungssystem grundsätzlich geschlossen halten. Entnahme einer Urinprobe an der Entnahmestelle am Ableitungsschlauch, vorher desinfizieren, Handschuhe anziehen
- Urinbeutel nie über Blasenniveau heben (Rückfluss von Urin), Katheter und Ableitungsschlauch nicht abknicken, Harnstagnation führt zu Keimvermehrung
- Beutel rechtzeitig entleeren, um Urinrückstau zu vermeiden. Ablassstelle nach Urinentleerung mit alkoholischem Desinfektionsmittel besprühen
- Gründliche Intimpflege 2 × tgl. durchführen, Sekretabsonderungen, Verkrustungen mit Schleimhautdesinfektionsmittel entfernen
- Abklemmen des Katheters zum „Blasentraining" ist wirkungslos, birgt die Gefahr von Überdehnung/Blutung.

Tab. 2.25 Probleme bei liegendem Katheter

Problem	Mögliche Ursachen	Maßnahmen
Harnwegs-infektion	• Unterbrechung des geschlossenen Systems • Falscher Umgang, z. B. Urindrainagebeutel höher als Harnblase gehängt • Unsteriles Katheterisieren	• Arztinformation • Urinuntersuchung • Medikamente nach Verordnung verabreichen
Es fließt kein Urin nach Legen des Katheters	• Bei Patientinnen: Fehllage des Katheters in der Scheide • Katheter blockiert	• Lage des Katheters überprüfen • Bei Frauen alten Katheter belassen und neuen Katheter legen. Bei korrekter Lage alten Katheter entfernen
Verletzung der Harnröhrenschleimhaut (blutiger Ausfluss)	• Falsche Größe des Katheters • Fehler beim Katheterisieren	• Erneut einen Katheter mit der richtigen Größe legen. • Arztinformation • Evtl. Katheter entfernen und suprapubischen Katheter legen (Arzt)
Ungenügender Urinfluss	• Knick im Abflussschlauch • Verstopfter Abflussschlauch, z. B. durch Blut, Urate	• Katheterschlauch „melken", um die Rückstände zu entfernen • Spülkatheter nach Arztanordnung legen • Bei liegendem Spülkatheter nach Arztanordnung Blasenspülung durchführen (▶ Kap. 3.6)
Paraphimose	Vorhaut wurde nicht wieder zurückgezogen	Zur Prophylaxe Vorhaut immer zurückschieben (bei Paraphimose oft nicht mehr möglich → Arzt informieren!)
Krustenbildung am Harnröhreneingang	Infektion	• Regelmäßige Intimpflege • Katheterpflege durchführen • Ggf. Katheter entfernen

Umgang mit dem suprapubischen Blasenkatheter

- Steriler Verbandwechsel alle 2–3 Tage (▶ Kap. 3.6.2)
- Grundsätze wie beim transurethralen Katheter beachten, z. B. Katheter nicht abknicken, nicht diskonnektieren, Blasentraining (Arztanordnung):
  - Katheter bis zum Übergang zur Spontanmiktion abklemmen
  - Patient lässt Wasser, anschließend Katheter öffnen und Urin ablassen, Restharnmenge durch Graduierung am Auffangbeutel bestimmen
- Bei ausreichender Ausscheidung Katheter abgeklemmt lassen
- Bei konstant guter Ausscheidung (Restharnmenge bei 0–20 ml) Katheter nach 2–3 Tagen ziehen (Arztanordnung)
- Nach Entfernen des Katheters Punktionsstelle mit mehreren sterilen Kompressen abdecken (nässt oft nach) und Verband anlegen.

Katheter wechseln und entfernen

Beachten
Indikation für transurethralen Dauerkatheter täglich prüfen (Infektionsgefahr)!

Tab. 2.26 Probleme nach Entfernen des Katheters

Problem	Mögliche Ursachen	Maßnahmen
Dysurie	Entzündung der Urethra-schleimhaut	• Selbstspülung durch ausreichendes Trinken, soweit keine Kontraindikationen vorliegen • Dem Patienten erklären, dass die Beschwerden nach mehrmaligem Wasserlassen verschwinden • Evtl. Arztinformation bei länger andauernden Beschwerden
Harnverhalt	• Schmerzen • Evtl. psychologisch bedingt	• Flüssigkeitszufuhr • Arztinformation bei andauernden Beschwerden
Harnwegsinfektion	• Unsteriles Vorgehen beim Katheterisieren • Unhygienische Intimpflege	• Flüssigkeitszufuhr • Arztinformation • Urinuntersuchung • Medikamente nach Arztinformation verabreichen

Katheterwechsel je nach Kathetermaterial (▶ Kap. 3.6) nach einer bzw. mehreren Wochen (Herstellerangaben beachten). Suprapubische Katheter können u. U. länger liegen bleiben. Auf Probleme achten (▶ Tab. 2.26).

Durchführen
• Patienten informieren; Nierenschale zwischen Beine des Patienten stellen, ggf. Unterstützung durch 2. Pflegeperson, um Beine angestellt zu halten
• Hände desinfizieren, Einmalhandschuhe anziehen
• Über Ballonzuleitungsventil Blockflüssigkeit mit 20-ml-Spritze entfernen
• Katheter durch leichten Zug entfernen, abwerfen; bei Schwierigkeiten Arzt hinzuziehen (Vorgehen bei nicht entblockbarem Ballon ▶ Kap. 3.6)
• Intimtoilette durchführen
• Spontanmiktion überprüfen oder neuen Katheter legen (▶ Kap. 3.6.1)
• Nachbereiten: Material aufräumen, Dokumentation.

Blaseninstillation
• Indikationen: z. B. Einbringen eines Antibiotikums bei Blaseninfektion, ggf. auch als Blasenspülung (▶ Kap. 3.6)
• Material: instillierfertiges Medikament, evtl. Material zum Legen eines Dauer- bzw. Einmalkatheters, Einmalhandschuhe, Klemme, Nierenschale, neues Urinauffangsystem, Abwurfbeutel
• Vorbereiten: Patienten informieren, evtl. Medikament im Wasserbad anwärmen.

Durchführen
• Evtl. Katheter legen und Urin ablassen
• Nierenschale zwischen die Beine des Patienten stellen
• Schlauchableitung lösen, abwerfen
• Desinfizieren der Konnektionsstelle
• Applikator ohne Kontamination mit Katheter verbinden
• Medikament instillieren
• Katheter abklemmen: 30–60 min, je nach Anordnung
• Mit neuem System verbinden
• Dokumentation.

2

2.8.4 Unterstützung bei der Stuhlausscheidung

Einläufe
Einläufe wirken durch:
- **Mechanischen Reiz:** Druck des Darmrohrs, Druck der einlaufenden Flüssigkeit. Menge Säuglinge: 30–50 ml, Kleinkinder: 100–300 ml, Schulkinder: 300–500 ml, Erwachsene: 1.000 ml. Einlauf mit geringerer Flüssigkeitsmenge = Klistier (100–300 ml) oder Miniklistier (5 ml)
- **Thermischen Reiz:** Spülflüssigkeit von 32–35 °C wirkt stark abführend (unangenehm), Flüssigkeit auf Körpertemperatur (milder Abführreiz)
- **Chemischen Reiz:** Zusatz zur Spülflüssigkeit, z. B. Glyzerin (20 ml/l) oder Glaubersalz.

Indikationen
Entleerung des Darms bei Verstopfung; Anregen der Darmperistaltik; Darmreinigung vor OP, Untersuchungen, Geburt; Verabreichung von Medikamenten.

Kontraindikationen
Akute Baucherkrankungen (z. B. Peritonitis, Darmperforation), mechanischer oder paralytischer Ileus, drohende Fehl- oder Frühgeburt, Scheiden-/Mastdarmfistel, Erbrechen und Leibschmerzen unklarer Genese, Blutungen im unteren Verdauungstrakt.

Reinigungseinlauf
Material
Irrigator mit Schlauch oder Sekretbeutel und Gefäß mit 1 l Fassungsvermögen, Darmrohr (Durchmesser 10–12 mm, je nach Patient), anatomische Schlauchklemme, 1 l körperwarme Flüssigkeit mit Zusatz, Gleitmittel (z. B. Vaseline), saugfähiger Bettschutz, Einmalhandschuhe, Zellstoff, evtl. Steckbecken/Nachtstuhl, Abwurf.

Richten des Einlaufs
Irrigatorschlauch abklemmen, Ventil schließen, Lösung herstellen, Klemme und Ventil öffnen, Schlauch entlüften, Darmrohr mit Vaseline einfetten. Vorsicht: Lochöffnungen des Darmrohrs nicht verstopfen.
Alternativ: Lösung herstellen, Schlauchende des Sekretbeutels vollständig in das Gefäß einlegen und abklemmen, Beutel unter das Niveau des Gefäßes halten, Klemme öffnen und Beutel befüllen.

Durchführen
- Patienten informieren, Mitpatienten/Besucher aus dem Zimmer bitten, für Sichtschutz sorgen bzw. Maßnahme in separatem Raum durchführen; Bett flach stellen und auf Arbeitshöhe bringen
- Lage: linke Seite mit leicht angewinkelten Knien (anatomisch bedingt besseres Einfließen der Spülflüssigkeit)
- Saugfähigen Bettschutz ins Bett legen, Handschuhe anziehen
- Inspektion des Anus
- Darmrohr mit leichten Drehbewegungen ca. 8–10 cm einführen, dabei Patienten leicht pressen und ruhig atmen lassen. Vorsicht: Bereits beim Einführen können Blähungen oder Stuhl abgehen
- Verbindung von Irrigatorschlauch und Darmrohr
- Irrigator ca. 30–50 cm über Patienten halten; Klemme entfernen
- Ventil öffnen und Flüssigkeit langsam einlaufen lassen
- Patienten beobachten: Schmerzen? Unruhe? Klagt der Patient über Druckgefühlt, Irrigator etwas tiefer halten

- Evtl. nach Hälfte des Einlaufs Drehung auf die rechte Seite (um alle Darmabschnitte zu erreichen)
- Wenn Flüssigkeit eingelaufen ist bzw. wenn Patient angibt, Flüssigkeit nicht mehr halten zu können, Irrigatorschlauch abklemmen, über der Unterlage vom Darmrohr trennen, Darmrohr vorsichtig entfernen, mit Zellstoff umwickeln, Handschuh darüber streifen und entsorgen
- Patient soll Einlauf mindestens 5 min halten
- Evtl. Hilfe beim Gang zur Toilette bzw. Nachtstuhl sowie bei Intimtoilette.

Nachbereiten
- Irrigator zur Desinfektion in Instrumentendesinfektionsmittel einlegen, danach mit Leitungswasser abspülen und in der Zentralsterilisation aufbereiten lassen
- Alle Materialien entsorgen, Erfolg der Maßnahme dokumentieren.

Komplikationen
Perforation, Kollaps, Elektrolytverschiebung ▶ Tab. 2.27

Weitere Formen
- Klistier:
  - Indikationen: z. B. vor, nach OP, bei Obstipation
  - Kann mit oder ohne Darmrohr verabreicht werden
  - Beachten: Klistier vorher anwärmen (Körpertemperatur)
- Mikroklistier: Verabreichung ohne Darmrohr über integrierten Applikator, Wirkung daher auf Rektumampulle begrenzt; kann Medikamente oder Abführmittel enthalten
- Suppositorien: Indikationen sind z. B. Obstipation, Medikamentenverabreichung.

Tipps und Tricks
- Bei Widerstand beim Einführen des Darmrohrs leichte Drehbewegung durchführen, keine Gewalt anwenden (Perforationsgefahr)
- Wenn Patient über starkes Druckgefühl und einen Entleerungsreiz während der Durchführung des Einlaufs klagt, sorgt das Abklemmen des Schlauchs für einige Sekunden oft für Abhilfe
- Bei Patienten mit Herz- und Nierenerkrankungen keine salinischen Lösungen als Spüllösung verwenden
- Einläufe nur auf Arztanordnung durchführen!
- Perforationsgefahr bei Patienten mit Tumoren
- Manche Patienten sind nicht in der Lage, einen Einlauf längere Zeit zu halten. Patienten nicht allein lassen, beruhigen, Steckbecken bereithalten.

Digitale Ausräumung

Kotausräumung mit dem Finger auf Arztanordnung. Nur, wenn andere Maßnahmen erfolglos waren (schmerzhafte Prozedur!). Indikationen bestehen z. B. bei querschnittgelähmten Patienten, Bewusstlosen, anhaltender Obstipation.

Vorbereiten
- Material: Einmalhandschuhe, Fingerlinge, Vaseline, Bettunterlage, Zellstoff, Abwurf
- Patienten informieren.

Tab. 2.27 Probleme beim Reinigungseinlauf

Problem	Ursachen	Maßnahmen
Spülflüssigkeit läuft nicht ungehindert ein	• Darmrohr drückt gegen die Darmwand • Darmrohr durch Stuhl blockiert • Fließkraft zu gering	• Position korrigieren • Darmrohr herausziehen, säubern • Irrigator leicht anheben (nicht höher als 60 cm über Patientenniveau)
Durchsickern von Flüssigkeit neben Darmrohr	• Position des Darmrohrs • Schlechter Tonus des Schließmuskels	• Lage überprüfen • Patient bitten, Schließmuskel anzuspannen
Unbehagen, Verkrampfung beim Einlaufen der Flüssigkeit	• Flüssigkeit zu kalt • Zu schnelles Einlaufen • Anspannung, Angst	• Flüssigkeit evtl. anwärmen • Irrigator senken • Patient soll tief durchatmen
Starker Schmerz, Schweiß, Blässe, unregelmäßige Herztätigkeit	Perforation	• Abbruch der Maßnahme • Vitalzeichenkontrolle • Sofortige Arztinformation
Blut fließt mit Stuhl heraus	• Hämorrhoidenblutung durch Darmrohr • Verletzung der Schleimhaut	• Abbruch der Maßnahme • Arztinformation • Patienten beobachten
Große Differenz zwischen eingelaufener und ausgeschiedener Flüssigkeit	• Absorption der restlichen Flüssigkeit • Patient hält Flüssigkeit zurück	• Bilanz • Vitalzeichenkontrolle • Arztinformation • Darmbewegungen kontrollieren
Blässe, Schweißausbruch, Erbrechen, Husten, Schwindel	Wasserintoxikation. Ursache: übermäßige Absorption von Flüssigkeit	• Maßnahme abbrechen • Arztinformation • Vitalzeichenkontrolle

Durchführen

- Den Patienten auf die linke Seite drehen, Unterlage einbringen, Einmalhandschuh und Fingerling anziehen, Vaseline auf Finger auftragen
- Anus inspizieren, Stuhlgang sehr vorsichtig mit 1–2 Fingern herausholen
- Bei Blutung (z. B. Hämorrhoidalblutung), starker Unruhe/Schwitzen Maßnahme abbrechen und Arztinformation.

2.8.5 Pflegerische Interventionen bei Harn- und Stuhlinkontinenz

Stuhlinkontinenz

Unvermögen, Stuhl willkürlich zurückzuhalten und zu einem bestimmten Zeitpunkt willkürlich zu entleeren (▶ Tab. 2.28).
Ursachen: z. B. Störungen im ZNS, Lähmungen, Tumoren im Enddarm, Störungen am Kontinenzorgan (z. B. durch entzündliche Darmerkrankungen).

2

Behandlung

- Ursache abklären, z. B. Anamnese, Stuhluntersuchungen, digitale Untersuchung, Inspektion Kontinenzorgan, neurologisches Konsil. Darmtraining: Patienten motivieren, sich immer zur selben Uhrzeit auf die Toilette zu setzen, auch ohne Stuhldrang
- Sorgfältige Intim- und Hautpflege durchführen, Haut z. B. durch Verwendung von Pflegetüchern schonen. Aufsaugende Inkontinenzvorlagen verwenden
- Dafür sorgen, dass der Patient jederzeit möglichst schnell und ungehindert die Toilette erreichen kann, ggf. Toilettenstuhl neben das Bett stellen
- Mit Physiotherapeuten Übungen zur Kräftigung des Beckenbodens und des Schließmuskels durchführen, ggf. Einsatz von Analtampons
- Evtl. operative Maßnahmen, z. B. Sphinkterersatzplastik.

Harninkontinenz

Unvermögen, Harn willkürlich zurückzuhalten (▶ Tab. 2.29).

Risikofaktoren

- Geistige und körperliche Einschränkungen (besonders Mobilitätseinschränkungen)
- Erkrankungen, z. B. neurologische Erkrankungen, Apoplex, Demenz, Diabetes mellitus
- Medikamente, z. B. Diuretika, Psychopharmaka
- Harnwegsinfektionen

Tab. 2.28 Schweregrad der Stuhlinkontinenz

Schweregrad	Beschreibung
Leicht	Winde gehen unkontrolliert ab, leichte Verschmutzung der Wäsche
Mittel	Unkontrollierter Abgang von dünnflüssigem Stuhl und Winden, gelegentlich Stuhlabgang
Schwer	Stuhl und Winde gehen vollständig unkontrolliert ab

Tab. 2.29 Schweregrade der Urininkontinenz

Schweregrad	Beschreibung
Leicht	Harntröpfeln oder gelegentlicher Harnverlust
Mittel	Vermehrte Harninkontinenz beim Aufstehen aus sitzender oder liegender Position
Schwer	Ständiger Urinverlust

- Obstipation
- Zunehmendes Alter
- Zunehmendes Körpergewicht
- Beim Mann: Erkrankungen/OP der Prostata
- Bei der Frau: Schwangerschaft, Vergrößerung der Gebärmutter, Z. n. Hysterektomie.

Einteilung

- **Funktionelle Inkontinenz** betrifft Personen, die normalerweise kontinent sind, jedoch die Toilette nicht rechtzeitig erreichen können, z. B. bei Mobilitätseinschränkung oder Verwirrtheit
- **Stressinkontinenz** betrifft hauptsächlich Frauen. Ursache: Durch eine nachgiebige Beckenbodenmuskulatur senkt sich die Blase in Richtung Douglas-Raum, die Harnröhre verkürzt sich, der Blasenhals wird geöffnet. Bei Drucksteigerungen im Bauchraum, z. B. Husten, Pressen, Niesen, kommt es zum unfreiwilligen Harnabgang
- **Dranginkontinenz** (Urgeinkontinenz): Trotz geringer Blasenfüllung starker Harndrang mit Einnässen. Ursache: Ungleichgewicht zwischen stimulierenden und hemmenden Impulsen, z. B. bei Multiple Sklerose, Blasenentzündung
- **Reflexinkontinenz:** Verbindung zwischen Gehirn und den für die Blasenfunktion verantwortlichen Rückenmarkzentren ist gestört (z. B. bei Querschnittlähmung). Blasenentleerung nur noch reflektorisch, nicht mehr willkürlich möglich
- **Überlaufinkontinenz** entsteht durch Urinabflussbehinderung unterhalb der Blase, z. B. Prostatavergrößerung, Urin kann nicht abfließen, Blase wird überdehnt. Wenn Druck in der Blase Druck im Schließmuskel übersteigt, tröpfelt Harn ab, bis Blasendruck geringer wird
- **Extraurethrale Inkontinenz:** Funktion Blase und Schließmuskel ist intakt. Urin fließt unter Umgehung der natürlichen Abflusswege ab, z. B. Morbus Crohn, Blasen-Darmfistel.

Tab. 2.30 Kontinenzprofile (DNQP, 2014)

Profil	Merkmale	Beispiel
Kontinenz	Kein unwillkürlicher Harnverlust, keine personelle Hilfe/keine Hilfsmittel nötig	
Unabhängig erreichte Kontinenz	• Kein unwillkürlicher Harnverlust • Keine personelle Hilfe notwendig • Selbstständige Durchführung von Maßnahmen	Patienten, die durch selbstständigen Gebrauch von mobilen Toilettenhilfen, intermittierendem Selbstkatheterismus oder Blasentraining keinen unwillkürlichen Harnverlust haben
Abhängig erreichte Kontinenz	• Kein unwillkürlicher Harnverlust • Personelle Unterstützung bei der Durchführung der Maßnahmen erforderlich	Patienten, die zu individuellen/festgelegten Zeiten zur Toilette begleitet werden oder bei denen ein Fremdkatheterismus durchgeführt wird
Unabhängig kompensierte Inkontinenz	• Unwillkürlicher Harnverlust • Keine personelle Unterstützung bei der Versorgung mit Hilfsmitteln	Patienten, die selbstständig Inkontinenzhilfsmittel anwenden, z. B. aufsaugende Hilfsmittel, Kondomurinal, Blasenverweilkatheter

Tab. 2.30 Kontinenzprofile (DNQP, 2014) *(Forts.)*

Profil	Merkmale	Beispiel
Abhängig kompensierte Inkontinenz	• Unwillkürlicher Harnverlust • Personelle Unterstützung bei der Inkontinenzversorgung notwendig	Kompensierende Maßnahmen werden von anderen Personen übernommen
Nicht kompensierte Inkontinenz	• Unwillkürlicher Harnverlust • Personelle Unterstützung und therapeutische bzw. Versorgungsmaßnahmen werden nicht in Anspruch genommen	Patienten, die nicht über ihre Inkontinenz sprechen wollen oder Hilfe ablehnen bzw. aufgrund kognitiver Erkrankungen nicht akzeptieren

Behandlung

- Pflegerische Einschätzung des Patienten, z. B. Miktionsanamnese/-protokoll, Kontinenzprofil (▶ Tab. 2.30) erstellen
- Ursachen abklären, z. B. Harnstrahlmessungen, Zystoskopie, sonografische Restharnbestimmungen, Bakteriologie, ggf. Konsultation von Gynäkologe, Neurologe, Internist, Urologe
- Operative Behandlung: z. B. Suspension des Blasenhalses bei der Frau, transurethrale Resektion der Prostata beim Mann
- Medikamentöse Behandlung: z. B. Östrogene bei Stressinkontinenz der Frau
- Bio-Feedback: Bewusstmachen der Kontraktionen der Beckenbodenmuskulatur mit optischen und akkustischen Hilfsmitteln bei Stressinkontinenz (Kontrolle des Beckenbodentrainings)
- Elektrostimulation: passives Muskeltraining aller Beckenbodenmuskeln mit gleichzeitiger Hemmung der Blasenkontraktionen.

Der 2014 aktualisierte Expertenstandard „Förderung der Harnkontinenz in der Pflege" sieht folgende Unterstützung vor:
- Anamnese durchführen: Risikofaktoren und Symptome
- Nach Arztanordnung diagnostische Maßnahmen durchführen
- Patienten und ggf. Angehörige informieren und beraten; Ziele und Maßnahmen festlegen
- Maßnahmen regelmäßig überprüfen und bei Bedarf verändern

Beckenbodentraining

Physiotherapeutische Übungen zur Stärkung und Straffung der Beckenbodenmuskulatur, bevorzugt zur Behandlung einer Stressinkontinenz in Folge einer Beckenbodenschwäche, z. B. nach der Menopause, durch Geburten oder Beckenoperationen.

Vorbereiten

- Sinn der Übungen für bestmögliche Mitarbeit erläutern
- Passende Übungen mit Patientin, Arzt und Physiotherapeut abstimmen
- Bebilderte Übungsbeschreibungen aushändigen.

Durchführen

- Ausgewählte Übungen immer in der gleichen Weise durchführen lassen (Lerneffekt)
- Ggf. nach Absprache Übungen gemeinsam in einer Gruppe durchführen
- Jede Übungsphase besteht aus einer Anspannungs- und Entspannungsphase und dauert ca. 10–20 s, mehrmals wiederholen lassen

- Die Patientin auf die richtige Atemtechnik hinweisen. Ausatmen in der Anspannungsphase, Bauchatmung bevorzugen
- Patientin soll lernen, Übungen selbstständig auszuführen, um daheim weiterüben zu können (lebenslanges Training).

Toilettentraining

Änderung von Trink- und Ausscheidungsgewohnheiten, z. B. bei Urgeinkontinenz.

Vorbereiten

- Ausscheidungsintervalle und zeitliche Korrelation von Flüssigkeitsaufnahme und Ausscheidung über einen Zeitraum von mindestens einer Woche beobachten und dokumentieren
- Durch engmaschige Beobachtung die Zeiten der Ausscheidung möglichst genau erfassen.

Durchführen

1. Schritt: Patienten gemäß der beobachteten Ausscheidungsintervalle Toilettengang anbieten
2. Schritt: Zeiträume zwischen den Toilettengängen sukzessiv ausdehnen bis akzeptable Ausscheidungsintervalle erreicht sind. Die Flüssigkeitszufuhr von ca. 2,5 l auf den Zeitraum zwischen 7:00 Uhr und 19:00 Uhr verteilen, jeweils ca. 30 min vor dem Toilettengang.

Kooperative Patienten mit Urgeinkontinenz unbekannter Ursache lernen, den frühzeitigen Harndrang zu kontrollieren.

- Patienten informieren und das Vorgehen erläutern
- Der Patient lässt willkürlich nur zu den festgelegten Zeiten Urin
- Zu Beginn Toilettengänge im 1- bis 2-stündlichen Abstand wählen
- Bei Erfolg Intervalle zwischen den Toilettengängen um 30 min verlängern
- Dokumentation der Ergebnisse.

> **! Tipps und Tricks**
> - Harndrang und unwillkürlicher Harnabgang vor den festgesetzten Toilettengängen dürfen nicht entmutigen. Sie sind normal und treten bei jeder Intervallverlängerung erneut auf. Es ist sinnvoll, den Patienten im Voraus darauf aufmerksam zu machen
> - Trinkmenge nicht reduzieren, bei zu geringer Urinmenge verliert Patient jegliches Gefühl für die Blase
> - Intervalle beim Toilettentraining verlängern (Gefahr: Verminderung der Blasenkapazität, Förderung der Dranginkontinenz)
> - Diuretika morgens verabreichen.

Intermittierendes Katheterisieren

- Mehrmals tgl. Einmalkatheterisieren, selbstständig oder durch Angehörige, z. B. bei Querschnittlähmung, in individuell festgelegten Zeitintervallen
- Zur Blasenentleerung bei Überlaufinkontinenz und neurogener Blase, wenn andere Interventionen nicht greifen.

Vorbereiten

- Patienten informieren und das Vorgehen erläutern
- Kooperativen Patienten die Technik zum Selbstkatheterisieren vermitteln.

Durchführen
- Blasenfüllung durch Perkussion oder mittels Ultraschall ermitteln
- Bei entsprechender Blasenfüllung Einmalkatheterisierung (▶ Kap. 3.6.1).

Tipps und Tricks
- Wenn entsprechende Erkenntnisse vorliegen, kann das Einmalkatheterisieren auch in festgelegten Zeitabständen durchgeführt werden, z. B. alle 4–6 h
- Zur Erleichterung des Selbstkatheterisierens stehen geschlossene Kathetersysteme zur Verfügung, z. B. EasiCath®-Set.

Blasenklopftraining
Das Blasenklopftraining (auch „Triggern" genannt) dient dem Auslösen eines Reflexes zur Blasenentleerung bei Reflexinkontinenz, z. B. durch Querschnittlähmung (oberhalb Th 12) oder Multiple Sklerose. Blasengegend mit den Fingern oder der hohlen Hand beklopfen bzw. Oberschenkelinnenseite.

Weitere Maßnahmen
Flüssigkeitszufuhr und Ernährung
- Ballaststoffreiche Kost, da ständiges Pressen bei chronischer Verstopfung den Beckenboden schwächt. Bei Stressinkontinenz Übergewicht reduzieren
- Trinkgewohnheiten modifizieren, z. B. 2 h vor dem Schlafengehen nichts mehr trinken
- Ausreichende Flüssigkeitszufuhr: 2–3 Liter (konzentrierter Urin verstärkt den Harndrang).

Bekleidung
- Zweckmäßige, einfach zu öffnende Kleidung
- Kleidung auswählen, die Hilfsmittel kaschiert.

Gestaltung der Umgebung
- An fremden Orten sich frühzeitig nach der Toilette erkundigen
- Leicht erreichbare Toilette
- Toilette u. U. behindertengerecht ausstatten.

Gesundheitsförderung und Prävention
Es ist Aufgabe der Pflegenden als Teil des therapeutischen Teams, die Betroffenen über Art der Inkontinenz und Hilfsmöglichkeiten aufzuklären:
- Hygiene: mehrmals tgl. Reinigung des Genitalbereichs, sorgfältige Hautpflege (▶ Kap. 2.3.2), um die Haut vor Schäden zu schützen
- Bedeutung des Beckenbodentrainings für eine Besserung des Ausscheidungsverhaltens
- Bedeutung des Toilettentrainings, des Trinkverhaltens, einer ausreichenden Trinkmenge
- Viele Patienten leiden psychisch unter den Folgen der Inkontinenz und benötigen u. U. psychologische Unterstützung → Hinweis auf Selbsthilfegruppen, Literatur zur Unterstützung anbieten.

Hilfsmittel bei Harn- und Stuhlinkontinenz
Kann eine Inkontinenz vorübergehend oder dauerhaft nicht beseitigt werden, stehen verschiedene Hilfsmittel zur Verfügung. **Ziel** ist es, dem Patienten größtmögliche Sicherheit und Wohlbefinden zurückzugeben.

Eigenschaften

- Saug- und Aufnahmekapazität ist dem Inkontinenzgrad angepasst
- Wechsel kann nach Möglichkeit vom Patienten selbstständig durchgeführt werden
- Haut und Bekleidung wird sicher vor Ausscheidung geschützt
- Verwendete Materialien sind hautschonend und antiallergen
- Kann unter der Alltagskleidung unauffällig getragen werden
- Steht für Versorgung über Nacht in saugstarken Ausführungen zur Verfügung
- Kann umweltschonend entsorgt werden.

Arten

Aufsaugende Inkontinenzsysteme

- Inkontinenzunterwäsche mit aufsaugendem Frotteekern
- Inkontinenzunterwäsche mit Taschensystem zum Einlegen auswechselbarer Einlagen
- Saugfähige Einmalvorlagen für Frauen und besonders geformt als Penisfutteral für Männer
- Anatomisch geformte Inkontinenzvorlagen mit Fixierhosen
- Einmalinkontinenzslip aus Plastikfolie mit integrierter Vorlage und wiederverschließbaren Klebeverschlüssen. Auch erhältlich mit Nässe-Indikator
- Einseitig mit Plastikfolie beschichtete Unterlagen, bevorzugt für bettlägerige Patienten zum Bettschutz.

Ableitende Inkontinenzsysteme

Kondomurinale für den Mann, externe Urinableiter für die Frau (selten verwendet)

- Kondom über den Penis streifen. Fixation: selbstklebend oder mittels Klebestreifen. Urinale nicht zirkulär ankleben (Gefahr von Abschnürungen)
- Besitzt Rücklaufsperre für Urin, unterschiedliche Größen (mit Schablone Größe bestimmen). Kondom alle 24–48 h wechseln
- Konnektion mit einem per Beinholster zu tragenden Urinableitungsbeutel oder mit einem am Bett befestigten Nachtableitungsbeutel.

Anwendung von Hilfsmitteln

Gemeinsam mit dem Patienten die geeignete Inkontinenzversorgung auswählen und die Anwendung ggf. mit ihm trainieren.

Bei aufsaugenden Inkontinenzsystemen

- Größe und Dicke dem tatsächlichen Bedarf gemäß auswählen
- Nasses Inkontinenzsystem sofort wechseln
- Entsorgung in geruchs- und flüssigkeitsdichten Behältnissen ermöglichen.

Bei ableitenden Inkontinenzsystemen

- Hilfestellung beim Anlegen von Kondomurinalen, wenn möglich durch männliches Pflegepersonal sicherstellen
- Ableitungsbeutel und -leitungen täglich wechseln.

Nachbereiten

- Hautkontrolle bei jedem Wechsel der Inkontinenzversorgung. Achten auf Mazerationen, Entzündungen besonders in Hautfalten, Anzeichen von Bakterien- und Pilzinfektionen
- Sorgfältige Hautpflege (▶ Kap. 2.3.2), Haut schonend, aber gründlich abtrocknen.

D Tipps und Tricks
- In Absprache mit dem Patienten frühzeitig pflegende Angehörige einbeziehen
- Kondomurinal ist nicht geeignet bei sehr kleinem oder retrahiertem Penis
- Auf die Ausdrucksweise achten. Keine Begriffe aus der Säuglingspflege wie „windeln", „wickeln" oder „Windelwechsel" benutzen; „Inkontinenzvorlagen", „Slipeinlagen", „Inkontinenzversorgung" usw. sind angemessene Bezeichnungen
- Auf eine ausreichende Flüssigkeitszufuhr achten. Menschen mit Urininkontinenz reduzieren häufig die Trinkmenge, um ihre Urinausscheidung zu verringern (verstärkt die Inkontinenzproblematik).

Literatur

DNQP. Expertenstandard Förderung der Harnkontinenz in der Pflege. 1. Aktualisierung 2014. Osnabrück: DNQP, 2014.
Schwerpunktthema „Kontinenz erhalten". In: Pflegezeitschrift. 9/2017.

Websites
www.inkotreff.de
www.dnqp.de/fileadmin/HSOS/Homepages/DNQP/Dateien/Expertenstandards/
Foerderung_der_Harnkontinenz_in_der_Pflege/Kontinenz_Akt_Auszug.pdf (letzter Zugriff 12.2.2019)

2.8.6 Beobachtung der Schweißsekretion

Normal: ca. 500 ml/24 h. Betonung bestimmter Hautregionen, z. B. Handinnenflächen, Fußsohlen, Achselhöhlen, bei kleinen Kindern Kopf und Nacken.

Abweichungen
- Hyperhydrosis (vermehrte Schweißsekretion): physiologisch, z. B. bei Hitze, Angst, Adipositas. Pathologisch, z. B. warm, großperlig bei Fieberabfall; kalt, klebrig, kleinperlig bei Ohnmacht, Schock; fettig (Seborrhö) z. B. bei Morbus Parkinson
- Hemihyperhydrosis (vermehrte Schweißproduktion einer Körperseite): z. B. gelähmte Seite bei Hemiplegie, Enzephalitis
- Hypohydrosis (verminderte Schweißproduktion): z. B. bei Hypothyreose
- Anhydrosis (Fehlen der Schweißproduktion): Erbkrankheit, durch Verbrennungen
- Bei Hypohydrosis und Anhydrosis besteht die Gefahr des Wärmestaus.

Geruch
Bromhydrose (übel riechender Schweiß) durch bakterielle Zersetzung, z. B. Regionen, wo Haut auf Haut liegt, mangelnde Körperpflege; körpereigene oder körperfremde Giftstoffe, z. B. Azeton bei diabetischem Koma, Medikamente.

Zeitpunkt
Vor bzw. nach bestimmter Tätigkeit, vor allem nachts (z. B. bei Tuberkulose), Begleitsymptome (z. B. Zittern, Schwächegefühl bei Hypoglykämie).

Pflege von stark schwitzenden Patienten
- Vor Zugluft schützen
- Schweiß immer wieder abwischen
- Dekubitusprophylaxe (▶ Kap. 2.2.11)

- Flüssigkeitszufuhr, u. U. Kochsalzzufuhr
- Körperpflege; regelmäßig Wäsche wechseln
- Schweißreduzierende Ganzkörperwaschung (▶ Kap. 2.3.4)
- Intertrigoprophylaxe (▶ Kap. 2.3.2).

❗ Tipps und Tricks
- Starke Schweißabsonderung in der Flüssigkeitsbilanz berücksichtigen
- Kalter, klebriger Schweiß ist immer ein Zeichen für eine akute, meist bedrohliche Erkrankung → Arztinformation.

2.9 Schlaf

Andrea Kurz

Definition
Schlaf: Grundbedürfnis des Menschen, sich körperlich und seelisch zu erholen. Das Schlafbedürfnis ist individuell verschieden und lässt im Alter meist nach. Rund ein Drittel seines Lebens schläft der Mensch. Schlafmangel kann zu psychischen und physischen Belastungen führen.

2.9.1 Beobachtung des Schlafs

Fragen zum individuellen **Schlafverhalten** des Patienten:
- Liegen bei Ihnen Schlafstörungen (z. B. Einschlaf- und/oder Durchschlafstörung) vor?
- Falls ja, bestand die Schlafstörung schon zu Hause und wie lange?
- Welche Ursachen sind Ihrer Meinung nach mitverantwortlich?
- Mit welchen Hausmitteln haben Sie schon gute Erfahrungen gemacht?
- Welche persönlichen Bedürfnisse/Rituale haben Sie? Nehmen Sie bestimmte Schlafmittel ein?
- Sind die Krankenhausumgebung, die seelische Belastung oder krankheitsbedingte Faktoren die Ursache? Was kann ggf. geändert werden?

Bei Säuglingen und Kindern ist weiterhin zu beachten:
- Gibt es bestimmte Gewohnheiten vor dem Einschlafen, z. B. Vorlesen?
- Kommt das Kind nachts zu den Eltern ins Bett?

Pflegende beobachten den Schlaf des Patienten und erkundigen sich, ob er gut geschlafen hat. Das subjektive Befinden eines Menschen – ob er sich am Morgen erholt fühlt oder nicht – ist das wichtigste Kriterium bei der Beurteilung. Ein Schlafprotokoll kann wesentliche Hinweise auf das Schlafverhalten und die Wirkung von Maßnahmen zur Schlafförderung geben.

Beobachtungskriterien
- Einschlafzeit, langsames oder rasches Einschlafen, abhängig von äußeren Bedingungen
- Gesamtschlafzeit, in Krankenhäusern und Pflegeeinrichtungen oft mehr als nötig
- Zeitpunkt des Einschlafens und des Erwachens
- Art des Schlafs: ruhig/unruhig, tief/oberflächlich
- Schlafhaltung: Bauch-, Rücken- oder Seitenlage

- Begleiterscheinungen: Schwitzen, Hin- und Herwälzen, Schnarchen, Zähne-knirschen, Wimmern, Rufen, Einnässen, Schlafwandeln
- Wachphasen während des Nachtschlafs
- Schwierigkeiten beim Wiedereinschlafen
- Reaktionen auf Schlafmittel, Müdigkeit und Apathie noch in den Tag hinein-reichend
- Schmerzen, Erbrechen, Durchfall, häufiges Wasserlassen
- Angst, Unruhe, Desorientiertheit.

2

2.9.2 Pflegerische Interventionen bei Schlafstörungen

Kennzeichen
- Schlafstörungen sind häufige Begleiterscheinungen von körperlichen und see-lischen Belastungen
- Sie können akut oder chronisch auftreten
- Unterscheidung in Einschlaf-, Durchschlaf-, kombinierte Einschlaf- und Durchschlafstörungen, Tiefschlafstörungen
- Negative Auswirkung auf Konzentration, Denkvermögen, Stimmung und Fitness. Folgen: Nervosität, Ungeduld, Reizbarkeit, gesteigertes Schmerzemp-finden, Überempfindlichkeit gegenüber optischen, akustischen und taktilen Reizen.

Ursachen
- Medikamentös, z. B. Schlafmittelmissbrauch, stimulierende Stoffe (z. B. Koffein) und Medikamente, paradoxe Reaktion auf Sedativa, Analgetika und Alkohol
- Körperlich, z. B. schwerverdauliche Mahlzeiten, Schmerzen, Fieber, Atemnot, Husten, Herzbeschwerden, Schlafapnoe
- Seelisch, z. B. Ärger, Ängste, Gefühle von Langeweile, innerer Leere, Verlassen-heit, Sinnlosigkeit (Grübeln), Verwirrtheit, Unruhe, psychische Krankheiten
- Umgebung, z. B. unbequemes Liegen, fehlende Gewohnheiten in fremder Umgebung, fremde Geräusche (z. B. durch Mitpatienten), störendes Licht, Gerüche, zu warme oder zu kalte Raumtemperatur.

Schlaffördernde Maßnahmen

Gesunde Schlafhygiene, Hausmittel und allgemeine Maßnahmen
- Für Frischluft und Ruhe sorgen
- Störendes Licht und Lärm vermeiden, Nachtlicht einschalten, ggf. Schlafbrille empfehlen
- Zusätzliches Kissen/zusätzliche Bettdecke anbieten
- Persönliche Rituale (v. a. bei Kindern), soweit machbar, weiterführen.

Pflanzliche Arzneimittel dürfen nur nach Arztrücksprache verabreicht werden, weil sie die Wirkung anderer Medikamente beeinflussen können (z. B. Johannis-kraut → verschiedene Herzmedikamente).

Bei der **Anwendung von Hausmitteln** werden die individuellen Bedürfnisse (z. B. Abneigung gegen bestimmte Gerüche) des Patienten berücksichtigt:
- Kräuter, z. B. Hopfen, Melisse, Passionsblume, Lavendel, Fenchel und Bald-rian als Tee, Kapseln/Dragees, als Badezusätze oder in Baumwollsäckchen neben das Kopfkissen gelegt, können bei der Entspannung helfen
- Heiße Milch, enthält den Eiweißstoff L-Tryptophan, der zum Aufbau des Schlafhormons Serotonin benötigt wird; heiße Milch mit Honig gegen nächt-lichen Blutzuckerabfall

- Atemstimulierende Einreibung (▶ Kap. 2.4.5)
- Bei alten Menschen hilft evtl. eine Tasse Bohnenkaffee wegen des nächtlichen Blutdruckabfalls
- Bei Schmerzen Analgetika nach Arztanordnung verabreichen
- Nächtliches Wasserlassen ermöglichen: Urinflasche/Nachtstuhl bereitstellen, zur Toilette begleiten.

Physikalische Maßnahmen zur Entspannung
- Warme Fußbäder unmittelbar vor dem Einschlafen, beruhigende Ganzkörperwäsche (▶ Kap. 2.3.4)
- Wechselfußbad, kalte Wadenwickel, kaltes Abwaschen der Arme oder Beine, feucht-heiße Bauchkompresse (▶ Kap. 3.9.1)
- Warme Vollbäder mit Kräuterzusätzen: Baldrian, Hopfen, Melisse, Lavendel.

Psychische Maßnahmen
- Bei angstbedingten Schlafstörungen Gespräche ermöglichen
- Entspannungstechniken empfehlen, z. B. autogenes Training, Meditation, Yoga.

Medikamentöse Maßnahmen
Auf ärztliche Anordnung werden Medikamente regelmäßig oder bei Bedarf eingesetzt.
Am häufigsten werden Benzodiazepine verordnet, weitere Schlafmittel sind z. B. Promethazin (Neuroleptikum), Amitriptylin (Antidepressivum). Zunächst sollten Pflegende versuchen, die Ursachen (▶ Kap. 2.9.2) für die Schlafstörungen zu finden und wenn möglich zu beseitigen. Auf alternative Maßnahmen, z. B. Hausmittel, hinweisen und über Wirkung und Gefahren von Schlafmitteln informieren.

> **! Tipps und Tricks**
> - Nicht routinemäßig fragen, ob der Patient ein Schlafmittel wünscht
> - Nach 22 Uhr möglichst keine Schlafmittel mehr geben (Patient ist sonst tagsüber müde).

Benzodiazepine
Benzodiazepine sind Psychopharmaka mit tranquilierenden (ausgleichend wirkenden), angstlösenden, sedierenden, schlafanstoßenden, antiepileptischen und muskelrelaxierenden Wirkungen. Unerwünschte Wirkungen:
- Kopfschmerzen, Angioödem, Angstzustände
- Müdigkeit, Konzentrationsminderung, Atemdepression, Benommenheit, Gangunsicherheit (dadurch Sturzgefahr)
- Seh- und Sprachstörungen
- Gefahr von Gewöhnung und Abhängigkeit bei Langzeitanwendungen (ab 4 Wochen), insbesondere von Benzodiazepinen mittlerer und kürzerer Halbwertszeit
- Große therapeutische Breite und infolgedessen vergleichsweise untoxisches und sicheres Medikament.

> **! Tipps und Tricks**
> Die meisten Schlafmittel unterdrücken oder verkürzen die sog. REM-Phase. Sie steht am Ende eines Schlafzyklus und ist durch rasche Augenbewegungen (REM = rapid eye movement) sowie meist durch Träume gekennzeich-

net. Viele Schlafmittel beeinflussen die REM-Phase, weshalb der medikamentös herbeigeführte Schlaf weniger erholsam ist. Nach dem Absetzen dieser Schlafmittel kommt es zu ausgeprägten REM-Phasen, oft mit Albträumen.

Schlafapnoe

2

> **Definition**
> **Schlafapnoe-Syndrom** (SAS): Schlafbezogene Atemstörung mit mind. 5 Atemstillständen oder eingeschränkter Atmung pro Stunde mit einer Dauer > 10 s.

Symptome und Therapie
- Symptome: lautes, von Pausen unterbrochenes Schnarchen, starke Tagesmüdigkeit und Leistungsminderung; pulmonale Hypertonie, arterielle Hypertonie und Herzrhythmusstörungen
- Therapie: Rückenlage vermeiden, Übergewicht behandeln, Atemwegsbehinderungen (z. B. vergrößerte Mandeln) operativ entfernen, nasale Atemmaske (kontinuierliche nächtliche Überdruckbeatmung) und psychologische Beratung.

2.9.3 Wäschewechsel und -entsorgung

Beachten
Hygienerichtlinien
- Schutzkittel anziehen (hausinterne Richtlinien beachten)
- Vor dem Bettenmachen, nach dem Wäscheabwurf und vor der Entnahme frischer Wäsche: Hände desinfizieren
- Ablagefläche für Kissen und Decken vorbereiten, z. B. Stuhl vor das Fußende des Betts stellen (oder Ablagefläche am Bettende ausklappen)
- Bettdecke mit der Patientenseite nach innen zusammenlegen
- Starkes Aufschütteln von Decke und Kissen vermeiden
- Verschmutzte Wäsche sofort in den Wäscheabwurf entsorgen (nicht zwischenlagern).

Vorbereiten
- Frische Wäsche und Abwurf für Schmutzwäsche bereitstellen
- Bei bettlägerigen Patienten möglichst zu zweit arbeiten. Vorgehen dem aktuellen Zustand des Patienten anpassen (u. U. nur teilweise neu beziehen), Ressourcen des Patienten berücksichtigen, Mitarbeit fördern
- Günstigen Zeitpunkt auswählen, Absprache mit Patienten und Kollegen (z. B. mit Physiotherapeuten)
- Den Patienten über Ablauf und Möglichkeiten der Mithilfe informieren
- Bei Bedarf 30 min vor dem Betten Schmerzmittel nach Arztanordnung verabreichen.

Durchführen

- Bett auf Arbeitshöhe bringen (Beckenhöhe der Pflegenden)
- Patient unterstützen, sich nach kinästhetischen Richtlinien auf die Seite zu drehen (▶ Kap. 2.2.3). Darauf achten, dass der Patient nicht zu weit seitlich zu liegen kommt; ggf. vor der Drehung erst noch ein Stück zur gegenüberliegenden Bettseite bewegen
- Bettlaken lösen und bis zur Mitte aufrollen
- Frisches Bettlaken der Länge nach auf der Matratze entfalten, bis zur Mitte aufrollen, anschließend feststecken
- Patient auf den Rücken drehen und Beine anstellen lassen (ggf. dabei unterstützen), mithilfe der zweiten Pflegenden auf die andere Seite bewegen
- Gebrauchtes Laken entfernen und in den Wäschesack entsorgen
- Frisches Bettlaken der Länge nach entfalten, die Enden einschlagen und feststecken
- Zum Schluss den Patienten dabei unterstützen, die gewünschte, bequeme bzw. erforderliche Position einzunehmen, Betthöhe in Ausgangsposition bringen
- Auf Wunden, Verbände und korrekte Lage von Drainagen, Infusionen, Katheter achten und Abknickungen vermeiden
- Ggf. Möglichkeit zur rektalen Temperaturmessung oder zur Körperpflege nutzen (Gesäß und Rücken).

Beachten
Beim Straffziehen des Lakens darauf achten, nicht zu stark zu ziehen, damit keine Scherkräfte auf die Haut des Patienten einwirken (Dekubitusgefahr).

Nachbereiten

- Infizierte Wäsche nach Vorschrift entsorgen, z. B. in speziell gekennzeichneten (meist gelben) Entsorgungssäcken, nasse Wäsche im Doppelsackverfahren mit zusätzlichem Plastiksack entsorgen
- Nach dem Bettenlüften, Rufanlage und alle benötigten Gegenstände in die Nähe legen
- Bett wieder in Ausgangshöhe bringen
- Nach Befinden und Wünschen fragen, den Patienten ruhen lassen.

Tipps und Tricks

- Bettenmachen als Möglichkeit zur Kontaktaufnahme (vermittelt Nähe und Geborgenheit) sowie zur Patientenbeobachtung nutzen
- Keine privaten Gespräche, bei denen der Patient ausgeschlossen ist!
- Blutdruck, Puls und Atmung bei bettlägerigen Patienten vor dem Bettenmachen kontrollieren (Anstrengung → erhöhte Werte)
- Intimsphäre des Patienten wahren, Schamgefühl berücksichtigen, z. B. Intimbereich abdecken, Sichtschutz aufstellen
- Wäschewechsel, wenn möglich, zur Mobilisation nutzen und Patienten unterstützen, sich kurz hinzustellen oder sich hinzusetzen.

2.10 Bewusstsein

Andrea Kurz

2.10.1 Beobachtung des Bewusstseins

> **Definition**
> **Bewusstsein:** Gesamtheit aller psychischen Vorgänge (Gedanken, Gefühle, Wahrnehmungen), verbunden mit dem Wissen um das eigene „Ich" und die Subjektivität dieser Vorgänge.

Die **Beobachtung des Bewusstseins** ist z. B. in der postoperativen Phase oder bei einigen Krankheitsbildern von zentraler Bedeutung, z. B. bei Erkrankungen des Gehirns oder der Psyche. Es werden quantitative Bewusstseinsstörungen (Störungen der Wachheit) und qualitative Bewusstseinsstörungen (betreffen einzelne Fähigkeiten des Bewusstseins, z. B. die Orientierungsfähigkeit) unterschieden.

Quantitative Bewusstseinsstörungen

> **Definition**
> **Vigilanz** (*lat.* vigilantia = Wachheit): Wach sein/aufmerksam sein; alle relevanten Reize können über einen längeren Zeitraum beachtet werden und es kann entsprechend darauf reagiert werden. Normale Abgrenzung: Müdigkeit, Schlaf.

Somnolenz = Schläfrigkeit
- Deutliche, krankhafte Schläfrigkeit
- Erschwerte Weckbarkeit und Ansprechbarkeit durch Anrufen oder Berühren, gerade noch orientiert
- Verständigung nur eingeschränkt möglich (Antwort nur auf einfache Fragen), schleppende, kloßige Sprache.

Sopor = tiefschlafähnlicher Zustand
- Nur sehr schwer vorübergehend weckbar durch starke Reize
- Bewusstlosigkeit mit erhaltenen motorischen Abwehrbewegungen und Lallen auf Schmerzreize (kneifen, piken).

Koma = stärkster Grad der Bewusstseinseintrübung
- Reaktions- und Bewegungslosigkeit, häufig Atemstörungen
- Erloschene Reflexe, Pupillenreaktion fehlt häufig.

Qualitative Bewusstseinsstörungen
Zu den qualitativen Störungen des Bewusstseins gehören:
- Störungen der Orientierung (persönlich, zeitlich, örtlich, situativ)
- Veränderungen in den inhaltlichen Bereichen des Bewusstseins (Störungen von Wahrnehmung, Denken, Erinnern und Gedächtnis).

2.10.2 Umgang mit bewusstseinsgetrübten Patienten
- Bewusstseinsgetrübte Patienten immer über alle Maßnahmen informieren, auch wenn keine Rückmeldung vom Patienten zu erwarten ist

- Bei Kontaktaufnahme Initialberührung (▶ Kap. 2.12.2)
- Reaktion des Patienten auf Maßnahmen beobachten und dokumentieren
- Grad der Bewusstseinsstörung möglichst immer durch den gleichen Personenkreis prüfen und dokumentieren, um kleinste Veränderungen zu erfassen
- Gezielte Angebote zur Stimulation machen (positive Angebote statt kneifen, piken).

! Tipps und Tricks
- Körperliche Bewusstlosigkeit beinhaltet nicht zwangsläufig auch geistige und seelische Bewusstlosigkeit (Basale Stimulation® ▶ Kap. 2.12.2)
- Veränderungen im Bewusstsein exakt dokumentieren und unverzüglich dem Arzt melden.

2.11 Schmerzmanagement

Nils Wommelsdorf

Definition
Schmerzen sind das, was der Betroffene über Schmerzen mitteilt, sie sind vorhanden, wenn der Betroffene sagt, dass er Schmerzen hat. (McCaffery 1968)

2.11.1 Schmerzen erkennen und vorbeugen

Schmerzen erkennen
- Jeden Patienten bei der Aufnahme (▶ Kap. 1.1.6) nach Schmerzen fragen (sog. initiales Assessment). Ziel ist, festzustellen, ob der Patient Schmerzen hat oder ob Schmerzen zu erwarten sind. Wenn Schmerzen vorliegen, Unterscheidung, ob der Schmerz akut oder chronisch ist.
- **Akute Schmerzen** werden meist durch Operationen, Traumen und akute Erkrankungen verursacht. Sie sind durch die zugrunde liegende Pathologie bestimmt und zeitlich begrenzt.
- Von **chronischen Schmerzen** spricht man üblicherweise, wenn die Schmerzen länger als 3–6 Monate andauern. Die Schmerzen können kontinuierlich oder wiederkehrend auftreten, beispielsweise bei Tumor-, Kopf- oder Schmerzen im Bewegungsapparat.

Beachten
Chronische und akute Schmerzen können auch gleichzeitig auftreten. Maßnahmen entsprechend anpassen.

- Bei Angabe von Schmerzen → differenziertes Assessment des Schmerzes (▶ Kap. 2.11.2)
- Auch bei Schmerzfreiheit Patienten regelmäßig erneut befragen: Während einer Akutbehandlung mind. 1 × tgl., ebenso nach belastenden therapeutischen Maßnahmen oder bei Veränderungen des Allgemeinzustands.

Schmerzen vorbeugen

Schmerzen werden auch durch die Behandlung und Pflege verursacht, können jedoch vermindert werden:

- Schmerzmedikamente nach Zeitplan und gemäß der Wirkdauer verabreichen, um Schmerzspitzen zu vermeiden
- Schmerzhafte Maßnahmen zeitlich planen und im Team absprechen. Bei schmerzhaften Prozeduren vorab schnell- und kurzwirksame Schmerzmittel anbieten (Dauer bis Wirkeintritt beachten!)
- Alle Maßnahmen mit dem Patienten vorbesprechen, um Angst zu reduzieren: Was wird passieren? Wie lange wird es dauern? Wie wird es sich anfühlen?
- Den Patienten aktiv einbinden, um ihm die Möglichkeit zu geben, eigene schmerzvermeidende Maßnahmen durchzuführen, Pausen einzulegen und seine subjektive Schmerztoleranz zu beachten
- Verbandwechsel atraumatisch durchführen
- Schonende Lagerung/Positionswechsel und Bewegung, z. B. nach kinästhetischen Prinzipien (▶ Kap. 2.2.3)
- Nichtmedikamentöse Maßnahmen (▶ Kap. 2.11.5) zusätzlich einsetzen.

2.11.2 Schmerzassessment

Ziel: Von jedem Patienten mit Schmerzen liegt ein aktuelles, systematisches Schmerzassessment vor. Dieses wird regelmäßig nach dem Einrichtungsstandard und bei Veränderungen wiederholt Als Basis mind. folgende Merkmale des Schmerzes erheben und dokumentieren:

Beachten
Differenziertes Assessment der Schmerzen:
- Schmerzintensität (in Ruhe/bei Belastung)
- Schmerzbeginn, -frequenz, -dauer (Tritt der Schmerz intermittierend auf? Wie lange dauert der Schmerz an?)
- Schmerzlokalisation
- Schmerzqualität (Wie fühlt sich der Schmerz an? – z. B. stechend, dumpf, brennend, ziehend)
- Schmerzauslösende/-verstärkende Faktoren.

Vgl. Expertenstandard zum Schmerzmanagement in der Pflege bei akuten Schmerzen (2011) bzw. Expertenstandard zum Schmerzmanagement in der Pflege bei chronischen Schmerzen (2015)

Leitsymptom des Schmerzes für die Verlaufskontrolle ist die Schmerzstärke:
- In Ruhe und bei Belastung anhand von Schmerzskalen erfassen (▶ Abb. 2.16): Als Belastung gelten Bewegung, Positionswechsel, aber auch tiefes Durchatmen und Husten. Schmerzen bei Belastung führen zu Inaktivität und schlechterem Durchatmen → erhöhtes Pneumonie-, Dekubitus-, Kontrakturen- oder Thromboserisiko
- Zur Verlaufskontrolle akuter Schmerzen regelmäßig Schmerzstärke erheben. Intervall an den Tagesablauf des Patienten anpassen: bei akuten Situationen mindestens alle 8 h (z. B. morgens, nachmittags und zur Nacht).
- Bei neu aufgetretenen Schmerzen oder akut zunehmenden Schmerzen immer auch den Arzt informieren.

❗ Tipps und Tricks
Leidet ein Patient akut unter starken Schmerzen, erfolgt zuerst eine kurz-fristige Schmerzbehandlung, bevor eine ausführliche Schmerzanamnese er-hoben wird.

2

2.11.3 Schmerzmessung mit Schmerzskalen

● Beachten
Schmerzen sind nicht direkt messbar. Die Selbstauskunft des Patienten bil-det daher die Richtschnur des Schmerzmanagements.

Numerische Rating Skala (NRS)
Frage an den Patienten: „Wenn 0 keinem Schmerz entspricht und 10 dem stärks-ten Schmerz, den Sie sich vorstellen können, welcher Zahl würden Sie Ihren Schmerz zuordnen?" Dem Patienten dazu die gedruckte Skala (▶ Abb. 2.16) vor-legen. Eine ausschließlich mündliche Anwendung ist auch möglich. Den Wert dokumentieren.

Visuelle Analogskala (VAS)
Anweisung für den Patienten: „Wenn das linke Ende dieser Linie für keinen Schmerz steht und das rechte für den stärksten Schmerz, den Sie sich vorstellen können, wo würden Sie Ihren Schmerz einordnen?" Die VAS muss als 10 Zenti-meter lange Linie immer gedruckt vorliegen und mit den Beschreibungen an den Enden versehen sein. Der Abstand zwischen linkem Ende der Linie und der Mar-kierung des Patienten wird in Zentimetern ausgemessen und dokumentiert. Es gibt „Schmerzlineale" bzw. „Schmerzschieber" aus Pappe, die die Anwendung er-leichtern. Manche Menschen kommen mit der VAS besser zurecht, wenn sie ver-tikal statt horizontal gehalten wird („Schmerzthermometer")

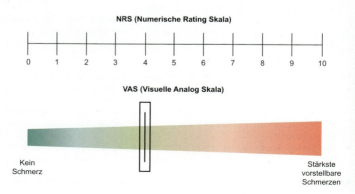

Abb. 2.16 Skalen zur Erfassung der Schmerzstärke (NRS, VAS) [L143]

Gesichterskalen

Kinder ab etwa 4 Jahren werden gebeten, ihren Schmerz einem der abgebildeten Gesichter zuzuordnen, die Abstufungen zwischen „kein Schmerz" und „stärkster vorstellbarer Schmerz" visualisieren. Die Dokumentation erfolgt über eine dem Gesicht zugeordnete Ziffer.

Fremderfassungsskalen

Bei bestimmten Patientengruppen Schmerzen zusätzlich durch geeignete Fremderfassungsskalen erheben: bei mittlerer bis schwerer Demenz (z. B. BESD, BISAD), neurologisch Erkrankten (z. B. ZOPA) und Kleinkindern (z. B. NIPS, KUSS)

Beachten
Da **alte Menschen** seltener von sich aus über Schmerzen sprechen als jüngere, unbedingt gezielt nachfragen. Schwerwiegende Ereignisse (z. B. Herzinfarkt oder akutes Abdomen) können im Alter mit weniger Schmerzen und atypischen Schmerzpräsentationen einhergehen. Anpassung der Sprache an das Vokabular des alten Menschen. Genügend Zeit und Geduld für die Erklärung der Schmerzskalen (▶ Abb. 2.16) einplanen. Eher häufiger nach dem akuten Schmerz fragen, um ein realistisches Bild zu gewinnen.
Generell gilt: Ist einmal die richtige Skala für den Patienten gefunden, nur noch diese Skala verwenden. Die Dokumentation der Schmerzstärke erfolgt an einer festgelegten Stelle in der Akte, möglichst bei den anderen Vitalzeichen. Je nach Dokumentationssystem Ziffern notieren oder Kurve einzeichnen.

Chronische Schmerzen

Bei chronischen Schmerzen wird zusätzlich zum Schmerzassessment ermittelt, ob der Patient sich in einer stabilen oder instabilen Schmerzsituation befindet.

Beachten
Merkmale einer stabilen Schmerzsituation bei chronischen Schmerzen
- Medikamentöse und/oder nichtmedikamentöse Therapie auf der Basis eines Behandlungsplans ist vom Patienten akzeptiert und fachlich angemessen
- Schmerzsituation ist für den Patienten subjektiv akzeptabel. Individuelles Schmerzmaß wird nicht überschritten. Patient kann am Alltagsleben teilnehmen
- Funktionalität und Mobilität sind akzeptabel bzw. der sonstigen gesundheitlichen Situation entsprechend
- Es gibt Strategien und Vereinbarungen dazu, was bei schmerzbezogenen Krisen und Komplikationen zu tun ist
- Keine unerwünschten Wirkungen der Therapie und keine sonstigen Komplikationen.
(Expertenstandard Schmerzmanagement in der Pflege bei chronischen Schmerzen, 2015)

Bei einer **stabilen Situation** wird erfasst, wie die Stabilität auch während des Krankenhausaufenthalts erhalten werden kann, z. B. individuelle Strategien des Patienten, zeitliche Vereinbarungen zu Ruhephasen und Medikamentengaben und nichtmedikamentöse Maßnahmen.

 Beachten
Bei einer **instabilen Schmerzsituation** erfolgt eine Arztinformation und ein pflegerischer Schmerzexperte wird hinzugezogen. Gemeinsam wird genauer untersucht, welche Faktoren die Schmerzsituation instabil machen und wie diese zu beeinflussen sind. Die Schmerzsituation muss regelmäßig überprüft werden, bis eine stabile Schmerzsituation erreicht ist.

Bei chronischen Schmerzen und stabiler Schmerzsituation Verlaufskontrolle in individuell festzulegenden Abständen oder nach Einrichtungsstandard durchführen. Den Patienten ggf. dazu anleiten, selbst ein Schmerztagebuch zu führen.

2.11.4 Medikamentöse Schmerzbehandlung

Ziele: Schmerzfreiheit oder Schmerzminderung, Vermeidung von Schmerzen

 Beachten
- Angesetzte Regelmedikation in festem Zeitintervall verabreichen, um Schmerzspitzen zu vermeiden
- Generell gilt: Wenn der Schmerz in Ruhe stärker als 3 von 10 oder bei Belastung stärker als 5 von 10 auf der NRS (▶ Kap. 2.11.2) ist, dem Patienten eine medikamentöse Schmerzbehandlung (Bedarfsmedikation nach Anordnung) zeitnah anbieten, evtl. Information an den Arzt geben. Hierbei natürlich die Wünsche des Patienten beachten („individuelle Schmerztoleranz")
- Vor schmerzhaften Prozeduren (z. B. Verbandwechsel) Bedarfsmedikamente anbieten. Beispielsweise empfiehlt sich, gerade bei Kindern, vor Punktionen eine Oberflächenbetäubung mit EMLA®.

Die **Schmerzmedikation** richtet sich üblicherweise nach einem Stufenschema (▶ Abb. 2.17), das die verschiedenen Gruppen von Schmerzmedikamenten sinnvoll kombiniert (modifiziert nach WHO, 1996).
Zu Therapiebeginn werden Nichtopioide (▶ Tab. 2.31) und evtl. Co-Analgetika genutzt. Sollte die Therapie dann nicht ausreichend schmerzlindernd wirken, werden schwache und als Alternative bei noch nicht ausreichender Analgesie starke Opioide (▶ Tab. 2.32) eingesetzt.
Schwache und starke Opioide sollten nicht gleichzeitig eingesetzt werden.

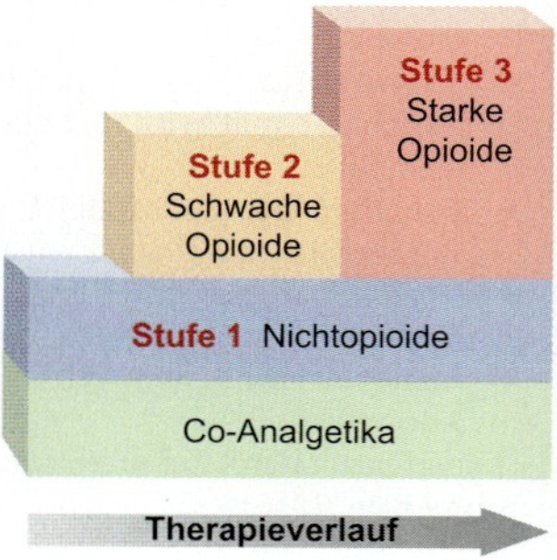

Stufe 3
Starke Opioide

Stufe 2
Schwache Opioide

Stufe 1 Nichtopioide

Co-Analgetika

Therapieverlauf

Abb. 2.17 Stufenschema der Schmerztherapie [L157]

Beachten

Die Dosierung der verschiedenen Schmerzmedikamente muss für Kinder und ältere Patienten angepasst werden. Gleiches gilt für Menschen mit Leber- und Niereninsuffizienz.
Einzelne Medikamente sind bei verschiedenen Grunderkrankungen kontraindiziert.

Tab. 2.31 Stufe 1: Nichtopioide Analgetika (Auswahl)

Medikament		Dosierung (Erw.)	Indikation	Hinweise
Paracetamol		Oral, rektal: 500–1.000 mg Intravenös: 1.000 mg Tageshöchstdosis (THD): 4.000 mg Wirkdauer: 4–6 h	Leichte bis mäßige Schmerzen, fiebersenkend	Irreversible Leberschäden bei Überdosierung KI: Leberschäden
Acetylsalicylsäure (ASS)		500–1.000 mg THD: 3.000 mg Wirkdauer: 8 h	Leichte bis mäßige Schmerzen, fiebersenkend, entzündungshemmend	
Nichtsteroidale Antirheumatika (NSAR/ NSAID)	Ibuprofen	400–800 mg THD: 1.200–2.400 mg Wirkdauer: 6–8 h (unretardiert)	Leichte bis mäßige Schmerzen, Schmerzen am Bewegungsapparat (Arthrosen, Rheuma), entzündungshemmend	NW: Magen-Darm-Beschwerden KI: Magen- oder Duodenalulzerationen
	Diclofenac	50–75 mg THD: 150 mg Wirkdauer: 6–8 h		
Metamizol (Novaminsulfon)		Oral: 500–1.000 mg Rektal: 1.000 mg i. v.: 1.000–2.500 mg THD: 4.000–5.000 mg Wirkdauer: 6–8 h	Mäßige bis starke Schmerzen, krampflösend (spasmolytisch), fiebersenkend	Blutdruckabfall bei schneller i. v.-Applikation NW: Agranulozytose, allergische Reaktionen KI: Agranulozytose, Leukopenie, Thrombozytopenie

Tab. 2.32 Stufe 2 und 3: Opioide (Auswahl)

Medikament	Dosierung
Stufe 2: Schwache Opioide (schwächer als Morphin)	
Tramadol	THD: 400–600 mg
Tilidin	THD: 200–400 mg

Tab. 2.32 Stufe 2 und 3: Opioide (Auswahl) *(Forts.)*	
Medikament	**Dosierung**
Stufe 3: Starke Opioide (Morphin und stärkere Opioide)	
Morphin	Eingenommen werden starke Opioide meist als feste Regelmedikation mit der Möglichkeit zusätzliche kurzwirksame Formulierungen bei Schmerzspitzen ein- zunehmen (Bedarfsmedikation). Starke Opioide haben keine Tageshöch- stdosis.
Hydromorphon	
Oxycodon	
Fentanyl	
Buprenorphin	

● **Beachten**
Hinweise zu Opioiden
- Alle **Opioide führen** tendenziell zu einer erhöhten Obstipationsnei- gung, sodass grundsätzlich Prophylaxen durchgeführt werden müssen
- Gerade am Anfang der Therapie mit Opioiden oder bei Therapieände- rungen können Übelkeit, vermehrte Müdigkeit, Verwirrtheit, Harnver- halt u. a. Nebenwirkungen auftreten
- **Zeichen einer Überdosierung** sind Atemdepression, Sedierung, Myo- klonien und Pupillenengstellung. Hier sofort den behandelnden Arzt informieren
- Nebenwirkungen und Überdosierungen kann durch eine niedrige Do- sierung zu Beginn und langsame Dosissteigerung mit retardierten For- mulierungen vorgebeugt werden
- Opioide in Pflasterform benötigen Unterhautfettgewebe um wirken zu können. Die Pflaster beim Wechselintervall rotierend am Oberkörper aufbringen. Wärme durch Fieber und Sonneneinstrahlung vermeiden (erhöhte Wirkstoffaufnahme).

Zur Schmerztherapie nach Operationen, aber auch in der Tumorschmerztherapie, wird häufig eine patientenkontrollierte Analgesie (PCA) mit speziellen Pumpen parenteral durchgeführt.
Hier wird über eine feste Basalrate kontinuierlich ein Schmerzmittel infundiert. Der Patient kann zusätzlich durch Knopfdruck eine Schmerzmittelinjektion (Bo- lusgabe) auslösen.

● **Beachten**
Die **Bolusgabe bei PCA-Pumpen** darf nur durch den Patienten selbst aus- gelöst werden.

Co-Analgetika
Co-Analgetika sind verschiedene Medikamente aus unterschiedlichen Medika- mentengruppen, die, oft ohne Zulassung („off-label"), zur Therapie gerade neuro- pathischer Schmerzen genutzt werden.
Hierzu zählen beispielsweise Antikonvulsiva (Pregabalin, Gabapentin, ▶ Kap. 20.5), Antidepressiva (Amitryptilin, ▶ Kap. 21.2.3), Kortikoide (▶ Kap. 13.3) und andere Medikamente.

Nichtmedikamentöse Maßnahmen

Nichtmedikamentöse Maßnahmen ergänzen die medikamentöse Schmerzbehandlung, ersetzen sie aber nicht.

Allen Patienten mit Schmerzen sollten nichtmedikamentöse Maßnahmen angeboten werden.

Peripher wirksame, physikalische Verfahren
- Wärme, Kälte
- Einfache Massage, Berührung
- Atemstimulierende Einreibung (▶ Kap. 2.4.5)
- Lagerung/Positionierung
- TENS (Transkutane elektrische Nervenstimulation)

Zentral wirkende, kognitive Verfahren
- Progressive Muskelentspannung nach Jacobson
- Autogenes Training
- Meditation
- Gelenkte Imagination
- Ablenkung (Musik, Lektüre, Filme).

Maßnahme individuell und der Situation entsprechend auswählen. Sich nach bereits gemachten Erfahrungen erkundigen. Ansätze aufgreifen und verstärken, entsprechende Rahmenbedingungen schaffen (z. B. Störungen während der Übungen vermeiden). Angehörige bitten, Bücher und Musik mitzubringen.

Beachten
Kinder gezielt zur kindgerechten Ablenkung anleiten (Singen, eine Geschichte erzählen etc.) oder zur kognitiven Schmerzbewältigung (z. B. Schmerz als rote Kugel visualisieren und aus dem Körper „auspusten"). Dazu die Fantasie des Kindes nutzen und anregen. Täuschung des Kindes unter allen Umständen vermeiden und Maßnahmen vorher besprechen.

Schmerzbehandlung bei chronischen Schmerzen

Bei chronischen Schmerzen ist Schmerzfreiheit nicht immer möglich. Hier ist das Therapieziel eine stabile und für den Patienten akzeptable Schmerzlinderung. Der Patient muss als Partner in die Therapie einbezogen werden.

Therapieziele und Entscheidungen über die Schmerzmedikation, nichtmedikamentöse Maßnahmen und zusätzliche Angebote (Psychotherapie, Physiotherapie, Ergotherapie) im Rahmen der „multimodalen/interprofessionellen Schmerztherapie" werden vom Patienten, den Ärzten und Pflegenden gemeinsam getroffen.

2.11.5 Überprüfung der Schmerztherapie

- Bei Neueinstellung bzw. Anpassung der Schmerzmittelgabe Erfolg der Maßnahme beim Patienten überprüfen. Der Wirkungseintritt ist bei oraler Gabe meist nach 30–60 min, bei i. v.-Gabe nach wenigen Minuten, bei transdermaler Gabe erst nach 12–24 h beurteilbar. Hierbei die gewohnten Skalen (▶ Kap. 2.11.3) nutzen
- Auf NW achten und Gegenmaßnahmen ergreifen
- Lehnen Patienten trotz starker Schmerzen medikamentöse Behandlung ab, Gründe dafür erfragen. Oft stecken irrationale Ängste vor Schmerzmitteln dahinter, etwa vor Sucht oder schweren NW. Patienten informieren und auf

negative Folgen nicht ausreichend behandelter Schmerzen aufmerksam machen, z. B. mögliche Chronifizierung, Immobilität, verlangsamte Heilung.

2.11.6 Anleitung, Schulung, Beratung des Patienten

Ziel der Pflege ist es, den Patienten zum zielgerichteten Umgang mit seinen Schmerzen zu befähigen, seine Präferenzen in der Versorgung zu berücksichtigen und ihn bei der Bewältigung seiner Schmerzen zu unterstützen. Dafür ist die Anleitung, Beratung und Schulung von Patienten und Angehörigen von großer Bedeutung. Dies umfasst insbesondere:

- **Bei akuten Schmerzen:**
  - Schmerzskala bereits vor der OP erklären
  - Zum Umgang mit der Bedarfsmedikation anleiten
  - Patienten über nichtmedikamentöse Methoden (▶ Kap. 2.11.5) beraten und anleiten
  - Die Nutzung einer evtl. geplanten Versorgung mit einer PCA-Pumpe erläutern
- **Bei chronischen Schmerzen:**
  - Verständnis der Erkrankung fördern
  - Schmerzen selbst einschätzen (Schmerzskalen) und dokumentieren (z. B. Schmerztagebuch) lassen
  - Anwendung nichtmedikamentöser Maßnahmen anleiten
  - Wirkung, Nebenwirkungen und Anwendung von Analgetika erklären
  - Individuelles Vorgehen, um Schmerzstabilität zu erreichen/zu erhalten, insbesondere bezogen auf den Übergang vom Krankenhaus nach Hause und im Alltag.

Literatur

Deutsche Interdisziplinäre Vereinigung für Schmerztherapie (Hrsg.). Behandlung akuter perioperativer und posttraumatischer Schmerzen. Köln: Deutscher Ärzte-Verlag, 2008.
DNQP. Expertenstandard Schmerzmanagement in der Pflege bei akuten Schmerzen. 1. Aktualisierung, Osnabrück: DNQP, 2011.
DNQP. Expertenstandard Schmerzmanagement in der Pflege bei chronischen Schmerzen, Osnabrück: DNQP, 2015.
McCaffery M. Nursing practice theories, related to cognition, bodily pain, and man – environment interactions. Los Angeles: University of California at Los Angeles, 1968.
World Health Organization (WHO). Cancer pain relief. With a guide to opioid availability (2nd ed.), Genf: WHO, 1996: 5, 17–36.

Websites

Deutsche Schmerzgesellschaft: e. V. www.dgss.org
Deutsche Schmerzliga e. V.: www.schmerzliga.de
Deutsche Gesellschaft für Schmerzmedizin e. V.: www.stk-ev.de

2.12 Kommunikation und Wahrnehmung

Andrea Kurz

> **Definition**
> **Kommunikation** befähigt zum zwischenmenschlichen Austausch von Gedanken, Gefühlen und Wahrnehmungen. Zum Kommunizieren sind außerdem kognitive Kompetenzen (Verstand, Denken) notwendig. Kommunikation ermöglicht Interaktion und Beziehungsaufbau!

Wahrnehmung umfasst die Aufnahme und Verarbeitung von Reizen aus der Umwelt oder aus dem eigenen Inneren durch die Sinnesorgane sowie die Weiterleitung an das Gehirn.

2.12.1 Beobachtung von Sprache, Gestik, Mimik

Sprache
- Adjektive zur Dokumentation: z. B. verwaschen, stotternd/stockend/flüssig, zitternd, leise/laut, monoton/moduliert, angsterfüllt, traurig/fröhlich, überschwänglich/zurückhaltend, umständlich, aggressiv
- Bei Erkrankungen der Atemwege oder des Stimmapparats: z. B. heiser, krächzend, belegt, flüsternd, kloßig.

Gestik
Adjektive zur Dokumentation: z. B. fahrig/ruhig, hastig, aufgeregt, ängstlich, gehemmt, apathisch.

Gesichtsausdruck und Mimik
- Adjektive zur Dokumentation: z. B. Patient wirkt verängstigt, verbittert, verkrampft, teilnahmslos, müde, verwirrt, verschlossen, heiter, erwartungsvoll, verzweifelt
- Gesichtsveränderungen bei bestimmten Krankheiten:
  - Hippokratisches Gesicht (Facies hippocratica): bei akuter Peritonitis (Facies abdominalis) und oft vor dem Tod, schlechtes prognostisches Zeichen. Augen eingefallen und umrändert; Wangen hohl; Nase spitz, weiß und kalt; verfallenes Aussehen; livide, grau-gelbliche Hautfarbe
  - Masken- oder Salbengesicht: unbeweglich und starr, Haut fettig glänzend, z. B. bei Parkinson-Syndrom
  - Mondgesicht, z. B. bei Cushing-Syndrom.

❗ Tipps und Tricks
- Durch gute Beobachtung sind oft Rückschlüsse auf Stimmung und Befinden des Patienten möglich
- Veränderungen dokumentieren, Arzt informieren, evtl. Patient darauf ansprechen
- Subjektive Einschätzung immer als solche kennzeichnen, z. B. wirkt aggressiv, macht einen traurigen Eindruck.

Verbale Kommunikation
Aspekte der verbalen (sprachlichen) Kommunikation in der Pflegebeziehung
- Spontan, offen und ehrlich sein (Echtheit)
- Patienten mit Nachnamen ansprechen und siezen
- Bei der Anamnese Dialog führen, kein einseitiges Verhör
- Auf Fragen gezielt antworten
- Verständliche Informationen über alle Maßnahmen geben: Notwendigkeit, Ablauf, Ziel und mögliche Belastung für den Patienten durch Therapie
- Patienten ermutigen, bei Visiten „mitzureden", Mithilfe und Eigenleistung des Patienten aktivieren
- Patienten ernst nehmen, genau hinhören, gute Ratschläge vermeiden

- Eigene Hilflosigkeit ggf. eingestehen, z. B. „Das weiß ich nicht, da bin ich überfragt und werde mich für Sie erkundigen"
- Herkunft, Kulturkreis, Muttersprache und Dialekt des Patienten berücksichtigen, evtl. Dolmetscher hinzuziehen
- Keine persönlichen oder peinlichen Fragen in Gegenwart Dritter stellen.

Nonverbale Kommunikation

Mimik, Gestik, Tonfall, Tonhöhe und Lautstärke sind Bestandteile nonverbaler (nichtsprachlicher) Kommunikation in der Pflegebeziehung. Diese Anteile lassen z. B. Ironie, Freundlichkeit und Verärgerung erkennen.

Tipps für eine hilfreiche nichtsprachliche Kommunikation

- Atmosphäre der Vertrautheit, Geborgenheit, Sicherheit, Einfühlung, Rücksichtnahme schaffen (Beziehungspflege). Nicht allein was gesagt wird, sondern das „Wie" ist entscheidend → Empathie und Akzeptanz zeigen (verbal und nonverbal)
- Ermutigende Gesten anwenden, Lob und Bestätigung zeigen: Blickkontakt, Lächeln, Kopfnicken
- Trauer und Schmerz des Patienten aushalten
- Bei Körperkontakt (Händeschütteln, Berühren, Streicheln) Bedürfnisse oder Abneigungen berücksichtigen
- Wachsam sein für nichtsprachliche Signale, „Hilferufe" des Patienten.

2.12.2 Pflegerische Interventionen bei Wahrnehmungs- und Kommunikationsstörungen

Ursachen von eingeschränktem Wahrnehmungsvermögen

- Beeinträchtigtes Hör- oder Sehvermögen
- Beeinträchtigter Tast-, Geschmacks- oder Geruchssinn
- Gestörtes Empfinden für einzelne Körperteile (z. B. Hemiplegie nach Schlaganfall ▶ Kap. 20.9.2)
- Akute und chronische Schmerzen (▶ Kap. 2.11)
- Bewusstseinsstörungen (▶ Kap. 2.10)
- Verwirrtheit (▶ Kap. 21.3), psychische Erkrankungen, z. B. Psychose (▶ Kap. 21.6).

Ursachen von eingeschränkter Kommunikationsfähigkeit

- Sprach- und Sprechstörungen (▶ Kap. 2.12.3, ▶ Kap. 2.12.4)
- Unzureichende deutsche Sprachkenntnisse.

Pflege bei unzureichenden Sprachkenntnissen

Bei der pflegerischen Versorgung von Menschen mit unzureichenden deutschen Sprachkenntnissen kann es zu Missverständnissen und Kommunikationsproblemen kommen. Dies gilt insbesondere, wenn die Patienten und ihre Angehörigen aus anderen Kulturkreisen stammen.

Infolge einer erschwerten Kommunikation kommt es häufig zu großer Unsicherheit, Missverständnissen, Angst vor Diskriminierung, Heimweh, Depressionen, sozialer Isolation.

D **Tipps und Tricks**

- Offenheit für andere Menschen und deren Kultur
- Gestaltung der Begegnung mit Empathie

- Wertfreier Umgang mit dem „Anderen"
- Hinterfragen der eigenen Kultur und deren Werte und Normen sowie der eigenen Vorurteile/Stereotypen.

Möglichkeiten der besseren sprachlichen Verständigung
- Gestik und Mimik einsetzen
- Gemeinsame Drittsprache, z. B. Englisch, wenn möglich
- Sprechtafel, zweisprachiger Kommunikator
- Wörterbücher und zweisprachige Listen mit häufig gebrauchten Wörtern
- Symbole an Türen und Wegweisern
- Dolmetscher hinzuziehen, am besten Angehörige, Freunde oder Nachbarn, evtl. „Landsleute", die im Krankenhaus arbeiten
- Mehrsprachige Broschüren und Infoblätter einsetzen. Sie informieren über bestimmte Länder, deren Sprache, Religion, typische Sitten und Gebräuche, charakteristische Arten der Krankheitsbewältigung etc. Dabei dürfen aber die Individualität eines jeden Menschen, seine Biografie und sein soziales Umfeld nicht übersehen werden.

Literatur
Herbst H. Kommunikation in der Pflege: Dolmetscher schaffen Vertrauen. In: Pflege-zeitschrift. 12/2010: 730–733.
von Bose A, Terpstra J. Muslimische Patienten pflegen. Praxisbuch für Betreuung und Kommunikation. Heidelberg: Springer Medizin, 2012.

Basale Stimulation®

> **Definition**
> **Basale Stimulation®:** Handlungs- und Kommunikationskonzept zur Förderung und Aktivierung beeinträchtigter Menschen mit Bewegungs-, Kommunikations- und Wahrnehmungsveränderungen.

Die Methode wurde ursprünglich zur Früh- und Wahrnehmungsförderung bei körperlich und geistig schwer behinderten Kindern von *Andreas Fröhlich* entwickelt. Anfang der 1980er-Jahre wurde von *Andreas Fröhlich* und *Christel Bienstein* auf diesen Grundlagen das Konzept der Basalen Stimulation® in der Pflege erarbeitet.
Es beruht auf der Annahme, dass jeder Mensch – auch der bewusstlos wirkende – wahrnimmt, erlebt und sich entwickelt.
Das Konzept verlangt von den Pflegenden einen Perspektivwechsel und eine konsequente Patientenorientierung.

Zentrale Themen:
- Leben erhalten und Entwicklung erfahren
- Das eigene Leben spüren
- Sicherheit erleben und Vertrauen aufbauen
- Den eigenen Rhythmus entwickeln
- Das Leben selbst gestalten
- Die Außenwelt erfahren
- Beziehungen aufnehmen und Begegnungen gestalten
- Sinn und Bedeutung geben und erfahren
- Selbstbestimmung und Verantwortung leben
- Die Welt entdecken und sich entwickeln.

Voraussetzungen für Pflegende
- Klare und deutliche Kommunikation mit dem Patienten: Initialberührung, Sprache, gleichbleibende „Signale"
- Eingehen auf biografischen Hintergrund des Patienten; biografische Anamnese
- Bekannte Informationen, soziale Kompetenz und verbliebene Kommunikationswege des Patienten nutzen
- Einbeziehen der Angehörigen.

Beachten
Basale Stimulation® orientiert sich an den Fähigkeiten des Patienten und nicht an seinen Defiziten.

Ziele
Von dem Konzept profitieren wahrnehmungsbeeinträchtigte Patienten mit unterschiedlich starken Einschränkungen, z. B. Menschen mit Hemiplegie, Demenzerkrankung, postoperativer Verwirrtheit:
- Reduktion von Stress im Zusammenhang mit der Pflege, aber auch mit diagnostischen Maßnahmen, durch basale Berührung
- Aufbau eines stimmigen Körperbilds, z. B. durch Ganzkörperwaschung
- Normalisierter Muskeltonus durch Vibrationsangebote und individuelle Positionierung (Lagerung)
- Verbesserte Bewegungs- und Gleichgewichtskoordination durch vorbereitende vestibuläre Anregungen
- Erleben von Sicherheit und Angstreduktion
- Möglichkeit der ganzheitlich-körperlichen Kommunikation.

Durchführen
Die Basale Stimulation® richtet sich an alle Sinne des Menschen, sie baut auf die Vermittlung von Wahrnehmung und Bewegung auf. Welche Sinne besonders angesprochen werden müssen, lässt sich durch eine gezielte und umfassende Anamnese ermitteln, z. B. bisherige Vorlieben bei Angehörigen und Freunden des Patienten erfragen.
- **Somatische Angebote:** vermitteln dem Patienten Informationen über seinen Körper, z. B. durch professionelle Berührungen als Initialberührung oder bei der Körperpflege sowie bei der atemstimulierenden Einreibung
- **Vibratorische Angebote:** ermöglichen eine Erfahrung der Körpertiefe, Vibrationen sind möglich, z. B. durch die Hände der Pflegenden oder spezielle vibrierende Geräte
- **Auditive Angebote:** z. B. Lieblingsmusik des Patienten; vertraute Geräusche, v. a. Stimmen vorspielen; auf Sprache und Dialekt achten; keine „Dauerberieselung" bzw. „Zwangsanregung" über Kopfhörer, die der Patient nicht selbst entfernen kann
- **Visuelle Angebote:** im Blickfeld des Patienten gut sichtbare, strukturierte Objekte oder Bilder, die einen Bezug zum Leben der Patienten haben, platzieren; auf deutliche und kontrastreiche Motive achten
- **Olfaktorische Angebote:** Gerüche gezielt einsetzen. Essen wirklich riechen lassen, ebenso Pflegemittel. Angehörige ermuntern, Gerüche und Düfte von zu Hause mitzubringen; Arbeitsplatzgerüche, z. B. Holz für einen Schreiner; menschliche Gerüche, z. B. typischer Geruch des Partners; Kopfkissen von zu Hause mitbringen lassen

- **Initialberührung:** ritualisierte Begrüßung und Verabschiedung, durch die der Patient Sicherheit und Orientierung erhält
- **Vestibuläre Angebote:** geben dem Patienten Informationen über seine Lage und Bewegung im Raum, z. B. durch schaukelnde Bewegungen des Oberkörpers oder regelmäßige Lagewechsel
- **Taktil-haptische Angebote:** vermitteln Tasteindrücke, z. B. die Hände des Patienten über verschiedene Gegenstände streichen
- **Orale Angebote:** Mundpflege mit einem Lieblingsgeschmack einleiten, z. B. Schokolade. Der Patient öffnet dann oft freiwillig den Mund und der Speichelfluss wird angeregt; herkömmliche Utensilien zur Mundpflege erregen evtl. Abneigung und der Patient wird den Mund nur ungern öffnen.

Tipps und Tricks
- Vermeiden von monotonen Eindrücken, z. B. durch weiße Zimmerdecke, große Fenster, die nur den Himmel sehen lassen – dazu die Perspektive des Patienten im Zimmer einnehmen und sein individuelles Blickfeld prüfen
- Basale Stimulation® als Angebot verstehen, das der Patient auch ablehnen kann
- Behutsame Interaktion, nicht überstimulieren
- Mögliche Überforderung des Patienten kann durch gezielte Qualifikation des Personals vermieden werden
- Hastiges Arbeiten vermittelt unklare Informationen und verwirrt den Patienten
- Schmerzreize zur Bewusstseinsprüfung, z. B. Kneifen, bewirken in der Regel einen Rückzug des Patienten in noch tiefere Isolation

Literatur
Bienstein C, Fröhlich A. Basale Stimulation in der Pflege. Die Grundlagen. Bern: Hans Huber, 2012.
Nydahl P, Bartoszek G. Basale Stimulation. Wege in der Pflege Schwerstkranker. München: Elsevier, 2012.

2.12.3 Pflegerische Interventionen bei Aphasie

Definition
Aphasie: Zentrale **Sprachstörung** nach abgeschlossener Sprachentwicklung bei intakten Sprechwerkzeugen. Meist bedingt durch eine Schädigung im Gehirn, z. B. Apoplex (▶ Kap. 20.9.2), Tumor, Schädel-Hirn-Trauma.

Broca-Aphasie (motorische Aphasie)
- Sprachverständnis wenig beeinträchtigt
- Störungen des Sprachantriebs und der Sprachgestaltung: Telegrammstil, Stereotypien
- Lesen und Schreiben meist erheblich beeinträchtigt.

Wernicke-Aphasie (sensorische Aphasie)
- Sprachverständnis stark beeinträchtigt oder fehlend
- Sprache flüssig, aber unverständlich, nicht sinnvoll

- Einbau unpassender Worte, z. B. Schuh statt Stock
- Lesen und Schreiben meist erheblich beeinträchtigt.

Amnestische Aphasie
- Sprachverständnis und Sprechfähigkeit sind vorhanden. Patient umschreibt z. B. Kamm: „Das, womit man die Haare glatt macht."
- Lesen nicht oder nur wenig beeinträchtigt, Schreiben beeinträchtigt.

Globale Aphasie
- Kombinierte Störung
- Sprachverständnis erheblich beeinträchtigt oder fehlend
- Lesen und Schreiben nicht möglich.

Hilfen für alle Arten von Aphasie
- Ursache abklären (Arzt). Behandlung durch Logopäden, Neurologen
- Für alle Tätigkeiten ausreichend Zeit einplanen
- Sicherheit durch immer gleiche Abläufe vermitteln
- Patienten nicht bevormunden, sondern in alle Entscheidungen einbeziehen
- Selbst normal sprechen: kurze, einfache Sätze, durch Mimik, Gesten, Zeichen, Bilder unterstützt, Blickkontakt aufnehmen und halten
- Rückfragen, ob man richtig verstanden hat
- Ja-/Nein-Fragen stellen, z. B. „Mögen Sie Käse?"
- Zum Sprechen ermuntern, nicht unterbrechen, vorsagen oder korrigieren
- Selbstbewusstsein stärken, z. B. durch Lob und Zuwendung
- Angehörige in der Kommunikation unterstützen und beraten.

2.12.4 Pflegerische Interventionen bei Dysarthrie

Definition
Dysarthrie: Zentralnervös bedingte **Sprechstörung** mit Schädigung der zum Sprechen notwendigen nervalen Strukturen.

Hilfsmittel für Patienten mit Dysarthrie
Nichtelektronische Kommunikationshilfsmittel nutzen, verschiedene Symbolsysteme wie Schrift (Schreib-/Sprechtafel), Zeichnungen, Fotos.
Elektronische Kommunikationsgeräte (Computer), die eine synthetische menschliche Sprechstimme erzeugen, wandeln Fließtext in akustische Sprachausgabe.

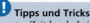**Tipps und Tricks**
- Zeitdruck, Leistungsdruck und Korrekturen verstärken die Sprachbehinderung
- Sprachbehinderung nicht mit kognitiver Einschränkung verwechseln
- Patienten mit Aphasie brauchen Ansprache, Einzelzimmer sind ungeeignet.
- Mitpatienten und Angehörige ausreichend aufklären, einbeziehen und unterstützen.

Literatur
Franke U. Arbeitsbuch Aphasie. 7. A. München: Elsevier, 2010.

Websites
www.aphasiker.de
Kommunikationshilfen: www.epitech.de, www.ergomotix.com, www.rehadat-hilfs-
mittelportal.de

2.12.5 Pflegerische Interventionen bei Tracheostoma

Vorgehen
- Material: angeordnete Trachealkanüle und eine kleinere Größe, Tracheal-
  spreizer, Kanülenband, Spritze zur Blockung bei Cuff-Kanülen, Kompressen
  oder Reinigungstücher (ggf. Haut- oder Schleimhautdesinfektionsmittel),
  Wundsalbe oder Hautschutz-Präparat, Nierenschale zum Abwurf, Tracheokompresse (ggf. Hydrokolloidplatte bei gereizten Wundrändern oder z. B.
  stark saugende Doppeltracheokompressen bei starker Sekretion), Absauggerät und Material zur Sauerstoffgabe, Händedesinfektionsmittel, Schutzhandschuhe (ggf. sterilen Einzelhandschuh)
- Patienten über die geplante Maßnahme informieren
- Oberkörper erhöht positionieren bzw. Patienten auf einem Stuhl sitzen las-
  sen, bei Anleitungssituation am besten vor einem Spiegel
- Bei Verschleimung zuerst Sekret absaugen
- Cuff-Kanüle entblocken
- Kanülenband lösen und Trachealkanüle entfernen
- Haut ohne Seife feucht reinigen. In der Umgebung des Tracheostomas post-
  operativ mit Dexpanthenol®-Salbe, später mit Hautschutz-Präparat pflegen.
  Bei gereizten Wundrändern Haut ggf. mit Hydrokolloidplatte abdecken
- Frische Kanüle mit Tracheokompresse und Kanülenband versehen
- Dem Verlauf des Tracheostomas folgend Kanüle einführen und befestigen
- Nach Anordnung Cuff-Kanüle blocken
- Ggf. künstliche Nase aufstecken.

> **Tipps und Tricks**
> Der erste Kanülenwechsel nach Tracheostomaanlage wird immer vom Arzt
> durchgeführt!
> Bei Hustenreiz Kanüle zügig einführen und bis zum Abklingen des Husten-
> reizes festhalten. Bei starkem Hustenreiz und Atemnot Vorgang unterbre-
> chen bis Atmung sich beruhigt hat.

Nachbereiten
- Entnommene Kanüle/Innenkanüle nach Herstellerangaben reinigen und aufbereiten
- Maßnahme, Beobachtungen und ggf. aufgetretene Komplikationen dokumentieren.

Gesundheitsförderung und Prävention
Ziel ist die selbstständige Versorgung des Tracheostomas durch den Patienten
bzw. Angehörige. Die Pflegenden informieren über:
- Die Bedeutung einer konsequenten Schleimhautbefeuchtung, um Borkenbil-
  dung zu vermeiden → mehrmals täglich inhalieren und Schleim abhusten
- Maßnahmen zum korrekten Wechsel der Trachealkanüle, der Pflege des Tra-
  cheostomas sowie zum Umgang mit Sprechhilfen
- Einsatz von künstlichen Nasen zur Befeuchtung und Filterung der Atemluft

- Notwendigkeit, immer alle Gegenstände für einen raschen Wechsel der Kanüle (z. B. bei plötzlicher Verstopfung) griffbereit zu halten
- Maßnahmen zum Hautschutz, z. B. durch häufigeren Kompressenwechsel bei verstärkter Sekretion, entsprechende Hautpflege
- Möglichkeiten der Stimmrehabilitation (Hinzuziehen eines Logopäden).

2.12.6 Pflegerische Interventionen bei Hörstörungen und Ohrerkrankungen

Unterstützung bei Hörstörungen

Grundsätze: Ursache abklären lassen (Arzt), u. U. Behandlung und apparative Versorgung einleiten (Facharzt).
Alle Teammitglieder über die Hörbehinderung informieren, Kennzeichnung im Dokumentationsbogen und auf Untersuchungsanforderungen.

> **❗ Tipps und Tricks**
> - Den hörbehinderten Menschen beim Sprechen anschauen
> - So stellen, dass Licht auf das Gesicht des Sprechenden fällt
> - Falls nötig, nahe ans Ohr sprechen
> - Fragen ankündigen: „Ich frage Sie!" Dann Frage als kurze, präzise W-Fragesatz stellen (Wer? Wo? Was?)
> - Vor Untersuchungen, z. B. in einem dunklen Röntgenraum, Verhalten besprechen und Zeichen vereinbaren
> - Maßnahmen und technische Geräte genau erklären, Ängsten und Misstrauen vorbeugen.

Umgang mit Gehörlosen

- Gehörlose kommunizieren über die Augen: dem Gehörlosen zuwenden und Blickkontakt aufbauen
- Das Thema, über das gesprochen werden soll, zu Beginn des Gesprächs nennen
- Für gute Beleuchtung sorgen und Gegenlicht vermeiden
- Mundbewegungen nicht „verfälschen", also z. B. kein Kaugummikauen
- Gehörlose müssen vom Mund ablesen, deshalb einfache Sätze formulieren und Pausen einlegen; Lippenablesen verlangt hohe Konzentration (kein Dialekt, keine Fremd- und Modewörter verwenden)
- Sprichwörter, Witze, Redewendungen und mehrdeutige Wörter vermeiden, da sie leicht zu Missverständnissen führen können
- Langsam, deutlich und nicht zu laut sprechen, um das Mundbild nicht zu verzerren
- Eigene Gestik und Mimik einsetzen
- Bei Nichtverstehen nachfragen und ggf. wiederholen
- Gehörlosigkeit nicht als Intelligenzmangel fehldeuten!
- Wenn Sprache und Gebärden nicht verstanden werden, das Nötige aufschreiben bzw. Schreibblock und Stift für den Patienten bereithalten, damit er sich ggf. verständlich machen kann
- Gute Kommunikation kann psychischen Veränderungen (Unsicherheit → Misstrauen → Isolation → Depression) entgegenwirken
- Bei Bedarf Gebärdendolmetscher hinzuziehen.

Tipps und Tricks
Spätertaubte Menschen haben andere Hör- und Spracherfahrungen. Der oft plötzliche Verlust des Hörvermögens bedeutet eine ungeheure Umstellung (Sehen, Gebärden). Oft leiden sie besonders unter Kommunikationsschwierigkeiten, Isolation und Resignation.

Websites
www.gehoerlosen-bund.de
Infoportal zu Gehörlosigkeit und Gebärdensprache: www.visuelles-denken.de

Unterstützung bei HNO-Erkrankungen

Nasentropfen und -salben verabreichen
- Patient bitten, sich die Nase zu putzen, ggf. Nasenpflege (▶ Kap. 2.3.3)
- Salbe auf Watteträger geben und im Nasenloch verteilen
- Bei Tropfenapplikation: Patienten bitten, den Kopf nach hinten zu neigen, Tropfen einbringen, durch die Nase einatmen lassen, damit ein Abfließen der Tropfen durch den Rachen verhindert wird
- Verordnete Menge (Tropfenzahl, Salbenstreifen) in die Nase einbringen.

Ohrentropfen und -salben verabreichen
- Ohrenpflege durchführen (▶ Kap. 2.3.3)
- Tropfen auf Körpertemperatur erwärmen
- Patienten Kopf auf Gegenseite des zu behandelnden Ohrs drehen lassen
- Angeordnete Menge Tropfen bzw. Salbe einbringen, dabei Ohr leicht nach hinten oben ziehen
- Patienten auffordern, einige Minuten in dieser Lage zu verbleiben.

Tipps und Tricks
Nach der Verabreichung von Ohrentropfen keine Watte in den Gehörgang einbringen (das Medikament wird sonst aufgesogen)!

Ohrspülung
Anwenden nur nach ärztlicher Anordnung bei Zerumenpfropf („Ohrschmalz"), Fremdkörpern. Kontraindikation: Trommelfellperforation.

Material
Ohrspritze (100–250 ml) oder spezielles Spülsystem, körperwarmes Leitungswasser, Nierenschale, wasserdichtes Abdecktuch, Handtuch, Otoskop, ggf. verordnetes Medikament.

Durchführen
Patienten informieren und in sitzende Position bringen, Trommelfellinspektion durch den Arzt, Schulter wasserdicht abdecken, Nierenschale unter das Ohr halten, Wasser aufziehen, Spritze entlüften, Ohrmuschel nach hinten oben ziehen, Wasser unter mäßigem Druck zügig einspritzen, Wasser und Ohrpfropf bzw. Fremdkörper ablaufen lassen, ggf. mehrmals wiederholen; Erfolg mit Otoskop kontrollieren, bei Nichterfolg Arzt informieren.

Nachbereiten
Patient bei Bedarf beim Abtrocknen unterstützen, 10 min ruhen lassen, Kreislaufkontrolle, Materialien entsorgen, dokumentieren.

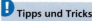

> **Tipps und Tricks**
> Während und nach der Ohrspülung auf das Befinden achten, da die Reizung des Gleichgewichtsorgans zu Schwindel und Übelkeit führen kann.

Nasentamponaden
- Vordere Nasentamponade bei Nasenbluten
- Hintere Nasentamponade (Bellocq-Tamponade) bei Blutung aus hinterem Rachenraum; Durchführung in Lokal- oder Allgemeinanästhesie
- Einlage eines Ballonkatheters: Blutung aus hinterem Rachenraum.

Vorbereiten
- Material: Packung mit Tamponade bzw. Ballonkatheter, Nasenspekulum, Kniepinzette, eventuell Tamponadenzange, Pflaster, Spritze mit steriler NaCl 0,9 % Lösung zur Blockung
- Patienten informieren, beruhigen und in sitzende Stellung bringen
- Blutdruckkontrolle
- Nase säubern, z. B. mit angefeuchtetem Watteträger.

Assistenz
- Patienten zum ruhigen Atmen auffordern
- Stabile Lage des Kopfs sicherstellen
- Äußerungen und Befinden des Patienten genau beobachten
- Tamponade steril mit Pinzette anreichen und nachführen bzw. Ballonkatheter steril anreichen.

Nachbereiten
Bei liegendem Ballonkatheter:
- Schleim durch den Ballonkatheter absaugen
- Katheter stufenweise nach ärztlicher Anordnung entblocken
- Auf gute Mund- und Lippenpflege achten (▶ Kap. 2.3.6), evtl. Atemluft befeuchten
- Regelmäßig Kreislauf, Temperatur und Atmung kontrollieren.
Nach Tamponaden/Ballonkatheterentfernung:
- Nase sorgfältig mit Nasensalbe pflegen (▶ Kap. 2.3.3)
- Patient zur selbstständigen Applikation anleiten (Durchführung/Menge/Häufigkeit)
- Über Verhaltensmaßnahmen bei möglicher Nachblutung aufklären
- Hinweis an den Patienten: vorläufiger Verzicht auf Schnäuzen, anstrengende körperliche Aktivitäten, Bücken, Rauchen und Alkoholgenuss.

2.12.7 Pflegerische Interventionen bei Sehbehinderungen und Augenerkrankungen

Unterstützung bei Sehbehinderungen

Verhalten
Beim Erstkontakt nach Schwere der Behinderung und erwünschter Hilfe fragen, ansonsten:
- Sich deutlich bemerkbar machen beim Nähern
- Mitpatienten vorstellen lassen, Räumlichkeiten abgehen und ertasten lassen
- Darauf hinweisen, wenn man das Gespräch unterbrechen muss

- Beim Anbieten eines Sitzplatzes bis an den Stuhl bringen und die Hand des Patienten zur Lehne führen
- Zu den Mahlzeiten Patienten informieren, was es im Einzelnen gibt, auf Wunsch das Essen gabelgerecht zubereiten und erklären, wo sich was auf dem Teller befindet
- Getränke eingießen, ggf. vom Patienten gewohnte Hilfsmittel einsetzen
- Beim Gehen Patienten einhaken lassen
- Nicht schieben oder ziehen und einen halben Schritt vorausgehen
- Auf Treppen hinweisen, über Richtung informieren: auf- oder abwärts
- In alle Tätigkeiten einbeziehen, alles beschreiben, um Unsicherheiten vorzubeugen
- Keine persönlichen Gegenstände ohne Absprache weg- oder aufräumen
- Selbstständigkeit fördern, so weit wie möglich.

Website
www.dbsv.org

Unterstützung bei Augenerkrankungen

Augenspülung
Zur Verdünnung und Entfernung von flüssigen Fremdkörpern (z. B. Säuren, Laugen, Kalk) und festen Fremdkörpern (z. B. Metallspäne). Schnelles Handeln ist entscheidend für eine günstige Prognose.

Material
- Spülflüssigkeit nach Anordnung des Arztes, z. B. NaCl 0,9 % in gebrauchsfertigen Plastikflaschen. Im Notfall kann auch mit Leitungswasser oder Mineralwasser gespült werden
- 50-ml-Spritze
- Tropfanästhetikum, z. B. Novesine® 0,4 %
- Tupfer und Lidhalter, Watteträger
- Auffangschale, Tücher zum Abdecken
- Handschuhe.

Durchführen
- Spülungen möglichst zu zweit durchführen
- Patienten informieren und beruhigen; Analgetika nach Arztanordnung
- Patient sitzt oder liegt und hält die Auffangschale an Wange und Hals (wenn möglich)
- Kleidung bzw. Bett abdecken. Kopf des Patienten so zur betroffenen Seite neigen, dass die kontaminierte Spüllösung nicht aus dem betroffenen über das gesunde Auge laufen kann
- Einmalhandschuhe anziehen. Augenlider mit Daumen und Zeigefinger spreizen, ggf. Lidhalter benutzen. Lokalanästhetikum ins Auge tropfen
- Festsitzende Partikel mit Watteträger vorsichtig entfernen
- Spülflüssigkeit aus dem Beutel oder der Spritze mit gleichmäßigem Druck aus ca. 10 cm Entfernung über das Auge und durch den Bindehautsack laufen lassen
- Patienten dabei zum Augenrollen auffordern
- Zum Spülen der oberen Übergangsfalte blickt der Patient nach unten und umgekehrt
- Auge nach Durchführung weiter mit Medikamenten (Augensalbe bzw. -tropfen) und Verband nach Arztanordnung versorgen
- Spülungen im weiteren Verlauf nach Arztanordnung wiederholen.

Augentropfen und -salben applizieren
Vorbereiten
- Tropfenflasche bzw. Augensalbe nur für einen Patienten gebrauchen, Verfallsdatum kontrollieren
- Auf Verfärbung, Ausflockung achten
- Zeitliche Verabreichungsabstände einhalten
- Bei Verordnung von Tropfen und Salben immer zuerst Augentropfen, dann Salbe verabreichen
- Eventuell vorher Kontaktlinsen entfernen.

Durchführen
- Händedesinfektion
- Patient neigt Kopf nach hinten und blickt nach oben

Augentropfen verabreichen
- Mit Tupfer das Unterlid nahe dem Wimpernrand leicht nach unten ziehen
- Hand mit Tropfenflasche an Stirn des Patienten abstützen
- Kontakt von Tropfenflasche mit Auge vermeiden
- Tropfen in den Bindehautsack fallen lassen
- Augen langsam schließen lassen.

Augensalbe verabreichen
- Einen etwa 0,5 cm langen Salbenstrang direkt aus der Tube in den Bindehautsack geben
- Sonst wie bei „Augentropfen applizieren" durchführen.

Verschiedene Verbandformen
Einfacher Augenverband
Ovale Augenkompresse, die mit 2–3 Pflasterstreifen fixiert ist.

Uhrglasverband
Durchsichtige uhrglasförmige Plexiglaskappe mit Klebestreifen, (gebrauchsfertig). Angewendet zum Schutz des Auges vor Austrocknen, z. B. bei fehlendem Lidschluss durch Fazialisparese oder als Duschschutz.

Verband mit Lochkappe
Kunststoffklappe mit Löchern, die mit 2 Pflasterstreifen fixiert wird. Angewendet zum Schutz des Auges, z. B. nach Kataraktoperationen.

Postoperativer Augenverbandwechsel
Material
- 2 Nierenschalen
- Sterile Kompressen, mit NaCl 0,9 % angefeuchtet
- Augenklappe, Augenkompresse
- Steriler Einmalhandschuh, unsterile Handschuhe
- Abwurfbeutel, hautfreundliches Pflaster.

Durchführen
- Sich beim Patienten nach Schmerzen erkundigen und ggf. rechtzeitig vorher Analgetika nach Arztanordnung verabreichen
- Patient sitzt oder liegt und legt den Kopf leicht in den Nacken. Bei sitzender Stellung Kopf für ruhige Haltung anlehnen lassen
- Hände desinfizieren, Handschuhe anziehen und alten Verband mit Klappe vorsichtig abnehmen, nicht zerren. Verband entsorgen, Handschuhe ausziehen

- Sterilen Handschuh anziehen und äußerliche Reinigung des geschlossenen Auges mit feuchten Kompressen in Richtung Nasenwurzel vornehmen. Dabei Druck auf das Auge vermeiden
- Sterile Augenkompresse und Augenklappe auf das Auge halten und V-förmig mit 2 Pflasterstreifen festkleben, wobei die Spitze des V auf der Stirn in Nähe der Nasenwurzel klebt. Die dem Auge zugewandte Seite des Verbands nicht berühren.

2

3 Arbeitstechniken und pflegerische Assistenz

Ulrich Kamphausen

3.1 Punktionen und Biopsien

Tipps und Tricks
Punktionen bergen ein hohes Infektionsrisiko; insbesondere mit nosokomialen MRE (multiresistente Erreger ▶ Kap. 1.8)! Deshalb auf gründliche und sorgfältige Umgebungs-, Hände- und Hautdesinfektion im Bereich der Punktionsstelle achten!

3.1.1 Arterienpunktion

Indikationen
BGA, Einbringen eines arteriellen Verweilkatheters zur blutigen Blutdruckmessung oder eines Linksherzkatheters zur Herzdiagnostik, Interventionen im arteriellen Gefäßsystem, intraarterielle Injektion von Medikamenten, z. B. Kontrastmittel zur Angiografie oder Prostavasin® als Infusion bei pAVK III–IV.

Punktionsorte
A. femoralis communis, A. radialis, selten A. brachialis, A. poplitea und A. tibialis.

Material
Je nach Indikation: BGA-Röhrchen, Arterienkanüle (z. B. FlowSwitch˜), Seldinger-Kanüle mit Führungsdraht und Katheter (z. B. Insyte-A˜), Transducer und Monitor für invasive Blutdruckmessung, Materialien zur Lokalanästhesie, sterile Handschuhe, Kompressen, Verbandmaterial, Tupfer und Hautdesinfektionsmittel.

Durchführen
Arzt
- **BGA:** Spritze beschriften (BGA), senkrecht einstechen (meist A. radialis), Blut abnehmen, Röhrchen luftdicht verschließen, Einstichstelle mind. 5 min mit Zeige- und Mittelfinger komprimieren, Blut sofort ins Labor schicken
- **Arterielle Blutdruckmessung:** Arterie in 30°-Winkel punktieren (meist A. radialis), Verweilkatheter vorschieben (Seldinger-Technik), mit Folienverband fixieren, mit Transducer und Monitor verbinden; nach Katheterentfernung 20 min 2–3 cm proximal der Hauteinstichstelle den Gefäßeinstich komprimieren, Druckverband anlegen, 24 h Bettruhe verordnen
- **Linksherzkatheter:** evtl. Lokalanästhesie durchführen, Arterie in 30°- bis 40°-Winkel punktieren (meist A. radialis oder A. femoralis communis), Verweilkatheter vorschieben (Seldinger-Technik), Heparin verabreichen
- Vor dem Anlegen eines arteriellen Zugangs am Arm die Perfusion der Hand mit dem Allen-Test überprüfen.

Pflege
- Gerinnungsstatus veranlassen: Quick, TZ/PTT
- Material vorbereiten, Punktionsort freimachen, ggf. Schmuck und Uhr entfernen; Patienten betreuen, Arzt assistieren
- Arteriendruck nicht unterschätzen, vor Blutspritzern schützen
- Nachbereiten: Punktionsstelle mind. 5 min mit Verband komprimieren, bei Femoralispunktion mind. 30 min und zusätzlich Sandsack zur Kompression auflegen. Bis zum Abnehmen des Druckverbands Bettruhe einhalten lassen, Punktionsstelle auf Nachblutungen beobachten
- Pulse distal der Punktionsstelle stdl. kontrollieren

- Patienten informieren, für 2–3 Tage nicht schwer zu heben
- Auf Komplikationen achten, z. B. Blutungen aus der Punktionsstelle, Hämatome, Aneurysma spurium (falsches Aneurysma), lokale oder/und generalisierte Infektionszeichen:
  - Arzt informieren
  - Bei Bedarf Einstichstelle erneut komprimieren, Kompressionsverband erneuern
  - Kühlen (Kühlelemente), nach Blutstillung evtl. verbliebene Hämatome mit Heparinsalbe behandeln
- Extremfall: Inzision und Hämatomausräumung durch den Arzt vorbereiten.

> **Tipps und Tricks**
> Bei der Vor- und Nachbereitung einer arteriellen Punktion im Rahmen einer Linksherzkatheteruntersuchung (▶ Kap. 3.7.5, ▶ Tab. 7.2) sind weitergehende Maßnahmen notwendig!

3.1.2 Aszitespunktion

Indikationen
Gewinnung oder Ableitung von Aszites (Bauchwasser) aus der Bauchhöhle: zur Entlastung des Patienten bei ausgedehntem Aszites, zur Diagnose und DD (z. B. Ausschluss eines Karzinoms).

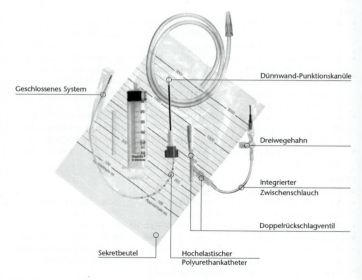

Geschlossenes System

Dünnwand-Punktionskanüle

Dreiwegehahn

Integrierter Zwischenschlauch

Doppelrückschlagventil

Sekretbeutel

Hochelastischer Polyurethankatheter

Abb. 3.1 Universalsystem für Flüssigkeiten aus Körperhöhlen [U223]

Punktionsort
Linker Unterbauch am Übergang zum äußeren Drittel einer Linie zwischen Nabel und Spina iliaca anterior superior.

Material
Maßband, Bettschutz, Hautdesinfektionsmittel, ggf. Einmalrasierer/Clipper, Materialien zur Lokalanästhesie, sterile Handschuhe, Mundschutz, steriles Lochtuch; bei diagnostischer Punktion Kanüle Nr. 1 und 20-ml-Spritze; bei Entlastungspunktion geschlossenes Punktions- und Ableitungssystem, z.B. Pleuracan® (▶ Abb. 3.1); Verbandmaterial, Urometer, ggf. beschriftete Untersuchungsröhrchen für klinische Chemie, Pathologie, Mikrobiologie.

Durchführen
Arzt
- Patienten aufklären
- Punktionsstelle markieren, großzügig desinfizieren, Punktionsstelle mit sterilem Lochtuch abdecken, lokal anästhesieren, Desinfektion wiederholen, Punktion unter Sonografiekontrolle durchführen
- Bei Entlastungspunktion maximal 2 l Aszites ablassen, Punktionskanüle entfernen, Punktionsstelle mit Kompressen und Pflasterverband versorgen
- Bei rezidivierendem Aszites zur regelmäßigen Drainage z.B. ASEPT® Dauer-Peritonealdrainage einlegen; nach Anleitung kann diese vom Patienten selbst oder von Angehörigen bedient werden.

Pflege
- Untersuchungsraum und Materialien vorbereiten
- Patient bitten, die Blase zu entleeren und ihn beruhigen, auf die zu erwartende Erleichterung nach erfolgreicher Punktion hinweisen
- Patienten wiegen, Gewicht dokumentieren
- Patienten in Rückenlage bringen, ggf. auch in leichte Seitenlage rechts
- Bauchumfang an markierter Stelle messen und dokumentieren
- Ggf. Punktionsbereich großflächig rasieren/clippen
- Während und nach der Punktion auf Schockzeichen achten (▶ Kap. 23.4.2), die infolge der Druckentlastung auftreten können
- Nachbereiten:
  - Evtl. Bauchbinde anlegen (Arztanordnung)
  - Vitalzeichen kontrollieren, Bauchumfang erneut messen, Aszitespunktat messen, Spez. Gewicht bestimmen, ermittelte Werte dokumentieren
  - Aszitesprobe ins Labor schicken zum Nachweis von Zellen, Eiweiß, Lymphe, Glukose (Arztanordnung)
  - Patienten bei der Körperpflege und beim Ankleiden unterstützen, ggf. Bettruhe einhalten lassen
- Regelmäßige Kontrollen:
  - Verband auf nachlaufenden Aszites, Durchfeuchtung 2 bis 4 cm ist normal, Vitalwerte, Bauchumfang, Körpergewicht
  - Laboruntersuchungen (Arztanordnung) anmelden und vorbereiten, z.B. Bluteiweiß, Elektrolyte.

Komplikationen
- Ödembildung durch Eiweißverlust (→ Eiweißsubstitution mit Humanalbumin durch den Arzt)
- Hämodynamische Sensationen durch intraabdominale Druckentlastung (→ Schocklage)

- Peritonitis durch unsteriles Arbeiten (→ bei Fieber Erregernachweis, ggf. antibiotische Therapie auf Arztanordnung).

3.1.3 Knochenmarkpunktion und -biopsie

Indikationen
Erkrankungen des Blutes und des blutbildenden Systems, z. B. differenzialdiagnostische Abklärung bei V. a. Leukämie; auch im Rahmen einer Knochenmark-Stammzellenspende.

Punktionsorte
Beckenkamm, selten Sternum (Erwachsene), Tibia im Ausnahmefall (Kinder).

Material
Spezielle Knochenmarkpunktionskanülen, z. B. Jamshidi˙-Knochenmarkbiopsie- und Aspirationsnadel (▶ Abb. 3.2), Skalpell, alles zur Hautdesinfektion, Material für Lokalanästhesie mit langer Kanüle, Medikament zur Sedierung, ggf. Einmalrasierer/Clipper, Petrischale, 4 einfache Objektträger auf saugfähigem Papier, 4–8 Objektträger mit Namensfeld, plangeschliffene Deckgläschen, Natriumzitrat-Lösung, mehrere 10-ml-Spritzen, eine 20-ml-Spritze, unsterile und sterile Handschuhe, Lochtuch, Tupfer, Verbandmaterial, Kanülenabwurf, Abwurfbehälter, Sandsack, evtl. Schmerzmedikation.
Probenröhrchen mit Fixierungslösung (z. B. Formaldehyd-Lösung 4 %) für Knochenmarkbiopsie.

Durchführen
Arzt
- Einnahmepause für Thrombozytenaggregationshemmer, z. B. ASS®, und Antikoagulanzien verordnen
- Patienten über den Eingriff informieren, dabei insbesondere auf den Schmerz beim Ansaugen des Knochenmarks hinweisen → Gefahr plötzlicher Abwehrbewegungen mit Herausrutschen der Nadel
- Einverständniserklärung unterschreiben lassen
- Großzügig desinfizieren, Lokalanästhesie, Desinfektion wiederholen
- Zur Punktion: Punktionsnadel einstechen, Knochenmarkzellen aspirieren; Zur Biopsie: Hohlnadel einstechen, drehen, zylinderförmiges Stück Knochenmark (Zellen plus Knochenmarkgewebe) herausstanzen
- Punktionsort komprimieren, das Punktat sofort versorgen (hausinterne Richtlinie beachten).

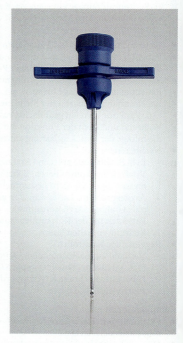

Abb. 3.2 Jamshidi™ Knochenmarkbiopsie-/Aspirationsnadel [U368]

Pflege
- Quick und Thrombozytenzahl bestimmen lassen (▶ Kap. 23)
- Prämedikation nach Arztanordnung verabreichen
- Untersuchungsraum vorbereiten
- Patienten je nach Punktionsort positionieren:
  - Sternum: flache Rückenlage
  - Beckenkamm: Bauchlage mit leicht erhöhter Positionierung des Beckens oder Seitenlage mit angewinkelten Knien
- Ggf. rasieren/clippen, Patienten betreuen, Arzt assistieren
- Nachbereiten: Punktionsstelle für mind. 3 min komprimieren, Pflasterverband anlegen
- Auf Nachblutungen achten, Punktionsstelle ggf. mit Sandsack komprimieren oder Patienten entsprechend auf einem Sandsack positionieren, 1 h Bettruhe einhalten lassen
- Bei Punktion unter Sedierung: Vitalzeichen (▶ Kap. 2.4.1, ▶ Kap. 2.5) kontrollieren; Bettruhe und Nahrungskarenz bis zur vollständigen Orientierungsfähigkeit einhalten.

Tipps und Tricks
Zur Versorgung des Punktats bzw. Biopsiematerials medizinisch-technischen Laborassistenten zur Unterstützung anfordern.

3.1.4 Leberpunktion/-biopsie

Indikationen
Histologische Untersuchungen zur DD von Lebererkrankungen.

Material
Alles für einen venösen Zugang, zur Hautdesinfektion und für die Lokalanästhesie; sterile Handschuhe; Tupfer; Menghini-Nadel mit Mandrin; Skalpell; Pinzette; Klemme; Ultraschallgerät; Probenröhrchen mit Fixierlösung; Verbandmaterial; ggf. Nahtmaterial; Sandsack.

Durchführen
Arzt
- Üblich als perkutane Punktion unter Ultraschallkontrolle. Bei Verdacht auf eine Leberzirrhose häufig auch laparoskopisch
- Patienten aufklären
- Venösen Zugang legen
- Hautdesinfektion und Lokalanästhesie durchführen, Desinfektion wiederholen, dann punktieren. Einstichstelle komprimieren, Verband anlegen
- Nach 24 h Sonografiekontrolle veranlassen.

Pflege
- Vor dem Eingriff Labor nach Arztanordnung richten: Quick, TZ/PTT, Thrombozytenzahl, Blutgruppe. Nahrungskarenz ab Mitternacht. Punktionsstelle rasieren/clippen. Blase und Darm entleeren lassen
- Untersuchungsraum vorbereiten, Patienten in Rücken- oder Seitenlage bringen
- Patienten betreuen, Arzt assistieren
- Untersuchungsmaterial ins Labor schicken

- Nachbereiten: Nach der Punktion Patienten auf Kompressionskissen in Seitenlage rechts bringen, 24 h Bettruhe, 6 h Nahrungskarenz. Auch bei starkem Durst, besonders nach Sedierung, nur schluckweise Tee oder Eiswürfel anbieten
- Vitalzeichen für 4 h eng-, dann weitmaschig überwachen, Verband auf Nachblutungen und Austritt von Galle kontrollieren
- Nach 24 h Blutbild und Gerinnungsstatus kontrollieren lassen (Arztanordnung).

Komplikationen
- Peritonitis durch nachlaufende Galle (→ Peritoneallavage durch den Arzt)
- Nachblutungen aus dem Stichkanal (→ Stichkanal komprimieren)
- Pneumothorax (→ Saugdrainage ▶ Kap. 9.4.2)
- Schmerzen in der rechten Schulter durch Zwerchfellreizung.

3.1.5 Lumbalpunktion

Indikationen
- Erkrankungen des ZNS, z. B. Meningitis, Enzephalitis, Multiple Sklerose, Subarachnoidalblutung
- Das ZNS infiltrierende onkologische Erkrankungen, z. B. Hirn- oder Rückenmarkstumoren
- V. a. Mitbeteiligung der Hirnhäute bei akuter lymphatischer Leukämie
- Einbringen von Arzneimitteln, z. B. zur Lokalanästhesie oder Chemotherapie.

Kontraindikation
Erhöhter Hirndruck, Gerinnungsstörung.

Punktionsort
Wirbelsäule zwischen 3./4. oder 4./5. Lendenwirbel. Ist die Punktion im LWS-Bereich nicht möglich, kann eine subokzipitale Punktion (zwischen Hinterhauptsschuppe und erstem Dornfortsatz) durchgeführt werden.

Material
Alles zur Hautdesinfektion, ggf. Einmalrasierer/Clipper, sterile Handschuhe, steriles Lochtuch, Mundschutz, ggf. Material für Lokalanästhesie, spezielle Lumbalpunktionskanülen in verschiedenen Größen, 3 beschriftete Liquorröhrchen, sterile Kompressen, Pflaster für Schnellverband, Kanülenabwurf, Materialien zur Blutentnahme. **Für zusätzliche Untersuchungen:** graduiertes Steigrohr nach Queckenstedt für Liquordruckmessung, Reagenzglas oder schwarzes Blockschälchen und Pandy-Reagenz für Eiweißschnelltest, Blutzucker-Stix für BZ-Bestimmung im Liquor.

Durchführen
Der Patient liegt in Embryonalhaltung oder sitzt mit gebeugtem Rücken („Katzenbuckel") an der Bettkante (▶ Abb. 3.3).

Arzt
- Vor der Punktion Blutzucker und Blutgerinnungswerte kontrollieren, ggf. CT oder Augenhintergrundspiegelung zum Ausschluss eines erhöhten Hirndrucks veranlassen
- Patienten aufklären, Einverständniserklärung unterschreiben lassen
- LWS-Bereich großzügig desinfizieren, mit Lochtuch abdecken, Lokalanästhesie durchführen, Desinfektion zweimal wiederholen
- Punktieren, Liquor in Untersuchungsröhrchen tropfen lassen

- Evtl. Liquordruck messen, Eiweißschnelltest und BZ-Bestimmung
durchführen
- Einstichstelle komprimieren,
Schnellverband anlegen.

Pflege
- Untersuchungsraum vorbereiten
- Toilettengang ermöglichen, evtl.
Punktionsstelle rasieren/clippen
- Evtl. leichte Sedierung nach Anord-
nung verabreichen
- Patienten betreuen, ihn in der Posi-
tion halten
- Untersuchungsmaterial ins Labor
schicken

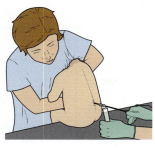

Abb. 3.3 Gebeugte Rückenhaltung bei
Lumbalpunktion [L264]

- Nachbereiten: Punktionsstelle auf
Nachblutungen und Flüssigkeitsaus-
tritt beobachten, Vitalzeichen kontrollieren, auf Sensibilitätsstörungen achten
- Patienten bitten, sich bei Auftreten von Kopfschmerzen, Übelkeit oder
Schwindel sofort zu melden.

Komplikationen
- Postpunktionelles Syndrom: Kopfschmerzen, evtl. Übelkeit, Erbrechen und/
oder Schwindel (→ Bettruhe, Koffein-, Theophylin-, Schmerzmittel- und
Antiemetikumgabe nach Arztanordnung)
- Sehr selten Lähmungen durch fehlerhafte Punktion.

Eventuell setzt der Arzt einen epiduralen autologen Blutpatch, entweder prophylaktisch unmittelbar nach der Liquorentnahme oder therapeutisch nach Auftreten
der Komplikationen: Frisch abgenommenes venöses Blut des Patienten (ca.
4–8 ml) wird in den Einstichkanal zur Lumbalpunktion injiziert. Das Blut gerinnt
und soll das vermutete Liquorleck abdichten.

 Tipps und Tricks
Die Embryonalhaltung unterstützen: Patienten an Beinen und Schultern
festhalten. Beim Sitzen an der Bettkante: Sich vor den Patienten stellen, Hände auf die Schultern legen. Vorteil: Abwehrbewegungen werden verhindert,
der Patient erfährt „fühlbaren" Zuspruch.

3.1.6 Pleurapunktion

Indikationen
Punktion eines Ergusses zur Diagnostik (▶ Tab. 3.1) oder Therapie, Instillation
von Medikamenten (z. B. Zytostatika), Pneumothorax (▶ Kap. 9.5.6).

Punktionsorte
Hintere Axillarlinie im 4. oder 5. Interkostalraum. Es wird immer am oberen Rippenrand punktiert (Gefäße und Nerven befinden sich am Unterrand).

Material
Steril abgepacktes Punktionsset mit geschlossenem Ableitungssystem, z. B. Pleura-
can® (▶ Abb. 3.1), Mundschutz, alles zur Hautdesinfektion, Material für Lokalanäs-

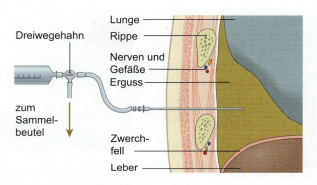

Abb. 3.4 Punktion eines Pleuraergusses [L190]

thesie, sterile Tupfer und Kompressen, steriles Abdecktuch, sterile Handschuhe, Verbandmaterial, etikettierte Untersuchungsröhrchen (Hämatologie, klin. Chemie, Mikrobiologie, Pathologie), ggf. Blutkulturflaschen (aerob, anaerob).

Durchführen
Der Patient sitzt bequem am Bettrand, stützt die Arme auf dem Nachttisch ab. Oberkörper ist leicht nach vorne gebeugt (Dehnung der Zwischenrippenräume).

Arzt
- Patienten aufklären
- Einverständniserklärung vom Patienten unterschreiben lassen
- Erguss durch Sonografie oder Perkussion lokalisieren
- Punktionsbereich großzügig desinfizieren, Lokalanästhesie durchführen, Desinfektion wiederholen
- Punktieren (▶ Abb. 3.4), max. 1 l Erguss abziehen bzw. über Dreiwegehahn in den Sekretbeutel abfließen lassen, Probe in Untersuchungsröhrchen füllen. Einstichstelle komprimieren, Kompressionspflasterverband anlegen.

Pflege
- Untersuchungsraum vorbereiten, Toilettengang ermöglichen
- Evtl. Prämedikation nach ärztlicher Anordnung verabreichen
- Punktionsstelle rasieren/clippen
- Hustenblocker bereitstellen, z. B. Codein
- Patienten betreuen, Position unterstützen.
- Nachbereiten: Vitalzeichen überwachen, Verband auf Durchfeuchtung kontrollieren. Bettruhe nach Anordnung
- Unmittelbar nach der Punktion Rö-Thorax-Kontrolle veranlassen (Resterguss? Pneumothorax?).

Komplikationen
- Pneumothorax (▶ Kap. 9.5.6)
- Infektionen
- Verletzung der Interkostalgefäße
- Hämatothorax.

Tab. 3.1 Unterscheidungsmerkmale von Pleurapunktaten

	Transsudat (nicht entzündlicher Erguss)	Exsudat (entzündlicher Erguss)
Spez. Gew.	1.010–1.015	Über 1.015
Aussehen	Klar, hellgelb, serös	Serös-eitrig, fibrinös, hämorrhagisch, übel riechend
Eiweiß	Unter 2,5 %	Immer über 3 %
Sediment	Wenig Zellen, keine Bakterien	Viele Zellen und Leukozyten, Erythrozyten, Endothelzellen, Bakterien
Menge	Bis mehrere Liter	Wenige ml bis ein Liter
Ursachen	Stauungen (z. B. Herzinsuffizienz), Trauma, nephrotisches Syndrom, Leberzirrhose	Entzündungen (z. B. Pleuritis), Bronchialkarzinom

3.1.7 Venenpunktion

Indikationen
Blutentnahme, i. v.-Injektion, Aderlass und Anlage einer Verweilkanüle bzw. eines peripheren Venenkatheters.

Punktionsorte
Jede Vene kann punktiert werden. Venen an der Hautoberfläche mit Abstand zu Arterien und Nerven bevorzugen. Zuerst Venen möglichst distal am Unterarm wählen, um die weiter proximal gelegenen für weitere Punktionen zu bewahren. Am besten geeignet sind:
- Handrücken (bei niereninsuffizienten Patienten obligat, um die Unterarmvenen für eine mögliche Shuntanlage zu reservieren)
- Handgelenk (V. cephalica, dorsal des Daumens)
- Ellbeuge (Kubitalvenen).

Material
10-ml-Spritzen, Kanülen (1 „gelbe" normal lang, 2 „grüne" normal lang) bzw. Butterfly; Blutentnahmeröhrchen, besser sind geschlossene Entnahmesysteme (z. B. Sicherheits-Monovette®, Vacutainer-System®), Hände- und Hautdesinfektionsmittel, unsterile Handschuhe, Stauschlauch, sterile Tupfer, Pflaster, Kanülenabwurf, beschriftete Untersuchungsröhrchen, evtl. flüssigkeitsdichte Unterlage, Unterarmpolster, Unterarmschiene bei unruhigen Patienten.

Durchführen
- Arzt kann an Pflegende „delegieren" (▶ Kap. 1.9.4)
- Handschuhe anziehen
- Punktionsstelle desinfizieren
- Stauschlauch proximal der Punktionsstelle anlegen: arteriellen Blutfluss nicht unterbinden, Puls muss tastbar sein
- Vene palpieren, Stauung lösen, desinfizieren und Einwirkzeit von mind. 30 s abwarten
- Erneut stauen (Jetzt nicht mehr palpieren: Kontaminationsgefahr!) Punktion der Vene im 30°-Winkel

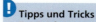

Tipps und Tricks

Bei **Injektion** (nicht delegierbar): Lagekontrolle durch Blutaspiration, danach Stauung lösen. Langsam injizieren (ca. 1–3 ml/min), sofern keine spezielle Medikamentenvorschrift besteht.

Bei **Blutentnahme:** Blut mit geeignetem Entnahmesystem abnehmen (jeweilige Produktbeschreibung beachten). Nach Beendigung der Blutentnahme Stauung öffnen, bei aufgelegtem (jedoch nicht gedrücktem!) Tupfer Kanüle ziehen. Danach Punktionsstelle mit dem Tupfer komprimieren, Arm hochhalten (nicht anwinkeln), evtl. Wundschnellverband anlegen.

- Wer punktiert, muss auch komprimieren!
- Materialien entsorgen
- Punktionsstelle auf Nachblutungen und Infektionszeichen (bei Injektion auf Paravasat) kontrollieren.

Komplikationen

Hämatombildung, Infektion, paravenöse Injektion, Nachblutung, Wiederholungspunktion notwendig wegen Hämolyse durch zu schnelle Aspiration.

Tipps und Tricks

Bei schwierigen Venenverhältnissen
- Arm reiben, leicht beklopfen
- Die Hand mehrmals zur Faust schließen lassen (pumpen)
- Arm nach unten hängen lassen (Füllung der Venen)
- Arm mit warmen, feuchten Tüchern umwickeln oder unter warmes Wasser halten lassen (bessere Durchblutung)
- Statt Stauschlauch RR-Manschette benutzen (beste Einstellung zwischen Systole und Diastole)
- Bei „Rollvenen" Y-förmigen Zusammenfluss wählen
- „Geheimnis des Erfolgs": Geduld und Ruhe, ans Bett setzen, sorgfältiges Tasten und Auswählen der Vene, richtig angelegte Stauung. Nach dem 2. erfolglosen Versuch einen Kollegen rufen!

3.2 Injektionen

Beachten

Injektionen (▶ Abb. 3.5) stellen einen Eingriff in die körperliche Unversehrtheit des Patienten dar. Der Patient wird daher sorgfältig informiert (▶ Kap. 1.9.1). Allgemeine Richtlinien für den Umgang mit Medikamenten müssen beachtet werden. Vor der Injektion informieren sich die Pflegenden über Wirkungen und Nebenwirkungen der zu verabreichenden Substanz.

Zur Injektion werden ausschließlich Sicherheitskanülen verwendet, die den Bestimmungen der TRBA 250 entsprechen (TRBA: Technische Regeln für Biologische Arbeitsstoffe; TRBA 250: Biologische Arbeitsstoffe im Gesundheitswesen und der Wohlfahrtspflege).

Die Pflegende sollte auf eine Dokumentation der Anordnung durch den Arzt bestehen. Sie kann die Injektion so lange verweigern, bis der Arzt seiner Verpflichtung nachgekommen ist (gilt nicht im Notfall).

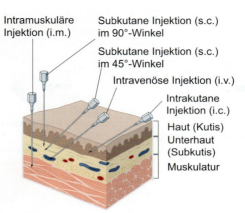

Intramuskuläre
Injektion (i.m.)

Subkutane Injektion (s.c.)
im 90°-Winkel

Subkutane Injektion (s.c.)
im 45°-Winkel

Intravenöse Injektion (i.v.)

Intrakutane
Injektion (i.c.)

Haut (Kutis)
Unterhaut
(Subkutis)
Muskulatur

Abb. 3.5 Die 4 Injektionsarten [L190]

3.2.1 Intramuskuläre Injektion

Indikationen

Intramuskuläre Gabe von Medikamenten, die weder i. v. noch s. c. injiziert werden dürfen. Gabe von ausdrücklich für die i. m.-Injektion deklarierten Medikamenten. Impfungen, z. B. Tetanus, Frühsommer-Meningoenzephalitis (FSME), Haemophilus influenzae B.

Kontraindikationen

Schock, Störung der Hautdurchblutung, Entzündungen, Ödeme, Hämatome oder Hauterkrankungen im Injektionsgebiet, erhöhte Blutungsneigung (Koagulopathie, Antikoagulanzientherapie), Herzinfarkt (injektionsbedingte Muskelschäden beeinflussen CK-Werte), Lyse-Therapie. Ablehnung durch Patienten (Körperverletzung).

Material

Hände- und Hautdesinfektionsmittel, sterilisierte Tupfer, Pflaster, großlumige Injektionskanülen ausreichender Länge (abhängig vom Alter und Körpergewicht des Patienten), Kanülenabwurf.

Durchführen

- Injektionsort sorgfältig lokalisieren
- Hygienische Händedesinfektion durchführen (▶ Kap. 1.8.3)
- Injektionsort desinfizieren: sprühen, wischen, sprühen, mind. 30 s einwirken lassen
- Kanüle senkrecht einstechen
- Nach dem Einstechen – vor Injektion – unbedingt aspirieren! Wird Blut aspiriert, Injektion abbrechen, Medikament neu aufziehen und an anderer Stelle injizieren
- Wurde der Knochen getroffen, Kanüle ca. 1 cm zurückziehen und aspirieren
- Medikament betont langsam injizieren

- Sich beim Patienten nach Missempfindungen/Schmerzen erkundigen. Vorgang ggf. abbrechen und Arzt informieren. Keine Stichkanalkorrektur!
- Kanüle zügig entfernen, Einstichstelle komprimieren, ggf. Pflaster aufkleben
- Kanüle in Abwurfbehälter entsorgen.

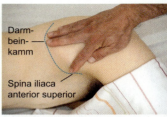

a Zeige- und Mittelfinger in Position bringen.

Ventroglutäale Injektion nach von Hochstetter

Indikationen
Bei Erwachsenen und größeren Kindern. Sichere Bestimmung des Injektionsorts möglich, da große Blutgefäße und Nerven kaudal in sicherer Entfernung verlaufen.

Injektionsort
Gedachtes Dreieck zwischen Spina iliaca anterior superior (vorderer, oberer Darmbeinstachel), Eminentia cristae (höchster Punkt des Darmbeinkamms) und Trochanter major (▶ Abb. 3.6). Injiziert wird in den M. gluteus medius.

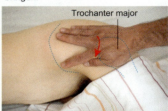

b Mittelfinger ca. 2 cm nach unten rutschen, Handballen zeigt in Richtung Trochanter major.

Abb. 3.6 Aufsuchen der Injektionsstelle nach von Hochstetter [K115; L138]

Durchführen
- Patienten in entspannte Seitenlage bringen, Knie leicht anwinkeln
- Von hinten an den Patienten herantreten
- Bei Injektion auf der linken Seite wird die Injektionsstelle mit der rechten Hand bestimmt, auf der rechten Seite mit der linken Hand
- Zeigefinger ertastet Spina iliaca anterior superior und verbleibt dort, Mittelfinger gleitet an der Crista iliaca entlang, bis Zeige- und Mittelfinger maximal gespreizt sind
- Handfläche liegt flach auf dem Gesäßmuskel. Hand drehen, bis Handballen in Richtung Trochanter major zeigt. Zeigefinger bleibt während der Drehung auf der Spina, Mittelfinger gleitet durch die Drehung ca. 2 cm unter die Crista
- Die Spitze des Dreiecks zwischen Zeige- und Mittelfinger ist der Injektionsort (mit dem Fingernagel markieren). Weitere Durchführung wie oben.

❗ Tipps und Tricks
Beim stehenden Patienten treten im Muskel Scherkräfte auf, die eine Kanüle abbrechen können → möglichst beim liegenden Patienten injizieren; ist dennoch ausnahmsweise eine Injektion im Stehen nötig → Patienten auffordern, das Gewicht auf die Gegenseite zu verlagern und auf der Seite der Injektion ganz locker zu lassen.

Ventroglutäale Injektion nach Sachtleben (Crista-Methode)

Indikationen
Säuglinge und Kleinkinder.

Injektionsorte
Die Mitte einer gedachten Linie zwischen Eminentia cristae und Trochanter. Injiziert wird in den M. gluteus medius. Bei
- Kindern bis 0,75 m Körpergröße 1 Fingerbreit (~ 2,5 cm)
- Kindern bis 1,25 m Körpergröße 2 Fingerbreit (~ 5 cm)
- Kinder über 125 cm Körpergröße 3 Fingerbreit (~ 7,5 cm) unterhalb des Beckenkamms.

Durchführen
- Patienten in eine entspannte Seitenlage mit leicht angewinkelten Knien bringen
- Den Injektionsort bestimmen:
  - Bezugspunkte sind die Eminentia cristae iliacae und der Trochanter major
  - Trochanter major ertasten und evtl. markieren, z. B. mit gefärbtem Desinfektionsmittel
  - Eminentia cristae ertasten und evtl. markieren
  - Auf der gedachten Verbindungslinie zwischen Trochanter major und Eminentia cristae je nach Größe des Patienten (1–3 Querfinger unterhalb der Eminentia cristae) injizieren
- Weitere Durchführung wie oben.

Injektion in den Oberschenkelmuskel
Alternative zur ventroglutäalen Injektion.

Injektionsort
- Die Mitte einer gedachten Linie zwischen Trochanter major und Patella; der laterale Anteil des M. quadriceps femoris (▸ Abb. 3.7)
- **Vorsicht:** Eine Handbreit unterhalb des Trochanters und eine Handbreit oberhalb des Knies darf nicht injiziert werden (Gefäßverletzungen)!

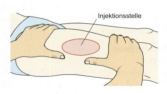

Abb. 3.7 Injektionsstelle bei der i. m.-Injektion in den Oberschenkel [L264]

Durchführen
- Patienten in entspannte Rückenlage bringen, Bein innenrotieren
- Eine Hand auf den Trochanter major legen, die andere oberhalb der Kniescheibe. Oberhalb der abgespreizten Daumen, in der Mitte zwischen den Händen desinfizieren und injizieren. (▸ Abb. 3.7)
- Kanüle (Nr. 1 „gelb" oder Nr. 2 „grün") senkrecht in Richtung Femur einstechen
- Weitere Durchführung wie oben.

Injektion in den Oberarmmuskel

Indikationen
Wenn Injektion in den M. gluteus oder M. quadriceps femoris nicht möglich. Impfungen, z. B. Tetanus. Injektion kleiner Mengen (2–3 ml).

Injektionsort

Am Oberarm in den M. deltoideus. Beim Erwachsenen 3 fingerbreit unterhalb der Schulterhöhe senkrecht in den Muskelbauch.

> **Tipps und Tricks**
> **Injektionen in den Oberarmmuskel** sollten wegen der erhöhten Gefahr von Gefäß- und Nervenverletzungen die Ausnahme bleiben und möglichst vom Arzt durchgeführt werden.

3.2.2 Intravenöse Injektion

Wird vom Arzt durchgeführt bzw. von Pflegenden mit entsprechender Zusatzausbildung.

Indikationen

Krankheitszustände, die einen schnellen Wirkungseintritt des Medikaments verlangen. Medikamente, für die keine andere Applikation erlaubt ist.

Injektionsorte

In der Reihenfolge der Punktionshäufigkeit:
- Ellbeuge, Innenseite Unterarm, Handrücken
- Fußrücken und Schädelvenen beim Säugling.

Material

Injektionskanüle (Kaliber gemäß Viskosität und Volumen der Injektionslösung), ggf. Venenverweilkanüle bei wiederholten Injektionen in kurzen Intervallen, Stauschlauch, Lagerungshilfsmittel für den Arm, Hände- und Hautdesinfektionsmittel, Tupfer, ggf. Pflaster, unsterile Handschuhe, ggf. flüssigkeitsdichte Unterlage, Kanülenabwurf.

Durchführen

Arzt
- Vorbereiten: Patienten informieren, hinlegen oder setzen lassen, für ausreichend Licht sorgen, störende Kleidung entfernen, Injektionsort ggf. mit Kissen oder Unterarmkeil unterstützen, Bett mit flüssigkeitsdichter Unterlage schützen, ggf. durch Pflegeperson ruhige Lage des Arms sicherstellen (desorientierte Patienten)
- Hygienische Händedesinfektion durchführen, Stauschlauch anlegen, Vene und Verlauf sorgfältig palpieren, Stauschlauch lösen, Haut desinfizieren, Handschuhe anziehen, erneut stauen, Vene im flachen Winkel punktieren (▶ Kap. 3.1.7), aspirieren, Stauschlauch lösen, Medikament langsam injizieren, ca. 1 ml/min, ggf. langsamer bei Missempfindung, sterilisierten Tupfer auf die Einstichstelle legen, Kanüle zügig entfernen, Punktionsstelle ca. 5 min komprimieren, dabei Ellbeuge gestreckt lassen, Arm ggf. hoch halten.

Pflege
- Assistenz: Medikament aufziehen, ggf. Materialien anreichen und Patienten unterstützen (z. B. ablenken, beruhigen)
- Beobachtung: Vitalzeichen (▶ Kap. 2.5), Kollaps- und Schockzeichen, Schmerz, Sensibilitätsstörungen, Blässe distal der Injektionsstelle (versehentliche intraarterielle Injektion), Übelkeit, Schwindel, Hitzewallung, Pulsrasen,

Dyspnoe, Schüttelfrost (allergische Reaktionen), Lähmungserscheinungen, sensible Ausfälle, Nachbluten, Hämatom, Wirkungseintritt des Medikaments.

Komplikationen und Hilfen

- Hämatom und Paravasat (→ Injektion abbrechen, Einstichstelle komprimieren, mit Kühlelementen kühlen, später ggf. Heparinsalbe auftragen)
- Drohende Gewebenekrose durch Zytostatikum-Paravasat (▶ Kap. 14.3.3)
- Versehentliche intraarterielle Injektion:
  - Kanüle intraarteriell belassen
  - Arzt: 20 ml physiol. NaCl-Lösung, wasserlösliches Kortisonderivat (z. B. 50–100 mg Solu-Decortin H®), 10–20 ml eines Lokalanästhetikums (z. B. Scandicain 1 %®), 1–2 ml Hydergin® intraarteriell injizieren
  - Evtl. Thrombolyse veranlassen
- Nervenläsion: neurologische Untersuchung anfordern.

❗ Tipps und Tricks

- Erleichterungen für eine Venenpunktion: ruhige, entspannte Atmosphäre schaffen, Zuschauer vermeiden
- Venösen Rückfluss anregen: feucht-warme Wickel (▶ Kap. 3.9.1), Arme in warmes Wasser halten. Venen von distal nach proximal ausstreichen. Punktionsstelle beklopfen. Hand wiederholt schließen und öffnen lassen
- Prüfen, ob nach Anlegen des Stauschlauchs Puls noch tastbar ist
- Statt Stauschlauch Blutdruckmanschette benutzen (ca. 80 mmHg)
- Venen immer erst distal punktieren. Später kann nach proximal ausgewichen werden.

3.2.3 Subkutane Injektion

Indikationen
Parenterale Verabreichung von isotonischen und wässrigen Lösungen, z. B. Insulin (▶ Kap. 12.6.5), Heparin (▶ Kap. 8.3).

Injektionsort
Alle Körperregionen mit ausgeprägter Subkutis, z. B. Bauchdecke, Oberschenkel, Oberarme (▶ Abb. 3.8).

Material
Kurze, feine Kanüle (Nr. 18–20), Hände- und Hautdesinfektionsmittel, sterilisierte Tupfer, ggf. Pflaster, Kanülenabwurf.

Vorbereiten
Patienten informieren, Medikament bereitstellen, Patienten entspannt positionieren.

Durchführen

- Hygienische Händedesinfektion durchführen, Injektionsgebiet desinfizieren
- Eine Hautfalte mit Daumen und Zeigefinger abheben
- Kanüle in die Hautfalte einstechen; Einstichwinkel bei normalgewichtigen Patienten senkrecht, bei kachektischen Patienten im spitzen Winkel (ca. 45°), Fertigspritzen (z. B. Heparin) ebenfalls senkrecht einstechen
- Evtl. leicht aspirieren (je nach Hausstandard), bei Heparin nicht aspirieren, da Hämatomgefahr. Herstellerangaben grundsätzlich beachten

3

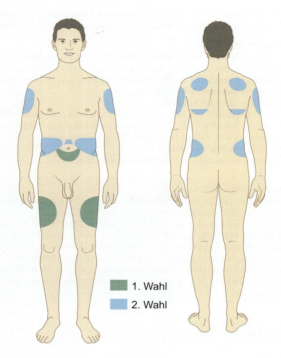

■ 1. Wahl
■ 2. Wahl

Abb. 3.8 Mögliche Orte zur subkutanen Injektion [L234]

- Langsam injizieren
- Kanüle zügig entfernen, Hautfalte loslassen, Einstichstelle mit trockenem Tupfer leicht komprimieren
- Kanüle in Abwurfbehälter entsorgen.

Nachbereiten
Einstichstelle auf Infektionszeichen kontrollieren, allergische Reaktionen beachten, Medikamentenwirkung beobachten.

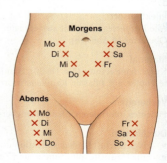

Abb. 3.9 Beispiel für Spritzenkalender für s. c.-Injektionen [L234]

! **Tipps und Tricks**
- Bei sehr kachektischen Patienten Kanüle im flachen Winkel einstechen
- Injektionsorte regelmäßig wechseln (sonst Subkutisschädigungen), Wechselmodus mit dem Patienten absprechen und dokumentieren (▶ Abb. 3.9).
- Patienten, die nach der Krankenhausentlassung weiter s. c. injizieren müssen, zur eigenständigen Injektion anleiten → Mikroschulungskonzept (www.patientenedukation.de).

3.3 Infusionen

3

◖ **Rechtliche Situation**
Die Infusionstherapie obliegt dem Arzt. Er kann die praktische Durchführung an Pflegefachpersonen delegieren (▶ Kap. 1.9). Nach schriftlicher Verordnung können diese gemäß ihrer Handlungskompetenz die Durchführungsverantwortung übernehmen für:
- Vorbereiten von Infusionslösungen
- Zuspritzen von Medikamenten zur Infusion
- Auswechseln von Infusionen
- Erneuern der Infusionssysteme
- Überwachen und steuern des Infusionsablaufs.

Durch spezielle Ausbildung können Pflegefachpersonen die Durchführungskompetenz erwerben für:
- Anlegen von Infusionen
- Injizieren von Medikamenten in die Zuspritzvorrichtung an venösen Zugängen.

3.3.1 Venöser Zugang

Periphere Verweilkanüle oder Midline-Katheter

Lokalisation
Bevorzugt Unterarm und Handrücken, evtl. Ellbeuge. Zunächst immer distalen Punktionsort wählen, um die Venen proximal für weitere Punktionen zu schonen! Für Midline-Katheter die Venen der Armbeuge wählen.

Material
2–3 Venenverweilkanülen (z. B. Braunüle®) verschiedener Größe (17 G/gelb und 18 G/grün bei Erwachsenen) oder Midline-Katheter, Hände- und Hautdesinfektionsmittel, unsterile Handschuhe, flüssigkeitsdichte Unterlage, Stauschlauch, sterilisierte Tupfer, Heftpflaster, Folienverband, Extensionsleitung (ggf. mehrlumig) mit desinfizierbarem nadelfreien Konnektionssystem (z. B. Octopussystem von Vygon®), sterile Verschlusskappe mit oder ohne Mandrin, 5 ml NaCl 0,9 % zum Spülen oder Infusion zum Anschließen, Kanülenabwurf. Bei Bedarf Einmalrasierer/Clipper.

Pflege
- Vorher Toilettengang ermöglichen
- Patienten entsprechend positionieren, störende Bekleidung entfernen

- Ggf. Punktionsstelle rasieren/clippen, ggf. lokalanästhesierende Salbe auftragen
- Bei schlechten Venenverhältnissen ggf. die Venenfüllung verbessern (▶ Kap. 3.1.7)

3

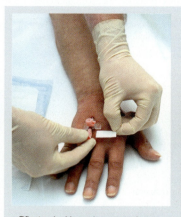

a Pflaster der Verpackung entnehmen und Vliesrechteck unter die Kanülenflügel legen.

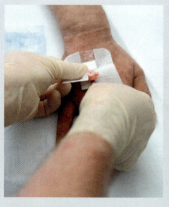

b Papier vom ungeschlitzten Rand des Pflasters ca. 1,5 cm abziehen und Pflaster so aufkleben, dass der Beginn des Schlitzes an der Zuspritzpforte der Kanüle liegt.

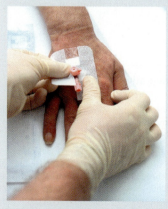

c Papier weiter abziehen und beide Pflasterflügel nacheinander auf der Haut festkleben. Kanülenende und Infusionsschlauch werden nicht vom Pflaster erfasst.

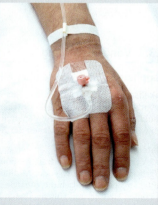

d Infusionsschlauch in Schlaufe legen (evtl. auch zwischen Daumen und Zeigefinger des Patienten) und mit einem Pflasterstreifen fixieren.

Abb. 3.10 Fixieren einer venösen Verweilkanüle [K115]

- Patienten betreuen, Arzt assistieren
- Verweilkanüle fixieren (▶ Abb. 3.10), Extensionsleitung anschließen und mit Infusionssystem verbinden
- Korrektes Einlaufen der Infusionsflüssigkeit kontrollieren, z. B. Tropfgeschwindigkeit
- Verbände bei Schmerzäußerungen und/oder Infektionszeichen sofort wechseln, Einstichstelle und Venenverlauf inspizieren. Transparent-Verbände gemäß Herstellerangabe oder wöchentlich wechseln. Undurchsichtige Verbände täglich erneuern.

Komplikationen und Hilfen
- Paravasat oder Thrombophlebitis: Verweilkanüle sofort entfernen! Ggf. Arm erhöht positionieren, kühlen, Heparinsalbe auftragen. Arzt: evtl. lokale oder systemische Antiphlogistika verordnen, evtl. „low-dose" Heparin
- Jede an der Punktionsstelle schmerzhafte Kanüle sofort entfernen
- Grundsatz: „Der Patient hat immer recht, auch wenn man nichts sieht".

Zentralvenöser Katheter (Cava-Katheter)

Lokalisation
Die Katheterspitze liegt in der oberen Hohlvene (V. cava).
Zugang: peripher über V. basilica, V. femoralis. Zentral über V. subclavia, V. jugularis interna, V. jugularis externa. Heute bevorzugter Zugang über V. jugularis interna (sicher und risikoarm).

Material
- Venenkatheter; bevorzugt werden Katheter aus Polyurethan: besonders flexibel, geringe Thrombogenität, leicht venengängig, zur arteriellen Druckmessung geeignet
- Verschiedene Einführungssysteme stehen zur Auswahl:
  – Stahlaußenkanüle
  – Kunststoffaußenkanüle
  – Seldinger-Technik
- Lanzette oder Skalpell, 10-ml-Spritze mit NaCl 0,9 %, alles zur Lokalanästhesie, entsprechende Punktionskanüle, Kanülenabwurf
- Sterile Handschuhe, Schutzkittel, Mundschutz, sterile Abdecktücher, sterile Kompressen, ggf. Einmalrasierer/Clipper, Haut- und Händedesinfektionsmittel, flüssigkeitsdichte Unterlage, ggf. Nahtmaterial, Heftpflaster, Folienverband, Extensionsleitung mit desinfizierbarem, nadelfreiem Konnektionssystem (ggf. mehrlumig).

Vorbereiten
Untersuchungsraum vorbereiten, Patienten informieren (Arzt). Blase entleeren lassen. Infusion richten, Patienten positionieren, Bett in Arbeitshöhe bringen, leichte Kopftieflage einstellen (bessere Venenfüllung, Vermeidung von Luftembolien), störende Kleidung entfernen, Kopfkissen entfernen, flüssigkeitsdichte Unterlage unterlegen. Mundschutz anlegen, Hände desinfizieren, Materialien auf steriler Arbeitsfläche richten, Punktionsstelle großzügig desinfizieren.

Durchführen
Arzt, Pflegeperson assistiert: Schutzkittel und Mundschutz anziehen, Hände- und Hautdesinfektion durchführen. Sterile Abdecktücher auflegen, Lokalanästhesie setzen, Punktionsstelle erneut desinfizieren, evtl. Hautschnitt durchführen, Vene

anpunktieren, Katheter evtl. unter Sonografiekontrolle vorschieben, Punktionskanüle entfernen. Katheter auf Durchgängigkeit prüfen, Infusion anschließen, Katheter mit Pflaster oder (seltener) mit Hautnaht fixieren, Punktionsstelle reinigen und desinfizieren, Folienverband anlegen, Katheter, Extensionsleitung und Infusionsleitung spannungsfrei fixieren, zur Lagekontrolle röntgen lassen, Tropfgeschwindigkeit einstellen, ggf. Infusionspumpe anschließen.

Nachbereiten
Vitalzeichenkontrolle (▶ Kap. 2.5), Punktionsumgebung reinigen, den Patienten beim Ankleiden unterstützen, Bett richten, Tropfgeschwindigkeit kontrollieren, Infusionsprogramm dokumentieren (Reihenfolge, Tropfenzahl, Zusätze).

Komplikationen
- Nosokomiale Infektionen
- Pneumo- und Hämatothorax
- Pleuraerguss durch Infusionen
- Nachblutung, Hämatom, Arterienverletzung
- Herzrhythmusstörungen durch Katheterfehllage.

Implantierte venöse Dauerkatheter

Indikation
Langfristige i. v.-Medikamententherapie (z. B. Zytostatika), parenterale Ernährungstherapie oder Transfusionen.
Blutentnahme im Ausnahmefall, z. B. bei schlechten Venenverhältnissen.

Port®-System
Total implantierter zentralvenöser Katheter (▶ Abb. 3.11): Die Katheterspitze liegt in einer zentralen Vene, durch einen subkutanen Hauttunnel wird der Katheter mit einer subkutan implantierten Injektionskammer verbunden.
- Die Injektionskammer wird nur mit speziellen Nadeln (z. B. Hubernadel) punktiert. Je nach Modell bis zu 2.000 Mal punktierbar
- Strenge Aseptik bei der Punktion und Infusion einhalten
- Auf Wunsch Haut vor Punktion anästhesieren
- Mundschutz anlegen, Hände desinfizieren, Haut über der Injektionskammer desinfizieren, sterile Handschuhe anziehen, Portnadel senkrecht einstechen, Port mit 10 ml NaCl 0,9 % spülen, um Durchgängigkeit zu prüfen. Langsam injizieren (Ruptur möglich!), nach Medikamenteninjektion mit NaCl 0,9 % nachspülen
- Bei mehreren Medikamenten mit NaCl 0,9 % zwischenspülen
- Bei Infusionen Nadel gut fixieren, aseptisch verbinden.

Komplikationen
- Widerstand bei der Injektion (→ sichtbarer Teil des Katheters auf Abknickungen kontrollieren; Lage der Hubernadel geringfügig ändern, sie könnte mit dem Schliff an der Portwand anliegen; Katheter auf Arztanordnung mit einer 10-ml-Spritze NaCl-Lösung 0,9 % anspülen, Katheterspitze könnte an der Venenwand anliegen)
- Paravasat im Portbereich (→ Portnadel wechseln und auf korrekten Einstichsort und korrekte Einstichtiefe achten)
- Lokale Infektion im Portbereich, Kathetersepsis (→ Infusion stoppen, Arzt sofort informieren, ggf. wird der Arzt die Entfernung des Katheters veranlassen; Katheterspitze steril gewinnen und im sterilen Transportbehälter zum Erregernachweis ins Labor schicken).

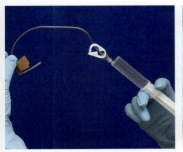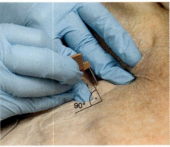

Abb. 3.11 Punktion der Injektionskammer eines Port-Katheters [K115]

3

Hickman-Katheter

- Teilimplantierter zentralvenöser Katheter. Wie beim Portsystem liegt die Katheterspitze in einer zentralen Vene
- Katheter wird durch einen subkutanen Tunnel geführt und endet außerhalb der Haut. Das offene distale Ende hat einen Luer-Lock-Anschluss
- Streng aseptisch vorgehen, steril verbinden, Abknicken des Katheters vermeiden
- Luer-Lock-Anschluss immer geschlossen halten, Gefahr der Luftembolie.

Spezielle Portsysteme

- **Hochdruck-Port:** Durch die besondere Druckstabilität können mithilfe einer speziellen Hochdruck-Portkanüle größere Medikamentenmengen in kurzer Zeit injiziert bzw. infundiert werden; besonders geeignet auch zur Kontrastmittelgabe bei CT oder MRT
- **Doppelport:** Er besteht aus 2 getrennten Injektionskammern und einem doppellumigen Port-Katheter; es können nicht kompatible Medikamente gleichzeitig appliziert werden.

Tipps und Tricks

- Die Punktionen dürfen ausschließlich von speziell geschulten Pflegepersonen durchgeführt werden
- Waschen, Baden und Duschen sind mit Portsystem möglich.

3.3.2 Dauerinfusion

Indikationen

- Ausgleich, z. B. von Wasser- und Elektrolytverlusten
- Parenterale Ernährung
- Medikamentengabe, z. B. Katecholamine, Antihypertensiva.

Richten der Infusion

Material

Infusionsflasche (Glas, Kunststoff), ggf. Aufhängevorrichtung, steriles Infusionsbesteck (Lock-Ansätze, Tropfkammer, Belüftungsventil mit Bakterienfilter, Durchflussregler, Zuspritzvorrichtung), Infusionsständer, Flächen- und Händedesinfektionsmittel.

Durchführen

- Arbeitsfläche und Hände desinfizieren
- Infusionsflasche auf Unversehrtheit prüfen, Infusionslösung auf Trübung oder Kristallisierung kontrollieren. Verfallsdatum beachten
- Verschlussabdeckung entfernen, Verschluss desinfizieren (nur bei Glasflaschen erforderlich)
- Infusionsbesteck auspacken, Durchflussregler und Belüftungsventil schließen
- Dorn des Infusionsbestecks tief durch das Verschlussgummi einstechen
- Flasche aufhängen bzw. hochhalten
- Tropfkammer durch komprimieren und loslassen zu ⅔ füllen
- Belüftungsventil öffnen: bei Plastikflaschen optional, bei Glasflaschen Pflicht
- Durchflussregler langsam öffnen, Infusionsbesteck blasenfrei füllen, Durchflussregler schließen.

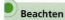

Zumischen von Medikamenten

- Verschlussstopfen desinfizieren
- Kanüle an markierter Stelle einstechen, Medikament ohne Schaumbildung einspritzen
- Überdruck in der Flasche vermeiden, ggf. Spikes verwenden. Beim Zuspritzen größerer Mengen vorher entsprechend viel Flüssigkeit aus der Flasche abziehen
- Flascheninhalt beobachten (Ausflockung, Kristallisierung, Trübung)
- Angaben zum zugespritzten Medikament (Name, Konzentration, Dosierung, Zeit und Patientenname) mit wasserfestem Filzstift oder Aufkleber auf der Infusionsflasche vermerken.

Beachten

- Infusion erst unmittelbar vor dem Anlegen vorbereiten. Infusionen müssen nach 12 h eingelaufen sein oder gewechselt werden (Bakterienwachstum)
- Medikamente vor Anbringen des Infusionsbestecks zumischen
- Lichtempfindliche Medikamente schützen (lichtdichter Überzug für Infusionsflasche, lichtdichtes Infusionsbesteck).

Tipps und Tricks

Berechnung der Infusionsgeschwindigkeit

Grundlage aller Berechnungen:

1 ml entspricht 20 Tropfen

1 Tropfen/min = 3 ml/h

Häufig werden die Gesamtmenge der Infusionen und die Infusionsdauer angeordnet. Dann lässt sich die notwendige Tropfenzahl pro Minute bzw. die Infusionsmenge in ml/h folgendermaßen errechnen:

$$\frac{\text{Infusionsmenge in ml} \times 20 \text{ Tropfen/ml}}{\text{Infusionsdauer in h} \times 60 \text{ min/h}} = \frac{\text{Gesamttropfenzahl}}{\text{Infusionsdauer in min}} = \text{Tropfen/min}$$

Beispiel: 500 ml Infusionslösung sollen in 12 Std. durchlaufen.

$$\frac{500 \text{ ml} \times 20 \text{ Tropfen/ml}}{12 \times 60 \text{ min/h}} = \frac{10.000 \text{ Tropfen}}{720 \text{ min}} = 13{,}88 \text{ Tropfen/min}$$

$$\frac{60 \text{ s/min}}{13{,}88 \text{ Tropfen/min}} = 4{,}32 \text{ s/Tropfen}$$

→ Ungefähr alle 4 Sekunden muss 1 Tropfen fallen.

Manchmal werden aber auch die Tropfenzahl pro Minute und die Gesamt-infusionsmenge verordnet und die Pflegende möchte zur Zeitabschätzung und Infusionsplanung wissen, wann die Infusion beendet sein wird:

$$\frac{\text{Infusionsmenge in ml} \times 20 \text{ Tropfen/ml}}{\text{Tropfenzahl/min} \times 60 \text{ min/h}} = \text{Einlaufzeit in h}$$

Beispiel: Eine Kurzinfusion mit einem Gesamtvolumen von 100 ml soll mit einer Tropfenzahl von 30 Tropfen pro Minute einlaufen.

$$\frac{100 \text{ ml} \times 20 \text{ Tropfen/ml}}{30 \text{ Tropfen/min} \times 60 \text{ min/h}} = \frac{2.000}{1.800} = 1,1 \text{ h}$$

→ Die Infusion läuft etwas länger als eine Stunde.

3

Beachten
- Exaktes Einstellen der Tropfgeschwindigkeit ist nur mit einer Infusions-pumpe möglich (▶ Tab. 3.2)
- Kaliumangereicherte (> 40 mmol) Infusionen aus Sicherheitsgründen nur mit Infusionspumpe infundieren. Vorsicht Venenschädigung!

Tab. 3.2 Beispiele zur Einstellung von Infusionen

Menge/ml	Infusionszeit	Tropfen/min	Tropfenzahl pro ml
50	½ h	33	1 ml = ca. 20 Tropfen
100	½ h	66	10 ml = ca. 200 Tropfen
500	2 h	83	250 ml = ca. 5.000 Tropfen
500	3 h	55	500 ml = ca. 10.000 Tropfen
500	6 h	28	1.000 ml = ca. 20.000 Tropfen
500	9 h	19	Ausnahme: ölige Lösungen
500	12 h	14	
500	24 h	7	
1.000	6 h	56	
1.000	12 h	28	
1.000	24 h	14	
2.000	12 h	56	
2.000	24 h	28	

Pflege
- Infektionen vermeiden: Vor jeder Manipulation Hände und Ansatzstücke desinfizieren. Infusionsbestecke mit allen Zwischenstücken frühestens nach 4 Tagen, bei Verabreichung von Lipidlösungen alle 24 h und bei Transfusion von Blut und Blutbestandteilen alle 6 Std. wechseln

- Verbände bei Schmerzäußerungen und/oder Infektionszeichen sofort wechseln, Einstichstelle und Venenverlauf inspizieren. Transparent-Verbände gemäß Herstellerangabe oder wöchentlich wechseln. Undurchsichtige Verbände täglich erneuern.
- Komplikationen vermeiden: zentralvenöse Zugänge nur in Ausnahmefällen diskonnektieren; Entzündungszeichen sofort dem Arzt melden, Katheter vom Arzt entfernen lassen, Katheterspitze steril abschneiden, zur bakteriologischen Untersuchung schicken
- Infusionsrelevante Parameter überwachen: Flüssigkeitsbilanz (▶ Kap. 2.7.3), Hautturgor und Ödeme (▶ Kap. 2.3.1), ZVD-Messung (▶ Kap. 3.7.6), Blutkontrollen (Elektrolyt-, Säure-Basen-Haushalt, Hämoglobin, Hämatokrit).

Infusionslösungen anwärmen
Indikationen
Unterkühlte Patienten, schwer traumatisierte Patienten, z. B. Verbrennungen, Polytrauma.
Der Organismus muss zugeführte Flüssigkeiten, die kühler als Körpertemperatur sind, anwärmen. Dadurch geht ihm wertvolle Energie verloren, die ggf. zur Genesung notwendig ist.

Anwärmmethoden
- Infusionen im speziellen Wärmeschrank vorwärmen
- Infusionen während der Applikation erwärmen. Die Infusionsleitung wird durch eine elektrische Wärmeeinheit geleitet, die am Infusionsständer befestigt wird.

3.3.3 Kurzzeitinfusion

Indikationen
Gabe von Medikamenten, z. B. Antibiotika, Zytostatika, Kontrastmitteln (i. v.-Pyelogramm), 50–100 ml in bis zu 3 h, meist jedoch in ca. 30 min.

Material
Wie bei Dauerinfusion (▶ Kap. 3.3.2)

Durchführen
- Verschlüsse von Medikament und Lösungsmittel desinfizieren
- Medikament auflösen: Überleitungsbesteck in Lösungsmittelflasche einstechen, Medikamentenflasche auf die Überleitungskanüle stecken, Flaschen umdrehen (Medikament unten, Lösungsmittel oben), Lösungsmittel restlos einlaufen lassen
- Überleitungsbesteck entfernen, Medikament restlos auflösen, dabei nicht schütteln
- Verschluss erneut desinfizieren, Infusionssystem anschließen.

Tipps und Tricks
Kurzinfusionen erst unmittelbar vor Gebrauch richten. Erste Applikation bei Antibiotika und Kontrastmittelgabe durch den Arzt.

3.3.4 Spritzen- und Infusionspumpen

Wer eine Spritzenpumpe (z. B. Perfusor®) bedient, muss an einer Einweisung im Sinne der MPBetreibV (Medizinproduktebetreiberverordnung, ▶ Kap. 1.9.9) teilgenommen haben. Diese Einweisung gilt immer nur für das entsprechende Gerät (z. B. Perfusor®), nicht für eine ganze Gerätegruppe (z. B. Spritzenpumpen). Fehlerhaftes Bedienen kann zu schweren Schäden des Patienten führen, daher grundsätzlich Bedienungsanleitung lesen. Immer nur die vom Hersteller empfohlenen, passenden Spritzen und Leitungen benutzen.

Beachten
Bei der Dosierung von Medikamenten über Spritzenpumpe: Die Verdünnungen wechseln von Klinik zu Klinik! Im Zweifel nachfragen und grundsätzlich die Verdünnung auf der Perfusorspritze vermerken!

Durchführen am Beispiel Perfusor®
- Medikament und Lösungsmittel in verordneter Verdünnung in Perfusorspritze aufziehen, beiliegende Nadel nutzen
- Etikett mit folgenden Angaben auf die Perfusorspritze kleben: Patientenname, Datum und Uhrzeit der Zubereitung, Medikamentenname, Lösungsmittel und Konzentration
- Perfusorleitung® anbringen (Luer® Schraubkonnektor)
- Spritze und Leitung entlüften
- Spritze in das Gerät einlegen, korrekten Sitz in der Rasterschablone überprüfen
- Leitung mit Venenkatheter verbinden, Dreiwegehahn auf Durchfluss einstellen
- Durchflussrate am Gerät einstellen, starten
- Einwandfreien Betrieb kontrollieren
- Patienten auf Medikamentenwirkung und -nebenwirkungen beobachten
- Patienten auffordern, sich bei Alarmsignal sowie bei Missempfindungen sofort zu melden.

3.3.5 Infusionspumpe

Über Infusionspumpen können Infusionen mit einer genau definierten Tropfenzahl pro Minute infundiert werden. Hierfür gibt es spezielle Infusionssysteme mit einem verdickten, besonders elastischen Mittelstück, das in das Gehäuse der Pumpe eingelegt wird. Ein Tropfendetektor wird an die Tropfenkammer angebracht.

Durchführen
- Infusion richten (▶ Kap. 3.3.2). Sorgfältig entlüften, da sich besonders im Mittelstück Luftblasen ansammeln können
- Tropfendetektor um den Ring an der Tropfenkammer legen
- Infusionsleitung mit dem Mittelstück in das Gehäuse der Pumpe einlegen und oben und unten an der Klemmvorrichtung arretieren
- Gehäuse schließen, verordnete Tropfenzahl einstellen und Infusionsvorgang starten
- Weitere Durchführung wie Perfusor® (▶ Kap. 3.3.4).

3.4 Parenterale Substitutionstherapie

Parenterale Ernährung

Indikationen

- Nahrungskarenz, z. B. prä- oder postoperativ, Pankreatitis, Colitis ulcerosa, Ileus, Ösophagusvarizenblutungen
- Gesteigerter Stoffwechsel, z. B. nach Trauma, bei Kachexie, Tumor (Nährstoffbedarf, ▶ Tab. 3.3)
- Nahrungsaufnahme oral nicht möglich, z. B. bei Bewusstlosigkeit, Schluckstörungen, Ösophagustumor
- Nahrungsverweigerung.

Applikationen

- Über Cavakatheter hypertone Lösungen verabreichen
- Über peripheren Zugang bei kurzfristiger parenteraler Ernährung, z. B. mit StructoKabiven® peripher.

Durchführen

- Infusion nach Arztanordnung richten (▶ Kap. 3.3.2)
- Verschiedene Nährstofflösungen gleichmäßig über 24 h verteilen, kompatible Lösungen über Mehrfachverbindungen oder als Mischlösung infundieren (Mischbeutel-„All-in-One-Lösung"), evtl. Infusionspumpe benutzen.

> **Tipps und Tricks**
> - Bei zu rascher Infusion können die Nährstoffe nicht verwertet werden, ein Teil wird ungenutzt ausgeschieden
> - Fettlösungen reagieren besonders auf Beimischungen → keine anderen Infusionen nebenbei laufen lassen
> - Fettlösungen können über periphervenösen Zugang verabreicht werden, sie sind osmotisch unwirksam
> - Medikamente als Kurzinfusion separat verabreichen.

Tab. 3.3 Täglicher Nährstoffbedarf (pro kg KG)

	Basaler Bedarf	Mittlerer Bedarf	Hoher Bedarf
Energie	25 kcal = 105 kJ	35–40 kcal =147–168 kJ	50–60 kcal = 210–251 kJ
Stickstoff (entspricht Aminosäuren)	0,11 g (= 0,7 g)	0,16 g (= 1 g)	0,24–0,32 g (= 1,5–2 g)
Kohlenhydrate	3 g	5 g	7 g
Fett	1 g	1,5 g	2 g
Elektrolyte Natrium Kalium Kalzium	1–1,4 mmol 0,7–0,9 mmol 0,1 mmol	2–3 mmol 2 mmol 0,15 mmol	3–4 mmol 3–4 mmol 0,2 mmol

Literatur

Bischoff SC. DGEM – Leitlinien: Klinische Ernährung (2018), www.dgem.de/leitlinien (letzter Zugriff 12.2.2019).

Bischoff SC. DGEM-Leitlinie: Klinische Ernährung in der Intensivmedizin (2018), www.dgem.de/leitlinien (letzter Zugriff 12.2.2019).
DGEM-Leitlinien-App: play.google.com/store/apps
Rümelin A, Mayer K. Ernährung des Intensivpatienten. Berlin: Springer, 2013.
Informationen zur Pflege von Portsystemen beim jeweiligen Hersteller, z.B. pfmmedical: www.pfmmedical.com/de/wissen/ports_und_portpflege/index.html (letzter Zugriff 21.3.2019)

3.5 Transfusionen

Definition
Transfusionen sind Transplantationen flüssigen Gewebes. Sie fallen in den ärztlichen Aufgabenbereich. Aufgaben der Pflegenden sind Vor- und Nachbereitung, Assistenz, Krankenbeobachtung und -betreuung.

3.5.1 Allgemeine Richtlinien

- Nur in einer Notfallsituation kann ohne Blutgruppenbestimmung nach dem Bedside-Test transfundiert werden (EK Blutgruppe 0, Rh-neg.); Blutgruppenbestimmung nachholen, dafür vor Transfusionsbeginn Nativblut abnehmen
- Bei geplanter Operation wenn möglich Eigenblutspende.

Indikationen
Bei Hb < 10 g/%, Hkt < 32 %, Blutverlust > 1,5–2 l.

Durchführen
Arzt
Die Anordnung zur Transfusion und Anzahl der Konserven bestimmt der Arzt schriftlich. Dazu gehört grundsätzlich die Anordnung der Verträglichkeitsprüfungen:

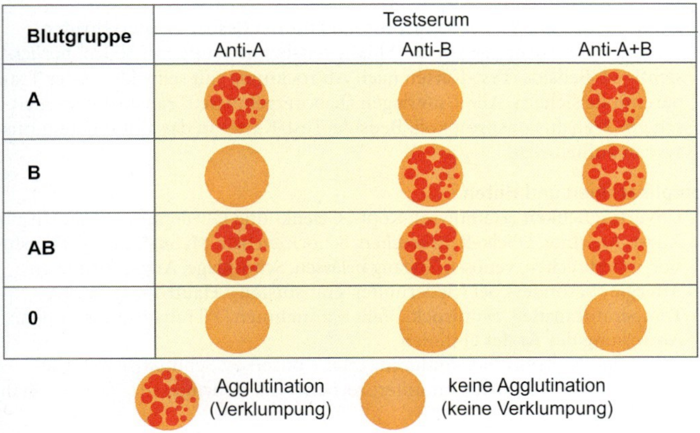

Abb. 3.12 Bedside-Karte zur Blutgruppenbestimmung [L157]

- Blutgruppenbestimmung
- Rh-Faktor-Bestimmung
- Kreuzprobe
- Coombs-Test
- Bedside-Test (▶ Abb. 3.12).

Patienten informieren, Blutkonserve und Begleitpapiere überprüfen, venösen Zugang legen bzw. bestehenden Zugang nutzen, Bedside-Test durchführen, Konserve anschließen. Übliche Transfusionsdauer 1 h; zur Vermeidung von Volumenüberlastungen, z. B. bei Herz- oder Niereninsuffizienz, 3–4 h. Nach der Transfusion Venenzugang mit NaCl 0,9 % durchspülen.

Pflege

- Blutgruppenbestimmung: 5–10 ml zitratfreies Blut und exakt beschriftetes Proberöhrchen ins Labor schicken
- Kreuzprobe: 5–10 ml zitratfreies Blut mit exakt beschriftetem Proberöhrchen ins Labor schicken, 3 Tage gültig
- Transfusionsprotokoll anlegen
- **Kontrollen durch 2 Personen** bei Empfang der Konserve und vor dem Richten der Konserve durchführen:
  - Verfallsdatum
  - Übereinstimmung von Begleitpapieren, Konservenetikett und Patientenunterlagen
  - Zustand der Konserve: Beschädigung, Kühlung, Hämolyse, Gerinnung
- Transfusion richten, soll Zimmertemperatur haben
- Ggf. Konserve nach Arztanordnung, z. B. bei unterkühltem Patienten, anwärmen: Durchlauferwärmer; maximal 37 °C
- Transfusionsbesteck mit Blutfilter benutzen, Tropfkammer bis über den Blutfilter füllen
- **Überwachen:** Befinden des Patienten und Anzeichen von Komplikationen ¼ stdl. während und für 1 h nach der Transfusion
- **Nachbereiten:** ggf. Folgeinfusion anhängen (Arztanordnung). Leeren Transfusionsbeutel für 48 h im Kühlschrank aufbewahren (Klärung von Transfusionszwischenfällen)
- **Dokumentieren:** Transfusionsprotokoll führen (lesbare Unterschriften). Vollblut-Transfusionen bei der Flüssigkeitsbilanzierung mit 300 ml berücksichtigen. Bedside-Test-Karten nach Abtrocknung mit selbstklebender Transparentfolie sichern. Alle Unterlagen (Laborergebnisse, Transfusionsbegleitschein, Transfusionsprotokoll, Bedside-Test-Karte) in das Dokumentationssystem aufnehmen.

Komplikationen und Hilfen

- **Unverträglichkeit** (Hämolyse): Kopf-, Gelenk- und Gliederschmerzen, Unruhe, Angst, Atemnot, Übelkeit, Erbrechen, Schockzeichen. Maßnahmen → Transfusion unterbrechen, venösen Zugang belassen, Schocklage, Arzt informieren
- **Allergie** (besonders bei wiederholter Transfusion): Hautrötung, Juckreiz, Temperaturanstieg, Blutdruckabfall. Maßnahmen → Transfusion stoppen, Anweisung des Arztes einholen
- **Septische Reaktion** (bei kontaminierter Konserve): Schüttelfrost, Fieber. Maßnahmen → Transfusion unterbrechen, Arzt informieren, Pflegemaßnahmen einleiten (▶ Kap. 23.4.2)
- **Transfusionsassoziierte akute Lungeninsuffizienz** (TRALI): akute Atemnot innerhalb von 6 h nach Transfusion, häufig auch mit RR ↓ und Fieber. Lun-

genödem ohne Herzinsuffizienz. Maßnahmen → Sauerstoffgabe, intensivmedizinische Versorgung mit frühzeitiger Intubation und Beatmung.

Tipps und Tricks
- Bei Transfusionen Notfallkoffer immer griffbereit stellen
- Keine Bakterienfilter verwenden, Blutspiegel in der Tropfkammer oberhalb des Blutfilters einrichten, da Hämolyse bei Auftreffen der Erythrozyten auf den Filter
- Für die Aufbewahrung und den Transport von Blut bzw. Blutbestandteilen grundsätzlich die Vorschriften der regionalen Blutbanken beachten
- Nach Unterbrechung der Kühlkette Blut bzw. Blutbestandteile nicht mehr verwenden, gefrorenes Plasma nach dem Auftauen nicht wieder einfrieren
- Transfusionszeit max. 6 h nach dem Erwärmen einer Blutkonserve
- Nach erfolgter Transfusion das aufgedruckte Volumen bilanzieren
- Zur Aufklärung von Transfusionszwischenfällen immer Konserve, Begleitpapiere, Transfusionsbericht und 10 ml Empfängerblut zur Blutbank schicken.

3.5.2 Zellkonzentrate

Erythrozytenkonzentrat

Definition
Erythrozytenkonzentrat: Blutkonserve, aus der durch Zentrifugieren das Plasma bis auf einen geringen Rest und ein Teil der Leukozyten entfernt wurde. Es enthält im Durchschnitt 65 g Hämoglobin (Hkt. 50 %). Eine Transfusion bewirkt einen Hämoglobinanstieg um ca. 1 g/dl.

Gewaschene (leukozytenarme) Erythrozyten
Erythrozytenkonzentrate, die durch dreimaliges Waschen mit jeweils 200 ml NaCl 0,9 % und durch Abpressen des „Buffy-Coats" (Schicht aus Leukozyten und Thrombozyten, die z. B. nach längerem Stehen zwischen Plasma und Erythrozyten entsteht) weitgehend von Leukozyten befreit sind.
Indikationen: Langzeit- und Massentransfusionen.

Leukozytenfreie Erythrozyten
Erythrozytenkonzentrate, die über spezielle Filter von Leukozyten befreit wurden. Durch Zwischenschalten eines Leukozytenfilters während der Transfusion können Erythrozytenkonzentrate leukozytenfrei transfundiert werden.
Indikationen: chronische Anämien, Knochenmarktransplantationen, nichthämolytische Transfusionszwischenfälle in der Anamnese, Adult Respiratory Distress Syndrome mit leuko- und thrombozytären Antikörpern.

Tiefgefrorene Erythrozytenkonzentrate
Erythrozytenkonzentrate, die mit Glyzerin versetzt und in flüssigem Stickstoff bei –195 °C eingefroren werden.
Indikationen: Bevorratung seltener Blutgruppen und Eigenblutspende.

Durchführen

- Mit 100–200 ml NaCl 0,9 % aufschwemmen
- Inhalt vorsichtig durchmischen
- Auf Raumtemperatur erwärmen, dann umgehend transfundieren
- Nach der Gabe von 4 Erythrozytenkonzentraten eine Konserve FFP (*siehe unten*) anhängen, Ausgleich des Defizits an Plasma und Gerinnungsfaktoren (Arztanordnung)
- Bei Massentransfusion nach Möglichkeit nur frische Konserven verwenden
- Zellkonzentrate nicht in der Flüssigkeitsbilanzierung berücksichtigen.

Tipps und Tricks

Leukozytenfreien Erythrozytenkonzentraten den Vorzug geben: Sie sind nicht durch Waschungen geschädigt und enthalten weniger als $0,1 \times 10^9$ Leukozyten. Zudem können sie leicht während der Transfusion hergestellt werden.

Thrombozytenkonzentrat und thrombozytenreiches Plasma

Definition

Thrombozytenkonzentrat: Durch Zellseparator von Einzelspendern herge-stelltes Einzelspenderkonzentrat.

Thrombozytenreiches Plasma: Aus Warmblutkonserven gewonnene plätt-chenreiche Plasmakonserve.

Indikationen

Thrombopenie ($< 20.000/mm^3$), z. B. im Rahmen einer Leukämietherapie, Kno-chenmarkinsuffizienz, Zytostatikatherapie.

Durchführen

- Möglichst sofort nach Lieferung verbrauchen (nicht kühlen!)
- Spezielles Transfusionssystem benutzen (Filterporen mind. 150 μm)
- Zur restlosen Transfusion der Thrombozyten, Transfusionsbeutel zum Ende der Transfusion mit sterilem NaCl 0,9 % durchspülen.

Tipps und Tricks

- Thrombozytenkonzentrate enthalten einen Rest Erythrozyten und müs-sen blutgruppengleich transfundiert werden. Eine Kreuzprobe ist jedoch nicht notwendig
- Zur Leukozytenreduzierung können während der Transfusion spezielle Filter zwischengeschaltet werden
- Zwischenlagerung im Kühlschrank ist nicht möglich, da Lagerung unter ständiger, gleichmäßiger Bewegung bei 2 °C notwendig, kann auf Sta-tion nicht gewährleistet werden.

Granulozytenkonzentrat

Definition
Granulozytenkonzentrat: Durch Zellseparator von blutgruppengleichen Einzelspendern hergestelltes granulozytenreiches Konzentrat. Es enthält immer auch einen größeren Anteil Erythrozyten. Zur Vermeidung einer Reaktion der Blutzellen gegen den Empfänger (Graft-versus-Host-Reaktion) werden die Granulozytenkonzentrate mit Gammastrahlen behandelt.

Indikationen
Transfusion unter Verwandten, wenn die Empfänger Kinder sind, bei Leukozytopenie, z. B. bei Zytostatikatherapie.

Durchführen
- Wie unter „Erythrozytenkonzentrat" beschrieben
- Blutgruppe und Rh-Faktor bestimmen
- Verträglichkeitstests durchführen.

Frisch gefrorenes Plasma (FFP)

Definition
Frisch gefrorenes Plasma (FFP): Blutplasma, bei −40 °C tiefgefroren, z. B. aus Erythrozytenkonzentratherstellung.

Indikationen
Ersatz fehlender Gerinnungsfaktoren; Ausgleich eines Plasmadefizits nach Gabe mehrerer Erythrozytenkonzentrate: nach jeweils 4 Konzentraten 1 Konserve FFP.

Durchführen
- Gefrorene Plasmabeutel vorsichtig behandeln, Bruchgefahr!
- Auftauen in spezieller Aufwärmvorrichtung
- Sofort nach Auftauen transfundieren
- Blutgruppengleich transfundieren (Rh-Faktor kann vernachlässigt werden).

3.5.3 Plasma

Immunglobuline

Humanes Immunglobulin (Hyperimmunserum)
Trockensubstanz aus 90 % IgG (menschliche Antikörper). Zur Unterstützung bzw. Ergänzung der humoralen Infektabwehr und zur Bindung pathologischer Antikörper.

Indikationen
- Antikörpermangelsyndrom
- Morbus Werlhof (thrombozytopenische Purpura durch antithrombozytäre Antikörper)
- Allergische oder toxische Thrombopenie, z. B. durch Kontrastmittel
- Myasthenia gravis
- Substitution nach Plasmaseparation.

IgM-angereichertes Immunglobulin

Trockensubstanz menschlicher Antikörper, angereichert mit IgM-Antikörpern, zur Unterstützung der humoralen Abwehr speziell gegen Problemkeime und deren Toxine.

Indikationen
- Schwere bakterielle Infektionen
- Schweres Antikörpermangelsyndrom.

Gerinnungsfaktoren

Mehr- und Einkomponenten-Konzentrate, z. B. Prothrombinkomplex, Fibrinogen, Antihämophilie Fraktion, Faktor-VIII-Konzentrat, Faktor-IX-Konzentrat.

Indikationen
- Schwere Verbrauchskoagulopathie
- Blutungen bei Synthesestörungen der Leber
- Blutungen unter Cumarintherapie.

Humanalbumin

Plasmabestandteil mit Einfluss auf Pufferkapazität, den onkotischen Druck und die Proteinreserve.

Indikationen
- Verbrennungen
- Volumenmangelschock
- Albuminurie (Nephrotisches Syndrom)
- Synthesestörungen der Leber.

Durchführen
- Arzt nimmt Blut für serologische Untersuchungen vor Applikation von Immunglobulinen ab
- Zur Blutabnahme – für die Albuminbestimmung – Patienten nicht hinlegen: Konzentrationsabfall um 5–8 %, Venenstauung kurz halten, Konzentrationsanstieg um 15 % nach 10 min
- Eiweißfraktionen erst unmittelbar vor der Applikation vorbereiten
- Trockensubstanz mit mitgelieferten Lösungsmitteln restlos auflösen
- Aufgelöstes Präparat sofort applizieren
- Nicht mit anderen Medikamenten mischen
- Auf Allergiezeichen achten.

3.5.4 Eigenblutspende

Indikationen
Ausschaltung von allergischen, hämolytischen und infektiösen Komplikationen (Hepatitis B, HIV), bei geplanten Operationen mit erwartetem Blutverlust (> 1.000 ml), Ablehnung von Fremdbluttransfusionen.

Vorbedingungen
OP 4–6 Wochen im Voraus planbar, keine Kontraindikationen zur Eigenblutspende.

Kontraindikationen
- Schlechter Allgemeinzustand
- Hkt < 34 %; Hb < 11 g/dl

- Ausgeprägte Anämie, z. B. bei Niereninsuffizienz
- Erythrozyten-Reifungsstörungen, z. B. megaloblastische Erythropoese
- Infektionskrankheiten
- Schwere Herz-Kreislauf- und Atemwegserkrankungen
- Neoplasien
- Gerinnungsstörungen.

Durchführen
Blutentnahme
- Termine mit Patient planen: ca. 4–6 Wochen vor dem stationären Aufnahmetermin beginnen; je Woche ein Spendetermin, bis ca. 3 Tage vor OP
- Vor jeder Blutspende Eignungs-Check durchführen (Arzt). RR-Kontrolle, Laboruntersuchungen (Hb, Ferritin, Hkt, BB)
- Eisenpräparate verordnen (Arzt), z. B. Eryfer® 100 mg pro Tag; Spartocine® 200 mg pro Tag. Patienten über mögliche Nebenwirkungen aufklären, z. B. Übelkeit, Diarrhö oder Obstipation, Magenschmerzen, schwarze Stuhlverfärbung
- Mit Stabilisator präparierten Entnahmebeutel und Begleitformular vorbereiten und beschriften
- Ca. 400–500 ml Blut abnehmen
- Kodierungsetikett aufkleben
- Während und nach der Blutspende Kreislaufkontrolle
- Blut mit Begleitformularen ohne Zeitverlust ins Blutdepot bringen lassen. Vollblut bei +4 °C max. 35 Tage haltbar. Trennen des Vollbluts in Erythrozytenkonzentrat und Eigenplasma (tiefgefroren) möglich
- Patienten nach Arztanordnung ggf. 500 ml Ringer-Lösung infundieren.

Eigenbluttransfusion
- Ab Hkt < 30 % intra- oder postoperativ Blut transfundieren (▶ Kap. 3.5.1)
- Zuletzt abgenommenes Blut zuerst transfundieren
- Blutbeutel und Begleitpapiere überprüfen
- Eigenblutkonserve erwärmen (Durchlauferwärmer)
- Bedside-Test durchführen (Arzt)
- Patienten während der Transfusion überwachen: Vitalzeichen, Unverträglichkeitsreaktionen, Tropfgeschwindigkeit
- Gebrauchtes Transfusionssystem und Blutrest, ca. 10 ml für 48 h im Kühlschrank aufbewahren.

Akute präoperative Eigenblutspende und Hämodilution
Akute Eigenblutspende: Bei nicht planbaren Operationen kann maximal 600–900 ml Eigenblut unmittelbar präoperativ abgenommen werden. Als Volumenersatz wird die gleiche Menge einer kolloidalen Lösung verabreicht.
Als Hämodilution wird das gleiche Verfahren durchgeführt, um präoperativ die Fließeigenschaft des Blutes zu verbessern, das Herzminutenvolumen zu steigern und die Oxygenierung des Herzmuskels zu optimieren. Die Hämodilution wird meist nach der Narkoseeinleitung durchgeführt.

Intraoperative Retransfusion von autologem Vollblut
Material
Cell-Saver-System, z. B. Sure Trans®, Cell Saver® Elite®, Transfusionsbesteck, 40 µ-Mikrofilter.

Durchführen
Intraoperativ an Wunddrainage anschließen; Drainageblut nicht länger als 3 h ableiten, spätestens nach 6 h retransfundieren; Retransfusion des Drainageblutes nach Anschluss von Transfusionsbesteck und Mikrofilter.

Beachten
Sicherheitsmaßnahmen (ausgenommen Kreuzprobe) wie bei Fremdbluttransfusion beachten (▸ Kap. 3.5.1).

Kontraindikation
Entzündungen im OP- bzw. Wundgebiet, Sepsis, Tumor-OP.

Tipps und Tricks
Die Eigenblutspende ist Bestandteil des **Patient Blood Management (PBM)**. Weitere Bestandteile sind:
- Das präoperative Anämiemanagement, durch eine präoperative kausale Behandlung, z. B. von Folsäure-, Vitamin-B_{12}- und Eisenmangelanämie
- Die Minderung unnötiger Blutverluste, durch z. B. geringere Blutentnahmen für die Labordiagnostik und blutarme Operationstechniken
- Die strenge Indikationsstellung für Transfusionen.

3.6 Sonden und Katheter

3.6.1 Transurethraler Blasenkatheter

Das transurethrale Katheterisieren stellt ein außergewöhnlich hohes Infektionsrisiko sowohl für die Harnwege als auch für die Nieren dar. Bis zu 80 % der nosokomialen Harnwegsinfekte sind katheterassoziiert (Robert Koch-Institut, 2015), daher gilt: strengste Indikationsstellung, akribische Infektionsprophylaxe und absolut aseptisches Vorgehen.

Tipps und Tricks
- Die Anforderungen zur Infektionsprophylaxe können am besten erfüllt werden, wenn das Katheterisieren von 2 Pflegepersonen durchgeführt wird
- Katheterisieren nur durch eine Pflegeperson kann in Ausnahmefällen toleriert werden
- Das transurethrale Katheterisieren ist ein Eingriff in den Intimbereich → sensibles Eingehen auf die Gefühle des Patienten
- Bei geringstem Verdacht auf Harnwegsinfekt spezifische Diagnostik nach Arztanordnung veranlassen.

Beachten
Präventionsmaßnahmen gegen katheterassoziierte Infektionen
- Katheter nur nach medizinisch begründeter, ärztlicher Anordnung legen
- Indikation für den Blasenverweilkatheter täglich ärztlich überprüfen lassen

- Intermittierendes Katheterisieren der Blase, wenn möglich, einem Blasenverweilkatheter vorziehen
- Katheter bei nicht mehr gegebener Indikation sofort entfernen
- Aseptisches Legen des Katheters, Katheterpflege und Erkennen von katheterassoziierten Komplikationen regelmäßig schulen
- Katheterstärke an die Größe des Meatus urethrae anpassen. Bei Reizungen der Urethra einen dünneren Katheter wählen
- Katheterballon mit sterilem Aqua dest. oder 10-prozentiger Glycerinlösung blocken
- Urinauffangbeutel vor jedem Transport des Patienten entleeren; ggf. auch vor Untersuchungen, die mit Positionswechseln verbunden sind, z. B. Röntgenuntersuchungen, Sonografie
- Katheter und Urinableitung grundsätzlich nicht diskonnektieren. Wenn dennoch notwendig, die Konnektionsenden vor dem erneuten Zusammenstecken sprühdesinfizieren
- Katheter und Ableitungssysteme nicht routinemäßig, sondern nur nach kritischer Indikationsstellung wechseln, z. B. Obstruktion, technische Defekte, Verschmutzung, Harnwegsinfektion
- Reinigung des Genitales während der normalen Körperpflege mit Wasser und Seifenlotion durchführen
- Keine prophylaktische Antibiose in Verbindung mit Blasenverweilkatheter
- Keine antiseptischen oder antimikrobiellen Substanzen in das Urinableitungssystem instillieren
- Bei Indikation für eine langfristige Harnableitung eine suprapubische Blasendrainage in Erwägung ziehen.

Indikationen
- **Zur Diagnostik:** sterile Uringewinnung für bakteriologische Untersuchungen, Einbringen von Kontrastmittel, z. B. vor einem Zystogramm
- **Zur Therapie:** Harnverhalt, Blasenentleerung (vor OPs im kleinen Becken, vor Geburten, vor lang andauernden OPs, vor OPs mit gleichzeitiger Diurese, z. B. Neurochirurgie), zur Blasenspülung bzw. Instillation.

Beachten
Inkontinenz ist keine Indikation für einen Katheter! Alternativen sind Kontinenztraining und Hilfsmittel wie Kondomurinale, externe Urinableitungssysteme für Frauen, Inkontinenzeinlagen.

Material
- Ggf. Einmalmaterialien zur Intimtoilette
- Flächen-, Hände- und Schleimhautdesinfektionsmittel
- Katheterset, vom Handel angeboten oder hausintern erstellt, erleichtern die sterile Bereitstellung der Materialien und das systematische Vorgehen
- **Zur Einmalkatheterisierung:** 2 geeignete Katheter (einer als Reserve); Laborröhrchen; Katheterset mit sterilen Handschuhen, Lochtuch geschlitzt, Pinzette, Tupfer mit Schale, Gleitmittel, ggf. mit Schleimhautanästhetikum (Mann); wasserdichte Unterlage; Auffangschale für Urin. Die Innenseite der Verpackung des Sets kann als sterile Arbeitsfläche genutzt werden

- **Zur Dauerkatheterisierung:** Materialien wie bei Einmalkatheterisierung, statt der Einmalkatheter 2 Ballonkatheter. Zusätzlich: Spritze mit Aqua dest. oder 10-prozentiger Glycerinlösung zum Blocken des Ballons (Fassungsvermögen des Ballons ist auf dem Katheteransatz vermerkt), geschlossenes Urinableitungssystem (ggf. mit Stundenurimeter), ggf. Holster zur Befestigung des Ableitungsbeutels am Körper.

Katheterarten
- PVC-Kunststoff-Einmalkatheter (hauptsächlich zur Diagnostik): Tiemann-Katheter (Mann), Nelaton-Katheter (Frau)
- Für urologische Spezialindikationen: Mercier-Katheter (Mann), Katheter mit besonderer Spitzenform, z. B. Flötenspitze
- Dauerkatheter (Verweil- oder Ballonkatheter): Nelaton-Dauerkatheter mit Ballon (Mann und Frau), Tiemann-Dauerkatheter mit Ballon (Mann)
- Dreiwegespülkatheter: Ein zusätzlicher Weg ermöglicht den permanenten Durchfluss von Spüllösung durch die Blase. Ein größeres Ballonvolumen (80–100 ml) vergrößert den Spülfluss durch Verkleinerung des freien Blasenvolumens, Liegedauer orientiert sich ausschließlich an den individuellen Gegebenheiten
- Antimikrobiell beschichtete Katheter: Weder mit Antibiotika, noch mit Silber beschichte Katheter vermindern das Auftreten einer katheterassoziierten Harnwegsinfektion nachweisbar.

Katheterstärken
Katheterdurchmesser werden in Charrière gemessen (1 Ch = ⅓ mm). Übliche Katheterstärken bei nicht verengter Urethra: Kinder: 8–10 Ch, Frauen: 12–14 Ch, Männer: 14–18 Ch.

Katheterisierung der Frau

Legen eines Einmalkatheters
Vorbereiten
Patientin informieren, Intimtoilette durchführen (ggf. selbstständig durch Patientin), Intimsphäre wahren (Sichtschutz, Mitpatienten wenn möglich hinausbitten, Untersuchungszimmer benutzen), für Platz und Licht sorgen, Materialien bereitstellen, zweite Pflegeperson zur Assistenz bitten. Patientin positionieren: flache Rückenlage, Gesäß ggf. mit Kissen unterstützen, Knie anwinkeln, wasserdichte Unterlage unterlegen, Füße seitlich versetzt aufsetzen, Schambereich abdecken, z. B. mit einem Handtuch; Schutzkittel tragen, Hände desinfizieren. Sterile Arbeitsfläche schaffen: Katheterset zwischen den Beinen der Patientin abstellen, Verpackung an den Rändern vorsichtig auseinanderziehen. Kann die Patientin die Beine nicht sicher angewinkelt halten, das Set auf dem Nachttisch entfalten; Materialien unter aseptischen Bedingungen auspacken und auf die sterile Arbeitsfläche fallen lassen.

Durchführen
- Hygienische Händedesinfektion (▶ Kap. 1.8.3), Handschuhe anziehen: rechte Hand 2 Handschuhe übereinander; Patientin mit sterilem Tuch abdecken
- Äußere Genitalien desinfizieren
  - Linke Hand spreizt die Schamlippen kontinuierlich bis zum Abschluss des Katheterisierens, rechte Hand desinfiziert von der Symphyse analwärts, für jeden Wischvorgang einen neuen Tupfer verwenden
  - 1. und 2. Tupfer: große Schamlippen li. und re.

– 3. und 4. Tupfer: kleine Schamlippen li. und re.
– 5. Tupfer: Urethraöffnung
– 6. Tupfer: auf Vaginaeingang legen
- Gebrauchte Tupfer in Abwurfbehälter entsorgen, oberen Handschuh der rechten Hand durch Assistentin abziehen lassen
- Katheter einführen, sobald Urin fließt nicht weiterschieben. Urin in Auffanggefäß (ggf. Laborröhrchen) ableiten, zur vollständigen Blasenentleerung Patientin leicht auf den Unterbauch drücken lassen, ggf. durch Assistentin
- Katheter entfernen, ebenso Tupfer aus Vaginaeingang.

Nachbereiten
- Patientin Möglichkeit zur Intimtoilette geben, ggf. beim Ankleiden und Einnehmen einer bequemen Lage unterstützen
- Urinprobe für Transport ins Labor vorbereiten, Untersuchungsformular ausfüllen
- Urinmenge dokumentieren
- Materialien entsorgen.

Legen eines Dauerkatheters
Vorbereiten
Vorgehen wie beim Legen eines Einmalkatheters.

Durchführen
Vorgehen wie beim Legen eines Einmalkatheters bis einschließlich Desinfektion. Zusätzlich: Katheter bereits auf der sterilen Arbeitsfläche mit sterilem geschlossenen Urinableitungssystem verbinden (2. Pflegeperson), Katheter einführen (Halten des Ableitungssystems durch 2. Pflegeperson). Wenn Urin fließt, Katheter noch 2 cm vorschieben, Ableitungssystems an der Halterung befestigen (2. Pflegeperson), Spritze mit Blockerlösung auf den Ballonzugang aufsetzen, langsam injizieren, Katheter leicht zurückziehen bis Widerstand spürbar ist.

Nachbereiten
Vorgehen wie beim Legen eines Einmalkatheters.

Katheterisierung des Manns

Legen eines Einmalkatheters
Vorbereiten
Vorgehen wie bei Katheterisierung der Frau, ausgenommen Positionierung → einfache Rückenlage beim Mann.
Handschuhe anziehen (rechts 2 Handschuhe übereinander), Lochtuch vorlegen, Vorhaut zurückziehen, Penis zwischen Ring- und Mittelfinger der linken Hand fassen, Urethraöffnung mit Daumen und Zeigefinger spreizen (▶ Abb. 3.13), linke Hand verbleibt so bis zum Ende des Katheterisierens, Desinfektion mit der rech-

Abb. 3.13 Legen eines Blasenkatheters beim Mann [L264]

ten Hand, für jeden Wischvorgang einen neuen Tupfer verwenden. 1. u. 2. Tupfer: Eichel (Glans penis) li. u. re.; 3. u. 4. Tupfer: Penisfurche (Sulcus coronarius) li. u. re.; 5. u. 6. Tupfer: Urethraöffnung.

Durchführen
- Gleitmittel in die Harnröhre instillieren, ggf. Gleitmittel mit Schleimhautanästhetikum benutzen, Einwirkzeit beachten, Zurückfließen durch Zusammendrücken des Penis verhindern, dann erneut desinfizieren
- Oberen Handschuh der rechten Hand von Assistenz abziehen lassen, Katheter ca. 5 cm unterhalb der Spitze fassen, Katheterende zwischen Ring- und Kleinfinger klemmen (bei Tiemann-Katheter zeigt die Nut am Katheteransatz nach oben), Penis mit der linken Hand gerade nach oben strecken, Katheter ca. 15 cm einführen, Penis nach unten senken und Katheter weiterschieben, bis Urin abfließt
- Urin in Auffanggefäß abfließen lassen (ggf. Laborröhrchen)
- Durch Druck auf den Unterbauch (durch Patient selbst oder Assistenz) Blase restlos entleeren, Katheter zum Entfernen gleichmäßig zurückziehen, Nut am Katheteransatz zeigt nach oben
- Urinmenge dokumentieren.

Nachbereiten
Vorgehen wie bei Katheterisierung der Frau. Zusätzlich: Präputium wieder über die Eichel vorschieben (Gefahr der Paraphimose).

Legen eines Dauerkatheters
Vorbereiten
Vorgehen wie beim Legen eines Einmalkatheters.

Durchführen
- Vorgehen wie bei Einmalkatheterisierung bis einschließlich Instillation des Gleitmittels
- Weiteres Vorgehen wie bei Dauerkatheterisierung der Frau
- Nachbereiten wie Legen eines Einmalkatheters, Katheterpflege.

> **Tipps und Tricks**
> - Kann ein Widerstand beim Einführen des Katheters nicht durch Strecken oder Senken des Penis beseitigt werden, Katheterisierung abbrechen und urologisches Konsil anfordern. Nie versuchen, einen Widerstand mit Gewalt zu überwinden
> - Tiemann-Katheter beim Einführen und Entfernen nicht drehen.

Gesundheitsförderung und Prävention
Zur Vermeidung von Harnwegsinfekten werden alle Patienten mit einem Dauerkatheter über folgende Punkte informiert:
- Katheterbeutel nicht über Blasenniveau hochhalten oder aufhängen (z. B. am Stuhl)
- Urinableitungsschlauch nicht abknicken (Gefahr eines Harnstaus)
- Bei versehentlicher Diskonnektion des Kathetersystems die Enden nicht einfach wieder zusammenstecken, sondern Pflegende verständigen, um die Enden zu desinfizieren
- Mind. 1,5–2 l pro Tag trinken, sofern keine Kontraindikationen vorliegen. Viel Flüssigkeit spült die Blase und verhindert das Wachstum von Bakterien.

Das Trinken von Cranberrysaft wirkt zusätzlich anti-adhäsiv auf Bakterien. Diese finden keinen Halt am Epithel der ableitenden Harnwege und können ausgeschwemmt werden

- Intimtoilette besonders sorgfältig durchführen. Reinigung im Analbereich von vorne nach hinten. Männer Vorhaut zum Waschen zurückziehen, Frauen Schamlippen spreizen. Möglichst nur Wasser und keine Seife verwenden
- Bei Brennen in der Harnröhre oder Schmerzen sofort bei den Pflegenden melden.

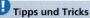

Tipps und Tricks
Die KRINKO gibt keine Empfehlung zur Harnansäuerung mit dem Ziel der Infektionsprophylaxe; es kann kein Nachweis einer infektionsprophylaktischen Wirkung erbracht werden.

3

Entfernen eines Dauerkatheters

Indikationen

- Sofort, wenn Indikation für einen Blasenverweilkatheter nicht mehr gegeben ist
- Katheter wechseln: Wenn Inkrustationen im Urinableitungssystem auf Ablagerungen im/am Katheter schließen lassen, wenn wegen Reizung der Urethraschleimhaut ein Katheter mit kleinerem Durchmesser angezeigt ist. Bei Dauerkatheterträgern sind grundsätzlich die Herstellerangaben zum Wechsel des Katheters zu berücksichtigen. Individuelles Auftreten von Verschmutzungen, Obstruktionen oder Verkrustungen beachten.

Durchführen

- Spritze auf Ballonzuleitung aufsetzen, Flüssigkeit aus Ballon vollständig abziehen, Katheter unter leichtem Zug entfernen
- Evtl. Katheterspitze zur Mikrobiologie schicken. Beobachten: Blutung? Spontane Blasenentleerung?

Vorgehen bei nicht entblockbarem Dauerkatheter

Trotz ständig verbesserter Qualität der Katheter, kann es vereinzelt zu Verlegungen oder Verstopfungen des Ballonkanals kommen. Die hier für diesen Fall vorgeschlagenen Lösungen unbedingt mit dem Arzt absprechen, der die entsprechenden Maßnahmen ergreift.

Torsion und Aspiration

- Leere 10-ml-Spritze auf den Ballonzugang aufsetzen
- Katheter ca. 2 cm distal der Urethraöffnung bzw. über dem Hautniveau (suprapubischer Katheter) festhalten
- Katheter im gesamten extrakorporalen Verlauf links-rechts drehen (zwirbeln) und kneten
- Aspirationsversuch durchführen
- Bei fehlendem Erfolg: Vorsichtig den intrakorporal verlaufenden Katheterteil um seine Achse drehen (nicht bei Tiemann-Katheter); Aspirationsversuch durchführen.

Katheterballon sprengen

- Ballon mit Kochsalzlösung oder Luft bis zum Platzen füllen, 70–200 ml je nach Kathetertyp

- Einspritzen mehrmals durch Aspirationsversuch unterbrechen
- Bei fortgeschrittener Ballonfüllung auf Schmerzäußerungen achten, z. B. bei Schrumpfblase, ggf. Ballonsprengung abbrechen
- Nach erfolgreicher Sprengung perforierten Ballon auf Vollständigkeit überprüfen
- Ggf. in der Blase verbliebene Ballonfragmente durch viel Trinken oder Blasenspülung entfernen. Ggf. Fragmente durch Zystoskopie entfernen.

Katheter kürzen bei vermuteter Störung im extrakorporalen Katheteranteil
- Katheter ca. 5 cm distal der Urethraöffnung bzw. über Hautniveau (suprapubischer Katheter) mit steriler Schere abschneiden
- Spontane Ballonentleerung abwarten.

Katheterballon sondieren und ggf. perforieren

- Eine dünnlumige Sonde, z. B. Mandrin von Ureter- oder zentralem Venenkatheter durch den Ballonkanal einführen, ggf. Gleitmittel verwenden
- Sonde entfernen und Aspirationsversuch durchführen
- Bei fehlendem Erfolg: erneut sondieren, Katheter anziehen und festhalten; Sonde bis zur Ballonperforation vorschieben; weiteres Vorgehen → Katheterballon sprengen.

Katheterballon perkutan oder transurethral punktieren
Aufgabe eines Urologen.

> **Beachten**
> Alle Manipulationen am Katheter müssen unter aseptischen Bedingungen und Wahrung der Intimsphäre des Patienten durchgeführt werden.

Intermittierendes Katheterisieren
Die Harnblase wird täglich mehrmals durch Einmalkatheterisieren entleert. Bei Beachtung der hygienischen Erfordernisse und Einsatz moderner Katheter werden das Infektionsrisiko und die Belastung durch einen Dauerkatheter vermieden. Der Patient kann das Katheterisieren nach Anleitung selbstständig durchführen.

Indikationen
Vorübergehender Harnverhalt, z. B. postoperative oder funktionelle Entleerungsstörungen, z. B. Querschnittlähmung, Multiple Sklerose.

Material
Wie beim Blasenkatheter.
Zusätzlich: atraumatischer Einmalkatheter, z. B. beschichtet mit Gleitmittel, z. B. Actreen® Glys Cath, ggf. Kathetersystem zur Selbstkatheterisierung.

Durchführen
Vorgehen wie beim Legen eines Einmalkatheters.
- Katheterisierungsintervalle werden bestimmt durch:
  - Harndrang bei erhaltener Sensibilität
  - Trinkverhalten des Patienten (Beobachtung, ggf. Einfuhrkontrolle)
- Evtl. Blasen-Sonografie (batteriebetriebenes Mobilgerät)
- Patienten zur Selbstkatheterisierung anleiten.

3.6.2 Suprapubischer Blasenkatheter und Blasenpunktion

 Beachten
Die **suprapubische Blasendrainage** ist dem transurethralen Verweilkatheter vorzuziehen, da sie diesem gegenüber viele **Vorteile** hat:
- Mechanische Verletzungsgefahr sowie Infektionsgefahr sind geringer
- Der Intimbereich des Patienten wird nicht tangiert
- Blasen- und Kontinenztraining wird durch den Katheter nicht behindert
- Restharnbestimmung lässt sich leicht durchführen.

Indikationen
Indikationen wie bei transurethralem Blasenkatheter, zusätzlich: Harnröhrenverletzungen und Strikturen.

Kontraindikationen
Nicht palpierbare Blase, nicht füllbare Blase, Blasentumoren, Gerinnungsstörung, Schwangerschaft.

Material
Die Industrie liefert fertige Sets zur Punktion und Katheterisierung, die ein steriles Arbeiten erleichtern.
- Zur einmaligen Punktion: Rasierer/Clipper (unsteril), Hände- und Hautdesinfektionsmittel, Handschuhe, Mundschutz, Spritze, ggf. mit Zweiwegehahn, Kanüle (ca. 12 cm), Tupfer, etikettiertes Untersuchungsröhrchen, Verbandmaterial, Abwurfbehälter
- Zum Katheterisieren: Rasierer/Clipper (unsteril), Hände- und Hautdesinfektionsmittel, Handschuhe, Mundschutz, Lochtuch, ggf. zur Probepunktion 8–10 mm lange Kanüle und 20-ml-Spritze, alles zur Lokalanästhesie, Skalpell, spaltbarer Punktionstrokar, spezielle Katheter mit selbstaufrollender Spitze oder Ballonkatheter, Nahtmaterial, Fixierplatte, geschlossenes Urinableitungssystem, Verbandmaterial, Abwurfbehälter.

Vorbereiten (Pflege)
- Blase muss gefüllt sein: z. B. durch 500–1.000 ml Flüssigkeit oral, entsprechende Menge als Infusion verabreichen bzw. bei liegendem Blasenverweilkatheter diesen abklemmen
- Unterbauch ggf. rasieren/clippen, störende Kleidung entfernen (knapper Slip kann anbleiben)
- Untersuchungsraum vorbereiten, sterile Arbeitsfläche herrichten, Materialien griffbereit anordnen
- Positionierung: flache Rückenlage, Becken mit Kissen leicht unterstützen.

Durchführen (Arzt)
- Patienten über Vorgehen informieren
- Hände desinfizieren, Punktionsstelle desinfizieren (2–3 cm kranial des Symphysenoberrandes auf der Mittellinie), mit Lochtuch abdecken
- Lokalanästhesie durchführen, ggf. Probepunktion vornehmen, Katheter in Trokar einführen (Spitze liegt noch innerhalb des Trokars), geschlossenes Urinableitungssystem anschließen

3

- Hautschnitt setzen, Trokar einstechen bis Urin fließt, Katheter vorschieben, Trokar zurückziehen, aufsplitten und entfernen, Katheter mit Naht an der Bauchdecke fixieren (Ballonkatheter blocken)
- Punktionsstelle desinfizieren, Katheter in Fixierplatte einlegen, Kompresse unterlegen, um Druckstellen zu vermeiden, Mullabdeckung oder Folienverband anlegen.

Nachbereiten
- Patienten ggf. beim Ankleiden unterstützen, Materialien entsorgen, Katheterpflege (▶ Kap. 3.6.1) durchführen
- Bettruhe bis Komplikationen ausgeschlossen sind, auf Blut im Urin achten.

Komplikationen
Anhaltende Blutung durch Gefäßverletzung bei der Punktion, aufsteigende Infektion mit Nierenschädigung.

3.6.3 Magensonde/Ernährungssonde

Indikationen
Magensonde: Magensaftdiagnostik (Magensäuresekretionsanalyse, Tuberkulose), Ableitung von Magensaft (OP-Vorbereitung, prophylaktisch, postoperativ), Entlastung bei gestautem Magensaft oder Blutungen (Magenatonie, Pylorusstenose, Ileus), Spülung nach Vergiftung.
Ernährungssonde: Zufuhr von Sondenkost.

Sondenarten
Nasale Sonden
- Zur Diagnostik einläufige, kurzfristige Verweilsonden aus PVC-Kunststoff
- Zur Entlastung und Ernährung einläufige, langfristige Verweilsonden aus Polyurethan oder Silikonkautschuk
- Doppelläufige Verweilsonden, 2. Lumen dient zum Spülen und erleichtert das Absaugen, saugt sich nicht an der Magenschleimhaut fest.
Perkutane Sonden (PEG/PEJ ▶ Kap. 2.7.6)
Indikation: Liegedauer einer enteralen Sonde > 4 Wochen oder einer jejunalen Sonde > 8 Wochen.

Material
Geeignete Sonde, ggf. Klemme mit weichen Branchen, ggf. Verschlussstöpsel bei Nährsonde, anästhesierendes Gleitgel, Schleimhautanästhetikum (Spray), Glas mit Wasser, Nierenschale mit Zellstoff, Schutztuch, Einmalhandschuhe, Mundschutz, 20-ml-Spritze, Material zum Fixieren, Indikatorpapier, ggf. Stethoskop, Ableitungsbeutel bei Magensonde, Schutzkittel, Filzstift zur Lagemarkierung der Sonde.
Zur Diagnostik zusätzlich: je nach Methode geeignete Spritze, Proberöhrchen mit Untersuchungsschein.

Vorbereiten
- Patienten informieren: über Grund und Ablauf, Nahrungskarenz bei Diagnostik
- Patienten vor Blicken schützen (z. B. durch Sichtschutz), besser: Untersuchungszimmer
- Vorbereiten und Bereitlegen der Materialien
- Oberkörper erhöht positionieren, Nase reinigen, Schutztuch vorlegen.

Durchführen

- Patienten entspannt und gleichmäßig durch den Mund atmen lassen, Handschuhe anziehen, Sondenlänge ermitteln: Nasenspitze – Ohrläppchen – Magengrube und mit Stift markieren (▶ Abb. 3.14). Nasenschleimhaut anästhesieren und Sonde mit Gel oder Wasser gleitfähig machen. Patienten Nierenschale in die Hand geben (Brechreiz)
- Sonde durch den unteren Nasengang bis kurz oberhalb der Epiglottis einführen, den Patienten auffordern, den Kopf nach vorne zu neigen und zu schlucken. Bei jedem Schluckakt die Sonde ein Stück vorschieben, ggf. Schluckakt durch Trinken von Wasser unterstützen (nicht bei Magensaftdiagnostik!)
- Bei Anzeichen einer Zyanose oder bei starkem Husten die Sonde bis oberhalb der Epiglottis zurückziehen, kurze Pause einlegen und erneut sondieren
- Bei Erfolglosigkeit Mund-Rachen-Raum inspizieren, um zu prüfen, ob sich die Sonde im Mund aufrollt
- Sonde bis zur vorher gesetzten Markierung einführen, Lage der Sonde kontrollieren: Sekret aspirieren, Säurenachweis mit Indikatorpapier führen (pH 7 = Duodenum, pH < 2 = Magen), ggf. Luft durch die Sonde insufflieren und mit Stethoskop das entstehende Geräusch lokalisieren, im Zweifelsfall Röntgenkontrolle anfordern, bei Sekretstau bestätigt der beginnende Sekretfluss die korrekte Lage
- Bei Entlastungssonde Auffangbeutel anschließen
- Verweilsonde an Nasenrücken und Wange mit Fixiersystem, z. B. Secutap® Nasalfixierung, befestigen (▶ Abb. 3.15). Pflasterstreifen sind ungeeignet, da sie täglich, oft auch öfters, gewechselt werden müssen. Sie reizen die Haut und hinterlassen Pflasterreste, deren Entfernung die Haut zusätzlich schädigt.

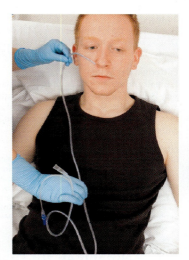

Abb. 3.14 Ermitteln der Sondenlänge [K115]

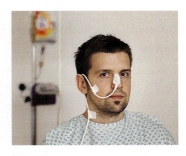

Abb. 3.15 Fixieren der Magensonde [K115]

Nachbereiten

- Mund ausspülen lassen, über Umgang mit liegender Sonde und Ableitung informieren, entspannt positionieren
- Materialien entsorgen (Kontakt mit Sekret meiden)
- Je nach ärztlicher Anordnung Sonde abklemmen oder Sekretabfluss ermöglichen.

Sondenpflege

Regelmäßig Lage kontrollieren (Markierung auf der Sonde), wegen Gefahr von Druckgeschwüren regelmäßig Fixierung lösen und in andere Richtung neu fixieren (ggf. mehrmals tgl.), Nasenpflege (▶ Kap. 2.3.3).

Entfernen der Sonde

Einmalhandschuhe und Mundschutz anziehen, Sonde verschließen, Fixierung lösen; Zellstoff in eine Hand nehmen, Patient atmet tief ein, hält die Luft an oder atmet aus, dabei Sonde gleichmäßig und zügig herausziehen, mit Zellstoff aufnehmen, entsorgen, Mund ausspülen lassen, Nasenpflege durchführen, Pflasterreste entfernen.

Literatur

Bundesgesundheitsblatt: Prävention und Kontrolle Katheter-assoziierter Harnwegsinfektionen. Empfehlungen der Kommission für Krankenhaushygiene und Infektionsprophylaxe (KRINKO) beim Robert Koch-Institut. Berlin: Springer 2015, 58: 641–650.
Hegeholz D. Hygienische Anforderungen bei unterschiedlichen Harnableitungsverfahren: Infektionen vermeiden. In: Pflegezeitschrift. 1/2011; 22–24.
Tauber R, Jung C. Urologie in Frage und Antwort. München: Elsevier, 2014.
Zimmermann B. Enterale Ernährung und Medikamentengabe über die Sonde. Stuttgart: Kohlhammer, 2011.

3.7 Maßnahmen zur Diagnose

3.7.1 Labordiagnostik

Bakteriologische Untersuchungen

Material

- Sterile Materialträger (Urikult®, Blutkulturen, Nährböden für Abstriche, Kochsalzlösungen, andere Medien in Absprache mit Labor)
- Instrumente zur Probenentnahme: z. B. Spritze und Kanüle für Blut; sterile Schere und Pinzette für Katheterspitze; sterile Abstricheinheit
- Sterile Handschuhe und Mundschutz, z. B. für Abstriche.

Durchführen

Die Gewinnung von Probenmaterial kann an das Pflegepersonal delegiert werden, z. B. Uringewinnung, venöse Blutentnahmen und Abstriche (▶ Tab. 3.4).

- Versandbehälter etikettieren (Name und Geb.-Datum des Patienten, Station, Datum der Entnahme). Was wurde wo entnommen: z. B. Abstrich der Wunde am linken Unterarm
- Anforderungsschein vom Arzt ausfüllen lassen (Art der Untersuchung, Fragestellung, Verdachtsdiagnose, Symptomatik)
- Patienten informieren
- Blutentnahme, z. B. für Blutkulturen (▶ Kap. 3.1.7)
- Gewinnung von Mittelstrahl- oder Katheterurin (▶ Kap. 3.6.1)
- Abstriche, z. B. Wund- oder Nasenabstrich: mit sterilem Stieltupfer abstreichen und in das Röhrchen mit dem Nährboden stecken (meist steriles Set in Verpackung, Griff des Stieltupfers ist der Verschluss des Versandröhrchens). Venenkatheterspitzen nach dem Entfernen des Katheters (Arzt) aseptisch direkt ins Versandröhrchen abschneiden
- Probenmaterial nach der Entnahme sofort ins Labor bringen (lassen)
- Maßnahme und Ergebnis dokumentieren.

Tab. 3.4 Probenmaterial Bakteriologie	
Probenmaterial	**Träger/Beispiele**
Urin	Sterile Urinröhrchen, Urikult®
Blut	Blutkulturflaschen aerob/anaerob, Versandröhrchen
Abstriche	Steriler Stieltupfer im Röhrchen mit Nährboden
Venenkatheterspitzen	Versandröhrchen ohne Medium
Aszites	Versandröhrchen ohne Medium
Sekrete	Versandröhrchen ohne Medium

Beachten: Einige bakteriologische Labors haben ihre eigenen Vorschriften, wie Untersuchungsmaterial aufbereitet und transportiert werden soll.

Blutgasanalyse (BGA)

Indikationen
Diagnose von Lungen- und Atemwegserkrankungen, z.B. bei Lungenfunktions-prüfung. Effektivitätskontrolle bei Beatmung, Differenzialdiagnose bei Störungen des Säure-Basen-Haushalts.

Material
BGA-Röhrchen oder heparinisierte 2-ml-Spritze, Arterienkanüle (z.B. Flow-Switch™), Hände- und Hautdesinfektionsmittel, sterile Handschuhe, Tupfer.
Für arterialisiertes Kapillarblut: hyperämisierende Salbe (z.B. Finalgon®), Sicher-heitslanzette (z.B. MiniCollect®), Handschuhe, Tupfer.

Durchführen
Arzt
- Arterielles Blut: Arterie punktieren (▶ Kap. 3.1.1), Aufziehen in heparinisier-ter Spritze (10 IE Heparin pro ml), Spritze luftdicht verschließen
- Venöses Blut (▶ Kap. 3.1.7)
- Pflegerische Assistenz (▶ Kap. 3.1.1, ▶ Kap. 3.1.7).

Pflege
Arterialisiertes Kapillarblut: Ohrläppchen hyperämisieren, Salbenreste abwi-schen, Ohrläppchen inzidieren, 1. Blutstropfen abwischen, Blut mit Kapillare auf-saugen, Kapillare in Analysegerät einführen, Punktionsstelle komprimieren (Pa-tient).

Tipps und Tricks
Exakte Beurteilung der BGA-Werte
- Bei beatmeten Patienten die Sauerstoffkonzentration angeben
- Bei Fieber die Körpertemperatur angeben.

Blutkörperchensenkungsgeschwindigkeit (BSG)

Indikation
Insbesondere chronische sowie akute Entzündungen, Nekrosen (z.B. Herzin-farkt), Bluterkrankungen, Lebererkrankungen, Tumoren (▶ Tab. 3.5).

Tab. 3.5 Blutkörperchensenkungsgeschwindigkeit (BSG, BKS)	
Normwerte	Frauen < 50 Jahre: < 20 mm/1. h, > 50 Jahren: < 30 mm/1. h Männer < 50 Jahre: < 15 mm/1. h, > 50 Jahre: <20 mm/1. h
Hoch	Akute und chronische Entzündungen, Anämie, Nekrosen (z. B. Herzinfarkt), Tumoren
Niedrig	Exsikkose, Kachexie, Polyzythämie, Polyglobulie, Lebererkrankungen

Material

Alles zur venösen Blutentnahme, Senkungsröhrchen mit Zitratzusatz, Senkungskapillare mit Ständer, Kurzzeitwecker.

Durchführen

- Venöses Blut abnehmen (▶ Kap. 3.1.7)
- Blut und Zitratzusatz durch Kippen des Senkungsröhrchens mischen, Senkungskapillare bis zum Nullpunkt füllen, in den Senkungsständer stellen, nach einer Stunde Sedimentationswert ablesen, evtl. nach einer weiteren Stunde erneut ablesen (selten).

Tipps und Tricks

- Nach großen, eiweißreichen Mahlzeiten und in der Schwangerschaft ist die Blutkörperchensenkungsgeschwindigkeit erhöht
- Hohe Temperaturen und Erschütterungen verfälschen den Senkungswert
- Auffälligkeiten, z. B. milchiges Plasma (erhöhte Blutfette), keine klare Trennung von Plasma und festen Blutbestandteilen (Hämolyse) dokumentieren.

Beachten

- Alternativ zur BSG wird häufig das C-reaktive Protein (CRP) bestimmt. Es ist wie die BSG ein unspezifischer Parameter, aber insbesondere für akute Entzündungen. Vorteil: CRP-Anstieg ist bereits vor Fieber und Leukozytose nachweisbar. CRP Normalwert ≅ 5–10 mg/l.
  CRP ↑ 10–40 mg/l → Verdacht auf Virusinfektion; geringgradige Entzündung; Schwangerschaft
  CRP ↑ 40–200 mg/l → akute Entzündung, bakterieller Infekt
  CRP ↑ > 200 mg/l → schwere Infektion, Verbrennungen
- Besonders in der Intensivmedizin wird Procalitonin (PCT) zur Kontrolle bestimmt, um Entzündungen und bakterielle Infekte (z. B. Sepsis) frühzeitig zu erkennen.

Blutzuckerbestimmung (BZ)

Die Blutzuckerbestimmung kann durchgeführt werden:

- Beim nüchternen Patienten
- Postprandial (nach der Mahlzeit)
- Als Blutzucker-Tagesprofil.

Tipps und Tricks
Nächtliche BZ-Kontrollen können notwendig werden, wenn:
- Morgendliche hohe BZ-Werte auf eine nächtliche Hypoglykämie hinweisen (Somogyi-Effekt)
- Der BZ-Wert zwischen 3 und 7 Uhr infolge von Glukosefreisetzung aus der Leber ansteigt (Dawn-Phänomen).

Material
- Blutzuckerschnelltest: Hände- und Hautdesinfektionsmittel, Handschuhe, Tupfer, Sicherheitslanzette (z. B. MiniCollect®), Test-Stix, Messgerät
- Aus dem Venenblut (▶ Kap. 3.1.7): Spezialröhrchen mit Gerinnungs- und Glukosehemmer (Natriumfluorid).

Methoden
Blutzuckerschnelltest mit dem Glucometer
- Gebrauchsanleitung lesen, Anwendung variiert von Gerät zu Gerät
- Kapillarblut aus dem Ohrläppchen oder der Fingerkuppe entnehmen: Haut desinfizieren. Desinfektionsmittel ohne Alkohol verwenden, da sonst Verfälschung der Messwerte
- Hände desinfizieren, Schutzhandschuhe anziehen, mit Sicherheitslanzette einstechen
- Den 1. Blutstropfen abwischen, den 2. Blutstropfen zur BZ-Bestimmung verwenden
- Einstichstelle mit dem Tupfer komprimieren, ggf. Pflaster aufkleben
- Ergebnis dokumentieren.

Tipps und Tricks
- Teststreifen sind ausschließlich mit dem dazugehörigen Messgerät kompatibel. Teststreifen in das Gerät einführen, dann Code auf der Teststreifenpackung mit dem in der Anzeige des Geräts vergleichen
- Bei Anbruch einer neuen Packung Teststreifen das Gerät ggf. neu codieren. Es gibt Geräte, die automatisch codieren
- Seitlich an der Fingerkuppe einstechen, Einstiche in die Tastfläche sind schmerzhafter
- Blut ohne Druck auf das Testfeld tropfen lassen, Einstichstelle nicht quetschen (Verfälschung der Messwerte), das Testfeld nicht mit der Haut berühren
- Bei kritischen Werten BZ-Bestimmung wiederholen, ggf. BZ aus dem Venenblut bestimmen.

Gesundheitsförderung und Prävention
Die Patienten erhalten von den Pflegenden bzw. in der Diabetesberatung Informationen zur korrekten BZ-Bestimmung:
- Hinweise zu den unterschiedlichen Methoden der BZ-Bestimmung
- Hinweise zur korrekten Blutgewinnung, z. B. Benutzung von Sicherheitslanzetten
- Hinweise zum Umgang mit dem Messgerät und den Test-Stix, z. B. Codierung des Geräts
- Empfehlung von Geräten mit automatischer Codierung, z. B. Contour® XT.

Tipps und Tricks
- ¼-jährliche Funktionskontrolle des Messgeräts anhand von Vergleichen mit Messergebnissen des Labors beim Hausarzt
- Benutzung eines Spiegels bei der Blutentnahme aus dem Ohrläppchen

Blutzucker aus dem Venenblut bestimmen
- Laboranforderungsschein ausfüllen
- Venenblut abnehmen lassen (Arzt)
- Blut zum Labor schicken.

HbA$_{1c}$-Bestimmung: erlaubt Rückschlüsse auf die BZ-Einstellung der letzten 8–12 Wochen. Normalwert: < 5,7 % (39 mmol/mol); die Deutsche Diabetes Gesellschaft empfiehlt Behandlungszielwerte: bei Typ-1-Diabetes HbA$_{1c}$ < 58 mmol/mol (7,5 %), bei Typ-2-Diabetes 48–58 mmol/mol (6,5–7,5 %).

Oraler Glukosetoleranztest
Oraler Glukosetoleranztest ▶ Kap. 12.6.1

Beachten
Point-of-Care-Test (POCT) = Patientennahe Laboruntersuchung: Für immer mehr Laboruntersuchungen, z. B. BZ-Bestimmung, Schwangerschaftstest, Koagulationstest, Herz-Kreislauf-Parameter, Infektionsnachweise, stehen kompakte Analysegeräte zur Verfügung, die auf der Station vom Pflegepersonal bedient werden und so schnell, auf kurzen Wegen Ergebnisse liefern.
Für das Pflegepersonal ergeben sich daraus zusätzliche Verpflichtungen:
- Aneignen von Hintergrundwissen über die Untersuchungen
- Kenntnisse der Normal- und Grenzwerte
- Regelmäßige Teilnahme an Einweisungen in die Geräte (MedGV).

3.7.2 Endoskopie

Mittels Präzisionsinstrumenten, ausgestattet mit Optiken, Beleuchtung, Kamera und Bildübertragungssystemen, Speichermedium und Arbeitskanal für Miniatur-OP-Instrumente werden Körper- und Organhohlräume zur Diagnosestellung und/oder Therapie inspiziert. Oftmals kann dem Patienten durch eine endoskopisch durchgeführte Operation eine mit höheren Risiken verbundene offene Operation erspart werden (minimalinvasive Chirurgie).
Eine Sonderform ist die „Kapselendoskopie", bei der eine Minikamera, verpackt in einer Kapsel, geschluckt wird. Auf dem Weg durch den Gastrointestinaltrakt werden Filmaufnahmen angefertigt.

Beachten
Die Assistenz bei endoskopischen Untersuchungen wird von eigens dafür ausgebildetem Pflegepersonal übernommen. Für das Stationspersonal ergeben sich hauptsächlich Aufgaben in der Vor- und Nachbereitung. Hausinterne Regelungen sind zu beachten.

Durchführen
Auf der Station
Vorbereiten
- Patienteninformation unterstützen
- Gerinnungsparameter kontrollieren lassen (Quick, PTT, PTZ, Thrombozytenzahl)
- Ggf. nach Arztanordnung Blutgruppe bestimmen lassen und Konserve bestellen; besser Eigenblutspende initiieren
- Patienten nüchtern lassen, Zeit für Toilettengang geben, Zahnersatz herausnehmen, ggf. OP-Hemd anziehen
- Nach Arztanordnung Prämedikation verabreichen
- Transport zur Endoskopieabteilung oder OP veranlassen.

Nachbereiten
- Patienten von der Endoskopieabteilung oder OP abholen, Informationen über Untersuchungsergebnisse, Arztanordnungen und Patientenbefinden erfragen
- Krankenbeobachtung und Vitalfunktionskontrollen auf Ausmaß und Belastung des Eingriffs abstimmen
- Bettruhe und Nahrungskarrenz nach Arztanordnung einhalten lassen.

Arthroskopie

Indikationen
- **Diagnostisch:** z. B. Inspektion eines Gelenks zur DD, Biopsie von Probenmaterial zur bakteriologischen, serologischen und histologischen Untersuchung
- **Therapeutisch:** z. B. Gelenkergussentfernung, minimalinvasive Meniskus-OP.

Material
Steht in der Regel steril als OP-Set zur Verfügung, Materialien zur Sicherstellung der Asepsis (▶ Kap. 17.1), alles zur Lokalanästhesie, Ringer-Laktat-Lösung zur Spülung und zum Offenhalten des Gelenkspalts (bessere Sicht), seltener CO_2 zum Offenhalten, beschriftete Untersuchungsröhrchen, ggf. Schiene, Blutsperr-Manschette, Arthroskop mit Lichtquelle und Kamera, digitales Aufnahmemedium zur Dokumentation, Monitor.

Durchführen
Auf der Station
- **Vorbereiten** wie zur OP (▶ Kap. 17.2), Knie rasieren/clippen
- **Nachbereiten:** nach Arztanordnung kühlen, erhöht positionieren, mobilisieren; Verband auf Nachblutungen kontrollieren, Knieumfang an markierter Stelle regelmäßig messen, auf Infektionszeichen achten
- Thromboseprophylaxe und Schmerztherapie nach Arztanordnung durchführen
- Anschlussheilbehandlung planen.

In der Endoskopieabteilung oder im OP
Patienten positionieren, z. B. Kniegelenk: Rückenlage, Knie in 90°-Winkel frei hängend, Oberschenkel in Oberschenkelhalterung fixiert; Ellbogengelenk: Rückenlage, Arm seitlich auf einer Unterlage positioniert. Diese Eingriffe werden oft in Blutleere durchgeführt.

Arzt
Punktionsstelle desinfizieren, abdecken, Lokalanästhesie setzen, wiederholt desinfizieren, Hautschnitt unterhalb der Kniescheibe setzen, Trokar einführen, Saug-Spül-System anschließen, Spiegelung durchführen. Nach beendeter Spiegelung

Kompressionsverband anlegen, Gelenk auf Schiene ruhigstellen. Für MIC sind ein bis 2 zusätzliche Hautschnitte als Zugang für OP-Instrumente notwendig.

Bronchoskopie

Indikationen
DD einer Lungenerkrankung, PE (z. B. Bronchialkarzinom), Lasertherapie, präoperativ vor Lungenresektionen, diagnostische oder therapeutische Bronchiallavage, Fremdkörperextraktion, Blutstillung, Einbringen von Radionukliden zur Strahlentherapie bzw. von Stents bei Verengungen.

Material
- Flexibles Bronchoskop (∅ 2–6 mm) mit Kamera, Lichtquelle, Spül- und Absaugvorrichtung, Arbeitskanal zum Einführen von Werkzeugen. Seltener starres Bronchoskop, z. B. bei aufwendigen Maßnahmen (großer Arbeitskanal), Vollnarkose notwendig
- Digitales Aufnahmemedium
- Schleimhautanästhetikum, beschriftete Untersuchungsröhrchen
- Ggf. alles zur Allgemeinanästhesie, zur Lavage.

Durchführen
Auf der Station
Vorbereiten
- Patienten durch den Arzt aufklären, Einverständniserklärung unterschreiben lassen
- Auf Arztanordnung: Rö-Thorax und Lungenfunktionsprüfung veranlassen; BB, Gerinnungsstatus (Quick, TZ, PTT), Blutgruppe, arterielle BGA, evtl. Eigenblutspende initiieren oder Ery-Konzentrate bestellen
- Termin mit Endoskopieabteilung absprechen
- Patienten wie zur OP vorbereiten (▶ Kap. 17.2)
- Patienten nüchtern lassen, Zahnprothesen entfernen (lassen), Toilettengang ermöglichen
- Ggf. Prämedikation verabreichen.

Nachbereiten
- Patienten für 1–2 h Bettruhe einhalten lassen, bei Vollnarkose bis zur vollständigen Wiedererlangung der Orientierung
- Für 2 h oder bis zum Abklingen der Lokalanästhesie Nahrungskarenz einhalten lassen
- Aspirationsprophylaxe durchführen (▶ Kap. 2.7.5)
- Vitalzeichen engmaschig kontrollieren, auf Atembeschwerden und blutiges Sputum achten und Patienten informieren, sich bei Veränderungen sofort zu melden.

In der Endoskopieabteilung oder im OP
- Bronchoskopie durch den Arzt mit flexiblem Bronchoskop unter Schleimhautanästhesie und Sedierung, mit starrem Bronchoskop in Allgemeinnarkose
- Gewinnung von Sekret, Zellen und Mikroorganismen zur Diagnose mittels bronchoalveolärer Lavage oder Abstrich mit kleinen Bürsten
- Durchführung therapeutischer Maßnahmen (*siehe* Indikationen).

Komplikationen
- Heiserkeit
- Atemstillstand, Laryngospasmus
- Herzrhythmusstörung und -stillstand.

Ösophagogastroduodenoskopie, ggf. mit ERCP

Indikationen
- **Diagnostisch:** bei Verdacht auf Ösophagusvarizen (DD), Barrett-Ösophagus, Ulcus ventriculi, Ulcus duodeni, Magen- oder Ösophaguskarzinom
- **Therapeutisch:** Blutstillung, Abtragen von Polypen, ERCP (**e**ndoskopische **r**etrograde **C**holangio-**P**ankreatikografie).

Durchführen
Auf der Station
Vorbereiten
- Patienten vom Arzt aufklären, Einverständniserklärung unterschreiben lassen
- Termin mit Endoskopieabteilung absprechen
- Gerinnungsstatus (Quick, TZ, PTT), Blutgruppe, evtl. Eigenblutspende initiieren oder Ery-Konzentrate bestellen
- Patienten wie zur OP vorbereiten (▶ Kap. 17.2), den Patienten nüchtern lassen, ihn auffordern, Zahnprothesen zu entfernen und zur Toilette zu gehen
- Entschäumer, z.B. Endo-Paraktol® und ggf. Prämedikation verabreichen.

Nachbereiten
- Patient für 1–2 h Bettruhe einhalten lassen, bei Narkose bis zur vollständigen Wiedererlangung der Orientierung
- Für 2 h oder bis zum Abklingen der Lokalanästhesie Nahrungskarenz einhalten lassen, Aspirationsprophylaxe durchführen (▶ Kap. 2.7.5)
- Vitalzeichen engmaschig kontrollieren, auf gastrointestinale Beschwerden und blutigen Stuhl achten, Patienten informieren, sich bei Stuhlveränderungen sofort zu melden
- Nach ERCP ggf. auf Arztanordnung Amylase im Blut bestimmen lassen.

In der Endoskopieabteilung oder im OP
- Lokale Anästhesie des Rachens, Gastroskop bis zum Duodenum einführen
- Inspektion von Duodenum, Magen und Ösophagus
- Evtl. Biopsie, Gewebeabtragung, Blutstillung und ERCP.

Komplikationen
- Blutungsgefahr
- Darmperforation mit Peritonitis
- Aspirationspneumonie.

Laparoskopie

Indikationen
- **Diagnostisch:** bei Verdacht auf Erkrankungen der Bauchorgane, bei gynäkologischen Erkrankungen; Leber- und Milzpunktion
- **Therapeutisch:** z.B. Cholezystektomie, Leistenhernie, Darmerkrankungen, Magen-, Leberresektionen, Nieren-, Nebennierenerkrankungen. Erkrankungen im kleinen Becken der Frau, z.B. Erkrankungen der Eierstöcke und Eileiter, Verwachsungen, Myome, Erkrankungen des Uterus.

Durchführen
Auf der Station
Vorbereiten
- Patienten vom Arzt aufklären, Einverständniserklärung unterschreiben lassen
- Termin mit Endoskopie- bzw. OP-Abteilung absprechen

- Gerinnungsstatus (Quick, TZ, PTT), Blutgruppe, evtl. Eigenblutspende initiieren oder Ery-Konzentrate bestellen
- Patienten wie zur OP vorbereiten (▶ Kap. 17.2), abführen oder orthograde/retrograde Darmspülung durchführen, nüchtern lassen
- Bauchdecke rasieren/clippen, reinigen, Bauchnabel evtl. desinfizieren
- Blase und Darm entleeren, Zahnprothesen entfernen lassen
- Ggf. Prämedikation auf Anordnung des Arztes verabreichen.

Nachbereiten
- Vitalzeichen und Befinden des Patienten beobachten
- Verband auf Nachblutungen kontrollieren, nach Biopsie Einstichstelle mit Sandsack komprimieren oder mit der betroffenen Region auf einen Sandsack legen
- Erstes Aufstehen und evtl. Toilettengang nach 4–6 Stunden veranlassen
- Nahrungskarenz nach Arztanordnung, sonst am OP-Tag abends flüssige Kost, am nächsten Tag Vollkost reichen
- Ggf. Schmerzmittel verabreichen. Vom Bauchraum ausgehende und bis in den Nacken ausstrahlende Schmerzen werden durch das insufflierte Gas ausgelöst und sind nicht besorgniserregend
- Evtl. spezielle, durch die Art der Operation bedingte, Maßnahmen gemäß Arztanordnung durchführen.

Im OP
- Vollnarkose wird eingeleitet
- Über eine Inzision nahe des Bauchnabels wird Gas insuffliert, um Platz im Bauchraum zu erhalten; das Laparoskop wird über dieselbe Inzision eingeführt, evtl. werden durch weitere Inzisionen zusätzliche Instrumente eingeführt
- Die geplante Maßnahme wird durchgeführt
- Ergeben sich während des Eingriffs Umstände, die die Möglichkeiten der endoskopischen Chirurgie übersteigen, wird zur Laparotomie übergegangen.

Mini-Laparoskopie: Sind nur kleinere Maßnahmen geplant, kann mit einem dünneren Laparoskop (∅ 3 mm statt 10 mm beim üblichen Laparoskop) gearbeitet werden. Das Verfahren ist weniger belastend und kann ggf. ambulant durchgeführt werden.

Komplikationen
- Nachblutungen (Bauchdecke, intraabdominal)
- Kreislaufversagen
- Verletzung von Bauchorganen
- Peritonitis.

Rektoskopie, Koloskopie

Indikationen
Unklare Blutungen aus dem Darm, Blutauflagerungen auf dem Stuhl, unklare Beschwerden, z.B. beim Stuhlgang. DD: Verdacht auf Karzinom, Blutungen, M. Crohn, Hämorrhoiden, Fisteln, Polypen, Divertikel.

Durchführen
Auf der Station
Vorbereiten
- Patienten vom Arzt aufklären, Einverständniserklärung unterschreiben lassen
- Termin mit Endoskopieabteilung absprechen

- Gerinnungsstatus (Quick, TZ, PTT) veranlassen
- **Rektoskopie:** am Vortag leichte Kost reichen
- Am Behandlungstag nüchtern lassen, Darm mit 1–2 Klistieren reinigen
- **Koloskopie:** 5 Tage vor Untersuchung leichte Kost (ballaststoffarm) reichen, am Vortag der Untersuchung Darm mittels retrograder Darmspülung reinigen, evtl. zusätzlich Laxanzien nach Arztanordnung verabreichen, am Untersuchungstag nur etwas Flüssigkeit anbieten. Medikamente dürfen eingenommen werden.

Nachbereiten
- Bettruhe für mind. 2 h einhalten lassen
- Vitalzeichen kontrollieren, auf Blut im Stuhl und Abwehrspannung am Bauch achten
- **Nach Hämorrhoidal-OP:** Vorlagen mit Vaseline oder Bepanthen®-Salbe anbieten, für weichen Stuhl sorgen, z. B. mit Agiolax® (Arztanordnung), vor Stuhlgang Schmerzmittel verabreichen.

In der Endoskopieabteilung oder im OP
Patienten positionieren. Möglich sind: linke Seitenlage, Beine leicht angezogen; Knie-/Ellbogen-Stand; Steinschnittlage.
Zur Rektoskopie führt der Arzt ein starres oder flexibles Rektoskop (mit Lichtquelle, Optik und evtl. Kamera) ein; für bessere Sicht wird Luft in das Rektum eingepumpt; anschließend erfolgt die Untersuchung und ggf. Biopsie und/oder operative Maßnahme, z. B. Abtragen von Polypen.

Beachten
Das Aufpumpen des Rektums wird vom Patienten als unangenehmer Stuhldrang empfunden. Den Patienten frühzeitig darauf hinweisen.

Zur Koloskopie wird ein besonders flexibles Koloskop verwendet. Über einen Monitor begutachtet der Arzt die Darmschleimhaut. Von verdächtigen Stellen kann der Arzt über einen Arbeitskanal Gewebeproben entnehmen (Biopsie).
Alternativ kann mittels CT eine sogenannte CT-Koloskopie durchgeführt werden.

Beachten
Die **Koloskopie als Krebsvorsorge** wird jedem ab dem 55. Lj. empfohlen. Bei familiär vorbelasteten Personen auch früher. Eine Wiederholung sollte im 10-Jahresrhythmus erfolgen. Die Kosten der Vorsorge trägt die Krankenkasse.

Komplikationen
- Perforation der Darmwand
- Nachblutungen.

3.7.3 Funktionsdiagnostik

Funktionsdiagnostische Untersuchungen werden in speziell dafür eingerichteten Funktionsdiagnostikabteilungen durchgeführt, mit eigens dafür ausgebildetem Personal. Für das Stationspflegepersonal ergeben sich Aufgaben in der Vor- und Nachbereitung. Die hausinternen Vorbereitungsmaßnahmen sind zu beachten.

Echokardiografie

Ultraschalluntersuchung des Herzens, bei der die Herzaktionen in Echtzeit betrachtet und bewertet werden. Die Technik ermöglicht es dem Arzt, alle Strukturen des Herzens zu vermessen. Durch Zuschalten der Farb-Doppler-Funktion lassen sich zusätzlich Fließrichtung und -intensität des Blutes messen.

Indikationen

Nachweis eines Herzfehlers (z. B. Klappenvitien, Septumdefekte), Prüfung der Herzfunktion, V. a. Thromben im Herzen, Endokarditis, Klappenveränderungen oder Perikarderguss.

Methoden

- **Transthorakale Echokardiografie** (TTE): Der Ultraschallkopf wird auf die Brustwand aufgelegt
- **Transösophageale Echokardiografie** (TEE): Nach Sedierung wird der Ultraschallkopf durch die Speiseröhre in Herznähe positioniert
- **Kontrastechokardiografie:** Vor der Untersuchung wird entweder ein Rechtsherz- oder Linksherzkontrastmittel i. v. verabreicht. Das Linksherzkontrastmittel ist lungengängig und gelangt so in das linke Herz
- **Belastungs-, Stressechokardiografie:** Nach Belastung des Herzens, entweder mittels Fahrradergometer oder durch Injektion von Katecholaminen, z. B. Dobutamin. Zur weiteren Steigerung der Herzfrequenz kann zusätzlich Atropin injiziert werden (nicht bei erhöhtem Augeninnendruck).

Durchführen

Arzt

Patienten aufklären, Einverständniserklärung unterschreiben lassen; Patienten sedieren bei transösophagalem Echo; Katecholamine beim Belastungsecho und Kontrastmittel beim Kontrastecho i. v. injizieren.

Pflege

- Termin mit der Funktionsabteilung absprechen
- β-Blocker ggf. 3 Tage bis zur Untersuchung absetzen lassen; Koronargefäße erweiternde Medikamente, z. B. Nitrate, am Untersuchungstag nicht vor der Untersuchung verabreichen
- Zum transösophagalen Echo Patienten nüchtern lassen, Toilettengang ermöglichen, Zahnprothesen herausnehmen lassen; nach der Untersuchung: Bettruhe und Nahrungskarenz bis zur vollständigen Wiedererlangung der Orientierung, Vitalzeichen überwachen
- Nach Kontrastecho auf Allergiesymptome achten, Vitalzeichen kontrollieren.

EEG (Elektroenzephalogramm)

Elektroden werden an vorbestimmten Stellen der Kopfhaut angebracht, elektrische Spannungen der Hirnrinde werden abgeleitet, verstärkt und aufgezeichnet. Die EEG-Kurven werden vom Arzt ausgewertet.
Sonderformen:

- **Schlaf-EEG:** Die Hirnströme werden während des gesamten Schlafs abgeleitet, zusätzlich werden oft die Augenbewegungen registriert
- **Langzeit-EEG:** Ableiten der Hirnströme über 24 Std.
- **Provokations-EEG:** Es wird ein epileptischer Anfall provoziert, z. B. durch Hyperventilation, Photostimulation (helle Lichtblitze) oder Schlafentzug, und die Hirnströme abgeleitet.

Indikationen

DD bei Verdacht auf hirnorganische Schäden, Tumor, neurologische Störungen, z. B. Epilepsie, Bewusstseinsstörungen, zur Ergänzung von Schlaflaboruntersuchungen, Feststellung des sog. Hirntods im Zusammenhang mit einer Organspende.

Durchführen

Arzt

Patienten aufklären, Einverständniserklärung unterschreiben lassen, ggf. sedierende Medikamente für den Untersuchungszeitraum aussetzen.

Im Rahmen der Hirntoddiagnostik: Angehörige unterrichten, Möglichkeit der Organspende bedenken, nach Organspendeausweis fragen, liegt keine Willenserklärung des Verstorbenen vor, Zustimmung der nächsten Angehörigen zur Organspende erbitten.

Pflege

Evtl. Haare waschen (▶ Kap. 2.3.3), Patienten auch bei Wartezeiten die Einnahme der Mahlzeiten ermöglichen, um Unterzuckerung zu vermeiden. Ängstliche Patienten zur Untersuchung begleiten.

Beachten

Ist ein Patient während der EEG-Ableitung sediert, muss dies dem befundenden Arzt mitgeteilt werden (Befundverfälschung).

Ruhe-, Belastungs-, Langzeit-EKG

Elektroden werden an vorbestimmten Stellen der Brustwand und an den Extremitäten angebracht, elektrische Spannungen der Erregungsleitung am Herzen werden abgeleitet, verstärkt und aufgezeichnet. Die EKG-Kurven werden vom Arzt ausgewertet.

Indikationen

DD Verdacht auf Herzerkrankungen, z. B. Herzinfarkt, Rhythmusstörungen; Schrittmacherkontrolle; Monitoring während Operationen, in der Intensivbehandlung und bei Notfallversorgung.

Material

EKG-Gerät, Rolle Millimeterpapier, Kabel mit 10 Ableitungen: 6 Brustwand- und 4 Extremitätenableitungen, Klemm- bzw. Saugelektroden oder selbstklebende Einmalelektroden, Elektrodengel. Einmalelektroden enthalten bereits Gel unter der Folie.

Vorbereiten

- Je nach Allgemeinzustand den Patienten in die Funktionsabteilung schicken oder mit dem Bett oder Rollstuhl dorthin bringen
- Im Notfall mobiles EKG-Gerät zum Patienten beordern.

Durchführen

- Patientendaten und Datum in das Gerät eingeben
- Oberkörper, Hand- und Fußgelenke freimachen
- Saugelektroden anbringen und mit den Elektrodenkabeln des Geräts verbinden
- Patient auffordern sich nicht zu bewegen (Ruhe-EKG), Gerät starten

3

Bipolare Extremitätenableitungen nach Einthoven

Elektroden 2 cm oberhalb der Fuß- und Handgelenke an der Innenseite anbringen. Ampelfarben im Uhrzeigersinn beginnend am rechten Arm:

- 1 re. Arm → rot
- 2 li. Arm → gelb
- 3 li. Fuß → grün
- 4 re. Fuß → schwarz.

Unipolare Brustwandableitungen nach Wilson

Elektroden (▶ Abb. 3.16) in folgender Reihenfolge auf der Brust anbringen:

- V1 4. ICR parasternal re.
- V2 4. ICR parasternal li.
- V3 zwischen V2 und V4
- V4 5. ICR Medioklavikularlinie li.
- V5 vordere Axillarlinie Höhe V4 li.
- V6 mittlere Axillarlinie Höhe V4 li.

Nachbereiten

- Qualität des EKGs beurteilen (verwackelt, verpolt, Linien in richtiger Position)
- Alle Ableitungen entfernen, Gel abwischen, Patienten ankleiden (lassen), Klemm- bzw. Saugelektroden reinigen und desinfizieren
- EKG dem Arzt zur Befundung vorlegen, Befunde in Patientendokumentation aufnehmen.

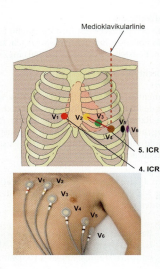

Abb. 3.16 Brustwandableitungen nach Wilson [L190; K115]

> **Tipps und Tricks**
> - Wenn das EKG mit Filter geschrieben wurde, dies unbedingt auf dem EKG vermerken
> - Bei Patienten mit amputierten Gliedmaßen beide Elektroden auf gleicher Höhe (z. B. Oberschenkel) anlegen
> - Bei starken Störungen durch Muskelzittern, z. B. bei M. Parkinson, Elektroden am proximalen Oberarm und -schenkel befestigen
> - Bei Säuglingen filtern besonders störarme Geräte Bewegungsartefakte aus bzw. kennzeichnen diese.

Belastungs-EKG

Im Anschluss an ein Ruhe-EKG kann der Patient mithilfe eines Fahrradergometers einer definierten Belastung ausgesetzt werden, die kontinuierlich unter RR- und Pulskontrolle gesteigert wird. Während der Belastung und noch ca. 10 min darüber hinaus wird das EKG geschrieben.

Indikationen

Gesundheitscheck, Sportuntersuchungen, Verlaufskontrolle bei Herzerkrankungen, z. B. Herzrhythmusstörungen, Hypertonie, Infarkt oder nach Herz-OP.

Durchführen
Patienten anleiten; EKG-Gerät bedienen; RR, Puls und Allgemeinbefinden kontrollieren, bei Komplikationen Belastung abbrechen, EKG weiter schreiben, Arzt sofort informieren.

Komplikationen
Blutdruckanstieg über 250/130 mmHg, Blutdruckabfall mit Schwindel und Schocksymptomatik, Luftnot mit Zyanose und Angina pectoris.

Langzeit-EKG
Ein z. B. am Gürtel befestigter und mit selbstklebenden Brustwandelektroden verbundener EKG-Rekorder zeichnet die elektrischen Spannungen der Erregungsleitung kontinuierlich (meist über 24 Std.) auf.

Indikationen
Diagnose von Herzrhythmusstörungen, Synkopen, stummen Infarktsymptomen; Überwachung der Schrittmacherfunktion, der medikamentösen Therapie, z. B. bei Rhythmusstörungen, der Herzfunktion nach Herzoperation.

Durchführen
Patienten über die Funktion und Trageweise des Langzeit-EKG-Geräts informieren, ihn anweisen, einen normalen Tagesablauf zu gestalten; einen Protokollbogen aushändigen, in den er Besonderheiten, z. B. Phasen der besonderen Belastung, der Ruhe oder auch Beschwerden, unter Angabe der Zeit eintragen soll.

Lungenfunktionsprüfungen (Lufu)
Es wird die mechanische Leistungsfähigkeit der Lunge gemessen. Mithilfe der Messwerte kann der Arzt Lungenkrankheiten diagnostizieren, Krankheitsverläufe einschätzen und Rückschlüsse auf die Leistungsfähigkeit der Lunge ziehen, z. B. vor Operation.

Indikationen
Unklare Lungen- und Atemwegserkrankungen (Liegt eine obstruktive oder eine restriktive Ventilationsstörung vor?); Allergiediagnostik: Expositions- und Provokationstests; präop. Beurteilung; Therapiekontrolle; Begutachtung der Lungenfunktion.

> **Definition**
> **Obstruktion:** Atemwegsverengung mit erhöhtem Strömungswiderstand.
> **Restriktion:** Verminderung des leistungsfähigen Lungengewebes.

Durchführen
Arzt (Lungenfacharzt)
Patienten aufklären, Ergebnisse auswerten, Therapie initiieren oder bestehende Therapie ggf. korrigieren, Gutachten erstellen, Expositions- und Provokationstests eigenhändig durchführen.

Pflege
- Vorbereiten: Termin mit der Funktionsabteilung absprechen, Gewicht, Körpergröße, Alter und Geschlecht feststellen und dokumentieren
- Nachbereiten: Befunde in Patientendokumentation aufnehmen
- Bei Patienten nach Expositions- und Provokationstests die Atmung beobachten
- Patienten zur Selbstkontrolle in der Handhabung des Peak-Flow-Meters einführen.

Spirometrie

Statische Volumina

- Vitalkapazität (VK): maximal ventilierbares Lungenvolumen; typische Werte: Mann > 5,0 l; Frau > 4,0 l
- Residualvolumen (RV): nicht ventilierbares Volumen, das nach max. Exspiration in der Lunge verbleibt; typische Werte: 1–200 ml
- Totalkapazität (TK): Summe aus VK + RV; typische Werte: Mann 6–7 l, Frau 5–6 l.

Dynamische Volumina

- Forciertes exspiratorisches Volumen (FEV_1; Atemstoßtest oder Tiffeneau-Test), die Luft, die der Patient nach vorheriger tiefster Einatmung innerhalb einer Sekunde ausatmen kann, gemessen mit dem Peak-Flow-Meter
- Tiffeneau-Wert: Die Einsekundenkapazität bezogen auf die Vitalkapazität (FEV_1/VC), Normalwert $\cong$ 70 %. FEV_1 und Tiffeneau-Wert sind Obstruktionsparameter
- Bronchospasmolysetest: durch Wiederholung des Tiffeneau-Tests nach vorheriger Inhalation eines β_2-Sympathikomimetikums (z. B. Salbutamol®) kann getestet werden, inwieweit der Bronchospasmus reversibel ist
- Resistance: Atemwegswiderstand (Obstruktionsparameter), der durch die Ganzkörperplethysmografie bestimmt wird, Normalwert < 2,5 cm $H_2O/l/s$ bei Ruheatmung; spezifischer als FEV_1 und Tiffeneau-Wert
- Diffusionskapazität (D_L): ein Maß der Diffusionsfähigkeit der Lunge für O_2 und CO_2, Normalwerte in Ruhe für O_2 20, für CO_2 150–250 ml/mmHg/min.

Ultraschalluntersuchungen (Sonografie)

Schmerzlose und sehr risikoarme Untersuchungsmethode. Ein Schallkopf sendet Ultraschallwellen aus, die vom Gewebe reflektiert und vom gleichen Schallkopf wieder aufgefangen werden. Elektronisch weiterbearbeitet liefern diese Reflexionen eine Abbildung der Gewebestrukturen.

Indikationen

Organdiagnostik, z. B. Leber, Harnblase, Nieren, Magen-Darm-Trakt; Blutflussuntersuchungen; Schwangerenvorsorge; Verlaufskontrolle bei Organerkrankungen.

Methoden

- **Time-Motion-Verfahren:** Bewegungen werden eindimensional dargestellt, z. B. zur Echokardiografie
- **B-Bild-Methode:** zweidimensionales Schnittbild; als Echtzeitverfahren (scannen in Echtzeit), Standardverfahren
- **3- und 4-D-Sonografie:** dreidimensionale Darstellung, z. B. in der Geburtshilfe; zur 4-D-Sonografie werden dreidimensionale Bilder in Serie dargestellt, es entsteht die Illusion einer Filmaufnahme
- **Doppler- und Duplex-Sonografie:** Geschwindigkeit und Richtung des Blutstroms können dargestellt werden, auch zusätzlich aussagefähig durch farbliche Darstellung
- Bei besonders diffizilen Fragestellungen kann Ultraschallkontrastmittel (stark reflektierende Mikrobläschen) i. v. verabreicht werden
- **Endosonografie:** Der Schallkopf wird mittels Endoskop in Körperhöhlen (z. B. Ösophagus, Darm) eingeführt.

Durchführen

Arzt

Patienten aufklären, Untersuchung durchführen, Patienten über Ergebnisse informieren.

Pflege

- Termin mit der Funktionsabteilung absprechen
- Vortag: keine blähenden Speisen wie Hülsenfrüchte; entblähende Medikamente (z. B. Sab simplex®) verabreichen
- Untersuchungstag: den Patienten nüchtern lassen (Gallenblase bleibt gefüllt, wichtig bei der Steinsuche). Bei Beckenuntersuchungen für eine gefüllte Harnblase sorgen (Patienten informieren, vor Untersuchung nicht zur Toilette zu gehen, ggf. viel trinken lassen). Nicht bei vaginaler Sonografie der Blase
- Ultraschalluntersuchungen vor Röntgenkontrastmitteldarstellungen einplanen; Röntgenkontrastmittel verschlechtern die sonografische Darstellung.

3

3.7.4 Bildgebende Untersuchungsverfahren

Beachten

Doppeluntersuchungen wegen der **Strahlenbelastung vermeiden** → unbedingt nach Voruntersuchungen erkundigen, ggf. Röntgenbilder und Befunde bei vorbehandelnden Ärzten anfordern.

Indikation

- Diagnosestellung und -sicherung, Differenzialdiagnostik, Verlaufskontrolle
- Orientierend, z. B. präoperativ Rö-Thorax, Abdomenübersicht
- Eingrenzen von Krankheitsursachen, z. B. bei akutem Abdomen, Ileus (Spiegelbildung)
- Ausschluss von Erkrankungen, z. B. Fraktur
- Organbeurteilung, z. B. Herzform.

Untersuchungsmöglichkeiten

Konventionelle Röntgenuntersuchung

- Dreidimensionale Anatomie wird zweidimensional abgebildet → Rö in 2 Ebenen
- Spez. Weichteiltechniken, z. B. Mammografie
- Kontrastmittelgabe, um sonst nicht sichtbare Strukturen sichtbar zu machen (positive Rö-Kontrastmittel, z. B. Barium, Jod, erscheinen hell; negative Rö-Kontrastmittel, z. B. Luft, CO_2, erscheinen dunkel)
- Strahlengang von vorne nach hinten = a. p. (anterior-posterior), der Patient steht mit dem Rücken zum Film
- Strahlengang von hinten nach vorn = p. a. (posterior-anterior), Patient steht mit der Brust zum Film.

Computertomografie (CT)

- Darstellung in transversalen Schichten. Die Röntgenröhre rotiert um den Patienten, ein Detektorenkranz misst die durchgedrungenen Strahlen. Der Röntgentisch wird dabei kontinuierlich vorgeschoben. Ein Computer erzeugt aus den gesammelten Informationen das Bild
- Erhöhung der Aussagekraft durch Kontrastmittelgabe.

Mehrzeilen-CT
- Arbeitet mit mehreren Detektorzellen nebeneinander, dadurch schnellere Bildfolge, höhere Auflösung
- Mit anderen Techniken kombinierbar, z. B. Spiral-CT, Mehrzeilen-Technik, dadurch dreidimensionale Darstellung möglich. Der Einsatz von Flächendetektoren ermöglicht die Abbildung eines Organs mit nur einer Umdrehung (Volumen-CT).

Magnetresonanztomografie (MRT), Kernspintomografie
Schichtweise Darstellung (siehe CT) des Körpers, jedoch nicht mit ionisierender Strahlung, sondern mit Magnetfeldern. Besonders gute Darstellung z. B. von Knorpel, Sehnen, Bindegewebe und Muskulatur sowie des ZNS, die Schnittebene ist beliebig einstellbar.

Methoden
- MR-Angiografie: nichtinvasive Gefäßdarstellung
- Echtzeit-MRT: Organbewegungen können dargestellt werden.

> **❗ Tipps und Tricks**
> - Bei Patienten mit Metallimplantaten, z. B. Endoprothesen, Schrauben und Verplattungen, darf eine MRT nicht durchgeführt werden → Erhitzung der Metallteile!
> - Elektrische Implantate können durch das Magnetfeld gestört werden, z. B. Herzschrittmacher, Cochleaimplantate, Medikamentenpumpen
> - Patienten, die in dem relativ engen Ring Angst bekommen, erhalten ggf. ein Sedativum
> - Jeglichen Schmuck wegen des starken Magnetfelds vor der MRT ablegen.

Durchführen
Arzt
Patienten aufklären, Einverständniserklärung einholen, Kontrastmittelunverträglichkeit ausschließen, Kontraindikationen abklären, z. B. Schwangerschaft, Schilddrüsenerkrankungen.

Pflege
Vorbereiten
- Termin mit Funktionsabteilung absprechen, Transport des Patienten organisieren
- Vor der Untersuchung Toilettengang ermöglichen
- Hausinterne Standards zu Ernährung, Abführmaßnahmen, Prämedikation beachten
- Voraufnahmen und Befunde mitgeben
- Metallhaltige Gegenstände und elektronische Geräte (z. B. Uhren, Schmuck, Mobiltelefon) auf der Station belassen
- Ängstliche Patienten begleiten.
Nachbereiten: Befunde dokumentieren.

Pflege bei speziellen Verfahren
Vorbereiten
- Bei allen Kontrastmitteluntersuchungen Patienten nüchtern lassen
- Bei Kontrastmitteldarstellung im Bauchraum (z. B. Cholangiografie, Urografie) vor der Untersuchung abführen, ggf. entblähen

- Bei Kolonkontrasteinlauf Kolon reinigen, z. B. mit Laxanzien peroral und hohem Einlauf am Vortag und am Tag der Untersuchung
- Bei Gefäßdarstellungen Gerinnungsstatus erheben lassen, Punktionsort rasieren/clippen.

Nachbereiten: Druckverband anlegen und auf Nachblutungen beobachten, für 24 h Bettruhe einhalten lassen, Vitalzeichen kontrollieren.

Bei Bronchografie
- Vor der Untersuchung Antitussivum nach Arztanordnung verabreichen
- Nachbereiten: Nahrungs- und Nikotinkarenz einhalten lassen (Aspirationsgefahr).

Kontrastmitteluntersuchungen

Untersuchungen mit Kontrastmittelgabe, z. B. Jod oder Barium, bergen eine Reihe von Risiken, die durch eine gezielte Vorbereitung minimiert werden können.

Komplikationen
- Volumenbelastung: Vorsicht bei Herzinsuffizienz und Hypertonie; auch Gefahr von Divertikelperforation, Hämorrhoidenblutung
- Nierenversagen: bei eingeschränkter Nierenfunktion
- Hyperthyreose oder thyreotoxische Krise (▶ Kap. 12.4.2) durch jodhaltige Kontrastmittel
- Allergische Reaktion:
    - Anaphylaktischer Schock (▶ Kap. 23.4.2)
    - Hauterscheinungen (Urtikaria, Juckreiz, Quaddelbildung, Lidödeme)
    - Asthma, Übelkeit, Erbrechen, Schwindel.

Diagnostik
- Anamnese: frühere Kontrastmitteluntersuchungen, bekannte Kontrastmittelallergien
- Ausschlussdiagnostik: Schilddrüsenüberfunktion, Niereninsuffizienz, Hypertonie.

Pflege
Auf Befunde, die eine absolute oder bedingte Kontraindikation darstellen, hinweisen, z. B. Hyperthyreose, Schwangerschaft (siehe Komplikationen).

Nachbereiten
- Für ausreichende Flüssigkeitszufuhr sorgen, Stuhlausscheidung und Diurese kontrollieren
- Auf Allergiesymptome achten
- Vitalzeichen kontrollieren.

3.7.5 Linksherzkatheterismus

Es wird ein Herzkatheter retrograd über die A. femoralis oder die A. brachialis in die Koronararterien vorgeschoben. Nach Einspritzen von Kontrastmittel können die Koronararterien und die Herzhöhlen röntgenologisch dargestellt werden.

Indikation
Diagnostik einer koronaren Herzerkrankung, ggf. mit anschließender Dilatation der verengten Koronararterien und Stenteinlage.

Material
- Sterile Schutzkleidung, sterile Handschuhe, Kopfhaube, Mundschutz für den Arzt und evtl. für einen Assistenten (Pflegeperson)
- Material zum Legen eines peripherarteriellen Zugangs
- Kontrastmittel
- Führungsdraht und Dilatationsballon verschiedener Kaliber
- Unterschiedliche Stents mit unterschiedlichem Durchmesser:
  - Bare metal Stent (BMS), ein unbeschichter Stent
  - Drug eluting Stent (DES), ein mit einer antiproliferativen Substanz beschichteter Stent
- Röntgenapparatur
- Materialien für einen Druckverband.

Vorbereitungen
Arzt
- Aufklärungsgepräch führen, Einwilligungserklärung unterschreiben lassen
- Vorliegende Voruntersuchungen sichten, fehlende Untersuchungen anordnen; obligatorisch sind: Ruhe- und Belastungs-EKG, Echokardiografie und Laboruntersuchungen, z. B. BB, Gerinnungsstatus, Kreatinin, Elektrolyte, TSH
- Marcumar oder Heparin ggf. absetzen.

Pflege
- Voruntersuchungen gemäß Arztanordnung veranlassen
- Medikamentenplan nach Arztanordnung ändern: keine Antikoagulanzien, kein Insulin und keine oralen Antidiabetika am Untersuchungstag
- Leistenbereich bds. großzügig rasieren/clippen
- Dem Patienten die Möglichkeit zum Duschen und Toilettengang geben
- OP-Hemd und -Hose bereitlegen, ggf. Zahnprothese herausnehmen lassen, Hörgeräte nach Absprache mit dem Arzt evtl. belassen
- Evtl. ärztlich verordnetes Beruhigungsmittel verabreichen
- Patienten im Bett mit Patientenakte und Untersuchungsbefunden ins Herzkatheterlabor transportieren (lassen).

Durchführen
Arzt
- Punktieren der Arterie, vorschieben des Katheters bis zum Herzen
- Röntgenologische Darstellung der Herzhöhlen und der Koronararterien mithilfe eines Kontrastmittels
- Beurteilung der Befundlage:
  - Bei unauffälligem Befund Maßnahme abbrechen
  - Bei Stenose: Führungsdraht über die Stenose hinaus vorschieben, Ballon über den Führungsdraht bis zur Stenose vorschieben, Engstelle mittels Ballon aufdehnen, Ballon zurückziehen, Stent platzieren, Führungsdraht entfernen
- Arteriellen Zugang sofort oder nach 3–6 Std. ziehen, Kompression anlegen.

Nachbereiten
Pflege
- Wenn vom Arzt verordnet, Bettruhe veranlassen
- Auf die Gefahren durch Beugen von Armen bzw. Beinen hinweisen
- Druckverband anfangs stündlich, dann zweistündlich auf Durchblutungen und Verrutschen kontrollieren. Treten keine Nachblutungen auf, den Arzt auf die Möglichkeit, den Druckverband zu entfernen, hinweisen

- Einstichstelle auch nach Entfernen des Druckverbands weiter beobachten
- Vitalzeichen engmaschig kontrollieren
- Nach Katheterisierung der A. femoralis, anfangs stündlich, dann zweistündlich Fußpulse, Hautfarbe und -temperatur sowie Sensorik kontrollieren
- Patienten zum reichlichen Trinken anhalten, um die Ausscheidung des Kontrastmittels zu beschleunigen; Kontraindikationen, z. B. Herzinsuffizienz
- Patienten zur Mitarbeit auffordern, er soll sich bei Auffälligkeiten, z. B. durchgeblutetem Verband, Schmerzen und Kribbeln in den Beinen, sofort melden.

Komplikationen
- Allergische Reaktionen durch das Kontrastmittel
- Herzrhythmusstörungen
- Angina-pectoris-Symtomatik durch Verschluss eines Herzkranzgefäßes
- Blutverlust durch insuffizienten Druckverband
- Arterielle Embolie durch Thrombusbildung an der Punktionsstelle.

3.7.6 Zentraler Venendruck

Es wird der Venendruck im klappenlosen Hohlvenensystem unmittelbar vor dem rechten Herzen gemessen. Voraussetzung ist ein dort positionierter zentraler Venenkatheter.

Indikation
Überwachung der Kreislaufsituation bei hohem Volumenverlust, Herzinfarkt, Herzinsuffizienz, Infusionstherapie.

Material
Thoraxschublehre, Filzschreiber, Infusionsständer mit Messleiste (graduiert in cm H_2O), NaCl 0,9 % zum Spülen des Zugangs und Auffüllen des Messsystems, Messsystem für ZVD-Messung (z. B. Medifix®).

Durchführen
Arzt
Anordnen der ZVD-Messung, Auswertung der Messwerte.

Pflege
- Patienten informieren. Alle Schenkel des Messsystems mit NaCl 0,9 % luftblasenfrei füllen, Messschenkel an der Messleiste befestigen, den zum Patienten führenden Schenkel des Systems an Venenkatheter anschließen
- Bett flach stellen, den Patienten in Rückenlage bringen
- Zeiger der Messleiste auf den Nullpunkt ausrichten, alle Infusionen an diesem ZVK abklemmen, Messschenkel mit NaCl 0,9 % füllen. Messsystem zum Patienten hin öffnen, Katheter kurz durchspülen, Verbindung zwischen Patient und Messschenkel herstellen. Flüssigkeitsspiegel am Messschenkel sinkt, Ergebnis ablesen, wenn Flüssigkeitsspiegel nicht mehr weiter sinkt, dabei die atemabhängigen Schwankungen beachten, den Mittelwert ablesen
- System abklemmen, Infusionen wieder starten, Bett in Ausgangsposition bringen, Patienten positionieren.

> **Tipps und Tricks**
> **Nullpunkt mit der Thoraxschublehre bestimmen**
> Die Strecke des Processus xiphoideus (Schwertfortsatz) bis zur Matratze wird „gedanklich" in 5 gleiche Teile unterteilt. Der Nullpunkt befindet sich

3

²⁄₅ der Strecke unterhalb des Xiphoid oder ³⁄₅ der Strecke oberhalb der Matratzenoberfläche (▶ Abb. 3.17).

Die Thoraxschublehre zeigt den Nullpunkt automatisch an. Dazu den unteren Schenkel der Schublehre in Höhe des Xiphoids unter den Rücken des Patienten schieben. Den oberen Schenkel bis auf den Brustkorb absenken, bei waagerechter Einstellung der Schublehre (Wasserwaage am oberen Schenkel) zeigt der Dorn zwischen oberem und unterem Schenkel den Nullpunkt an. Diesen mit Filzstift markieren.

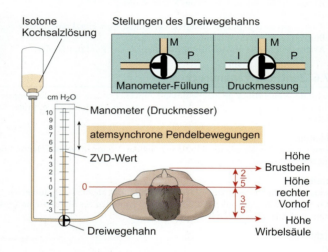

Abb. 3.17 Messprinzip der ZVD-Messung [L157]

Nachbereiten
- Zur regelmäßigen Messung ZVD-System belassen, nicht diskonnektieren
- Bei einmaliger Messung ZVD-System entfernen
- Ergebnis dokumentieren, Veränderungen der Normwerte (2–12 cm H_2O) sofort dem Arzt melden.

Komplikationen
Atemnot durch flache Lage, Infektionen, Luftembolie.

❗ Tipps und Tricks
- Alle Vorbereitungen so treffen, dass der Patient nicht lange flach liegen muss
- Wenn eine flache Lage kontraindiziert ist (z. B. bei Atemnot), können die Messungen auch in anderer Position erfolgen (immer in der gleichen)
- Auf Intensivstationen ist die ZVD-Messung Bestandteil der Monitorüberwachung. Auf elektronischem Wege misst ein Druckwandler den Venendruck über den ZVK und übermittelt die Werte an den Monitor.

Beachten

Die **Aussagekraft der ZVD-Messung** wird von manchen Autoren kritisch beurteilt. Einzelne Autoren stuften die ZVD-Messung bereits als obsolet ein (z. B. Janssens & Graf, 2009).

In der Praxis hat die ZVD-Messung, eine korrekte Ausführung vorausgesetzt, ihre Bedeutung jedoch nicht verloren.

Literatur

Janssens U, Graf J. Volumenstatus und zentraler Venendruck. Der Anaesthesist. 5/2009; 58 (5): 513–519.

3.8 Therapiemaßnahmen

3.8.1 Enterale Medikamentengabe

Ziel

Aufnahme des Wirkstoffs über die Schleimhaut von Mund, Magen oder Darm. Der Wirkungseintritt ist abhängig von der Verabreichungsform (▶ Tab. 3.6).

Verabreichungsarten

- **Oral:** einfache Applikationsart; bevorzugen, wenn keine Kontraindikationen bestehen, z. B. Schleimhautentzündungen in Mund, Ösophagus und Magen, Übelkeit, Erbrechen, Bewusstlosigkeit, magensaftempfindliches Medikament
- **Rektal:** bei Kontraindikationen zur oralen Gabe, bei Flüssigkeitskarenz, z. B. vor Operationen, bei Kindern, bei desorientierten (Ausspucken) und bewusstlosen Patienten
- **Über Sonde:** bei Stenosen im Ösophagus und Mageneingang, neurologischen Schluckstörungen, Verbrennungen und Verätzungen an Mund und Ösophagus (▶ Kap. 2.7.6):
  - Nasogastrale, orogastrale, nasojejunale (Nähr-)Sonde
  - Perkutane endoskopische Gastro-/Jejunostomie (PEG/PEJ).

Tab. 3.6 Vergleich enteraler Medikamentenverabreichungsformen

Verabreichungsform	Wirkungseintritt
Sublingualspray	Sekunden
Sublingualkapsel (Zerbeißkapsel)	Sekunden
Sublingualtabletten	Sekunden bis 1 min
Tropfen	5–10 min
Saft	10–15 min
Tabletten	20–30 min
Kapseln	20–30 min
Kapseln (magensaftresistent)	1 h und mehr
Medikamentöser Einlauf	10–15 min
Suppositorien	15–20 min

Hinweise zur Verabreichung

- **Tabletten:** nach Einnahme reichlich Flüssigkeit trinken lassen. Exakte Dosierung durch Bruchlinien, Zerkleinerung im Mörser und Auflösen mit Wasser meist möglich (Herstellerangaben beachten)
- **Dragees:** unzerkaut einnehmen lassen, unangenehm schmeckende Arzneisubstanz, reichlich Flüssigkeit nachtrinken lassen
- **Kapseln:** unzerkaut einnehmen lassen (magensaftresistente Hülle), reichlich Flüssigkeit nachtrinken lassen
- **Pastillen:** lutschen oder im Mund zergehen lassen
- **Pulver:** in 50–100 ml Wasser auflösen, reichlich Flüssigkeit trinken lassen
- **Linguette:** unter der Zunge zergehen lassen, Schleimhautresorption
- **Granulat:** in Wasser lösen oder ungelöst einnehmen und reichlich Flüssigkeit nachtrinken lassen
- **Suppositorien:** zur rektalen Medikamentenverabreichung, wenn möglich selbst einführen lassen
- **Lösungen:** unverdünnt einnehmen, reichlich Flüssigkeit nachtrinken lassen
- **Tropfen:** meist verdünnt einnehmen, reichlich Flüssigkeit nachtrinken lassen, 20 Tropfen wässrige Lösung ≅ 1 ml
- **Suspension:** vor Einnahme aufschütteln.

> **❗ Tipps und Tricks**
>
> **Arzneimittelgabe über eine Sonde**
> - Arzneimittel so weit wie möglich auf alternative Applikationsformen umstellen, z. B. Injektion, rektal, transdermal oder sublingual (Arzt)
> - Mit dem Arzt oder/und Apotheker klären, welche Arzneimittel gemörsert werden dürfen
> - Arzneimittel einzeln mörsern und mit Wasser mischen (ca. 100 ml). Arzneimittel dürfen nicht zusammengemischt werden (unzulässige Herstellung eines neuen Arzneimittels)
> - Mittels Spritze über Sonde verabreichen, mit ca. 100 ml Wasser nachspülen
> - Bei Arzneimittelgaben direkt in den Darm, z. B. über PEJ, Arzneimittel maximal mit 50 ml Wasser verabreichen (keine Speicherfunktion)
> - Arzneimittel einzeln mit zeitlichem Abstand verabreichen
> - Ggf. notwendigen Nahrungsabstand bei der Applikation berücksichtigen. Arzneimittel nicht mit Sondenkost mischen
> - Medikamentengabe und Flüssigkeitszufuhr dokumentieren.
>
> Bei Arzneistoffen, die kanzerogen, mutagen oder reproduktionstoxisch sind (CMR-Arzneistoffe) sind entsprechende Vorsichtsmaßnahmen zu berücksichtigen!

Medikamenteneinnahme und Nahrungsaufnahme

Einige Medikamente sollen in Abhängigkeit zu den Mahlzeiten eingenommen werden. Es bedeutet:
- Vor der Mahlzeit: 15–30 min vor der Essensaufnahme
- Während der Mahlzeit: spätestens 5 min nach der Essensaufnahme
- Nach der Mahlzeit: mind. 30–60 min nach der Essensaufnahme
- Nüchtern: 1 h vor oder 2 h nach der Essensaufnahme.

Grundsätzlich sind die Herstellerangaben auf dem Beipackzettel zu beachten. Unabhängig von einer Mahlzeit ist die Einnahme von Kapseln und Dragees.

Spezielle Wechselwirkungen zwischen Medikamenten und Getränken
Wenn keine Kontraindikation besteht, Medikamente mit reichlich Flüssigkeit einnehmen. Grundsätzlich sind alle Getränke (außer alkoholische) zur Medikamenteneinnahme geeignet außer:

- Grapefruitsaft: hemmt das Leberenzym Catochrom P450 → einige Cholesterinsenker werden verzögert abgebaut; er blockiert das Transportprotein OATP1A2 im Darm → einige Antiallergika, Antibiotika, Blutdrucksenker, Virustatika werden nur reduziert resorbiert
- Übrige Fruchtsäfte: enthalten sekundäre Pflanzenstoffe, z. B. Vitamine, Kalzium, Eisen, Magnesium; die Medikamentenwirkung kann dadurch beeinflusst oder aufgehoben werden
- Milch und Milchprodukte: Kalzium geht mit einigen Medikamenten schwer lösliche Verbindungen ein, die Resorption dieser Medikamente wird vermindert. Zum Beispiel Schilddrüsenhormone, Antibiotika (Gyrasehemmer, Tetracycline), Osteoporosemittel
- Koffeinhaltige Getränke, z. B. Kaffee, Schwarz- und Grüntee, Energydrinks: Durch die anregende Wirkung des Koffeins wird die Wirkung anregender Medikamente verstärkt und die Wirkung beruhigender Medikamente abgeschwächt.

Umgang mit Medikamenten
Betäubungsmittel ▶ Kap. 1.9.7

Beschaffung
- Medikamente nach dem Wirtschaftlichkeitsprinzip und der medizinischen Notwendigkeit bestellen (Arztanordnung), z. B. Generika (preiswertere Medikamente mit gleichen Wirkstoffen)
- Medikamentenanforderung, vom Stationsarzt unterschrieben, zur Apotheke schicken
- Gelieferte Medikamente mit Lieferschein vergleichen
- Nicht benötigte Medikamente sofort an Apotheke zurückschicken, können weiterverteilt oder an Hersteller zurückgegeben werden.

Lagerung
- Medikamentenschrank übersichtlich ordnen, z. B. alphabetisch bzw. nach Arzneimittelgruppen, also Tabletten und Dragees getrennt von Suppositorien oder Ampullen. Angebrochene Medikamentenschachteln kennzeichnen
- Medikamente in der Originalpackung lagern (Chargennummern), entsprechende Lasche nicht entfernen, Beipackzettel beim Medikament belassen
- Lagerungstemperatur beachten (Beipackzettel), meist Zimmertemperatur (15–25 °C), Impfstoffe im Kühlschrank (2–8 °C)
- Medikamente immer unter Verschluss halten. Schlüssel für den Betäubungsmittelschrank verwaltet eine Pflegefachperson
- Schrank regelmäßig reinigen und ordnen: Medikamente mit baldigem Verfallsdatum vor solchen mit noch längerer Laufzeit einordnen. Verfallene Medikamente zur Apotheke geben
- Notfallmedikamente im Notfallkoffer aufbewahren, Bestand regelmäßig, besonders nach Benutzung überprüfen

Beobachten
- Bei Flüssigkeiten auf Trübung, Verfärbung, Bodensatz oder Ausflockung achten

- Tabletten, Dragees, Zäpfchen, Salben und Pasten auf Form- oder Farbveränderungen und Feuchtigkeit in der Schutzhülle kontrollieren
- Bei allen Auffälligkeiten Apotheker oder Arzt fragen.

Medikamente richten

Medikamente nur nach schriftlicher, ärztlicher Verordnung unter Angabe von Dosis, Konzentration, Einnahmezeitpunkt und Verabreichungsform (▶ Kap. 1.9.4) ausgeben.

Vorbereiten

- Hygienische Maßnahmen (▶ Kap. 1.8) einhalten
- Medikamentendispenser mit aktueller Beschriftung versehen
- Erforderliche Kontrollen und 5-R-Regel beachten:
  - Beim Griff nach der Medikamentenpackung
  - Bei der Medikamentenentnahme
  - Beim Zurückstellen der Medikamentenpackung
- Bei Fehlern sofort Arzt informieren! Keine falsche Scham! Schnelles Handeln verhindert Schaden für den Patienten.

Beachten
Kontrolle bei der Medikamentengabe: 5-R-Regel
- **R**ichtiges Medikament
- **R**ichtige Dosierung/Konzentration
- **R**ichtige Zeit
- **R**ichtige Applikation
- **R**ichtiger Patient

Wird der Punkt „**R**ichtige Dokumentation" ergänzt, z. B. wenn ein Medikament nicht eingenommen wurde, spricht man von der 6-R-Regel.

Beobachten
Patienten auf **Unverträglichkeitsreaktionen und/oder Nebenwirkungen** beobachten:
- Akut, z. B. Luftnot, signifikante RR- und Pulsveränderungen, Schock (▶ Kap. 23.4.2)
- Übelkeit, Erbrechen, Schwindel, Kopfschmerzen
- Später (mehrere Stunden bis Tage): Durchfall, Allergiezeichen, Schlafstörungen, psychische Veränderungen.

Tipps und Tricks
- Aktuelle Änderungen der Medikation zeitnah umsetzen, ggf. bereits gestellte Medikamente aktualisieren
- Zum Richten der Medikamente störungsarme Zeit wählen, andere Aufgaben für diese Zeit konsequent delegieren, evtl. Gegenkontrolle durch Kollegen veranlassen
- Medikamente niemals durch „Augenschein", „Erfahrung" oder „Verdacht" identifizieren, im Zweifelsfall neu stellen. Bei kooperativen Patienten die Medikamente zur besseren Identifizierung im Blisterabschnitt belassen

- Korrekte Einnahme der Medikamente sicherstellen, z. B. durch Aufklärung oder bei desorientierten Patienten durch Kontrolle oder Applikation
- Zur Verabreichung von Medikamenten über Nahrungssonde prüfen, ob Kapseln geöffnet und Tabletten gemörsert werden dürfen. Öffnen oder mörsern von dafür ungeeigneten Medikamentenzubereitungen können z. B. zu Resorptions- und Wirkungsveränderungen führen
- Über Unverträglichkeitsreaktionen unverzüglich den Arzt informieren
- Unbrauchbar gewordene Medikamente zur Entsorgung in speziellem Behälter sammeln und zur Apotheke geben, keinesfalls über den Hausmüll oder die Toilette entsorgen
- Die wichtigste Informationsquelle über Medikamente ist die Herstellerinformation (Beipackzettel) und die „Rote Liste", die allen Pflegenden zur Verfügung stehen muss.

3.8.2 Parenterale Medikamentengabe

Ziel

Umgehung des Verdauungstrakts, lokale Applikation. Der Wirkungseintritt ist abhängig von der Verabreichungsform (▶Tab. 3.7).

Hinweise zur Verabreichung

- Injektionen (▶Kap. 3.2), Infusionen (▶Kap. 3.3.2)
- Salbe, Creme und Gel: mit Handschuh, Spatel oder Tupfer auftragen, Salben ggf. mit Verband abdecken; großflächige und routinemäßige Applikation ver-

Tab. 3.7 Vergleich parenteraler Verabreichungsformen

Verabreichungsform	Wirkungseintritt
Injektionen	
i.v. und i.a.	Sekunden
i.m.	15–20 min
s.c.	20–30 min
i.c.	Minuten bis Stunden
Aufnahme über die Haut	
Salbe, Creme, Gel	Stunden, Teilwirkung wie Kühlung sofort
Flüssigkeiten	Medikamentöse Wirkung 30 min bis Stunden, physikalische Wirkung sofort bis Minuten
Aufnahme über die Schleimhaut	
Bronchialspray	Sekunden
Nasenspray, -tropfen, -salbe	Sekunden bis Minuten
Augentropfen, -salbe	Minuten
Vaginal-Ovula	20–30 min

meiden. Systemische Wirkung durch perkutane Resorption möglich; Gefahr, Hautporen zu verschließen; keine Fettsalben gegen trockene Haut (▶ Kap. 2.3.2) → besser: Wasser-in-Öl-Emulsion oder Lotion; Salben mit ätherischen Ölen (z. B. zur Pneumonieprophylaxe) als Auflage anwenden, direkten Hautkontakt vermeiden

- Flüssigkeiten: mit Handschuh bzw. Tupfer aufbringen, Abtrocknungszeit beachten; alkoholhaltige Flüssigkeiten (Tinkturen) trocknen die Haut aus, nur nach kritischer Abwägung anwenden
- Vaginal-Ovula oder -Tabletten: nach Möglichkeit von der Patientin selbst einführen lassen, Handschuhe und Vorlage anbieten.

Pflege
Es kann bei Arzneimitteln nicht nur zu unerwünschten Wechselwirkungen (verändertes Wirkungsspektrum), sondern auch zu physikalischen Veränderungen der Lösungsmittel kommen:

- Vergewissern, welches Lösungsmittel vom Hersteller vorgeschrieben wird, besonders wichtig bei Antibiotika (pH-Puffer)
- Lichtempfindliche Medikamente, z. B. Nipruss® oder Adalat®, lichtgeschützt applizieren, sonst schneller Wirkungsverlust; Lichtschutz (z. B. Alufolie oder lichtdichtes Infusionssystem) liegt den Packungen bei
- Digitalis immer verdünnt applizieren, z. B. in 10 ml isotoner Kochsalzlösung.

3.8.3 Spülungen

Magenspülung

Indikationen
Bei lebensbedrohlichen oralen Vergiftungen, z. B. Suizidversuch mit Tabletten, Trinken aus Reinigerflaschen, sowie zur Gewinnung von Mageninhalt zu diagnostischen Zwecken, z. B. Verdacht auf Magenblutung.

Kontraindikationen
Vergiftungen mit Säuren und Laugen (relative KI); Ösophagusvarizen; manifeste Herz- und Ateminsuffizienz; orale Vergiftungen, die länger als 1 h zurückliegen; Vergiftungen, die durch die Gabe eines Antidots behandelt werden können, z. B. N-Acetylcystein bei Paracetamolvergiftung, Silibinin bei Vergiftung mit Knollenblätterpilzen.

 Vorsicht
Magenspülung bei Bewusstlosen nur nach endotrachealer Intubation.

Material und durchführen
Intoxikationen ▶ Kap. 23.4.4

Blasenspülung

Indikationen
Bei Blasenblutungen, Blutkoageln in der Blase, eitriger Blasenentzündung; ggf. zur lokalen Medikamentenapplikation, Nachbehandlung bei urologischer OP.

Material

Steriles, geschlossenes Spülsystem mit Spüllösungsbehälter; Überleitungsbesteck; Dreiwegehahn und Urinableitungsbeutel; Aufhängevorrichtung; Sprühdesinfektionsmittel; sterile Handschuhe; Händedesinfektionsmittel; Spüllösung, z. B. NaCl 0,9 %.

Durchführen

Patienten informieren, in entspannte Rückenlage bringen, Materialien vorbereiten, 2. Pflegeperson hinzuziehen.

Hände desinfizieren, sterile Handschuhe anziehen, Spülsystem steril entnehmen (Hilfestellung durch 2. Pflegeperson), System zusammensetzen, Katheter und altes Urinableitungssystem diskonnektieren (liegt ein Spülkatheter kann das Urinableitungssystem beibehalten werden), Katheteransätze desinfizieren, Spülsystem anschließen, Spülflüssigkeit einlaufen lassen, ablaufende Spülflüssigkeit auf Menge, Farbe, Beimengungen beobachten, ggf. Einwirkzeit beachten.

Nach Operationen an Blase oder Prostata (TUR) wird über suprapubischen und transurethralen Katheter gespült.

Nachbereiten

Hände desinfizieren, sterile Handschuhe anziehen, Spülsystem entfernen, Katheteransatz desinfizieren, Urinableitungsbeutel anschließen bzw. bei Spülkatheter Spülkanal abstöpseln, Materialien entsorgen.

Rektale Darmspülung

Indikationen

Vor Koloskopie, Kolonoperation, wenn eine orthograde Darmspülung nicht möglich ist.

Material

Einmalspülsystem, z. B. Rectobag®, oder Irrigator mit Verbindungsschlauch; Y-Verbindungsstück mit Schlauch zum Darmrohr und Ableitungsschlauch; geschlossenes Auffanggefäß; Darmrohr, ggf. mit Ballon; Vaseline; 2 Klemmen; wasserdichte Unterlage; Zellstoff; Handschuhe; Schutzkittel; Aufhängevorrichtung; 5 Liter körperwarme Spülflüssigkeit; Steckbecken/Nachtstuhl.

Durchführen

- Patienten informieren, separates Zimmer vorbereiten, Materialien bereitstellen, Einlaufschläuche luftleer machen, abklemmen
- Patienten positionieren: linke Seitenlage, Knie angezogen. Wasserdichte Unterlage unterlegen, zum Schutz der Intimsphäre zudecken und hinten geschlitzte Einmalhose anziehen
- Handschuhe und Schutzkittel anlegen, Darmrohr einfetten (seitliche Austrittsstellen dabei nicht verstopfen) und vorsichtig unter drehenden Bewegungen einführen. Einlaufsystem mit dem Darmrohr verbinden, Ableitungsschlauch in das Auffanggefäß leiten, Klemme am Zuführungsschlauch öffnen, 100–200 ml Flüssigkeit einfließen lassen
- Klemme schließen, Ableitung öffnen, Vorgang wiederholen bis Flüssigkeit klar zurückfließt, ggf. Einlaufmenge auf max. 500 ml steigern. Kreislauf und Allgemeinbefinden überwachen.

Nachbereiten

System abklemmen, Darmrohr entfernen, Patienten beim Waschen und Anziehen unterstützen, ruhen lassen, Steckbecken oder Nachtstuhl in erreichbare Nähe stellen, Materialien entsorgen.

Orthograde Darmspülung

Indikationen
Vor Ileoskopie, Jejunoskopie, Dünn- und Dickdarm-OP.

Material
3–4 Beutel, z. B. Golytely® oder Endofalk®, zur Herstellung einer Spüllösung, Messbecher und Trinkgefäß.

Vorbereiten
Am Vortag der Untersuchung:
- Dem Patienten ein leichtes, ballaststoffarmes Frühstück (kein Müsli, keine Körnerbrötchen) reichen
- Patienten bis zum Nachmittag mind. 3 Liter Flüssigkeit trinken lassen, z. B. klare Fleischbrühe, Fruchtsäfte oder/und Tee
- Patienten am Nachmittag 2 Beutel (z. B. Golytely® oder Endofalk®) aufgelöst in 2 Liter Wasser zügig (in ca. 2 h) trinken lassen.

Am Untersuchungstag: Patienten früh am Morgen 1 Beutel (z. B. Golytely®) aufgelöst in 1 Liter Wasser zügig (in ca. 1 h) trinken lassen.

> ### ❗ Tipps und Tricks
> - Die orthograde Darmspülung ist erfolgreich, wenn die Ausscheidung klar und wässrig (ohne feste Bestandteile) ist. Je nach Klinik kann es unterschiedliche Vorgehensweisen geben
> - Evtl. wird die orthograde Darmspülung durch Gabe eines Abführmittels eingeleitet
> - Besonders bei nicht ausreichendem Ergebnis der orthograden Darmspülung wird am Untersuchungstag ergänzend ein Hebe-Senk-Einlauf durchgeführt
> - Bei Patienten, die sich nicht überwinden können, die Spüllösung zu trinken, kann diese über eine Magensonde verabreicht werden.

Durchführen
- Patienten wiegen
- Legen der Sonde vorbereiten (▶ Kap. 3.6.3), evtl. Antiemetikum injizieren (Arztverordnung)
- Sonde einführen (▶ Kap. 3.6.3), Patienten auf den Nachtstuhl helfen, mit Bademantel/Decke warm halten
- 3–5 l Spüllösung, ca. 50 ml pro Minute, einlaufen lassen, bis Ausscheidung klar und ohne feste Bestandteile ist
- Regelmäßig nach dem Patienten sehen, Nachtstuhl leeren, RR kontrollieren, Befinden erfragen
- Bei Schmerzen, Brechreiz oder fehlender Stuhlausscheidung Spülung abbrechen.

Nachbereiten
Sonde entfernen, Patienten ggf. bei der Intimtoilette unterstützen, Bettruhe nach Arztanordnung einhalten lassen, Kreislauf kontrollieren, zur Überprüfung von Flüssigkeitseinlagerung wiegen, Ein- und Ausfuhr dokumentieren, Materialien entsorgen, Elektrolytkontrolle auf Anordnung veranlassen (Labor).

3.9 Physikalische Therapie

Definition
Physikalische Therapie heißt, physikalische Methoden auf den Organismus anzuwenden. Es werden Stoffwechselvorgänge beeinflusst, der Allgemeinzustand und die Widerstandskraft verbessert, Rehabilitation und therapeutische Maßnahmen werden unterstützt. Nicht zuletzt hat die physikalische Therapie durch ihre Maßnahmen eine ausgeprägte psychische Wirkung auf den Patienten. In der Pflege werden trockene Wärme- und Kälteanwendung, Bestrahlung, Wickel, Umschläge, Packungen, Peloide, Kataplasmen und Bäder genutzt.

3.9.1 Wickel und Auflagen

Wickel und Auflagen zählen zu den **komplementären Methoden** in der Gesundheitspflege. Sie können heiß oder kalt, trocken oder feucht angewendet werden. Unter einer Auflage versteht man das Auflegen eines Innentuchs mit Zusatz auf eine bestimmte Körperstelle. Ein Wickel dagegen bezeichnet das zirkuläre Anlegen um einen Körperbereich, z. B. beim Wadenwickel.

Wickel

Indikationen
- Entzündliche Halserkrankungen: Halswickel, meist kalt
- Bronchitis, Pneumonie, grippaler Infekt: Brustwickel, warm-heiß
- Koliken, Leber-/Gallenerkrankungen, Meteorismus, Menstruationsbeschwerden: Bauchwickel, warm-heiß
- Hohes Fieber: Wadenwickel, kühl.

Material
- Innentuch aus Leinen oder Baumwolle, saugfähig (z. B. Geschirrtuch, Stofftaschentuch)
- Zwischentuch aus Baumwolle oder Leinen, saugfähig (z. B. Frotteetuch, Waschlappen)
- Außentuch (nicht bei Wadenwickel), 1,5-fache Länge des Körperumfangs (z. B. Badetuch, Molton)
- Ggf. Bettschutz, Waschschüssel mit Wasser, Zusatz für Wickel bzw. Auflage (z. B. Öl, Quark ▶ Tab. 3.8, ▶ Tab. 3.9, ▶ Tab. 3.10), Wärmflaschen, Befestigungsmaterial (z. B. Heftpflaster)
- Zusätze nach Indikation. Besonders auf allergische Reaktionen und Kontraindikationen achten!

Vorbereiten und durchführen
Allgemeine Maßnahmen: Patienten informieren, für Ruhe sorgen, Materialien bereitlegen, heißes Wasser (für Wickel z. B. 80 °C, für Wärmflaschen ca. 60 °C) bzw. kaltes Wasser. Wasser nicht einfach aus der Leitung entnehmen, sondern Temperatur mit dem Thermometer überprüfen.
- **Brustwickel:**
  - Außentuch in Höhe des Brustkorbs auf das Bett legen; Zwischentuch, ggf. vorgewärmt, darüber legen
  - Innentuch von beiden Seiten zu einer Doppelrolle zusammenrollen, mit heißem Wasser (ggf. mit Zusätzen) gut anfeuchten und stark auswringen

3

Tab. 3.8 Zusätze für Wickel		
Zusatz	**Indikationen**	**Durchführen**
Quark: kalt	• Halsschmerzen • Bronchitis • Venenentzündung	Quark fingerdick auf dünnes Innentuch auftragen und auf die Haut auflegen. Am Arm z. B. locker mit Mullbinde anwickeln, am Hals z. B. mit Frotteetuch fixieren. Wickel ca. 20 min belassen, bei akut entzündlichen Prozessen max. 30 min; Vorgang ggf. dreimal wiederholen
Quark: warm	• Pneumonie • Obstruktionen der Atemwege • Hustenreiz	Quark fingerdick auf dünnes Innentuch auftragen, mit einem zweiten dünnen Tuch abdecken, zwischen 2 Wärmflaschen legen, auf Körpertemperatur erwärmen. Dauer wie bei kaltem Wickel
Zitrone	• Halsschmerzen • Heiserkeit	Siehe Zitronen-Halswickel
Zwiebeln	• Erkältungen mit Husten • Bronchitis, spastische Bronchitis • Asthma	Zwiebeln vierteln, auf das Innentuch legen und einschlagen. Geruchsdicht verpacken (z. B. Butterbrotpapier), zwischen 2 Wärmflaschen anwärmen. Auflage aus dem Papier nehmen, auf die Haut legen und mit Außentuch anwickeln. Anwendungsdauer ca. 20 min
Kamillenblüten	• Bauchkrämpfe • Meteorismus • Blasenkrämpfe • Menstruationsbeschwerden	Die Kamillenblüten mit heißem Wasser überbrühen und ca. 10 min ziehen lassen. Durch ein Sieb abgießen, die Blüten auf einem Leinentuch ausbreiten und mit einem Tuch abdecken, möglichst heiß verwenden. Als Bauchwickel 20 min einwirken lassen
Leinsamen	• Bauchkrämpfe • Meteorismus • Blasenkrämpfe • Menstruationsbeschwerden • Erkältungen mit Husten	Aus ca. 250 g Leinsamen und ca. 0,5 l Wasser einen Leinsamenbrei kochen. Brei auf Innentuch auftragen, mit einem zweiten Tuch abdecken. Auf der Haut des Patienten prüfen, ob die Auflage nicht zu heiß ist (Leinsamen speichert viel Wärme)

– Die Temperatur des „trocken-feuchten" Innentuchs auf der Haut auf Wärmeverträglichkeit prüfen. Die Rolle auf dem Zwischentuch rückenbreit auseinander rollen, der Patient legt sich mit dem Rücken darauf. Das Tuch zügig faltenfrei um den Brustkorb wickeln, die anderen Tücher straff darüber anlegen. Den Patienten gut zudecken, ggf. Schultern mit Handtuch bedecken
- **Bauchwickel:** Tücher wie Brustwickel, gleiches Vorgehen, zwischen Brustbeinspitze und Os pubis anlegen
- **Zitronen-Halswickel:**
  – Material: ½ ungespritzte Zitrone, Innentuch (z. B. Stofftaschentuch), Außentuch (z. B. Frotteehandtuch), Befestigungsmaterial
  – Zitrone lauwarm abwaschen und in 4–6 Scheiben schneiden, diese in der Mitte des Innentuchs aufreihen und von beiden Seiten einschlagen, mit Pflaster verschließen. Druck auf die Zitronenscheiben ausüben (z. B. mit einer Wasserflasche walken), damit die ätherischen Öle austreten
  – Wickel von vorn nach hinten um den Hals anlegen, HWS frei lassen. Mit Außentuch umwickeln und befestigen

– Wickel max. 30 min beibehalten (auf Hautreizungen durch Zitronensäure achten), danach Hals mit Tuch warm halten

● **Wadenwickel:**
  – Wasserdichte Unterlage unter die Unterschenkel des Patienten legen
  – Leinentücher mit Leitungswasser befeuchten und gut auswringen. Nicht zu kalt (ca. 2 °C kühler als die gemessene Körpertemperatur), da die Blutgefäße sich sonst zu stark verengen und die Wärme nicht mehr abtransportiert werden kann!
  – Leinentücher um die Unterschenkel legen, Sprunggelenke und Knie frei lassen. Darüber Frotteetücher legen (sonst zu schnelle Verdunstungskälte)
  – Wickel vor dem Erwärmen erneuern (alle 8–10 min), dreimal hintereinander wiederholen, dann Temperaturkontrolle durchführen, Patienten ca. 30 min ruhen lassen, Kreislauf kontrollieren
  – **Kontraindikation:** Zentralisierung, erkennbar an kalten Händen und Füßen.

Auflagen

Indikationen
Hämatome, Schwellungen, Verstauchungen, oberflächliche Venenentzündung, Gelenkschmerzen, zur Wundreinigung.

Vorbereiten und durchführen
Patienten informieren, für Ruhe sorgen, Material richten. Vielfach Anwendung von Ölen (▶ Tab. 3.10).

Warme Ölauflage
Grundsätzlich ätherisches Öl mit Trägeröl mischen (▶ Kap. 3.9.2). Verträglichkeit vor der Anwendung auf der Haut des Patienten prüfen:

Tab. 3.9 Zusätze für Auflagen

Zusatz	Indikationen	Durchführen
Quark	• Gelenkentzündung • Venenentzündung • Mastitis	Kalten Quark fingerdick auf Kompresse auftragen, Enden einschlagen. Mit der einlagigen Seite auf Entzündungsherd auflegen, ggf. mit Mullbinde locker anwickeln
Zwiebeln	• Gelenkentzündung • Ohrenschmerzen • Insektenstiche	Zwiebelauflage vorbereiten (▶ Tab. 3.8). Auf die schmerzende Stelle auflegen, mit Kompresse bedecken, ggf. fixieren. Bei Insektenstich: Zwiebelscheibe direkt auf die Einstichstelle auflegen
Kartoffeln	• Muskelverspannungen • Ischialgie, Lumbago • Gelenkschmerzen, Arthrose, Arthritis • Abszess	Heiße Pellkartoffeln in dünnes Leinentuch einschlagen, Kartoffeln zerdrücken, auf erträgliche Temperatur abkühlen lassen, auf betroffene Körperpartie auflegen
Leinsamen	• Muskelverspannungen • Ischialgie, Lumbago • Gelenkschmerzen, Arthrose, Arthritis • Abszess	Aus ca. 200 g Leinsamen und ca. 400 ml Wasser einen Leinsamenbrei kochen. Brei in dünnes Leintuch einschlagen, möglichst heiß anlegen, mit Außentuch bedecken

3

- Auflage (z. B. Mullkompresse) mit einigen Tropfen des ätherischen Öls versehen (Menge je nach Alter des Patienten, Herstellerangaben beachten), in eine Plastiktüte geben (z. B. Abwurfbeutel), ca. 10 ml Trägeröl hinzufügen
- Tüte verschließen und durchwalken, bis Kompresse mit dem Öl gut getränkt ist
- 2 Wärmflaschen mit heißem Wasser füllen, Ölkompresse im Plastiksack dazwischenlegen und anwärmen
- Auflage der Tüte entnehmen, auf entsprechende Körperstelle auflegen und z. B. mit trockenem, angewärmtem Waschlappen abdecken.

Peloide

Anwendung von Moor-, Schlamm- und Heilerdepackungen, z. B. Fango, in der physiotherapeutischen Abteilung.

Indikationen

Muskelverspannungen, degenerative Gelenkerkrankungen, rheumatische Erkrankungen, chronische Pyelitis, chronische Cholezystopathie.

Kontraindikation

Akute Entzündung.

Material

Entsprechendes Peloid, Leinentuch oder Plastikfolie, Laken, Wolldecke, Zeitschaltuhr.

Durchführen

- Peloidbrei auf 45 °C erhitzen, 2–3 cm dick auf Leinentuch oder Plastikfolie auftragen, ggf. vorgefertigte Peloid-Kompresse im Wasserbad oder Spezialofen erhitzen.
- Patienten entkleiden und Temperatur testen lassen (**Vorsicht:** Verbrennungsgefahr!), Patienten auf vorbereitetem Peloid positionieren, ggf. Peloid als Auflage benutzen, Patienten in Laken und Wolldecke einschlagen, Zeitschaltuhr stellen (15–30 min), Wohlbefinden und Kreislauf kontrollieren.
- Nachbehandeln: Peloid entsorgen (mehrmaliger Gebrauch möglich), ggf. Patienten beim Waschen und Einnehmen einer entspannten Lage unterstützen, warm halten, ruhen lassen.

Kataplasmen (Breiumschläge)

Indikationen

Neuralgien, Parotitis, Spannungskopfschmerz, Lymphdrüsenschwellungen, Brustdrüsenentzündung, akute Sehnenscheidenentzündung, Furunkel.

Material

Kataplasma, z. B. gebrauchsfertige Paste, Leinentuch entsprechender Größe, entsprechende Mullauflage, Spatel, Wasserbad, ggf. Idealbinde (▶ Kap. 3.10.1).

Durchführen

Patienten informieren, Paste im Wasserbad auf 45 °C erhitzen.
Erhitztes Kataplasma fingerdick auf das Leinentuch auftragen, mit Mullauflage abdecken, auf die entsprechende Körperregion auflegen, ggf. mit Idealbinde fixieren, auf Hautreizungen achten. **Vorsicht:** Verbrennungsgefahr! Kann bis zu 24 h belassen werden.
Nachbereiten: Kataplasma entsorgen, Haut reinigen, ggf. mit Wasser-in-Öl-Emulsion pflegen.

3.9.2 Aromatologie

> **Definition**
> **Aromatologie** oder **Aromapflege** ist die Anwendung natürlicher Duftstoffe zur Verhütung, Heilung oder Linderung von Leiden.
> Zur Anwendung kommen ätherische Öle (Duftstoffe), die durch Kaltpressung oder Wasserdampfdestillation aus Wurzeln, Blättern, Blüten, Früchten, Holz oder Harzen gewonnen werden.

Qualitätsmerkmale für Öle
In der Pflege ausschließlich Qualitätsprodukte verwenden. Das Flaschenetikett oder der Beipackzettel müssen folgende Angaben enthalten:
- 100 % naturreines ätherisches Öl (*nicht* „naturidentisch" oder Parfümöl)
- Exakte botanische Bezeichnung der Herkunftspflanze
- Gewinnungs- und Herstellungsverfahren
- Ausgangssubstanz, z. B. Blüte, Frucht, Harz
- Angaben über Zusätze und Mischungsverhältnis, z. B. Trägeröl
- Anbauregion und Anbauart
- Herstellerfirma
- Chargennummer
- Haltbarkeitsdatum bzw. Herstellungsdatum.

Anwendungsarten
Raumaromatisierung
- **Diffuseure:** elektrische Feinzerstäuber. Es wird ein Aerosol erzeugt, das sich schnell im ganzen Raum gleichmäßig verteilt. Mehrmals tgl. ca. 15 min
- **Duftschale:** mit Wasser und ätherischem Öl gefüllte Glas- oder Keramikschale. Verdunstung durch Raumtemperatur. 1–2 × tgl. bis zu 6 Tropfen Öl
- **Tongefäß:** Gefäße aus gebranntem Ton mit poröser Oberfläche. Der Ton nimmt das Öl auf und gibt es gleichmäßig an die Raumluft ab. 1–2 × tgl. bis zu 6 Tropfen Öl
- **Duftlampe (Vorsicht:** Anwendung nur, wenn feuerpolizeilich zulässig): mit Wasser und ätherischem Öl gefüllte Glas- oder Keramikschale, unter der sich eine Kerze befindet. Verteilung des Öls durch den aufsteigenden Wasserdampf. Mehrmals tgl. für ca. 15 min mit bis zu 6 Tropfen Öl.

Inhalation
Anwendung als Dampfbad: Kleine Waschschüssel mit einem Liter heißem Wasser füllen und bis zu 4 Tropfen Öl zusetzen. Aufsteigende Dämpfe werden eingeatmet. Zur Intensivierung ein Handtuch über den Kopf und die Schüssel breiten. Mehrmals tgl. möglich für ca. 15 min. Nur bei orientierten Patienten, Verbrühungsgefahr.

Bäder
Anwendung als Vollbad oder Teilbad, z. B. als Hand-, Arm-, Fuß- oder Sitzbad. Aufsteigende Dämpfe werden eingeatmet, ätherische Öle wirken auf und durch die Haut. Wassertemperatur zur Anregung 35–37 °C, zur Entspannung bis 39 °C. 1 × tgl. für ca. 15 min mit bis zu 10 Tropfen Öl, bei Teilbädern die Hälfte. Zur Lösung der ätherischen Öle im Wasser muss ein Emulgator zugegeben werden, z. B. Sahne oder Flüssigseife.

3

Waschungen

Spezielle Körperwaschungen ▶ Kap. 2.3.4

- **Beruhigende Waschungen:** Waschwasser unter Zugabe von beruhigend wirkenden ätherischen Ölen, z. B. Lavendel, Hopfen oder Lindenblüten
- **Belebende Waschungen:** Waschwasser unter Zugabe von belebend wirkenden ätherischen Ölen, z. B. Rosmarin, Zitrone oder Obstessig.

Wickel und Auflagen

Ölauflage zubereiten und auf entsprechende Körperstelle legen bzw. anwickeln (▶ Kap. 3.9.1).

Massagen und Einreibungen

Anwendung als Ganzkörper- oder Teilmassage: z. B. Nacken, Rücken, Füße. 100 ml Trägeröl werden bis zu 15 Tropfen ätherisches Öl zugegeben (▶ Tab. 3.10). Von Rosen-, Hyazinthen-, Jasmin-, Magnolien- und Narzissenöl genügen 2–4 Tropfen auf 100 ml Trägeröl.

Geeignete Trägeröle

- Kaltgepresste, unraffinierte Öle, z. B. Sonnenblumenöl, Olivenöl, Brennnesselöl
- Mandelöl
- Jojobaöl.

Indikationen

- Psychische und psychosomatische Störungen, z. B. Schlafstörungen, Angstzustände, Nervosität, Unruhezustände, depressive Verstimmungen, Antriebsschwäche, Stress
- Somatische Erkrankungen und Verletzungen, z. B. Muskel- und Gelenkschmerzen, Verspannungen, Ischialgie, Lumbago, Prellungen, Verstauchungen, Quetschungen, Fieber, Kreislaufstörungen, rheumatische Beschwerden, Verdauungsstörungen, Meteorismus, Koliken und Krämpfe (z. B. Galle, Nieren, Blase, Darm), Menstruationsbeschwerden, Wechseljahrbeschwerden, Erkältungskrankheiten, Bronchitis, Pneumonie (auch Prophylaxe)
- Hirnleistungsstörungen, z. B. Gedächtnisstörungen, Erinnerungsstörungen, Konzentrationsstörungen, Wachkoma, Apoplex
- Meditation, in Lebenskrisen, zur Sterbebegleitung
- Luftverbesserung, z. B. Beseitigung von Gerüchen.

Nebenwirkungen

- Allergische Reaktionen, Asthma
- Vergiftungserscheinungen bei überdosierter oraler Einnahme
- Hautreaktionen
- Kopfschmerzen
- Übelkeit.

Kontraindikationen

- Patient akzeptiert den Geruch nicht
- Allergische Reaktion
- Bedingte Kontraindikationen:
  - Schwangerschaft, Stillzeit
  - Hypertonie
  - Hyperthyreose
  - Neigung zu Krampfanfällen, Epilepsie.

Pflege und Aromatologie

Eine somatisch, funktionell geprägte Pflege steht im Widerspruch zur Aromapflege (▶ Tab. 3.10). Aromapflege ist erfolgreich, wenn die Pflege sich um eine positive Ausrichtung auf den Menschen bemüht, z. B. durch:

- Bezugspflegesystem
- Klientenzentrierte Pflege
- Selbstheilungskräfte aktivierende Pflege
- Salutogenesemodell (nach A. Antonovsky).

Vorbereiten

- Anwendung von ätherischen Ölen mit dem Arzt absprechen. Für Dosierung grundsätzlich Herstellerangaben beachten
- Patienten über Möglichkeiten und Anwendungen der Aromatologie informieren
- Die Akzeptanz des ausgewählten Öls durch den Patienten mit einer Geruchsprobe feststellen
- Allergische Disposition durch spezifische Anamnese ausschließen. Kutanen Allergietest durch Auftragen einer Probe auf die Unterarminnenseite durchführen
- Für Ruhe während und nach der Maßnahme sorgen, z. B. Einzelzimmer, spezieller Entspannungsraum
- Ggf. entspannende Atmosphäre durch sanfte Hintergrundmusik schaffen.

> **Tipps und Tricks**
> - Von den Pflegenden dürfen ätherische Öle nicht innerlich angewandt werden
> - Jeweils nur ein ätherisches Öl einsetzen. Mischungen sind zwar möglich, erfordern aber viel Erfahrung und können den Patienten irritieren.

Literatur

Bierbach E. Handbuch für die Naturheilpraxis: Methoden und Therapiekonzepte. München: Elsevier, 2011.
Bierbach E. Naturheilpraxis Heute. München: Elsevier, 2019.
Zimmermann E. Aromatherapie für Pflege- und Heilberufe. Stuttgart: Karl Haug, 2011.

Tab. 3.10 Praktische Anwendungsbeispiele für ätherische Öle

Ätherisches Öl bzw.	Indikation	Anwendungsart	Dosis	Besonderheiten
Lemon- bzw. Zitronengras	• Depressive Verstimmung, Antriebsschwäche • Erschöpfungszustände, Konzentrationsschwäche, Kopfschmerzen	Vollbad, Fußbad Einreibungen, Massage, Raumaromatisierung	Bis zu 4 Tropfen Herstellerhinweise beachten	• Hautreizungen bei empfindlicher Haut • Bei äußerer Anwendung vorsichtig dosieren • Preisgünstig • Raumaromatisierung vertreibt Ungeziefer
Lavendel	• Depressive Verstimmung, Angstzustände, Schlafstörungen, Unruhezustände, Lebenskrisen, Sterbebegleitung • Prellungen, Muskel- und Gelenkschmerzen	Raumaromatisierung, Massagen, Einreibungen, Entspannungsbad Wickel, Packungen, Einreibungen	Herstellerhinweise beachten	• Desinfizierende Wirkung • Luftdesinfektion durch Raumaromatisierung
Thymian	• Erkältungskrankheiten • Depressive Verstimmungen, Antriebsschwäche, Angstzustände • Hypertonie, Orthostase • Schlechte Luft	Wickel (Hals-, Brustwickel), Umschläge Raumaromatisierung, Einreibungen, Massagen Einreibungen, Massagen Raumaromatisierung	1 – 2 Tropfen Bis zu 3 Tropfen in Trägeröl	• Stark haut-, schleimhautreizend • Bei äußerlicher Anwendung vorsichtig dosieren • **Kontraindikationen:** • Hyperthyreose • Hypertonie • Epilepsie • Schwangerschaft • Allergische Disposition

Tab. 3.10 Praktische Anwendungsbeispiele für ätherische Öle *(Forts.)*

Ätherisches Öl	Indikation	Anwendungsart	Dosis	Besonderheiten
Zitrone	• Erkältungskrankheiten • Fieber • Mundschleimhautentzündung • Infizierte Wunden • Juckende Ekzeme • Müdigkeit, Abgeschlagenheit, depressive Verstimmungen, Antriebsschwäche	Wickel (Hals-, Brustwickel), Umschläge Waschungen, Wickel, Raumaromatisierung Spülungen Spülungen, Umschläge Umschläge, Waschungen Raumaromatisierung, Massagen, Einreibungen, Waschungen	Herstellerhinweise beachten	• Preisgünstig • Zitronensaft hat die gleiche Wirkung wie das ätherische Öl • Flächendesinfektion durch Zugabe zum Wischwasser, z. B. Küchenbereich
Orange	• Depressive Verstimmung, Antriebsschwäche, Angstzustände • Fieber	Raumaromatisierung, Massagen, Einreibungen, Waschungen Waschungen, Wickel, Raumaromatisierung	Herstellerhinweise beachten	• Kontraindikation bei allergischer Diathese • Behandelte Haut nicht intensiver Lichteinwirkung aussetzen (Photosensibilisierung)
Rosmarin	• Gedächtnisstörungen • Orthostase • Rheumatische Schmerzen • Depressive Verstimmungen, Angstzustände	Raumaromatisierung Einreibungen, Waschungen Einreibungen, Wickel, Umschläge Raumaromatisierung, Massagen, Einreibungen, Waschungen	Generell nur wenige Tropfen verwenden Verdünnt mit Trägeröl	• Teuer • Starke Duftintensität • **Kontraindikationen:** Epilepsie, Hypertonie
Birkenholz	• Rheumatische Schmerzen • Muskelverspannungen • Sehnenscheiden- und Venenentzündungen • Psychische Anspannung, Erschöpfungszustände	Einreibungen, Wickel, Umschläge Einreibungen, Massagen, Wickel, Umschläge, Bäder, Packungen Einreibungen, Wickel, Umschläge Raumaromatisierung, Einreibungen, Massagen, Wickel, Packungen	Herstellerhinweise beachten Verdünnt mit Trägeröl	• Schwierig in der Anschaffung

3

Tab. 3.10 Praktische Anwendungsbeispiele für ätherische Öle *(Forts.)*

Ätherisches Öl	Indikation	Anwendungsart	Dosis	Besonderheiten
Minze	• Gedächtnisstörungen • Fieber • Verdauungsstörungen, Meteorismus	Raumaromatisierung Wickel, Umschläge, Waschungen Bauchwickel, -umschläge, -massagen	Generell niedrig dosieren Verdünnt mit Trägeröl	• Hautreizend • Unverdünnt für Kinder nicht geeignet
Ravensara	• Erschöpfungszustände, Antriebsschwäche, depressive Verstimmung • Pneumonie (auch Prophylaxe), Schonatmung	Raumaromatisierung, Einreibungen, Massagen, Bäder Umschläge, Einreibungen	Herstellerhinweise beachten Verdünnt mit Trägeröl	
Teebaum	• Entzündliche Haut- und Schleimhauterkrankungen • Atemwegserkrankungen	Spülungen, Umschläge, Einreibungen Raumaromatisierung	Herstellungshinweise beachten 10 Tropfen über Verdampfer	• Unangenehmer terpentinartiger Geruch, deshalb nur eingeschränkt verwendbar • Nicht bei Babys und Kleinkindern, allergische Reaktionen

3.9.3 Trockene Wärmebehandlung

Wärmflasche

Indikationen
Bei Verspannungsschmerzen, Muskelkrämpfen, Verkrampfungen in Hohlorganen (Blase, Darm, Uterus, Gallenblase), Obstipation, postoperativer Darmatonie.

Kontraindikationen
Entzündliche Baucherkrankungen, Gelenkergüsse nach Prellungen, Kollapsneigung, bewusstlose und nicht orientierte Patienten, Sensibilitätsstörungen.

Material
Wärmflasche, Schutzbezug, ggf. Badethermometer, ggf. Handtuch.

Durchführen
Patienten informieren, Wärmflasche zur Hälfte mit heißem Wasser (60–70 °C) füllen. Temperatur mit dem Thermometer prüfen, nicht einfach Wasser aus dem Hahn entnehmen. Flasche luftleer machen, dicht verschließen (überprüfen), mit Schutzbezug versehen.
Patienten entspannt positionieren, störende Kleidung entfernen, ggf. Handtuch unterlegen (Hitzeempfindung), Patienten zudecken, Kreislaufkontrolle, Haut kontrollieren (Rötung?).

Nachbereiten
Wärmflasche entleeren, beim Patienten belassen oder für den nächsten Patienten aufbereiten (Schutzbezug abziehen, Flasche äußerlich desinfizieren), ggf. Hautpflege (Wasser-in-Öl-Emulsion), 10–15 min Bettruhe.

Heiße Rolle

Indikationen
Verspannungsschmerzen, Muskelkrämpfe, Meteorismus, Obstipation, zur Pneumonieprophylaxe.

Kontraindikationen
Akute entzündliche Baucherkrankungen.

Material
5 Frotteehandtücher, (fast) kochendes Wasser.

Durchführen
Patienten informieren, heißes Wasser bereiten, 2 Frotteehandtücher ganz fest zusammenrollen. 2 weitere Frotteehandtücher um die gebildete Rolle herumwickeln. Patienten entspannt positionieren, störende Kleidung entfernen. (Fast) kochendes Wasser langsam in die Rolle gießen, bis Wärme außen spürbar. Es darf kein Wasser heraustropfen. **Vorsicht:** Verbrühungsgefahr! Gesamte Rolle so in ein trockenes Frotteehandtuch einschlagen, dass es links und rechts übersteht und die Rolle ohne Verbrühungsgefahr gefasst werden kann.
Heiße Rolle ohne Druck auf entsprechende Körperpartie langsam rollen. Nach Abkühlung äußere Handtuchschicht abrollen, mit der Anwendung fortfahren.

Nachbereiten

Patienten zudecken, ca. 30 min ruhen lassen. Bei Pneumonieprophylaxe ggf. Vibration, Drainagepositionierung oder Übung zum Abhusten anschließen. Materialien entsorgen, Maßnahme dokumentieren.

 Vorsicht

- Bei Anwendung von Wärmflasche und heißer Rolle besteht sowohl für die Pflegeperson als auch für den Patienten eine nicht unerhebliche Verbrühungsgefahr
- Bei Kirschkernkissen, Traubenkernkissen, Getreidekissen u. Ä. besteht diese Gefahr nicht. Sie lassen sich in der Mikrowelle auf die gewünschte Temperatur bringen. Das Indikationsspektrum entspricht dem von Wärmflasche und heißer Rolle.

Tipps und Tricks

Mit Plastikbeutel umgeben lassen sich Körnerkissen auch im Gefrierschrank abkühlen und als Kälteanwendung nutzen.

Infrarotbestrahlung/Soluxlampe

Indikationen

Bei Nasennebenhöhlenentzündungen, Mittelohrentzündungen, Mastitis, Furunkel, Intertrigo, zur Vorbereitung von Massagen oder Krankengymnastik.

Material

Infrarotstrahler (Soluxlampe), ggf. Filtergläser (umstritten), Schutzbrille, Zeitschaltuhr.

Durchführen

- Patienten informieren, in geeignete Lage bringen, ggf. hinsetzen
- Störende Kleidung und Metallgegenstände (Schmuck, Haarnadeln) entfernen
- Ggf. dem Patienten Schutzbrille aufsetzen
- Lampe in Position bringen (30–50 cm Abstand)
- Zeitschaltuhr einstellen (10–15 min).

Nachbereiten

Patienten warm halten, Bademantel, Bettruhe.

Hochfrequenztherapie

 Wirkprinzip

Kurzwelle, Dezimalwelle, Mikrowelle. Durch elektromagnetische Felder wird Wärme erzeugt, die gewünschte Tiefenwirkung wird durch die Wahl der Methode und Frequenz bestimmt.

Indikationen

- Bewegungsapparat: Verspannungen, Myalgien, Arthrosen, M. Bechterew, Panaritium, Hämatome

- Organe: Leber- und Gallenblasenentzündungen, Nieren- und Nierenbecken-entzündungen, Hoden- und Nebenhodenentzündungen, Prostatitis, Menst-ruationsstörungen, Entzündungen im gynäkologischen Bereich, Mastitis
- Neurologische Erkrankungen: Neuritis, Fazialisparese
- Entzündliche Prozesse am Auge, Glaskörperblutungen, Mittelohrentzün-dung, Nasennebenhöhlenentzündung
- Entzündliche Hautveränderungen, Lymphadenitis, Lymphangitis.

Kontraindikationen
Inkorporierte Metallteile, z. B. Nägel, Schrauben, Platten, Drähte, Prothesen, Herzschrittmacher, Stecksplitter.

Material
Kurz- bzw. Mikrowellengerät, Zeitschaltuhr.

3

Durchführen
- Patienten informieren, störende Kleidung und ggf. Metallgegenstände entfer-nen (Uhr, Schmuck, Haarnadeln)
- Kurzwelle: Kondensatorfeldmethode: Körperteil zwischen 2 Plattenelektro-den bringen, Elektrodenabstand wählen (1–4 cm, geringer Abstand: Erwär-mung der Subkutis; größerer Abstand: Tiefenwirkung); Spulenfeldmethode: besondere Wirkung auf Muskulatur und Bindegewebe, z. B. an Gelenken, Wirbelsäule, Schultergürtel, auch Unterleibsorganen. Einzelelektrode auf die zu behandelnde Körperregion ausrichten
- Dezimalwelle: gegenüber Kurzwelle bessere Wärmeverteilung und größere Tiefenwirkung. Besonders geeignet zur Behandlung innerer Organe, großer Gelenke und kräftiger Muskelpartien; kurze Behandlungszeiten möglich
- Mikrowelle: geringe Tiefenwirkung; optimale Wirkung bei gerade spürbarer Wärme.

Nachbereiten
Patienten ankleiden, entspannt positionieren, warm halten, vor Zugluft schützen.

Ultraschall

Wirkprinzip
Die mechanischen Schallwellen erzeugen im Gewebe Vibrationen (Massage-effekt) und thermische Wirkung (Vasodilatation), Eindringtiefe bis ca. 8 cm.

Indikationen
Myalgie, Neuralgie, Sehnenscheidenentzündungen, Osteochondrose, Arthrosen, Narbenkontraktur.

Kontraindikationen
Epiphysenfuge bei Kindern, innere Organe, Uterus.

Durchführen
Für die **Dosierung** gilt:
- 5–15 min tgl., pro Behandlung um 1–3 min steigern, nach 12 Behandlungen Pause, Behandlungszyklus wiederholen
- Bei akuter Erkrankung: kurze Behandlungsdauer (3–7 min), niedrige Intensi-tät (0,15–0,3 Watt), kurze Behandlungsintervalle

- Bei chronischen Erkrankungen: lange Behandlungsdauer (5–15 min), hohe Intensität (0,5–2 Watt), längere Behandlungsintervalle.

> **❗ Tipps und Tricks**
> - Auf ebenen Körperflächen kann Kontaktgel verwendet werden, subaquale Anwendung auf nicht glatten Flächen, z. B. Gelenke; häufigste Anwendung: dynamisches Verfahren, bewegter Schallkopf
> - Durch Verkanten oder Stehenbleiben des Schallkopfs kommt es zur Überdosierung: Gewebeschädigung.

3.9.4 Trockene Kälteanwendung

Indikationen
Blutungen, Entzündungen, Schmerzen, Fieber, drohender oder bestehender Gelenkerguss (Trauma).

Material
Eisblase, Eiskrawatte, Kühlelemente, Schutzbezug, Eiswürfel (Eisschnee), Körnerkissen.

Vorbereiten
Patienten informieren, Eisblase bzw. -krawatte zur Hälfte mit Eis füllen, Luft herausdrücken, Kühlelement oder Körnerkissen im Gefrierfach oder Kühltruhe abkühlen, Schutzbezug überziehen.

Durchführen
Patienten entspannt positionieren, störende Kleidung entfernen, Kühlmittel nicht direkt auf die Haut legen, sondern durch Schutzbezug abdecken, oberflächlich verlaufende Nerven durch Wattepolster schützen (z. B. Trigeminus vor dem Ohr; Ischias: Mitte des M. gluteus; Kniekehle: zwischen Außenknöchel und Achillessehne).

Nachbereiten
Eisblase oder -krawatte entleeren, beim Patienten belassen, sonst Schutzbezug abziehen, Kühlmittel äußerlich desinfizieren.

3.9.5 Bestrahlung

Indikationen
Ultraviolettbestrahlung (Höhensonne/UV-A-Strahler) bei Hauterkrankungen (Psoriasis), Tuberkulose (Knochen), Rachitisprophylaxe.

Kontraindikationen
Akute Infektionserkrankungen, Schock, Porphyrie.

Material
Höhensonne (Hg-Niederdrucklampe), Augenschutzbrille, Zeitschaltuhr, Wasser-in-Öl-Emulsion.

Durchführen
Vorbereiten: Patienten informieren, Material bereitstellen.
Störende Kleidung, Schmuck und ggf. Verbände entfernen, Patienten in geeignete Lage bringen, Höhensonne positionieren (50–100 cm Abstand), Patienten und

ggf. Personal Schutzbrille anziehen lassen. Zeitschaltuhr einstellen (lt. Verordnung).

Nachbereiten
Material entfernen, ggf. Wasser-in-Öl-Emulsion auftragen, ggf. Verbände erneuern, den Patienten anziehen und entspannt positionieren.

3.10 Verbände und Verbandwechsel

3.10.1 Bindenverbände

Indikationen
Fixation von Wundauflagen; Anlegen von Stützverbänden bei Distorsion, Muskelverletzungen, Luxationen; Anlegen von Kompressionsverbänden bei Varikosis, Ulcus cruris, Thromboseprophylaxe; Herrichten von Schienen.

Bindenarten
- **Papierbinde:** einfachster Bindentyp (Krepppapier), zum Schutz von Haut und Polsterungen unter Gips-, Zinkleim- und Stärkebinden
- **Mullbinde:** elastisch oder unelastisch, für einfache Verbände
- **Cambricbinde:** unelastische, dichte und kräftige Mullbinde; zum Herrichten von Schienen, Befestigungen von Umschlägen und Verwendung als Bauchtuch
- **Elastische Binden als Kurzzug-, Mittelzug- und Langzugbinden:** dauerelastisch, bis zu 200 % dehnbar, hoher Ruhedruck (Anwendung nur bei Mobilisation).

Verbandtechnik
- Je nach Indikation geeignetes Bindenmaterial auswählen
- Bindenkopf (Rolle) in die rechte und Bindenende in die linke Hand nehmen (gilt für Rechtshänder), Bindenkopf zeigt beim Abwickeln nach oben
- Mit Fixationstour beginnen; körpernah abwickeln
- Bindenzug nach Bedarf dosieren, keine Stauung oder Abbindung
- Bindentouren zu ⅓ bis ½ überdecken
- Bindenführung an anatomischen Gegebenheiten ausrichten: zylindrische Körperglieder (Finger) → Kreistouren; konisch zulaufende Körperglieder (Arm) → Umschlagtouren, nicht mit elastischen Binden.
  Über Gelenken → Achtertouren bzw. Schildkrötenverband
- Verbandende durch Heftpflaster oder Schleife aus eingeschnittenem Bindenende fixieren.

Kompressionsverbände

Indikationen
Thromboseprophylaxe; bei Ulcus cruris venosum, Rückflussstörungen, Varizen (OP).

Kontraindikation
Arterielle Durchblutungsstörungen.

Besondere Binden
- **Kurzzugbinden:** zur Erhöhung der Kompression 2 Binden gegenläufig anlegen (z. B. als Pütterverband), auch in Ruhephasen am Bein lassen

- **Pflasterbinden:** Polster anlegen, an Fuß-, Sprung- und Kniegelenk Binde in üblicher Weise führen, an Unter- und Oberschenkel jede Tour wie die untere Schlaufe einer Achtertour führen, jede einzelne Tour auf der Beinvorderseite abschneiden, neue Tour überlappend ansetzen
- **Mehrkomponentenbinden:** Kompressionsbinden, die verschiedene Komponenten kombinieren, z.B. Polsterung, elastische und unelastische Materialien. Sie erleichtern das Anlegen, sichern den Anlagedruck (durch entsprechende Markierungen) und halten die Bindenlagen und damit die Kompression über mehrere Tage
- **Zinkleimbinden:** wie Pflasterbinden anlegen, abschließend zum Schutz der Kleidung mit Schlauchmull überziehen.

Durchführen
Vorbereiten
Patienten informieren, erst nach Anlegen der Binden aufstehen lassen, passende Binde bereitlegen, ggf. Polstermaterial vorbereiten, Patienten in entspannte Lage bringen.

Ausführen
Venösen Blutstau beseitigen: Extremitäten für Minuten hochhalten oder 20 min hochlegen, ggf. herzwärts ausstreichen – nicht bei arteriellen Durchblutungsstörungen! Ggf. Knochenvorsprünge (Schienbein, Knöchel) und Körpermulden (zwischen Knöchel und Achillessehne, Kniekehle) polstern, Zehen frei lassen (Durchblutung, Sensorik, Mobilität kontrollieren). Fußgelenk in 90°-Stellung bringen und Ferse mit einwickeln, da sonst ein Fensterödem entstehen kann. Kompression von distal nach proximal gleichmäßig vermindern, Binde beim Anwickeln zu ¾ bis ganz dehnen (Kompression), in natürlicher Laufrichtung abrollen (Schnürfurchen vermeiden), ggf. entstehende Lücken durch zweite Binde schließen, Oberschenkel nach Möglichkeit einbeziehen.

Nachbereiten
Patienten zur Mobilisation auffordern; Zehen beobachten auf Farbe, Sensibilität und Beweglichkeit; Beinumfang kontrollieren.

Komplikationen und Hilfen
- Blässe oder Blauverfärbung der Zehen: Verband mit geringerer Kompression anlegen
- Störungen der Sensorik oder Motorik: Polsterung verbessern, ggf. Verband mit geringerer Kompression anlegen
- Anschwellen der Zehen: Mobilisation verbessern, ggf. Einschnürungen beseitigen, ggf. Kompression überprüfen: proximal abnehmend.

> **❗ Tipps und Tricks**
> Bereiten Kompressions-Bindenverbände in der Praxis Probleme (erforderliche Kompression wird nicht erreicht, Verbände verrutschen und müssen häufig erneuert werden, es treten Komplikationen auf), dann ist es häufig sinnvoller, dem Patienten angepasste medizinische Kompressionsstrümpfe verordnen zu lassen.

3.10.2 Pflasterverbände

Wundschnellverband

Indikation
Kleine Wunden.

Material
Kombination aus Wundauflage und Heftpflaster.
Arten: starr, elastisch, wasserundurchlässig, hautfreundlich, Meterware, Strips.

Durchführen
Passend schneiden, ggf. Heftpflaster sinnvoll einschneiden bei Gelenken und Fingerkuppen; Schutzstreifen abziehen, Wundauflage dabei nicht berühren; aufkleben.

> **Tipps und Tricks**
> • Ggf. Haare entfernen
> • Auf allergene Wirkung des Verbandmaterials achten.

3

Tape-Verbände

Indikationen
Muskel-, Gelenk- und Bänderverletzungen (Distorsionen, Einrisse, Zerrungen), Knochenfissuren.

Ziel
Entlasten und Stützen der verletzten Anteile, Erhalten der Beweglichkeit in den gesunden Anteilen.

Kontraindikationen
Komplette Bänder- und Kapselrisse, ausgedehnte Muskelrisse, Frakturen.

Material
Unelastische Pflasterstreifen verschiedener Breite, längselastische Pflasterbinden, ggf. elastische Unterzugbinden, Schaumstoffpolster.

Durchführen
Gelenk in Funktionsstellung bringen. Tape-Verband in 3 Schritten anlegen:
• Anker-(Halte-)streifen als Basis oberhalb und unterhalb des betroffenen Gelenks zirkulär anlegen
• Zügel zur Stützung von Anker zu Anker dachziegelartig aufkleben, Verlauf und Anzahl je nach Verletzung
• Mit Schließstreifen eine geschlossene Hülle um den Verband legen als zusätzliche Befestigung der Zügel.

3.10.3 Schlauchmullverbände

Indikationen
Zur Fixierung von Wundauflagen, als Unterzug für Gips- und Zinkleimverbände und Überzug für Schienen, zur Herstellung von Polstern.

Material
Schlauchmull und Applikatoren in verschiedenen Größen, ggf. Heftpflaster.

Vorbereiten

Patienten informieren, entspannt positionieren, störende Kleidung entfernen, Schlauchmull abmessen (ca. das Dreifache des zu verbindenden Körperteils), ggf. Schlauchmull für Spezialverbände einschneiden, ggf. Applikator bestücken.

Durchführen

Schlauchmull raffen oder aufrollen (Herstelleranleitung), gerafften Schlauchmull dehnen und überziehen, Festigkeit des Verbands durch Drehen und Straffen dosieren, Verbandende mit Heftpflaster oder Schleife fixieren.

Applikator anwenden

Kleinstmöglichen Applikator auswählen, Schlauchmull auf den Applikator aufziehen, Applikator über das Wundgebiet hinausführen, Schlauchmull straff vom Applikator abgleiten lassen, den Verband durch Drehen des Applikators bei handbreitem Abstand von der Wunde verankern, Faltenbildung (Verbandmull straffen) und Einschnürungen vermeiden (Verbandmull dosiert drehen), Verbandmull am Applikator abschneiden (Führungsrinne für die Schere).

Netzschlauchverbände

Notwendige Verbandlänge abmessen, mit beiden Händen dehnen, über der Wundauflage abgleiten lassen.

3.10.4 Wundverbände

Aufgaben

- Mechanischer Schutz, Polsterung
- Aufsaugen von Wundsekret, Herstellung eines heilungsfördernden Wundmilieus
- Infektionsschutz.

> **Tipps und Tricks**
>
> Die alte Ansicht, Wunden müssten trocknen, ist falsch. Vor allem Schürfwunden, Verbrennungen und chronische Wunden, z. B. Dekubitus, heilen gerade dann, wenn sie vor dem Austrocknen geschützt werden. Dazu verwendet man heutzutage moderne feuchte Wundauflagen.

Verbandarten

Nach dem Wirkprinzip kann man Wundverbände u. a. einteilen in Trocken- und Salbenverbände bzw. Verbände mit feuchten Wundauflagen:

- **Trockenverbände:** einfachstes Beispiel ist die sterile Baumwollkompresse:
  - Vorteile: gute Saugfähigkeit, preiswert
  - Nachteile: verklebt leicht mit der Wunde, beim Verbandwechsel Schädigung der Wunde und Schmerz
  - Anwendung: z. B. primär verschlossene Wunden (OP-Naht), Erstversorgung kleinerer akuter Wunden
- **Salbenverbände:** Um das Verkleben zu verhindern, können Wundgazenetze mit Salben (z. B. Vaseline) beschichtet sein. Die Salbe kann jedoch zum Aufweichen der Wundränder, zum Verkleben der Poren und damit zum Austrocknen der Wunde führen. Alternativen sind z. B. Emulsionsgaze oder Hydrokolloidgaze. Anwendung: oberflächliche Wunden, z. B. Schürf- und Risswunden, Meshgraft-Plastiken

- **Feuchte Wundauflagen:** Sie enthalten Substanzen zum Feuchthalten der Wunde, gewährleisten den Gasaustausch, schützen vor eindringenden Keimen und nehmen überschüssiges Wundsekret auf. Sie dürfen nicht zur Abdeckung von infizierten Wunden mit Entzündungszeichen verwendet werden, weil das von ihnen erzeugte feucht-warme Milieu die Infektion noch fördern würde. Zu den feuchten Wundauflagen zählen z. B.:
  - **Hydrokolloide:** z. B. Algoplaque®, Varihesive® Signal, Hydrocoll®, Comfeel® Plus. Bei den Hydrokolloiden saugt die Wirkschicht Wundsekret auf, verflüssigt oberflächliche Beläge und bildet ein Gel, das dann die Wundhöhle ausfüllt und unter der semipermeablen Deckschicht ein warmes, feuchtes Klima bewirkt, wie es für eine optimale Wundheilung nötig ist. Das Gel führt zur Bildung einer Blase im Verband. Ein Verbandwechsel ist nötig, wenn die Blase den Wundrand fast erreicht hat. Der Verband kann bis zu 7 Tage belassen werden (lange Wundruhe). Anwendung: schwach exsudierende bzw. epithelisierende Wunden
  - **Hydrogele:** z. B. Tegaderm-Hydrogel®, Suprasorb® G Gel, Askina® Gel. Hydrogele verflüssigen Nekrosen und Beläge durch die Abgabe von Feuchtigkeit. Sie feuchten trockene Wunden an bzw. halten sie feucht. Für die Sekundärabdeckung bei Hydrogelen in Gelform kommt bei trockenen Belägen z. B. eine Transparentfolie zum Einsatz, bei feuchten Belägen ein feinporiger Polyurethanschaum
  - **Alginate:** z. B. Sorbalgon®, Suprasorb A®, Tegagen®. Alginate werden aus Algen hergestellt und enthalten Alginsäure, Kalzium und andere Zusätze. Im Kontakt mit der Wunde bilden Alginate ein Gel mit hoher Kapazität, das Wundsekret und Zelltrümmer aufnimmt. Dies wirkt wundreinigend und granulationsfördernd. Anwendung: tiefe und exsudierende Wunden, auch zum Tamponieren geeignet.

⚡ Vorsicht
Unbedingt vermeiden
- Lokale Antibiotika: Sie wirken nur oberflächlich, hemmen die Wundheilung und führen zur Resistenzbildung
- Zusätze mit Farbstoffen machen eine Wundbeurteilung unmöglich und können zudem Schwermetalle enthalten
- Alle Formen von Lebensmitteln, z. B. Honig (ausgenommen medizinischer Honig) oder Kohl. Sie sind für die Wundbehandlung nicht zulässig
- Ein Auskühlen der Wunde: Wunde nicht offen lassen, zügig arbeiten, Spüllösungen anwärmen.

Durchführen
- Aseptisch arbeiten, nur sterile Materialien mit der Wunde in Berührung bringen
- Wunde reinigen
- Wundauflage muss dem jeweiligen Wundzustand angemessen sein, bei veränderten Wundverhältnissen muss die Art der Wundauflage angepasst werden
- Nichthaftendes Material zwischen Wunde und Wundabdeckung einbringen. Für atraumatischen Verbandwechsel sorgen
- Fixationsmethode nach Lage der Wunde auswählen; ggf. Gel- oder Sprayverband anwenden bei nicht sezernierenden, primärheilenden Wunden.

3.10.5 Wundspülung

Indikationen

Wunden mit Fremdkörpern (Schmutz, Splitter, Gewebefasern), zur Reinigung bei allen Wundzuständen, z.B. von Eiter, Wundsekret, Blutkoageln, Gewebetrümmern.

Material

Angewärmte Spüllösung, z.B. Ringer-Lösung; zusätzlich: Spritze (10–20 ml), Kanüle, Knopfkanüle oder dünner Spülkatheter, sterile Pinzette, Auffanggefäß (Nierenschale), Abwurfbeutel, ggf. aufsaugendes Material (Zellstoff, Mulltupfer, Kompressen), Bettschutz, Händedesinfektionsmittel, unsterile Handschuhe, Mundschutz, Schale mit Instrumentendesinfektionsmittel, Wundauflage.

Vorbereiten

- Patienten informieren, abschirmen, entspannt positionieren, störende Bekleidung entfernen
- Bettschutz unterlegen, Materialien bereitstellen.

Durchführen

- Hände desinfizieren, mit unsterilen Handschuhen und steriler Pinzette alten Verband entfernen und in Abwurfbeutel geben, Pinzette in Desinfektionslösung abwerfen
- Hände desinfizieren, neue Handschuhe anziehen und Spüllösung mit Spritze und Kanüle aufziehen. Wunde mit dosiertem Strahl aus der Spritze spülen. Bespritzen der Umgebung vermeiden; ggf. Knopfkanüle benutzen (tiefe Wunde, Wundtaschen)
- Abfließende Spüllösung in Nierenschale oder steriler Kompresse auffangen
- Sorgfältige Wundbeobachtung durchführen, bei Veränderungen Arzt informieren
- Wunde entsprechend dem Wundzustand mit der geeigneten Wundauflage verbinden.

Nachbereiten

Patienten ggf. beim Ankleiden und Einnehmen einer entspannten Position unterstützen, Materialien entsorgen, dokumentieren.

3.10.6 Verbandwechsel bei aseptischen Wunden

Indikationen

Primärheilende Wunden, z.B. OP-Wunden, Wunden nach primärer chirurgischer Wundversorgung und nicht infizierte Wunden.

Vorbereiten

- Patienten informieren, alle benötigten Materialien je nach Erfordernissen des Verbands auf einem desinfizierten Tablett richten. Verbandwagen nicht mit ins Zimmer nehmen
- Bei schmerzhaftem Verbandwechsel rechtzeitig vorher Schmerzmittel auf Arztanordnung verabreichen
- Bei aufwändigeren Verbandwechseln zu zweit arbeiten
- Platz schaffen (ggf. Verbandzimmer), für genügend Licht sorgen, Fenster und Türen schließen, Patienten vor Blicken der Mitpatienten schützen, störungsfreies Arbeiten sicherstellen

- Alle Materialien außer Reichweite des Patienten ablegen. Alle Materialien, die direkt oder indirekt (z. B. Verbandschere) mit der Wunde in Berührung kommen, müssen steril sein
- Hände desinfizieren, Schutzkittel anziehen.

Durchführen
- Patienten bei der Positionierung unterstützen, störende Kleidung entfernen
- Unsterile Handschuhe anziehen, alten Verband entfernen, Verkrustungen ggf. durch Anfeuchten, z. B. mit Ringer-Lösung, lösen. Inspektion der Wundauflage, Verband und Handschuhe abwerfen
- Hände desinfizieren, sterile Handschuhe anziehen. Wunde von innen nach außen, z. B. mit steriler Pinzette und sterilen Kugeltupfern, reinigen. Die Wunde immer nur mit sterilen Handschuhen bzw. sterilen Materialien berühren. Für jeden Wischvorgang neuen sterilen Kugeltupfer verwenden (▶ Abb. 3.18)
- Wunde inspizieren, evtl. neue sterile Handschuhe anziehen, sterile Wundabdeckung anlegen, Handschuhe ausziehen und abwerfen, Hände desinfizieren.

Nachbereiten
- Sich beim Patienten nach dem Sitz des Verbands erkundigen (Druckschmerzen?) und informieren, sich bei Veränderungen, z. B. Druckgefühl, zu melden

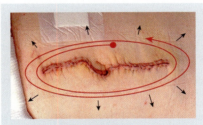

a Aseptische Wunden von innen nach außen reinigen. [K183]

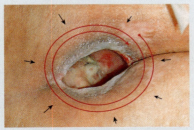

b Septische Wunden von außen nach innen reinigen. [V220]

Abb. 3.18 Prinzipien der Wundreinigung [K183; V220]

- Arbeitsfläche desinfizieren, Abwurfbeutel und alle benutzten Gegenstände aus dem Patientenzimmer bringen, Materialien entsorgen, z. B. sterilisierbares Material in Abwurfbehälter mit Desinfektionslösung
- Zustand der Wunde und durchgeführte Maßnahmen, dokumentieren, Verbandwagen auffüllen.

3.10.7 Verbandwechsel bei septischen Wunden

Indikationen
Sekundär heilende und infizierte Wunden.

Vorbereiten
(▶ Kap. 3.10.6), zusätzlich zur Wundspülung: Antiseptikum, z. B. Octenisept® oder Spülflüssigkeit, z. B. Ringer-Lösung; 20-ml-Spritze, Knopfkanüle, ggf. gesonderter Verbandwagen für septische Wunden.
Grundsatz: Zuerst alle aseptischen Wunden versorgen und dann die septischen!

Durchführen
- Patienten bei der Positionierung unterstützen, störende Kleidung entfernen, Bettschutz einlegen
- Unsterile Handschuhe anziehen, alten Verband entfernen, Wundauflage und Wunde inspizieren, Verband und Handschuhe abwerfen
- Hände desinfizieren, Spüllösung aufziehen, Verpackung von sterilen Kompressen, sterilen Kugeltupfern und steriler Pinzette öffnen
- Sterile Handschuhe anziehen, Wunde spülen, abfließende Spülflüssigkeit mit Kompressen auffangen
- Reinigung der Wundumgebung mit steriler Pinzette und sterilen Kugeltupfern von außen nach innen (▶ Abb. 3.18). Pro Wischvorgang einen Tupfer benutzen
- Wunde beurteilen: Nekrosen? Fibrinbelag? Eiter? Geruch? Wundstadium, z. B. Granulationsphase? Wundumgebung, z. B. Rötung? Evtl. Fotodokumentation
- Handschuhe ausziehen, abwerfen, Hände erneut desinfizieren
- Evtl. Wundabstich für Erregernachweis abnehmen
- Alle Materialien zur Wundversorgung vorbereiten. Mit neuen sterilen Handschuhen Wunde phasengerecht nach Anordnung versorgen, Wundabdeckung aufbringen
- Handschuhe ausziehen, abwerfen und Hände desinfizieren.

 Beachten
Phasengerechte Wundversorgung:
- **Reinigungsphase:** Verbandwechsel tgl. mit dem Ziel, die Heilung verzögernde Ursachen zu entfernen, z. B. Nekrosen, Eiter, Fremdkörper
- **Granulationsphase:** unnötige Störungen der Granulationsbildung vermeiden, z. B. Wundverband in größeren zeitlichen Abständen. Granulation unterstützen, z. B. feucht-warmes Wundmilieu
- **Epithelisierungsphase:** frisch entstehenden Wundschluss schützen, z. B. durch hydroaktive Wundabdeckungen.

Nachbereiten
Wie bei aseptischen Wunden ▶ Kap. 3.10.6

3.10.8 Verbandwechsel Hydrokolloid-/Hydrogelverbände

Durchführen

Prinzip wie aseptischer Verbandwechsel (▶ Kap. 3.10.6); vorher Gebrauchsanweisung lesen!

Besonderheiten

- Richtige Größe: Die Wirkschicht muss die Wunde an allen Seiten 2–3 cm überragen. Für Wunden an kritischen Stellen, z. B. im Sakralbereich und an der Ferse, gibt es speziell geformte Pflaster
- Richtiges Produkt: Für trockene Wunden sind Hydrogelverbände den Kolloidverbänden vorzuziehen, da sie bereits aktives Gel enthalten und nicht erst durch Wundsekret aktiviert werden müssen
- Tiefe Wunden: müssen zunächst mit geeigneten Produkten, z. B. mit Alginat, aufgefüllt werden; fibrinöse oder nekrotisierende Wunden, z. B. mit Hydrogelen in Gelform, versorgen
- Aufbringen: Hydrokolloidverband sollte warm aufgelegt werden, vorher z. B. zwischen den Händen anwärmen. Beim Auflegen darauf achten, dass keine Luftblasen eingeschlossen werden
- Fixieren: Hydrokolloidplatten ohne Kleberand können ggf. mit einer Transparentfolie oder Pflaster fixiert werden (nur bei intakter Haut!)
- Verbandwechsel: nicht zu früh (Platte kann nicht richtig wirken, teuer), nicht zu spät (umliegendes Gewebe kann durch Wundsekret geschädigt werden); richtiger Zeitpunkt bei Hydrokolloidverbänden: Über der Wunde bildet sich im Pflaster eine Blase oder auch nur eine Verfärbung. Verbandwechsel, wenn die Blase die Größe der Wunde erreicht hat oder spätestens nach 7 Tagen.

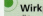

Tipps und Tricks

- Am Anfang einer Behandlung mit Hydrokolloid-/Hydrogelverbänden wird die Wunde scheinbar größer, da auch geschädigtes Gewebe aufgelöst wird, das mit bloßem Auge noch gesund aussah
- Nach dem Verbandwechsel bei Hydrokolloidverbänden mit einem Stift die Umrisse der Wunde auf das Pflaster malen. So weiß man, wann die entstehende Blase die Wundgröße überschritten hat → neuer Verband. Außerdem Datum vermerken
- Bei nachgewiesener Infektion – vor allem mit anaeroben Keimen – werden ggf. systemische, antibiotische Behandlungen oder der Wechsel auf eine andere Verbandart nötig (Arzt).

3.10.9 Vakuum-Wundbehandlung

Wirkprinzip

Über einen in die Wunde eingelegten Schwamm wird mittels einer Saugpumpe ein „Vakuum" erzeugt. Das Wundgebiet ist durch eine Klebefolie luftdicht verschlossen. Durch einen Sog von 50–125 mmHg werden Sekrete und Gewebetrümmer aus der Wunde abgesaugt. Die Wundhöhle wird durch Annäherung der Wundränder verkleinert. Bei fortschreitendem Heilungsprozess (weniger Sekret, Rückgang der lokalen Entzündungszeichen,

Einziehen der Wundränder), aber spätestens nach ca. 5 Tagen wird der Schwamm gegen einen kleineren ausgetauscht.
Mit kleinen, am Körper (Gürtel) zu befestigenden Pumpen bleibt der Patient mobil.

Indikationen
Grundsätzlich ist die Vakuum-Wundbehandlung bei jeder Wunde durchführbar. Bei Wunden mit Eröffnung von Körperhöhlen und Verletzung von Blutgefäßen gelangt das Verfahren aber an seine Grenzen.
Besonders geeignet sind chronische Wunden, z. B. Dekubitus, Ulcus cruris und sekundärheilende OP-Wunden.

Durchführen
- Wunde und Wundumgebung reinigen
- Wunde beurteilen, evtl. Fotodokumentation
- Die Regeln der Asepsis beachten, z. B. Händedesinfektion, sterile Handschuhe
- Vakuumset mit sterilem Schwamm, steriler Saugleitung und steriler Wundverschlussfolie bereitlegen
- Schwamm passend für die Wunde zurechtschneiden, Absaugschlauch in den Schwamm einlegen
- Schwamm mit Absaugschlauch in die Wunde platzieren
- Luftdichte transparente Verschlussfolie passend schneiden und aufkleben. Die Folie muss mind. 10 cm der Wundumgebung abdecken. In Hohlräume, z. B. durch Körperfalten oder Narben ist sie sorgfältig einzukleben, damit keine Umgebungsluft angesaugt werden kann
- Absaugschlauch mit der Vakuumpumpe verbinden und verordneten Sog einstellen.

Nachbereiten
- Patienten nach Schmerzen befragen, ggf. schwächeren Sog einstellen, auf Infektionszeichen achten, z. B. Fieber
- Wundgebiet beobachten
- Sog kontrollieren
- Abgesaugte Wundsekrete beobachten, z. B. Farbe, Bestandteile und Geruch. Ggf. Sekretprobe zum Erregernachweis ins Labor schicken.

Literatur
Pflege heute, 6. A. München: Elsevier, 2014.
Protz K. Moderne Wundversorgung. 8. A. München: Elsevier, 2016.

Websites
DNQP: Expertenstandard Pflege von Menschen mit chronischen Wunde 1. Aktualisierung 2015 www.dnqp.de/fileadmin/HSOS/Homepages/DNQP/Dateien/Expertenstandards/Pflege_von_Menschen_mit_chronischen_Wunden/ChronWu_Akt_Auszug.pdf (letzter Zugriff 12.2.2019)
Initiative Chronische Wunden e. V.: www.icwunden.de
Wundzentrum Hamburg e. V.: www.wundzentrum-hamburg.de
RKI-Empfehlungen der Kommission für Krankenhaushygiene und Infektionsprävention (KRINKO): www.rki.de/DE/Content/Infekt/Krankenhaushygiene/Kommission/kommission_node.htm (letzter Zugriff 21.3.2019)

4 Lebensphasen

Andrea Kurz

4.1 Entwicklungs- und Lebensabschnitte

Pflegende begegnen bei ihrer Arbeit Menschen in allen Lebensphasen, vom Neugeborenen bis zum Sterbenden. Sie haben die Aufgabe, Patienten in ihrem lebenslangen **Entwicklungsprozess** zu begleiten und Entwicklung zu fördern. Die fortlaufende Entwicklung des Menschen ist von verschiedenen Faktoren abhängig:

- Den **Erbanlagen** (Gene), die ein Kind von seinen Eltern erhält
- Der **Umwelt** (Impulse von außen), die z. B. in Form von Familie, Schule und Beruf den Einzelnen prägt und in seiner Entwicklung beeinflusst
- Typischen **Entwicklungsstufen/-phasen,** die mit ihren jeweiligen Herausforderungen eine Anpassung an veränderliche Lebensumstände erfordern
- Typischen **Lebensereignissen** (z. B. Hochzeit, Geburt eines Kindes, Tod eines Familienangehörigen), die die Lebensgeschichte (Biografie) des Einzelnen prägen.

> **Definition**
> **Entwicklung:** Alle Veränderungen im Verhalten, Wahrnehmen und Können, die der Mensch im Lauf seines Lebens vollzieht.
> **Entwicklungspsychologie:** Teilgebiet der Psychologie, das sich der Erforschung und Beschreibung der Entwicklung des Menschen über die gesamte Lebensspanne widmet.

Verschiedene Modelle versuchen, den Entwicklungsprozess des Menschen zu beschreiben und zu erklären:

- Entwicklung als Interaktion zwischen Anlage und Umwelt
- Entwicklung als Auseinandersetzung mit Entwicklungsaufgaben, z. B. die Stufenmodelle nach Erikson bzw. nach Havighurst sowie das Modell der kognitiven Entwicklung nach Piaget.

Entwicklungspsychologische Erkenntnisse können Hinweise darauf geben, wie die Entwicklung eines Menschen gefördert und gesteuert werden kann. Dies kann z. B. durch gezielt gesetzte Impulse, passend zur Entwicklungsstufe, geschehen.

Zeitfenster für Entwicklungsschritte

Manche Entwicklungsschritte, z. B. Sprechen oder Gehenlernen bei Kindern, sind in bestimmten Zeitfenstern besonders leicht möglich. Wichtig ist, zu erkennen, wann dieses Zeitfenster „geöffnet" ist, um entsprechend zu begleiten und zu fördern.

So ist das Leben eine ständige Entwicklung. Zentrale Aufgabe des Menschen ist es, sich an wechselnde Bedingungen anzupassen und Probleme und Konflikte zu bewältigen.

Unterstützung bei Lebenskrisen

Das Erleben von Krankheit und Einschränkung (von Fähigkeiten und Ressourcen) oder der Verlust eines geliebten Menschen kann zu inneren Erschütterungen und Sinnkrisen führen. Jeder Mensch reagiert unterschiedlich auf die Herausforderungen, die an ihn gestellt werden (▸ Kap. 1.6.3).

> **Definition**
> **Coping** (*engl.* to cope with = zurechtkommen mit): Reaktionen auf herausfordernde Lebensereignisse (Bewältigung).

> **Resilienz:** Bezeichnet die psychische Widerstandsfähigkeit von Menschen, die es ermöglicht, selbst widrigste Lebenssituationen und Belastungen ohne nachhaltige psychische Schäden zu bewältigen (Unverwüstlichkeit).

Die Konzepte der **Salutogenese** („Was hält den Menschen gesund?") und der **Stressforschung** (▶ Kap. 1.6.3) werden in die Resilienzforschung einbezogen.
Zu den persönlichen **Widerstandsressourcen** gehören:
- Kognitive Fähigkeiten
- Emotionale Stabilität
- Körperliche Gesundheitsressourcen
- Soziale Kompetenzen
- Motivation/Glaube.

Chronisch kranke Menschen pflegen
Mit der Diagnose einer chronischen Erkrankung erfährt der Betroffene eine biografische Zäsur. Er muss lernen, mit der Erkrankung zu leben und kann nicht darauf hoffen, „wieder ganz gesund zu werden".
Pflegende begleiten diese Patienten in der Auseinandersetzung mit den Herausforderungen, die eine chronische Erkrankung stellt. Die Konfrontation mit Grenzsituationen kann bei Pflegenden Gefühle wie Hilflosigkeit, Mutlosigkeit, Gefühl des Alleingelassenseins, Depression, Verzweiflung, Wut, Zweifel erzeugen.
Pflegende können nur handlungsfähig bleiben, wenn sie:
- Machbares von Nichtmachbarem trennen (Burn-out, ▶ Kap. 1.6.2)
- Kompetenz gewinnen durch professionelle Weiterbildung und Unterstützung.

4.2 Pflege von gesunden Säuglingen

Bei der Geburt wiegen die meisten Kinder zwischen 2,5 und 4,2 kg. In den ersten 4 Lebenstagen nimmt das Neugeborene vor allem durch den natürlichen Wasserverlust bis zu 10 % seines Geburtsgewichts ab. **Gesunde Kinder** haben nach 8–14 Tagen ihr Geburtsgewicht wieder erreicht.

> **Beachten**
> **Faustregel für die Gewichtsentwicklung:** Im Alter von 5–6 Monaten hat sich das Geburtsgewicht verdoppelt, mit 1 Jahr verdreifacht, mit 6 Jahren versechsfacht und mit 10 Jahren verzehnfacht. Gestillte Kinder nehmen in den ersten 4 Monaten oft rascher zu als nicht gestillte Kinder.

Puls, Blutdruck, Atmung
- Die Herzfrequenz nimmt nach der Geburt stetig ab. Nach dem ersten Lebensjahr liegt sie zwischen 80 und 150 Schlägen/min. Der Blutdruck hingegen nimmt mit wachsender Körpergröße kontinuierlich zu
- Die Atemfrequenz beträgt ca. 40 Atemzüge/min (Neugeborenes) bzw. ca. 25 Atemzüge/min (Kleinkind). Am Anfang herrscht die Bauchatmung vor.

Ausscheidung
- Ca. 8–10 Urinausscheidungen/Tag beim Neugeborenen
- Innerhalb der ersten 2 Tage Absetzen von Mekonium: zäher, grünschwarzer, erster Stuhlgang

- Bis zum 4./5. Tag heller Übergangsstuhl; dann bei gestillten Kindern goldgelber, süßlich riechender Muttermilchstuhl (bzw. säuerlich riechend bei Formulamilch)
- Stuhlfrequenz wechselhaft von 10 ×/Tag oder 1 × in 10 Tagen.

Temperatur
- Temperaturerhöhungen, z. B. beim Zahnen (1. Zahn bricht meist mit 6 Monaten durch) bzw. durch Infektionen. Zwischen dem 3. und 12. Lebensmonat höhere Anfälligkeit für Infektionen (nach Abbau der mütterlichen Antikörper im Blut des Säuglings). Durch Auseinandersetzung mit Erregern und Impfstoffen wird Immunität gestärkt
- Neben subfebrilen Temperaturen sind schlechtes Trinken und veränderte Hautfarbe unspezifische Symptome für eine Infektion.

Bewegung
- Durch die fehlende Kopfkontrolle Kopf des Säuglings anfangs stützen
- Entwicklung der motorischen Fähigkeiten durch geeignete Materialien unterstützen (z. B. Spielzeugtrapez über das liegende Kind stellen)
- Zwischen ca. 3.–6. Monat Abdrücken mit den Armen von der Unterlage, sicheres Kopfhalten in allen Positionen, Drehen vom Rücken auf den Bauch und wieder zurück
- Mit ca. 9 Monaten freies Sitzen, Stehen mit Festhalten, Beginn des Krabbelns
- Zeichen für eine Entwicklungsstörung: u. a. ausgeprägte Schlaffheit, ungleiche Muskelgrundspannung, schwaches Saugen.

> **❗ Tipps und Tricks**
> Beratung der Eltern zur Unfallprävention:
> - Kind nicht unbeaufsichtigt auf dem Wickeltisch oder Bett liegen lassen
> - Kleinteilige, spitze oder scharfkantige Gegenstände immer außer Reichweite von Kindern halten
> - Kordeln und Schnüre, insbesondere an Kleidungsstücken, vermeiden
> - Kind in der Badewanne sicher halten
> - Treppen, Türen (auch Balkontüren) und Fenster sichern
> - Kind nie unbeaufsichtigt an Hitzequellen (z. B. Herd, Bügeleisen, Kamin) lassen
> - Steckdosen sichern
> - Kind nicht unbeaufsichtigt mit Tieren allein lassen
> - Medikamente, Reinigungsmittel und andere Chemikalien verschlossen halten
> - Kind im Kindersitz stets anschnallen.

Kommunikation
- Kind äußert sich anfangs v. a. durch Schreien, das je nach Botschaft variiert (Hunger, Schmerz, Langeweile). Gehör entwickeln, was das Kind ausdrücken will
- Eltern-Kind-Beziehung fördern, für so viel Nähe und Hautkontakt wie möglich sorgen
- Berücksichtigen, dass von Anfang an Mimik und Gestik Gefühle des Kindes ausdrücken
- Auf Entwicklungsstörungen achten, z. B. deuten mangelnde Hinwendung zu Geräuschquellen, geringe oder fehlende Reaktion auf Personen u. U. auf Hör-

bzw. Sehstörungen hin. Intaktes Hörvermögen ist Voraussetzung für normale Sprachentwicklung
- Mit ca. 6–8 Monaten auf „Fremdeln" beobachten: Unterscheidung zwischen vertrauten und nicht vertrauten Gesichtern. Unbekannte Personen werden abgelehnt.

Beratungsschwerpunkt: Plötzlicher Kindstod (SIDS)

> **Definition**
> **Plötzlicher Kindstod/Sudden Infant Death Syndrome** (SIDS): unerwarteter Tod eines zuvor gesunden Säuglings/Kleinkinds ohne erkennbare Ursache. Häufigkeitsgipfel im Alter zwischen 2 und 4 Monaten. Jungen sind etwas häufiger betroffen als Mädchen.

Pflegende beraten Eltern von Neugeborenen zu vorbeugende Maßnahmen.
- Sichere Schlafumgebung:
  - Kind in Rückenlage positionieren
  - Feste Liegefläche verwenden
  - Kind nicht im Bett der Eltern schlafen lassen, sondern im eigenen Bett im Zimmer der Eltern
  - Schlafsack statt Bettdecke verwenden
  - Verzicht auf Kopfkissen, Felle, „Nestchen", Kuscheltiere usw.
  - Vermeiden von Überwärmung (Schlafzimmertemperatur ca. 16–18 °C)
- Rauchfreie Umgebung, kein Rauchen in der Schwangerschaft

Auch Stillen und die Verwendung eines Beruhigungssaugers werden im Zusammenhang mit der SIDS-Prävention empfohlen.

Literatur
Bundeszentrale für gesundheitliche Aufklärung. Ein schmerzliches Thema: Der plötzliche Kindstod. www.kindergesundheit-info.de/themen/risiken-vorbeugen/ploetzlicher-kindstod-sids/sids (letzter Zugriff 4.2.2019).

4.3 Pflege von Kindern

- Bis zum Vorschulalter sind körperliche Entwicklungen wie Sprechen, Laufen und der Erwerb feinmotorischer Fähigkeiten abgeschlossen. Im Sozialverhalten werden die Weichen gestellt, zunächst noch dominiert von den Erbanlagen, später von der Auseinandersetzung mit der Umwelt geprägt
- Ständiges Training der Motorik entspricht dem angeborenen Bewegungsdrang und dem Wunsch nach Erforschung der Umwelt
- Sprachentwicklung kann sehr unterschiedlich verlaufen. Manche Kinder sprechen mit 9 Monaten bereits sinnvolle Worte, andere erst mit 2 Jahren
- Mit ca. 2,5 Jahren sind alle 20 Zähne des Milchgebisses vorhanden, mit ca. 6 Jahren Aufbau des bleibenden Gebisses
- Zwischen 15 Monaten und 3 Jahren steht Abgrenzung im Vordergrund. Ablehnung gut gemeinter Ratschläge der Eltern, Unverständnis dafür aus Sicht des Kindes
- Gratwanderung, dem Kind einerseits das Recht bzw. die Macht zur Ablehnung zu überlassen, andererseits jedoch auch konsequent Grenzen zu setzen.

Kommunikation

- Bei Behandlung im Krankenhaus große Verunsicherung der Kinder durch veränderte Umgebung sowie schmerzlicher „Verlust" von vertrauten Menschen und ggf. Altersgenossen → kann Rückfall auf frühere Entwicklungsstufen zur Folge haben. Pflegende bemühen sich, eine vertrauensvolle Atmosphäre zu schaffen. Eine Bezugsperson bleibt beim Kind
- Kind genügend Möglichkeit für zeitliche Freiräume und zum freien Spiel geben, ebenso „Verarbeitungspausen". Kind muss nicht permanent beschäftigt werden
- Für eine gute Beziehung der Pflegenden zum Kind sind kindgerechte Aufklärung und ein altersentsprechender Umgang wichtig. Möglichst für konstante Bezugspersonen sorgen
- Kind in alle Pflegehandlungen einbeziehen bzw. vom Kind selbst übernehmen lassen und nicht vorschnell abnehmen, um Kompetenz des Kindes zu bestätigen
- Gute Vor- und Nachbereitungen von unangenehmen Pflegehandlungen, z. B. vorher an einer Puppe demonstrieren, über mögliche Schmerzen ehrlich informieren. Nichts versprechen, was nicht gehalten werden kann. Beim Nachbereiten Kind nach persönlichem Erleben fragen und individuelle Bedürfnisse („hätte so gerne meinen Teddy da gehabt"), wenn möglich, beim nächsten Mal berücksichtigen
- Für Reaktionen der Abwehr sensibel sein (z. B. Protest, Mund oder Po zusammenkneifen, Weglaufen, Apathie, Resignation). Ursachen suchen und, wenn möglich, beseitigen
- Auf Störungen der Sprachentwicklung achten. Dazu gehören z. B. nicht altersentsprechendes Verständnis von Worten sowie Stottern oder Lispeln (verschwindet meist von selbst wieder)
- Auf die Situation der Eltern eingehen. Sie befinden sich wie ihr Kind in einer fremden Umgebung, können es nicht wie gewohnt beschützen (z. B. vor Schmerzen). Sie sind weiter die Experten für die Bedürfnisse ihres Kindes, müssen jedoch akzeptieren, dass das therapeutische Team über das Spezialwissen für die Gesundheit ihres Kindes verfügt. Eltern und Kindern weiter ihre persönlichen Rituale, z. B. beim Einschlafen, ermöglichen.

> **Tipps und Tricks**
> Ein Informationsblatt kann Verunsicherungen der Eltern in der veränderten Umgebung des Krankenhauses vorbeugen helfen. Es beantwortet z. B. Fragen nach Waschgelegenheiten, Essensmöglichkeiten, zum Stationsablauf, Abrechnung der Kosten.

Ernährung

- Körpergröße und -gewicht geben Auskunft über das Gedeihen des Kindes. Durch ein nicht ausreichendes Nahrungsangebot bzw. eine ungenügende Nahrungsaufnahme oder -verwertung kann es zu Gedeihstörungen kommen. Ursachen sind z. B. elterliche Vernachlässigung, Passagebehinderungen (z. B. Pylorusstenose), Malabsorption (z. B. Zöliakie), Maldigestion (z. B. Mukoviszidose) oder chronische Erkrankungen (z. B. schwerer Herzfehler)
- Neben einer sorgfältigen Beobachtung des Kindes stehen Kontrollen des Gewichts und der Nahrungszufuhr. Dadurch können auch Essstörungen (Anorexie/Bulimie, Adipositas) erkannt werden.

Ausscheidung
Beobachtung auf altersentsprechende Kontrolle der Ausscheidungen. Einnässen bzw. Einkoten können organische bzw. psychische Ursachen haben.

Beratungsschwerpunkt: Kindergesundheit
Vorrangige Gesundheitsprobleme im Kindesalter sind Ertrinken, Vergiftungen, Verbrennungen und Stürze. Sie sind die häufigsten Todesursachen für alle Kinder ab einem Jahr und Hauptursache für eine Behinderung.
Relevante Themenbereiche der **Beratung durch Pflegende** sind neben Unfallverhütung und Erste Hilfe u. a.
- Impfungen zur Vermeidung von Infektionskrankheiten
- Gesunde Ernährung
- Ausreichende Bewegung
- Maßnahmen zum Schutz vor UV-Strahlung.

4.4 Pflege von Jugendlichen

Ab dem ca. 11. Lebensjahr beginnt die Pubertät als eine Phase des Übergangs zwischen Kind- und Erwachsensein. Ungefähr mit dem 19. Lebensjahr (Frauen) bzw. 23. Lebensjahr (Männer) ist die körperliche Entwicklung abgeschlossen (Adoleszenzzeit).
Ausbildung der sekundären Geschlechtsmerkmale, Auseinandersetzung mit der eigenen Sexualität (▶ Kap. 4.5).

Kommunikation
- Jugendliche setzen sich mit einschneidenden Ereignissen auseinander: der ersten Liebe, Berufswahl, Ablösung vom Elternhaus, Suche nach Identität und Sinn, Erreichen der Volljährigkeit mit Rechten und Pflichten. Diese Auseinandersetzung kann u. U. zu Krisen führen, die sich z. B. in aggressivem oder zurückgezogenem Verhalten ausdrücken
- Pflegende respektieren die Bedürfnisse des Jugendlichen, sind sensibel für seine seelische Verfassung und unterstützen ihn bei Störungen.

Ernährung
In den letzten Jahren steigt die Zahl der Jugendlichen, die wegen Essstörungen oder Suizidversuchen stationär behandelt werden. Hier sind besonders Pflegende in entsprechenden psychosomatischen Stationen gefragt.

Beratungsschwerpunkte
Pflegende beraten Jugendliche u. a. zu den Themen:
- Sexuell übertragbare Infektionen
- Medienkonsum
- Suchtprävention, z. B. Nikotin, Alkohol, Drogen, Arzneimittel
- Ernährung, Bewegung, Stress.

Tipps und Tricks
Hilfreiche, kostenlose Informationen zu diesen Themen bietet die Bundeszentrale für gesundheitliche Aufklärung www.bzga.de.

4.5 Pflege von Erwachsenen

Die Lebensphase des **Erwachsenen** zwischen 18 und 65 Jahren kann eingeteilt werden in eine:

- Frühphase, in der die Jugendzeit noch nachwirkt; zentrale Themen sind Berufsausbildung, Partnersuche und Persönlichkeitsfindung
- Mittlere Phase, in der die Menschen eher selten im Krankenhaus sind; vorwiegend auf der Entbindungsstation oder Chirurgie (z. B. durch Arbeits- oder Verkehrsunfälle). Diese Phase ist gesundheitlich oft die stabilste
- Dritte Phase, in der erste körperliche Auseinandersetzungen spürbar werden; internistische Erkrankungen stehen im Vordergrund, z. T. bedingt durch die Folgen jahrelanger schädigender Einflüsse durch Nikotin, Alkohol, Stress etc.

Beachten

Vorsorgeuntersuchungen im Erwachsenenalter

- Gesundheitsuntersuchungen ab 35 Jahren („Gesundheits-Check-up"): alle 2 Jahre, Schwerpunkte sind Herz-Kreislauf- und Nierenerkrankungen, Diabetes mellitus
- Krebsfrüherkennungsuntersuchungen:
  - Hautkrebs-Screening ab 35 Jahren alle 2 Jahre
  - Darmkrebs-Früherkennung ab 50 Jahren
  - Frauen ab 20 Jahren jährlich gynäkologische Untersuchung auf Krebs der Genitalorgane, ab 30 Jahren zusätzlich Tastuntersuchung von Brust und Lymphknoten, zwischen 50 und 70 Jahren Mammografie-Screening
  - Männer ab 45 Jahren Tastuntersuchung der Prostata.
- Regelmäßige Zahnarztbesuche.

4.6 Pflege von alten Menschen

4.6.1 Altern

Definition

Alter bezeichnet zum einen das biografische Alter oder das biologische Alter eines Menschen, zum anderen den Lebensabschnitt des Alters, der meist als Phase nach dem 65. Lebensjahr definiert ist.

Es gibt unterschiedliche Einteilungen der **Lebensphase des Alters.** Eine mögliche Einteilung:

- Übergang ins Alter (60–65 Jahre)
- Junge Alte (60–74 Jahre)
- Betagte und Hochbetagte (75–90 Jahre)
- Höchstbetagte (90–99 Jahre)
- Langlebige (über 100 Jahre).

Altern ist ein **biologischer Prozess** und nicht mit Krankheit gleichzusetzen. Die Übergänge zwischen normalen Alterungsprozessen und Krankheit sind oft fließend. Altern geht häufig einher mit vermehrten Belastungen und einem allmählichen **Rückgang vieler Lebensfunktionen,** z. B.:

- Körperliche Fähigkeiten:
  - Haut und Haare: Elastizitätsverlust und Pigmentstörungen
  - Bewegungsapparat: abnehmende Muskelkraft und Gelenkverschleiß
  - Herz-Kreislauf-System: Abnahme der Herzleistung, Anstieg des Blutdrucks
  - Nieren: Abnahme der glomerulären Filtrationsrate um ca. $\frac{1}{3}$
  - Abwehrsystem: Infektneigung, verändertes klinisches Bild bei Infektionen
  - Sinnesorgane: nachlassende Leistung
  - Hormonsystem: Osteoporose und steigendes Frakturrisiko durch verminderte Östrogen- und Progesteronsekretion bei der Frau
- Geistige Fähigkeiten:
  - Verlangsamtes Denken und Lernen
  - Schlechteres Gedächtnis.

Kompetenz im Alter

Gute Gesundheit bedeutet für alte Menschen nicht unbedingt Abwesenheit von Krankheit und Behinderung, sondern die Abwesenheit von quälenden Beschwerden/Schmerzen und die Kraft und Fähigkeit, Gebrechen und Einschränkungen noch selbst zu meistern.

Kompetenz im Alter ist abhängig von der sozialen Situation und Umwelt des Betagten. Das wichtigste Kriterium ist dabei die Balance von Sicherheit und Autonomie.

Pflegerische Einschätzung (Assessment)

In der pflegerischen Einschätzung am Beginn des Pflegeprozesses (▶ Kap. 1.1.2, ▶ Kap. 1.1.6) legen Pflegende bei alten Menschen ein besonderes Augenmerk auf biografische Aspekte. Informationen zur Biografie (Gewohnheiten, Vorlieben, Abneigungen, prägende Erlebnisse etc.) können nach und nach ergänzt werden.

Häufig führen unfreiwilliger Ortswechsel, z. B. ein Krankenhausaufenthalt, bei vorher unauffälligen älteren Menschen zu körperlichen Beschwerden oder Verwirrtheitszuständen (▶ Kap. 4.6.2).

Umfang der Einschätzung individuell ausrichten: Bei einem geistig und körperlich aktiven alten Menschen, der wegen eines elektiven Eingriffs aufgenommen wird, sicherlich knapper als bei einem Menschen nach Apoplex mit Hemiplegie und Aphasie.

Gesundheitsförderung und Prävention

Alterungsprozesse hinauszögern und potenzielle Pflegeprobleme vermeiden durch:

- Ausgewogene Ernährung, ausreichende Flüssigkeitszufuhr mit 1,5–2 l tgl.
- Bewegung (möglichst an der frischen Luft)
- Gedächtnistraining
- Behandlung von Grundkrankheiten, z. B. Herzinsuffizienz, Stoffwechselkrankheiten
- Einsatz von Hilfsmitteln bei Seh-, Hör- und Gangstörungen
- Prophylaxen (▶ Kap. 2).

4.6.2 Erkrankungen des alternden Menschen

Viele sog. **Alterskrankheiten** sind „mitalternde". Sie entstehen schon in jüngeren Jahren, z. B. chronische Bronchitis oder Arthrose. Andere Erkrankungen treten im

Alter gehäuft auf, z. B. Herz-Kreislauf-Erkrankungen, Veränderungen des Stütz- und Bewegungsapparats, Seh- und Hörstörungen. Alte Menschen leiden oft unter mehreren Krankheiten gleichzeitig (Multimorbidität).

> **Definition**
> **Geriatrische Patienten:** Menschen, die unter einer sog. „geriatrietypischen Multimorbidität" leiden und ein höheres Lebensalter (> 70 Jahre) haben oder die älter als 80 Jahre sind, aufgrund der alterstypisch erhöhten Vulnerabilität (= „Verletzlichkeit", z. B. Auftreten von Komplikationen und Folgeerkrankungen).

Zur geriatrietypischen **Multimorbidität** gehören u. a.:
- Immobilität, Sturzneigung, Schwindel
- Kognitive Defizite, Angststörungen, Depression
- Inkontinenz
- Fehl- und Mangelernährung sowie Störungen im Flüssigkeits- und Elektrolythaushalt
- Chronische Schmerzen
- Rezidivierende Infektionen
- Mehrfachmedikation (Polypharmazie), herabgesetzte Medikamententoleranz
- Herabgesetzte körperliche Belastbarkeit/Gebrechlichkeit.

Frailty-Syndrom (Gebrechlichkeit)
Kennzeichen des Frailty-Syndroms sind:
- Unfreiwilliger Gewichtsverlust (> 5 kg/Jahr)
- Muskelschwäche, Kraftlosigkeit
- Erschöpfung
- Gang- und Standunsicherheit, herabgesetzte Ganggeschwindigkeit mit erhöhtem Sturzrisiko
- Verminderte körperliche Aktivität.

Medikamente im Alter
- Etwa ein Drittel der über 75-jährigen Patienten gefährdet sich durch falsche Medikamenteneinnahme. Wichtig sind deshalb ausführliche Informationen, wann, wie und warum die Medikamente genommen werden müssen
- Durch die gleichzeitige Einnahme mehrerer Medikamente kann es zu einer Wirkungssteigerung und zu Wechselwirkungen kommen
- Stoffwechselprozesse und Organfunktionen sind herabgesetzt, die Medikamentenaufnahme in den Blutkreislauf, die Verteilung im Körper und die Ausscheidungskapazität sowie die Halbwertszeit der Präparate sind verändert. Bei alten Menschen bleiben viele Medikamente länger im Körper und haben oft eine verzögerte Wirkung. Bei Schlafmitteln kann dieser veränderte Wirkmechanismus am Folgetag zum „Hang-over-Effekt" führen, d. h. zu herabgesetzter Tagesaktivität und häufig zunehmenden Gedächtnisstörungen
- Das Risiko einer Medikamentenvergiftung ist bei alten Menschen wegen der eingeschränkten Nierenfunktion erhöht. Bei Veränderungen wie Somnolenz oder Verwirrtheit an Kumulation denken, z. B. von Neuroleptika, Digitalis.

 Beachten
Die muskelrelaxierende Wirkung der Benzodiazepine erhöht die Sturzgefahr, z. B. beim nächtlichen Toilettengang.

Psychiatrische Erkrankungen alter Menschen

Depressionen
Häufigste seelische Störung im Alter (▶ Kap. 21.7.2). Alte Menschen mit schweren Depressionen hatten oft schon in jüngeren Jahren depressive Phasen. Leichtere depressive Reaktionen sind oft Folge von Einschränkungen und Verlusten.
Manche Patienten sind einsilbig, passiv und apathisch und werden deshalb oft zu Unrecht als dement eingestuft (Pseudodemenz). Im Gegensatz zu Dementen finden sie sich aber zurecht und sind orientiert.

Suizid im Alter
Die Suizidrate bei den über 65-Jährigen ist fast doppelt so hoch wie in den jüngeren Altersgruppen (▶ Kap. 21.8). Auslöser sind oft ganze Motivbündel, z. B. Einsamkeit und Isolation, Furcht vor schwerer Krankheit, starke chronische Schmerzen, als ausweglos erlebtes Unglück, Misshandlungen, Armut. Manche Verhaltensweisen können eine nicht bewusste, unterschwellige Suizidabsicht beinhalten (Suizid in Raten), z. B. Missachtung ärztlicher Verordnungen, unangemessenes Essen oder Nahrungs- und Flüssigkeitsverweigerung.

Demenz
Mit der ständig steigenden Zahl Hochbetagter nehmen auch die Demenzerkrankungen zu (▶ Kap. 21.3). Häufigste Form ist dabei die Demenz vom Alzheimer-Typ (DAT). Wichtig ist eine gründliche Diagnose, wobei die DAT nur eine Ausschlussdiagnose ist, d. h. der Verdacht verhärtet sich mehr und mehr, wenn alle anderen Ursachen für eine Demenz ausgeschlossen werden konnten.

Verwirrtheit
Verwirrtheit ist keine Krankheit, sondern ein Begleitsymptom von unterschiedlichen Krankheitsprozessen, z. B. Demenz vom Alzheimer-Typ. Verwirrtheit kann auch Folge von Reizarmut (Deprivation) und Kontaktmangel sein.
Akute Verwirrtheitszustände hängen vom Verlauf der Grundkrankheit ab, können reversibel und heilbar sein, z. B. postoperatives Delir (▶ Kap. 21.5), periodisches Auftreten bei Dehydratation, Blutdruck- bzw. Blutzuckerschwankungen.
Häufig werden Patienten zu Unrecht als verwirrt bezeichnet, z. B. wenn sie sich unangemessen und unangepasst verhalten, Essen ablehnen, nicht krankheitseinsichtig sind.

Pflege
- Verwirrtheit als Diagnose nicht generalisiert und ungeprüft übernehmen
- Ein verwirrter Mensch ist nie in allen Bereichen fortschreitend oder gleichbleibend verwirrt, seine Orientierung kann in Teilbereichen gebessert werden
- Verwirrte alte Menschen sind besonders sensibel für die Einstellung und die Gefühle der Pflegenden ihnen gegenüber. Die Kommunikation beruht vor allem auf der gefühlsmäßigen und nicht auf der inhaltlichen Ebene
- Alles, was der desorientierte Mensch äußert, zuerst einmal annehmen. Dieses Auf-den-anderen-Eingehen wirkt meist beruhigend. Durch Wiederholen bzw. Umschreiben des Gesagten Interesse am Erleben des Betroffenen zeigen. Nonverbale Techniken anwenden, wie feinfühlige Berührungen (Ablehnung akzeptieren), ehrlicher und naher Blickkontakt, miteinander gehen oder etwas gemeinsam tun
- Patienten, die ihre nachlassenden Fähigkeiten (Gedächtnis, Mobilität) erleben, klammern sich umso fester an Dinge, die noch verblieben sind und an Erinnerungen aus dem noch intakten Altgedächtnis. Sie reagieren mit Widerstand, Ablehnung und Ärger auf alles Neue, Unbekannte und auf jeden

Wechsel in der Umgebung. Patienten mit beginnenden Orientierungsstörungen leiden besonders unter der Diskrepanz zwischen Wollen und Nicht-mehr-Können.

Orientierungshilfen
- Gut leserliche Namensschilder an der Kleidung aller Mitarbeiter
- Kalender mit Datum des Tags, gut leserlich und in sichtbarer Nähe
- Uhr mit großen Ziffern
- Übersichtliche Räume, Schränke und Schubladen mit Namen und Inhaltsangabe kennzeichnen
- Ausreichende, blendfreie Beleuchtung
- Gut sichtbares Symbol an der Zimmertür
- Bilder im Flur als Wegweiser, Hinweisschilder auf dem Weg zur Toilette und an deren Tür
- Fester, strukturierter Tagesrhythmus mit Liste regelmäßig wiederkehrender Tagesaktivitäten
- Realitätsorientierungstraining (ROT) und Gedächtnistraining sind vor allem im Anfangsstadium einer Demenz sinnvoll, später oft eher belastend und überfordernd.

Validation®
Wenn Orientierungshilfen nicht mehr verstanden werden, erkennt man das oft an verzweifeltem, aggressivem Verhalten oder an zunehmendem Rückzug des alten Menschen. Hier kann Validation® hilfreich sein.

> **Definition**
> **Validation®** (für gültig erklären, wertschätzen) ist eine Methode, um einen hochbetagten Menschen mit seiner Wahrnehmung und seinem ihm eigenen Erleben (Wirklichkeit) zu verstehen und anzunehmen. Sie wurde von Naomi Feil, einer Sozialarbeiterin und Psychologin, entwickelt und baut auf den Grundhaltungen Empathie (Einfühlungsvermögen), Akzeptanz und Kongruenz (Wertschätzung und Echtheit) auf.

Ein „Validationsanwender" geht davon aus, dass altersverwirrte Menschen weder gestört noch sinnlos handeln. Sie sind auf ihre Weise damit beschäftigt, ihr bisheriges Leben aufzuarbeiten und so Vergangenheitsbewältigung zu leisten.
Sie haben Grundbedürfnisse wie jeder von uns nach Anerkennung, Zugehörigkeit und Sicherheit. Sie wollen nützlich sein, gebraucht werden und Gefühle äußern, anstatt alles nur wortlos zu ertragen.

4.6.3 Pflegerische Interventionen

Bewegung
Sturzprophylaxe ▶ Kap. 2.2.8
Beeinträchtigte körperliche Mobilität als häufige Pflegediagnose kann körperliche, psychische und soziale Ursachen haben. Wichtig ist:
- Besondere Sorgfalt bei den Prophylaxen von Thrombose, Dekubitus, Pneumonie, Obstipation usw.
- Bewegungsförderung, um zunehmender Immobilisierung vorzubeugen
- Kinästhetische Grundsätze beachten (▶ Kap. 2.2.3).

Haut

- Wegen der dünner und trockener werdenden Haut sorgfältige Körperpflege mit alkalifreien Seifen, Wasser-in-Öl-Emulsionen (▶ Kap. 2.3)
- Berührung kann therapeutisch wirken (Basale Stimulation®, ▶ Kap. 2.12.2), routinemäßiges Streicheln kann abstoßen
- Wenn möglich und nötig, täglich das An- und Ausziehen trainieren, Zeit lassen
- Verwirrten alten Menschen die Kleidung der Reihenfolge nach hinlegen
- Widerstand gegen Duschen oder Baden kann biografische Ursachen haben, ggf. Angehörige einbeziehen.

Atmung

Wegen der flacheren Atmung besteht bei alten Menschen eine erhöhte Gefahr für Erkrankungen der Atemwege (Pneumonieprophylaxe, ▶ Kap. 2.4.5). Atembeschwerden und schnelles Ermüden können zu Schwindelanfällen oder Ohnmacht führen.

Körpertemperatur

Das Bedürfnis nach Wärme nimmt im Alter oft zu. Die Reizempfindung ist herabgesetzt: Vorsicht bei Wärme- und Kälteanwendungen. U. U. gehört auch im Sommer eine Strickjacke zur üblichen Bekleidung.

Ernährung

Viele ältere Menschen sind mangelernährt bzw. haben ein hohes Risiko für Mangelernährung (▶ Kap. 2.7.1). Ursache ist eine zu geringe Nahrungsaufnahme, z. B. infolge von Appetitlosigkeit, Schluck- und Kaubeschwerden.

- Alte Menschen brauchen weniger Kalorien und weniger Fett bei unverändertem Bedarf an Eiweiß, Mineralstoffen, Vitaminen und Ballaststoffen: leicht verdauliche, faserreiche Kohlenhydrate, ausgewogene Kost
- Völlegefühl und Appetitlosigkeit sind oft Zeichen von gereizter Magenschleimhaut durch zu viel und schlechtverträgliche Medikamente
- Wichtig ist eine ausreichende Flüssigkeitszufuhr bei häufig vermindertem Durstgefühl. Austrocknung führt zu Verwirrtheit, Harnwegsinfekten und Obstipation
- Die Lust am Trinken fördern, z. B. durch vertraute Trinkgefäße von zu Hause, Zeit lassen. Suppen, Kaltschalen und Wackelpuddings können zusätzlich Flüssigkeit zuführen. Viele alte Menschen trinken auch zwischen den Mahlzeiten gerne etwas Warmes, z. B. Kräutertee oder Getreidekaffee
- Zahnprobleme oder unzureichende Versorgung mit einer Zahnprothese erfassen und beheben lassen
- Wo nötig, logopädische Therapie, z. B. Einüben von Schluckbewegungen und entsprechenden Zungenbewegungen nach Apoplex.

Ausscheidung

- Obstipation (▶ Kap. 2.8.1), häufiges Symptom im Alter, möglichst mit natürlichen Mitteln (z. B. Dörrobst) vorbeugen. Obstipation kann durch verringerte Flüssigkeitszufuhr, verminderte Bewegung oder regelmäßige Abführmitteleinnahme begünstigt werden
- Durchfälle bei älteren Menschen können lebensgefährlich werden. Deshalb schnell und sachkundig eingreifen, z. B. Flüssigkeit zuführen. Vorsicht mit Medikamenten, sie können die Darmbewegung hemmen. Bei schweren

Durchfällen mit Fieber, Austrocknung und blutigem Stuhl muss Flüssigkeit infundiert werden
- Bei Inkontinenz (▶ Kap. 2.8.5) genaue Analyse der Entleerungsstörung und entsprechende Maßnahmen ergreifen (z. B. Toilettentraining)
- Unsicherheit und Angst, zu weite Wege zur Toilette und fehlende Orientierungshilfen können zu einer funktionellen Inkontinenz führen, Sturzgefahr bedenken. (▶ Kap. 2.2.8).

Kommunikation
- Seh-, Hör- und Sprachstörungen berücksichtigen und wenn möglich ausgleichen, z. B. durch Zahnprothese, Hörgerät, Brille. Klare, eindeutige Sprechweise
- Nonverbale Kommunikation einsetzen (▶ Kap. 2.12.1)
- Fantasie, Humor, Flexibilität und Geduld, z. B. wenn ein Patient mit Fingern isst oder mit Hut ins Bett geht
- Den Patienten nicht entmündigen oder wie ein kleines Kind behandeln. Nicht duzen, nicht in der Wir-Form reden
- Interesse am Geschehen der Umwelt wachhalten: Radio, Zeitung, Besuche, Gespräche
- Wo keine Besserung oder Heilung erzielt werden konnte, Hilfestellung geben, um eingeschränkte Lebensaktivitäten zu erhalten, z. B. Training von Ersatztechniken
- Erinnerungsarbeit: Fotoalben ansehen, Geschichten von früher erzählen lassen
- Wahrnehmung fördern, z. B. Basale Stimulation®
- Nicht um jeden Preis aktivieren, den Wunsch nach Ruhe respektieren
- Auf religiöse, weltanschauliche, kulturelle Bedürfnisse und Gewohnheiten eingehen
- In Krisensituationen Begleitung anbieten.

Schlaf
- Nach Gewohnheiten und Einschlafritualen fragen, den eigenen Lebensrhythmus leben lassen (▶ Kap. 2.9)
- Bettruhe führt neben körperlichen Komplikationen, z. B. Dekubitus oder Obstipation, auch zu Isolation und Regression
- Oft ist bei alten Menschen der normale Schlaf-wach-Rhythmus gestört: nächtliche Unruhe, tagsüber Dösen
- Bei Desorientiertheit Nachtlicht, offene Tür, genügend Flüssigkeit, ggf. BZ-Kontrolle
- Seitliche Bettbegrenzungen können Angst, Unruhe und Verwirrtheit noch verstärken (Sturzprophylaxe, ▶ Kap. 2.2.8).

Biografiearbeit

> **Definition**
> **Biografie:** Lebensbeschreibung, Lebensgeschichte.
> **Biografiearbeit:** Beschäftigung mit der Biografie eines Menschen; trägt der Individualität und damit der Menschenwürde Rechnung.

Biografiearbeit beginnt schon beim ersten Kontakt. Die Lebensgeschichte des alten Menschen, seine Erfahrungen, Neigungen, seine Ressourcen und Gewohnheiten sind wesentlicher Bestandteil der Pflegeplanung (▶ Kap. 1.1.6). Dabei ist es nicht sinnvoll, diese Daten per Fragebogen „abzuhaken". Vieles lässt sich mit der Zeit durch Beobachtung und Gespräche zusammentragen. Gespräche über die Lebensgeschichte eines alten Menschen müssen mit besonderem Feingefühl geführt werden.

Ziele der Biografiearbeit

- Verständnis für den Patienten, sein Verhalten und sein Erleben entwickeln
- Angemessene pflegerische Begleitung, die an Lebensereignissen, Lebenskrisen, aber auch an Fähigkeiten und Ressourcen orientiert ist
- Unterstützung bei der Sinnfindung, Selbsterkenntnis und Suche nach neuen Lebenszielen
- Überwindung von Einsamkeits- und Minderwertigkeitsgefühlen
- Aufdecken von erfolgreichen/nicht erfolgreichen Copingstrategien (▶ Kap. 1.6.3).

❗ Tipps und Tricks
Um die Biografie eines Menschen berücksichtigen zu können, ist es wichtig, etwas zu wissen über: die Erfolge (was macht mich stolz, woran erinnere ich mich gerne), das Versagen (was habe ich nicht geschafft, woran möchte ich nicht erinnert werden), die Wunden (was verletzt mich auch heute noch) und die Tröster (was tut mir gut, wenn es mir schlecht geht).

Schmerzmanagement

Die Schmerzschwelle kann bei alten Menschen nach oben oder nach unten verschoben sein (▶ Kap. 2.11).
Zur Einschätzung von Schmerzen eignen sich folgende Instrumente:

- Visuelle Analogskala
- Geriatrisches Schmerzinterview (speziell für ältere Menschen entwickelt)
- Beurteilung von Schmerzen bei Demenz (BESD)
- Beobachtungsinstrument für das Schmerzassessment bei Menschen mit schwerer Demenz (BISAD bzw. ECPA)

❗ Tipps und Tricks
Alte Menschen sprechen häufig nicht von „Schmerzen", sondern von „Ziehen", „Wehtun" oder davon, dass ihnen „nicht wohl ist". Pflegende verwenden deshalb Begriffe, die dem Patienten geläufig sind.

Sexualität im Alter

Alte Menschen sind nicht asexuell; sie haben ein Recht auf Zärtlichkeit, Nähe, Partnerschaft. Es gibt keine wissenschaftlichen Beweise für eine Altersgrenze sexueller Bedürfnisse und Fähigkeiten. Männer und Frauen können bis ins hohe Alter sexuell aktiv sein. Gewohnheiten, Interessen und Tempo können sich aber ändern.

- Diskretion, Einfühlungsvermögen und das Respektieren der Intimsphäre sind wichtig
- Störungen, die den Intimbereich betreffen, besonders die Sexual- und Harnwegsfunktionen, werden oft erst dann ausgesprochen, wenn von Therapeuten gezielt danach gefragt wird

- Nach Prostataoperation kann es je nach Größe des Eingriffs zu einem „rück-wärtigen" Samenerguss in die Blase kommen. Die Potenz ist aber nicht gene-rell betroffen. Detaillierte Aufklärung ist im Einzelfall sehr wichtig
- Impotenz ist keine Alterserscheinung, sondern Folge von verschiedenen Krankheiten, u. U. auch seelischen Störungen. Unter fachgerechter Behand-lung lässt sie sich oft beseitigen.

Literatur

DNQP. Expertenstandard Ernährungsmanagement zur Sicherstellung und Förderung der oralen Ernährung in der Pflege. 1. Aktualisierung. Osnabrück: DNQP, 2017.
DNQP. Expertenstandard Förderung der Harnkontinenz in der Pflege. 1. Aktualisie-rung. Osnabrück: DNQP, 2014.

4.6.4 Alte Menschen in der Akutklinik

Alte Patienten haben besondere Bedürfnisse, denen Pflegende Rechnung tragen indem sie:

- Mehr Zeit einplanen
- In Beratungs-, Informations- und Anleitungssituationen auf den Einsatz von vorhandenen Seh-/Hörhilfen achten
- Besonderes auf die kognitive Situation achten, um ggf. postoperativ auftreten-de Störungen (z. B. postoperatives Delir in Abgrenzung zur Demenzerkran-kung) besser einschätzen zu können.

Delir im Kontext einer Krankenhausbehandlung

Die Wahrscheinlichkeit des Auftretens eines Delirs im Rahmen einer Kranken-hausbehandlung hängt von den Umständen ab: 10–30 % bei internistischen Auf-nahmen, bis zu 70 % nach Hüft-OP und > 80 % bei Patienten mit intensivmedizi-nischer Behandlung.

10–20 % der über 65-jährigen Patienten haben bereits bei der Aufnahme in die Klinik Symptome eines Delirs (▶ Kap. 21.5). Im Verlauf des stationären Aufent-halts kommen noch einmal 10–25 % hinzu.

Risikofaktoren und Faktoren, die ein Delir begünstigen:

- Hohes Lebensalter (> 65 Jahre)
- Männliches Geschlecht
- Vorbestehende Demenz, kognitive Dysfunktion, Alkoholerkrankung oder Depression
- Multimorbidität bzw. somatische Komorbidität (u. a. neurologische Erkran-kungen, z. B. Schlaganfall, Frakturen, Traumata)
- Sensorische Einschränkungen: Seh- und Hörstörungen
- Dehydratation und Mangelernährung
- Polymedikation und Medikamentenumstellung
- Weitere Faktoren, z. B. Obstipation, Immobilität, Schmerzen, Schlafmangel, eingeschränkte Alltagskompetenz und wenig ausgeprägte soziale Kontakte.

Beachten

Die **Confusion Assessment Method (CAM)** wird als Screening-Instrument bei Verdacht auf ein Delir eingesetzt. Das Instrument fragt 9 Symptome ab:

1. Akuter Beginn und fluktuierender Verlauf
2. Aufmerksamkeitsstörung
3. Desorientiertheit des Denkens
4. Veränderungen des Bewusstseinszustands

5. Desorientiertheit
6. Gedächtnisstörung
7. Wahrnehmungsstörungen
8. Psychomotorische Auffälligkeiten
9. Veränderter Schlaf-wach-Rhythmus.

Pflege
- Orientierung geben (Zimmernummer, Uhr, Kalender usw.), geduldig erklären, wo der Patient ist, was passiert ist, wie es weitergeht (▶ Kap. 4.6.2)
- Kontakt zu Angehörigen ermöglichen
- Für eine ruhige Atmosphäre sorgen, nicht mehrere Handlungen gleichzeitig ausführen
- Vor Interventionen rechtzeitig informieren, ggf. mehrmals
- Wartezeiten, z. B. bei der Diagnostik, möglichst kurz halten
- Grundsätze der Gesprächsführung beachten
- Eigene Kleidung und persönliche, gewohnte Gegenstände ermöglichen
- Vertraute Tagesabläufe anstreben, auf Tag-Nacht-Rhythmus achten und Beschäftigungsangebote machen.

4.6.5 Altenhilfe

Definition
Altenhilfe umfasst Angebote und Tätigkeiten, die die Lebensqualität alter Menschen verbessern. Kann professionell, ehrenamtlich oder von Selbsthilfegruppen geleistet werden, immer mit dem Ziel, dass alte Menschen über ihren Bedarf an Hilfe selbst bestimmen.

Ambulante Altenhilfe
- **Pflegedienste:** mobile Dienste, ambulante Therapie wie Physiotherapie oder Ergotherapie, organisierte Nachbarschaftshilfe
- **Betreutes Wohnen:** selbstständige Lebensführung in vertrauter Umgebung (bisherige Wohnung, Seniorenwohnung oder Wohngemeinschaft)
- **Besuchsdienste:** hauptberufliche und ehrenamtliche Mitarbeiter der Altenhilfe besuchen ältere Menschen in der Wohnung, in der Pflegeeinrichtung oder im Krankenhaus.

Teilstationäre Einrichtungen
Die Besucher kommen für Stunden, Tage oder Wochen und gehen danach wieder in ihre Wohnung bzw. Familie zurück.
- **Begegnungsstätten:** 3–5 × wöchentlich, halb- oder ganztags geöffnet
- **Tages-/Nachtpflegeeinrichtungen:** Entlastung für pflegende Angehörige, 6–8 h tgl. bzw. nachts
- **Tageskliniken:** meist internistische oder psychiatrische Behandlung oder geriatrische Rehabilitation
- **Kurzzeitpflege** (meist angegliedert an Pflegeeinrichtungen oder Sozialstationen): vorübergehende Betreuung rund um die Uhr zur Entlastung pflegender Angehöriger oder als Übergang zwischen Klinikaufenthalt und Rückkehr in die eigene Wohnung; evtl. auch Probewohnen für einen möglichen Umzug in eine Pflegeeinrichtung.

Stationäre Altenhilfe

- **Altenwohnheime:** mehrere in sich abgeschlossene, altengerecht gestaltete Wohnungen mit Betreuungsangeboten
- **Altenheime** bieten Unterkunft, Verpflegung, Betreuung und Pflege
- **Altenpflegeheime** bieten umfassende Pflege und Betreuung für chronisch Kranke und pflegebedürftige alte Menschen.

Literatur

Feil N, de Klerk-Rubin V. Validation. Ein Weg zum Verständnis verwirrter alter Menschen. 9. A. München: Ernst Reinhardt, 2010.
Löhr M, Schulz M. Das Delir im Alter erkennen. Heilberufe. 2015; 67 (4): 35–37.
Noelle R. Demenz, Depression oder Delir? Heilberufe. 2015; 67 (4): 28–30.

4

5 Rehabilitative Pflege

Andrea Kurz

> **Definition**
> **Rehabilitation:** umfasst alle Maßnahmen, die akut oder chronisch kranken, behinderten oder pflegebedürftigen oder davon bedrohten Menschen ein möglichst selbstständiges und selbstbestimmtes Leben mit Teilnahme an relevanten oder gewünschten Lebensaktivitäten ermöglichen sollen. Der Anspruch auf Rehabilitation ist im Sozialgesetzbuch (§ 1 SGB IX) „Rehabilitation und Teilhabe behinderter Menschen" verankert.
> **Behinderung:** Nach dem Sozialgesetzbuch (§ 2 Abs. 1 SGB IX) gilt ein Mensch als behindert, wenn seine körperliche Funktion, geistige Fähigkeit oder seelische Gesundheit mit hoher Wahrscheinlichkeit länger als 6 Monate von dem für das Lebensalter typischen Zustand abweicht und daher die Teilhabe am Leben in der Gesellschaft beeinträchtigt ist.

5.1 Rehabilitativer Pflegeprozess

Rehabilitative Pflege ist auf die Förderung und den Erhalt der Teilhabe am Leben in der Gesellschaft ausgerichtet. Vorrang hat dabei eine Hilfe zur Selbsthilfe gegenüber Versorgung und Fürsorge.

> **Definition**
> **Teilhabe** (auch Inklusion, Partizipation): Beteiligung, Teilnahme, Mitwirkung, Mitbestimmung und Einbeziehung von Menschen mit Behinderung am gesellschaftlichen Leben/Arbeitsleben.

Internationale Klassifikation der Funktionsfähigkeit, Behinderung und Gesundheit
Die **Internationale Klassifikation der Funktionsfähigkeit, Behinderung und Gesundheit (ICF)** gehört zu den Klassifikationen der WHO. Sie ergänzt die Klassifikation der Krankheiten und verwandten Gesundheitsprobleme (ICD-10: International Statistical Classification of Diseases and Related Health Problems) und ist zentrales Instrument in der rehabilitativen Versorgung. Die ICF ermöglichen es, die Folgen von gesundheitlichen Einschränkungen für den Einzelnen abzubilden. Zugrunde liegt ein bio-psycho-soziales Modell von Gesundheit, welches neben den Körperfunktionen und -strukturen auch die Aktivitäten, die Teilhabe sowie Umweltfaktoren und personenbezogene Faktoren berücksichtigt.

Leistungsgruppen zur Rehabilitation
4 Leistungsgruppen gemäß § 5 SGB IX:
- Leistungen zur medizinischen Rehabilitation
- Leistungen zur Teilhabe am Arbeitsleben
- Unterhaltssichernde und andere ergänzende Leistungen (außer bei Jugend- und Sozialhilfe)
- Leistungen zur Teilhabe am Leben in der Gemeinschaft.

Diese Leistungen werden von verschiedenen Trägern (z.B. Krankenversicherung, Rentenversicherung, Unfallversicherung, Bundesagentur für Arbeit, öffentliche Jugendhilfe, Sozialhilfe) übernommen. Nachfolgend sind einige Beispiele aufgeführt.

Medizinische Rehabilitation
- Diagnostische Maßnahmen, z.B. Röntgen, Labor, neuropsychologische Tests
- Chirurgische und orthopädische Maßnahmen, z.B. Operation, Prothese
- Medikamentöse Therapie

- Pflegerische Konzepte, je nach Grad der Selbstständigkeit des Patienten:
  - Aktivierende Pflege stärkt die Selbstständigkeit und bezieht vorhandene Fähigkeiten und Fertigkeiten des Patienten ein
  - Rehabilitative und therapeutische Pflege vereinbart mit dem Patienten individuelle Reha-Ziele; Pflege führt die Therapie (z. B. Ess- und Schlucktraining) fort, intensiviert und vertieft sie
  - (Teil-)Kompensatorische Pflege (basierend auf der Pflegetheorie von Dorothea Orem)
- Physiotherapie, Ergotherapie, Psychotherapie, z. B. Gesprächstherapie, autogenes Training
- Soziotherapie, z. B. Gruppenarbeit, Selbstsicherheitstraining
- Übergangspflege, z. B. Reintegration ins häusliche Umfeld, ambulante Pflege
- Anwendung von Hilfsmitteln, z. B. Essbesteck und Geschirr für Einhandgebrauch, Anziehhilfen.

Teilhabe am Arbeitsleben
- Stellenvermittlung: Zusammenarbeit von Sozialarbeiter, Arbeitsamt, Firmen
- Berufsvorbereitung
- Berufliche Ausbildung bei Behinderung
- Behindertengerechte Werkzeuge und Arbeitsplätze
- Arbeitstraining (Arbeitstherapie); evtl. Probearbeitsplätze (Arbeitsversuche)
- Belastungserprobung am alten Arbeitsplatz (= stundenweise Wiedereingliederung), Kosten teilen sich Arbeitgeber und Krankenkasse.

Unterhaltsichernde bzw. ergänzende Leistungen
- Krankengeld, Übergangsgeld, Ausbildungsgeld, Unterhaltsbeihilfe etc.
- Haushaltshilfe, Kinderbetreuungskosten.

Teilhabe am Leben in der Gemeinschaft
- Hausbesuch von Physiotherapie und Ergotherapie: Notwendigkeit von Hilfsmitteln feststellen; Angehörige einbeziehen
- Selbsthilfegruppen, z. B. Rheumagruppen
- Hilfen zur Förderung der Verständigung mit der Umwelt
- Hilfen zum Beschaffen, Umbau, Ausstatten und Erhalten einer Wohnung
- Hilfen zur Teilhabe am kulturellen Leben.

Ziele und Merkmale rehabilitativer Pflege

Ziele
Die **generelle Ausrichtung pflegerischer Rehabilitation** ist:
- Präventiv und rehabilitativ
- Ressourcen evaluierend und nutzend
- In Ausrichtung und Planung auf die Fähigkeiten und Kompetenzen des Patienten fokussiert.

Des Weiteren werden **kooperative Ziele** (Beteiligung aller betroffenen Personen am Reha-Prozess) und individuelle sowie **pflegefachliche Ziele** verfolgt:
- Alle Maßnahmen zielen im Sinne einer aktivierenden Pflege auf die Hilfe zur Selbsthilfe. Es gilt der Grundsatz: **ambulant vor stationär!**
- Unterstützung von Patient und Angehörigen in der Auseinandersetzung mit der (neuen) Situation
- Gute Zusammenarbeit mit Patient und Angehörigen, bezieht Laienpflege ausdrücklich ein

- Wissensvermittlung, Beratung und Anleitung sind Schwerpunkte der Versorgung
- Koordination aller pflegerischen Maßnahmen mit denen anderer Berufsgruppen, gemeinsame Therapieplanung, Durchführung von Fallbesprechungen, berufsübergreifende Anwendung therapeutischer Konzepte, z. B. Basale Stimulation® (▶ Kap. 2.12.2), Bobath-Konzept (▶ Kap. 2.2.4)
- Ressourcenorientiertes Vorgehen, Selbstständigkeit des Patienten zur Bewältigung des Alltags erhalten und fördern. Dies bedeutet, Pflegebedürftigkeit zu vermeiden, zu überwinden, zu mindern oder, bei bestehender Pflegebedürftigkeit, eine Verschlechterung zu verhindern.

5.2   Pflegende im Reha-Team

- Jedes Mitglied im **Reha-Team** trägt durch die jeweilige Fachkompetenz seinen Anteil dazu bei, die Rehabilitationsziele zu erreichen
- Das Team umfasst Vertreter verschiedener Berufsgruppen, z. B. Pflegende, Ärzte, Sozialpädagogen, Logopäden, Physiotherapeuten
- Alle Handlungen des Teams werden individuell auf die Bedürfnisse des Patienten abgestimmt und berücksichtigen u. a. sein Lebensalter, seine Biografie, Vorlieben, Abneigungen, die jeweiligen Einschränkungen
- Idealerweise verfügt die Pflegefachperson über eine spezifische Weiterbildung.

Beachten
Den Pflegenden kommt innerhalb des Reha-Teams aufgrund der räumlichen, zeitlichen, kommunikativen und interaktiven Nähe zum Patienten eine **zentrale Position** zu. Durch ihre ständige Anwesenheit sind sie meist erster Ansprechpartner für alle Berufsgruppen sowie für Patient und Angehörige.

5.2.1   Beratung

Anleitung, Schulung und Beratung des Patienten durch die Pflegenden bilden einen Schwerpunkt rehabilitativer Pflege. Hierzu gehört auch die Information zu den verschiedenen Möglichkeiten der Selbsthilfe oder zum Umgang mit Hilfsmitteln.

Umgang mit Hilfsmitteln
Für ein möglichst selbstständiges Leben sowie zur bestmöglichen Bewältigung des Alltags ist für viele Betroffene der korrekte Umgang mit Hilfsmitteln unerlässlich. Die Pflegenden informieren und leiten an, z. B. beim Einsatz des Rollstuhls (▶ Kap. 2.2.7); bei der Anwendung von Gehhilfen (▶ Kap. 2.2.6); beim Umgang mit Ernährungssonde (▶ Kap. 3.6.3), Tracheostoma (▶ Kap. 2.12.5), Enterostoma (▶ Kap. 10.8.6), Beinprothesen (▶ Kap. 18.1.3).

5.2.2   Selbsthilfe

Menschen mit chronischen Erkrankungen, Behinderungen oder psychosozialen Problemen erhalten auf Wunsch Unterstützung von **Selbsthilfegruppen.**
Dort erhalten Betroffene erfahrungsbasierte Hilfen, Informationen zu Krankheit, Behandlung, Versorgung und Möglichkeiten zur Entlastung durch Gespräch und Beratung.

Selbsthilfegruppen werden in Selbsthilfeorganisationen vertreten, die regional oder überregional die Interessen der Betroffenen, z. B. in der Öffentlichkeit oder auf politischer Ebene, repräsentieren.

Auf Bundesebene gibt es 4 Dachorganisationen:

- Bundesarbeitsgemeinschaft Selbsthilfe von Menschen mit Behinderung und chronischer Erkrankung und ihren Angehörigen e. V.
- Der Paritätische Wohlfahrtsverband, Gesamtverband e. V.: Vertretung von vielen Selbsthilfegruppen und -organisationen, die in den Landesverbänden organisiert sind
- Deutsche Arbeitsgemeinschaft Selbsthilfegruppen e. V. (DAG SHG)
- Deutsche Hauptstelle für Suchtfragen e. V. (DHS).

5.3 Rehabilitationsschwerpunkte in bestimmten Altersgruppen

5.3.1 Frühförderung behinderter Neugeborener

Die **Rehabilitation von Neugeborenen und Kindern** wird auch Entwicklungsrehabilitation genannt, weil sie auf die Förderung von noch nicht entfalteten Entwicklungspotenzialen abzielt. Die Pflege konzentriert sich darauf, wie ein Kind im gegenwärtigen Entwicklungsstatus und unter den gegebenen Bedingungen die bestmöglichen und für das Alter angemessenen Fähigkeiten entwickeln kann.

Wichtig ist:

- Eine Beziehung zum Kind aufzubauen
- Entwicklungsschritte zu erkennen, Entwicklungsstand und Ressourcen einzuschätzen
- Alle Reaktionen des Kindes sorgfältig zu beobachten und zu dokumentieren.

Die **rehabilitative Pflege** umfasst u. a.:

- Förderung der Nahrungsaufnahme: orofaziale Mundstimulation, Esstherapie
- Stimulation von Atmung und Verdauung
- Vitalzeichen- und Gewichtskontrolle
- Anleitung, Schulung und Beratung der Eltern zur schrittweisen, selbstständigen Übernahme aller Pflegemaßnahmen
- Als Gesprächspartner für die Eltern bei der Auseinandersetzung mit der Erkrankung/Behinderung des Kindes zur Verfügung stehen
- Information zu Hilfsangeboten in Zusammenarbeit mit dem Sozialdienst; Kontaktvermittlung zu Selbsthilfegruppen oder anderen betroffenen Eltern.

Die Förderung von behinderten Neugeborenen ist ein kontinuierlicher Prozess von der Intensivstation über die Entlassung bis zur ambulanten Kinderkrankenpflege. Wichtig sind daher die Entlassungsplanung und frühzeitige Einbeziehung ambulanter Dienste.

5.3.2 Geriatrische Rehabilitation

> **Definition**
> **Geriatrische Rehabilitation** zielt auf die größtmögliche Selbstständigkeit geriatrischer Patienten (▶ Kap. 4.6.2) in einem selbstbestimmten Alltag ab, wenn nach einer akuten Erkrankung oder aus einer anderen Entwicklung heraus Behinderung oder Pflegebedürftigkeit droht oder bereits eingetreten ist.

Um zu klären, ob beim jeweiligen Patienten Rehabilitationspotenzial vorhanden ist, erfolgt zunächst ein geriatrisches Assessment. Hierfür stehen verschiedene Instrumente, z. B. der Barthel-Index oder der FIM®-Index (Functional Independence Measure, funktionale Selbstständigkeitsmessung), zur Verfügung. Auch die kognitiven Fähigkeiten spielen bei der Beurteilung eine Rolle.

Schwerpunkte geriatrischer Rehabilitation

- Erhalt und Wiedererlangen der individuellen Selbstständigkeit → Bedarfserhebung: Welche Hilfen sind notwendig?
- Förderung der Selbstpflege → aktivierende Pflege, Schulung, Anleitung, Beratung
- Hilfsmittelkompetenz: Welche Hilfsmittel sind nach der Entlassung erforderlich und sinnvoll?
- Aufbau von Netzwerken und soziale Integration
- Beratung, Anleitung und Schulung des Patienten/der Angehörigen
- Im Reha-Team gemeinsam mit dem Patienten und seinen Angehörigen Entlassung gründlich vorbereiten und besprechen, dabei die Gesamtsituation des alten Menschen erfassen; berücksichtigen, dass sich der häusliche Alltag deutlich von dem in der Klinik unterscheidet (Entlassplanung, ▶ Kap. 1.1.7)
- Nachfolgende Dienstleister schon vor der Entlassung ausführlich informieren
- Bei der Nachbetreuung teilstationäre und ambulante Dienste nutzen.

Pflegende Angehörige

Die Mehrzahl der Pflegebedürftigen wird von ihren Angehörigen zu Hause gepflegt. Mehr als 75 % der pflegenden Angehörigen sind Frauen. Das **Gesetz zur besseren Vereinbarkeit von Familie, Pflege und Beruf** ermöglicht pflegenden Angehörigen seit 1.1.2015, 10 Tage pro Jahr ihrer Arbeit fernzubleiben. Sie können in dieser Zeit Hilfen in einer akut aufgetretenen Pflegesituation organisieren und erhalten währenddessen ein Pflegeunterstützungsgeld als Lohnersatzleistung. Weitere gesetzlich verankerte Ansprüche von Angehörigen:

- **Pflegezeit:** Freistellung von der Arbeit für max. 6 Monate
- **Familienpflegezeit:** Reduktion der wöchentlichen Arbeitszeit für max. 2 Jahre mit Kündigungsschutz und ggf. zinslosem Darlehen
- **Kurzzeitpflege,** z. B. im Anschluss an eine Krankenhausbehandlung bis zur Stabilisierung des gesundheitlichen Zustands
- **Pflegehilfsmittel,** z. B. zur Erleichterung der Pflege
- **Pflegestützpunkte** (nicht in allen Bundesländern vorhanden; allerdings existiert generell ein Rechtsanspruch auf kostenfreie, individuelle Pflegeberatung).

Literatur

Themenschwerpunkt: Der alte Patient. Heilberufe Spezial. April 2017.
Deutscher Berufsverband für Pflegeberufe (Hrsg.). Rehabilitation heute – Handlungsfelder und Kompetenzprofile in der Pflege. Berlin: DBfK, 2013.

Websites

Bundesarbeitsgemeinschaft für Rehabilitation: www.bar-frankfurt.de
Bundesarbeitsgemeinschaft Selbsthilfe von Menschen mit Behinderung und chronischer Erkrankung und ihren Angehörigen: www.bag-selbsthilfe.de
Deutsche Arbeitsgemeinschaft Selbsthilfegruppen e. V.: www.dag-selbsthilfegruppen.de

6 Palliativpflege

Katarina Theißing, Ulrich Heller

6.1 Palliative Care

Definition
Palliative Care ist gemäß der WHO (2002) ein Ansatz zur Verbesserung der Lebensqualität von Patienten und ihren Familien, die mit Problemen konfrontiert sind, welche mit einer lebensbedrohlichen Erkrankung einhergehen. Dies geschieht durch Vorbeugen und Lindern von Leiden durch frühzeitige Erkennung, sorgfältige Einschätzung und Behandlung von Schmerzen sowie anderen Problemen körperlicher, psychosozialer und spiritueller Art.
Palliative Care:
- Ermöglicht Linderung von Schmerzen und anderen belastenden Symptomen
- Bejaht das Leben und erkennt Sterben als normalen Prozess an
- Beabsichtigt weder die Beschleunigung noch Verzögerung des Todes
- Integriert psychologische und spirituelle Aspekte der Betreuung
- Bietet Unterstützung, um Patienten zu helfen, ihr Leben so aktiv wie möglich bis zum Tod zu gestalten
- Bietet Zugehörigen Unterstützung während der Erkrankung des Patienten und in der Trauerzeit
- Beruht auf einem Teamansatz, um den Bedürfnissen der Patienten und ihrer Familien zu begegnen, auch durch Beratung in der Trauerzeit, falls notwendig
- Fördert Lebensqualität und kann möglicherweise auch den Verlauf der Erkrankung positiv beeinflussen
- Kommt frühzeitig im Krankheitsverlauf zur Anwendung, auch in Verbindung mit anderen Therapien, die eine Lebensverlängerung zum Ziel haben, z. B. Chemotherapie oder Bestrahlung, und schließt Untersuchungen ein, die notwendig sind um belastende Komplikationen besser zu verstehen und zu behandeln.

6

6.2 Total Pain

Definition
Total Pain: Umfassendes Verständnis von Schmerz, der in der körperlichen, psychischen, spirituellen und sozialen Dimension erlebt wird. Das Konzept beinhaltet die Erkenntnis, dass kein Symptom isoliert in nur einer Dimension betrachtet werden kann.

Total Pain ist ein von *Cicely Mary Strode Saunders* geprägter Begriff. Er beruht auf der Erkenntnis, dass es durch die Einbrüche am Lebensende in der physischen, psychischen, sozialen und spirituellen Dimension zu einer Eskalation des Schmerz- bzw. Leidgeschehens kommen kann. Umgekehrt kann durch Stabilisierungen in den verschiedenen Bereichen ein positiver Effekt auf die Symptomlast in anderen Dimensionen erreicht werden.
Aus diesem Grund beinhalten die Behandlungsstrategien der Symptome in Palliative Care immer multimodale Ansätze (▶ Abb. 6.1). Die Behandlung der Palliativ-

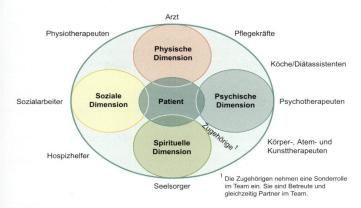

Abb. 6.1 Der Behandlungsansatz im Palliative Care erfolgt immer multimodal durch ein multiprofessionelles Team [M1000; L143]

patienten erfolgt nach Möglichkeit immer im multiprofessionellen Team. Auch die Zugehörigen des Patienten werden in den Begleitprozess eingebunden. Der Begriff „Zugehörige" umfasst nicht nur den juristischen Begriff der Angehörigen, sondern auch alle weiteren, dem Sterbenden nahestehenden Personen.

6.3 Symptomkontrolle

Grundlagen

Ziel der Symptomkontrolle ist die Wiederherstellung bzw. der Erhalt der bestmöglichen Lebensqualität für den Patienten.
Folgende **Grundsätze** sind deshalb zu beachten:

- Linderung der Symptomlast auf ein für den Patienten erträgliches Maß. Die Therapie richtet sich nach den Bedürfnissen des Patienten
- Multimodaler Ansatz: Berücksichtigung physischer, psychischer, sozialer und spiritueller Behandlungsstrategien neben der medikamentösen Therapie
- Berücksichtigung möglicher Einschränkungen der Lebensqualität für den Patienten bei der Wahl der Therapiemittel
- Wahl der Therapiemittel in Abhängigkeit vom voraussichtlichen Verlauf der Erkrankung und von den Wünschen des Patienten in Bezug auf die Gestaltung seiner verbleibenden Lebenszeit:
  - Applikationsform ist sorgfältig ausgewählt
  - Therapieform und Angebote ermöglichen hohes Maß an Autonomie. Abhängigkeiten von medizinischen Geräten oder von Personen sind nach Möglichkeit vermieden
  - Therapien und Angebote stellen möglichst eine nachhaltige, langfristige Lösung für den Patienten dar. Zudem werden die ggf. auftretenden langfristigen Nebenwirkungen berücksichtigt
- Regelmäßige Erhebung der Symptomlast des Patienten; Evaluation durch den Patienten und das behandelnde Team.

> **Beachten**
> **Keine Diagnostik ohne therapeutische Konsequenz!**
> Beispiel: Das klinische Bild einer Pneumonie muss nicht diagnostisch gesichert werden, wenn der Patient eine Antibiotikatherapie für sich ausschließt. Es werden dann lediglich die Symptome der Pneumonie therapiert.

6.3.1 Symptome

Schmerz
- Der physische Schmerz ist ein häufig vorkommendes Symptom bei Patienten in der palliativen Situation
- Beim Palliativpatienten liegen aufgrund des progredienten Krankheitsverlaufs ein chronisches sowie ein akutes Schmerzgeschehen vor (▶ Kap. 2.11).

Grundsätze zur Schmerzerfassung
- Schmerz ist eine subjektive Wahrnehmung. Nur der Patient kann Aussagen über das Ausmaß der Schmerzempfindung treffen (▶ Kap. 2.11)
- Kann der Patient keine Aussage zum Schmerzgeschehen machen, können neben der Wahrnehmung der Angehörigen, Beobachtungen des medizinisch-pflegerischen Personals sowie die Wirkung gegen den Schmerz getroffener Maßnahmen zur Beurteilung herangezogen werden
- Zur Bestimmung der Schmerzart ist neben der Schmerzbeschreibung des Patienten, das Erkennen der Schmerzursache und die Erfahrung des behandelten Teams entscheidend.

Grundsätze zur Therapie des Schmerzsyndroms
- Ziel der Therapie ist eine möglichst geringe Einschränkung der Lebensqualität des Patienten aufgrund des Schmerzsyndroms
- Kausale Therapie des Schmerzes falls möglich und der Lebenssituation angemessen
- Medikamentöse Einstellung des chronischen Schmerzsyndroms erfolgt unter Beachtung des WHO-Stufenschemas. Die Therapie muss, dem Krankheitsverlauf folgend, ständig angepasst werden
- Autonomie des Patienten durch eine orale Gabe der Schmerzmedikation gewährleisten. Einsatz von langwirksamen Medikamenten dadurch möglich und der parenteralen Applikation vorzuziehen. Sollte eine enterale Gabe der Schmerzmedikation nicht möglich sein, ist die regelmäßige subkutane Gabe die nächstbeste Applikationsform

Tab. 6.1 Prophylaktische Therapien der Nebenwirkungen der Schmerztherapie

Nebenwirkung	Therapie
Opioidbedingte Obstipation	Regelmäßige Gabe von Laxanzien
Opioidbedingte Übelkeit und Erbrechen (tritt häufig im Anfangsstadium der Opiattherapie auf)	Antiemetika mit antidopaminerger Wirkung, z. B. Haloperidol
Gastrointestinale Reizung durch NSAR	Erwägung einer regelmäßigen Gabe von Protonenpumpenhemmern

- Analgetika als Bedarfsmedikation zur Therapie akuter Schmerzen sind verordnet. Die Bedarfsgaben müssen beim Durchbruchschmerz zeitnah und konsequent erfolgen. Die Wirkung der Medikation muss genau beobachtet und dokumentiert werden
- Nebenwirkung der Schmerztherapie begleitend prophylaktisch therapieren (▶ Tab. 6.1).

Atemnot

> **Definition**
> **Dyspnoe (Atemnot)** ist das subjektive Gefühl, nicht genug Luft zu bekommen.

Atemnot ist ein häufiges und für den Patienten und sein Umfeld sehr beängstigendes und belastendes Symptom, das Todesangst auslösen kann.
- Teufelskreis Atemnot – Angst und Atemnot bedingen und verstärken sich gegenseitig
- Entscheidend für die Beurteilung der Dyspnoe ist nicht der pathologische Befund, sondern das Empfinden des Patienten
- Ziel der Behandlung ist die Linderung des subjektiven Gefühls der Atemnot
- Wenn möglich und angemessen kausale Therapie der Atemnot
- Auswahl der Therapiemittel sollte den voraussichtlichen Verlauf der Erkrankung und die Wünsche und Aspekte zur Lebensqualität des Palliativpatienten berücksichtigen
- Mittel der ersten Wahl ist die Therapie mit Opiaten (▶ Tab. 6.2).

> **Beachten**
> Die **Sauerstoffgabe** ist aufgrund der oft entstehenden psychischen Abhängigkeit und der Einschränkungen im Bereich der Mobilität des Palliativpatienten kritisch zu hinterfragen. Dabei ist zu beachten, dass je nach Ursache durch die Sauerstoffgabe häufig nur eine zeitlich befristete Linderung der Dyspnoe erzielt wird.

6

Pflegerische Interventionsmöglichkeiten:
- Nicht allein lassen, Sicherheit und Ruhe vermitteln
- Offenes Fenster, leichte Decke, Raum geben
- Für kühlen Luftzug im Gesicht (z. B. mit einem Handventilator) sorgen, um das subjektive Gefühl, nicht genug Luft zu bekommen, zu lindern
- Geeignete Positionierung (▶ Kap. 2.2.4) mit leichtem Lagerungsmaterial
- Beruhigende Ausstreichungen (Ausatmung soll verlängert werden)
- Leichte Klopfmassagen zur Lockerung des Bronchialsekrets
- Regelmäßige Gehübungen wirken sich positiv auf den Verlauf der Atemnot aus
- Lavendelwickel auf die Brust auflegen.

Schwäche
Am Lebensende kommt es in der Regel zu einem ausgeprägten **Gefühl der Schwäche.** Für die Patienten ist dies ein sehr belastendes Symptom.
- Nur in wenigen Fällen kann das Schwächegefühl ausreichend therapiert werden

Tab. 6.2 Mögliche medizinische Maßnahmen zur Therapie der Dyspnoe beim Palliativpatienten*

Therapie	Indikation
Opiate	Dämpfung des Atemzentrums
Benzodiazepine	Linderung der Angstkomponente, Sedierung
Antitussiva	Hustenreduktion, wenn der Husten für den Patienten unangenehm ist
Diuretika	Reduktion von Ödemen, z. B. bei Lungenödem
Bronchodilatatoren	Bronchospasmus
Punktion von Ergüssen oder Aszites	Reduktion von Ödemen, z. B. Aszites, Pleuraerguss
Kortikosteroide	Nicht therapierte Pneumonie, Lymphangiosis carcinomatosa
Inhalationen mit NaCl 0,9 % (und evtl. weiteren Zusätzen)	Zähes, schwer abzuhustendes Bronchialsekret
Sauerstoffgabe	Steigerung der Sauerstoffsättigung

* Aus: Pflege Heute. 7. A. München: Elsevier, 2019

- In der Regel gilt es, mit dem Patienten zusammen einen Umgang mit dem Schwächegefühl zu entwickeln (▶ Tab. 6.3):
  - Das Wahrnehmen der Schwere des Symptoms und die offene Kommunikation über die Grenzen der Therapiemöglichkeiten und der psychischen Belastungssituation ist in vielen Fällen hilfreich für den Patienten

6

Tab. 6.3 Medizinische Interventionsmöglichkeiten bei einem ausgeprägten Schwächegefühl

Medizinische Interventionsmöglichkeiten	Indikation
Medikationsanpassung	Schwächegefühl ist durch Medikamente verursacht oder verstärkt
Dexamethason	Kann kurzzeitig das Schwächegefühl mindern
Antidepressiva	Ausgeprägte Antriebslosigkeit bei depressivem Syndrom
Hypnotika	Gestörte bzw. unzureichende Schlaf- und Ruhephasen
Bluttransfusion	Anämie
Gezielte Substitution von Salzen, bei Diuretikagabe Wechsel zu kaliumsparendem Diuretikum	Hypokaliämie
Hydratation, Bisphosphonate	Hyperkalzämie
Thyreotherapeutika	Hypothyreose

– Eine angepasste Bewegungsaktivität kann sich positiv auf den Verlauf des Schwächegefühls auswirken
– Angebot von Entspannungsübungen
– Es gilt, unter Berücksichtigung der Wünsche des Patienten, das richtige Maß zwischen aktivierender und passiver Pflege zu finden
– Eine ausreichende Linderung von zusätzlicher Symptomlast kann dem Patienten helfen, das Schwächegefühl besser zu ertragen
• Es gibt einzelne Ursachen, die reversibel oder beinflussbar sind. Dazu zählen z. B. Anämie, Hyperkalzämie, Hypokaliämie oder eine Hypothyreose. Können entsprechende Ursachen identifiziert werden, sollte eine entsprechende Therapie eingeleitet werden.

Übelkeit und Erbrechen
Übelkeit und Erbrechen werden als unterschiedliche Symptome begriffen, die zusammen, aber auch allein auftreten können.

Übelkeit
• Übelkeit kann unterschiedliche Ursachen haben (▶ Tab. 6.4)
• Kausale Therapie falls möglich und angemessen
• Antiemetika werden je nach Entstehungsort eingesetzt. Neben den klassischen Antiemetika kommen Neuroleptika wie Haloperidol oder Levomepromazin zum Einsatz.

Erbrechen
• Ursachen für ein isoliertes Erbrechen: z. B. Husten, Obstruktion der oberen Speisewege oder Ösophagitis
• Starkes schwallartiges Erbrechen: z. B. bei starker Erhöhung des intrakraniellen Drucks oder bei Ileus
• Bei großem Flüssigkeitsverlust durch Erbrechen ggf. Flüssigkeitssubstitution. **Vorsicht:** ggf. Verstärkung des Symptoms durch Erhöhung der Magen-Darm-Sekretion
• Beim nicht reversiblen Ileus ist das Legen einer Magenablaufsonde zu prüfen
• Alternativ kann die Magen-Darm-Sekretion durch die Reduktion der Flüssigkeitszufuhr und durch die Gabe von z. B. Butylscopolamin reduziert werden und so eine Reduktion des Erbrechens erreicht werden.

6

Tab. 6.4 Ursachen der Übelkeit	
Ursache	**Beispiele**
Chemorezeptortriggerzone	Medikamente, Vergiftung, metabolische Veränderungen
Weitere zentrale Ursachen	Erhöhung des intrakraniellen Drucks, Meningitis, Enzephalitis, Störung der Gleichgewichtsorgane
Gastrointestinale Stauung	Druck auf den Magen, z. B. durch Magenkarzinom oder Tumoren der Nachbarorgane, Obstipation, Aszites, zu hohe Nahrungsaufnahme, Subileus, Ileus
Gastrointestinale Irritation	Gastritis, Ulkus, Tumor, Medikamente
Psychische Ursachen	Stress, Angst, Ekel

Delir

Definition
Der Begriff **Delir** fasst verschiedene, plötzlich auftretende Verwirrtheitszustände zusammen. Es ist gekennzeichnet dadurch, dass es sich innerhalb weniger Stunden oder Tage entwickelt. Vom Delir spricht man, wenn dieser Zustand weniger als 6 Monate anhält.

Das Delir stellt häufig für den Patienten und seine Umgebung eine große Belastung dar.

Symptome des Delirs
- Hyper- oder Hypoaktivität
- Störung des Affekts
- Psychomotorische Unruhezustände
- Gestörter Schlaf-wach-Rhythmus
- Beeinträchtigung des Gedächtnisses
- Beeinträchtigung der Orientierung
- Auftreten von Wahrnehmungsstörungen
- Fluktuierender Verlauf der Symptome.

Für eine erfolgreiche Behandlung ist der frühzeitige Beginn der Therapie und somit auch frühzeitiges Erkennen des Delirs wichtig. Eine andere hirnorganische Erkrankung (z. B. Demenz) und ein Delir können zeitgleich auftreten.

Tab. 6.5 Ursachen und daraus resultierende Maßnahmen für das delirante Syndrom*

Ursache	Maßnahme
Medikamentennebenwirkung	Ab- und Umsetzen der aktuellen Medikation
Metabolisch, z. B. Exsikkose, Hyponatriämie, Hyperkalzämie, Blutzuckerentgleisung	Nach Möglichkeit Regulation der stoffwechselbedingten Störung
Hypoxie	Sauerstoffgabe
Hirntumoren mit erhöhtem intrakraniellen Druck	Dexamethason
Nichtkonvulsive Krampfanfälle	Benzodiazepine
Infektionserkrankungen, z. B. durch hohes Fieber, Enzephalopathie, Harnwegsinfekt	Falls möglich Therapie der Infektion
Entzugs- oder Mangelerscheinung	Substitution des fehlenden Stoffs
Symptomeskalation	Therapie der Symptome
Harnverhalt	Legen eines Dauerkatheters
Obstipation	Abführmaßnahmen

* Aus: Pflege Heute. 7. A. München: Elsevier, 2019

6

Die **Ursachen** sind oft multifaktoriell (▶ Tab. 6.5). Besonders häufig ist das Delir im Zusammenhang mit der Sterbephase zu beobachten.

- Falls möglich, sollte neben der symptomatischen Behandlung eine ursächliche Therapie durchgeführt werden
- Mittel der Wahl zur medikamentösen Therapie ist der gezielte Einsatz von Neuroleptika je nach vorherrschender Symptomatik.

Der **Umgang mit dem Patienten** stellt Pflegende oft vor große Herausforderungen. Pflegenden kommt bei der rechtzeitigen Identifikation eines Delirs und seiner Ursache durch die kontinuierliche Krankenbeobachtung eine wichtige Rolle zu. Weitere Aufgaben im Umgang mit Patienten im Delir sind:

- Rechtzeitige Applikation der evtl. für diesen Fall angesetzten Bedarfsmedikation
- Reduktion zusätzlicher Stressfaktoren für den Patienten
- Ruhige und orientierungsfördernde Gestaltung der Umgebung
- Ruhige Kommunikation und Führung des Patienten
- Überwachung des Patienten (Verhalten, Medikamentenwirkung, Selbstgefährdungspotenzial)
- Vermeidung von Folgeschädigungen aufgrund der Orientierungsstörung und der damit zusammenhängenden Gefahren (z. B. Sturzgefährdung).

6.3.2 Umgang mit palliativen Krisensituationen

Von **palliativen Krisensituationen** spricht man, wenn es im Verlauf der progredienten Erkrankung zu einem vorhersehbaren, plötzlich auftretenden, krisenhaften Ereignis kommt, das entgleiten kann.

> ⚡ **Vorsicht**
> **Notfallplan**
> - Potenzielle Komplikationen im Verlauf der Erkrankung bei jedem Palliativpatienten im behandelnden Team ermitteln
> - Medikamentösen Bedarfsplan erstellen; alle eventuell benötigten Utensilien im Vorfeld bereitstellen
> - Das gesamte Team und – je nach Belastbarkeit – den Patienten und sein Umfeld auf die Notsituation vorbereiten
> - Behandlungsgrenzen in der Situation im Vorfeld benennen
> - Wünsche und Vorstellungen des Patienten bei Planung berücksichtigen.

6

- In der palliativen Krise dem Patienten durch ruhiges, symptomorientiertes Eingreifen unmittelbar Linderung verschaffen
- An die Grundsituation angepasstes Handeln anstreben, das die Lebensphase, die Wünsche und die Begleitumstände des Patienten beachtet
- Bei therapierefraktärer Symptomlast besteht die Möglichkeit der palliativen Sedierung durch einen überwachten Einsatz von Sedativa.

> 🟢 **Beachten**
> Die **palliative Sedierung** ist ein schwerwiegender Eingriff in die Ausdrucks- und Kontaktfähigkeit des betroffenen Menschen und sollte immer als Ultima Ratio angesehen werden. Die Entscheidung für eine palliative Sedierung sollte – wenn möglich – immer mit dem Betroffenen, den Zugehörigen und dem interdisziplinären Team getroffen werden und regelmäßig, in möglichst

kurzen Abständen überprüft werden. Die palliative Sedierung darf auf keinen Fall die Antwort auf einen bestehenden Sterbewunsch des Patienten sein.

6.4 Veränderte Prioritäten am Lebensende

6.4.1 Anpassung der Pflege an die Situation am Lebensende

Zum Ende des Lebens hin verschiebt sich das pflegerische Handeln häufig vom Tun zum Lassen (▶ Tab. 6.6). Meist geht es darum, alles, was den sterbenden Menschen stören oder belasten könnte, zu unterlassen bzw. von ihm fernzuhalten. Wichtig ist, dass bei der Bewertung von Risiken die begrenzte Lebenszeit des Patienten einbezogen wird. Unter diesem Aspekt sind Prophylaxen zu hinterfragen.

Tab. 6.6 Beispiele für veränderte Prioritäten am Ende des Lebens

Nicht mehr im Vordergrund	Zunehmend im Vordergrund
Ernährung, Flüssigkeitszufuhr	Durstgefühl und Mundtrockenheit lindern, Mundpflege
Positionierung als Dekubitusprophylaxe	Ziel von Positionierung: Wohlbefinden, atmen können, Schmerzen vermeiden
Regelmäßige Prophylaxen	Ruhe, möglichst wenig Störung von außen
Gründliche Körperpflege	Nur das Nötigste, ggf. sanfte Einreibungen

6.4.2 Kommunikation mit Zugehörigen

Der Kommunikation mit Zugehörigen kommt beim Palliativpatienten ein hoher Stellenwert zu. Häufig haben Angehörige noch nie einen Menschen sterben sehen und können die Phänomene des Sterbeprozesses nicht immer einordnen. Es ist deshalb wichtig, möglichst früh mit den Angehörigen über den Sterbeprozess ins Gespräch zu kommen. Wichtige Aspekte dabei sind:

- Erklären, warum bestimmte Maßnahmen (z. B. Positionswechsel) nicht mehr oder seltener durchgeführt werden
- Angehörigen anbieten, kleine pflegerische Maßnahmen, z. B. Mundpflege, Einreibungen, selbst durchzuführen
- Deutlich machen, dass es nur noch um das Wohlbefinden des sterbenden Menschen geht
- Auf körperliche Veränderungen (z. B. Zentralisation, Atemmuster) vorbereiten und diese erklären
- Erreichbar und ansprechbar sein bei Fragen und Unsicherheit.

6.4.3 Umgang mit Flüssigkeit und Ernährung

Viele Patienten und deren Zugehörige haben Angst, dass sie aufgrund der verminderten Nahrungs- und Flüssigkeitszufuhr verhungern und verdursten könnten. Es ist deshalb wichtig, die Ängste der Patienten und der Zugehörigen wahrzunehmen und zu thematisieren. Eine gute Aufklärung über die physiologischen

Tab. 6.7 Vor- und Nachteile der terminalen Dehydratation

Vorteile	Nachteile
Reduktion von Ödemen und Ergüssen, z. B. Aszites, Pleuraerguss, Lungenödem oder Hirnödem	Mundtrockenheit (Mundpflege, ▶ Kap. 2.3.6)
Entspannung durch veränderte Zusammensetzung der Elektrolyte	Mögliche Muskelkrämpfe durch veränderte Zusammensetzung der Elektrolyte
Geringeres Dekubitusrisiko durch Erschlaffen der Haut (bei vorher ödematöser Haut)	Erhöhtes Dekubitusrisiko durch mangelnde Durchblutung der Haut
Die Dehydratation führt zu einer natürlichen Endorphinausschüttung – dadurch tritt eine Entspannung ein	Die Exsikkose kann zu Unruhe bzw. Verwirrtheitszuständen führen – kommt beim sterbenden Menschen selten vor
Verminderte Magen-Darm-Sekretion – weniger Erbrechen	Obstipation durch Dehydratation
Weniger pulmonales Sekret – Verminderung von Husten und Atemnot	Gefahr, dass zähes Lungensekret entsteht, das schwer abzuhusten ist
Reduktion der Urinausscheidung – vermindertes Dekubitusrisiko; Entlastung für den Patienten	

Vorgänge im Verlauf der Erkrankung und über die Auswirkungen einer veränderten Nahrungs- und Flüssigkeitszufuhr hilft bei der Bewältigung dieser Ängste.

Flüssigkeit
* Die Menge der Flüssigkeitszufuhr richtet sich in der palliativen Situation nach dem Durstempfinden und den Wünschen des Patienten
* Durst und Mundtrockenheit sind unterschiedliche Symptome, die vom Patienten aber oft gleichgesetzt werden. Deshalb sollte der Mund befeuchtet werden, bevor das Durstempfinden evaluiert wird
* Ziel ist es, die terminale Dehydratation zu ermöglichen, ohne dass der Patient durch den Flüssigkeitsentzug negative Auswirkungen auf seine Lebensqualität hat (▶ Tab. 6.7).

Definition
Terminale Dehydratation bezeichnet den langsamen Verlust von Flüssigkeit und Salzen beim sterbenden Menschen, der als physiologisch angesehen werden kann.

Ernährung
* Die Menge der Nahrungszufuhr richtet sich nach den Wünschen, dem Appetit und Hungergefühl des Patienten
* Priorität hat das sinnliche Erleben
* Viele kleine Mahlzeiten anbieten
* Auch eine vollkommene Nahrungskarenz kann zugelassen werden. Die im Verlauf vieler Erkrankungen einsetzende Kachexie muss als natürlicher Verlauf einer nicht heilbaren Erkrankung angesehen werden. Aufgrund der da-

mit verbundenen verringerten Aktivität sinkt der Kalorienbedarf und es kommt in der Regel zu einer Stagnation des Gewichtsverlusts.

> **Vorsicht**
> **Künstliche Ernährung**
> Die Möglichkeiten der künstlichen Ernährung sind immer mit Vorsicht und nur mit Einverständnis des Patienten einzusetzen. Ein zu hohes Angebot an Nährstoffen kann unter Umständen einen kachektischen, geschwächten Körper überfordern und weitere Symptome hervorrufen. Es kommt zu Symptomen wie Durchfall, Übelkeit, Erbrechen, Ödemen, Verschleimung oder extremer Müdigkeit.

6.5 Begleitung in der Sterbephase

Aufgabe der Pflegenden in der **Sterbephase** ist es, für den Sterbenden und seine Zugehörigen einen guten Abschied zu ermöglichen. Hierfür ist eine klare Kommunikation über den Sterbeprozess und die daran angepassten Maßnahmen wichtig. Die Zugehörigen sollten in die Begleitung einbezogen werden.

6.5.1 Sterben erkennen

Zeichen des Sterbeprozesses
- Zunehmende Schwäche und Müdigkeit
- Unruhe, Ängstlichkeit, z. B. Nesteln, nach etwas greifen, sich aufdecken
- Reduzierter Allgemeinzustand
- Nachlassendes Hunger- und Durstgefühl
- Fluktuierendes Bewusstsein
- Zentralisation des Kreislaufs:
  - Bläulich-livide Verfärbung der Extremitäten (Marmorierung)
  - Extremitäten werden kalt
- Versagen des Husten- und Schluckreflexes
- Augen sind offen, fixieren nicht
- Mundatmung
- Veränderungen der Atmung:
  - Rasselatmung
  - Atempausen
  - Cheyne-Stokes-Atmung
  - Schnappatmung.

6.5.2 Mundpflege in der Sterbephase

Mundtrockenheit ist ein häufiges und belastendes Symptom in der Sterbephase, das gelindert werden sollte.
Ursachen:
- Dehydratation
- Nebenwirkung von Medikamenten (z. B. Opiate, Neuroleptika)
- Mundatmung
- Angst.

Die **Mundpflege** ist eine der wichtigsten pflegerischen Maßnahmen in der Sterbephase. Die Mundhygiene steht dabei nicht mehr im Vordergrund, vielmehr geht es um das Wohlbefinden des sterbenden Menschen und das Lindern der als Durstgefühl empfundenen Mundtrockenheit. Der Mundraum gehört zu den Intimzonen des Menschen, deshalb ist bei der Mundpflege ein behutsames und achtsames Vorgehen erforderlich. Die Mundpflege kann kreativ, die Geschmackssinne des Sterbenden ansprechend, durchgeführt werden. Dies eignet sich sehr gut, um Zugehörige zu stärken, indem man ihnen das Gefühl gibt, bis zum Schluss etwas Gutes für den Sterbenden tun zu können.

Tipps für die Mundpflege

- Lebensmittel verwenden, z. B. kühle Getränke, Eiscreme oder Obstmus
- Borken und Beläge mit fetthaltigen Lebensmitteln (z. B. Sahne) entfernen. **Vorsicht:** Butter wird oft als unangenehm empfunden, da sie im Mund schnell ranzig wird!
- Wenn Schlucken und Ausspülen nicht mehr möglich ist: Befeuchten der Mundschleimhaut mit Sprühflasche oder Pipette (mit Lieblingsgetränk)
- Mund ggf. vorsichtig mit feuchten Watteträgern auswischen – auch hier bevorzugte Getränke verwenden
- Lippenpflege mit Lippenpflegestift, fetthaltigen Cremes oder Ölen
- **Vorsicht:** Fertige Mundpflegestäbchen mit Zitronengeschmack enthalten Glycerin und trocknen den Mund aus, ebenso Tees mit Gerbstoffen.

6.6 Nach dem Tod

6.6.1 Versorgung des Leichnams

- Ruhe vermitteln, den Angehörigen ausreichend Zeit zum Verabschieden lassen
- Wenn möglich alle Ab- und Zuleitungen ziehen
- Waschen des Verstorbenen – wenn möglich und gewollt mit den Angehörigen; ggf. rasieren, Zähne einsetzen
- Letzte Kleidung anziehen
- Schmücken des Zimmers oder des Betts (z. B. Blumen, Kerzen, religiöse Symbole nur wenn passend)
- Der Mund schließt sich in der Regel mit Eintritt der Leichenstarre und muss deshalb hochgebunden werden
- Offene Augen können mit feuchten Tupfern beschwert und so geschlossen werden, falls die Angehörigen dies wünschen.

6.6.2 Formale und organisatorische Aspekte

- Der Tod ist durch den Arzt festzustellen. Dazu stellt der Arzt, nach einer vollständigen Untersuchung des unbekleideten Leichnams, eine **Todesbescheinigung** (landesrechtliches Dokument) aus
- Frühester Zeitpunkt zur Feststellung des Todes ist, wenn mindestens ein sicheres **Todeszeichen** vorliegt:
  - **Totenflecken (Livores):** Durch die Hypostase entsteht eine rotviolette, fleckige Verfärbung der Haut, vor allem an den Liegeflächen des Verstorbenen
  - **Totenstarre (Rigor mortis):** Erstarren der Muskulatur post mortem. Als sicheres Todeszeichen sollte die Totenstarre mindestens an 2 großen Gelenken festzustellen sein

- **Leichenfäulnis:** Geruchsentwicklung durch den langsam einsetzenden Fäulnis- und Auflösungsprozess
- **Mit dem Leben nicht vereinbare Verletzungen**
- Die **Todesbescheinigung** enthält neben den Personalien Angaben zur Todesursache, Todesart (natürlich, unklarer oder unnatürlicher Tod) und den Todeszeitpunkt
- Der unnatürliche Tod muss bei der Polizei angezeigt werden, vor dem Eintreffen der Staatsanwaltschaft darf der Leichnam nicht bewegt werden
- Der Nachlass des Verstorbenen darf, wenn er in Verwahrung genommen wurde, nur der erbberechtigten Person ausgehändigt werden (klinikinterne Regelungen dazu beachten).

Literatur

S3-Leitlinie Palliativmedizin für Patienten mit einer nicht heilbaren Krebserkrankung. www.awmf.org/leitlinien/detail/ll/128-001OL.html (letzter Zugriff 4.2.2019).
Bausewein C, Roller S. Leitfaden Palliative Care. München: Elsevier, 2018.
World Health Organization. WHO Definition of Palliative Care. www.who.int/cancer/palliative/definition/en/ (letzter Zugriff 21.3.2019).

6

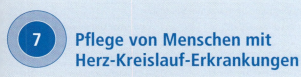

7 Pflege von Menschen mit Herz-Kreislauf-Erkrankungen

Marianne Schoppmeyer

7.1 Leitsymptome und Leitbefunde

Tab. 7.1 Leitsymptome bei Herzerkrankungen

Symptome	Beschreibung	Wichtige Differenzialdiagnosen
Retro-sternale Schmerzen	• Angina pectoris: mit Angst einhergehende Schmerzen, die in den li. Arm, Hals, Oberbauch ausstrahlen können • Atemabhängigkeit: Zeichen für Reibung der Pleurablätter	Angina pectoris, Herzinfarkt, Perikarditis, Aortendissektion, Lungenembolie, Pneumothorax, Pleuraerkrankungen, vom Ösophagus ausgehende Schmerzen (z. B. heftiges Sodbrennen), akute Pankreatitis, Gallenkolik, Wirbelsäulenerkrankungen, funktionelle Herzbeschwerden (Ausschlussdiagnose)
Rhythmus-störungen	Als Herzjagen, -klopfen, -stolpern empfundene Störungen des Herzrhythmus. Angst, Unruhe, Schwindel, evtl. kurzzeitiger Bewusstseinsverlust (Synkope) • Tachykardie: HF > 100/min • Bradykardie: HF < 60/min • Arrhythmie	KHK, Herzinfarkt, Myokarditis, Klappenfehler, Hyperthyreose, Elektrolytstörungen, Hypoxie, psychovegetative Ursachen, Medikamente
Stauungs-zeichen	• Linksherzinsuffizienz: Atemnot, Zyanose, chron. Hustenreiz • Rechtsherzinsuffizienz: Ödeme (→ evtl. Nykturie), gestaute Halsvenen, Appetitlosigkeit, Erbrechen	Herzinsuffizienz durch KHK, Herzinfarkt, bradykarde Herzrhythmusstörungen, Herzklappenerkrankungen, dilatative Kardiomyopathie, Perikarderguss, Lungenerkrankungen
Leistungs-schwäche	Herz-/Kreislauffunktion ↓, allgemeine Schwäche	Herzinsuffizienz, Kortikosteroidmangel, Infekte, maligne Erkrankungen

7.2 Diagnostik

7

Tab. 7.2 Diagnostische Maßnahmen in der Kardiologie

Ärztliche Anordnungen	Aufgaben der Pflegenden
Laboruntersuchungen **Blut:** BB, CRP, Gerinnung, Elektrolyte, Herzenzyme (GOT, CK, CK-MB, LDH), Troponin T und I, Myoglobin, Gesamteiweiß, Kreatinin, Harnstoff, Harnsäure, GPT, γ-GT, Blutfette (Cholesterin, Triglyzeride, HDL, LDL), BZ-Tagesprofil, HbA$_{1c}$, ggf. Digitalisspiegel	• Bereitstellen des Materials • Blutfette nüchtern bestimmen (abhängig vom zuständigen Labor)
Urinstatus	Mittelstrahlurin gewinnen (▶ Kap. 2.8.1)
Kreatinin-Clearance	Sammelurin nach hausinterner Regelung (> 1,5 l), Gesamtmenge dokumentieren, Beachten: erforderliche Urinprobe u. Blutmonovette ins Labor für Serumkreatinin-Bestimmung am Ende der Sammelperiode

Tab. 7.2 Diagnostische Maßnahmen in der Kardiologie *(Forts.)*

Ärztliche Anordnungen	Aufgaben der Pflegenden
Blutdruckmessung (▶ Kap. 2.5.2)	Im Liegen und Sitzen an beiden Armen messen, Arm auf Herzhöhe positionieren, Manschette etwa 30 mmHg über den verschwindenden Radialispuls aufpumpen und langsam Druck ablassen (ca. 2 mmHg/s), dabei den Puls fühlen, keine Luft nachpumpen
24-Stunden-Blutdruckmessung (ABDM)	Blutdruckmanschette am Oberarm misst in festgelegten Intervallen den Blutdruck, Aufzeichnung durch kleines, am Gürtel zu tragendes Gerät
Schellong-Test (zum Nachweis einer orthostatischen Hypotonie)	Patient muss 10 min liegen und dann 10 min stehen, wiederholte Blutdruck- und Pulsmessungen im Abstand von einer Minute
Ruhe-EKG (▶ Kap. 3.7.3)	Extremitäten- und unipolare Brustwandableitungen, Elektroden an definierten Punkten anbringen
Belastungs-EKG (▶ Kap. 3.7.3) Körperliche Belastung → Herzfrequenzsteigerung mit erhöhtem Sauerstoffbedarf → u. U. EKG-Veränderungen	Medikationspause bei Digitalis, Chinidin, Antidepressiva (nur nach ärztl. Anordnung); Überwachung (RR, Puls, Schmerzen, Auftreten von Beschwerden); Reanimationsbereitschaft (Defibrillator bei Kammerflimmern)
Langzeit-EKG (▶ Kap. 3.7.3) Messung über 24 Stunden, Erfassung von Herzrhythmusstörungen, stummen und nächtlichen Ischämien	Patienten zur Ereignisdokumentation während der Messung anleiten (Knopfdruck am Gerät → Protokoll)
Echokardiografie (▶ Kap. 3.7.3) Darstellung der Herzhöhlen und -klappen, Einschätzung der Ventrikelfunktion **Transösophageale Echokardiografie** Schallkopf wird in Ösophagus eingeführt **Belastungs-Echokardiografie** Körperliche Belastung oder Herzbelastung mittels Medikamenten, Nachweis von Wandbewegungsstörungen aufgrund von Ischämie	Bei transösophagealer Echokardiografie: Patienten nüchtern lassen, bis 2 h nach Untersuchung nichts essen
Röntgen-Thorax in 2 Ebenen (Herzgröße, Gefäßkonfiguration)	Ggf. Voraufnahmen mitgeben, wie alt ist die letzte Aufnahme? Röntgenpass vorhanden (evtl. anfordern)?
Myokardperfusionsszintigrafie Darstellung der Myokarddurchblutung bzw. des vitalen Myokards mittels radioaktiver Substanzen (z. B. ^{201}Thallium)	Patienten nüchtern lassen
Radionuklidventrikulografie (RNV) Radioaktive Blutstrommarkierung, auch Herzbinnenraumszintigrafie genannt	Patienten nüchtern lassen

Tab. 7.2 Diagnostische Maßnahmen in der Kardiologie *(Forts.)*

Ärztliche Anordnungen	Aufgaben der Pflegenden
Linksherzkatheter, Koronarangiografie (▶ Kap. 3.7.5) zur Identifikation von Einengungen der Herzkranzgefäße **Lävokardiogramm** zur Identifikation schlecht beweglicher Wandareale; Druckmessung; Bestimmung von Herzzeitvolumen und Auswurfleistung	Vorbereitung: Rasur/Clipping beider Leisten, Patient ist nüchtern. Nach Eingriff Druckverband (je nach Arztanordnung) bis ca. 4 h nach Beendigung der Untersuchung → Kontrolle Durchblutung, Punktionsstelle, Fußpulse sowie Vitalzeichen; Flüssigkeitszufuhr 2–3 l (Trinken/Infusion) zur Ausschwemmung des Kontrastmittels (bei Herzinsuffizienz Arztanordnung beachten), Bettruhe je nach Arztanordnung
Elektrostimulation • Zur Diagnostik/Therapie bei Arrhythmien • Vorhofstimulation • His-Bündel-Elektrografie	Patienten nüchtern lassen, Druckverband/Bettruhe nach Anordnung, Kontrolle der Vitalzeichen, Pulse, evtl. Intensivüberwachung

7.3 Pflege

Beobachten
- Patientenangaben über Beschwerden (▶ Tab. 7.1), Belastbarkeit (Alltag, Anstrengung), Ängste, soziale Situation
- Aussehen: Statur, Brustkorbveränderungen, Narbe nach Herz-OP
- Herzfrequenz und -rhythmus, Blutdruck (▶ Kap. 2.5.2), evtl. Monitoring
- Dyspnoe: Ruhe? Belastung?
- Schmerzen: Wie oft? Wann? Ausstrahlung? Todesangst?
- Hautfarbe: Zyanose der Lippen? Rötlich-zyanotische Wangen („Mitralbäckchen", ▶ Kap. 7.5.6)
- Ödeme: Knöchel? Bei Liegenden am Rücken, sog. Anasarka? Aszites? Lungenödem?
- Gewichtszunahme?
- Halsvenenstauung im Sitzen
- Appetitlosigkeit bei Herzinsuffizienz.

Zur Pflege gehören das Eingehen auf die psychische Verfassung des Patienten, Beratung, Schulung, Aufklärung sowie die Verstärkung von gesundheitsfördernden Verhaltensweisen.

Unterstützen des Herz-Kreislauf-Systems
- Herzbett: Kopf- und Fußteil verstellbar, Bettruhe je nach Zustand
- Vitalzeichen überwachen
- Vorsichtig mobilisieren nach ärztlicher Verordnung (Achtung: Schwindel, Sturzgefahr), ggf. Stufenschema
- Physiotherapie, ggf. Hinweis auf Herzsportgruppe
- Information zu Risikofaktoren: Rauchen, Bewegungsmangel, Ernährung, Bluthochdruck, Stress.

Verhütung und Therapie von Ödemen
- Täglich 1–2 × Gewicht kontrollieren (Volumenbelastung)
- Flüssigkeitsbilanz (Minusbilanz anstreben) → nach ärztlicher Anordnung Flüssigkeitszufuhr einschränken, evtl. natriumarme Kost
- Beine wickeln, im Liegen evtl. MTS anziehen (nur nach ärztlicher Anordnung)
- Ggf. die medikamentöse Therapie (Diuretika, ▶ Tab. 7.3) überwachen (Wirkung, NW).

Ernährung
- Übergewicht reduzieren → kalorienreduzierte, evtl. fettarme Kost (HLP)
- Diätberatung organisieren, salzarme Kost bei Hypertonie
- Obstipationsprophylaxe, bei Darmträgheit ballaststoffreiche Kost, leicht verdaulich.

7.4 Medikamente

Tab. 7.3 Medikamente in der Kardiologie

Substanz	Wichtige Nebenwirkungen/Wechselwirkungen	Besonderheiten
Fibrinolytika (= Thrombolytikum) → Lysetherapie		
Streptokinase (Streptase®), **tPA** (= Alteplase, Actilyse®), **rtPA** (= Reteplase, Rapilysin®)	Blutungen, allergische Reaktionen, Kopfschmerzen, Rückenschmerzen, Temperaturanstieg	Auf Nebenwirkungen achten, täglich Stuhl auf Blut untersuchen, keine i. m.-Injektionen und keine nichtsteroidalen Antiphlogistika wegen Blutungsgefahr, sturzgefährdete Patienten nicht allein aufstehen lassen
Antikoagulanzien → Hemmung der Blutgerinnung (▶ Tab. 8.3)		
Herzglykoside (= Digitalispräparate) → Steigerung der Herzkraft		
Digoxin (Novodigal®), **Digitoxin** (Digimerck®)	Geringe therapeutische Breite; Rhythmusstörungen (Extrasystolen, AV-Block), Übelkeit, Erbrechen, Durchfall, Kopfschmerzen, Sehstörungen (z. B. Farbensehen)	Auf Kaliummangel achten: Arrhythmien, Muskelschwäche, Parästhesien, Obstipation? Bei Niereninsuffizienz: Dosisreduktion von Digoxin
Medikamente zur Hemmung der Thrombozytenaggregation		
Acetylsalicylsäure (ASS) (Aspirin®)	Erosive Gastritis, Ulcera, Blutungen im Magen-Darm-Trakt, Asthma, erhöhte Blutungsgefahr	Nach Beschwerden fragen, bei Bedarf Magenschleimhautschutz verordnen lassen
ADP-Blocker Clopidogrel (Plavix®), Prasugrel (Efient®), Ticagrelor (Brilique®)	Erhöhte Blutungsgefahr u. a.	Auf Blutungen achten: Blut im Stuhl, Hämaturie, Hämatome

7

Tab. 7.3 Medikamente in der Kardiologie *(Forts.)*

Substanz	Wichtige Nebenwirkungen/Wechselwirkungen	Besonderheiten
Nitrate → Gefäßerweiterung (venös > arteriell)		
Isosorbidmononitrat (Ismo®), **Isosorbiddinitrat** (Isoket®), **Glyzeroltrinitrat** (= Nitroglyzerin, Nitrolingual®)	Oft Kopfschmerzen zu Beginn der Therapie, Gewöhnung (→ Dosissteigerung erforderlich), bei hohen Dosen RR-Abfall, Reflextachykardie, Kollaps	RR-/Pulskontrolle, bei lang anhaltendem/starkem Kopfschmerz Arzt informieren, nitratfreies Intervall zur Verhinderung der Gewöhnung (z. B. Tbl.-Gabe 1–1–0)
Antiarrhythmika → heterogene Substanzgruppe zur Therapie der verschiedenen Formen von Herzrhythmusstörungen		
Na⁺-Kanalblocker: Chinidin (Chinidin-Duriles®), Ajmalin (Gilurytmal®), Lidocain (Xylocain®) **K⁺-Kanalblocker:** Amiodaron (Cordarex®), Sotalol (Sotalex®) **Ca²⁺-Antagonisten:** Verapamil (Isoptin®), Diltiazem (Dilzem®)	Allgemein: Rhythmusstörungen, Verminderung der Herzkraft, ZNS-Störungen. Jede Substanz hat zusätzliche eigenständige Nebenwirkungen	Bei allen Antiarrhythmika: häufige Kontrolle von Puls, RR und EKG (▶Tab. 7.2), Monitoring nach Anordnung, auf ZNS-Symptome (z. B. Tremor) achten. Ältere Menschen sind besonders anfällig gegenüber Nebenwirkungen
Iꜰ-Kanal-Blocker		
Ivabradin (Procoralan®)	Stabile Angina pectoris bei KI für β-Blocker	Kontrolle der Herzfrequenz, Absetzen bei Herzfrequenz ≤ 60/min
Diuretika → Vermehrte Urinausscheidung (▶Tab. 11.4)		
Medikamente zur Blutfettsenkung (▶Tab. 12.1)		
β-Blocker → Verminderung des Herzminutenvolumens und des Gefäßwiderstands		
Metoprolol (Beloc®), **Atenolol** (Tenormin®), **Propanolol** (Dociton®)	Bradykardie, AV-Block, Hypoglykämie bei Diabetikern, Verschlechterung einer pAVK, Erhöhung des Atemwegwiderstands	Pulskontrollen (evtl. Monitoring), Blutzuckermessung mindestens 1× tgl. bei Diabetikern
Kalziumantagonisten → Gefäßerweiterung		
Nifedipin (Adalat®), **Diltiazem** (Dilzem®)	Herzrhythmusstörungen, Flush, Kopfschmerzen, Hitzegefühl, Knöchelödeme, Übelkeit, Appetitlosigkeit	Blutdruck- und Pulskontrollen, evtl. Obstipationsprophylaxe
ACE-Hemmer → Blockierung des Angiotensin Converting Enzyms		
Captopril (Lopirin®), **Enalapril** (Xanef®), **Ramipril** (Vesdil®)	Reizhusten, Schwindel, gastrointestinale Störungen, Hyperkaliämie (keine Kombination mit kaliumsparenden Diuretika)	Auf Hyperkaliämie achten: Parästhesien, Obstipation, Arrhythmien, Muskelschwäche?

7

Tab. 7.3 Medikamente in der Kardiologie *(Forts.)*

Substanz	Wichtige Nebenwirkungen/Wechselwirkungen	Besonderheiten
Angiotensin-Rezeptor-Blocker (ARB, Sartane, AT$_1$-Blocker) → hemmen Angiotensin II am AT$_1$-Rezeptor		
Candesartan (Blopress®), **Olmesartan** (Olmetec®), Einsatz bei Unverträglichkeit von ACE-Hemmern	Selten Kopfschmerzen, Müdigkeit, Hyperkaliämie, gastrointestinale Störungen, Nierenfunktionsstörungen, Kreatinin ↑, Leberfunktionsstörungen	Auf Kaliummangel achten: Arrhythmien, Muskelschwäche, Parästhesien, Obstipation Bei Kreatinin ↑: Dosisreduktion oder Wirkstoffwechsel erforderlich
Sympatholytika → Hemmung der Sympathikuswirkung		
Clonidin (Catapresan®)	Sedierung, Bradykardie, Mundtrockenheit, orthostatische Hypotonie, RR-Steigerung zu Beginn, Clonidin nicht plötzlich absetzen (→ starker RR-Anstieg)	Puls-/RR-Kontrolle; Mundpflege (häufig Mund ausspülen lassen)
Vasodilatatoren → Gefäßerweiterung durch direkte Wirkung auf die glatte Muskulatur		
Dihydralazin (Nepresol®)	Tachykardie, Angina pectoris, Müdigkeit, Depression, Diarrhö, Inappetenz, verstopfte Nase, Kopfschmerz	Pulskontrolle, Befinden erfragen

7.5 Erkrankungen

7.5.1 Koronare Herzerkrankung (KHK)

Definition
Koronare Herzerkrankung (KHK): Durch Einengung oder Verschluss der Herzkranzgefäße hervorgerufener myokardialer Sauerstoffmangel, der typischerweise bei Belastung zu Symptomen führt. Ursache: Arteriosklerose.

Risikofaktoren Arteriosklerose
- Hyperlipidämie
- Hypertonie (> 140/90 mmHg)
- Diabetes mellitus
- Nikotinabusus
- Herzinfarkte in der Familie
- Lebensalter (Männer > 45 J., Frauen > 55 J.).

Symptome
Angina-pectoris-Anfall: Sekunden bis Minuten anhaltender retrosternaler Schmerz, Schmerzausstrahlung in Schulter, Arm, Hals, Unterkiefer, Oberbauch

möglich (▶ Abb. 7.1), Druck- und Enge-
gefühl, Beklemmung, Angst, Dyspnoe,
blasse/kaltschweißige Haut, Übelkeit,
Erbrechen.

Auslösende Faktoren: Kälte, Anstrengung, Tachykardie, Blutdruckspitzen,
reichhaltige Mahlzeiten, Hyperthyreose, schwere Anämie (▶ Kap. 15.4.1).

Verlaufsformen
- Stabile Angina pectoris: Anfallsbes-
  serung durch Medikamente/kör-
  perliche Ruhe in wenigen Minuten
- Instabile Angina pectoris: jede Erst-
  angina; in Ruhe oder schon bei geringerer Belastung als gewohnt auftretender Anfall; mit stärkeren und
  länger andauernden Beschwerden
  → V. a. Herzinfarkt; Postin-
  farkt-Angina.

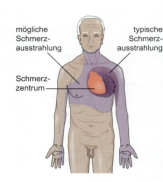

Abb. 7.1 Typische Schmerzausstrahlung
beim Angina-pectoris-Anfall bzw. beim
Herzinfarkt [L157]

Diagnostik
- Beschreibung der Beschwerden durch Patienten
- Labor: BB, Elektrolyte, Gerinnung, BZ, CRP, Blutfette, Herzenzyme, Trop-
  onin T und I, Myoglobin
- Ruhe-EKG, Belastungs-EKG, Langzeit-EKG
- Bildgebende Verfahren: Echokardiografie, Belastungs-Echokardiografie, nuk-
  learmedizinische Untersuchung (Myokardperfusionsszintigrafie, Positronen-
  emissionstomografie), Koronarangiografie, MR-Angiografie.

Therapie

 Vorsicht
Erstmaßnahmen
- Arzt verständigen
- Patienten ins Bett bringen, beruhigen, nicht allein lassen (wenn doch
  notwendig: Rufanlage in die Hand geben)
- Oberkörper erhöht positionieren, beengende Kleidung entfernen
- Vitalzeichen kontrollieren, Monitoring
- Sauerstoffgabe vorbereiten, 4–8 l/min sofort geben, Pulsoximetrie-Kon-
  trolle
- Wenn RR systolisch > 110 mmHg: 2 Sprühstöße oder 1 Kapsel Nitrogly-
  zerin sublingual verabreichen
- Materialien für venösen Zugang, Blutabnahme vorbereiten
- EKG vorbereiten.

Therapie der stabilen Angina pectoris
- **Behandlung der Risikofaktoren:** Gewichtsnormalisierung, Nikotinkarenz,
  Therapie von Hypertonie, Diabetes und Fettstoffwechselstörung
- **Basistherapie zur Rezidivprophylaxe:** ASS 100 mg tgl., bei Unverträglichkeit
  alternativ Clopidogrel; β-Blocker (z. B. Tenormin®); Statine zur Senkung der
  Blutfette

- **Antianginöse Therapie:** Nitrate (z. B. Ismo®, Isoket®), alternativ Molsidomin (Corvaton®); bei weiter bestehenden Beschwerden Ca^{2+}-Antagonisten (z. B. Adalat®), Zusatzmedikamente bei unzureichender Wirkung: Ivabradin (I_f-Ionenkanalblocker am Sinusknoten), Ranolazin
- **PTCA (P**erkutane **t**ransluminale **c**oronare **A**ngioplastie): Ballonkatheterdilatation im Rahmen einer Koronarangiografie mit einem i. d. R. über die Femoralarterie eingeschobenen Katheter, meist mit nachfolgender Stent-Einlage → Intensivüberwachung
- **Aortokoronare Bypass-OP** (→ kardiochirurgischer Eingriff).

Komplikationen
Ischämie des hinter der Stenose liegenden Gewebes mit Myokardinfarkt, Herzrhythmusstörungen, plötzlichem Herztod, ischämischer Herzmuskelschädigung mit Linksherzinsuffizienz.

Beobachten
Befinden, Aussehen, Atmung, Puls, RR, Monitoring, Infusionstherapie, Medikamentenwirkung/NW.

Pflege
- Vitalzeichen überwachen (bei Nitro-Gabe halbstündlich wegen Gefahr des RR-Abfalls)
- Erfassen der Beschwerden, Therapie überwachen
- Bettruhe nach Anordnung → Hilfestellung bei Körperpflege und Nahrungsaufnahme (evtl. am Bettrand)
- Auf regelmäßigen Stuhlgang achten, Pressen bei Defäkation vermeiden
- Mobilisation in Begleitung und unter Beobachtung der Vitalzeichen, Unterstützung durch Physiotherapie
- Risikofaktoren der Arteriosklerose reduzieren.

Gesundheitsförderung und Prävention
Risikofaktoren der Arteriosklerose so gut wie möglich beseitigen: Rauchen aufgeben, ausreichend Bewegung (Koronarsportgruppen), Übergewicht abbauen (→ Diätberatung), fettarme Ernährung, optimale Einstellung von Diabetes mellitus, Fettstoffwechselstörung sowie Hypertonie, Entspannungstechniken zur Stressbewältigung. Betroffene und deren Angehörige zur Umstellung ihres bisherigen Lebensstils motivieren.

7

Tipps und Tricks
- Keine i. m.-Injektionen (Verfälschung von Herzenzymwerten)
- Bei Kopfschmerzen an Nitratkopfschmerzen denken → Arztinformation.

7.5.2 Myokardinfarkt

Definition
Myokardinfarkt: Herzmuskelnekrose durch Verschluss der versorgenden Koronararterie.

Symptome

- Anhaltende, instabile Angina pectoris, durch Ruhe oder Nitrate kaum zu beeinflussen
- Ausstrahlender Schmerz (linker Arm, Hals, Unterkiefer, Oberbauch, Rücken), bei 20 % keine Schmerzsymptomatik, insbesondere bei älteren Patienten und Diabetikern
- Vernichtungsgefühl, Todesangst
- Vegetative Symptome (Schwitzen, Übelkeit, Erbrechen)
- Herzrhythmusstörungen, RR ↓
- Linksherzinsuffizienz, u. a. Dyspnoe.

Diagnostik

- EKG: 2 Ableitungen im Abstand von 24 h, Aussagen zu Lokalisation, Ausmaß und Alter des Infarkts, Unterscheidung ST-Streckenhebungsinfarkt (STEMI) von Nicht-ST-Streckenhebungsinfarkt (NSTEMI)
- Labor: BB, Elektrolyte, Gerinnung, BZ, CRP, Herzenzyme (CK, CK-MB, GOT, LDH), Troponin T und I, Myoglobin, Blutfette
- Bildgebende Verfahren: Rö-Thorax, Echokardiografie, Koronarangiografie, MRT.

> ⚡ **Vorsicht**
>
> **Erstmaßnahmen**
>
> Erstmaßnahmen wie beim Angina-pectoris-Anfall (▶ Kap. 7.5.1)
>
> **Nach Arztanordnung**
>
> - Nitroglyzerin: 2 Sprühstöße oder 1 Kapsel (0,8 mg) sublingual unter RR-Kontrolle, evtl. Nitroinfusion; KI: RR < 90 mmHg, Schock, Einnahme von Sildenafil (Viagra®)
> - Defibrillationsbereitschaft
> - Venösen Zugang schaffen, Blutentnahme
> - Schmerzbekämpfung (z. B. initial 5 mg Morphin i. v.), Sedierung (z. B. 5–10 mg Diazepam i. v.) nach Bedarf
> - Duale Plättchenhemmung: ASS 250–500 mg per os plus ADP-Rezeptorblocker (z. B. Ticagrelor, Clopidogrel, Prasugrel)
> - Heparin oder niedermolekulare Heparine (z. B. Enoxaparin)
> - So schnell wie möglich in Herzkatheterlabor oder auf Intensivstation verlegen; nur in Arztbegleitung mit Notfallkoffer, transportablem EKG/ Defibrillator, Sauerstoffgabe und vollständigen Unterlagen.

Therapie

- Fortführung der Erstmaßnahmen (Monitoring, O_2-Gabe, Sedierung, Analgesie, antithrombozytäre Therapie) auf Intensivstation
- Meist zentralvenöser Katheter
- Evtl. Blasendauerkatheter
- Nitroglyzerin über Perfusor® (1 Amp. à 50 mg auf 50 ml NaCl), initial 3 mg/h, dann nach Wirkung 1–5 mg/h unter EKG- und RR-Kontrolle, Mischung ist nicht über 24 h stabil, daher maximale Laufzeit eines Ansatzes 12 h
- Erweiterte medikamentöse Therapie: β-Blocker, ACE-Hemmer oder alternativ AT_1-Rezeptorblocker, Statine (CSE-Hemmer, anzustreben LDL-Cholesterin < 70 mg/dl).

Reperfusionstherapie
- Muss so schnell wie möglich erfolgen („time is muscle"); Ziel: verschlossenes Herzkranzgefäß wieder durchgängig zu machen, um Herzmuskel zu retten
- Innerhalb von 90 min nach medizinischem Erstkontakt (Notarzt) perkutane koronare Intervention (PCI) in kardiologischen Zentren möglich: Ballondilatation mit Stent-Implantation
- Intravenöse Lysetherapie mit Fibrinolytika (z. B. Streptokinase, tPA):
  - Zahlreiche KI (z. B. hämorrhagische Diathese, Z. n. frischer Punktion/ Trauma/OP in den zurückliegenden 3 Wochen, Nephrolithiasis, Colitis, Ösophagusvarizen, Leber-/Niereninsuffizienz, Sepsis, Endokarditis)
  - Bereitstellung von Ery-Konzentraten vor Beginn der Lyse-Therapie
- Prophylaxe einer Restenose durch duale Plättchenhemmung (ASS plus ADP-Rezeptorblocker), evtl. Cumarin.

Therapie bei Postinfarktpatienten
- Allgemeinmaßnahmen: kein Nikotin, mediterrane Ernährung, körperliche Bewegung, Einstellung von Hypertonie und Diabetes
- β-Blocker, ASS (lebenslang), ADP-Rezeptorblocker (ein Jahr), ACE-Hemmer oder alternativ AT_1-Rezeptorblocker, Statine.

Komplikationen
- Frühkomplikationen innerhalb von 48 h: Rhythmusstörungen, Linksherzinsuffizienz und kardiogener Schock, Ventrikelseptumruptur, Herzwandruptur, akute Mitralinsuffizienz durch Papillarmuskelabriss
- Spätkomplikationen innerhalb von 6 Wochen nach Infarkt: Perikarditis, Herzwandaneurysma, Thromboembolien, Reinfarkt.

Pflege
Befinden des Patienten beobachten und dokumentieren
- Kreislaufüberwachung (EKG-Monitoring, arterieller Blutdruck), nach Anordnung ZVD-Messung (▶ Kap. 3.7.6)
- Bei Lysetherapie auf Blutungszeichen achten, Gerinnungswerte 2 × tgl.
- Bilanzierung.

Im Akutstadium absolute körperliche und psychische Entlastung
- Bettruhe nach Anordnung (Patient zu zweit betten, um Anstrengung zu vermeiden)
- Übernahme/Unterstützung bei der Körperpflege
- Konsequente Durchführung aller notwendigen Prophylaxen
- Hilfe bei der Nahrungsaufnahme
- Ernährung: leichte, fettarme Kost, bei Übergewicht Kalorien reduzieren
- Ausscheidung: auf regelmäßigen Stuhlgang achten, Obstipationsprophylaxe (▶ Kap. 2.8.4)
- Ggf. Besuchsregelung zur Entlastung.

Weitere Maßnahmen
- Atemgymnastik bei Bettruhe, Frühmobilisation nach Plan und Absprache mit dem Arzt durch Physiotherapeuten
- Anschlussheilbehandlung (AHB) in Reha-Klinik oder ambulantem Therapiezentrum einleiten
- Schulung des Patienten: Risikofaktoren reduzieren/ausschalten (Übergewicht, Hyperlipidämie, Bewegungsmangel, Stress, Nikotin)
- Offenes Ohr für Fragen/Sorgen haben (Infarkt = tiefer Einschnitt ins Leben), Abbau von Ängsten

7

- Beschäftigung mit Lebensführung unter veränderten Bedingungen
- Hinweis auf ambulante Herzgruppen/Koronarsport
- Wenn nötig, Einschaltung des Sozialdienstes.

> **❗ Tipps und Tricks**
> - Keine i.m.-Injektionen! (Blutungsgefahr bei anschließender Lysetherapie, Verfälschung der Enzymwerte), Abklärung bei Neuaufnahme: Injektion außerhalb der Klinik?
> - Bei Veränderung des Befindens an Komplikationen denken → sorgfältige Dokumentation, Arzt informieren.

7.5.3 Herzinsuffizienz

> **Definition**
> **Herzinsuffizienz:** Unvermögen des Herzens, den Körper mit ausreichend Blut und damit mit O_2 zu versorgen. Ursachen können sein: KHK, Kardiomyopathie, Myokarditis, Herzklappenfehler, Hypertonie.

Symptome

Die Symptome sind abhängig vom Kreislauf, in dem die Herzmuskelschwäche einen Blutrückstau hervorruft:

- **Linksherzinsuffizienz** (Blutrückstau in den Lungenkreislauf): Ruhe- und Belastungsdyspnoe, Tachypnoe, Orthopnoe v. a. nachts, Zyanose, bei Lungenödem Rasselgeräusche, Hustenreiz, rostbraunes Sputum, Tachykardie, Herzrhythmusstörungen, Nykturie, Leistungsminderung, zerebrale Funktionsstörungen besonders bei alten Menschen
- **Rechtsherzinsuffizienz** (Blutrückstau in den Körperkreislauf): Ödeme der unten liegenden Körperpartien (Knöchel, Unterschenkel, Anasarka) → Gewichtszunahme, Venenstauung an Hals und Zungengrund, Stauungsleber, Stauungsgastritis (→ Appetitlosigkeit), Stauungsnieren, Pleuraerguss, Nykturie, Tachykardie.

Schweregrade der Herzinsuffizienz ▸ Tab. 7.4.

Diagnostik

- Patientenangaben über Beschwerden
- Inspektion (Dyspnoe, Zyanose, Halsvenen, Ödeme)
- Labor: Natriuretisches Peptid BNP/NT-proBNP erhöht
- EKG (Zeichen einer KHK? Infarktzeichen? Rhythmusstörungen? Entzündung?)

Tab. 7.4 Stadieneinteilung der New York Heart Association (NYHA)	
I	Keine Beschwerden bei normaler Belastung, aber Nachweis einer beginnenden Herzkrankheit, z. B. in der Echokardiografie
II	Beschwerden bei stärkerer körperlicher Belastung, Leistungsminderung
III	Beschwerden bei leichter körperlicher Belastung
IV	Beschwerden in Ruhe

- Bildgebende Verfahren: Rö-Thorax (Herzgröße? Lungenödem? Pleura-erguss?), Echokardiografie (Herzgröße? Auswurfleistung? Herzfehler? Wanddicke? Klappenstrukturen? Wandbewegungen?), Kardio-MRT (v. a. bei Myokarditis-Verdacht)
- Abklärung der Ursachen einer Herzinsuffizienz.

Therapie
- Kausale Therapie von z. B. Rhythmusstörungen, Hypertonie, KHK, Myokarditis
- Kaliumreiche, kochsalzarme Diät; Trinkmengenbeschränkung bei Ödemen; leicht verdauliche Kost
- Bei Bedarf O_2 geben
- Medikamente: ACE-Hemmer (ab NYHA-Stadium I), alternativ AT_1-Rezeptorblocker; β-Blocker (ab NYHA-Stadium II); Diuretika (bei Flüssigkeitsretention in jedem Stadium); Ivabradin (ab NYHA-Stadium II); Herzglykoside (ab NYHA-Stadium II)
- Evtl. Implantation eines Kardioverter-Defibrillators (ICD).

Tipps und Tricks
- Bei Diabetikern können β-Blocker die Symptome einer Hypoglykämie verschleiern
- ACE-Hemmer können Reizhusten hervorrufen. Bei unklarem Husten Arzt informieren
- Dekubitusgefährdung vor allem an ödematösen Stellen.

Komplikationen
Rhythmusstörungen, Lungenödem, kardiogener Schock, venöse oder arterielle Thrombenbildung, Schlafapnoe (▶ Kap. 2.9.2).

Beobachten
Bei schwerer Linksherzinsuffizienz kann es akut zu einem **Lungenödem** kommen. Die Patienten bedürfen kontinuierlicher Beobachtung, vor allem von Puls, RR, Atmung (Dyspnoe?), Beinen (Ödeme?) und Halsvenen (Stauung?).

7

Pflege
- Vitalzeichen kontrollieren
- Oberkörper erhöht positionieren → Atemerleichterung; Beine tief → Verminderung der Vorlast; beengende Kleidung entfernen (▶ Abb. 7.2)
- Bettruhe nach Anordnung, körperliche Anstrengung meiden → Prophylaxen (Thrombose, Pneumonie, Dekubitus), vorsichtige Mobilisation (geringe Belastbarkeit)
- Hilfestellung bei Körperpflege und Nahrungsaufnahme
- Flüssigkeitsbilanzierung (bei Ödemen negative Bilanz anstreben)
- Täglich Gewicht kontrollieren
- Überwachung der medikamentösen Therapie, Beobachtung von Wirkung/Nebenwirkungen
- Einnahme von Diuretika am Morgen, um Schlaf durch erhöhte Urinausscheidung nicht zu stören, Inkontinenz kann auftreten oder sich verschlechtern

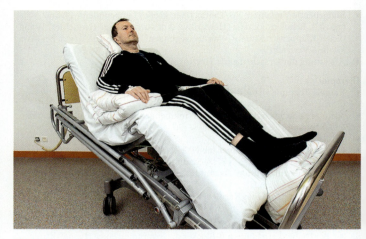

Abb. 7.2 Sitzende Positionierung bei Linksherzinsuffizienz [K115]

- Ggf. Darmtätigkeit anregen, für regelmäßigen Stuhlgang sorgen
- MTS nach Anordnung oder Beine wickeln (sorgfältig auf Abschnürung durch verrutschte Binden achten).

Akutes kardiales Lungenödem

> **Definition**
> **Kardiales Lungenödem:** Lungenstauung bei Linksherzinsuffizienz mit massivem Austritt von Flüssigkeit aus den Lungenkapillaren in das Interstitium und den Alveolarraum.

Symptome

- Zu Beginn Tachypnoe, verschärftes Atemgeräusch, evtl. Giemen, Dyspnoe, Orthopnoe, Husten (Asthma cardiale)
- Rasch zunehmende Atemnot
- Feuchte Rasselgeräusche, feuchtes Sputum
- Zyanose, Tachykardie, RR↓
- Schweißausbruch, Angst.

Diagnostik

- Anamnese und Klinik, Auskultation, Pulsoximetrie
- BGA (▶ Kap. 23) zur Einschätzung des O_2-Mangels
- Bildgebende Verfahren: Rö-Thorax, Echokardiografie.

 Vorsicht
Erstmaßnahmen
Oberkörper erhöht, Beine tief positionieren, beengende Kleidung entfernen, Atemwege freimachen (ggf. Absaugung, ▶ Kap. 9.4.1).

Nach Arztanordnung
- Sauerstoffgabe 2–8 l/min über Nasensonde oder Maske, Sekretabsaugung
- Nitro-Spray 2 Sprühstöße oder sublingual, dann je nach RR über Perfusor®
- Meist Blasendauerkatheter mit (stündlicher) Bilanzierung; Flüssigkeitsrestriktion
- Kausale Therapie, z. B. Blutdrucksenkung bei hypertoner Krise, Reperfusion bei Myokardinfarkt, Kardioversion bei Tachyarrhythmie
- Furosemid (z. B. Lasix®) initial 20–40 mg i. v.
- Sedierung: Morphin
- Evtl. Dopamin/Dobutamin (z. B. Dobutrex®) über Perfusor®
- Nichtinvasive Beatmung, z. B. im CPAP-Modus (continuous positive airway pressure), in schweren Fällen Intubation und Überdruckbeatmung.

Pflege
- Erkennen der Situation → Arzt informieren
- Patient beruhigen, Hektik vermeiden, nicht allein lassen, Patientenrufanlage in die Hand geben
- Oberkörper erhöht positionieren (▶ Abb. 7.2), Frischluftzufuhr, Sauerstoffgabe (2–8 l/min)
- Notfallkoffer, Beatmungsgerät besorgen bzw. Intensivnotruf starten.

7.5.4 Herzrhythmusstörungen

Definition
Herzrhythmusstörungen: Unregelmäßige Abfolge der Herzaktion/des Herzschlags.

- **Ursachen:** KHK, Herzinfarkt, Myokarditis, Kardiomyopathie, Klappenfehler, Medikamente (z. B. Herzglykoside, Antiarrhythmika), Elektrolytstörungen, Hyperthyreose, Hypovolämie, Anämie, Lungenembolie, psychogen (Aufregung, Angst)
- **Diagnostik:** Anamnese, Puls, Auskultation, Laboruntersuchungen (z. B. Elektrolyte, Medikamentenspiegel), Ruhe-EKG, Langzeit-EKG, Belastungs-EKG, elektrophysiologische Diagnostik.

Tachykarde Herzrhythmusstörungen

Supraventrikuläre tachykarde Herzrhythmusstörungen
- **Sinustachykardie:** Frequenz ≥ 100/min
  Therapie: Behebung der Ursache (z. B. Hypovolämie, Herzinsuffizienz)
- **Supraventrikuläre Extrasystolen:** vorzeitig einfallende, unveränderte QRS-Komplexe
  Therapie: bei Herzgesunden in der Regel nicht nötig, Kalium und Digitalisspiegel kontrollieren
- **Paroxysmale (= anfallsweise) supraventrikuläre Tachykardien:** Frequenz 160–200/min
  Therapie: Patient beruhigen, Vagusreiz (kaltes Wasser trinken lassen), Karotisdruck (Arzt!), Verapamil oder β-Blocker

7

- **Vorhofflattern:** Vorhoffrequenz 220–350/min, Gefahr: Überleitung auf die Kammern
  Therapie: Thromboembolieprophylaxe, Elektrokardioversion, evtl. Amiodaron
- **Vorhofflimmern:** Vorhoffrequenz 250–400/min, keine P-Wellen, unregelmäßige RR-Abstände im EKG, meist absolute Arrhythmie der Kammern
  Therapie: Vor einem Versuch der medikamentösen oder elektrischen Kardioversion (= Wiederherstellung des Sinusrhythmus) Thromboembolieprophylaxe (wegen Gefahr der embolischen Verschleppung von Vorhofthromben bei Wiedereinsetzen der Vorhofkontraktionen) oder Ausschluss von Thromben mittels transösophagealer Echokardiografie; elektrische Kardioversion = EKG-gesteuerte Defibrillation in Kurznarkose (Eingriff oft auf Intensivstation bzw. in Herzkatheterlabor); medikamentöse Kardioversion mit Amiodaron; alternativ medikamentöse Normalisierung der Kammerfrequenz mit β-Blocker, Verapamil, Digitalis; bei bestehendem Vorhofflimmern werden langfristig zur Schlaganfallprävention Antikoagulanzien gegeben: Vitamin-K-Antagonisten, direkte orale Antikoagulanzien (DOAK)
- **Atrioventrikuläre Reentrytachykardie** (z. B. Wolff-Parkinson-White-Syndrom = WPW-Syndrom): anfallsweise Tachykardien aufgrund eines akzessorischen Leitungsbündels zwischen Vorhof und Kammer, evtl. Synkopen, evtl. Angina pectoris. Therapie: akut Ajmalin langsam i. v. unter EKG-Kontrolle; Durchtrennung der akzessorischen Leitungsbahnen.

Ventrikuläre tachykarde Herzrhythmusstörungen

- **Ventrikuläre Extrasystolen (VES):** deutlich deformierte QRS-Komplexe ohne P-Wellen, danach jeweils Pause. Therapie (nicht immer nötig): Antiarrhythmika
- **Ventrikuläre Tachykardien** (lebensgefährlich!): schneller Rhythmus mit meist einheitlich deformierten QRS-Komplexen. Therapie: Ajmalin (50 mg i. v.) unter EKG-Kontrolle, u. U. Elektrokardioversion in Kurznarkose; Rezidivprophylaxe mit β-Blockern
- **Kammerflattern:**
  - Frequenz 250–320/min, sägezahnartiger Kurvenverlauf im EKG
  - Minimale Auswurfleistung des Herzens
  - Therapie: Defibrillation (▶ Kap. 23.4.1), Reanimation (▶ Kap. 23.4.1), Verlegung auf Intensivstation (Überwachung)
  - ICD-Implantation (**i**mplantierbarer **K**ardioverter-**D**efibrillator)
- **Kammerflimmern:**
  - Frequenz > 320/min, kleine, unregelmäßige Ausschläge im EKG
  - Funktioneller Herzstillstand
  - Therapie: Reanimation (▶ Kap. 23.4.1), Defibrillation (▶ Kap. 23.4.1), ICD-Implantation.

⚡ Vorsicht
Bei **Kammerflattern** und **Kammerflimmern** ist die Auswurfleistung des Herzens so gering, dass ein funktioneller Herzstillstand mit Kreislaufstillstand besteht. Es muss sofort reanimiert und defibrilliert werden!
Während einer **Kardioversion** oder **Defibrillation** dürfen weder der Patient noch das Bett berührt werden!

⚡ **Vorsicht**

Erstmaßnahmen
- Arzt informieren oder informieren lassen
- Bettruhe, Patienten möglichst nicht allein lassen
- Monitoring, Ereignis mittels EKG-Streifen dokumentieren
- Defibrillator bereitstellen
- Medikamente (i. v.) vorbereiten (▶ Tab. 7.3).

Pflege
- Bettruhe nach Anordnung → Prophylaxen, Hilfestellung bei Körperpflege und Nahrungsaufnahme
- Befinden des Patienten beobachten und kontrollieren, Patienten mit tachykarden Herzrhythmusstörungen müssen engmaschig überwacht werden (Monitor), wenn nötig auf Intensiv-/Überwachungsstation
- Pulsfrequenz immer 1 Minute lang zählen
- Puls zentral (A. carotis) und peripher tasten (Pulsdefizit?)
- Antiarrhythmikagabe: Zeitintervalle beachten, z. B. 3 × tgl. im 8-h-Abstand
- Häufige EKG-Kontrollen, auch Langzeit-EKG
- Bei Monitoring wenn möglich Ereignisdokumentation durch Ausdruck
- Pflege bei Antikoagulation (▶ Kap. 23.4.1).

❗ **Tipps und Tricks**
- Ca^{2+}-Antagonisten und β-Blocker dürfen in aller Regel nicht kombiniert werden
- Zeitplan für Medikamentengabe aufstellen → ggf. beim Arzt nachfragen!
- Vorsicht mit Herzglykosiden bei bereits digitalisierten Patienten: Gefahr der Überdosierung → ggf. Spiegel kontrollieren.

Bradykarde Herzrhythmusstörungen
Herzfrequenz < 60/min, kann physiologisch (Sportler, Vagotoniker) oder pathologisch (Erregungsbildungs-/Erregungsleitungsstörungen, Medikamente, Hypothyreose) sein.
- Sinusbradykardie: i. d. R. asymptomatisch
- SA-(sinuatrialer)Block: Leitungsverzögerung vom Sinusknoten auf die Vorhofmuskulatur
- AV-(atrioventrikulärer)Block: Leitungsverzögerung vom Vorhof zur Kammer → im EKG Verlängerung der PQ-Zeit:
  - **I. Grades:** Überleitung der Vorhoferregung auf die Kammern verlängert, jedoch nicht aufgehoben (im EKG kein Ausfall von Kammerkomplexen)
  - **II. Grades:** Erregungsleitung von den Vorhöfen zu den Kammern ist verzögert, intermittierend fallen einzelne Weiterleitungen ganz aus. Bei wechselndem Überleitungsverhältnis ist der Puls unregelmäßig. Übergang in totalen AV-Block möglich
  - **III. Grades** (totaler AV-Block): Vorhöfe und Kammern schlagen unabhängig voneinander, Herzinsuffizienz meist vorhanden, drohende Synkope durch zerebrale Minderperfusion.

Therapie
- Auslösende Medikamente (β-Blocker, Verapamil, Digitalispräparate, Antiarrhythmika) absetzen

7

- Atropin 1 Amp. langsam i. v. (Monitorkontrolle!)
- Bei AV-Block III. Grades: bis zur Versorgung mit einem permanenten Schrittmacher → passagerer Schrittmacher:
  - Ausstellung eines Schrittmacher-Passes (muss Patient immer bei sich tragen)
  - Regelmäßige Kontrolle der Schrittmacherfunktionen notwendig
  - Info über zu meidende Orte (Sicherheitskontrollen im Flughafen), keine MRT-Untersuchungen.

Pflege
Sofortmaßnahmen bei akutem Ereignis
- Bettruhe
- Patienten beruhigen und informieren
- Atropin bereitstellen, Material für passageren Schrittmacher bereitlegen
- Verlegung auf Intensivstation vorbereiten.

Spätere Maßnahmen
- Beobachtung/Dokumentation des Befindens des Patienten
- Bettruhe, Prophylaxen, Hilfe bei Körperpflege und Nahrungsaufnahme
- Monitoring
- Passagerer Schrittmacher: Verbandwechsel (auf sichere Fixierung achten!), Patient sollte Arm und Kopf wenig bewegen, Gefahr der Sondendislokation
- Permanenter Schrittmacher:
  - Eingriff meist in Lokalanästhesie
  - Vorbereiten: Rasur/Clipping, nüchtern, Heparin nach Anordnung, ggf. Anästhesiekonsultation (OP-Vorbereitung, ▶ Kap. 17.2.2), ggf. Antibiotika (Arztanordnung)
- Nachbereiten:
  - Bettruhe (Dauer nach Arztanordnung); ggf. Sandsack auf die Wunde
  - Überwachung der Vitalzeichen/Monitoring
  - Aseptischer VW
  - Schrittmacher- und EKG-Kontrolle
  - Mobilisation: zur Vermeidung der Wunddehnung (Schmerz) Arm der betreffenden Seite über Bauch legen und fixieren, Achtung: Sondendislokation.

❗ Tipps und Tricks
- Passagerer Schrittmacher: Bettruhe, Vorsicht bei jeder Manipulation, schon Kopfbewegung kann eine Sondendislokation auslösen, sorgfältige Fixierung/Kontrolle des Verbands
- Armbewegung vermeiden
- Vorsicht: Schrittmacher-Dysfunktion bei passagerem Schrittmacher nicht selten → regelmäßige Kontrolle durch den Arzt.

7.5.5 Entzündliche Herzerkrankungen

Bakterielle Endokarditis

Definition
Bakterielle Endokarditis: Entzündung der Herzinnenwand, die durch Klappenzerstörung zu Herzfehlern führen kann. Meist sind bereits vorgeschädigte Klappen betroffen, am häufigsten Mitral- und Aortenklappe.

- **Ätiologie:**
  - Keimbesiedelung (Streptokokken ca. 60 %, Staphylokokken ca. 30 %) meist vorgeschädigter Herzklappen
  - Rheumatisches Fieber kann Ursache einer abakteriellen Endokarditis sein
- **Symptome:** Fieber, Schwäche, (Mikro-)Embolien (z. B. Haut, Nagelbett), Herzinsuffizienz, Splenomegalie, Nierenbeteiligung, Arrhythmien
- **Diagnostik:** Labor (BB, BSG, CRP, wiederholte Blutkulturen), Auskultation (neu aufgetretenes Herzgeräusch?), Echokardiografie (Klappenschäden?), Urin (Proteinurie, Erythrozyturie, Zylinder)
- **Therapie:** Antibiose anfangs ungezielt, dann nach Antibiogramm, später ggf. chirurgische Therapie zerstörter Klappen
- **Endokarditisprophylaxe** bei Risikopatienten vor zahnärztlichen Eingriffen.

Myokarditis

> **Definition**
> **Myokarditis:** Entzündung des Herzmuskels.

- **Ätiologie:**
  - Infektiös: Viren (50 %), Bakterien, Pilze, Protozoen, Parasiten
  - Nichtinfektiös: bei rheumatoider Arthritis, Kollagenosen, Vaskulitiden, nach Bestrahlung des Mediastinums, Medikamente
- **Symptome:** Schwäche, Herzrhythmusstörungen (Tachykardie, Extrasystolen), Herzinsuffizienz
- **Diagnostik:** Anamnese und Klinik; BB, BSG, CRP, CK, CK-MB, Troponin T und I; Rö-Thorax, (Langzeit-)EKG, Echokardiografie, evtl. Myokardbiopsie
- **Therapie:** Bettruhe, Behandlung der Grunderkrankung (z. B. Antibiotika), symptomatische Behandlung von Arrhythmien und Herzinsuffizienz.

Perikarditis

> **Definition**
> **Perikarditis:** Herzbeutelentzündung, häufig auch Myokard betroffen (Perimyokarditis).

- **Ätiologie:** infektiös, Systemerkrankung (z. B. Lupus erythematodes), rheumatisches Fieber, nach Myokardinfarkt, urämisch, neoplastisch, traumatisch
- **Symptome:**
  - Trockene Perikarditis: Dyspnoe, retrosternaler atemabhängiger Schmerz, Perikardreiben (lageabhängig)
  - Feuchte (exsudative) Perikarditis: Schmerz und Reiben verschwinden, Herztöne werden leiser, bei großen Exsudatmengen obere Einflussstauung
- **Diagnostik:** Labor (BB, CRP, BSG, Virusserologie, Blutkultur), Auskultation (systolisches Reibegeräusch), Rö-Thorax (Bocksbeutelform des Herzens), EKG, Echokardiografie (Erguss?), MRT oder CT
- **Therapie:** Behandlung der Grunderkrankung (z. B. Antibiotika, Dialyse), Bettruhe, Analgetika, Antiphlogistika, evtl. Colchicin; bei Perikarditis exsudativa Entlastungspunktion; bei häufigen Rezidiven evtl. Perikardfensterung
- **Komplikationen:** Herzbeuteltamponade, Verschwielung (chronisch konstriktive Perikarditis).

7

Pflege

- Beobachtung und Dokumentation des Befindens
- Bettruhe → Prophylaxen, Hilfe bei Körperpflege und Nahrungsaufnahme
- Kontrolle der Vitalzeichen (Herzrhythmusstörungen? Zeichen der Herzinsuffizienz?), Temperaturkontrollen mehrmals täglich
- Überwachung der medikamentösen Therapie
- Bei Fieber ggf. temperatursenkende Maßnahmen
- Vorsichtige Mobilisation nach Anordnung
- Evtl. OP-Vorbereitung (▶ Kap. 17.2.2).

Beobachten

- Auf regelmäßigen Wechsel von Venenverweilkanülen achten (Gefahr der Infektion)
- Bei Perikarditis besteht die Gefahr der Herzbeuteltamponade mit Schockentwicklung: RR, Puls kontrollieren. Notfall → sofort Arzt verständigen, da umgehende Entlastungspunktion erforderlich!

7.5.6 Herzklappenerkrankungen

Definition
Herzklappenveränderung im Sinne einer Stenose (ungenügende Klappenöffnung mit Druckbelastung des Herzens) oder Insuffizienz (ungenügender Klappenschluss mit Volumenbelastung durch Pendelblut).

Ursache: entzündliche oder degenerative Prozesse, KHK, Kardiomyopathie, angeboren.
Diagnostik bei allen Herzklappenfehlern: Auskultation, EKG, Rö-Thorax, Echokardiografie, Herzkatheter mit Lävokardiogramm.

Mitralklappeninsuffizienz

- Häufigster Herzklappenfehler, meist degenerativ bedingt
- **Symptome:** häufig langsame Entwicklung, spätes Auftreten von Symptomen und Komplikationen (Herzinsuffizienz mit Dyspnoe), bei akutem Auftreten (Papillarmuskelabriss nach Myokardinfarkt) Lungenödem und kardiogener Schock
- **Therapie:**
  - Konservativ: wie bei Therapie der Herzinsuffizienz (▶ Kap. 7.4.3)
  - Operativ: wenn möglich Mitralklappenrekonstruktion, ansonsten Klappenersatz.

Mitralklappenstenose

- **Symptome:** Vorhofflimmern, Thrombenbildung in Ventrikel → Embolie, Dyspnoe, Leistungsminderung, Hämoptoe (Bluthusten), Rechtsherzinsuffizienz mit Venenstauung
- **Therapie:**
  - Konservativ: Behandlung von Rhythmusstörungen und Herzinsuffizienz, Endokarditisprophylaxe, Thromboembolieprophylaxe mit Antikoagulanzien

- – Katheterverfahren: Mitralklappensprengung mittels Ballonkatheter (Mitralklappenvalvuloplastie)
- – Operativ: Kommissurotomie (= Trennen verwachsener Klappen), Klappenrekonstruktion oder Klappenersatz (in den Stadien NYHA III und evtl. IV).
- **Komplikationen:** Vorhofflimmern mit absoluter Arrhythmie → Bildung von Vorhofthromben mit arteriellen Embolien (Gehirn, Extremitäten, Nieren), Druck- und Volumenbelastung der Lungengefäße, Lungenödem, Rechtsherzbelastung.

Mitralklappenprolaps
Anteile des Mitralklappensegels wölben sich während der Systole in den linken Vorhof, häufiges Vorkommen, selten symptomatisch (Palpitationen, Dyspnoe, Müdigkeit, Synkopen, Angina pectoris).
Therapie: evtl. Endokarditisprophylaxe, Bluthochdruck behandeln, bei Thrombusnachweis orale Antikoagulation.

Aortenklappenstenose
- **Symptome:** rasche Ermüdbarkeit, Schwindel, Synkopen, Angina pectoris, im Spätstadium Lungenstauung, Dyspnoe, Ödeme, Rhythmusstörungen; meist über lange Zeit asymptomatisch, dann sind klinische Zeichen Alarmsignal
- **Therapie:** bei asymptomatischen Patienten regelmäßige Kontrolluntersuchungen; bei symptomatischen Patienten operativer Klappenersatz.

Aortenklappeninsuffizienz
- **Symptome:** vom Beginn der Erkrankung bis zum Auftreten von Atembeschwerden oft 20–30 Jahre, dann: Dyspnoe, rasche Ermüdbarkeit, Herzrhythmusstörungen, Angina pectoris, sichtbarer Kapillarpuls bei Druck auf Fingernagel
- **Therapie:**
  - – Konservativ: Behandlung der Linksherzinsuffizienz (ACE-Hemmer, Digitalis, Diuretika)
  - – Operativ: Klappenersatz bei symptomatischen Patienten.

Pflege
- Patienten beruhigen
- Bei Herzinsuffizienz (▶ Kap. 7.5.3)
- OP-Vorbereitung (▶ Kap. 17.2.2)
- Vitalzeichenkontrolle, Ödeme? Herzrhythmusstörungen?
- Bettruhe nach Anordnung, Unterstützung bei Nahrungsaufnahme und Körperpflege
- Vorsichtige Mobilisation nach Anordnung.

7.6 Blutdruckabweichungen

7.6.1 Hypertonie

Definition
Hypertonie: Dauernde Erhöhung des Blutdrucks auf Werte von systolisch > 140 mmHg und/oder diastolisch > 90 mmHg (▶ Tab. 7.5).

Tab. 7.5 Einteilung der Hypertonie

Kategorie	Systolisch (mmHg)		Diastolisch (mmHg)
Optimal	< 120	und	< 80
Normal	120–129	und/oder	80–84
Hochnormal	130–139	und/oder	85–89
Hypertonie Grad 1	140–159	und/oder	90–99
Hypertonie Grad 2	160–179	und/oder	100–109
Hypertonie Grad 3	≥ 180	und/oder	> 110
Isolierte systolische Hypertonie	≥ 140	und	< 90

Einteilung

- **Primäre/essenzielle Hypertonie** (> 90 %): Hypertonie als Primärerkrankung
- **Sekundäre Hypertonie** (< 10 %): Hypertonie als Folge anderer Erkrankungen:
  - Renale Hypertonie (z. B. Nierenarterienstenose, Niereninsuffizienz)
  - Endokrine Hypertonie (z. B. Cushing-Syndrom, Phäochromozytom, primärer Hyperaldosteronismus)
  - Kardiovaskuläre Hypertonie (z. B. Aortenisthmusstenose)
  - Neurogene Hypertonie (z. B. Enzephalitis, Hirndruck)
  - Schwangerschaftshypertonie
  - Hypertonie durch Medikamente (z. B. Ovulationshemmer, Kortikosteroide)
  - Schlafapnoe-Syndrom
- **Maligne Hypertonie:** diastolischer RR > 120 mmHg, medikamentös schwer beeinflussbar, rasche Entwicklung von Folgeschäden (z. B. an Nieren, Augen)
- **Hypertensive Krise:** RR-Anstieg > 180/120 mmHg ohne Symptome eines Organschadens
- **Hypertensiver Notfall:** kritischer RR-Anstieg mit Organschäden (z. B. Blutung, Linksherzinsuffizienz).

Risikofaktoren der primären Hypertonie

- Erhöhtes Alter: Alterungsprozesse der Gefäße, besonders der Elastizitätsverlust der Aorta und der großen Gefäße, begünstigen eine Hypertonie, ¾ der älteren Menschen sind betroffen
- Familiäre Belastung
- Übergewicht
- Erhöhte Blutfette
- Erhöhter Alkoholkonsum
- Vermehrte Kochsalzaufnahme
- Rauchen
- Stress
- Bewegungsmangel.

⚡ **Vorsicht**

Metabolisches Syndrom
Häufig findet sich die essenzielle Hypertonie in Zusammenhang mit einem **metabolischen Syndrom**, d. h. dem Zusammentreffen von Fettleibigkeit, Fettstoffwechselstörungen, Hypertonie, Hyperurikämie/Gicht, Arteriosklerose und Diabetes mellitus Typ 2.

Symptome

Meist keine (oft Zufallsbefund); evtl. Druckgefühl im Kopf oder Kopfschmerzen, besonders morgens; Klopfen in Hals und Kopf; Ohrensausen; Augenflimmern; Schwindel.

Komplikationen

Die Hypertonie selbst beeinträchtigt den Betroffenen nur selten, umso schwerwiegender sind die Langzeitfolgen. Der hohe Blutdruck schädigt die Gefäße und führt zur Arteriosklerose. Das begünstigt:

- Herzinfarkt oder Angina pectoris
- Herzinsuffizienz
- Zerebrale Ischämie, Schlaganfall, hypertone Hirnblutung
- Netzhautschäden
- Periphere arterielle Durchblutungsstörungen
- Niereninsuffizienz
- Bauchaortenaneurysma, Aortendissektion.

Diagnostik

- Anamnese, körperliche Untersuchung
- Blutdruckmessung an beiden Armen, ambulante 24-Stunden-Blutdruckmessung (▶ Kap. 2.5.2), Selbstmessung unter häuslichen Bedingungen
- Labor: Blutbild, Elektrolyte, Kreatinin, Blutzucker, Blutfette, Hormonanalyse (Schilddrüsenwerte, Katecholaminmetabolite, Kortisol-Tagesprofil, Renin, Aldosteron); Urin: Mikroalbumin, Katecholamine im 24-h-Urin
- EKG, Echokardiografie, Farb-Duplex-Sonografie der Nierenarterien, CT der Nebennieren, Polysomnografie im Schlaflabor.

Therapie und Pflege

Allgemeinmaßnahmen:

- Gewichtsnormalisierung
- Salzrestriktion (5–6 g tgl. gesamt), nicht zusätzlich salzen
- Lebensweise verändern: Nikotinverzicht, Einschränkung des Alkoholkonsums, Ausdauertraining, Sport ohne Spitzenbelastungen (z. B. Schwimmen, Radfahren, Walking)
- Erlernen der RR-Messung → selbstständige Kontrolle.

Medikamentöse Therapie nach ärztlicher Anordnung:

- Medikamente der 1. Wahl sind Thiazide, ACE-Hemmer, Angiotensin-Rezeptor-Blocker, langwirksame Kalziumantagonisten und β-Blocker
- Beginn mit Monotherapie, bei unzureichendem Ansprechen Zwei- oder Dreifachkombination
- Behandlung weiterer kardiovaskulärer Risikofaktoren: Hyperlipidämie, Hyperurikämie, Diabetes.

Bei sekundärer Hypertonie Ursachen behandeln.

 Vorsicht

Erstmaßnahmen beim hypertensiven Notfall

- Patienten ins Bett bringen, Klingel in die Hand geben, nicht oder nur kurz allein lassen
- Arzt benachrichtigen
- Engmaschig überwachen (RR, Puls, Bewusstseinslage, ▶ Kap. 2.5, ▶ Kap. 2.10.1)

7

- 1–2 mg Nitroglyzerin (Nitrolingual®) als Spray oder Zerbeißkapsel (Hilfestellung: Kapsel anstechen, Flüssigkeit herausdrücken), bei Bedarf nach 30 min wiederholen. Alternative: kurzwirkende Kalziumantagonisten (z. B. Nifedipin).

Aufgaben des Arztes
- Bei Überwässerung oder drohendem Lungenödem 20–40 mg Furosemid i. v. (Lasix®)
- Bei Tachykardie Clonidin (z. B. Catapresan®): 0,075 mg langsam i. v. oder s. c.
- Bei Bradykardie Dihydralazin (z. B. Nepresol®): initial 1 Amp. auf 10 ml NaCl 0,9 % fraktioniert über 2 h unter RR-Kontrolle i. v.
- Als frequenzneutrale Alternative Urapidil (z. B. Ebrantil®): 25 mg langsam i. v.
- Bei Phäochromozytom Phentolamin (z. B. Regitin®) i. v.
- Ziel: RR dosiert senken, in der ersten Stunde nicht mehr als 30 % gegenüber Ausgangswert wegen Gefahr einer Hirnischämie, besonders bei generalisierter Arteriosklerose.

Pflege
- Befinden des Patienten beobachten, dokumentieren
- Vitalzeichenkontrolle, Überwachen der medikamentösen Therapie
- Bei Linksherzinsuffizienz sitzende Positionierung
- Mobilisieren nach Anordnung, Prophylaxen durchführen
- Unterstützen bei Körperpflege und Nahrungsaufnahme.

Gesundheitsförderung und Prävention

- Information des Patienten, dass am Anfang der Therapie Nebenwirkungen auftreten (Müdigkeit, Antriebsarmut), die wieder verschwinden, wenn der Körper sich an den neu eingestellten Blutdruck gewöhnt hat
- Beratung und Schulung des Patienten zum Abbau kardiovaskulärer Risikofaktoren
- Allein durch Allgemeinmaßnahmen lassen sich 25 % der leichten Hypertonien normalisieren.

7

! Tipps und Tricks

- Breite der Blutdruckmanschette dem Umfang des Oberarms anpassen: Oberarmumfang 24–32 cm → Manschette 13 × 24 cm, Oberarmumfang 33–41 cm → Manschette 15 × 30 cm
- Wird keine angepasste Manschette verwendet, ist der Blutdruck bei wesentlich größerem Oberarmumfang erhöht, bei dünnen Armen erniedrigt
- Erhöhte RR-Werte bei etwa 20 % der Patienten durch „Weißkittel-Effekt"
- Arm leicht im Ellbogengelenk beugen; bei kompletter Streckung des Arms können Werte um 10 % höher sein
- Bei RR-Senkung kann sich der Patient vorübergehend unwohl fühlen, Arztinformation
- Patientenaufklärung über Gewöhnung an niedrigeren Blutdruck.

7.6.2 Hypotonie

Definition
Hypotonie: systolischer RR < 100 mmHg mit Beschwerden.

Einteilung
- **Primäre/essenzielle Hypotonie:** ohne erkennbare Ursache
- **Sekundäre Hypotonie:** z. B. bei Herzinsuffizienz, Rhythmusstörungen, Hypovolämie, Immobilisation, endokrinen Störungen (z. B. Hypothyreose, NNR-Insuffizienz), Medikamenten (Vasodilatatoren, Diuretika, Psychopharmaka)
- **Orthostatische Hypotonie:** gestörte Blutdruckregulation, RR-Abfall beim Lagewechsel vom Liegen zum Stehen (z. B. bei Varikosis, Neuropathie).

Symptome
- Arterielle Hypotonie muss nur bei Beschwerden des Patienten behandelt werden
- Leistungsschwäche, Müdigkeit
- Schwindel, Schwarzwerden vor Augen, besonders beim Aufstehen aus dem Liegen
- Kalte Hände und Füße
- Kollapsneigung, Synkope.

Diagnostik
- Anamnese, körperliche Untersuchung
- 24-Stunden-Blutdruckmessung
- Kipptisch-Untersuchung oder Schellong-Test: Absinken des systolischen Blutdrucks > 20 mmHg bei Lagewechsel vom Liegen zum Stehen.

Therapie
- Grunderkrankung behandeln
- Patient aktivieren, besonders bei essenzieller Hypotonie
- Evtl. Medikamente (z. B. Sympathikomimetika, Mineralokortikoide).

Komplikationen
Synkope: plötzlicher Bewusstseins- und Muskeltonusverlust aufgrund verminderter Durchblutung des Gehirns. Es besteht Verletzungsgefahr aufgrund von Stürzen.

7

 Vorsicht
Erstmaßnahmen bei Synkope
- Beine hochlagern (nicht bei Herzerkrankungen: Volumenbelastung!), Vitalzeichenkontrolle
- Arzt informieren
- Bei Sturz auf Verletzungen untersuchen
- Evtl. Antihypotonika nach ärztlicher Anordnung.

Pflege
- Überwachung, Beobachtung und Dokumentation des Befindens des Patienten
- Evtl. Kompressionsstrümpfe, um ein Versacken des Blutes in die Beine zu verhindern, bei ausgeprägter Hypotonie Beine wickeln (Achtung: nicht bei Herzinsuffizienz, ▶ Kap. 7.4.3).

Gesundheitsförderung und Prävention

- Nicht sofort nach dem Aufwachen aufstehen, langsam aufstehen, zuerst an die Bettkante setzen, Füße und Beine bewegen, dann hinstellen
- Bei längerem Stehen auf den Zehenballen wippen, Bauchpresse
- Regelmäßige körperliche Betätigung, z. B. Sport, Spaziergänge
- Vermehrte Kochsalz- und Flüssigkeitszufuhr
- Kreislauftraining: Wechselduschen, Bürstenmassagen, klimatische Reize.

Literatur

Gerlach C, Seltmann I. Pflege bei terminaler Herzinsuffizienz. Der Tod kommt schleichend. Heilberufe. 2014, 66 (3).

Gurk S. Problemfall Herzinfarkt. In: Altenpflege. 1/2011: S. 46–47.

Flottmann A. Schnelles Handeln rettet Herzen. Heilberufe. 2014, 66 (11): S. 36–37.

Lindner UK. Wenn es eng wird im Gefäß. Arteriosklerose. Pflegezeitschrift. 2014 (2): S. 118–122.

Website

Deutsche Gesellschaft für Prävention und Rehabilitation von Herz-Kreislauf-Erkrankungen e. V. (DGPR): www.dgpr.de

8 Pflege von Menschen mit Gefäß-erkrankungen

Marianne Schoppmeyer

8.1 Leitsymptome und Leitbefunde

Tab. 8.1 Leitsymptome bei Gefäßerkrankungen

Symptom	Wichtige Differenzialdiagnosen
Beinschwellung, Ödem	Rechtsherzinsuffizienz, Niereninsuffizienz, Beinvenenthrombose, Varikosis, Zustand nach Venenentnahme (z. B. für Bypass-Versorgung), Lymphödem, Muskelriss, Bakerzyste, Paresen
Beinulkus (mindestens bis auf die Lederhaut reichender Hautdefekt)	pAVK, chron.-venöse Insuffizienz, postthrombotisches Syndrom

8.2 Diagnostik und Pflege

Tab. 8.2 Diagnostische Maßnahmen bei Gefäßerkrankungen

Ärztliche Anordnungen	Aufgaben der Pflegenden
Gehtest	Messung der maximalen Strecke, die ohne Schmerzen gegangen werden kann; Standardisierung mittels Laufband
Doppler-Druckmessung	Blutdruckmessung an beiden Oberarmen und distalen Unterschenkeln (Knöchel) im Liegen nach 15-minütiger Ruhephase, Knöchel-Arm-Index (= ABI, Ankle-Brachial-Index) sollte > 0,9–1,2 sein
Lagerungsprobe nach Ratschow	Patient liegt auf dem Rücken mit senkrecht erhobenen Beinen, kreiselt 2 min mit den Beinen (bei AVK Blässe und Schmerzen). Dann setzt sich der Patient auf und lässt die Beine locker herabhängen (bei AVK verzögerte Rötung und Venenfüllung)
Faustschlussprobe	Patient macht rasch 20–30 Faustschluss-Bewegungen mit hochgehaltenen Armen, dabei Unterbindung der arteriellen Versorgung durch Handgelenkskompression. Beim Gesunden anschließend am herabhängenden Arm sofortige Rötung von Handinnenflächen und Fingern, bei AVK verzögerte Gefäßfüllung
Intraarterielle digitale Subtraktionsangiografie (DSA), interventionelle Angiografie	• Vorbereiten: Gerinnungsstatus, Nieren- und Schilddrüsenfunktion bestimmen, Rasur/Clipping der geplanten Einstichstelle, bei der Darstellung von Rumpfarterien entblähende Medikamente geben (Lefax®), Patienten nüchtern lassen, bei bekannter Kontrastmittel (KM)-Allergie Arzt informieren • Nachbereiten: Kontrolle von Vitalzeichen inkl. Pulsen, abhängig vom Lumen des verwendeten Katheters → Druckverband und Bettruhe nach Arztverordnung • Vorsicht: bei Zeichen von Mangeldurchblutung Druckverband sofort lockern (z. B. durch Einschneiden des Verbands, Mullpolster verkleinern), Arzt informieren
Phlebografie	• Vorbereiten: Rasur/Clipping der geplanten Einstichstelle (meist Vorfuß), Patienten nach Anordnung nüchtern lassen, bei kleinen/tief liegenden Venen vorbereitend feuchtwarmen Umschlag oder warmes Fußbad zur Gefäßerweiterung, bei bekannter KM-Allergie Arzt informieren • Nachbereiten: Kontrolle der Einstichstelle

8

8.3 Medikamente

Tab. 8.3 Medikamente zur Hemmung der Blutgerinnung

Substanz	Wichtige Nebenwirkungen/Wechselwirkungen	Besonderheiten
Heparin, unfraktioniert (Heparin-Natrium®, Liquemin®) **Heparin, niedermolekular** Nadroparin (Fraxiparin®), Enoxaparin (Clexane®)	Blutungen, heparininduzierte Thrombozytopenie (HIT), selten Haarausfall, bei langer Therapie Osteoporose	Antidot: Protamin (NW: RR-Abfall, allergische Reaktion); Kontrolle von PTT, PTZ, Transaminasen; Patient informieren und beobachten, auf Blutungszeichen achten
Cumarin (= Phenprocoumon) (Marcumar®, Falithrom®)	Blutungen, Haarausfall, Unverträglichkeitsreaktionen, Hepatitis, Hautnekrosen	Kontrolle von Quick/INR, auf Blutungszeichen achten, keine i.m.-Injektionen, Cumarinausweis, genaue Information des Patienten, Ernährungsberatung
NOAK (Nicht-Vitamin-K-abhängige **ne**ue **o**rale **A**ntikoagulanzien) Rivaroxaban (Xarelto®), Endoxaban (Lixiana®), Dabigatran (Pradaxa®), Apixaban (Eliquis®)	Blutungen; je nach Substanz Leberfunktionsstörungen, gastrointestinale Beschwerden, Thrombozytopenie	Regelmäßige Bestimmung der Nieren- und Leberfunktion (Akkumulationsgefahr), Blutbild-Kontrolle; Antidot für Dabigatran: Idarucimiumab (Praxbind®); Antidot für Rivaroxaban und Apixaban: Andexanet Alfa (AndexXa®)
Fibrinolytika zur Lysetherapie ▶ Tab. 7.3		

8.4 Erkrankungen der Arterien

8.4.1 Periphere arterielle Verschlusskrankheit (pAVK)

Definition
Periphere arterielle Verschlusskrankheit (pAVK): Meist durch Arteriosklerose bedingte Veränderungen, die zu Stenosen und Verschlüssen von Arterien führen. Die Folge sind Durchblutungsstörungen der jeweils versorgungsabhängigen Organe oder Gewebe.

Risikofaktoren ▶ Kap. 7.5.1.

Symptome
Belastungsabhängige, muskelkaterartige, zum Anhalten zwingende Beinbeschwerden distal der Stenose (Schaufensterkrankheit, Claudicatio intermittens), belastungsabhängiges Abblassen der Extremität, fehlende Behaarung, gestörtes Nagelwachstum, Kältegefühl, gelegentlich Parästhesien, Ruheschmerz (bes. in Horizontallage), Ulzera oder Nekrosen (▶ Tab. 8.1; ▶ Tab. 8.4).

Tab. 8.4 Stadien der pAVK nach Fontaine	
I	Keine Beschwerden, aber nachweisbare Gefäßveränderungen (Stenose, Verschluss)
II	Claudicatio intermittens **a** – schmerzfreie Gehstrecke > 200 m **b** – schmerzfreie Gehstrecke < 200 m
III	Ruheschmerz in Horizontallage
IV	Ruheschmerz, Ulkus/Nekrose/Gangrän

Diagnostik

- Anamnese (Gehstrecke, Risikofaktoren), körperliche Untersuchung (Inspektion, Pulsstatus, Auskultation)
- Labor: BB, Elektrolyte, Gerinnung, Blutfette, BZ, Nieren- und Leberwerte
- Dopplerdruck-Messung, Doppler-Sonografie, Gehtest (▶ Tab. 8.2)
- Bildgebende Verfahren vor rekanalisierenden Maßnahmen: DSA, Angiografie.

Therapie

- Beseitigung der Risikofaktoren einer Arteriosklerose: Nikotinverzicht, optimale Einstellung von Diabetes mellitus, Hypertonie, Fettstoffwechselstörung
- Physikalische Therapie (Stadium I/II, KI: Stadium III/IV): Gehtraining (Gehen von ⅔ der getesteten Maximalgehstrecke, Pause, weitergehen), Gefäßtraining
- Thrombozytenaggregationshemmer ab Stadium I/II (▶ Tab. 7.3)
- Prostanoide (z. B. Iloprost als Ilomedin®) bei Inoperabilität im Stadium III/IV bewirken Vasodilatation und hemmen Thrombozytenaggregation
- PTA (= perkutane transluminale Angioplastie): Aufdehnung einer Stenose durch einen Ballon mit anschließender Stent-Einlage (= Stützung der Gefäßwand mittels Implantat)
- Operation: Thrombendarteriektomie (TEA, Ausschälen der Arterie), Bypass (Gefäßersatz, z. B. Y-Prothese), Amputation im Stadium IV (▶ Kap. 18.1.3).

Pflege

Pflege bei pAVK

- Beine nicht einengen: keine MTS oder Kompressionsverbände
- Sorgfältige Haut- und Fußpflege (bei Verletzungen hohe Infektionsgefahr): bequeme Schuhe, Druck vermeiden, Fettung trockener Haut
- Beine flach/leicht tief positionieren im Stadium III/IV, Druckgeschwüre vor allem an den Fersen vermeiden
- Lokalbehandlung von Ulzera: Wundreinigung, Abtragen von Nekrosen, tgl. Verbandwechsel
- Befinden und Gehstrecke beobachten und dokumentieren
- Aufklärung über Risikofaktoren, Beratung bez. Gehstreckentraining in Absprache mit der Physiotherapie.

Pflege bei transluminaler Angioplastie

- **Vorbereiten:** OP-Bereitschaft klären, Laborwerte (Blutgruppe, Gerinnung, BB, Elektrolyte, CK, Kreatinin), Rasur/Clipping der Leiste, Heparin nach Anordnung, Patient nüchtern lassen, Röntgenbilder und Akte bereitlegen
- **Nachbereiten:** Vitalzeichenkontrolle, Druckverband und Sandsack kontrollieren, Heparinisierung und Bettruhe nach Anordnung, flaches Liegen →

8

beim Essen schiefe Ebene, falls das Bett kippbar ist; keine erhöhte Positionierung des Oberkörpers solange der Druckverband liegt, Hauttemperatur und Fußpulse überwachen.

Gesundheitsförderung und Prävention

Risikofaktoren der Arteriosklerose ausschalten, besonders wichtig: Nikotinverzicht. Patienten haben häufig zusätzliche arteriosklerotische Veränderungen an den Koronar- und Hirngefäßen.

Tipps und Tricks
- Keine hyperämisierenden Salben oder Wärmeanwendung (Steal-Effekt)
- Bei Infektion keine Antibiotika lokal anwenden.

8.4.2 Akuter Verschluss einer Extremitätenarterie

Gefäßchirurgischer Notfall. In 70 % der Fälle durch Embolie aus dem Herzen (bei Vorhofflimmern, Mitralvitien, Herzinfarkt, Endokarditis) oder arteriellen Aneurysmen; in 10 % andere Ursache: arterielle Thrombose bei pAVK, Trauma.

Symptome

6 × „P":
- **P**ain: blitzartiger, extremer Schmerz distal der Stenose
- **P**aleness: Blässe der betroffenen Extremität, Haut kühler als andere Seite
- **P**aresthesia: Gefühlsstörungen
- **P**ulselessness: fehlende Pulse distal der Stenose
- **P**aralysis: Bewegungsunfähigkeit des betroffenen Körperteils
- **P**rostration: Schock.

Diagnostik

- Anamnese, klinische Untersuchung (Herzauskultation, Pulsstatus → Etagenlokalisation)
- EKG
- Farb-Doppler-Sonografie, evtl. Angiografie.

Vorsicht

Erstmaßnahmen bei akutem Verschluss
- Bettruhe, Extremität tief positionieren, lockerer Watteverband (keine Kälte, Wärme, Druck)
- Venösen Zugang legen (Arzt), Volumensubstitution
- Schmerzbekämpfung (meist Opioide) und Heparinisierung (10.000 IE i. v.) nach Arztanordnung
- Keine i. m.-Injektionen
- Vorbereitung zur Operation: Information an Chirurgie/Anästhesie, Patienten nüchtern lassen, Blutwerte, Prämedikation, Rasur/Clipping, Akte und Röntgenbilder.

Therapie

- Embolektomie innerhalb der ersten 6 h, wenn nötig Amputation
- Lokale Lyse: über arteriellen Katheter Infusion von Streptokinase, Urokinase oder Plasminogenaktivator (rtPA) (▶ Tab. 7.3).

8

> **Beobachten**
> - Befinden des Patienten, Vitalzeichen, Puls (regelmäßig?)
> - Durchblutung der Extremität: Puls, Wärme, Sensibilität, Motorik, Umfangsmessungen
> - OP-Gebiet: Verband (Blutung), Entzündung.

Pflege

Postoperative Pflege
- Drainagenablauf, Verband → aseptischer Verbandwechsel
- Antikoagulation nach Anordnung, keine MTS
- Unterstützen bei Körperpflege und Nahrungsaufnahme
- Obstipationsprophylaxe
- Mobilisation nach Anordnung.

Pflege bei lokaler Lyse
- Keine i. m.-Injektionen, Blutungsprophylaxe
- Sorgfältig auf Blutungszeichen achten.

8.4.3 Aortenaneurysma

> **Definition**
> **Aortenaneurysma:** Umschriebene Erweiterung der Aortenwand; Querdurchmesser > 3,5 cm. Ursache meist arteriosklerotische oder angeborene Gefäßwandschwäche.

Symptome
Häufig symptomarm, gelegentlich Rückenschmerzen, leichtes Druckgefühl, symptomatisch bei Druck auf Nerven.
Aneurysmaruptur: chirurgischer Notfall! Plötzliche heftigste Brust- oder Bauchschmerzen, Schocksymptomatik.

Diagnostik
- Bei Abdomenpalpation evtl. pulsierender Tumor, systolisches Strömungsgeräusch
- Sonografie, Farb-Doppler-Sonografie, CT mit Kontrastmittel, Angiografie (zur OP-Planung).

Therapie
- Chirurgische Resektion ab Durchmesser von 5,5 cm und Überbrückung mit Gefäßprothese
- Stent-Einlage.
Wenn keine OP möglich, optimale medikamentöse Einstellung des Blutdrucks, Therapie weiterer kardiovaskulärer Risikofaktoren (Nikotinverzicht, optimale Einstellung von Diabetes mellitus, Hypertonie, Fettstoffwechselstörung).

Pflege
- Gewicht, RR und Puls kontrollieren
- Körperliche Schonung (evtl. Bettruhe)
- Vorsichtiges, langsames Bewegen (nicht ruckartig)

8

- Obstipationsprophylaxe, keine Bauchpresse wegen Druckerhöhung
- Information, Beratung, Aufklärung zu Erkrankung, Komplikationen, Notfall-
  maßnahmen, Selbstbeobachtung, Verhalten → kein Heben und Tragen von
  Lasten
- Perioperative Pflege (▶ Kap. 17.2, ▶ Kap. 17.3).

❗ Tipps und Tricks
- Rupturgefahr steigt mit Zunahme des Durchmessers → engmaschige
  Überwachung
- Leistenaneurysma → kein Belastungs-EKG mit Fahrradergometer, keine
  Gymnastik mit Belastung des Leistenbereichs, bei Bedarf Ruderergometrie.

8.5 Erkrankungen der Venen

8.5.1 Varikosis

Definition
Varikosis: Geschlängelte, sackförmige Erweiterung der oberflächlichen Venen
(Krampfadern) aufgrund einer Wandschwäche, begünstigt durch stehende
oder sitzende Tätigkeiten, zunehmendes Alter, Übergewicht und Schwangerschaft. Meist liegt eine familiäre Häufung vor.

Symptome
Abhängig vom Insuffizienzgrad der oberflächlichen und Perforans-Venen: Schwe-
re- und Spannungsgefühl in den Beinen, Juckreiz, nächtliche Muskelkrämpfe,
krampf- und stichartige Schmerzen, Stauungsekzem, Ulcus cruris.

Diagnostik
- Anamnese, Inspektion, Palpation
- Farb-Doppler-Sonografie: Prüfung der Durchgängigkeit der tiefen Venen,
  Venenklappen intakt?
- Evtl. Phlebografie bei geplanter operativer Varizenentfernung.

Therapie
- Kompressionsstrümpfe (meist Klasse II), Beine wickeln
- Regelmäßiges Gefäßtraining
- Sklerosierung der Venen (Injektion eines Verödungsmittels in die Vene, an-
  schließend Mobilisation mit Kompressionsverband)
- Operation (Venenstripping, Ligatur aller insuffizienten Perforans-Venen).

Komplikationen
Chronisch-venöse Insuffizienz, Ulcus cruris venosum, oberflächliche Thrombophlebitis, Varizenruptur.

Pflege
- Präoperativ: Rasur (Vorsicht: Verletzungsgefahr!)/Clipping, Venenverläufe
  anzeichnen (Arzt)
- Postoperativ: Beobachten von Durchblutung, Hauttemperatur, Schmerzen

- Aseptischer Verbandwechsel
- Nachsorge: Kompressionsverband und Bewegungsbehandlung für 4–6 Wochen.

Gesundheitsförderung und Prävention
- Aufklären: Erkrankung, Symptome, Komplikationen, Verhalten
- **S** wie Stehen und Sitzen ist schlecht/schimpflich, **L** wie Laufen und Liegen ist gut/löblich
- Regelmäßig Sport treiben (Schwimmen, Radfahren, Wandern)
- So oft wie möglich Beine hochlegen, mit festem Kompressionsverband gehen
- Hämatompflege mit Heparinsalbe, Kühlung, Quarkauflage
- Sonnenbäder und Überwärmung (z. B. Sauna) meiden
- Kalte Wasseranwendungen wie Knie- und Schenkelgüsse, Wassertreten sind günstig
- Normalgewicht anstreben, keine schweren Lasten tragen
- Gefäßtraining
- Tief atmen, um aufgrund der entstehenden Sogwirkung den venösen Rückfluss zu unterstützen
- **Vorsicht:** Aus Varizen sind massive Blutungen möglich!

8.5.2 Chronisch-venöse Insuffizienz (CVI)

Definition
Chronisch-venöse Insuffizienz (CVI): Kombination von Venen- und Hautveränderungen bei postthrombotischem Syndrom oder bei Insuffizienz der Venenklappen der tiefen Beinvenen (▶ Tab. 8.5).

❗ Tipps und Tricks
- Konsequente Kompressionsbehandlung (auch zu Hause) durch angepasste Strümpfe (regelmäßig Größe überprüfen)
- Patienteninformation: bei Krankenhausaufenthalt Kompressionsstrümpfe mitnehmen
- Keine Salben mit medikamentösen Zusätzen: Gefahr von Allergie, Dermatitis.

Tab. 8.5 Stadien der chronisch-venösen Insuffizienz

Einteilung	Definition	Therapie und Pflege
Stadium I	Varikosis ohne Hautveränderungen	▶ Kap. 8.5.1
Stadium II	Verhärtung von Haut/Unterhaut, rot-bräunliche Hyperpigmentierung der Haut, Stauungsdermatitis mit Juckreiz, weißfleckige Atrophie, zyanotische Hautfarbe	Kompressionsstrümpfe Klasse II; evtl. chirurgische oder sklerosierende Maßnahmen
Stadium III	Ulcus cruris venosum, meist oberhalb des Innenknöchels	Wundbehandlung: Entfernung von Nekrosen und Reinigung des Ulcus, z. B. mit Hydrokolloidverbänden (▶ Kap. 3.10.8), fibrinolytische Salben, danach Kompressionsverband

8

8.5.3 Thrombophlebitis

Definition
Thrombophlebitis: Entzündung der oberflächlichen Venen mit thrombotischer Verlegung, meist nach Bagatelltraumen, Injektionen oder durch Venenverweilkanüle.

Symptome
Schmerzhafter, geröteter, derber Venenstrang, Haut gerötet und überwärmt.

Therapie
- Ruhigstellung der Extremität, z. B. in Unterarmschiene/Verband, erhöht positionieren, kühlen, Umschläge mit Octenisept®
- Evtl. Stichinzision zum Auspressen von Koageln
- Antikoagulation bei Gefahr einer aszendierenden Thrombose und bei bettlägerigen Patienten.

Pflege
- Keine Bettruhe, Patienten zum Umhergehen anhalten
- Kompressionsverband oder Schiene, auch nachts; Extremität nachts erhöht positionieren
- Lokale Anwendung von Heparinsalbe/-gel und Quarkumschlägen.

Beobachten
Bei Venenverweilkanülen kann es sehr schnell zur Entwicklung einer Thrombophlebitis kommen → sorgfältig beobachten.

8.5.4 Tiefe Venenthrombose

Definition
Tiefe Venenthrombose (= Phlebothrombose): Verschluss einer tiefen Vene durch einen Thrombus (Blutgerinnsel).
Lokalisation (▶ Abb. 8.1): V. iliaca 10 %, V. femoralis 50 %, V. poplitea 20 %, Unterschenkelvenen 20 %; linkes Bein häufiger betroffen als rechtes.

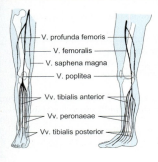

V. profunda femoris
V. femoralis
V. saphena magna
V. poplitea
Vv. tibialis anterior
Vv. peronaeae
Vv. tibialis posterior

Abb. 8.1 Tiefe Beinvenen [L157]

8

> ⚡ **Vorsicht**
>
> **Risikofaktoren, Virchow-Trias**
> - **Strömungsverlangsamung,** z. B. bei Immobilisation, Paresen, Rechtsherzinsuffizienz, Druck von Tumoren auf Venen, Lungenemphysem, Aszites
> - **Gefäßwandschädigung,** z. B. bei Frakturen, Operationen, Entzündungen
> - **Veränderte Blutzusammensetzung,** z. B. bei Exsikkose; Thrombozytose; Tumorerkrankungen; Mangel an Protein C, Protein S oder AT III; unter Ovulationshemmern (besonders in Verbindung mit Rauchen); Operationen an Prostata, Pankreas oder Lunge; in der Schwangerschaft.

Symptome
- Schwere-, Spannungsgefühl im betroffenen Bein
- Schwellung, Differenz der Beinumfänge, verstrichene Gelenkkonturen
- Glanzhaut, Überwärmung, einseitige leichte Zyanose, „Warnvenen" (verstärkte Venenzeichnung)
- Ziehender Schmerz entlang der Venen
- Thrombosezeichen:
  - Payr-Zeichen = Fußsohlendruckschmerz
  - Homans-Zeichen = Wadenschmerz bei Dorsalflexion des Fußes
  - Meyer-Zeichen = Wadenkompressionsschmerz
- Unwohlsein, subfebrile Temperatur, Tachykardie.

Diagnostik
- Anamnese, klinischer Befund: Prüfung der Thrombosezeichen
- Labor: Blutbild, BSG, Elektrolyte, D-Dimer, Gerinnung mit Antithrombin-III-Aktivität, Protein S, Protein C, Blutzucker
- Bildgebende Verfahren: Farb-Doppler-Sonografie, Phlebografie.

Therapie
- Antikoagulanzientherapie mit niedermolekularem Heparin (▶ Tab. 8.3):
  - s. c.-Anwendung
  - Dosierung nach Herstellerangaben
  - Therapieüberwachung bei Niereninsuffizienz, Bestimmung des Anti-Xa-Spiegels
  - Weniger Nebenwirkungen und längere Wirkdauer als unfraktioniertes Heparin, aber höhere Therapiekosten, Akkumulationsgefahr bei Niereninsuffizienz
- Alternative Therapien: Lyse mit Fibrinolytika (▶ Tab. 7.3), Thrombektomie mittels Fogarty-Katheter
- Überlappend Antikoagulation über 3–6 Monate mit Cumarin (Marcumar®, Falithrom®):
  - Kontraindikationen: u. a. frische OP, manifeste Blutungen, Kolitis, hämorrhagische Diathese, Ösophagusvarizen, Apoplex (bis 6 Mon. zurückliegend), SHT und Polytrauma, Schwangerschaft, Stillzeit
  - Dosierung nach Quick-/INR-Wert, Erhaltungsdosis nach regelmäßigen Kontrollen 1–6 mg tgl.
  - Kontrollparameter: INR (therapeutischer Bereich: 2,0–3,0), Quick (Norm: 90–120 %, therapeutischer Bereich: 15–40 %) (indikations- und laborabhängig)
  - Antidot: Prothrombinkomplex, z. B. PPSB: 1 IE PPSB/kg i. v. hebt den Quick um ca. 1 %, zusätzlich 10 mg Vit. K, z. B. Konakion® MM i. v.

8

- Ursache der Thrombose abklären: Neoplasie? Thrombophilie?
- Risikofaktoren mindern: Nikotinverzicht, Absetzen von Ovulationshemmern/Kortikosteroiden.

Komplikationen
- Lungenembolie (▶ Kap. 9.5.5)
- Postthrombotisches Syndrom; chronisch-venöse Insuffizienz: Bildung von sekundären Krampfadern, Ödemneigung, trophische Hautstörungen (Stauungsdermatitis, braune Induration der Haut, Ulcus cruris)
- Thromboserezidiv.

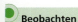

Beobachten
- Auch wenn klinisch keine Zeichen einer Thrombose bestehen, ist diese daher nicht ausgeschlossen
- Vitalzeichen (v. a. Pulse), Befinden des Patienten
- Zeichen einer Lungenembolie: Tachykardie, Dyspnoe, Tachypnoe!
- Hautzustand, besonders Bein, Ferse, Hauttemperatur, Sensibilität.

Pflege
- Kompressionsbehandlung: beide Beine mit Kurz- und Mittelzugbinden wickeln (2 × tgl. bzw. bei Bedarf, sonst Gefahr von Hautschäden durch Einschnürung, ▶ Kap. 2.2.10)
- Später Kompressionsstrumpf (Kompressionsklasse II) anpassen lassen (Rezept → Anmeldung beim Sanitätshaus)
- Keine strenge Bettruhe erforderlich → Unterstützen bei der Körperpflege je nach Befinden
- Bei Thrombektomie prä-/postoperative Pflege (▶ Kap. 17.2, ▶ Kap. 17.3)
- Positionierung der betroffenen Extremität auf einer Schiene, Bein erhöht positionieren
- Tgl. Beinumfang an markierter Stelle messen und dokumentieren
- Beobachtung und Dokumentation des Befindens des Patienten
- Obstipationsprophylaxe, z. B. Laktulose (keine Bauchpresse, Gefahr der Thrombusverschleppung mit Lungenembolie!), Dekubitusprophylaxe
- Schulung des Patienten: Gewichtsreduktion, Vermeidung langer Immobilisation
- Pflege bei Antikoagulation:
  - Keine i. m.-Injektionen
  - Verletzungsrisiko minimieren, z. B. trocken rasieren (Elektrorasierer)
  - Information jedes weiterbehandelnden Arztes und Zahnarztes
  - Cumarinausweis bei sich tragen
  - Regelmäßig (wöchentlich) Quick/INR kontrollieren bei Einnahme von Cumarinen
  - Auf Blutungszeichen achten
  - Ernährungsberatung bei Einnahme von Cumarinen (Vitamin-K-reiche Speisen gleichmäßig über die Woche verteilt konsumieren).

Tipps und Tricks
- Tachykardie? Dyspnoe, Tachypnoe? Atemabhängige Schmerzen? → V. a. Lungenembolie (Notfall!, ▶ Kap. 9.5.5)
- Auf Fersen achten (Gefahr von Druckschäden)

- Bei Kompressionsverband Pflasterzug über Ferse und Knöchel → verhindert das Verrutschen der Bindentouren
- Bei sehr schlanken Beinen kann ein großer MTS zusätzlich (muss locker sitzen) das Verrutschen der Bindentouren verhindern.

8.6 Lymphödem

Definition
Lymphödem: Insuffizienz des Lymphgefäßsystems mit Stau der Lymphflüssigkeit im Subkutangewebe, im späteren Stadium Fibrosierung der Haut.

Primär: angeboren, tritt spontan auf.
Sekundär: erworben, nach Erysipel, durch Lymphknotenerkrankungen (M. Hodgkin, Metastasen), infektiöse Allgemeinerkrankungen (z. B. Tbc), postoperativ oder nach Bestrahlung.

Symptome
- Spannungs- und Schweregefühl, Bewegungseinschränkung
- Anfangs weiches, später hartes, schmerzloses Ödem mit stetiger Volumenzunahme bis zur Elephantiasis („elefantenartige" Schwellung der Extremitäten), Zehen sind mitbetroffen.

Diagnose
Bildgebende Diagnostik: Lymphszintigrafie, indirekte Lymphografie (mit wasserlöslichen Kontrastmitteln).

Therapie
- Manuelle Lymphdrainage durch Physiotherapie
- Entstauende Bewegungstherapie.

Pflege
- Gestaute Extremität erhöht positionieren, starke Abknickung vermeiden
- Anfangs Kompression durch Bandagen, später Kompressionsstrümpfe bzw. -handschuhe/-ärmel (wird im Sanitätsfachgeschäft angepasst)
- Bandage möglichst auch nachts tragen; nur bei Schmerzen oder venösem Stau abnehmen
- Sorgfältige Hautpflege
- Kleine Hautverletzungen an der betroffenen Extremität sofort desinfizieren und abdecken, beobachten und dokumentieren, sofortige Druckentlastung
- Lymphödempatienten neigen zu Infektionen: Hautverfärbungen (z. B. Rötung bei Wundrose) oder Hautveränderungen (Fissuren oder weißliche Beläge zwischen den Zehen bei Pilzinfektionen) sofort dem Arzt melden.

❗ Tipps und Tricks
Bandagierung eines Lymphödems
- Hautpflege mit einer gut verträglichen Creme (z. B. Wasser-in-Öl-Emulsion/Pflanzenöl)

- Baumwollschlauchverband (z. B. Stülpa®), wirkt schweißaufsaugend und schützt die Haut vor direktem Kontakt mit Polstermaterialien (Allergiegefahr)
- Polsterung mit Watte oder Schaumstoffplatten
- Anlegen von textilelastischen Kurzzugbinden, Langzugbinden nicht geeignet.

Gesundheitsförderung und Prävention
- Extremität häufig hochlegen, Muskelpumpe betätigen
- Ausgewogene Ernährung (Sollgewicht anstreben, kochsalzarm essen, ausreichend trinken)
- Verletzungen vermeiden, z. B. elektrischer Rasierer, Handschuhe bei Gartenarbeit
- Keine monotonen Bewegungen (langes Stehen oder Sitzen), Überlastung der betroffenen Extremität vermeiden
- Auf einschnürende Kleidung verzichten (z. B. BH, Uhrenarmband etc.)
- Betroffene Extremität vor Sonnen- und Wärmeeinwirkung schützen.

Tipps und Tricks
- Thrombosestrümpfe nicht ausreichend, da für die Lymphödemtherapie wesentlich höhere Drücke erforderlich sind
- Meist maßangefertigte Strümpfe notwendig (Kompressionsklasse III); angepasste Kompressionsstrümpfe erst nach Rückgang des Ödems
- Keine Blutdruckmessung an Extremitäten mit Lymphödem
- Keine Injektionen/Blutentnahmen an Extremitäten mit Lymphödem
- Kein Hochziehen am Bettbügel mit ödematösem Arm.

Literatur
Bachmann S. Komprimieren und bewegen. Ulcus cruris im Fokus. Pflegezeitschrift. 2014 (6): S. 352–356.
Burkert B, Mühlberg D, Grote-Westrick M. Entstehung und Therapie von Varizen. Heilberufe. 2014 (7/8).

Websites
Deutsche Gesellschaft Venen e. V.: www.dgvenen.de
Deutsche Gefäßliga e. V.: www.deutsche-gefaessliga.de

8

9 Pflege von Menschen mit Lungenerkrankungen

Sylvia Röhm-Kleine

9.1 Leitsymptome

Tab. 9.1 Leitsymptome bei Lungenerkrankungen

Leitsymptom	Beschreibung	Differenzialdiagnosen, Ursachen
Dyspnoe	Einteilung der Atemnot (Dyspnoe) in 4 Schweregrade (▶ Kap. 2.4.3)	**Pulmonal:** z. B. Asthma bronchiale, chronisch-obstruktive Bronchitis **Kardial:** z. B. dekompensierte Herzinsuffizienz, Herzinfarkt **Extrathorakal:** z. B. Anämie, Adipositas
Hypoventilation	Verminderte Atemtätigkeit, niedriges Atemzeitvolumen	**Minderbelüftung** bei Schonatmung, Lungen- oder Herzerkrankungen, Dyspnoe (▶ Tab. 2.11)
Pathologische Atemrhythmen	Veränderter Rhythmus, meist stoffwechselbedingt (▶ Kap. 2.4.1)	
Atemgeräusche (▶ Kap. 2.4.1)	Immer pathologisch, mit Ausnahme des gewöhnlichen Schnarchens	Ggf. Schlafapnoe-Syndrom
	Stridor (pfeifendes Atemgeräusch): • Inspiratorischer Stridor • Exspiratorischer Stridor **„Giemen und Brummen"**	**Inspiratorisch:** Verengung der Extrathorakalen Atemwege (Fremdkörperaspiration, Pseudokrupp-Anfall) **Exspiratorisch:** Verengung intrathorakal (Asthma bronchiale, ▶ Kap. 9.5.2, COPD, Lungenemphysem, ▶ Kap. 9.5.1)
	Rasselgeräusche	Bronchitis, Pneumonie (▶ Kap. 9.5.3), nach Fremdkörperaspiration
	Brodelndes Atemgeräusch (mit schaumigem Sputum)	Lungenödem (▶ Kap. 7.5.3)
Husten und Sputum (▶ Kap. 2.4.2)	**Unproduktiver Husten,** trockener Husten **Produktiver Husten**	Asthma bronchiale, COPD, Lungenemphysem. Husten > 8 Wo. immer abklären
	Sputum	Charakteristische Sputumbeobachtungen bei verschiedenen Erkrankungen (▶ Kap. 2.4.2)
	Hämoptyse Hämoptoe	Lungeninfarkt, Bronchitis, Pneumonie, Bronchial-Ca, Tuberkulose, Bronchiektasen, Herzerkrankungen mit Lungenstauung, Gerinnungsstörungen
Zyanose	**Bläulich-rote Verfärbung** der Haut und Schleimhäute (v. a. Lippen und Akren) durch sauerstoffarmes Blut. Unter einem Hämoglobinwert von 5 g/dl tritt keine Zyanose mehr auf	COPD, Asthma bronchiale, Lungenembolie, Pneumothorax, Herzinsuffizienz, angeborene Herzerkrankung mit Re-li-Shunt, Vergiftungen (z. B. durch Nitrosegase oder Nitrite), Hämoglobinopathie

9

9.2 Diagnostik

Perkussion: Beim Beklopfen der Lunge ergibt sich bei Gesunden ein typischer (sonorer) Klopfschall. Bei erhöhtem Luftgehalt der Lunge (z. B. bei Emphysem, Pneumothorax) ist der Klopfschall lauter und tiefer (hypersonor). Leise (gedämpft) ist der Schall z. B. bei einer Pneumonie oder einem Erguss. Mittels Perkussion werden die Lungengrenzen und ihre Atemverschieblichkeit (normal 4–6 cm) bestimmt.

Auskultation: „Abhorchen" der Lunge mit dem Stethoskop. Beim Gesunden ist nur ein leises Atemgeräusch (▶ Tab. 9.1) bei der Einatmung hörbar. Pathologisch sind: abgeschwächtes oder gar fehlendes Atemgeräusch (z. B. bei Emphysem, Pleuraerguss), „fauchendes" Bronchialatmen (z. B. bei Pneumonie).

Lungenfunktionsprüfung: Bestimmung der mechanischen Leistungsfähigkeit der Lunge zur Diagnose und Verlaufskontrolle von Lungenerkrankungen. Mit Hilfe der **Spirometrie** können die verschiedenen Lungenvolumina und Ventilationsgrößen gemessen werden. Werte:

- **Vitalkapazität (inspiratorische)** (VC, IVC): maximal atembares Volumen
- **Forciertes exspiratorisches Volumen der 1. Sekunde** (FEV_1, Einsekundenkapazität): Luftmenge, die Pat. in 1 Sek. max. ausatmen kann
- **Tiffeneau-Test** (FEV_1/VC): maximal ausgeatmete Luftmenge in einer Sek. (FEV_1), bezogen auf die Vitalkapazität (VC). Beim Gesunden ≥ 70 %. Werte < 70 % bei Obstruktion (Asthma bronchiale, COPD).

Peak-Flow-Meter: einfaches Gerät zur Selbstkontrolle und Therapiekontrolle (▶ Kap. 9.5.2), z. B. bei Asthma, COPD. Messung des Bestwerts des Ausatmungsstroms bei forcierter Ausatmung. Beurteilung des Werts mittels Ampelschema (▶ Abb. 9.5).

Blutgasanalyse: erlaubt Beurteilung des Gasaustauschs in der Lunge. Hierfür ist arterielles Blut oder arterialisiertes Kapillarblut erforderlich. Normalwerte BGA (▶ Kap. 24).

Pulsoximetrie: Mittels aufgesteckter oder aufgeklebter Sonde wird transkutan die (arterielle) O_2-Sättigung des Hämoglobins gemessen. Normalwerte BGA (▶ Kap. 24).

Bronchoskopie: Betrachtung der Atemwege mit Spezialendoskop. Bei flexiblem Bronchoskop ist i. d. R. eine Schleimhautanästhesie und Sedierung ausreichend. Die starre Bronchoskopie erfolgt unter Narkose. Bei therapeutischen Bronchoskopien werden Fremdkörper entfernt, Tumoren z. B. mittels Laser verkleinert oder Schleim abgesaugt.

Thorakoskopie: endoskopische Untersuchung der Pleurahöhle in Allgemein- oder Lokalanästhesie. Nach der Untersuchung wird meist eine Pleuradrainage (▶ Kap. 9.4.2) gelegt.

Pleurapunktion: diagnostische Pleurapunktion (▶ Kap. 3.1.6) zur Spezifizierung des Ergusses, therapeutische Pleurapunktionen zum Ablassen von Ergüssen oder zur Instillation von Arzneimitteln, z. B. Zytostatika bei Tumoren.

9.3 Medikamentöse Therapie

9.3.1 Medikamente

Tab. 9.2 Antitussiva (Hustendämpfer)

Substanzen	Nebenwirkungen	Pflegerische Besonderheiten
Codein, z. B. Codipront®; **Dihydrocodein**, z. B. Paracodin®; **Pentoxyverin**, z. B. Silomat®	Dämpfung des Atemzentrums, Obstipation, Beeinträchtigung des Reinigungsmechanismus der Atemwege. Evtl. Einschränkung des Reaktionsvermögens	Nicht anwenden bei produktivem Husten und nur, um z. B. die Nachtruhe zu ermöglichen. Hinweis wegen Fahruntüchtigkeit geben

Tab. 9.3 Expektoranzien (Auswurf fördernde Mittel)

Substanzen	Nebenwirkungen	Pflegerische Besonderheiten
Sekretolytika (Mucolytika) und Sekretomotorika (schleimverflüssigend oder -lösend)		
Saponine, z. B. Prospan®, Sinuc®; **Acetylcystein**, z. B. Fluimucil®; **Ambroxol**, z. B. Mucosolvan®; **Bromhexin**, z. B. Bisolvon®; **ätherische Öle**, z. B. Gelomyrtol forte®	Sekretstau bei gleichzeitiger Gabe von Antitussiva (▸ Tab. 9.2)! Evtl. Übelkeit, Erbrechen. Bei Inhalation: Reizhusten, evtl. Bronchospasmus	Wirksamkeit nicht klar bestätigt (insbesondere bei Flüssigkeitszufuhr < 2 l tgl.). Inhalation von Expektoranzien i. d. R. 4 × tgl. mit NaCl 0,9 % verdünnt
Kombinationsmittel (Expektorans mit Antibiotikum)		
Bisolvonat®, Mucotecan®, Tetra-Ozothin®	s. o.	Auf exakte, lückenlose Einnahme achten
Lokal anzuwendende Expektoranzien (Salben, Gele und Öle zum Einreiben)		
Pinimentol®, Transpulmin®, Stas-Salbe®, Wick Vaporub® **Ätherische Öle**: Eukalyptus, Anis, Pfefferminze, Thymian	Teilweise hyperämisierende, hautreizende Wirkung. Allergische Reaktionen an der Haut; evtl. bronchospastische Wirkung	Nur in geringer Konzentration und Menge anwenden. Ätherische Öle verdünnen. Vorsicht bei Kleinkindern, Allergikern und bestehendem Asthma bronchiale

Tab. 9.4 Bronchodilatatoren(-spasmolytika) (Bronchien erweiternde Medikamente)

Substanzen	Nebenwirkungen	Pflegerische Besonderheiten
Kurz wirksame Sympathomimetika (short-acting beta agonists, **SABA**, bis zu 4 h)		
Salbutamol, z. B. Sultanol®; **Fenoterol**, z. B. Berotec®; **Terbutalin**, z. B. Bricanyl®; **Reproterol**, z. B. Bronchospasmin®	Tachykardien, Herzrhythmusstörungen, Blutdruckkrisen, Angina pectoris, Übelkeit, Unruhe, Muskeltremor, Kopfschmerz	Lokale Anwendung mittels Inhalation oder als Dosieraerosol. Als Bedarfsmedikation 1–2 Hübe mehrmals tgl.

Tab. 9.4 Bronchodilatatoren(-spasmolytika) (Bronchien erweiternde Medikamente) *(Forts.)*

Substanzen	Nebenwirkungen	Pflegerische Besonderheiten
Lang wirksame Sympathomimetika (long-acting beta agonists **LABA**, bis zu 12 h)		
Salmeterol, z. B. Serevent®; **Formoteral,** z. B. Oxis®	s. o.	s. o.
Anticholinergika (Parasympatholytika) (short-acting antimuscarinergicum, **SAMA**)		
Ipratropiumbromid, z. B. Spiriva®, Atrovent®; **Fenoterol,** z. B. Berodural®	s. o.; zusätzlich Mundtrockenheit, Verringerung des Bronchialsekrets. Bei lokaler Anwendung geringe NW	s. o.; bevorzugt bei Patienten mit kardialer Vorschädigung, z. B. Rhythmusstörungen
Anticholinergika (Parasympatholytika) (long-acting antimuscarinergicum, **LAMA**)		
Tiotropiumbromid, z. B. Atrovent®; **Aclidinium,** z. B. Bretaris®, Genuair®	wie SAMA	s. o.
Theophyllin und Abkömmlinge		
Theophyllin, z. B. Euphyllin®, Euphylong®, Solosin®; **Diprophyllin,** z. B. Asthmolysin®	Tachykardie, Herzrhythmusstörungen, Unruhe, Kopfschmerzen, Muskeltremor, zerebrale Anfälle, Übelkeit, Erbrechen. Evtl. Überdosierung	Bei i. v.-Gabe genaue Überwachung der Vitalzeichen, Monitoring. Warnsymptome sind Erbrechen, Krämpfe, Blutdruckabfall. Regelmäßige Theophyllinspiegelkontrollen

Tab. 9.5 Kontrollmedikamente (Controller), als Basis-/Dauertherapie, z. B. bei Asthma bronchiale

Substanzen	Nebenwirkungen	Pflegerische Besonderheiten
Glukokortikoide, inhalativ (ICS) (Inhalation, Dosieraerosol)		
Beclomethason, z. B. Sanasthmyl®; **Budesonit,** z. B. Pulmicort®; **Fluticasonpropionat,** z. B. Flutide®	Lokale Abwehrschwäche in Mund/Nase und Rachen → Pilzbefall und Infektion	Inhalationshilfe (▶ Kap. 9.3.2) verwenden. Inhalation im akuten Anfall wirkungslos. Nach dem Inhalieren Mundspülung, Zahnpflege, Prothesenpflege
Glukokortikoide, systemische Anwendung (Tabletten, Dragees, Injektionslösungen)		
Prednisolon, z. B. Urbason®, Solu-Decortin®; **Dexamethason,** z. B. Fortecortin®, Dexamethason®	Ödembildung, Stammfettsucht, Diabetes mell., Infektanfälligkeit, psychische Störungen, Osteoporose	Als Dauertherapie nur bei schwerstem, therapieresistentem Asthma bronchiale. Im Status asthmaticus unwirksam
Leukotrienantagonist (LTRA), Antiphlogistika		
Montelukast, z. B. Singulair®	Selten: Magen-Darm-Beschwerden, Kopfschmerzen	Basistherapie bei Asthma bronchiale

9

Tab. 9.6 Pulverinhalatoren			
Pulverinhalator	**Arzneisubstanz**	**Handelsname (Bsp.)**	**Auslösen der Dosis**
Turbohaler®*	Formoterol Budesonid Terbutalin	Oxis® Pulmicort® Aerodur®	Dosierrad (unten) vor- und zurückdrehen, Gerät senkrecht halten
Discus®*	Salmeterol	Aeromax Diskus®	Nach Öffnen Hebel bis zum Klicken schieben
Easyhaler®*	Salbutamol	Salbu Easyhaler®	Gerät schütteln, senkrecht halten, dann zusammendrücken und wieder loslassen
Diskhaler®* **Rotadisk®***	Salbutamol Beclometason	Sultanol®, Rotadisk® Sanasthmyl®	Schutzkappe abziehen, Innenteil heraus- und wieder hineinschieben, um neues Fach zu öffnen. Gerät waagerecht halten, Deckel bis zum Anschlag aufrichten

* Nicht wiederverwendbarer Mehrdosisinhalator
** Wiederverwendbarer Einzeldosisinhalator

9.3.2 Dosieraerosole und Pulverinhalatoren

Lokale Anwendung der Medikamente mittels **Dosieraerosolen** (▶ Tab. 9.4; ▶ Tab. 9.5) oder **Pulverinhalatoren** (▶ Tab. 9.6) wird bevorzugt, da schnelle und direkte Wirkung bei niedriger Dosierung erreicht wird. NW sind viel seltener als bei systemischer Therapie.

Tipps und Tricks
Anwendung Dosieraerosol (DA)
- Aerosol schütteln, Schutzkappe abnehmen
- Tief ausatmen
- Mundstück in den Mund führen und mit Lippen fest umschließen – Medikamentenbehälter zeigt nach oben
- Während langsamer, tiefer Einatmung Hub durch Druck auf Kanister freisetzen
- Nach tiefer Einatmung ca. 5 s Luft anhalten, langsam (über Nase) ausatmen
- Anwendung bei Kindern nur in Anwesenheit von Erw. bzw. nur nach Training
- Dosierung: 1–2 Hübe bis 4 × tgl., im Notfall i. d. R. 2 × 2 Hübe
- Zu vermeiden: während des Hubs ausatmen, Luft anhalten oder gleichzeitig durch die Nase einatmen.

Inhalierhilfen

9

Inhalationshilfen werden passend zum DA angeboten (z.B. Aerochamber®, Spacer® oder Volumatik®): optimierte Wirkstoffaufnahme, geringer Wirkstoffabschlag in der Mundhöhle.
Anwendung: v.a. bei Kindern, zur Verabreichung LABA oder ICS. Nach dem Hub muss sofort über die Inhalierhilfe eingeatmet werden. Wöchentlich unter fließendem Wasser reinigen. Inhalationshilfen mit Ventil sind zu empfehlen (z.B. Aerochamber®).

Pulverinhalatoren

Sind teurer als DA, haben aber Vorteile:

- Optimale Wirksamkeit bei einfacher Anwendung → Inhalationstechnik wie bei Dosieraerosol, wobei die Synchronisation von Hub und Einatmung vernachlässigt werden kann
- Treibgasfrei, dadurch seltener inhalationsbedingter Bronchospasmus (kein Kältereiz)
- Therapiekontrolle, z. B. bei nicht kooperativen Patienten durch Zählsystem (z. B. Diskus®).

9.4 Pflege- und Therapiemaßnahmen

Freihalten der Atemwege ▶ Kap. 23.4.1

9.4.1 Absaugen von Atemwegssekret

Ziel: entfernen von Sekret oder aspirierten Substanzen aus den oberen und unteren Atemwegen. Optimale Lungenbelüftung sicherstellen, Verbesserung des Gasaustauschs.

Indikationen

- Notfallmäßig bei/nach Aspiration
- Sekret kann nicht bzw. nur unzureichend abgehustet werden bei:
  - Intubation, Tracheotomie, Bewusstlosigkeit, Somnolenz
  - Hochgradiger körperlicher Schwäche, sehr zähem Schleim
- Gewinnung von Bronchialsekret zur Diagnostik.

Formen des Absaugens

- **Blindes Absaugen** von Sekret in den oberen Atemwegen (bis Hypopharynx): über Mund (oral) oder Nase (nasal)
- **Endotracheal:** über Endotrachealtubus oder Trachealkanüle/Tracheostoma
- **Bronchoskopisch:** ausschließlich ärztl. Tätigkeit mittels Bronchoskop (▶ Kap. 3.7.2).

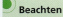

Beachten

Prinzipien für alle Formen des Absaugens

- Konsequent aseptisches Arbeiten erforderlich. Basishygiene einhalten; ggf. zweite Pflegende als Assistenz (erleichtert steriles Arbeiten)
- Persönliche Schutzausrüstung tragen: Handschuhe (ggf. Mund-Nasen-schutz, Schutzkittel und Schutzbrille bei sehr hohem Infektionsrisiko wie Influenza oder Tbc)
- Durchführung nur durch qualifizierte Pflegende
- Pulskontrolle (2. Person), evtl. Monitorbeobachtung
- Nicht unmittelbar nach dem Essen absaugen (Brechreiz)
- Bei Magensonde: Sekretbeutel unter Magenniveau hängen (Ablaufen des Mageninhalts bei Brechreiz)
- Dauer des Absaugvorgangs nicht länger als 15 s, dabei so einfühlsam und dennoch zügig wie möglich arbeiten
- Bei Wiederholung: „Verschnaufpause" ermöglichen

9

- Abwurf des Katheters in umgestülptem Handschuh, Absaugschlauch durchspülen
- Absaughäufigkeit ist von Sekretmenge und -beschaffenheit abhängig. So wenig wie möglich, so oft wie nötig.

Allgemeine Durchführungshinweise zum Absaugen

Vorbereiten des Materials
- Absauggerät
  - Zentraler Vakuumanschluss oder Elektropumpe: Funktionsprüfung mind. 1 × tgl. bzw. vor jedem Absaugvorgang (Sog bei Erw. mind. −0,6 bar)
  - Einmalauffanggefäß wechseln, wenn voll (wiederverwendbares Auffanggefäß mit etwas Wasser befüllen)
  - Absaugschlauch mit Zwischenstück (Wechselintervall nach Hygieneplan). Absaugschlauch mit Leitungswasser durchspülen.
- Absaugkatheter: steril, einzeln verpackt, aus durchsichtigem, weichem, knickfestem Kunststoff. Größe nach Absaugart und anatomischer Gegebenheit oder Tubusgröße wählen. Oral: 14–20 Ch, nasal: 10–14 Ch, endotracheal: 12–16 Ch (je nach Tuben-/Kanüleninnendurchmesser).
  - **Standardabsaugkatheter:** oberhalb der zentralen Öffnung sind seitliche, kleine Öffnungen (sollen Festsaugen verhindern)
  - **Atraumatische Katheter:** mit wulstigem, endständigem Ring. Bei häufigem Absaugen, verhindert Festsaugen (Schleimhautläsionen ↓)
  - **Geschlossenes Absaugsystem:** bei endotrachealem Absaugen, zur Infektionsprophylaxe oder bei Atemwegsinfektion.
- Händedesinfektionsmittel, keimarme Handschuhe, sterile Handschuhe
- Materialien für Mund- und Nasenpflege sowie Gleitmittel (z. B. Xylocain-Gel®, Bepanthen®-Salbe oder steriles NaCl 0,9 %)
- Beatmungsbeutel bei beatmeten Patienten bereithalten
- Bei Monitorüberwachung: Tonsignale (Systolen) laut stellen.

Vorbereiten des Patienten
- Patient informieren (auch bewusstlose Patienten) und beruhigen
- Ggf. sekretlösende Maßnahmen vorab (▶ Kap. 2.4.5)
- Mund- und Nasenpflege (▶ Kap. 2.3.6, ▶ Kap. 2.3.3) stets vorab, vermeidet Keimverschleppung
- Oberkörperhochlage oder Seitenlage (Aspirationsprophylaxe), auf bequeme Kopflage achten. Bei Bewusstlosigkeit stabile Seitenlage
- O_2-Anreicherung der Atemluft, z. B. Patient mehrmals tief durchatmen lassen; O_2-Zufuhr, wenn angeordnet
- Ggf. Magensondenbeutel tiefhängen.

Mögliche Komplikationen des Absaugens
- Infektionen der Atemwege, begünstigt durch unsteriles Arbeiten, Verschleppung von Erregern in die unteren Atemwege
- Schleimhautverletzung, Blutung, evtl. sogar Perforation, z. B. Nasennebenhöhlen
- Vagusreizung: Bradykardie, Rhythmusstörungen; Erbrechen und Aspiration
- O_2-Mangel: Zyanose und Unruhe bei unsachgemäßer, zu langsamer Durchführung.

9

Blindes Absaugen (oral, nasal)

- Gleitmittel: bei nasalem Absaugen, z. B. Xylocain-Gel® oder Bepanthen-Nasensalbe®. Bei oralem Absaugen: steriles NaCl 0,9 % zum Anfeuchten
- Schutzhandschuhe anziehen, sterilen Handschuh an „absaugende Hand"
- Sterilen Katheter ohne Sog (bei starkem Sekretanfall mit Sog) vorsichtig einführen. Am Zielort = Hypopharynx (Abstand vorher ausmessen: Nasenspitze bis Ohrläppchen) unter Sog mit leicht drehender Bewegung zurückziehen. Evtl. intermittierend mithilfe des Zwischenstücks Sog unterbrechen, dies verhindert Festsaugen.

Beobachten
- Häufigkeit des Absaugens
- Reaktionen des Patienten beim Durchführen: Bradykardie, Zyanose, Erbrechen, Abwehr
- Menge, Konsistenz, Farbe, evtl. Beimengungen des Sekrets (mind. 1 × pro Schicht dokumentieren).

Tipps und Tricks
- Absaugen reizt die Schleimhäute zusätzlich, dadurch Sekretproduktion ↑, was noch häufigeres Absaugen erfordert. Deshalb möglichst schonend und effektiv absaugen
- Beim „blinden Absaugen" der oberen Atemwege ist eine tiefere Positionierung (endotracheal) nicht ausgeschlossen, daher sterilen Handschuh und je Absaugvorgang neuen sterilen Absaugkatheter verwenden
- Das Überblähen der Lunge nach dem Absaugen mittels Beatmungsbeutel ist umstritten (Lungenschädigung möglich).

9.4.2 Pflege bei Pleuradrainage

Indikationen
Pleuradrainagen liegen zwischen Rippen- und Lungenfell (Pleuraraum). Abgesaugt werden Luft oder Flüssigkeiten, z. B. bei ausgedehntem Pneumothorax, Spannungspneumothorax, Pleuraempyem, Hämato- oder Chylothorax.

Notfalldrainage bei Spannungspneumothorax
2.–3. ICR in der Medioklavikularlinie der betroffenen Seite mit möglichst großer Braunüle (14 G oder 12 G) punktieren → sofortige Entlastung des Überdrucks. Anschließend Pleuradrainage (unten).

Punktionsorte
- Pneumothorax: 2.–3. ICR, Medioklavikularlinie, kranial (kopfwärts) der Mamille (Monaldi-Drainage)
- Pleuraerguss: 3.–5. ICR, mittlere Axillarlinie (Bülau-Drainage).

Saugsysteme
Saugsysteme unterscheiden sich erheblich voneinander, daher ist vor Anwendung Einweisung erforderlich. Unterschieden werden Mehrweg- von Einmalsystemen und Ein- bis Dreikammersysteme (▶ Tab. 9.7).

9

Tab. 9.7 Pleuradrainage-Saugsysteme

System	Mechanismus	Hinweise
Mehrweg-Einflaschensystem: Sekretauffanggefäß mit Wasserschloss oder mit Sog (Vakuum) und Steigrohr	Einfaches Prinzip, Wasserschloss/Steigrohr wirken als Rückschlagventil (verhindert Luftrücktritt in Pleuraraum)	Sekretauffanggefäß tgl. wechseln oder nach Standard. Sterilisation erforderlich
Mehrweg-Zweiflaschensystem: Sekretauffanggefäß plus Wasserschloss-Gefäß mit Steigrohr	Schwerkraftdrainage (für Sekret). Luft entweicht über Wasserschloss	s. o.; System stets unter Patientenniveau platzieren
Mehrweg-Dreiflaschensystem: Sekretauffanggefäß mit Wasserschloss plus Steigrohr plus Saugkontrollflasche	Füllhöhe (Aqua dest.) in Sekretkontrollflasche und Eintauchtiefe des Steigrohrs bestimmen Sogleistung	Aufbereitung s. o.; Menge Aqua dest. und Steigrohreinstellung regelmäßig prüfen
Einwegsystem, physikalisch: Prinzip des Dreiflaschensystems (3 Kammern). Zusätzliche Sicherheit bieten Unter-/Überdruck-Entlastungsventile	Systeme mit und ohne Wasserschloss. Bei Systemen ohne Wasserschloss gewährleistet Sicherheitsventil Unterdruck (z. B. Pleur-evac-System® Sahara; Sentinel-seal-Thoraxdrainage®)	Aufbereitung nicht erforderlich. Systeme erst bei maximaler Füllmenge wechseln (Kosten). Abklemmen bei Trennung von Sog i. d. R. nicht erforderlich. Herstellerhinweise beachten
Einwegsystem, elektronisch (vollautomatisch): Elektropumpe, Sogquelle im Gerät integriert	Digitale Überwachung von Sogstärke, Flüssigkeits- und Leckagemenge; mit Alarmfunktion	Maximale Mobilität und Sicherheit für Patienten. Gerätepositionierung unabhängig vom Patientenniveau. Herstellerhinweise beachten

Materialien
Saugsystem: Mehrweg-Vakuum-Saugsystem oder Einmalsystem (▶ Tab. 9.7); Drainageschlauch, Verbindungsschlauch, Bülau-/Monaldi-Drainage, Abdecktücher, Trokar, Hautdesinfektionsmittel, Lokalanästhetikum, Spritzen, Kanülen, Skalpell, Nahtmaterial, sterile Handschuhe, OP-Mantel, Haube, Mundschutz, Verbandmaterial mit Schlitzkompressen, Fixierpflaster, evtl. Hautschutzplatte, ggf. Schlauchklemmen (armiert) (▶ Abb. 9.1).

Durchführen
Ärztliche Durchführung
Vorab Patientenaufklärung und Einverständniserklärung. Hautdesinfektion, Lokalanästhesie, Inzision, Pleurahöhle mit Trokar und Einführkanüle punktieren, Drainageschlauch in die Pleurahöhle vorschieben, Drainage mit Saugsystem verbinden, Sog initial mit ca. 20 cm Wassersäule einstellen. **Ausnahme:** nach Pleurektomie i. d. R. 5 cm H_2O-Sog! Tabaksbeutelnaht, z. B. rait 2–0 Dacron®.

Pflegerische Patientenvorbereitung und Assistenz
- **Patientenberatung** vorab: wirkt Ängsten entgegen
- **Atemtechnik einüben:** während des Legens nicht husten, nicht pressen; ggf. Antitussivum (▶ Tab. 9.2)
- Prämedikation nach Anordnung: z. B. Analgetikum, Atropin
- Ggf. Rasur/Clipping

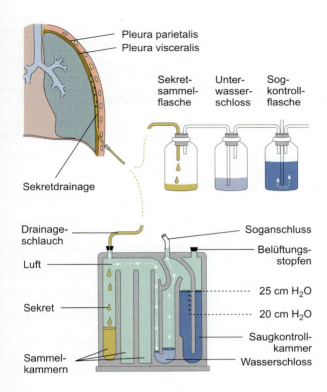

Abb. 9.1 Thoraxsaugsystem mit Sekretsammelflasche [L190]

- Röntgenaufnahmen bereitlegen, Materialien unter aseptischen Bedingungen auf steriler Arbeitsfläche vorbereiten
- **Position des Patienten:** halbsitzend, dabei Arm der betroffenen Seite über den Kopf zu Gegenseite legen.

Durchführen: Assistenz und Anreichen der Materialien. Überwachung des Patienten (Puls, Atmung, Schmerzen, Unruhe). Unterstützung bei der Positionierung, Patienten beruhigen, z. B. Hand halten.

Nachbereiten: steriler Wundverband, Drainage knick- und zugfrei am Thorax (auf Hautschutzplatte) fixieren. Leichte OK-Hochlage, Vitalzeichen, besonders Atmung beobachten. Rö-Thorax zur Lagekontrolle.

Pflege bei liegender Thoraxdrainage

Drainagefunktion gewährleisten: freien Abfluss gewährleisten, aseptische Handhabung, Diskonnektion vermeiden. Saugsystem regelmäßig überprüfen: Funktion, Durchgängigkeit, Sog-Einstellung, (Grobregulierung am Vakumeter, Feinregulierung am Steigrohr), Sekretmenge, -farbe, -beimengung.
Drainageschlauch auf atemsynchrone Schwankungen, Durchgängigkeit oder Leckage prüfen. Bei Mehrwegsystem: am Bett immer 2 armierte Schlauchklemmen

9

bereitlegen. (Mehrweg-)Sekretflasche 1× tgl. wechseln, dazu Drain patientennah abklemmen (bei Beatmung oder Spannungspneumothorax nicht abklemmen!). Bei Einmalsystemen Fördermenge regelmäßig dokumentieren (nach Standard). Sekretmenge als Ausfuhr in Bilanz einbeziehen.

Wunde: aseptischer Verbandwechsel nach Standard bzw. tgl. (▶ Kap. 3.10.6), Wundkontrolle (Blutung, Hautemphysem, Entzündungszeichen).

Atemunterstützende Interventionen: atemunterstützende und sekretlösende, -entleerende Maßnahmen (▶ Kap. 2.4.5), evtl. vorab Schmerztherapie nach Anordnung.

Frühmobilisation: vor dem Bett stehen und auf der Stelle treten, im Sessel sitzen, Oberkörperhochlage, regelmäßiger Positionswechsel. Hilfe bei der Körperpflege sowie bei weiteren eingeschränkten Aktivitäten.

Patientenbeobachtung und Dokumentation: Atmung, Puls, RR, Einstichstelle, Sekret, Einstellung Absaugsystem, Allgemeinbefinden.

Patientenberatung und -information

- Patienten zur Funktion der Saugung und über entstehende Geräusche informieren, bei Geräuschempfindlichkeit Ohrstöpsel anbieten
- Bei plötzlichem Schmerz, Husten oder Kurzatmigkeit → soll Patient unverzüglich Pflegende rufen!
- Um eine Schonatmung zu vermeiden, Patienten beraten, anleiten und unterstützen bei Mobilisation, Positionierung und Atemtherapie. Bedeutung der atemunterstützenden und sekretlösenden Maßnahmen erläutern. Schmerztherapie nach Anordnung
- Einüben der richtigen Atemtechnik: nicht husten, nicht pressen; ggf. Antitussivum, ggf. Obstipationsprophylaxe
- Bei mobilen Patienten Schläuche so fixieren, dass Aufstehen ohne Hilfe möglich ist (zuvor einüben und überprüfen)
- Patient soll Drainage beobachten, aber nicht selbst daran manipulieren.

Komplikationen und Hilfen

- Kein Blubbern im Wasserschloss: Leck im Schlauchsystem zwischen Wasserschloss und Pumpe suchen, ggf. Sog erhöhen
- Fehlende atemsynchrone Schwankungen im Wasserschloss: System zwischen Patient und Wasserschloss verstopft, z. B. Drainageschlauch abgeknickt, mit Sekret verstopft, Leck; Drainageöffnung in der Pleurahöhle verlegt. Ggf. Lagewechsel, Atem- und Hustenübungen
- Starkes Blubbern: Leck zwischen Wasserschloss und Patient, evtl. Pleurafistel → körpernah abklemmen. Wenn weiterhin Blubbern: evtl. undichter Schlauch → neues System. Bei Verdacht auf Pleurafistel Arzt informieren
- Drainage rutscht versehentlich heraus: Sofort sterilen Verband anlegen und mit Folie oder breiten Pflasterstreifen abdecken. Ausnahme: Bei frischem Pneumothorax oder Beatmung lediglich steril abdecken. Sofort Arzt informieren.

9

❗ Tipps und Tricks
- Einmaldrainagesysteme unterscheiden sich in der Handhabung erheblich, daher immer Herstelleranweisungen beachten!
- Mehrwegsysteme: Bei Störungen oder Patiententransport mit 2 Schlauchklemmen patientennah abklemmen (Ausnahme: beatmete Patienten)
- Kein routinemäßiges Durchkneten der Schläuche (unkontrollierter Sog)

- Schläuche nicht über Patientenniveau anheben oder durchhängen lassen (Siphon-Effekt reduziert Sogstärke)
- Bei beatmeten Patienten nicht abklemmen, Gefahr des Spannungspneumothorax. Ggf. Heimlich-Ventil verwenden (Rückschlagventil) bei Sekretförderung mit Beutel.

9.5 Erkrankungen

Tuberkulose (▶ Kap. 16.3.1); Lungenödem (▶ Kap. 7.5.3)

9.5.1 Chronisch-obstruktive Lungenerkrankungen

Definition
Zu den **chronisch-obstruktiven Lungenerkrankungen** (**c**hronic **o**bstructive **p**ulmonary **d**isease = COPD) gehören: chronische Bronchitis, chronisch-obstruktive Bronchitis und (obstruktives) Lungenemphysem. Die Übergänge sind fließend. Hauptrisikofaktor: Rauchen.

Diagnostik
- Diagnosestellung (▶ Tab. 9.8) primär nach klinischem Bild: Husten, Auswurf, Dyspnoe und Atemwegsobstruktion sowie durch Expositionsanamnese (z. B. Rauchen)
- Lungenfunktion, Perkussion, Auskultation: verlängerte Exspiration, Giemen, Stridor
- Rö-Thorax, EKG
- Sputum: mikrobiologische und zytologische Untersuchung
- BB: evtl. Leukozytose, Polyglobulie
- BGA: bei respiratorischer Insuffizienz
- Bei jungen Patienten: Ausschluss von Enzym- oder Immunglobulinmangel.

Tab. 9.8 Differenzialdiagnostik COPD und Asthma (modifiziert nach COPD-LL, Kurzfassung Tab. 2)

Merkmal	COPD	Asthma
Alter bei Erstdiagnose	Meist nicht vor der 6. Lebensdekade	Häufig: Kindheit, Jugend
Anamnese	Hauptursache eingeatmete Schadstoffe (Rauchen)	Familienanamnese oft positiv
Tabakrauch, inhalative Noxen	Direkter Kausalzusammenhang	Kein direkter Kausalzusammenhang; Verschlechterung durch Tabakrauch möglich
Atemnot	Bei Belastung	Anfallsartig, wechselnd Auslöser: Allergene, chemische/ physikalische/seelische Belastung
Verlauf	Meist fortschreitend	Variabel, episodisch

9

Tab. 9.8 Differenzialdiagnostik COPD und Asthma (modifiziert nach COPD-LL, Kurzfassung Tab. 2) *(Forts.)*

Merkmal	COPD	Asthma
Allergie	Kein direkter Kausal-zusammenhang	Häufig
Obstruktion	Immer nachweisbar	Variabel, reversibel, oft aktuell nicht vorhanden
Reversibilität der Obstruktion	Nie voll reversibel	Diagnostisches Kriterium, oft voll reversibel
Überempfindlichkeit der Atemwege	Ja	Ja
Ansprechen der Obstruktion auf orale Kortikosteroide	Bei Exazerbation	Regelhaft vorhanden

Schweregrade und Therapie
Ziele
- Gesundheitsbewusstsein und Eigenkompetenz des Kranken fördern, Raucherentwöhnung
- Steigerung der Lebensqualität, Leistungsfähigkeit und Lebenserwartung
- Linderung der Symptome, Besserung der Atemwegsobstruktion, Verlangsamung des Krankheitsfortschritts
- Unterstützung der bronchialen Reinigung, Vermeidung von Exazerbationen (infektbedingte Verschlechterung), Bekämpfung der Infekte
- Erhaltung und Förderung der Thoraxbeweglichkeit und Zwerchfellkraft
- Respiratorischer Insuffizienz und Rechtsherzinsuffizienz entgegenwirken.

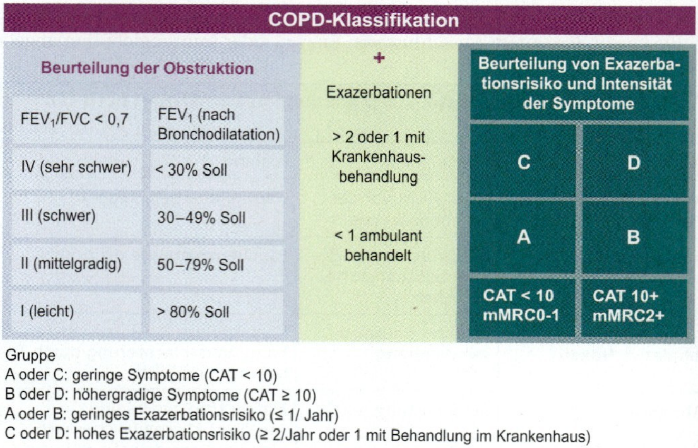

COPD-Klassifikation

Beurteilung der Obstruktion		+ Exazerbationen	Beurteilung von Exazerbationsrisiko und Intensität der Symptome	
$FEV_1/FVC < 0{,}7$	FEV_1 (nach Bronchodilatation)	> 2 oder 1 mit Krankenhaus-behandlung	C	D
IV (sehr schwer)	< 30% Soll			
III (schwer)	30–49% Soll	< 1 ambulant behandelt	A	B
II (mittelgradig)	50–79% Soll			
I (leicht)	> 80% Soll		CAT < 10 mMRC0-1	CAT 10+ mMRC2+

Gruppe
A oder C: geringe Symptome (CAT < 10)
B oder D: höhergradige Symptome (CAT ≥ 10)
A oder B: geringes Exazerbationsrisiko (≤ 1/ Jahr)
C oder D: hohes Exazerbationsrisiko (≥ 2/Jahr oder 1 mit Behandlung im Krankenhaus)

Abb. 9.2 COPD-Klassifikation [L157]

Gesundheitsförderung und Prävention
Im Frühstadium ist die Prognose recht gut (▶ Abb. 9.2). Rauchern wird Nikotinkarenz und die Teilnahme an Raucherentwöhnungsprogrammen empfohlen. Wichtig sind Beratung und Anleitung zur größtmöglichen Selbstständigkeit bei allen atemunterstützenden Interventionen, weiteren Pflegemaßnahmen und der medikamentösen Therapie. Patient zur Teilnahme an Schulungsprogramme (z. B. nach COBRA) motivieren.

Beobachten
- Atemfrequenz, -rhythmus, -tiefe (▶ Kap. 2.4.1), Peak-Flow-Werte (▶ Kap. 9.5.2)
- Atemgeräusche, Husten und Sputum (▶ Kap. 2.4.2)
- Körpertemperatur: Fieber durch akuten Infekt?
- RR, Puls, vor allem in fortgeschrittenen Stadien und bei Rechtsherzinsuffizienz
- Hautfarbe (Zyanose?), Bewusstseinslage (▶ Kap. 2.10.1).

Chronische Bronchitis, chronisch-obstruktive Bronchitis

Definition
Chronische Bronchitis, chronisch-obstruktive Bronchitis: Husten und Auswurf an den meisten Tagen von mind. 3 Monaten zweier aufeinanderfolgender Jahre.

Therapie
- Behandlung der Grunderkrankung, Raucherentwöhnung. Ggf. Rehabilitationsmaßnahmen
- Antiobstruktive Therapie nach Schweregrad nach Gruppen A–D (▶ Tab. 9.9): kurz- oder langwirksame Sympathikomimetika, Anticholinergika, Glukokortikoide, Theophylline (▶ Tab. 9.4), Atemtherapie, physikalische Therapie (▶ Kap. 2.4.5)
- Grippe- und Pneumokokkenimpfung
- Im fortgeschrittenen Stadium: Therapie der Herzinsuffizienz (▶ Kap. 7.5.3)
- O_2-Therapie, intermittierend Sauerstofftherapie (▶ Kap. 2.4.6). Bei fortgeschrittener COPD: Langzeit-O_2-Therapie (LTOT), ggf. nichtinvasive (NIV) CPAP-Beatmung oder Heimbeatmung (ermöglicht größtmögliche Selbstständigkeit und Lebensqualität)
- Indikation für Intubation und Beatmung sehr zurückhaltend stellen, da mit schwieriger, langwieriger Entwöhnung zu rechnen ist.

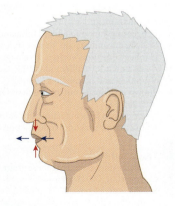

Abb. 9.3 Dosierte Lippenbremse – durch die locker aufeinanderliegenden Lippen wird geräuschlos ausgeatmet [L138]

9

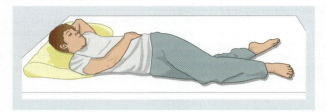

Abb. 9.4 Drehdehnlage [L138]

Pflege

Atemunterstützende Maßnahmen

- Ausatmen gegen Widerstand (PEP-Atmung): z. B. dosierte Lippenbremse, Gähn- und Schnüffelatmung (▶ Kap. 9.5.2) verhindert Kollaps der Bronchiolen, erleichtert die Exspiration (▶ Abb. 9.3). Ausatmen mit PEP-Geräten (▶ Kap. 2.4.5)
- Atemerleichternde Körperhaltungen, z. B. Kutschersitz, Torwartstellung (▶ Abb. 9.7), Halbmondlage, Dehnlage, Drehdehnlage (▶ Abb. 9.4)
- Regelmäßige Peak-Flow-Messungen (▶ Kap. 9.5.2, ▶ Abb. 9.5)
- Kalte Atemluft und kalte Getränke als Auslöser der Bronchialobstruktion vermeiden
- Maßnahmen bei Dyspnoe (▶ Kap. 2.4.4), Sauerstofftherapie (▶ Kap. 2.4.6), LTOT.

Atemtraining

- Je nach Fähigkeit Gehen, leichter Dauerlauf und Radfahren in der Ebene als dosierte Ausdauerbeanspruchung
- Gymnastische Übungen zur Lockerung, Dehnung und Kräftigung
- Entspannungsübungen, Atemübungen zur Wahrnehmung der Atmung (▶ Kap. 2.4.5), atemstimulierende Einreibung (▶ Kap. 2.4.5)
- Atemmuskeltraining, z. B. mit Treshold-Gerät® (▶ Kap. 2.4.5).

Sekretmanagement

- Umgebungsluft anfeuchten, Inhalation (▶ Kap. 2.4.5)
- Wärmeanwendung am Thorax (v. a. morgens), feucht-warme Wickel
- Häufiger Positionswechsel, Drainagepositionierung (▶ Abb. 9.8)
- Ausatmen mit oszillierenden PEP-Geräten (▶ Kap. 2.4.5)
- Vibration und manuelle Klopfung (▶ Kap. 2.4.5)
- Thoraxeinreibung mit ätherischen Ölen bzw. hyperämisierenden Salben (▶ Tab. 9.3)
- Erlernen von Hustentechnik zur Dämpfung von unproduktivem Husten und schonendem, wirkungsvollem Abhusten (▶ Kap. 2.4.5).

> **Tipps und Tricks**
> - Ausreichende Flüssigkeitszufuhr zur Sekretlösung beachten (Kontraindikation z. B. Herzinsuffizienz)
> - Bei Patienten mit COPD kann die Verabreichung von Prostaglandinsynthesehemmern (wie Acetylsalicylsäure, z. B. Aspirin®) die Obstruktion verstärken und akute Dyspnoe auslösen. Patienten informieren, evtl. Paracetamol als Bedarfsmedikation
> - Vorsicht bei O_2-Therapie (▶ Kap. 2.4.6) bei COPD.

Lungenemphysem

Definition
Lungenemphysem: Überblähung des Lungengewebes, Elastizitätsverlust und irreversible Zerstörung von Alveolen. Dadurch Bildung von Emphysemblasen mit Verkleinerung der Gasaustauschfläche. Fortschreitende Erkrankung: pulmonale Hypertonie → chronisches Cor pulmonale mit Rechtsherzinsuffizienz (▶Kap. 7.5.3) bis zur respiratorischen Insuffizienz. Häufig durch langjähriges Rauchen, bei jungen Patienten auch erblicher α_1-Antitrypsin-Mangel.

Therapie
- Wie bei chronisch-obstruktiver Bronchitis (Fortschreiten der Erkrankung aufhalten oder verzögern)
- Bei ursächlichem α_1-Antitrypsin-Mangel: Ersatz des fehlenden Enzyms (Prolastin®)
- Im Einzelfall minimalinvasive Verfahren zur Lungenvolumenreduktion. Ggf. Ventilimplantation, Lungentransplantation.

Komplikationen
- Cor pulmonale, Rechtsherzinsuffizienz, Globalinsuffizienz (▶Kap. 7.5.3)
- Eitrige Bronchialinfekte, Pneumonie (▶Kap. 9.5.3), Myokardinfarkt (▶Kap. 7.5.2)
- Spontanpneumothorax (▶Kap. 9.5.6).

Pflegemaßnahmen und Patientenberatung
Ziele: siehe COPD, zusätzlich Verbesserung der erschwerten Ein- und Ausatmung unter Belastung. Erhalten der Belastbarkeit und Ausdauerleistung. Erhalten der größtmöglichen Selbstständigkeit:
- Atemunterstützende Maßnahmen, Sekretmanagement (▶Kap. 2.4.5)
- Maßnahmen bei Dyspnoe (▶Kap. 2.4.4), Sauerstofftherapie (▶Kap. 2.4.6)
- Ausdauertraining
- Unterstützung, z. B. bei Körperpflege, Mobilisation oder Nahrungsaufnahme nach Bedarf
- Hilfe bei der Entwicklung von Bewältigungsstrategien im Umgang mit der chronischen Erkrankung aufzeigen, Angehörige einbeziehen.

Tipps und Tricks
- Vorsicht, keine Sedativa! Gefahr der respiratorischen Insuffizienz
- Genaue Überwachung bei O_2-Therapie (▶Kap. 2.4.6).

9.5.2 Asthma bronchiale

Definition
Asthma bronchiale: Entzündliche Atemwegserkrankung mit reversibler Atemwegsobstruktion und anfallsartiger Atemnot. Ca. 5 % der Erwachsenen und 10 % der Kinder sind betroffen.

9

Häufig besteht bei Asthma eine Empfindlichkeit gegen mehrere, verschiedene Auslöser. Bei konsequenter Therapie meist gute Prognose.

Symptome

Differenzialdiagnostik COPD und Asthma (▶ Tab. 9.8)

- Erschwerte, verlängerte Exspiration (exspiratorischer Stridor)
- Husten, ständig wiederkehrend, vor allem zu Anfallsbeginn
- Giemende, pfeifende, brummende Atemgeräusche
- Atemnot, Orthopnoe (▶ Kap. 2.4.3)
- Einsatz der Atemhilfsmuskulatur, Auxiliaratmung (▶ Kap. 2.4.1)
- Zäher, glasiger Schleim (Dyskrinie)
- Erstickungsangst, Todesangst.

Begleitsymptome: häufig Augenjucken, Augentränen, Niesen, Schnupfen, Sinusitis. Anhand der Symptomatik werden 4 Stadien unterschieden (▶ Tab. 9.9).

Stadieneinteilung des Asthmas

Schweregrade: Asthma-Einteilung nach Schweregrad erfolgt vorrangig zur Erstbeurteilung des Patienten vor Einleitung der medikamentösen Therapie. Zur Verlaufskontrolle erfolgt die Beurteilung der Ansprechbarkeit auf die Therapie anhand des Grades der Asthma-Kontrolle (▶ Tab. 9.10).

Diagnostik

- Auskultation, Lungenfunktionsprüfung
- Labor: BGA, BB, Elektrolyte, bei Kindern Immunglobuline
- Rö-Thorax, EKG
- Allergietestung (▶ Tab. 9.11) im anfallsfreien Intervall, z. B. Prick-Test, Intra- und Epikutan-Test, RAST-Test.

Therapie

Ziele: bestmögliche Asthma-Kontrolle, Anfallsneigung reduzieren, Atemwegsobstruktion mindern, Lungenfunktion normalisieren, Beschwerdefreiheit.

Akuter Asthmaanfall

- Ruhe vermitteln, sitzende Position, Fenster öffnen (Vorsicht: Pollenallergie beachten)
- β_2-Sympathikomimetika schnellwirksam, SABA (▶ Tab. 9.4), inhalativ: z. B. Salbutamol® 2–4, ggf. Wiederholung nach 10–15 min.

Tab. 9.9 Schweregrad-Einteilung des Asthma bronchiale bei Erwachsenen ohne Medikation (vereinfacht nach Nationale VersorgungsLeitlinie Asthma, Bundesärztekammer 2018)

Schweregrad 1	Schweregrad 2	Schweregrad 3	Schweregrad 4
Intermittierendes Asthma	Geringgradig persistierendes Asthma	Mittelgradig persistierendes Asthma	Schwergradig persistierendes Asthma
Beschwerden: • Tags < 1/Woche • Nachts ≤ 2/Monat FEV_1 > 80 % des Sollwerts	Beschwerden: • Tags > 1/Woche, aber < 1/Tag • Nachts > 2/Monat FEV_1 > 80 % des Sollwerts	Beschwerden: • Tags täglich • Nachts > 1/Woche FEV_1 60–80 % des Sollwerts	Beschwerden: • Tags ständig • Nachts häufig FEV_1 < 60 % des Sollwerts
Für Kinder gibt es vergleichbare Schemata. FEV_1 = forciertes exspiratorisches Volumen			

9

- Dosierte Lippenbremse, PEP-Technik (▶ Kap. 2.4.5), falls schon erlernt
- Sauerstoff: 2–4 l/min über Nasensonde unter Bewusstseins- und Pulsoximetriekontrolle
- Glukokortikoide: z. B. 25–100 mg Prednisolon (z. B. Solu-Decortin H®) i. v. (▶ Tab. 9.5)

Tab. 9.10 Grade der Asthma-Kontrolle. (Die Angaben beziehen sich auf eine beliebige Woche innerhalb der letzten 4 Wochen.) [X315–001]

Kriterium	Kontrolliertes Asthma (alle Kriterien erfüllt)	Teilweise kontrolliertes Asthma (1–2 Kriterien innerhalb einer Woche erfüllt)	Unkontrolliertes Asthma
Symptome tagsüber	≤ 2 × pro Woche	> 2 × pro Woche	3 oder mehr Kriterien des „teilweise kontrollierten Asthmas" innerhalb einer Woche erfüllt
	Nein	Ja	
Einschränkung von Aktivitäten im Alltag	Nein	Ja	
Nächtliche/s Symptome/Erwachen	Nein	Ja	
Einsatz einer Bedarfsmedikation/Notfallbehandlung	≤ 2 × pro Woche	> 2 × pro Woche	
	Nein	Ja	
Lungenfunktion (PEF oder FEV$_1$)	Normal	< 80 % des Sollwerts (FEV$_1$) oder des persönlichen Bestwerts (PEF)	
Exazerbation*	Nein	Eine oder mehrere pro Jahr	Eine pro Woche

* Jegliche Exazerbation in einer Woche bedeutet definitionsgemäß ein „unkontrolliertes Asthma". Definition Exazerbation: Episode mit Zunahme von Atemnot, Husten, pfeifenden Atemgeräuschen und/oder Brustenge, die mit einem Abfall von PEF oder FEV$_1$ einhergeht.

Tab. 9.11 Formen und Auslöser des Asthma bronchiale

Exogen/allergisch	Nicht allergisch

Allergische Sofortreaktion auf Inhalationsallergene, z. B.:
• Blütenpollen, Schimmelpilze
• Hausstaubmilben
• Harze, Duftstoffe, ätherische Öle
• Tierhaare und -epithelien
• Nahrungsmittelallergene, z. B.:
  – Milcheiweiß, Eier, Sojaeiweiß
  – Tomaten, Erdbeeren, Nüsse, Fisch
  – Weizen, Farb-/Konservierungsstoffe
	Auslöser, z. B.:
	• Atemwegsinfekte
	• Medikamente (Acetylsalicylsäure/ASS®, Betablocker)
	• Atemwegsreize (Rauch, kalte Luft, chemische Stoffe)
	• Körperliche Belastung („Anstrengungsasthma")
	• Emotionale Faktoren (Angst, Stress)
	• Ohne erkennbare Ursachen (endogen)

Vor allem Kinder/Jugendliche	Vor allem Erwachsene
Mischformen sind häufig, insbesondere bei Erwachsenen	

9

- Ausreichend Flüssigkeit (oral, ggf. i. v.)
- Evtl. inhalativ Ipratropiombromid (▶ Tab. 9.4)
- Evtl. β$_2$-Sympathomimetika s. c., langsam i. v. oder über eine Spritzenpumpe (▶ Tab. 9.4)
- Bei Erfolglosigkeit evtl. Theophylline als orale Lösung oder langsam i. v. (nur im Krankenhaus) (▶ Tab. 9.4), unter Pulskontrolle
- Bei zunehmender Erschöpfung und ausbleibender Besserung: nichtinvasive Beatmung (NIV). Verlegung auf Intensivstation.

> ⚡ **Vorsicht**
> **Warnsymptome eines Asthmaanfalls**
> - Peak-Flow-Meter (Ampelschema, ▶ Abb. 9.5): Abfall der Morgenwerte, Zunahme der tageszeitlichen Schwankung, Umschalten der Ampel von „grün" auf „gelb"
> - Zunahme der Atemnot, besonders nachts oder frühmorgens
> - Vermehrter Husten, nächtliche Hustenattacken
> - Veränderung des Auswurfs (Menge, Farbe, Zähigkeit)
> - Abnahme der körperlichen Belastbarkeit
> - Steigender Verbrauch an Bedarfsmedikamenten
> - Auftreten von Anzeichen eines Atemwegsinfekts (Fieber, gelbgrünes Sputum etc.).

Antiobstruktive Dauertherapie
- Anfallsprophylaxe durch antientzündliche Dauertherapie: inhalierbare Glukokortikoide, Antiphlogistika. Diese sind im akuten Anfall unwirksam
- Antiobstruktive Dauertherapie zur Beschwerdelinderung in 5 Stufen (▶ Abb. 9.6)
- Allergen- und Nikotinkarenz, auslösende Noxen erkennen und meiden
- Peak-Flow-Meter-Messung erlernen, Verlaufsprotokoll führen, Asthma-Tagebuch
- Hyposensibilisierung im anfallsfreien Intervall, z. B. gegen Pollen, Hausstaubmilben oder Schimmelpilze, evtl. sublinguale Desensibilisierung
- Asthma-Schulungsprogramm, psychosoziale Beratung, Selbsthilfegruppen, Reha-Maßnahmen (See, Hochgebirge).

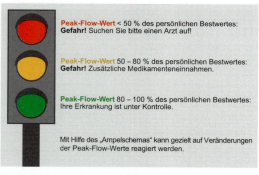

Peak-Flow-Wert < 50 % des persönlichen Bestwertes: **Gefahr!** Suchen Sie bitte einen Arzt auf!

Peak-Flow-Wert 50 – 80 % des persönlichen Bestwertes: **Gefahr!** Zusätzliche Medikamenteneinnahmen.

Peak-Flow-Wert 80 – 100 % des persönlichen Bestwertes: Ihre Erkrankung ist unter Kontrolle.

Mit Hilfe des „Ampelschemas" kann gezielt auf Veränderungen der Peak-Flow-Werte reagiert werden.

Abb. 9.5 Ampelschema (mod. nach: Deutsche Atemwegsliga e. V.) [A400]

9

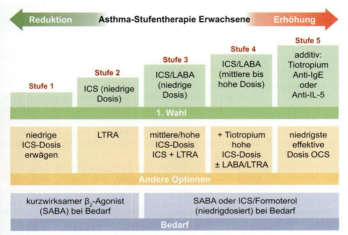

Indikation für SIT auf Stufe 1 und 2 bei geeigneten Patienten prüfen

Abb. 9.6 Stufenschema der medikamentösen Behandlung des Asthma bronchiale [F772–006; L157]

Komplikationen

- Chronisch-obstruktive Bronchitis durch rezidivierende Infekte, Lungenemphysem, Cor pulmonale, respiratorische Insuffizienz
- Status asthmaticus
- Selten: Schleimverlegung der Atemwege mit Schock, Atemstillstand, Exitus.

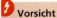 **Vorsicht**

Status asthmaticus
Akuter Asthmaanfall, der trotz Behandlung mit den eigenen Medikamenten > 24 h anhält. Immer lebensbedrohlich → Krankenhauseinweisung, meist auch Intensivtherapie notwendig (Betamimetika-resistenter Asthmaanfall mit vitaler Bedrohung).

Pflege

Akuter Asthmaanfall

Ziele: Besserung der Atemnot und Angstreduzierung, Hilfe bei erschwerter Aus- und Einatmung. Unproduktiven Husten dämpfen. Schonendes, wirkungsvolles Abhusten fördern.

- Erstmaßnahmen bei Atemnot (▶ Kap. 2.4.4)
- Ruhiger, einfühlsamer Umgang mit dem Patienten
- Weitere Erstmaßnahmen nach ärztlicher Anordnung: medikamentöse Therapie, Sauerstoffgabe, evtl. venöser Zugang, Absaugen von Sekret, NIV-Beatmung, Blutentnahme

- Unterstützung bei der Körperpflege je nach Befinden, evtl. kühle Waschungen von Gesicht und Oberkörper
- Mund- und Nasenpflege bei O_2-Therapie mind. 3 × tgl.

Anfallsfreie Phase
Ziele: Atemleistung erhalten, Risiko eines Anfalls verringern, Umgang mit der Krankheit lernen, Allergieprävention anstreben.

Patientenanleitung und -schulung
Durch Teilnahme an **standardisierten Asthma-Schulungsprogrammen** (z. B. NASA) werden Eigenverantwortung, Selbstmanagement und Fähigkeiten zur Krankheitsbewältigung gefördert; Notfallsituationen werden beherrschbarer. Der Betroffene erfährt zunehmend Sicherheit und Kontrolle bez. seiner Krankheit, das Auftreten schwerer Asthmaanfälle wird nachweislich reduziert. Etwa alle 2 Jahre sollte eine Nachschulung erfolgen.

Wissensvermittlung: Ursachen, Symptome und Prophylaxe bei Asthma bronchiale. Individuelle, auslösende Noxen (z. B. Allergene) und Trigger kennen, z. B. Bronchialinfekte, Kälte, Smog, Ozon. Psychologische Aspekte und Krankheitsbewältigung.

Verringerung der Kontakte mit Allergenen: z. B. bei Hausstauballergie keine Naturfasermatratzen/Federbetten. Antiallergische Bezüge für Bettzubehör, häufiges Lüften und Trockenhalten der Räume.

Umgang mit dem Behandlungsplan: Anwendung von Medikamenten, Inhaliergeräten und Dosieraerosolen (▶ Kap. 9.3.2). Beherrschen des individuellen Notfallplans und der Verabreichung von Notfallmedikamenten. Basistherapie im anfallsfreien Intervall fortführen.

Selbstkontrolle der Lungenfunktion: Umgang mit dem Peak-Flow-Meter, Dokumentation der Ergebnisse. Peak-Flow-Messung mehrmals tgl., morgendliche Werte < 20 % vom Bestwert = leichtes Asthma. Kennenlernen des Ampelschemas (▶ Abb. 9.5).

Erkennen der eigenen Lungenfunktion und Selbstanpassung der Arzneimittel nach Arztvorgabe.

Entspannungs- und Atemübungen: fördern die Wahrnehmung und Ökonomisierung der Atmung, z. B. Kontaktatmung, Kutschersitz, Torwartstellung (▶ Abb. 9.7) mit Wahrnehmung der kostoabdominalen Atembewegung mit Handkontakt, später ohne Handkontakt.

Ausatmen gegen Widerstand: Durch Druckerhöhung in den Atemwegen werden Bronchiolen offengehalten. Dies reduziert den Atemwiderstand in den tiefen Atemwegen. Eine gleichmäßige Exspiration und Inspiration wird gefördert sowie Atelektasen entgegengewirkt:

- **Dosierte Lippenbremse:** mit geschlossenem Mund durch die Nase einatmen. Während der Ausatmung die Luft leicht und ohne Anstrengung zwischen den locker aufeinanderliegenden Lippen geräuschlos entweichen lassen (▶ Abb. 9.3)
- **Gähn- und Schnüffelatmung:** bei geschlossenen Lippen Unterkiefer wie beim Gähnen nach unten ziehen, Zunge nach unten hinten legen und langsam einatmen. Nach kurzer Atempause – möglichst mit dosierter Lippenbremse – ausatmen.

Atemunterstützende Positionen: Einüben von Dehnlage, Drehdehnlage (▶ Abb. 9.4).

9

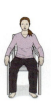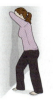

Abb. 9.7 Atemerleichternde Positionen [L264]

Hustentechnik einüben: Zur Dämpfung unproduktiven Hustens und zum schonenden und produktiven Abhusten: Huffing (▶ Kap. 2.4.5).
Physikalische Therapie: Wickel, Auflagen (▶ Kap. 3.9.1).
Raucherentwöhnung: Raucherentwöhnungsprogramm individuell abstimmen.

Asthma-Notfallset
Notfallmedikamente sollten immer zur Verfügung stehen. Diese an festgelegtem Platz deponieren und z. B. auch den Angehörigen bekannt machen:
- Persönlicher Notfallstufenplan mit Notrufnummern (Hausarzt, Notarzt)
- Notfallmedikamente: Bedarfsmedikament (Dosieraerosol: z. B. Salbutamol®), Glukokortikoid (z. B. Prednisolon®-Tabletten), ggf. Theophyllin (z. B. Solosin®-Tropfen).

Beobachten
- Atemgeräusche, Atemfrequenz, -rhythmus, -tiefe (▶ Kap. 2.4.1), Peak-Flow-Messwerte
- Hautfarbe und Bewusstseinslage (▶ Kap. 2.10.1)
- Puls, evtl. RR und Körpertemperatur
- Körperhaltung: Atemhilfsmuskulatur einbezogen?
- Psychische Verfassung des Patienten: Angst, Unruhe, Probleme?
- Umgang mit Medikamenten, Aerosol, Inhalation.

Tipps und Tricks
- Erregung und Hektik im Umfeld des Patienten kann einen Asthmaanfall provozieren, v. a. wenn der Patient noch nicht gelernt hat, sich durch Entspannungstechniken abzuschirmen
- Die Aerosoltherapie mit Glukokortikoiden begünstigt Infektionen der Mundhöhle, vor allem Pilzinfektionen. Gegenmaßnahmen ergreifen (▶ Tab. 9.5)
- Die Verabreichung von Prostaglandinsynthesehemmern wie Acetylsalicylsäure (z. B. ASS®) kann einen Asthmaanfall auslösen. Patient darauf hinweisen, bei Schmerzen Paracetamol
- Die Gabe von β-Blockern (z. B. Beloc®, Visken®, Dociton®) ist kontraindiziert: Bronchokonstriktion → Atemnot.

9

9.5.3 Pneumonie

> **Definition**
> **Pneumonie:** Entzündung des Lungenparenchyms durch infektiöse (Bakterien, Viren, Pilze, Protozoen), allergische oder physikalisch-chemische (z. B. Aspiration von Magensaft = Mendelson-Syndrom) Ursachen. In Deutschland die häufigste zum Tod führende Infektionskrankheit.

Einteilung
- **Primäre Pneumonie:** beim zuvor Gesunden
- **Sekundäre Pneumonie:** durch Vorerkrankungen begünstigt, z. B. Herzinsuffizienz, chronische Bronchitis, Karzinom, Diabetes mellitus, Immunsuppression, AIDS
- **Ambulant erworbene Pneumonie:** zu Hause erworben, häufigster Erreger Pneumokokken
- **Nosokomiale Pneumonie:** im Krankenhaus erworben (ab 48 Std. nach Aufnahme)
- **Typische Pneumonie:** meist bakteriell bedingt (Pneumokokken, Streptokokken, Staphylokokken), plötzlicher Krankheitsbeginn, häufigste Form der Pneumonie
- **Atypische Pneumonie:** durch Viren, Protozoen wie Chlamydien, Pilze wie Candida albicans und Aspergillus, Mykoplasmen oder Legionellen bedingt.

Symptome
- **Typische Pneumonie:** plötzliches Fieber > 38 °C, evtl. Schüttelfrost, schweres Krankheitsbild, Allgemeinbefinden stark beeinträchtigt
- **Atypische Pneumonie:** meist mit Prodromalzeichen (Pharyngitis, Rhinitis, Otitis, grippeähnliches Bild). Eher langsamer Beginn, schleichender Verlauf, Fieber < 39 °C, Allgemeinbefinden anfangs kaum beeinträchtigt
- Husten: anfangs trocken, später produktiv. Sputum: anfangs je nach Erreger gelber bis grünlicher Eiter, später evtl. rötlich bis braun (Hämoptysen), Foetor ex ore: fade-süßlich
- Tachykardie, Tachypnoe, evtl. Dyspnoe mit Hypoxämie und Zyanose
- Pleuritischer Schmerz, Schonatmung
- „Nasenflügeln": atmungsabhängige Bewegung der Nasenflügel.

Diagnostik
- Rö-Thorax, Auskultation, Perkussion
- Erregernachweis im Sputum, ggf. auch durch Bronchiallavage oder Bronchoskopie (▶ Kap. 3.7.2) möglich
- Labor: BB, BSG, Tuberkulintest, BGA
- Evtl. Erregernachweis im Blut oder Pleurapunktat, Blutkultur.

Therapie
- Bettruhe solange Fieber hoch
- Antibiotika (▶ Tab. 16.2), bei bakterieller Pneumonie gezielt nach Erregernachweis
- Antimykotika (Ancotil®, Amphotericin B®) bei Pilz-Pneumonie
- Expektoranzien (▶ Tab. 9.3), evtl. Antitussiva (▶ Tab. 9.2)
- Antipyretika: Paracetamol (z. B. ben-u-ron®)

9

- Inhalation, physikalische Therapie (▶ Kap. 2.4.5), Thromboseprophylaxe (▶ Kap. 2.2.10)
- Flüssigkeitsersatz, evtl. parenteral bei hohem Fieber und negativer Bilanz
- Evtl. Absaugen von Bronchialsekret (▶ Kap. 9.4.1): oral, nasal, bronchoskopisch, ggf. Intubation
- Sauerstoffgabe bei Dyspnoe (▶ Kap. 2.4.5), Zyanose (▶ Tab. 9.1).

Komplikationen

- Respiratorische Insuffizienz, ARDS
- Kollaps, Schock, toxisches Kreislaufversagen, Herzinsuffizienz
- Lungenabszesse, Pleuraerguss, Pleuraempyem, Bronchiektasenbildung durch bindegewebige Schrumpfung
- Thrombose, Lungenembolie durch Immobilität, Fieber, Flüssigkeitsverlust
- Selten: Systemische Abszessstreuung (z. B. Hirnabszess).

Beobachten

- Atmung: Frequenz, Tiefe, Rhythmus, Geräusche, Geruch (▶ Kap. 2.4.1), evtl. Atemskala zur Einschätzung der Atemsituation
- Körpertemperatur: engmaschig, v. a. bei Fieberanstieg und -abfall
- Puls, Blutdruck
- Sputum: Kann der Patient abhusten? Farbe, Konsistenz, Menge, Geruch, evtl. Beimengungen
- Hautfarbe, Hautturgor, Feuchtigkeitszustand der Schleimhäute von Mundhöhle, Zunge
- Bei Fieber: Schwitzen (Menge, kleinperlig/großperlig). Urin: Menge, Konzentration, evtl. spezifisches Gewicht. Stuhl: Obstipation? Evtl. Flüssigkeitsbilanz
- Allgemeinbefinden: Müdigkeit, Angst, Schwäche, Appetitlosigkeit.

Pflegemaßnahmen

Ziele: Ventilation erhalten und verbessern, Fieber senken, Sicherheit für den Patienten schaffen, Allgemeinbefinden verbessern, Sekretolyse fördern, Komplikationen verhindern.

- Bei Verdacht bzw. entsprechendem Erregernachweis ggf. Isolierung des Patienten
- Je nach Fieberstadium: Wärme erhalten oder fiebersenkende Maßnahmen (▶ Kap. 2.6.3)
- Mobilisation: Bettruhe bei hohem Fieber, bei mäßigem Fieber zwischen Bett und Lehnstuhl wechseln, dem Aufstehwunsch des Patienten nachgeben → schrittweise Mobilisation. Frühmobilisation als Thrombose- und Dekubitusprophylaxe anstreben
- Körperpflege (▶ Kap. 2.3.3): gründliche Mundpflege, Unterstützung nach Bedarf
- Sekretmanagement (▶ Kap. 2.4.5): Atem-/Raumluft anfeuchten. Inhalation mind. 3 × tgl. für 10 min, Atemtraining mit oszillierenden PEP-Geräten (▶ Kap. 2.4.5), schleimlösende Tees: Huflattichblätter und -blüten, Spitzwegerich. Vibrationsbehandlung und Einreibung mit ätherischen Ölen
- Atemunterstützende Maßnahmen: PEP-Atemtechniken und Atemtraining mit PEP-Geräten (▶ Kap. 2.4.5). Atemerleichternde Positionen: Oberkörperhochlage. Drehdehnlage (▶ Abb. 9.4), Drainagepositionierungen (▶ Abb. 9.8), regelmäßiger Positionswechsel nach Absprache (KI: z. B. Herzinsuffizienz, ZNS-Erkrankungen)

9

Oberlappen-Drainage links
- Hinterer oberer Lungenlappen
- Hinterer Bronchialbereich

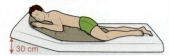

30 cm

Mittellappen-Drainage rechts
- Vorderer unterer Lungenlappen
- Vorderer Bronchialbereich

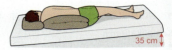

35 cm

Oberlappen-Drainage beiderseits
- Vordere Lungenlappen
- Vorderer Bronchialbereich

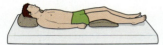

Unterlappen-Drainage links
- Äußerer Lungenlappen
- Seitlicher unterer Bronchialbereich

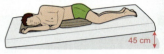

45 cm

Oberlappen-Drainage rechts
- Äußerer und hinterer Lungenlappen
- Hinterer Bronchialbereich

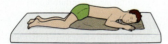

Unterlappen-Drainage rechts
- Spitzensegmente

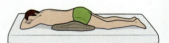

Abb. 9.8 Drainagepositionierungen [L264]

- Ausreichend Frischluft (regelmäßiges, kurzes Stoßlüften), Zugluft vermeiden
- Atemstimulierende Einreibung (▶ Kap. 2.4.5)
- Hustentechnik: zum Abhusten bei produktivem Husten anleiten (▶ Kap. 2.4.5)
- Bronchialtoilette: bei Unfähigkeit abzuhusten, durch orales oder nasales Absaugen von Bronchialsekret (▶ Kap. 9.4.1)
- Ernährung: reichlich Flüssigkeitszufuhr (Kontraindikationen beachten). Flüssigkeitsbilanz. Kost rasch aufbauen: vitamin- und kohlenhydratreiche, leichte Kost, keine blähenden und stopfenden Speisen (schränken Atmung ein, Gefahr der Obstipation). Anfangs Fleischbrühe, Milchprodukte und Obst. Bei Appetitlosigkeit Wunschkost.

❗ Tipps und Tricks
- Beratung von Patient und Besuchern zur Einhaltung von Hygieneschutzmaßnahmen (▶ Kap. 1.8). Sputum ist grundsätzlich als infektiös anzusehen.
- Selbstschutz: sich nicht anhusten lassen, beim Umgang mit Sputum Handschuhe tragen
- Hinter einer atypischen Pneumonie kann sich auch eine Tbc (▶ Kap. 16.3.1) verbergen

9

- Die konsequente Atemtherapie mit Inhalation, Atemtraining, regelmäßigem Positionswechsel sowie Sekretmanagement und Techniken zum produktiven Abhusten sind entscheidend für die schnelle Genesung des Patienten.

9.5.4 Bronchialkarzinom

Definition
Bronchialkarzinom: Häufigster bösartiger Tumor überhaupt, Altersgipfel bei ca. 60 Jahren. Etwa 25 % aller Krebstodesfälle, geht vom Bronchialepithel aus. Bei Rauchern 30- bis 40-mal höheres Risiko. Histologischer Tumortyp: Plattenepithel-Ca: ca. 25 %; Adeno-Ca: ca. 50 %; kleinzelliges Ca: ca. 20 %.

Symptome
- Erstsymptome sind meist Spätsymptome, Frühsymptome gibt es nicht
- Husten: Veränderung des Hustentyps, Verschlimmerung, meist trockener Reizhusten. Husten, der länger als acht Wochen anhält oder sich verändert, sollte eingehend untersucht werden!
- Hämoptyse, Hämoptoe (▶ Tab. 9.1)
- Appetitlosigkeit, Gewichtsverlust und Abgeschlagenheit
- Dyspnoe, evtl. Stridor, Giemen
- Rezidivierende pulmonale Infekte.

Symptome bei Metastasen
- Heiserkeit durch Kompression des N. laryngeus recurrens
- Paraneoplastische Syndrome: Cushing-Syndrom durch ACTH-Produktion bei kleinzelligem Ca
- Obere Einflussstauung mit Schwellung und Rötung von Kopf, Hals und Armen
- Knochenschmerzen und Spontanfrakturen bei Knochenmetastasen
- Brustschmerz bei Infiltration in Pleura und umliegendes Gewebe
- Hirntumorsymptomatik bei zerebralen Metastasen
- Fieber, Anämie, Thromboseneigung.

Diagnostik
- Rö-Thorax (häufig nur ein „Zufallsbefund")
- CT-Thorax, MRT, evtl. endobronchiale Sonografie
- Bronchoskopie mit Biopsie, Autofluoreszenz-Bronchoskopie
- Sputumuntersuchung, evtl. Bronchiallavage
- Tumormarker: NSE, CYFRA 21–1, CEA. Außerdem BGA, BB
- Zur Klärung der Operabilität: Lungenfunktionstest, Szintigrafie von Lunge und evtl. Knochen, Ultraschall Abdomen; CT oder MRT von Thorax, Schädel, Abdomen; evtl. nuklearmedizinische Verfahren: SPECT/CT, PET/CT, PET/MRT.

Komplikationen
- Metastasierung in Knochen, Gehirn, Leber und Nebenniere
- Infiltrationen in die Pleurahöhle (atemabhängige Schmerzen, Ergussbildung und Atemnot), in die Brustwand und Lungenspitze (Pancoast-Tumor).

9

Therapie

- **Kurativ:** chirurgisch als Segmentresektion, Lobektomie, Pneumektomie oder atypische Resektion
- **Palliativtherapie:** bei ca. 60–70 % der Betroffenen bereits bei Diagnosestellung nur palliativer Therapieansatz möglich. Laser-, Chemo- oder Strahlentherapie. Chemotherapie bei kleinzelligem Ca, Strahlentherapie von Primärtumor und Metastasen (perkutane Radiatio, Afterloading). Stentimplantation: Endoprothesen aus Silikon oder Metall
- Betreuung, Führung und Aufklärung des Patienten und seiner Angehörigen
- Gesundheitsberatung über Ernährung, Entspannungsmöglichkeiten, soziale Beratung
- Therapie von Tumorschmerzen nach schriftlich festgelegtem Therapieplan (▶ Kap. 2.11)
- Begleitmedikation bei Tumorschmerz: Bekämpfung der Nebenwirkungen bei Schmerztherapie (▶ Kap. 2.11.4), Antitussiva (▶ Tab. 9.2), Antiemetika (z. B. Vomex®, Paspertin®), Neuroleptika und Antidepressiva zur Unterstützung der Schmerztherapie, Glukokortikoide (z. B. Fortecortin®) bei Hirnödem
- Ggf. Physiotherapie, komplementäre Maßnahmen zur Erhaltung und Verbesserung der Lebensqualität.

Pflege

Pflege und Überwachung bei Chemotherapie (▶ Kap. 14.3.3), Pflege und Überwachung bei Strahlentherapie (▶ Kap. 14.3.4), Pflege bei onkologischen Erkrankungen (▶ Kap. 14.3.6, ▶ Kap. 14.3.7), Palliativpflege (▶ Kap. 6).

Ziele

- Schmerzfreiheit oder erträgliche Schmerzen. Patienten bei Bewältigungsstrategien im Umgang mit der Krankheit unterstützen. Selbstbestimmung und Würde des Patienten erhalten
- Größtmögliche Mobilität und Selbstständigkeit erhalten. Lebensbereiche, die der Patient nicht mehr selbst ausführen kann, übernehmen
- Sekundärerkrankungen vermeiden: Pneumonie (▶ Kap. 2.4.5), Infektionen in der Mundhöhle (▶ Kap. 2.3.6), Dekubitus (▶ Kap. 2.2.11), Thrombose (▶ Kap. 2.2.10), Kontrakturen (▶ Kap. 2.2.9).

Pflege bei Pneumektomie oder Lobektomie

Präoperative Pflege (▶ Kap. 17.2): Das präoperative Trainieren von Atemübungen und Inhalation ist sehr wichtig. Patienten auf die postoperative Situation vorbereiten: möglichst schriftliche Patienteninformation, für Fragen und Unsicherheiten offen sein.

Postoperative Pflege (▶ Kap. 17.3)

- Wunde auf Blutung, Entzündungszeichen kontrollieren und aseptischer Verbandwechsel (▶ Kap. 3.10.6)
- Atemtherapie: regelmäßige, 3 × tgl. Inhalation mit druckgesteuertem Gerät, z. B. Inhalog®, Training des Abhustens (▶ Kap. 2.4.5). Atemgymnastik, Atemübungen, stdl. Training mit SMI-Geräten.

Position: Oberkörperhochlage: unmittelbar postoperativ, nach ca. 6 h regelmäßig Position wechseln:

- **Pneumektomie** → Positionierung auf *operierte* Seite im 2-stdl. Wechsel mit Rückenlage verbessert Ventilation der gesunden Seite
- **Lobektomie, Segmentresektion** → Positionierung auf *gesunde* Seite im 2-stdl. Wechsel mit Rückenlage verbessert Entfaltung der operierten Lunge

Frühmobilisation: bei komplikationslosem Verlauf am OP-Tag abends Bettrand, am nächsten Morgen erstes Aufstehen.

Schmerztherapie: nach Schema. Kontinuierlich, bevor Schmerzen entstehen, besonders wichtig vor Atemtherapie; möglichst PCA-Pumpe (▶ Kap. 2.11).

Thoraxdrainage überwachen (▶ Kap. 9.4.2), mit einem kontinuierlichen Sog von $-5\,cm\,H_2O$ oder einem intermittierenden Sog von $-15\,cm\,H_2O$ für 10 min pro h.

> **Beobachten**
> - Körperlicher Allgemeinzustand: Schmerzerfassung, Mobilität, Essverhalten und Ernährungsstatus, Gewicht, Hautbefund
> - Vitalzeichen: Atmung, Körpertemperatur, Puls
> - Je nach Krankheitsverlauf: evtl. RR, Ausscheidung, Bewusstseinslage, psychische Verfassung des Patienten, Umgang mit der Krankheit
> - Postoperative Überwachung (▶ Kap. 17.3).

9.5.5 Lungenarterienembolie

Definition
Lungenarterienembolie: Plötzliche oder schrittweise Verlegung der Lungengefäße durch Thromben aus dem venösen Gefäßsystem. In 90 % aus der unteren Körperhälfte, die über untere Hohlvene und rechtes Herz die Lungenstrombahn erreichen. Eine der häufigsten „plötzlichen" Todesursachen überhaupt.

Anhand der Symptomatik lassen sich 4 Schweregrade unterscheiden (▶ Tab. 9.12).

Tab. 9.12 Verschiedene Schweregrade einer Lungenembolie

Grade	I Klein	II Submassiv	III Massiv	IV Fulminant
Ausdehnung/ Gefäßverschlüsse	Periphere Äste	Segmentarterie	Ein Pulmonalast	Pulmonalarterien, Hauptstamm
Klinisches Bild	Leichte Dyspnoe, Thoraxschmerz	Akute Dyspnoe, Thoraxschmerz, Tachypnoe	Akute, schwere Dyspnoe; Thoraxschmerz; Zyanose; Unruhe; Synkope	Orthopnoe, Schock, drohender Herz-Kreislauf-Stillstand
Blutdruck	Normal	Leicht erniedrigt	Stark erniedrigt	Schock

Zusätzlich evtl.: Husten, Hämoptyse. In Grad IV: Jugularvenenstau, ZVD-Anstieg, Zyanose bessert sich trotz O_2-Gabe nicht.

Diagnostik
- Anamnese, klinisches Bild, EKG, Rö-Thorax, CT, MRT
- Labor: D-Dimere-Test, BGA
- Lungenszintigrafie, Pulmonalis-DSA (▶ Tab. 8.2), Farb-Duplex-Sonografie.

9

Differenzialdiagnose: Herzinfarkt, Pneumothorax, akutes BWS-Syndrom u. a.

Therapie
Ziele: Embolus aus der Pulmonalarterie entfernen oder verkleinern, Herz-Kreis-lauf-Situation und Atmung erhalten und stabilisieren, Komplikationen und Rezidive verhindern.

Sofortige Therapie
- Schmerzbekämpfung und Sedierung, z. B. mit Morphin und Diazepam, i. v.
- Bei Hypoxie: O_2-Gabe (▶ Kap. 2.4.6) oder Intubation und Beatmung
- Venösen Zugang legen, evtl. zentralen Venenkatheter
- Heparin: Bolusgabe i. v. meist 10.000 IE und i. v.-High-dose-Heparinisierung über Perfusor® (15.000–40.000 IE über 24 h) oder Fondaparinux
- Evtl. Schocktherapie: β-Mimetika, positiv-inotrope Medikamente (z. B. Adrenalin, ▶ Kap. 23.4.2).

Je nach Ausmaß der Lungenembolie
- Lysetherapie bei Grad III/IV: Streptokinase oder Urokinase (▶ Tab. 7.3) als Initialdosis und Erhaltungsdosis über 1–6 Tage, Intensivüberwachung
- Bei Herzinsuffizienz: Digitalisgabe, Nitrate, Katecholamine
- Evtl. operative Therapie: Embolektomie, z. B. Absaugen über Katheter, selten Trendelenburg-OP
- Bei Lungeninfarkt Antibiotikatherapie
- Langfristig: Antikoagulanzientherapie mit Cumarin (▶ Tab. 8.3) zur Prophylaxe, bei rezidivierenden Lungenembolien u. U. chirurgische Implantation eines „Vena-cava-Schirmchens" (Greenfield-Filter).

Komplikationen
- Letalität ca. 5 % durch akutes Rechtsherzversagen
- Lungeninfarkt, Infarktpneumonie, Infarktkaverne
- Pleuraerguss
- Chronisch-rezidivierende Mikroembolien, chronisches Cor pulmonale.

Pflege
Ziele: Sicherheit für den Patienten fördern, Atemfunktion verbessern und erhalten. Komplikationen verhindern und erkennen, eingeschränkte Lebensbereiche unterstützen oder übernehmen.

Erstmaßnahmen
- Maßnahmen bei Dyspnoe (▶ Kap. 2.4.4)
- Oberkörperhochlage, Bettruhe, absolute Ruhigstellung
- Arzt benachrichtigen, Patienten möglichst nicht allein lassen
- Frischluft, bei Hypoxie: O_2-Gabe (▶ Kap. 2.4.6) mittels Maske bis zu 10 l/min, unter ständiger Patientenüberwachung
- Analgetika nach Anordnung
- Vitalzeichen kontrollieren: evtl. Schocktherapie (▶ Kap. 23.4.2): Beine auf Herzniveau anheben bei leichter OK-Hochlage, Atemspende, Herzdruckmassage (▶ Kap. 23.4.1), Intubations- und Reanimationsbereitschaft sicherstellen (▶ Kap. 23.4)
- Materialien für venösen Zugang (evtl. ZVK) mit Blutentnahme und BGA richten
- Evtl. Verlegung des Patienten auf die Intensivstation.

Weitere pflegerische Maßnahmen
- Lysetherapie überwachen (▶ Kap. 8.5.2), Intensivpflege

9

- Bettruhe bei Lysetherapie, wenig Bewegung, Erschütterungen am Bett vermeiden, Oberkörperhochlage zur Atemerleichterung, Dekubitusprophylaxe (▶ Kap. 2.2.11), Schonung des Patienten bei Rechtsherzinsuffizienz (▶ Kap. 7.5.3). Flüssigkeitsbilanz, vor allem bei Rechtsherzbelastung
- Atemtherapie zur Pneumonie- und Atelektasenprophylaxe (▶ Kap. 2.4.5)
- Bei operativer Embolektomie postoperative Pflege (▶ Kap. 17.3), Pflege nach Pneumektomie/Lobektomie (▶ Kap. 9.5.4)
- Thromboseprophylaxe mit Kompressionsverbänden oder -strümpfen (▶ Kap. 2.2.10)
- Körperpflege übernehmen, Mundpflege unter Lysetherapie sehr vorsichtig, keine harte Zahnbürste wegen Blutungsneigung (▶ Kap. 2.3.6)
- Ernährung: blähende und stopfende Speisen meiden, Obstipationsprophylaxe, kein Pressen beim Stuhlgang (▶ Kap. 2.8.1).

Beobachten
- Atmung: Frequenz, Tiefe, Rhythmus; Hautfarbe; Bewusstsein; Puls; RR; Temperatur; Allgemeinbefinden
- Bei Lysetherapie: RR, Atmung (Dyspnoe?), Haut, Schleimhäute, Gelenkschmerzen (Blutung?), Temperatur
- Postoperative Überwachung nach Embolektomie oder Thorakotomie.

Gesundheitsförderung und Prävention
- Patienten nach durchgemachter Lungenembolie darüber informieren, wie er sich vor nochmaliger Thrombose schützen kann und zu Risikofaktoren aufklären
- Maßnahmen der Thromboseprophylaxe schriftlich aushändigen
- Beratung zur Therapie mit Vitamin-K-Antagonisten (z. B. Marcumar®): über Besonderheiten der Therapie ausführlich informieren (▶ Tab. 8.3)
- Bereits beim geringsten Thromboseverdacht: Arzt aufsuchen, bei Verdacht auf (erneute) Lungenembolie unverzüglich Notarzt oder Rettungsdienst einschalten.

Tipps und Tricks
- Bei Lungenembolie mit zu erwartender Lysetherapie keine i. m.-Injektionen vornehmen (Kontraindikation!)
- Bei Schocktherapie: keine Kopftieflage des Patienten, da Volumenverschiebung zu einem akuten Herzversagen führen kann! Nur leichte OK-Hochlage und lediglich Beine auf Herzniveau anheben.

9.5.6 Pneumothorax

Definition
Pneumothorax: Luftansammlung im Pleuraraum mit daraus folgendem teilweisen oder kompletten Kollaps der Lunge (▶ Tab. 9.13).

9

Tab. 9.13 Pneumothoraxformen

Pneumothoraxform	Beschreibung	Ursachen
Spontanpneumothorax, symptomatisch	Infolge Lufteintritts über das Bronchialsystem	Lungenabszess, Lungen-Ca, Tbc
Spontanpneumothorax, ideopathisch	Häufigste Form, vor allem Männer zwischen 20–40. Lj. betroffen	Ohne erkennbare Ursache
Offener Pneumothorax	Mit Brustwanddefekt	Traumatisch, z.B. bei Rippenfraktur, Bronchusriss
Geschlossener Pneumothorax	Nur Pleuraverletzung	Traumatisch: s. o.
Iatrogener Pneumothorax	Komplikation einer ärztlichen Maßnahme	Z. B. durch Reanimation, Legen von Subclaviakatheter
Spannungspneumothorax	Lebensgefahr! „Aufpumpen" der Pleurahöhle → Schock → Herz-Kreislauf-Versagen	Ventilmechanismus: Luft dringt in Pleuraspalt ein, kann nicht mehr entweichen

Symptome
- Je nach Ausmaß, kleiner Pneumothorax evtl. symptomlos
- Thorakale Schmerzen, meist lokalisiert
- Husten, Dyspnoe, Tachypnoe, Zyanose, Todesangst
- Asymmetrische Atembewegungen, eingeschränkte oder fehlende Atemgeräusche (einseitig)
- Bei Spannungspneumothorax: Atemnot, Zyanose, steigende Herzfrequenz, Schock.

Diagnostik
Diagnose v. a. durch klinisches Bild. Ergänzend: Rö-Thorax, EKG, BGA.

Therapie
- Bei kleinem Pneumothorax (Mantelpneu): Bettruhe. Luft wird innerhalb von Tagen resorbiert
- Pleurapunktion, Dauersaugdrainage: Monaldi-Drainage (2.–3. ICR, Medioklavikularlinie) bis zur Wiederentfaltung der Lunge. Sog i. d. R. −20 cm H_2O. Nach Rö-Kontrolle Entfernung der Drainagen, danach noch 2–3 Tage beobachten
- Bülau-Drainage (3.–5. ICR, mittlere Axillarlinie) bei Rezidiven oder zusätzlichem Erguss
- Bei offenem, äußerem Pneu: steriler, abdichtender Dachziegelverband
- Analgetika, Antibiotika, O_2-Gabe bei Dyspnoe
- Operative Therapie bei bronchopleuraler Fistel
- Bei Spannungspneumothorax: schnellstmöglich offenen Pneu herstellen, notfalls mit großlumiger Kanüle im 2.–3. ICR und eingeschlitztem Fingerling (sog. Tiegel-Ventil), dann Monaldi-Drainage und Thoraxsaugung (▶ Kap. 9.4.2).

Komplikationen
Respiratorische Insuffizienz, Schock mit Herz-Kreislauf-Versagen, v. a. bei Spannungspneumothorax, Pleuraerguss, Hämatothorax, Pleuraempyem, v. a. bei offenem Pneu, Hautemphysem.

9

Pflege

Beobachten
- Atmung: Tiefe, Frequenz, Rhythmus, Atemexkursion
- Hautfarbe, Bewusstseinslage, Allgemeinbefinden
- Puls, RR, Temperatur
- Überwachung bei liegender Thoraxdrainage (▶ Kap. 9.4.2).

Erstmaßnahmen
- Positionierung: Oberkörperhochlage oder auf Pneumothorax-Seite
- Arzt benachrichtigen
- Frischluft, evtl. O_2-Gabe (▶ Kap. 2.4.6)
- Beruhigender Umgang, Ruhe vermitteln
- Material zum Legen einer Thoraxdrainage richten (▶ Kap. 9.4.2).

Weitere pflegerische Maßnahmen
- Überwachung bei O_2-Gabe (▶ Kap. 2.4.6)
- Bei Thoraxdrainage (▶ Kap. 9.4.2):
  - Atemtraining, z. B. mit SMI-Trainer (▶ Kap. 2.4.5), Inhalation, Atemgymnastik
  - Aseptischer VW (▶ Kap. 3.10.6)
  - Mobilisation: Stehen vor dem Bett, auf der Stelle treten, Sitzen im Sessel ermöglichen
  - Bei Transport mit Thoraxdrainage: Heimlich-Ventil an Saugschlauch anschließen, evtl. Sekretauffangbeutel anschließen (entfällt bei Einwegthoraxdrainagen)
  - Kein routinemäßiges Durchkneten der Thoraxdrainage → unkontrollierte Sogleistung
- Unterstützung der Lebensbereiche, je nach Einschränkung.

Tipps und Tricks
- Bei beatmetem Patienten mit Thoraxsaugung: Drainageschlauch nicht abklemmen (Gefahr des Spannungspneumothorax)
- Bei unbehandeltem Spannungspneumothorax kann Beatmung mit Atembeutel oder Beatmungsgerät in kurzer Zeit zum Tod führen.

Literatur

Buhl R, Bals R, Baur X et al. S2k-Leitlinie zur Diagnostik und Therapie von Patienten mit Asthma. In: Pneumologie. 2017; 71 (12): 849–919.

Bundesärztekammer (BÄK), Kassenärztliche Bundesvereinigung, Arbeitsgemeinschaft der Wissenschaftlichen Medizinischen Fachgesellschaften (AWMF). Nationale Versorgungsleitlinie Asthma, 3. A. 9/2018; www.awmf.org/uploads/tx_szleitlinien/nvl-002l_S3_Asthma_2018-09.pdf (letzter Zugriff 4.2.2019).

COPD-Deutschland e. V. COPD und Ernährung – Informationen für Betroffene und Interessierte, Stand 2018. www.lungenemphysem-copd.de/pages/public/informationen/literatur/broschueren-_-flyer/cm/ernaehrung.pdf (letzter Zugriff 4.2.2019).

Deutsche Atemwegsliga e. V. Informationsmaterial für Betroffene: Peak-Flow-Messung, 07/2017. www.atemwegsliga.de/asthma.html (letzter Zugriff 4.2.2019).

Kardos P, Criee C, Worth H. Deutsche Atemwegsliga und Deutsche Gesellschaft für Pneumologie und Beatmungsmedizin. Kurzfassung der COPD-Leitlinie 2018. Stuttgart, 2018.

9

Kardos P, Criee C, Worth H. Deutsche Atemwegsliga und Deutsche Gesellschaft für Pneumologie und Beatmungsmedizin. Kurzfassung der Asthma-Leitlinie 2017. Stuttgart, 2018.

Kerscher M. Thoraxdrainage: System mit Risiken. In: Die Schwester Der Pfleger. 1/2018: 36–40.

Kommission für Krankenhaushygiene und Infektionsprävention (KRINKO) beim Robert Koch-Institut: Prävention der nosokomialen beatmungsassoziierten Pneumonie. In: Bundesgesundheitsblatt, Springer, 2013. www.rki.de/DE/Content/Infekt/Krankenhaushygiene/Kommission/Downloads/Pneumo_Rili.pdf?__blob=publication-File (letzter Zugriff 4.2.2019).

Sari Kundt F et al. Viele Betroffene fallen durchs Netz. In: Die Schwester Der Pfleger. 10/2017: 84–87.

Van Gerstl AJR et. al. Physiotherapie bei chronischen Atemwegs- und Lungenerkrankungen. München: Springer, 2010.

Vogelmeier C, Buhl R, Burghuber O et al. S2k-Leitlinie zur Diagnostik und Therapie von Patienten mit chronisch obstruktiver Bronchitis und Lungenemphysem (COPD), Stand 01/2018. www.awmf.org/uploads/tx_szleitlinien/020-006l_S2k_COPD_chronisch-obstruktive-Lungenerkrankung_2018-01.pdf (letzter Zugriff 4.2.2019).

Websites

Deutsche Atemwegsliga e. V.: www.atemwegsliga.de
Nichtraucher-Initiative Deutschland e. V.: www.ni-d.de
Patientenliga Atemwegserkrankungen e. V.: www.patientenliga-atemweg.de
Arbeitsgemeinschaft Lungensport in Deutschland: www.lungensport.org
Deutsche Emphysemgruppe e. V.: www.emphysem.de
www.goldcopd.com (Leitlinie Chronische Bronchitis)
www.selbsthilfe-lungenkrebs.net

10 Pflege von Menschen mit Erkrankungen des Magen-Darm-Trakts

Marianne Schoppmeyer

10.1 Leitsymptome und Leitbefunde

Tab. 10.1 Leitsymptome bei Magen-Darm-Erkrankungen

Leitsymptom	Beschreibung	Wichtige Differenzialdiagnosen
Dysphagie	• Schluckstörung • Gefühl des Steckenbleibens der Nahrung	Ösophaguskarzinom, Zenker-Divertikel, Refluxösophagitis, Fremdkörper, Achalasie, Sklerodermie, Narbenstrikturen, neurologische Erkrankungen (z. B. M. Parkinson, Z. n. Schlaganfall)
Übelkeit, Erbrechen	• Aussehen: unverdaute/angedaute Nahrungsreste, blutiges Erbrechen (Kaffeesatzerbrechen), galliges Erbrechen, fäkales Erbrechen • Begleitsymptome: Durchfall, Schmerzen	Gastrointestinale Erkrankungen (z. B. Gastroenteritis, Ileus, Koliken), schwere Schmerzen, Migräne, erhöhter Hirndruck, Medikamente (z. B. Eisen, Zytostatika, Antibiotika), Herzinfarkt, Frühschwangerschaft, Stoffwechselentgleisungen, psychische Ursachen, Intoxikationen (z. B. Alkohol, Lebensmittel)
Hämatemesis (blutiges Erbrechen)	Erbrechen von rotem oder kaffeesatzartigem Blut (durch Einwirkung der Magensäure)	Obere gastrointestinale Blutung, verschlucktes Blut aus Nasen-Rachen-Raum; DD: Bluthusten (Hämoptoe, ▶ Kap. 2.4.2)
Bauchschmerzen	• Kolikartig, mit schmerzfreien Intervallen • Ausstrahlend, z. B. rechte Schulter, Rücken • Kontinuierlich	Mechanischer Ileus, Gallenkolik, Nierenkolik, akute Pankreatitis, Appendizitis, Divertikulitis, Ulkus, Mesenterialinfarkt, Milzruptur, Aortendissektion, Harnverhalt, Zystitis, Menstruationsbeschwerden, Endometriose, Eileiterschwangerschaft
Diarrhö (> 3 flüssige Stuhlentleerungen/Tag, Stuhlgewicht > 250 g/d)	Akut	Infektiös (z. B. Salmonellen, Noroviren), Medikamente (Laxanzien, Antibiotika), Lebensmittelvergiftung durch bakterielle Toxine
	Chronisch (Dauer > 2 Wochen)	Malassimilationssyndrom (z. B. Zöliakie, Laktoseintoleranz, Pankreasinsuffizienz), M. Crohn, Colitis ulcerosa, Tumoren, nach Magen- oder Darmresektion, Laxanzienabusus, Sklerodermie, Hyperthyreose
Obstipation (< 3 Stuhlentleerungen/Woche)	Harter Stuhlgang, starkes Pressen erforderlich, Gefühl der unvollständigen Entleerung	• Häufigste Ursachen: faserarme Kost, wenig Flüssigkeit, wenig Bewegung • Weitere Ursachen: Fieber, Medikamentennebenwirkung (z. B. Laxanzien, Opiate), Analfissuren, Kolonkarzinom, Reizdarmsyndrom, Hypothyreose, Hypokaliämie

Tab. 10.1 Leitsymptome bei Magen-Darm-Ekrankungen *(Forts.)*

Leitsymptom	Beschreibung	Wichtige Differenzialdiagnosen
Blut im Stuhl	Teerstuhl (Meläna): schwarz, glänzend, klebrig bei Blutung > 100 ml und langsamer Darmpassage	• Blutung im oberen Gastrointestinaltrakt • Vorgetäuscht durch Genuss von Heidelbeeren, Lakritz; Einnahme von Kohle, Eisen
	Sichtbare rote Blutbeimengungen (Hämatochezie)	Kolorektales Karzinom, Polypen, Hämorrhoiden, Analfissur, Divertikulose, M. Crohn, Colitis ulcerosa

10.1.1 Akutes Abdomen

Definition
Akutes Abdomen ist ein Sammelbegriff für Krankheiten mit heftigsten Bauchschmerzen (▶ Tab. 10.1), Abwehrspannung und Störungen der Darmperistaltik. Sofortige diagnostische und evtl. operative Maßnahmen sind erforderlich. Die Ursache kann auch außerhalb des Bauchraums liegen.

Ursachen
• Akute Entzündungen: z. B. Appendizitis, Divertikulitis, Cholezystitis, Peritonitis, Pankreatitis, Gastritis (▶ Abb. 10.1)

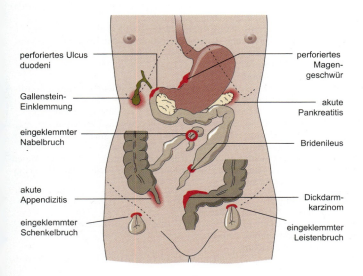

perforiertes Ulcus duodeni

Gallenstein-Einklemmung

eingeklemmter Nabelbruch

akute Appendizitis

eingeklemmter Schenkelbruch

perforiertes Magengeschwür

akute Pankreatitis

Bridenileus

Dickdarmkarzinom

eingeklemmter Leistenbruch

Abb. 10.1 Häufige Ursachen des akuten Abdomens [L157]

- Verschluss eines Hohlorgans: z. B. Ileus bei Karzinom, eingeklemmte Hernie (z. B. Nabelbruch, Schenkelbruch, Leistenbruch), Verwachsungen (Briden)
- Gallenkolik, Nierenkolik
- Perforation: z. B. bei Magenulkus, Divertikulitis, Appendizitis
- Blutung: z. B. bei Magenulkus, Milzruptur, Muskeleinblutung unter Antikoagulanzientherapie
- Durchblutungsstörung: z. B. Mesenterialinfarkt
- Abdominaltrauma
- Extraabdominal:
  - Herzinfarkt, Perikarditis, Aneurysma dissecans der Aorta
  - Pneumonie, Pleuritis, Pneumothorax, Lungenembolie
  - Bandscheibenvorfall, Wirbelkörperfraktur
  - Hodentorsion, akuter Harnverhalt, Ureterstein
  - Gynäkologisch: stielgedrehte Ovarialzyste, Adnexitis, Extrauteringravidität
  - Präcoma diabeticum, Urämie, Porphyrie, Addison-Krise.

Symptome

- Heftige Bauchschmerzen jeglichen Typs: kontinuierlich, kolikartig, auf Druck, bei Bewegung, Ausstrahlung
- Abwehrspannung („brettharter Bauch") als Zeichen einer Peritonitis
- Übelkeit, Erbrechen, Stuhl- und Windverhalt
- Weitere Symptome: Unruhe, Exsikkose, Temperaturerhöhung, Schockentwicklung, schlechter AZ.

Komplikationen: Peritonitis mit paralytischem Ileus, Schock, akutes Nierenversagen.

Diagnostik

- Anamnese und körperliche Untersuchung (Abwehrspannung, Bruchpforten)
- Auskultation des Abdomens: Darmgeräusche?
- Blutuntersuchung: BB, BSG, CRP, BZ, Elektrolyte, Kreatinin, Leberwerte, Lipase, Amylase, Gerinnung, Harnstoff, Kreatinin, Laktat, Kreuzblut, bei Verdacht auf Herzinfarkt Troponin I/T und CK-MB
- Urin: Mikrohämaturie?
- Bildgebende Verfahren:
  - Sono: freie Flüssigkeit, Abszesse, Gallen-/Nierensteine, Darmwandverdickung, Pendelperistaltik?
  - Rö-Abdomen: Spiegelbildungen im Darm, freie Luft, Verkalkungen?
  - Rö-Thorax: Luft unter dem Zwerchfell, Pneumonie, Pleuraerguss?
  - MRT/CT: Abszess, Hämatom, Perforation, Aneurysma?
- EKG: Ausschluss Herzinfarkt.

Bei speziellem Verdacht: Endoskopie (Ulkusperforation?), Angiografie (Mesenterialinfarkt?), i. v.-Pyelogramm (Nierenstein?), diagnostische Laparoskopie, gynäkologische Untersuchung.

Therapie und Pflege

- Patienten nüchtern lassen, Bettruhe
- Engmaschige Überwachung von RR, Puls, ZVD, Pulsoximetrie
- Gabe von Schmerzmedikamenten
- Flüssigkeitsbilanzierung
- Kreislauf stabilisieren, Volumen-, Elektrolyt-, Glukosegabe (ärztliche Anordnung)
- I. v.-Zugang und Blutabnahme
- EKG (▶ Kap. 3.7.3)

- Legen eines Blasendauerkatheters (▶ Kap. 3.6.1)
- Thromboembolieprophylaxe
- Ggf. Hilfe beim Erbrechen (▶ Kap. 2.7.7)
- Ggf. Magenablaufsonde legen, nicht verschließen, sondern mit Ablaufbeutel versehen (▶ Kap. 3.6.3)
- Ggf. Sauerstoffzufuhr (▶ Kap. 2.4.6)
- Bei schweren Verläufen Prophylaxe eines Stressulkus mit Protonenpumpenhemmer
- Bei Blähungen entblähende Mittel nach ärztlicher Verordnung, z. B. Paractol®, Sab Simplex®
- Chirurgisches Konsil: sofortige OP bei massiver Blutung mit Schock oder generalisierter Peritonitis, ansonsten bis zu 6 h abwarten und diagnostische Abklärung vorantreiben
- Ggf. allgemeine OP-Vorbereitung (▶ Kap. 17.2).

Beobachten
- Stuhlgang: Frequenz, Konsistenz, Menge, Farbe
- Regelmäßig (in der Akutphase halbstündlich) RR, Puls, Temperatur messen
- ZVD messen (▶ Kap. 3.7.6)
- Bewusstsein, Stimmung, Reaktionen und Allgemeinzustand beobachten
- Zur Orientierung für die Volumensubstitution Ausscheidungen aus Sonde, Blasenkatheter und Darm messen
- Auf Blutungen achten, z. B. Bluterbrechen, „Kaffeesatzerbrechen", Teerstuhl, blutiger Stuhl
- Schmerzäußerungen des Patienten sofort dem Arzt melden.

10.1.2 Obere Gastrointestinalblutung

Blutungsquellen sind Ösophagus, Magen oder Duodenum.

Ursachen
Refluxösophagitis (▶ Kap. 10.4.1), Ösophagusvarizen (▶ Kap. 10.6.1), Mallory-Weiss-Syndrom (Längseinrisse der Ösophagusschleimhaut nach starkem Erbrechen), erosive Gastritis, Ulkus (▶ Kap. 10.4.3), Magenkarzinom (▶ Kap. 10.4.4). 80 % der Blutungen kommen spontan zum Stillstand.

Symptome
Bluterbrechen, Zeichen eines hypovolämischen Schocks (▶ Kap. 23.4.2) und einer Anämie (▶ Kap. 15.4.1).

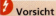

Vorsicht
Erstmaßnahmen bei akuter Gastrointestinalblutung
- Flache Positionierung auf der Seite (Aspirationsgefahr)
- O_2-Zufuhr per Nasensonde (3 l/min)
- Nulldiät, Magensonde legen (▶ Kap. 3.6.3), Magenspülung
- Volumenersatz, Kreuzblut, 4–6 EK und 2 FFP bereitstellen. Bei massiver Blutung ohne vorherige Blutgruppenbestimmung, für alle Patienten Blutgruppe 0, Rh-negativ verwenden

- Möglichst früh Endoskopie: Diagnostik und gezielte Blutstillung
- Chirurgisches Konsil
- Ständige Kreislaufkontrolle: Puls, RR, Urinausscheidung
- Labor: BB, Kreuzblut, Gerinnung (PTT, Quick/INR, Thrombos, Fibrinogen, AT III), Leberparameter (GOT, GPT, γ-GT, Bilirubin, Cholinesterase, Albumin), Kreatinin, BZ, Elektrolyte (ärztliche Anordnung)
- Blutverlust quantifizieren, Hb- und Hkt-Kontrollen alle 4 h
- Evtl. leichte Sedierung, z. B. mit Diazepam (z. B. Valium®) 5 mg i. v.

10.1.3 Ikterus

Definition
Ikterus: Gelbfärbung der Haut, Schleimhäute und Skleren durch Ablagerung von Bilirubin im Gewebe bei erhöhtem Bilirubinspiegel im Blut (Bilirubin = Abbauprodukt des Hämoglobins).

Ursachen
Prähepatischer (hämolytischer) Ikterus: Hämolyse, z. B. nach Transfusionszwischenfall, bei künstlichen Herzklappen, toxisch bedingt (Medikamente, Gifte), infektiös bedingt (Malaria, Sepsis).
Hepatischer (hepatozellulärer) Ikterus: angeborene Konjugationsstörungen (M. Meulengracht, Rotor-Syndrom), Medikamente (Phenprocoumon, Paracetamol, Ajmalin u. a.), Leberzirrhose, Hepatitis, Stauungsleber.
Posthepatischer (cholestatischer) Ikterus: gestörter Galleabfluss durch z. B. Gallengangssteine, Tumoren oder Stenosen der Gallengänge, Pankreatitis, Pankreas-Ca, Cholangitis.

Symptome
- Gelbfärbung der Haut, Schleimhaut und Skleren
- Juckreiz
- Urin und Stuhl in Abhängigkeit vom Ikterustyp verfärbt
- Zusätzlich Symptome der zugrunde liegenden Erkrankung.

Diagnostik
- Anamnese (Medikamente, Alkohol, Reiseanamnese) und körperliche Untersuchung (Hautfarbe, Aszites, Leberpalpation)
- Urin: Urobilinogen (erhöht bei prä- und hepatischem Ikterus), Bilirubin (erhöht bei Cholestase/Verschlussikterus)
- Blutuntersuchung: Leberenzyme (GOT, GPT), Cholestase-anzeigende Enzyme (γ-GT, AP), Hepatitis-Serologie, Pankreasenzyme (Amylase, Lipase), BB, CRP, LDH, Bilirubin
- Sono-Abdomen (Gallensteine, Gallengangserweiterung, Leberveränderungen)
- Bei weiterer Unklarheit: CT mit Kontrastmittel, ERCP, Leberpunktion.

Pflege
- Diagnostische Maßnahmen vorbereiten und assistieren (▶ Kap. 10.2)
- Juckreizbekämpfung (▶ Kap. 22.4)

- Haut auf Kratzstellen beobachten (▶ Kap. 2.3.1)
- Einschränkungen in allen Lebensbereichen unterstützen, z. B. bei der Ernährung und Ausscheidung (▶ Kap. 2.7.1, ▶ Kap. 2.8)
- Bei Störungen der Leber- oder Pankreasfunktion fettarme Kost, Verzicht auf Kaffee, Alkohol oder andere Reizstoffe, z. B. Nikotin
- Beratung und Information des Patienten über eine gesunde Ernährung und Lebensweise (Gesundheitsvorsorge), insbesondere bei:
  - Ernährungsproblemen
  - Alkoholproblemen
  - Medikamentenmissbrauch
  - Chronischen Darmentleerungsstörungen.

10.2 Diagnostik und Pflege

Beobachten
- Essstörungen: Appetit, Erbrechen?
- Flüssigkeitsaufnahme (Menge?)
- Schmerzen: vor oder nach dem Essen, Art, Lokalisation, Dauer, Frequenz
- Gewichtsverlust: Wie viel, in welcher Zeit? Body-Mass-Index?
- Stuhlgang: Frequenz, Konsistenz, blutige Auflagerungen?
- Schluckbeschwerden: Bei fester und/oder flüssiger Nahrung? Schmerzen?
- Belegte Zunge, Mundgeruch.

Diagnostik ▶ Tab. 10.2

Tab. 10.2 Diagnostische Untersuchungen bei gastroenterologischen Erkrankungen

Untersuchungen	Aufgaben der Pflegenden
Stuhl	
Test auf okkultes Blut: • iFOBT: Test auf Basis immunchemischer Nachweismethoden • gFOBT: Gujak-basiertes Testverfahren (z. B. Hämoccult®)	• Vorbereiten: 3 Tage hämoglobin- und oxidationsfreie Kost. Verboten sind z. B. Tomaten, Salate, rohes Fleisch, Blutwurst, Bananen, Vit.-C-haltige Medikamente, Eisenpräparate, wenig Säfte und Obst • Patient darf kein Zahnfleisch- oder Nasenbluten haben
Stuhlkultur (mikrobiologische Untersuchung)	• Bei Durchfall: Ab dem 4. Tag an 2 Tagen je 3 Stuhlproben pro Briefchen gewinnen • An 2 aufeinanderfolgenden Tagen Stuhlproben in einem sterilen Röhrchen ins Labor schicken
Elastase (bei Verdacht auf Pankreasinsuffizienz), Calprotectin (bei Verdacht auf chronische Darmentzündung)	Einfaches, den Patienten wenig belastendes Verfahren. Vorgehen: 2 g Stuhl ins Labor geben (kein Sammeln des Stuhls notwendig)
Helicobacter-Antigen-Nachweis	Alternative zum ^{13}C-Atemtest, einfaches Verfahren, das auch bei „Problempatienten" oder Säuglingen angewendet werden kann

10

Tab. 10.2 Diagnostische Untersuchungen bei gastroenterologischen Erkrankungen *(Forts.)*

Untersuchungen	Aufgaben der Pflegenden
Apparative Untersuchungen	
Endoskopie (▶ Kap. 3.7.2) • Gastroskopie • Koloskopie, Rektoskopie • ERCP (endoskopische retrograde Cholangio-Pankreatikografie)	• Bei endoskopischen Untersuchungen assistiert eigens dafür ausgebildetes Pflegepersonal • Vorbereiten (▶ Kap. 3.7.2): Gefäßzugang, Gerinnungsstatus, Aufklärungsbogen mitgeben, Patient bleibt nüchtern, Zahnprothesen entfernen, zur Toilette bitten, ggf. Prämedikation • Bei Koloskopie vollständige Darmreinigung (▶ Kap. 3.8.3) • Nachbereiten (▶ Kap. 3.7.2): Nahrungskarenz nach ärztlicher Anordnung; RR, Puls, Atmung, Bewusstsein überwachen und dokumentieren
pH-Metrie zum Nachweis von anhaltenden Refluxbeschwerden, GERD	• Medikation zum Magenschutz (z. B. Protonenpumpenhemmer) muss 7 Tage vor Messung abgesetzt werden • Patient wird unter Rachenbetäubung eine pH-Messsonde über die Nase bis in den unteren Ösophagus vorgeschoben • Aufzeichnung über 24 h, Patient führt parallel Protokoll (Mahlzeiten, Beschwerden, körperliche Aktivität)
Sonografie	Bei Meteorismus am Vortag entblähende Mittel, z. B. Sab Simplex®, geben. Zur Untersuchung nüchtern, Blase gefüllt
Endosonografie (Beurteilung: Magen-/Darmwand, angrenzende Organe)	Vorbereiten wie bei Gastroskopie (▶ Kap. 3.7.2)
CT	• Ohne Kontrastmittel (KM): keine besondere Vorbereitung • KM i. v.: Patient nüchtern lassen oder mind. 6 h Nahrungskarenz vor KM-Gabe • KM oral: 1 l KM während einer Stunde trinken lassen. Zeit so einteilen, dass unmittelbar vor der Untersuchung das gesamte KM getrunken ist • KM-Einlauf: in der Röntgenabteilung
Aszitespunktion	• Vorbereiten: Gerinnungsstatus bestimmen, ggf. Einstichstelle rasieren, Bauchumfang messen und dokumentieren, Patienten bitten, Blase und Darm zu entleeren • Assistenz während der Punktion, Kontrolle der Vitalzeichen • Nachbereiten: Einstichstelle verbinden, evtl. Sandsack auflegen, Punktatmenge messen, Probe ins Labor schicken, Allgemeinbefinden und Vitalzeichen kontrollieren, Infusionen anhängen
Leberpunktion	• Gerinnungshemmende Medikamente rechtzeitig absetzen • Vorbereiten: Gerinnungsstatus und Blutgruppe bestimmen, ggf. Einstichstelle rasieren/clippen, Patienten bitten, Blase und Darm zu entleeren, Krankenakte und Aufklärungsbogen mitgeben • Nachbereiten: Vitalzeichen und Verband kontrollieren, evtl. Sandsack, evtl. Kühlelement, 24 h Bettruhe

Tab. 10.2 Diagnostische Untersuchungen bei gastroenterologischen Erkrankungen *(Forts.)*

Untersuchungen	Aufgaben der Pflegenden
Helicobacter-pylori-Nachweis • Helicobacter-Urease-Test • ^{13}C-Atemtest	• Magenbiopsat in vorgefertigtes Gefäß geben, Ergebnis nach 1–3 h anhand einer Verfärbung ablesen • ^{13}C-Gehalt der Atemluft wird nach oraler Aufnahme von ^{13}C markiertem Harnstoff (wird durch Helicobacter gespalten) gemessen und mit Ausgangswert verglichen
Xylose-Belastungstest zur Unterscheidung einer Malabsorption und Maldigestion	• Vortag: ab 22 Uhr Nahrungs- und Flüssigkeitskarenz • Untersuchungstag: z. B. 8 Uhr den Patient urinieren lassen, Urin verwerfen und 25 g D-Xylose in 250 ml Wasser geben, sofort danach und 2 h später weitere 250 ml Wasser trinken lassen, Trinkzeiten dokumentieren. Den Urin von 5 h (z. B. 8–13 Uhr) sammeln und ins Labor schicken. Bei Urinmengen < 150 ml Test wiederholen

10.3 Medikamente

Tab. 10.3 Medikamente in der Gastroenterologie

Substanzen	Wichtige Nebenwirkungen	Pflegerische Besonderheiten
Ulkustherapeutika		
Protonenpumpenhemmer (PPI), z. B. Omeprazol (Antra®), Lansoprazol (Lanzor®), Esomeprazol (Nexium®). Direkte Hemmung der Säuresekretion	Magen-Darm-Beschwerden, Kopfschmerzen, selten BB-Veränderungen, Sehstörungen, Hörstörungen, Veränderung der Leberenzyme	Einnahme nüchtern, Milchprodukte meiden, auf mögliche Sehstörungen achten. Leicht verdauliche Kost, keine blähenden Speisen
H$_2$-Blocker, z. B. Cimetidin (Tagamet®), Ranitidin (Zantic®). Hemmen die über die H$_2$-Rezeptoren vermittelte Magensäuresekretion	Durchfälle, Müdigkeit, Kopfschmerzen, Hautausschläge, selten Verwirrtheitszustände, Gynäkomastie	Einnahme als Tageseinzeldosis nach dem Abendessen
Antibiotika (Amoxicillin, Clarithromycin, Metronidazol) werden in Kombination mit Protonenpumpenblocker gegen Helicobacter pylori eingesetzt (Triple-Therapie)	Magen-Darm-Beschwerden. Metronidazol: Alkoholintoleranz, fraglich kanzerogen	Direkte Sonnenbestrahlung vermeiden. Auf Allergiezeichen achten, z. B. Hauterscheinungen, Anaphylaxie. Einnahme nach oder während der Mahlzeiten verringert Übelkeit, Erbrechen
Laxanzien		
Quellmittel, z. B. Leinsamen, Agar agar (in Agarol®), Laktulose	Exsikkose, Elektrolytverluste	Quellmittel immer mit viel Flüssigkeit geben, damit keine Verklebung entsteht
Gleitmittel, z. B. Paraffin (Sanato-Lax®)	Elektrolytverluste, anale Hautreizungen	Anwendung nur kurzfristig

Tab. 10.3 Medikamente in der Gastroenterologie *(Forts.)*		
Substanzen	**Wichtige Neben-wirkungen**	**Pflegerische Besonderheiten**
Anthrachinone, Bisacodyl (Dulcolax®) resorptions-hemmend, fördern Flüs-sigkeitseinstrom in den Darm	Durchfall mit Darm-krämpfen, Elektrolytver-luste	Teufelskreis bei chron. Ein-nahme: Kaliumverluste wir-ken obstipierend → mehr La-xanzien → mehr K⁺-Verlust. Patient aufklären
Therapie von Colitis ulcerosa und M. Crohn		
5-Aminosalicylsäure (5-ASA) = Mesalazin (z. B. Salofalk®). Zur Entzün-dungshemmung	Kopfschmerzen, Allergie, Magen-Darm-Störungen, Haarausfall, BB-Verände-rungen	Nicht während der Schwan-gerschaft und Stillzeit ge-ben, Hauterscheinungen dem Arzt mitteilen
Immunsuppressiva ▶ Kap. 10.6.2		
Andere		
Cheno- und Ursodesoxy-cholsäure (z. B. Cheno-falk®, Ursofalk®). Zur me-dikamentösen Auflösung von Gallensteinen	Diarrhö	• Für Frauen nur bei wirksa-mer Schwangerschaftsver-hütung • KI: Nulldiät, Gravidität, Nierenfunktionsstörungen
Antiemetika, z. B. Metoc-lopramid (Paspertin®)	Müdigkeit, motorische Unruhe, selten Dyskine-sien	Bewusstsein, Stimmung be-obachten
Pankreatin (Kreon®). Zur Enzymsubstitution bei Pankreasinsuffizienz	Magen-Darm-Beschwer-den	Muslime darauf hinweisen, dass es vom Schwein gewon-nen wird

10.4 Ösophagus und Magen

10.4.1 Gastroösophageale Refluxkrankheit (GERD)

> **Definition**
> **Gastroösophageale Refluxkrankheit** (GERD): gehäufte Refluxbeschwerden.

Protonenpumpenhemmer (▶ Tab. 10.3) wird vor dem Essen, Antibiotika werden nach dem Essen eingenommen, mit oder ohne endoskopisch nachweisbaren Epi-theldefekten der Ösophagusschleimhaut.

Symptome
Sodbrennen, Luftaufstoßen, retrosternale Schmerzen, Schluckbeschwerden, Re-gurgitation von Nahrungsresten, Reizhusten, Heiserkeit.

Diagnostik
• Anamnese und körperliche Untersuchung
• Endoskopie mit Biopsie
• Langzeit-pH-Metrie der unteren Speiseröhre.

Therapie

- Gewichtsreduktion
- Medikamente meiden, die als Nebenwirkung den Druck des unteren Ösophagus senken (z. B. Nitrate, Anticholinergika, Kalziumantagonisten, Theophyllin)
- Magensäure medikamentös reduzieren: Protonenpumpenhemmer
- Operation (Fundoplicatio nach Nissen), wenn alle konservativen Maßnahmen versagen.

Komplikationen

Stenosen, Ulzerationen mit Blutung, nächtliche Aspiration von Mageninhalt, evtl. maligne Entartung (Barrett-Ösophagus).

Pflege

- Mit erhöhtem Oberkörper schlafen, Rechtsseitenlage
- Keine Kleidung, die den Bauch einengt (Gürtel, Korsett)
- **Ernährung:**
  - Reduktionsdiät bei Übergewicht
  - Mahlzeiten auf 4–5 kleine Portionen am Tag verteilen, keine Mahlzeiten am späten Abend
  - Eiweißreiche und fettarme Kost bevorzugen
  - Keine Süßspeisen und keine säurehaltigen Nahrungsmittel, z. B. Orangen, Wein
  - Milch und Milchprodukte als bevorzugte Ernährung anbieten
  - Alkohol-, Nikotin- und Kaffeekarenz.

10.4.2 Gastritis

Definition
Gastritis: Entzündung der Magenschleimhaut. Die Läsionen reichen bis zur Muskelschicht in der Schleimhaut (Muscularis mucosae), durchbrechen sie aber nicht (im Gegensatz zum Ulkus).

Einteilung

- **Akute Gastritis:** entwickelt sich rasch, z. B. nach übermäßigem Alkoholkonsum, Lebensmittelvergiftung (z. B. toxinbildende Staphylokokken, Salmonellen), durch Medikamenteneinnahme (z. B. NSAR, Kortikosteroide, Zytostatika), Stress (z. B. nach OP, Trauma, Verbrennung)
- **Chronische Gastritis:** unspezifische Oberbauchbeschwerden; Klassifikation in:
  - **Autoimmungastritis** (5 %): Autoimmunprozesse gegen die Belegzellen der Magenschleimhaut und mitunter gegen Intrinsic Factor führen zu verminderter Säuresekretion und Vitamin-B_{12}-Mangel
  - **Helicobacter-pylori-Gastritis** (80 %): bakterielle Besiedelung der Magenschleimhaut mit dem Bakterium Helicobacter pylori (HP)
  - **Chemische Gastritis** (15 %): durch Medikamente oder Gallenreflux hervorgerufen.

Symptome

Häufig geringe Beschwerden: Druckgefühl im Oberbauch, Appetitlosigkeit, Übelkeit.

Diagnostik

- Anamnese und körperliche Untersuchung
- Gastroskopie mit Biopsie
- Nachweis von Helicobacter pylori im Biopsiematerial, mittels ^{13}C-Atemtest oder Helicobacter-pylori-Antigennachweis im Stuhl
- Bei Autoimmungastritis: Autoantikörper gegen Belegzellen und Intrinsic Factor, Vitamin-B$_{12}$-Spiegel bestimmen.

Therapie

- Akute Gastritis: evtl. vorübergehend Nahrungskarenz, bei Bedarf Protonenpumpenhemmer
- Helicobacter-pylori-Gastritis: Eradikationstherapie als einwöchige Tripel-Therapie bestehend aus einem Protonenpumpenblocker (z. B. Omeprazol) und 2 Antibiotika (z. B. Amoxicillin und Clarithromycin)
- Autoimmungastritis: bei HP-Befall Eradikationstherapie, evtl. Vitamin B$_{12}$ substituieren, endoskopische Kontrollen wegen erhöhtem Karzinomrisiko
- Chemische Gastritis: auslösende Medikamente absetzen; wenn dies nicht möglich ist, Protonenpumpenhemmer.

Pflege

- Protonenpumpenhemmer wird vor dem Essen, Antibiotika werden nach dem Essen eingenommen
- Im Akutfall: Nahrungskarenz für 24–36 h einhalten
- Ruhe schaffen
- Auf Alkohol-, Nikotin- und Kaffeekarenz achten
- Nach der Nahrungskarenz:
  – Möglichst viel Tee trinken, z. B. Kamillentee, viele kleine Mahlzeiten
  – Eiweißreiche und fettarme Kost
  – Patient zu gutem Kauen anhalten, Speichel vermindert Sodbrennen
  – Bei Übelkeit und Erbrechen evtl. Antiemetika verordnen lassen.

Beobachten

- Regelmäßig Temperatur messen
- Erbrochenes und Stuhl auf Blut kontrollieren
- Wenn Blut oder Teerstuhl auftritt, sofort den Arzt informieren. Ggf. Intervention wie bei akutem Abdomen (▶ Kap. 10.1.1).

10.4.3 Gastroduodenale Ulkuskrankheit

Definition

Gastroduodenale Ulkuskrankheit: Durch Ungleichgewicht zwischen aggressiven und schützenden Faktoren entsteht ein Schleimhautdefekt, der im Gegensatz zur Gastritis die Muskelschicht der Schleimhaut (Muscularis mucosae) durchbricht. Das Ulcus duodeni (Zwölffingerdarmgeschwür) tritt dreimal häufiger auf als das Ulcus ventriculi (Magengeschwür).

Ursachen

- HP-Besiedelung (99 % der Patienten mit Ulcus duodeni, 75 % der Patienten mit Ulcus ventriculi)

- Rauchen
- Medikamente wie NSAR
- Stress (Polytrauma, Verbrennungen, große Operationen)
- Familiäre Belastung.

10

Symptome

- Ulcus duodeni: Spät-, Nacht-, Nüchternschmerz im Epigastrium, Besserung durch Nahrungsaufnahme
- Ulcus ventriculi: Sofortschmerz im Epigastrium nach Nahrungsaufnahme oder nahrungsunabhängiger Schmerz
- Blutiges oder kaffeesatzartiges Erbrechen und Teerstühle sind Anzeichen für eine Ulkusblutung.

Diagnostik

- Anamnese und körperliche Untersuchung
- Gastroskopie mit Biopsien zum Karzinomausschluss
- Helicobacter-pylori-Nachweis (▶ Kap. 10.4.2)
- Evtl. Gastrinbestimmung zum Ausschluss eines Zollinger-Ellison-Syndroms (gastrinproduzierender Tumor, der zum Magensäureanstieg führt).

Therapie

- HP-Eradikation mittels Tripel-Therapie (▶ Kap. 10.4.2)
- Therapiekontrolle mittels Gastroskopie nach 6–8 Wochen
- Bei HP-negativen Ulcera Protonenpumpenhemmer
- Absetzen ulzerogener Medikamente, NSAR, Kortikosteroide
- Rauchen einstellen
- Bei Rezidiven erneuter medikamentöser Behandlungsversuch, Rezidivprophylaxe durch langfristige Einnahme von Protonenpumpenhemmern
- Operation bei Komplikationen.

Komplikationen

30 % der Ulkuspatienten werden erst durch Komplikationen symptomatisch (▶ Tab. 10.4).

Tab. 10.4 Ulkuskomplikationen

Komplikationen und deren Symptome	Sofortmaßnahmen
Perforation (Durchbruch in die Bauchhöhle mit Austritt von Luft, Magensaft, Bakterien in die Bauchhöhle, Peritonitisgefahr) • Plötzliche heftige Schmerzen • Brettharter Bauch, akutes Abdomen (▶ Kap. 10.1.1) • Tachykardie, Kreislaufschock • Freie Luft im Bauch bei Rö-Abdomen	• Sofortige Notoperation, schnelles Handeln verbessert die Prognose • Schock bekämpfen (▶ Kap. 23.4.2) • Antibiotika
Penetration (Eindringen des Ulkus in ein benachbartes Organ, z. B. Pankreas) Anhaltende, starke, bohrende Rückenschmerzen	• Infusionstherapie (parenterale Ernährung, ▶ Kap. 3.4) • RR, Puls, Temperatur überwachen • Auf Schmerzverlauf achten • Meist OP nach Vorbereitung (▶ Kap. 17.2)

Tab. 10.4 Ulkuskomplikationen *(Forts.)*	
Komplikationen und deren Symptome	**Sofortmaßnahmen**
Obere gastrointestinale Blutung • Bluterbrechen • Teerstuhl • Schock bei Volumenmangel • Anämie bei chronischer Blutung	• ▶ Kap. 10.1.2 • Notfallendoskopie mit Blutstillung • RR, Puls, Atmung überwachen, Überwachungsblatt führen • Transfusionen vorbereiten • Wenn Blutung nicht gestoppt werden kann: Not-OP
Magenausgangsstenose • Entwickelt sich langsam • Übelkeit/Erbrechen • Völlegefühl • Gewichtsverlust	• Magenablaufsonde legen (▶ Kap. 3.6.3) • Infusionstherapie (▶ Kap. 3.3) • OP nach geeigneter Vorbereitung (▶ Kap. 17.2)

Pflege
- Über eine Änderung der Lebensführung und Risikofaktoren informieren: Stress (▶ Kap. 1.6.3), Kaffee, Nikotin und Alkohol vermeiden
- Grundsätzlich kann der Patient essen, was ihm bekommt, da meist eine krankheitsbedingte Abneigung gegen Unbekömmliches besteht
- Häufig kleine Mahlzeiten anbieten
- Erbrochenes und Stuhl auf Blut kontrollieren
- Bei Komplikationen sofort den Arzt informieren
- Vorbereitung zur Gastroskopie (▶ Kap. 3.7.2)
- Ggf. OP-Vorbereitung (▶ Kap. 17.2.2).

10.4.4 Magenkarzinom

Definition
Magenkarzinom: Maligner Tumor des Magens, meist ausgehend von den Drüsenzellen (Adenokarzinom). Meist sind Menschen > 50 Jahre betroffen, Männer häufiger als Frauen.

Ursachen
- HP-Gastritis, Autoimmungastritis
- Z. n. Magenteilresektion, adenomatöse Magenpolypen
- Hoher Nitratgehalt der Nahrung (gesalzene und geräucherte Speisen), Alkohol, Nikotin
- Familiäre Belastung.

Symptome
- Zunächst meist keine, evtl. unspezifische Beschwerden
- Gelegentlich Abneigung gegen Fleisch
- Später Leistungsknick, Gewichtsverlust
- Bei stenosierendem Karzinom: Völlegefühl und Erbrechen
- Akute Magenblutung oder chronische Eisenmangelanämie
- Metastasen in Lymphknoten, Leber, Lunge, Knochen, Gehirn, großes Netz (Omentum majus), Bauchfellkarzinose mit Aszites.

Diagnostik
- Anamnese und körperliche Untersuchung
- Bei Beschwerden ≥ 3 Wochen Gastroskopie mit multiplen Biopsien (▶ Kap. 3.7.2)
- Blutuntersuchung: BB, Tumormarker zur Verlaufskontrolle (CA 72–4, CA 19–9, CEA)
- Endosonografie, um Tiefenausdehnung zu bestimmen, Nachweis befallener Lymphknoten
- Metastasensuche: Sonografie des Abdomens, CT des Abdomens und Thorax, evtl. Staging-Laparoskopie.

Therapie
- Tumoren, die auf die Schleimhaut begrenzt sind, können endoskopisch entfernt werden
- Magenteilresektion, bei fortgeschrittenen Tumoren radikale Magenresektion inkl. großem und kleinem Netz (Omentum minus), Lymphknoten, Milz, evtl. distaler Ösophagus
- Evtl. perioperative (vor und nach OP) Chemotherapie, um dann mit kurativem Ziel operieren zu können (Downsizing)
- Bei inoperablen Tumoren Chemotherapie
- Palliativ: Nahrungspassage erhalten durch Lasertherapie, Einlegen eines Stents, Anlegen einer PEJ (▶ Kap. 2.7.6), Schmerztherapie (▶ Kap. 2.11).

Komplikationen nach Magen-OP
- Frühdumping: 20 min nach dem Essen; zu schnelle Entleerung des Magens → osmotisch bedingter Flüssigkeitsverlust in den Darm → Hypovolämie mit Kollapsneigung, Schweißausbruch, Übelkeit, Bauchschmerzen, Durchfall, Brechreiz. Therapie: viele kleine Mahlzeiten ohne Flüssigkeit, wenig Süßspeisen, nach dem Essen hinlegen; meist spontane Besserung nach einigen Monaten
- Spätdumping: 1–3 h nach dem Essen, überschießende Insulinsekretion → Hypoglykämie mit Schwäche, Schwitzen, Unruhe, Heißhunger. Therapie: kleine Kohlenhydratzufuhr etwa 3 h nach dem Essen
- Zu kleiner Restmagen: Völle- und Druckgefühl beim oder nach dem Essen, Gewichtsverlust. Therapie: Magenvergrößerung durch einen Jejunumabschnitt
- Ernährungsstörungen: Anämie durch Eisenmangel oder Vitamin-B_{12}-Mangel
- Erhöhtes Karzinomrisiko am Magenstumpf.

Pflege
- Pflege bei Chemotherapie (▶ Kap. 14.3.3)
- Durch prophylaktische Maßnahmen sekundäre Erkrankungen (z. B. Dekubitus, Pneumonie) vermeiden
- Schmerzbeobachtung und Schmerzbekämpfung (▶ Kap. 2.11)
- Genaue Information des Patienten über jede geplante Maßnahme, Zeit nehmen für Gespräche
- Eiweißreiche, ausgewogene Allgemeinkost, grundsätzlich nach den Wünschen des Patienten
- Postoperative Pflege bei Komplikationen, z. B. Darmatonie (▶ Kap. 17.3.4)
- Kostaufbau nach Operation (▶ Kap. 17.3.2).

Beobachten
- Fieber, Schmerz können auf Anastomoseninsuffizienz hinweisen
- Darmatonie kann Hinweis auf eine Peritonitis sein.

10.5 Pankreas

10.5.1 Akute Pankreatitis

> **Definition**
> **Akute Pankreatitis:** Selbstandauung des Pankreas durch Aktivierung von Enzymvorstufen des Pankreassekrets bereits innerhalb des Organs (z. B. Trypsin, Elastase).

Ursachen
- Gallestau in den ableitenden Gallengängen (akute biliäre Pankreatitis)
- Alkoholabusus
- Selten: Virusinfektionen, Bauchtrauma, Hyperparathyreoidismus, Medikamente (z. B. Kortikosteroide, Diuretika, Zytostatika), hereditäre Pankreatitis (autosomal dominante Vererbung)
- Idiopathisch (bis zu 10 %).

Symptome
- Akut beginnende, heftige Bauchschmerzen, die gürtelförmig bis in den Rücken ausstrahlen können
- Übelkeit, Erbrechen
- Meteorismus, Darmparese
- Aszites
- Fieber
- Hypotonie, Tachykardie bei beginnendem Schock
- **Komplikationen:** in 15 % schwere Verläufe mit Teil- oder Totalnekrosen und hoher Letalität, weiterhin bakterielle Infektion der Nekrosen, Schock, akutes Nieren- und Lungenversagen, Verbrauchskoagulopathie, Pankreasabszess, Pseudozystenbildung, Diabetes mellitus.

Diagnostik
- Anamnese und körperliche Untersuchung
- Blutuntersuchung: Pankreasenzym Lipase, BZ, Ca^{2+}, Kreatinin, Harnstoff, Gerinnung, Leberwerte (Cholestase?). V. a. nekrotisierende Pankreatitis bei Leukozytose und wenn LDH, CRP und Hkt erhöht, Ca^{2+} erniedrigt
- Bildgebende Verfahren: Sonografie (Cholestase, Pankreasödem?), Rö-Thorax (Begleiterguss? Ausschluss einer Pneumonie), Abdomenübersicht (Pankreas verkalkt, Ileus?), ERCP bei V. a. auf Obstruktion des Ductus choledochus.

Therapie
- Engmaschige Überwachung auf der Intensivstation: Abdomenbefund, RR, Puls, ZVD, Pulsoximetrie, Flüssigkeitsbilanzierung, Magensonde nur bei Erbrechen, Ileus
- Volumen- und Elektrolytgabe, 4–6 l/Tag unter ZVD-Kontrolle, evtl. vorübergehende Ernährung über nasogastrale Sonde
- Schmerztherapie (▶ Kap. 2.11.4, ▶ Kap. 2.11.5): Tramadol (Tramal®), bei starken Schmerzen Pethidin (Dolantin®)
- Protonenpumpenhemmer zur Prophylaxe eines Stressulkus
- Antibiotika bei Fieber > 39 °C, nekrotisierendem Verlauf, z. B. Carbapenem oder Ciprofloxacin in Kombination mit Metronidazol

- Bei Gallensteineinklemmung vor der Pankreaspapille: endoskopische Stein-entfernung innerhalb 24 h
- Symptomatische Pseudozysten werden drainiert; Abszesse drainiert und gespült
- OP bei schwerem, nekrotisierendem Verlauf (Nekrosektomie).

Beobachten
- Überwachen in der Ruhephase: ZVK, Blasenkatheter
- Je nach Zustand, jedoch mind. 4-stdl.: RR, Puls, Flüssigkeitsbilanz, ZVD, Allgemeinzustand
- Engmaschig kontrollieren: Lipase, Ca^{2+}, BB, Elektrolyte, BZ-Profil, Kreatinin, Harnstoff, CRP, LDH, BGA, Gerinnung.

Pflege
- Bettruhe
- Unterstützen der Lebensbereiche: insbesondere Haut (▶ Kap. 2.3.2), Atmung (▶ Kap. 2.4.3), Ernährung (▶ Kap. 2.7), Ausscheidung (▶ Kap. 2.8) sowie Schlafen (▶ Kap. 2.9.2)
- Schmerztherapie nach Arztanordnung
- Thromboembolieprophylaxe (▶ Kap. 2.2.10)
- Ggf. OP vor- und nachbereiten (▶ Kap. 17.2, ▶ Kap. 17.3).

Ernährung
- Nach Möglichkeit keine Nahrungskarenz, bei Übelkeit/Brechreiz kurzfristige Ernährung über nasogastrale Sonde
- Elektrolythaushalt überwachen
- Infusionen überwachen: 4–6 l tgl. oder mehr, ZVD-Kontrolle (▶ Kap. 3.7.6)
- Regelmäßig BZ-Kontrolle, ggf. Insulin nach ärztlicher Verordnung.

10.5.2 Chronische Pankreatitis

Definition
Chronische Pankreatitis: Gleichmäßig oder in Schüben verlaufende Entzündung. Meist bei chronischem Alkoholabusus, aber auch ohne erkennbare Ursache auftretend. Zunehmender Funktionsverlust des Pankreas: exokrin → Mangel an Verdauungsenzymen und Bikarbonat (Symptome aber erst bei Reduzierung der Sekretion auf < 10 %), endokrin → Mangel an Insulin und Glukagon.

Symptome
- Rezidivierende Schmerzen im Oberbauch, in den Rücken ausstrahlend, häufig ausgelöst durch Essen oder Alkohol. Selten schmerzfreie Verläufe. Mit zunehmender Krankheitsdauer abnehmende Schmerzen: „Ausbrennen" der Pankreatitis
- Nahrungsunverträglichkeit: nach fetten Mahlzeiten Übelkeit, Erbrechen, Schmerz
- Evtl. rezidivierender Ikterus
- Später: Diabetes mellitus, Maldigestion, Fettstühle, Durchfall, Gewichtsverlust
- **Komplikationen:** Pseudozysten, Pankreasgang- und Gallengangsstenosen, Pfortaderhochdruck, Pankreaskarzinom.

10

Diagnostik

- Anamnese und körperliche Untersuchung
- Blutuntersuchung: Pankreasenzyme (Lipase, α-Amylase) im Schub erhöht, sonst oft unauffällig
- Stuhluntersuchung auf Elastase 1 ↓
- Bildgebende Verfahren: Sonografie (Pseudozysten, Verkalkungen?), Rö-Abdomen (Verkalkungen?), CT-Abdomen (Verkalkungen?, Pseudozysten, Strukturveränderungen?), ERCP (Pankreasgangstein, Choledochusstenose?).

Therapie

- Alkoholabstinenz steht im Vordergrund
- Therapie entzündlicher Schübe wie bei akuter Pankreatitis
- Schmerztherapie
- Häufig kleine Mahlzeiten: kohlenhydratreich, fettarm, bevorzugt mittelkettige Triglyzeride (MCT-Fette), z. B. Ceres®-Diätmargarine
- Bei exokriner Insuffizienz Enzymsubstitution, angepasst an die Mahlzeiten, z. B. Kreon®
- Bei endokriner Insuffizienz Insulintherapie (▶ Kap. 12.6.5)
- Endoskopische Behandlung von Pankreasgangsteinen und -stenosen, Pseudozysten, Abszessen
- Bei Komplikationen OP mit Drainagen oder Pankreasteilresektion.

Pflege

- Alkoholabstinenz
- Linderung der Schmerzen durch fettarme, kohlenhydratreiche Diät, 5–7 kleine Mahlzeiten am Tag
- Information und Anleitung zur Einhaltung der Diät: auch im beschwerdefreien Intervall kein Alkohol, kein Kaffee, wenig Fett
- Patienten motivieren, um krankheitsbedingte Einschränkungen bewältigen zu können
- Ggf. OP-Vorbereitung zur Pankreasteilresektion (▶ Kap. 17.2) und OP-Nachsorge (▶ Kap. 17.3).

❗ Tipps und Tricks

- Ein Diabetes mellitus bei Patienten mit Pankreasinsuffizienz darf nicht mit Nahrungseinschränkung behandelt werden: Patienten sind meist unterernährt
- Der jahrelange Krankheitsverlauf kann hauptsächlich durch Alkoholabstinenz und fettarme Diät positiv beeinflusst werden.

10.5.3 Pankreaskarzinom

Definition

Pankreaskarzinom: Meist im Pankreaskopf lokalisierter, maligner Tumor, der oft erst spät entdeckt wird und daher häufig schon lymphogen und hämatogen metastasiert hat, Patienten meist > 65 Jahre.

Symptome

- Rückenschmerzen
- Erst sehr spät auftretend: Gewichtsverlust, Oberbauchbeschwerden, Übelkeit
- Verschlussikterus
- Evtl. rezidivierende Thrombophlebitiden, Thrombosen.

Diagnostik

- Anamnese und körperliche Untersuchung
- Blutuntersuchung: Tumormarker CA 19–9, CEA zur Verlaufskontrolle
- Bildgebende Verfahren: Sonografie, Endosonografie, ERCP, CT-Abdomen.

Therapie

- Radikal-OP, trotzdem schlechte Prognose
- Adjuvante Chemotherapie
- Palliative Therapie: Chemotherapie, bei Ikterus endoskopisches Einbringen eines Stents zum Offenhalten des Ductus choledochus, Schmerztherapie (▶ Kap. 2.11).

Pflege

- OP-Vorbereitung zur Pankreasresektion (▶ Kap. 17.2)
- Postoperativ:
  - Kontrolle des Wundverbands und der Drainage, VW nach Wundsituation
  - Entfernen der Wunddrainage und der gastrointestinalen Sonde nach Anordnung
  - Kostaufbau nach Anordnung bei dichter Anastomose und vorhandener Darmtätigkeit. Mehrere kleine Mahlzeiten, fettarm, vitamin- und proteinreich, Verzicht auf Alkohol
  - Blutzuckerkontrollen nach Anordnung
- Bei palliativen Patienten Sterbesituation berücksichtigen (▶ Kap. 6)
- Schmerztherapie (▶ Kap. 2.11)
- Grundsätze der onkologischen Pflege beachten (▶ Kap. 14).

10.6 Leber

10.6.1 Leberzirrhose

> **Definition**
> **Leberzirrhose:** Zerstörung und knotiger Umbau der typischen Leberläppchen- und Gefäßstruktur der Leber mit Fibrosierung. Folge ist ein zunehmender Funktionsverlust des Organs und Rückstau des Blutes vor der Leber.

Ursachen

Alkoholabusus (50 %); Hepatitis B, C und D (45 %); Autoimmunhepatitis; toxische Lebererkrankungen; Stoffwechselerkrankungen, z. B. Mukoviszidose; kardiale Zirrhose bei chronischer Rechtsherzinsuffizienz; lebertoxische Medikamente.

Symptome und Komplikationen

- Leistungsminderung, Schwäche, Druckgefühl im Oberbauch, Übelkeit
- Leberhautzeichen: Spider naevi, Palmarerythem (gerötete Handflächen), Lackzunge, Lacklippen, Dupuytren-Kontraktur (Kontraktur besonders der

Beugesehne des Ringfingers), Juckreiz, Caput medusae (verstärkte Venen-
zeichnung am Bauchnabel durch Ausbildung von Umgehungskreisläufen bei
Pfortaderhochdruck)
- Hormonelle Störungen: beim Mann Potenzstörungen, Gynäkomastie, Verlust
  der männlichen Sekundärbehaarung (Bauchglatze); bei der Frau Menstrua-
  tionsstörungen, evtl. sekundäre Amenorrhö
- Mangelernährung, Kachexie
- Aszites, spontan bakterielle Peritonitis möglich
- Ikterus (▶ Kap. 10.1.3)
- Juckreiz
- Blutungsneigung
- Hepatorenales Syndrom: Nierenfunktionsstörung bei dekompensierter Le-
  berzirrhose
- Splenomegalie
- Leberzellkarzinom als Spätkomplikation.

Ösophagusvarizen
Durch den bindegewebigen Umbau der Leber ist die Leberstrombahn eingeengt.
Das Blut staut sich vor der Leber und sucht sich Umgehungskreisläufe über Venen
des Magen-Darm-Trakts. Diese Venen erweitern sich aufgrund des hohen Blut-
durchflusses. Es kommt zu Ösophagusvarizen mit Blutungsgefahr.

Vorsicht
Erstmaßnahmen bei akuter Ösophagusvarizenblutung
Arzt
- Kreislaufstabilisierung: großlumigen i. v.-Zugang legen, Volumensubsti-
  tution und fresh frozen plasma, Erythrozyten- und Thrombozytenkon-
  zentrate bestellen
- Labor: BB, Blutgruppe, Kreuzblut, Gerinnung, Leberstatus, Elektrolyte,
  Kreatinin, BZ, Hb und Hämatokrit kontrollieren, z. B. alle 4 h
- Blutstillung:
  – Endoskopisch mittels Multi-Band-Ligatur
  – Sklerosierung mit Polidocanol, Äthoxysklerol
  – Gewebekleber als letzte Möglichkeit
- Pfortaderdruck medikamentös mit Terlipressin (Glycylpressin®) oder
  Somatostatin senken
- Wenn Endoskopie nicht verfügbar oder nicht erfolgreich: aufblasbare
  Kompressionssonde (z. B. Sengstaken-Blakemore-Sonde) legen und
  Kreislauf stabilisieren, Verlegung in geeignete Klinik vorbereiten
- Antibiotika (z. B. Ciprofloxacin) zur Infektionsprophylaxe.
Pflege
- Ggf. Schockbehandlung (▶ Kap. 23.4.2)
- Infusionen anhängen und überwachen (▶ Kap. 3.3)
- Ggf. Transfusionen überwachen (▶ Kap. 3.5)
- Bei liegendem, zentralem Zugang ZVD messen (▶ Kap. 3.7.6)
- Regelmäßig überwachen: RR und Puls halbstündlich, Temperatur
  2-stündlich, Bewusstsein bei jedem Patientenkontakt
- Vorbereiten zur Endoskopie (▶ Kap. 3.7.2)
- Später: breiige Ernährung, Brötchen oder Brotkanten können die Vari-
  zen verletzen.

Tab. 10.5 Stadien der hepatischen Enzephalopathie	
I	Verlangsamung, rasche Ermüdbarkeit, Sprachstörungen, Merkstörungen
II	Zunehmende Schläfrigkeit, Apathie, Änderung der Schrift, im EEG Frequenzverlangsamung, Flapping Tremor (beim Versuch, Hand bei gestreckten Fingern geradezuhalten, 1–3 Flexionen pro Sek. im Handgelenk)
III	Patient schläft fast nur, ist jedoch erweckbar, Foetor hepaticus
IV	Patient ist komatös, keine Reaktion auf Schmerzreize, Reflexe erloschen

Hepatische Enzephalopathie

Mangelnde Entgiftung von Stoffen, die für das ZNS toxisch sind (z. B. Ammoniak, Mercaptane). Stadieneinteilung ▶ Tab. 10.5.

Diagnostik

- Anamnese (Alkohol?) und körperliche Untersuchung (Leber, Milz, Abdomen)
- Blutuntersuchung: BB, γ-GT, GOT, GPT, AP, Bilirubin ↑, Gerinnungsstatus, Antithrombin ↓, Albumin ↓, Cholinesterase ↓, Ammoniak ↑, Hepatitis-Serologie
- Bildgebende Verfahren: Sonografie, CT-Abdomen
- Leberpunktion mit Biopsie
- Endoskopie zum Nachweis von Ösophagusvarizen
- Farb-Duplex-Sonografie bei Pfortaderhochdruck.

Therapie

- Alkoholverzicht, keine lebertoxischen Medikamente
- Evtl. Vitaminsubstitution (B_1, A, D, E, K, Folsäure)
- Wenn möglich ursächliche Behandlung der auslösenden Erkrankung (z. B. antivirale Therapie bei Hepatitis, Eisenentfernung bei Hämochromatose)
- Zur Prophylaxe einer Ösophagusvarizenblutung: β-Blocker, die den portalen Druck senken, portosystemische Shuntverfahren, z. B. TIPS (transjugulärer portosystemischer Shunt)
- Bei Aszites: Kochsalzreduktion, Diuretika (Spironolacton, Schleifendiuretika), Parazentese (therapeutische Aszitespunktion mit Ablassen von 4–6 l/Tag)
- Bei spontan bakterieller Peritonitis: Cephalosporine der 3. Generation
- Bei hepatischer Enzephalopathie: eiweißarme Ernährung, Unterdrückung der ammoniakbildenden Darmflora mit Laktulose, Antibiotikum Rifaximin, Darmreinigung durch hohe Einläufe
- Bei hepatorenalem Syndrom: Lebertransplantation, ansonsten Terlipressin plus Albumin.

Pflege

- Einhaltung der absoluten Alkoholkarenz beachten
- Ernährung: ausreichend Kalorien und Eiweiß, kochsalzarm, leicht verdaulich, vitaminreich
- Ggf. zusätzlich oder ausschließlich parenterale Ernährung (▶ Kap. 3.4)
- Bei chronischer oder akuter Blutung: blutigen Mageninhalt absaugen, tgl. hoher Reinigungseinlauf mit 3–5 l körperwarmer NaCl 0,9 % Lösung, unterstützt Keimreduktion im Darm, zur Darmspülung eignen sich besonders Darmrohre mit Blockung, der Darm lässt sich so leichter fraktioniert spülen

10

10

- Unterstützung der Lebensbereiche nach Bedarf, Pneumonie- und Dekubitus-prophylaxe, sorgfältige Hautpflege (▶ Kap. 2.3.2)
- Ggf. Aszitespunktion vorbereiten (▶ Kap. 3.1.2)
- Beratung und Information des Patienten über eine gesunde, nikotin- und al-koholfreie Lebensweise (Gesundheitsvorsorge), insbesondere bei Alkoholpro-blemen Suchtberatung.

Beobachten
- RR, Puls, Temperatur, Bewusstsein und Haut
- Veränderungen und Blutungen jeder Art sofort dem Arzt mitteilen.

10.6.2 Lebertransplantation

Lebertransplantationen (LTX) sind speziellen Zentren vorbehalten. Bei einer Le-bertransplantation wird die Patientenleber komplett entfernt und durch die Leber eines möglichst HLA-kompatiblen Spenders ersetzt (orthotope LTX). Wenn eine Regeneration der Patientenleber zu erwarten ist, kann auch eine auxiliäre partielle orthotope Lebertransplantation (APOLT) durchgeführt werden, um die vorüber-gehend ausgefallenen Funktionen der Leber zu ersetzen. Hierbei wird nur der lin-ke Leberlappen durch ein Teiltransplantat ersetzt. Hat sich die Patientenleber er-holt, wird das Transplantat wieder entfernt. Vorteil: keine lebenslange Immun-suppression des Patienten notwendig.

Wartezeit bei der Lebertransplantation ist abhängig vom MELD-Score, mit dessen Hilfe die Drei-Monats-Mortalität abgeschätzt wird.

Indikationen
- Fulminant verlaufendes akutes Leberversagen
- Fortschreitende Lebererkrankungen mit terminaler Leberinsuffizienz nach Ausschöpfen aller konservativen Maßnahmen (z. B. Leberzirrhose bei M. Wilson, Hämochromatose)
- Erkrankungen der Gallenwege (primäre biliäre Zirrhose, primär sklerosieren-de Cholangitis).

Kontraindikationen
- Sepsis, chronisch aktive Infektion
- Maligne Tumorerkrankung
- Fortwährender Alkohol- und/oder Drogenkonsum
- Schwere kardiopulmonale Erkrankungen
- Lebensbedrohliche Systemerkrankung.

Komplikationen
- Hyperakute (innerhalb von Stunden), akute (innerhalb von Tagen bis Wo-chen) und chronische (nach Monaten bis Jahren) immunologische Absto-ßungsreaktionen
- Gefäß- oder Gallengangskomplikationen des Transplantats (Thrombose, Ste-nose, Leckage, Blutungen)
- Rezidiv der Grunderkrankung
- NW der Immunsuppression.

Immunsuppression
Eine lebenslange Immunsuppression zur Unterdrückung der Abstoßungsreaktio-nen ist notwendig: Kortikosteroide und Calcineurininhibitoren (Ciclosporin, z. B.

Sandimmun®; Tacrolismus, z. B. Prograf®). Abstoßungsreaktionen werden durch Kortikosteroidstoß, Steigerung der Dosierungen, durch gezielte Hemmung der Lymphozyten mittels monoklonaler Antikörper und durch IL-2-Rezeptorantagonisten (Basiliximab, z. B. Simulect®) behandelt.

Beobachten
Nach der postoperativen Versorgung des Patienten auf einer Intensivstation:
- Blutdruck 3 × tgl. (▶ Kap. 2.5.2)
- Temperatur 2 × tgl. (▶ Kap. 2.6.1)
- Körpergewicht tgl. (▶ Kap. 2.7.2)
- Ein- und Ausfuhrbilanz tgl. (▶ Kap. 2.7.3)
- Bewusstseinskontrollen (mögliche Störungen durch mangelnde Blutzirkulation des Transplantats)
- Regelmäßige Blutuntersuchung: CRP, Transaminasen, Bilirubin, Quick (mögliche Gerinnungsstörungen), BZ (möglicher, vorübergehender, insulinpflichtiger Diabetes mellitus), Elektrolyte (mögliche Hypokaliämie), Kreatinin, BB.

Pflege
- Prä- und postoperative Pflege (▶ Kap. 17.2, ▶ Kap. 17.3)
- Unterstützen bei allen Einschränkungen; Prophylaxen soweit erforderlich, insbesondere Dekubitus- und Thromboseprophylaxe (▶ Kap. 2.2.10, ▶ Kap. 2.2.11)
- Ab OP beginnt hochdosiert die Immunsuppression, absolut regelmäßige Einnahme der Immunsuppressiva beachten
- Auf alle Zeichen einer beginnenden Abstoßung achten: RR-Anstieg, Fieber (evtl. Schüttelfrost), Schmerzen im Bereich des Transplantats
- Alle Unregelmäßigkeiten sofort dem Arzt melden.

Tipps und Tricks
- Patienten nach einer Transplantation haben große Angst vor einem Versagen des Organs; deshalb bei Problemen nicht hektisch und nervös reagieren. Ruhe, Besonnenheit und Optimismus verbreiten
- Patienten sind nach der Transplantation hochgradig infektionsgefährdet → Mundschutz und Hygienerichtlinien (▶ Kap. 1.8.4) einhalten
- Ein beginnendes Transplantatversagen kündigt sich durch eine hyperdynamische Kreislaufinstabilität und Nierenversagen sowie eine metabolische Azidose an.

10.7 Gallenblase und Gallenwege

10.7.1 Gallensteine (Cholelithiasis)

10 % der Bevölkerung haben Gallensteine, 75 % davon ohne Beschwerden, Frauen > Männer, meist cholesterinhaltige Mischsteine.
Risikofaktoren: zunehmendes Alter, Schwangerschaft, cholesterinreiche Ernährung, Fasten, Übergewicht, erbliche Disposition.

Symptome

Bei 25 % der Gallensteinträger können folgende Symptome/Komplikationen auftreten:

- Druck- und Völlegefühl im rechten Oberbauch, Blähungen nach Kaffee und fetten, gebratenen Speisen
- **Gallenkolik** aufgrund Steineinklemmung in den Gallengängen: in Wellen auftretende, krampfartige Schmerzen im rechten Oberbauch, können in Rücken und rechte Schulter ausstrahlen, Übelkeit, Erbrechen, Temperatur bis 38,5 °C, Ikterus bei Choledochusverschluss.

Komplikationen

- Cholezystitis, Cholangitis
- Perforation der Gallenblase mit Peritonitis
- Empyem (Eiter in der Gallenblase), Hydrops (Gewebewasser in der Gallenblase)
- Biliäre Pankreatitis.

Diagnostik

- Anamnese (Koliken? Risikofaktoren?) und körperliche Untersuchung
- Blutuntersuchung: BB, CRP, BSG, Elektrolyte, Leberwerte, cholestaseanzeigende Enzyme AP, LAP, γ-GT, direktes Bilirubin, GPT, GOT, Gerinnungsstatus, Lipase, CK, LDH
- Bildgebende Verfahren: Sonografie, ggf. CT-Abdomen, ERCP bei Verdacht auf Gallengangssteine mit gleichzeitiger Steinentfernung, evtl. Darstellung kalkhaltiger Steine in Rö-Abdomen
- Chirurgisches Konsil.

Therapie

Nur symptomatische Steine werden behandelt:

- ERCP: bei Gallengangssteinen mit Papillotomie (Papilla vateri wird seitlich aufgeschlitzt), Steine werden mit Körbchen, Zange herausgeholt
- Laparoskopische oder – seltener – offene Operation: Cholezystektomie bei rezidivierenden Symptomen oder Komplikationen.

Therapie bei Gallenkolik

- Nulldiät
- Spasmolyse mit N-Butylscopolamin (Buscopan®), NW: Blasenentleerungsstörungen, Glaukom, Übelkeit/Erbrechen
- Schmerztherapie, z. B. mit Pethidin (Dolantin®) oder Pentazocin (Fortral®) i. v. (▶ Kap. 2.11.4)
- Bei anhaltenden Schmerzen oder hinzutretender Entzündung OP anstreben, ansonsten OP im beschwerdefreien Intervall.

Pflege

Gallenkolik

- Bettruhe
- Nahrungskarenz, nach Abklingen der Symptomatik langsamer Kostaufbau, keine fetten oder gebratenen Speisen
- Puls, RR, Temperatur und Allgemeinbefinden kontrollieren
- Medikamentöse Schmerzbehandlung, physikalische Schmerzlinderung, z. B. warme Bauchwickel (▶ Kap. 3.9.1) nach Anordnung
- Ggf. Vorbereitung zur ERCP oder OP (▶ Kap. 17.2).

Laparoskopische Cholezystektomie
- Am Operationstag abends schluckweise Tee, rascher Kostaufbau ab 1. postop. Tag
- Magensonde abends am Operationstag oder am 1. postop. Tag entfernen
- Ggf. Knierolle zur Bauchdeckenentlastung. Erstes Aufstehen am OP-Tag
- Verbandwechsel ab dem 2. postop. Tag
- Krankenhausentlassung am 3.–4. postop. Tag.

Vorteil gegenüber offener OP: kaum Wundheilungsstörungen, schnelle Mobilisation, geringes Thromboserisiko, keine postoperative Darmatonie.

Offene Cholezystektomie, Choledochotomie (operative Sanierung des Gallengangs)
- Prä- und postoperative Pflege (▶ Kap. 17.2, ▶ Kap. 17.3)
- Unterstützung bzw. Übernahme in allen Lebensbereichen, Thromboseprophylaxe besonders wichtig
- Einhalten des Infusionsprogramms
- Kostaufbau nach hausüblichem Schema, Darmtätigkeit muss vorhanden sein
- Fettarme, eiweißreduzierte, leicht verdauliche Nahrung
- Ggf. Anregen der Darmtätigkeit nach Anordnung, z. B. Klistier, Einlauf oder medikamentös
- Intraoperativ gelegte Magenablaufsonde erst entfernen, wenn Sekretfluss versiegt (▶ Kap. 3.6.3)
- Pflege postoperativer Wunddrainagen (▶ Kap. 17.3.3):
  - Sekret bernsteinfarben bis leicht blutig oder gallig, 300 ml in den ersten Tagen werden toleriert
  - Genaue Verbandkontrolle: Gallenachfluss ist möglich.

10.7.2 Akute Cholezystitis

Definition
Akute Cholezystitis: Entzündung der Gallenblase, meist bei bestehendem Gallensteinleiden und Verschluss des Ductus cysticus durch Gallensteine; häufige Erreger E. coli, Streptococcus faecalis.

Symptome
- Schmerzen im rechten Oberbauch
- Hohes Fieber > 38,5 °C und Schüttelfrost
- Übelkeit, Erbrechen
- Ikterus, wenn Cholestase vorliegt
- Komplikationen: Perforation mit Peritonitis, Empyem, Leberabszess.

Diagnostik
- Anamnese und körperliche Untersuchung
- Blutuntersuchung: Entzündungsparameter (CRP, Leukos), γ-GT, AP, Bilirubin, Transaminasen
- Evtl. Blutkultur bei sehr hohem Fieber (▶ Kap. 3.7.1)
- Bildgebende Verfahren: Sonografie und präop. Rö-Abdomen, Rö-Thorax, EKG.

Therapie und Pflege
- Bettruhe
- Spasmolyse mit Buscopan®, evtl. zusätzliche Schmerztherapie mit Pethidin
- Antibiotikatherapie (Kurzinfusionen, ▶ Kap. 3.3.3)

- Darmtätigkeit beobachten
- In schweren Fällen: Nahrungskarenz, ggf. OP-Vorbereitung (▶ Kap. 17.2), ansonsten Tee, fettfreie Kost, evtl. OP nach 2–3 Wochen
- OP: bei Anamnese < 48 h sofortige OP, bei längerer Anamnese und erhöhtem OP-Risiko (z. B. Alter, reduzierter Allgemeinzustand) zuerst konservativ behandeln und später nach Abklingen der Symptome Cholezystektomie.

> **Beobachten**
> Engmaschig kontrollieren: Temperatur, Puls, RR, Schmerzen mit Bauchdeckenspannung als Zeichen einer Perforation oder Peritonitis.

10.8 Darm

10.8.1 Appendizitis

> **Definition**
> **Appendizitis:** Entzündung des Wurmfortsatzes am Colon ascendens, die v. a. Kinder und Jugendliche betrifft und wegen der Perforationsgefahr mit Peritonitis gefürchtet ist.

Symptome
Klassische Symptome zeigen sich nur in der Hälfte der Fälle. Besonders Kleinkinder und alte Menschen können ganz untypische Symptome zeigen. Meist akuter Verlauf.
- Appetitlosigkeit, Übelkeit, Erbrechen, anfangs oft Stuhlverhalt
- Schmerzen in der Nabelgegend
- Später Schmerzverlagerung in den rechten Unterbauch, bei Lagevarianten auch in den rechten Oberbauch oder ins kleine Becken, Schmerzlinderung bei Anbeugen des rechten Beins
- Fieber, oft typische rektal-axilläre Temperaturdifferenz von > 0,8 °C
- **Komplikationen:** Perforation mit Peritonitis.

Diagnostik
Das sehr variable Erscheinungsbild aufgrund individueller Lokalisation des Wurmfortsatzes erschwert die Diagnose:
- Körperliche Untersuchung: lokaler Druckschmerz im rechten Unterbauch am McBurney- und Lanz-Druckpunkt, kontralateraler Loslassschmerz (Blumberg-Zeichen) (▶ Abb. 10.2)
- Blut: Entzündungsparameter (CRP, Leukos), Elektrolyte, Gerinnung, Kreatinin, BZ, Kreuzblut

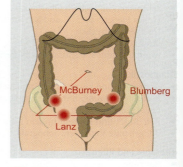

Abb. 10.2 Druckpunkte bei Appendizitis [L138]

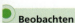

- U. U. gynäkologisches Konsil (DD: Adnexitis)
- Bildgebende Verfahren: Sonografie, Rö-Abdomen, können oft nur die DD ausschließen, aber nicht die Appendizitis nachweisen, ggf. CT-Abdomen.

Therapie
Chirurgisch (laparoskopisch oder offen), bei unklaren Fällen beobachten, keine Antibiotika, sehr gute Prognose, wenn keine Perforation vorliegt.

Pflege
- Nahrungskarenz, Bettruhe
- Temperatur gleichzeitig axillär und rektal messen, Differenz oft > 0,8 °C
- OP vorbereiten (▶ Kap. 17.2), Haarentfernung: Handbreit oberhalb des Nabels bis zur Leiste, einschließlich Schambehaarung.

> **Beobachten**
> Aufgrund des akuten Verlaufs und häufig unspezifischen Symptomen engmaschige Kontrolle: Temperatur, Puls, RR, Schmerzintensität, Bauchdeckenspannung, Stuhlgang.

Postoperativ
- Frühmobilisation wenige Stunden postop.
- Ernährung: Tee schluckweise bereits am Operationstag, ab dem 2. Tag leichte, ballaststoffarme Kost
- Drainagen am 1. Tag ziehen
- Am 6.–7. Tag Fäden ziehen, ambulant möglich.

10.8.2 Ileus

> **Definition**
> **Ileus:** Lebensbedrohliche Unterbrechung der Darmpassage durch Verschluss des Darms (mechanischer Ileus) oder infolge einer Darmlähmung (paralytischer Ileus).
> **Subileus:** Unvollständiger Darmverschluss, geht häufig in Ileus über.

Ursachen
Mechanischer Ileus: postoperative Verwachsungen (Brideileus), Einklemmung von Darmteilen in Hernien (inkarzerierte Hernien), Karzinom, Divertikulitis, Volvulus (ineinander verdrehte Darmschlingen), Fremdkörper (Kotsteine).
Paralytischer Ileus: Mesenterialinfarkt, reflektorisch (Nierenkolik, postoperative Darmatonie), bei schweren Entzündungen im Bauchraum (Pankreatitis, Peritonitis, Sepsis), Urämie, Hypokaliämie; Medikamente (Opioide, Parkinson-Medikamente); Spätstadium des mechanischen Ileus.

Symptome
- Abdominale Schmerzen
- Übelkeit und Erbrechen
- Windverhalt, geblähter Bauch, Stuhlverhalt
- Volumenmangel/-schock, Elektrolytverschiebungen.

Diagnostik
- Anamnese
- Körperliche Untersuchung: Abwehrspannung:
  - Beim mechanischen Ileus: klingende Darmgeräusche
  - Beim paralytischen Ileus: fehlende Darmgeräusche („Totenstille")
- Bildgebende Verfahren: Rö-Abdomen im Stehen oder linke Seitenlage (Spiegelbildung?), Sonografie (verdickte Darmwände? Pendelperistaltik oder fehlende Peristaltik?).

Therapie
- Mechanischer Ileus: fast immer OP, besonders bei Ischämiegefahr, kompletter Stenose
- Paralytischer Ileus:
  - Ursache beseitigen und Peristaltik medikamentös anregen, z. B. Metoclopramid, Dexpanthenol (Bepanthen®)
  - Nahrungskarenz, gastrointestinale Sonde zur Entlastung legen (▶ Kap. 3.6.3)
  - Abführende Maßnahmen, z. B. Klysma, Schwenk-Einlauf
  - Evtl. Antibiotika
  - Flüssigkeitsverluste, Elektrolyt- und Säure-Basen-Verschiebungen mit Infusionen ausgleichen.

Komplikationen
Hypovolämie, Darmgangrän, Schock, Nierenversagen.

Beobachten
RR, Puls, Temperatur, Ausscheidungen, Sekret aus gastrointestinaler Sonde, Schmerzen, Schockzeichen und Bewusstsein.

Pflege
- Bettruhe und Unterstützung bei allen Einschränkungen (▶ Kap. 2.2, ▶ Kap. 2.4), insbesondere Pneumonieprophylaxe und Atemtherapie
- Nahrungskarenz
- Magen-, Duodenalablaufsonde (▶ Kap. 3.6.3) legen → aufgestauter Darminhalt, Sekret kann ablaufen, Sekret beobachten (Farbe, Beschaffenheit, Menge)
- Blasendauerkatheter legen für genaue Flüssigkeitsbilanz
- Infusionen nach Plan (▶ Kap. 3.3.2), Dauerinfusionen mit Zusätzen nur über zentralen Zugang geben
- Ausgleich der Elektrolyte, speziell Kalium (Hypokaliämie hemmt die Darmmotorik), durch Infusionszusätze nach ärztlicher Verordnung
- Schmerztherapie mit z. B. Analgetika und Spasmolytika erst nach gesicherter Diagnose, sonst Symptomverschleierung, dies den Patienten einsichtig machen
- Bei paralytischem Ileus: Darmrohr legen oder Schwenk-Einläufe auf ärztliche Anordnung → mechanischer Reiz und Abgang von Blähungen.

Bei gesicherter Diagnose zur OP vorbereiten
- Allgemeine OP-Vorbereitung (▶ Kap. 17.2)
- Patienten bei Stomatherapeut vorstellen
- OP-Nachsorge (▶ Kap. 17.3)
- Ggf. Pflege einer temporären, für 2–3 Mon. angelegten Kolostomie (▶ Kap. 10.8.6) und Anleitung des Patienten zur Selbstpflege.

10

> **Tipps und Tricks**
> - Bei Verdacht auf kompletten mechanischen Ileus keine Einläufe und oralen Abführmaßnahmen!
> - Schamgefühl des Patienten bei allen pflegerischen Maßnahmen unbedingt beachten.

10.8.3 Morbus Crohn und Colitis ulcerosa

> **Definition**
> **Morbus Crohn** und **Colitis ulcerosa:** Chronisch-entzündliche Darmerkrankungen (CED) unklarer Ursache (erblich, Umweltfaktoren, ▶ Tab. 10.6). Beginn der Erkrankung meist zwischen 20. und 40. Lebensjahr. Familiäre Häufung.

Pflege
- Genaue Einhaltung der medikamentösen Therapie
- Hilfe bei der Körperpflege mit besonderer Berücksichtigung der Analpflege sowie aller Prophylaxen
- Pflege bei Fieber (▶ Kap. 2.6.3)
- Stuhlbeobachtung (Häufigkeit? Beimengungen?), bei Bedarf Nachtstuhl ans Bett stellen
- Applikation der Medikamente im Rektum: Klysma (bis zur li. Flexur wirksam, Patient für einige Zeit auf der li. Seite positionieren), Schaum
- Flüssigkeitsverluste, Elektrolyt- und Säure-Basen-Verschiebungen ausgleichen
- Ruhige Atmosphäre schaffen, gesprächsbereit sein
- Ernährungsberatung
- Evtl. Psychotherapie, Kontakt zu Selbsthilfegruppen anbieten.

Tab. 10.6 M. Crohn und Colitis ulcerosa

	M. Crohn	Colitis ulcerosa
Lokalisation	Meist abschnittsweiser Befall, vom Mund bis Anus möglich, meist terminales Ileum und proximales Kolon betroffen	Beginn im Rektum, kontinuierliche Ausbreitung im Kolon nach proximal
Symptome	• Durchfälle meist ohne Blut • Darmkrämpfe im rechten Unterbauch • Appendizitisähnliche Symptome • Schubweiser Verlauf • Malabsorption mit Gewichtsverlust • Wachstumsstörungen bei Kindern • Darmfisteln, anorektaler Abszess	• Bis zu 20 blutig-schleimige Durchfälle pro Tag • Darmkrämpfe • Temperatur erhöht • Meist chronisch-rezidivierender Verlauf mit zwischenzeitlicher Abheilung • Gewichtsverlust • Wachstumsstörungen bei Kindern
Extraintestinale Symptome	• Haut: z. B. Erythema nodosum, Aphthen • Gelenke: Arthritis • Augen: z. B. Uveitis, Keratitis • Leber: primär sklerosierende Cholangitis • Malabsorption mit Gewichtsverlust	

10

Tab. 10.6 M. Crohn und Colitis ulcerosa *(Forts.)*

	M. Crohn	Colitis ulcerosa
Diagnostische Maßnahmen	• Anamnese und körperliche Untersuchung • Blut: BB (Anämie?), Entzündungsparameter (CRP, Leukos) • Stuhlkultur und Serologie zum Ausschluss infektiöser Ursachen, z. B. Clostridium difficile, Campylobacter • Entzündungsmarker im Stuhl (Calprotectin, Laktoferrin) • Kolo-, Ileoskopie mit Biopsien • Videokapselendoskopie • Hydro-MRT des Dünndarms nach Trinken von Mannitol-Lösung	• Anamnese, körperliche Untersuchung • Blut: BB (Anämie?), Entzündungsparameter (CRP, Leukos) • Kolo-, Ileoskopie mit Biopsien • Stuhlkultur und Serologie zum Ausschluss infektiöser Ursachen, z. B. Clostridium difficile, Campylobacter • Entzündungsmarker im Stuhl (Calprotectin, Laktoferrin) • Kontroll-Koloskopien zum Karzinomausschluss
Medikamentös	• Sulfasalazin/Mesalazin, topische Kortikosteroide als Klysma oder Schaum (Budesonid als Entocort®) • Systemisch Kortikosteroide für 3–6 Monate • Bei erfolgloser Kortikosteroidtherapie: Immunsuppressiva, z. B. Azathioprin (Imurek®) oder Biologicals, z. B. TNF-Antikörper Infliximab (Remicade®) • Remissionserhaltung: Azathioprin • Osteoporoseprophylaxe	• Im Schub: Mesalazin (Salofalk®) oral und topisch • Schwerer Schub: Kortikosteroide systemisch, topisch wirksame Kortikosteroide als Klysma oder Schaum (Budesonid als Entocort®) • Bei Therapieversagen: Immunsuppressiva wie Azathioprin (z. B. Imurek®), Cyclosporin oder TNF-Antikörper Infliximab (Remicade®) • Remissionserhaltung: Mesalazin, E. coli Nissle-Präparat (Mutaflor®)
Chirurgisch	Bei Komplikationen so sparsam wie möglich resezieren. Fast alle Patienten müssen irgendwann operiert werden. Hohe Rezidivrate. Meist keine Heilungen.	Bei Komplikationen oder Versagen der konservativen Therapie. Heilung bei kompletter Proktokolektomie möglich
Diät	• Im schweren Schub ballaststofffreie Diät (Astronautenkost), niedermolekulare oder parenterale Ernährung • Laktosearme Kost bei Patienten mit Unverträglichkeit von Laktose • Bei Bedarf Substitution von Nährstoffen • Nikotinverzicht	
Begleitende Therapie	Evtl. begleitende Psychotherapie, Selbsthilfegruppen	
Komplikationen	• Darmstenosen mit Ileus • Fisteln, Fissuren, Abszesse	• Blutung • Toxische Kolondilatation (Megakolon) mit septischem Krankheitsbild • Perforation, Peritonitis • Stark erhöhtes Kolonkarzinom-Risiko

10.8.4 Divertikulose, Divertikulitis

Definition
Meist im Sigma gelegene, durch die Darmmuskulatur hindurch reichende Ausstülpungen der Darmschleimhaut (Pseudodivertikel). Sehr häufig bei alten Menschen aufgrund ballaststoffarmer Ernährung. Die symptomlose **Divertikulose** (90 %) kann sich durch Stuhlaufstau und bakterielle Besiedelung zur entzündlichen **Divertikulitis** entwickeln (10 %).

Symptome
- Divertikel verursachen meist keine Beschwerden
- Bei Entzündung der Divertikel: krampfartige Schmerzen im linken Unterbauch („Linksappendizitis"), evtl. druckschmerzhafte „Walze" tastbar, Stuhlunregelmäßigkeiten, leichtes Fieber
- **Komplikationen:** Abszess- und Fistelbildung, Perforation mit Peritonitis, Stenose, Ileus, Blutungen.

Diagnostik
- Anamnese und körperliche Untersuchung (Abwehrspannung, Loslassschmerz)
- Blutuntersuchung: BB (Anämie, Leukozyten erhöht?), CRP
- Bildgebende Verfahren: Sonografie (Darstellung der Divertikel, Abszessbildung?), CT mit rektaler Kontrastmittelgabe oder MRT, Rö-Abdomen (Perforation, z. B. Luft unter dem Zwerchfell?), Endoskopie (Ausschluss von Karzinom, M. Crohn; nicht im akuten Stadium wegen Perforationsgefahr).

Therapie
- Divertikulose: Stuhlregulierung, faserreiche Kost, reichlich Flüssigkeit, Bewegung
- Divertikulitis:
  - Bettruhe, lokale Kühlung, Nahrungskarenz und parenterale Ernährung
  - Breitbandantibiotika für 7–10 Tage, z. B. Cefuroxim + Metronidazol
  - Evtl. medikamentöse Spasmolyse mit z. B. Buscopan®, Analgesie
  - OP bei Komplikationen, bei rezidivierender Divertikulitis.

Gesundheitsförderung und Prävention
Patienten mit Divertikulose sollten sich ballaststoffreich ernähren, auf ausreichend Flüssigkeitszufuhr achten und sich viel bewegen bzw. Sport treiben.

10.8.5 Kolorektales Karzinom

Definition
Kolorektales Karzinom: Zweithäufigstes Karzinom, meist jenseits des 50. Lj., Metastasierung in Leber, Lunge.

Risikofaktoren: Adenome, familiäre Belastung, Colitis ulcerosa, Übergewicht, faserarme und fettreiche Kost, Nikotin, Alkohol.

Symptome

Die Symptome sind uncharakteristisch:

- Plötzliche Änderung der Stuhlgewohnheit: Obstipation, Diarrhö, Blähungen, unwillkürlicher Stuhlabgang
- Blut im Stuhl
- Gewichtsabnahme, Müdigkeit, Leistungsminderung.

Diagnostik

- Anamnese und körperliche Untersuchung mit rektaler Austastung (Blut am Fingerling, Tumor tastbar?)
- Blutuntersuchung: BB (Anämie?), Tumormarker CEA zur Verlaufskontrolle
- Vollständige Koloskopie mit Biopsie
- Metastasensuche: Rö-Thorax, Sonografie und CT-Abdomen.

Therapie

Rektumkarzinom

- Operation, ggf. Stoma (▶ Kap. 10.8.6), evtl. mit präoperativer Radio-/Chemotherapie (▶ Kap. 14.3.4, ▶ Kap. 14.3.3)
- Postoperative Chemotherapie oder Strahlentherapie.

Kolonkarzinom

- Operation mit Entfernung des Tumors und regionalen Lymphabflussgebiets, ggf. Stoma (▶ Kap. 10.8.6)
- Im fortgeschrittenen Stadium adjuvante Chemotherapie (▶ Kap. 14.3.3), monoklonale Antikörper (z. B. Bevacizumab).

Pflege

Allgemeine OP-Vorbereitung (▶ Kap. 17.2).

Beachten

Darmreinigung

- Gründliche Darmreinigung bei OP am Dickdarm (▶ Kap. 3.8.3): Patient muss am Tag vor der OP 4–6 l einer Elektrolytlösung trinken, Lösung muss zügig getrunken werden (1 l in 30–45 min), kann auch über Magensonde verabreicht werden. Gespült wird so lange, bis der Patient klare Flüssigkeit ausscheidet
- Darmreinigung über Magensonde: Infusionssystem an Magensonde anschließen und 1 l Flüssigkeit in 30 min einlaufen lassen, übrige Flüssigkeit bei guter Verträglichkeit in 2–4 h verabreichen; Kontrolle von Puls, RR
- Bei Rektumkarzinom reicht häufig ein Reinigungseinlauf oder Klysma.

Prophylaxe

- Kostenlose Krebsvorsorge ab 50. Jahre, Test auf okkultes Blut im Stuhl (▶ Tab. 10.2)
- Ab 55 Jahre Koloskopie, bei unauffälligem Befund Wiederholung nach 10 Jahren.

10.8.6 Pflege bei Ileostoma und Kolostoma

Ileo- und Kolostoma sind künstlich angelegte Darmausgänge (Anus praeter naturalis). Der Darminhalt wird über die Bauchdecke in einen Kunststoffbeutel abge-

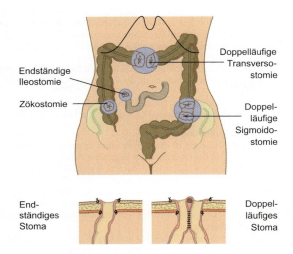

Abb. 10.3 Enterostomatypen und Lage der Stomata [L138]

leitet. Es wird zwischen endständigen und doppelläufigen Darmstomata unterschieden (▶ Abb. 10.3):

- **Endständiges Stoma:** orale Darmschlinge wird auf die Bauchdecke ausgeleitet, dort befindet sich das Ende des aktiven Verdauungstrakts, aborale Schlinge wird blind verschlossen
- **Doppelläufiges Stoma:** orale und aborale Darmschlinge werden auf die Bauchdecke ausgeleitet, dient i. d. R. der zeitlich begrenzten Stilllegung des aboralen Darmabschnitts, z. B. bei Entzündung, Ileus. Kleine Mengen Stuhl/Schleim werden trotzdem über den natürlichen After entleert.

Lage der Stomata

Ileostoma
Künstlicher Dünndarmausgang; das endständige Ileostoma liegt meist im rechten Unterbauch und wird angelegt, wenn der gesamte Dickdarm entfernt wurde (▶ Abb. 10.3). Es sollte rund und 3–5 cm prominent sein. Aus dem Dünndarm ausgeleiteter Stuhl ist dünnflüssig und aggressiv: Hautschäden drohen. Die Entleerung erfolgt mehr oder weniger kontinuierlich. Besonders anfangs ist auf Wasser- und Elektrolytverluste sowie Störungen des Säure-Basen-Haushalts zu achten.

Kolostoma
Künstlicher Dickdarmausgang; typische Lokalisationen des Kolostomas (▶ Abb. 10.3) sind rechter oder linker Oberbauch (Transversostoma) oder linker Mittelbauch (Sigmoidostoma). Das endständige Kolostoma sollte erhaben sein. Der Stuhl hat eine umso festere Konsistenz, je mehr Dickdarm erhalten wurde. In der Regel hat sich der Stuhlgang nach 2–3 Wochen normalisiert.

Grundsätze
- Den Patienten bei einem Stomatherapeuten vorstellen, sichere und individuelle Versorgung auswählen

10

- Ein Stoma ist für den Patienten ein großer Eingriff in seine Intimsphäre:
  - Behutsam und ausführlich aufklären, Informationsmaterial besorgen, auf Wunsch Kontakte zu Selbsthilfegruppen vermitteln
  - Gesprächsbereit sein, einfühlsam auf Ängste und Sorgen eingehen
  - Verdrängungstendenzen erkennen
- Es ist der Patient, der mit dem Stoma leben muss; Selbstständigkeit fördern:
  - Nach ausführlicher Anleitung sollte die Pflege vom Patienten übernommen werden
  - Beraten, nicht vorschreiben, Hilfestellungen anbieten
  - Frühzeitig auf Rehabilitation und Leben nach der Entlassung vorbereiten.

Präoperative Stomamarkierung

Ohne präoperative Markierung ist die Gefahr einer ungünstigen Positionierung der Stomaanlage groß, da der Operateur am liegenden Patienten z. B. Hautfalten, die sich im Sitzen oder Stehen bilden, oder den Sitz der Kleidung kaum abschätzen kann. Die Markierung sollte von Arzt und Stomatherapeut/Pflegender gemeinsam durchgeführt werden. Zur Markierung einen wasserfesten Stift benutzen.

- Kann der Patient das Stoma gut sehen, um es versorgen zu können?
- Möglichst glatte Fläche von 10 × 10 cm, fern von Knochen (Rippenbogen, Hüftknochen), Narben, Falten
- Kontrolle im Stehen, Sitzen, Vorbeugen und Liegen: Bilden sich Falten?
- Behinderung durch Kleidung, z. B. Hosenbund, vermeiden
- Beutel soll nicht über Genitalbereich hängen
- Bei geplanter Bestrahlung: Lage außerhalb des Bestrahlungsfelds
- Markierung mehrerer Stellen sinnvoll, insbesondere wenn das eindeutige operative Vorgehen noch nicht feststeht.

Stomabeutelsysteme

- Kolostomabeutel: geschlossen, oft integrierter Aktivkohlefilter zur Geruchsminderung
- Ileostomabeutel (Ausstreifbeutel)
- Minibeutel: Kurzzeitversorgung eines kontinenten Stomas
- Einteiliges System: Beutel und Hautschutzplatte sind fest miteinander verbunden
- Zweiteiliges System: Basisplatte, die mehrere Tage belassen werden kann. Beutel wird aufgeklebt oder an einem Rastring befestigt und kann ohne Entfernen der Basisplatte gewechselt werden, daher hautschonender.

Postoperative Pflege

- Im OP wird i. d. R. ein durchsichtiger Ausstreifbeutel angebracht, um das Stoma gut beurteilen zu können
- Ileostoma: erste Stuhlentleerung am OP-Tag oder 1. postoperativer Tag, Ausstreifbeutel regelmäßig entleeren, erster Beutelwechsel i. d. R. nach 2 Tagen
- Kolostoma: erster Stuhlgang nach etwa 3 Tagen
- Einteilige Beutel je nach Ausscheidung und Beutelgröße alle 1–2 Tage wechseln, bei Undichtigkeit früher
- Basisplatte bei Zweiteiler kann bis 3 Tage belassen werden
- Sorgfältige Hautpflege
- Beim doppelläufigen Stoma wird eine Darmschlinge vor die Darmwand verlegt. Die Darmschlinge wird bis zur Einheilung in die Bauchwand mit einem Reiter (Plastikstab unter der Darmschlinge) fixiert. Entfernung des Reiters nach 8–10 Tagen durch Arzt, bis dahin Beutelwechsel durch Pflegende.

Beobachten
- Stoma durchgängig, gut durchblutet, ödematös, retrahiert?
- Stuhlgang: Häufigkeit, Menge, Konsistenz, Farbe, Beimengungen
- Parastomale Haut intakt? Wundheilung?
- Exsikkose? Elektrolytstörungen?

Stomabeutel wechseln

Materialien
Set zum Beutelwechsel: Beutel, Hautschutzplatte, Stomapaste, Spritze, Schablone (um Stomagröße zu messen), pH-neutrale Seife/Waschlotion, Mullkompressen, Wattestäbchen, Rasierer, Handschuhe, lauwarmes Wasser, Hygienepapier, Bettschutz, Abfallbehälter.

Vorbereiten
Patient hat ein Set zum Beutelwechsel in seinem Zimmer oder Bad. Patient informieren, ggf. separates Zimmer vorbereiten. Material bereitlegen, dem Patienten zeigen und die Funktion erklären. Patient in leichte Oberkörperhochlage bringen, damit er zusehen kann, störende Kleidung entfernen. Ggf. für Bett- oder Kleiderschutz sorgen.

Durchführen
- Zur Anleitung des Patienten jeden Handgriff kommentieren
- Handschuhe anziehen, benutzten Beutel entfernen (nicht in die Toilette werfen): Hautschutzplatte vorsichtig von oben nach unten abziehen, mit der freien Hand Gegendruck auf die Haut ausüben
- Stomaumgebung mit nassen Kompressen und evtl. Waschlotion reinigen: von außen auf das Stoma hin, um Keimverschleppung zu vermeiden. Waschlotion gründlich entfernen und Haut mit Kompresse trocknen. Stomarand ggf. mit Wattestäbchen reinigen
- Stoma und Stomaumgebung sorgfältig beobachten
- Stomagröße mit Schablone ausmessen und Hautschutzplatte passend ausschneiden, handelsübliche Hautschutzplatten können plan oder konvex sein
- Ggf. rasieren (wegen Allergiegefahr keine Enthaarungscreme benutzen) und Hautfalten oder Narben durch Stomapaste ausgleichen, Stomapaste in Spritze aufziehen und dann aufbringen oder direkt auf Hautschutzplatte aufbringen, Hautschutzplatte anbringen
- Schutzfolien abziehen, Beutel am unteren Stomarand ansetzen und von unten nach oben faltenfrei ankleben. Bettlägerige: seitwärts. Mobiler Patient: zur Leiste
- Zur Verhinderung starker Schweißbildung ggf. Beutelüberzug anbringen
- Abfall entsorgen, Hände desinfizieren
- Besonderheiten bei Ausstreifbeutel: Verschlussklammer am Ausstreifbeutel öffnen, Stuhl in Steckbecken abfließen lassen, Beutel ausstreifen, Beutelausflussöffnung mit Kompresse reinigen, mit Klammer verschließen
- Selbstständigkeit fördern: Vorgehen erklären; Sicht schaffen, z. B. mit Hand-/Wandspiegel; Vorgang nach und nach von Patient durchführen lassen.

Tipps und Tricks
- Öffnung in der Basisplatte darf das Stoma nicht einengen (Gefahr der Nekrosenbildung). Sie darf aber auch nicht zu groß sein (Schädigung der Haut durch Darminhalt)
- Stoma in den ersten 6 Wochen häufiger mit Schablone nachmessen, da es sich noch verkleinern kann

10

- Hautschutzfläche vorher erwärmen (z. B. zwischen den Händen), damit sie anschmiegsamer wird
- Narben und Hautunebenheiten mit Stomapaste ausgleichen.

Irrigation

Regelmäßige Spülung des Dickdarms über ein Kolostoma im Deszendens- oder Sigmabereich, z. B. morgens.

Prinzip: Nach Befestigen eines speziellen Beutels, der die Ableitung in die Toilette erlaubt, werden 500–1.000 ml körperwarmes Wasser in das Stoma geleitet, vollständige Entleerung nach 30–60 min, Verschluss des Stomas mit Kappe oder Minibeutel. Dadurch kann eine Kontinenz bis 24 h erreicht werden, Blähungen werden geringer.

Patient wird in diese Methode etwa 4 Wochen nach OP durch Stomatherapeuten eingeführt.

Voraussetzungen

- Dickdarmrest lang genug, ~ 1 m
- Keine Knicke im Darmverlauf
- Keine Stenose, parastomale Hernie, Prolaps
- Patient kann Durchführung lernen
- Keine Herz- und Nierenerkrankungen.

Ernährung

Ausgewogene Kost, keine spezielle Diät. Evtl. muss die Ernährung so angepasst werden, dass ein regelmäßiger Stuhlgang erfolgt und keine Blähungen auftreten (▶ Tab. 10.7).

Entlassung

- Dokumentation des Entlassungsbefunds, ggf. Foto
- Kann der Patient sein Stoma noch nicht selbstständig versorgen, unbedingt die ambulante Versorgung abklären, ggf. Angehörige anleiten
- Material für erste Stomaversorgung und genaue Beschreibung des Systems, z. B. für den Hausarzt, der das Rezept ausstellt, mitgeben
- Nachsorgetermin zur Stomakontrolle vereinbaren
- Telefonnummer für Nachfragen oder Notfälle mitgeben.

Tab. 10.7 Wirkung verschiedener Nahrungsmittel	
Häufige Wirkung	**Nahrungsmittel**
Abführend	Spirituosen, Bier, Obst, Obstsaft, Milch, Quark, Kaffee, Sauerkraut, Rohkost, getrocknete Pflaumen
Stopfend	Schokolade, Rotwein, Weißbrot, Kartoffeln, Teigwaren, Honig, Nudeln, Bananen, geriebener Apfel
Geruchshemmend	Spinat, grüner Salat, Petersilie, Joghurt, Preiselbeeren
Geruchserzeugend	Fleisch, Fisch, Zwiebeln, Knoblauch, Käse, Pilze, Spargel, Eier
Blähend	Bier, Zwiebeln, Kohl, frisches Brot, Eier, kohlensäurehaltige Getränke
Blähungshemmend	Preiselbeeren, Joghurt, Kümmel-, Anis-, Fencheltee

10

Komplikationen
Verengung des Stomas
Ursachen: Abknickungen oder Stenosen (Stoma ist für den kleinen Finger nicht mehr durchgängig) aufgrund zu enger Faszienlücke, Entzündung der Darmschleimhaut oder Narben nach rezidivierenden Entzündungen, bei Ileostoma auch Verstopfung durch zu große Nahrungsstücke (Pilze, Nüsse, Spargel). Diese können oft endoskopisch entfernt werden.
Therapie: chirurgische Korrektur.

Hautirritationen
Ursachen: Stuhlkontakt, zu häufiger oder seltener Wechsel, mangelnde Reinigung, falsche Pflegemittel (z. B. alkoholische Lösung, Benzin), Allergie (z. B. auf Kleber, Pflegemittel).
Pflege:
- Dichte Versorgung, evtl. Größe der Öffnung der Hautschutzplatte anpassen, evtl. System wechseln. Keine Pflaster
- Stoma gründlich und schonend mit Wasser und pH-neutraler Waschlotion reinigen
- Bei Allergie mit aufgeklebten Materialproben, z. B. am Innenarm, testen, ob und worauf Allergie besteht. Nach 1 und 2 Tagen prüfen, ob Haut sich gerötet hat. System wechseln, ggf. Beutelüberzug aus Baumwolle verwenden.

Infektion
Ursachen: Hautschutz herabgesetzt, z. B. durch alkalische Seifen, Stuhlkontakt, ständige Feuchtigkeit, schwitzen, Abwehrschwäche (Diabetes, Antibiotikatherapie). V. a. Pilzerkrankungen (Candidosen), seltener Follikulitis (Entzündung der Haarbälge) durch Staphylokokken.
Symptome: gerötete, nässende, evtl. schuppige Hautveränderungen, die jucken und schmerzen können, weißlich-gelbe Beläge auf der Schleimhaut → Diagnose mit Abstrich sichern.
Therapie und Pflege
- Lokales Antimykotikum, keine Fettsalbe (Beutel haftet nicht)
- Haut sorgfältig reinigen und trocknen, Hautschutzplatte tgl. wechseln
- Selten systemische Antimykotikumgabe, um Candida aus dem Darm zu entfernen
- Follikulitis wird vorgebeugt, indem Haare rechtzeitig entfernt werden.

Darmschleimhautödem, gestörte Durchblutung, Nekrose
Ursache: mangelnde Durchblutung.
Therapie: postoperatives leichtes Ödem bildet sich oft von selbst zurück, operative Verbesserung der Durchblutung, z. B. Faszienlücke vergrößern.

Stomaprolaps
Ursachen: Vorfall des Darms durch das Stoma aufgrund unzureichender Fixation, hoher intraabdominaler Druck.
Therapie: operativ Darm evtl. kürzen und fixieren oder konservativ mit spezieller Platte. Die Prolapsplatte wird im Liegen über die Stomaversorgung angelegt.

Stomaretraktion
Ursachen: Stoma liegt unter dem Hautniveau, Gefahr von Hautentzündungen und Peritonitis.
Therapie: Ist eine Versorgung, z. B. mit sog. konvexen Systemen (nach innen gewölbte Basisplatte), nicht mehr möglich, wird operiert.

Parastomale Hernie

Ursache: Darm tritt durch die Faszienlücke, die durch die Stomaanlage entstanden ist.

Prophylaxe: Stoma im M. rectus anlegen, nicht schwer tragen, spezielle Bauchgymnastik, Gewichtszunahme vermeiden.

Therapie

- Inkarzerierte Hernien: Notfall-OP
- Operativer Verschluss der zu großen Lücke
- Anpassung eines Mieders/Leibbinde mit einer Aussparung für die Stomaversorgung
- Gewichtsabnahme.

10.8.7 Hämorrhoiden

> **Definition**
> **Hämorrhoiden:** Krampfaderähnliche Erweiterungen der arterio-venösen Schwellkörpergefäße in der Analschleimhaut. Sehr häufiges und unangenehmes Krankheitsbild (▶ Tab. 10.8). Liegt der Patient auf dem Rücken und zieht die Beine an (Steinschnittlage), so sieht man die Knoten meist bei 3, 7 und 11 Uhr.

Symptome

Tab. 10.8 Stadien des Hämorrhoidalleidens	
Stadium 1	Knoten nicht sicht- und tastbar, Blutauflagerungen auf dem Stuhl, selten Juckreiz
Stadium 2	Knoten fallen bei der Defäkation nach außen vor, schieben sich aber spontan wieder zurück. Schmerzen bei der Defäkation, Nässen, Brennen, Blutung weniger
Stadium 3	Knoten lassen sich nur manuell zurückdrücken, starke Schmerzen, Schleimsekretion, quälender Juckreiz
Stadium 4	Permanenter Vorfall der Knoten, Knoten bläulich und verhärtet, evtl. Nekrose oder Ulzeration, heftigste Schmerzen

Komplikationen: massive Blutung, Nekrose, Ulzeration, Infektion.

Diagnostik

- Anamnese und körperliche Untersuchung (Analinspektion, digital-rektale Untersuchung)
- Proktorektoskopie
- Komplette Koloskopie zum Ausschluss eines kolorektalen Karzinoms.

Therapie

- Gewichtsreduktion, Stuhl weich halten
- Sorgfältige Analhygiene, nach dem Stuhlgang waschen, Umschläge und Sitzbäder mit entzündungshemmenden Zusätzen, z. B. Kamille, entzündungshemmende Salben (Faktu®)

- Einspritzen von verödenden Substanzen in die Hämorrhoidalknoten (Sklerosierung), Gefäßzufuhr zum Knoten abbinden (Ligatur), Infrarotbehandlung
- Im Stadium III und IV Hämorrhoidektomie (Herausschneiden der Knoten).

Pflege
▶ Tab. 10.9.

Tab. 10.9 Pflegerische Maßnahmen bei Hämorrhoiden

Stadium	Maßnahmen
Stadium I	Konservative Therapie: • Weiches, feuchtes Toilettenpapier verwenden • Obstipationsprophylaxe durch Ernährung, z.B. Kleie, Leinsamen, Trockenobst, oder medikamentös • Salben oder Zäpfchen gegen die symptomatischen Beschwerden, z.B. Recto-Serol® Salbe, Anusol® Supp. • Ggf. nach der Darmentleerung kalte Kompressen auf den Anus legen, Patient liegt auf dem Bauch
Stadium II	Endoskopische Therapie, Vorbereitung zur Rektoskopie (▶ Kap. 3.7.2)
Stadium III und IV	Operative Therapie: • Am Vortag: flüssige, ballaststoffarme Kost, z.B. Tee, Brühe, Abführmaßnahmen nicht erforderlich • Am Behandlungstag: Patient bleibt nüchtern, 60 min vor Untersuchung Klistier und Darmentleerung Nachbehandlung: • Bettruhe, Seiten- oder Bauchlage • Schmerzmittel postop. und ggf. vor dem Stuhlgang • Obstipationsprophylaxe, den Stuhl weich halten • „Eisfinger" zur lokalen Kühlung • Säuberung nach der Darmentleerung immer mit Wasser und feuchten Toilettentüchern, auf keinen Fall Zellstoff oder Papier verwenden • Wunde mit Mullkompressen oder Salbentupfer versorgen • Auf Nachblutung achten, besonders während der ersten 5 Tage.

Literatur

Deutsche Krebshilfe e.V. (Hrsg.). Die blauen Ratgeber – Darmkrebs Bd. 6 (Ausgabe 7/2014); Magenkrebs Bd. 7 (Ausgabe 9/2014); Bauchspeicheldrüsenkrebs Bd. 14 (Ausgabe 2/2015), (auch unter www.krebshilfe.de).
Riemann JF. Darmkrebs: Behandlungen werden individueller – und erfolgreicher. Heilberufe. 2014; (9).

Websites

Deutsche Morbus Crohn/Colitis Ulcerosa Vereinigung e.V.: www.dccv.de
Kompetenznetz Darmerkrankungen e.V.: www.kompetenznetz-ced.de
FgSKW Fachgesellschaft Stoma, Kontinenz und Wunde e.V.: www.fgskw.de
Selbsthilfevereinigung für Stomaträger und Menschen mit Darmkrebs sowie deren Angehörige: www.ilco.de

11 Pflege von Menschen mit Erkrankungen der Niere und ableitenden Harnwege

Marianne Schoppmeyer

11.1 Leitsymptome und Leitbefunde

Tab. 11.1 Leitsymptome und ihre wichtigsten Differenzialdiagnosen

Leitsymptom	Definition	Wichtige Differenzialdiagnosen
Anurie	Harnproduktion < 100 ml/Tag (< 5 ml/h)	Akutes Nierenversagen, Harnverhalt
Oligurie	Harnproduktion < 500 ml/Tag (< 20 ml/h)	Akutes Nierenversagen, Harnverhalt, Exsikkose
Polyurie	Harnproduktion > 2 l/Tag	Diabetes mellitus, polyurische Phase des akuten Nierenversagens, chron. Niereninsuffizienz, Diabetes insipidus
Pollakisurie	Häufiges Wasserlassen kleiner Mengen	Zystitis, Urethritis, Prostatahyperplasie
Dysurie	Erschwertes Wasserlassen, abgeschwächter Harnstrahl	Blasenentleerungsstörung, z. B. Prostataadenom
Nykturie	Nächtliches Wasserlassen	Herzinsuffizienz, Niereninsuffizienz, Diuretika
Schmerz im Nierenlager		Pyelonephritis, akute Glomerulonephritis
Ausstrahlender Schmerz	In Hoden/Schamlippen oder Rücken	Nierenkolik, Lumbago
Ödeme	Wassereinlagerungen im Gewebe	Glomerulonephritis, nephrotisches Syndrom, Niereninsuffizienz, Herzerkrankungen (▶ Kap. 7.5)

Tab. 11.2 Laborbefunde und Differenzialdiagnosen

Laborbefund	Definition	Wichtige Differenzialdiagnosen
Hämaturie	Mikrohämaturie: > 5 Erys/µl Urin, keine Rotfärbung des Urins	Harnsteine, Tumoren, Glomerulonephritis, Zystitis, Pyelonephritis, Niereninfarkt, hämorrhagische Diathese, Antikoagulation, Kontamination bei Menstruationsblutung
	Makrohämaturie: sichtbare Rotfärbung des Urins	
Leukozyturie	> 10 Leukos/µl Urin	Harnwegsinfekt
Bakteriurie	Ab 10^5 Keime/ml im Mittelstrahlurin	Asymptomatisch, Harnwegsinfekt
Proteinurie	Eiweißausscheidung 30–300 mg/Tag (Mikroalbuminurie)	Physiologisch, Frühphase der diabetischen oder hypertensiven Nephropathie, Fieber
	< 3 g/Tag	Harnwegsinfekt, chron. Glomerulonephritis, Transplantatniere
	> 3 g/Tag	Nephrotisches Syndrom, EPH-Gestose
Glukosurie	< 15 mg/dl Nüchternurin < 30 mg/dl postprandial	Diabetes mellitus, tubuläre Nierenerkrankungen, Schwangerschaft

11.2 Diagnostik und Pflege

Tab. 11.3 Diagnostische Maßnahmen in der Nephrologie

Ärztliche Anordnungen	Aufgaben der Pflegenden
Urinuntersuchung	
Urinsediment (Leukos, Erys, Eiweiß, Zylinder)	Mittelstrahlurin gewinnen (Patient anleiten: nur die mittlere Harnportion wird aufgefangen, ▸ Kap. 2.8.1)
Urinkultur (mikrobiologische Untersuchung) • Keimzahlbestimmung • Hemmstofftest • Erregerdifferenzierung • Antibiotika-Resistenzbestimmung	Eintauchnährboden (Uricult®) in frischen Mittelstrahlurin tauchen oder frische Urinprobe ins Labor
Kreatinin-Clearance	24-Stunden-Urin sammeln: mind. 1,5–2 l, vor Sammelbeginn Blase entleeren lassen, Patient viel trinken lassen; Größe, Gewicht des Patienten, Sammelperiode und Ausscheidungsmenge auf Begleitzettel vermerken, Teil des gesammelten Urins plus Blutprobe ins Labor
Urin-Stix/Streifen-Schnelltest	Packungsbeilage und Farbfelder auf dem Behälter beachten, Teststreifen trocken lagern
Bildgebende Verfahren	
Sonografie • Form, Größe, Lage der Nieren • Tumor, Steine, Zysten • Harnblasenfüllung • Restharnbestimmung	Bei Meteorismus am Vortag entblähende Mittel (z. B. Sab Simplex®) geben, nur Getränke ohne Kohlensäure zur Blasenfüllung
Röntgen (Leeraufnahme) • Kalkhaltige Steine, Nephrokalzinose • Lage, Form, Größe der Nieren	Am Vortag abführen
CT • Nierengröße? Lage? • Raumforderung (Tumor, Abszess, Zyste) • Seitengleiche Ausscheidung (Früh-/Spätaufnahme) • Beurteilung des Nierenbeckens, Nierenpapillen • Harnsteine	Keine speziellen Maßnahmen
Nierenszintigrafie (seitengetrennte Ausscheidungsleistung)	Patient nach Möglichkeit nüchtern, 3 Tage vor Untersuchung keine Kontrastmittelgabe
Digitale Subtraktionsangiografie (Darstellung der Nierengefäße)	Patient nüchtern lassen
Zystoskopie	Vor der Untersuchung Blase entleeren lassen. Nach der Untersuchung 2–3 Tage Brennen beim Wasserlassen möglich, Makrohämaturie möglich, Patient sollte viel trinken

11

Beobachten
- Beobachtung des Urins (▶ Kap. 2.8.1), Farbe? Trübung?
- Miktionsverhalten (▶ Tab. 11.1), Schmerzen?
- Genaue Flüssigkeitsbilanz
- Spez. Gewicht bestimmen (niedrig bei Polyurie, hoch bei Oligo-/Anurie)
- Urin-Stix (Blut, Protein, Nitrit, Leukozyten, Glukose, Bilirubin, pH-Wert, ▶ Tab. 11.2, ▶ Tab. 11.3)
- RR messen (Hochdruckentwicklung bei Nierenerkrankungen möglich)
- Gewichtskontrolle (Ödementwicklung?)
- Ödembildung an Lidern, Unterschenkeln, unten liegenden Körperpartien?
- Auf Zeichen der Anämie achten (Blässe, Schwäche)
- Auf urämischen Foetor achten (Atemluft des Patienten riecht nach Urin)
- Fieber messen (Entwicklung einer Urosepsis?).

11.3 Medikamente

Tab. 11.4 Medikamente in der Nephrologie

Substanzen	Wichtige Nebenwirkungen	Pflegerische Besonderheiten
Diuretika		
Thiazide, z. B. Hydrochlorothiazid (Esidrix®), Chlortalidon (Hygroton®)	Kalium ↓, Blutzucker ↑, Cholesterin ↑, Harnsäure ↑, Exsikkose, Thromboseneigung	• Kontrolle von Natrium, Kalium, Kalzium, Kreatinin, Harnsäure, Cholesterin, Glukose • Flüssigkeitsbilanz, auf Dehydratation achten (Desorientiertheit?) • Auf Gelenkbeschwerden achten (Gichtanfall) • Auf Kaliummangelzeichen achten (bes. bei digitalisierten Patienten!): Wadenkrämpfe, Muskelschwäche, Darmträgheit, Tachykardie, Rhythmusstörungen
Schleifendiuretika, z. B. Furosemid (Lasix®)	Siehe Thiazide, zusätzlich reversibler Hörverlust	Siehe Thiazide
K⁺-sparende Diuretika, z. B. Spironolacton (Aldactone®), Triamteren (Veratide®)	Kalium ↑, Gynäkomastie, gastrointestinale Beschwerden	• Regelmäßige Laborkontrollen, siehe Thiazide • Auf Herzrhythmusstörungen achten
Andere		
Erythropoetin, z. B. Epoetin alfa (Erypo®), körpereigenes, von der Niere produziertes Hormon, regt die Erythrozytenbildung an	Einschränkung des Reaktionsvermögens, Bluthochdruck, Krämpfe	Blutdruck kontrollieren, sorgfältige Patientenbeobachtung

Tab. 11.4 Medikamente in der Nephrologie *(Forts.)*

Substanzen	Wichtige Neben-wirkungen	Pflegerische Besonderheiten
Andere		
Antibiotika ▶ Tab. 16.2		
Immunsuppressiva ▶ Kap. 10.6.2		
Cyclophosphamid ▶ Tab. 14.3		
Antihypertensiva ▶ Tab. 7.3		

11.4 Erkrankungen

11.4.1 Harnwegsinfektion (HWI)

Definition
Harnwegsinfektion (HWI): Anwesenheit infektiöser Erreger im Harntrakt, meist aufsteigende Infektion mit Bakterien der Darmflora. Klinisch werden unterschieden:
- **Asymptomatischer HWI:** Bakteriurie ohne Beschwerden, Zufallsbefund
- **Zystitis:** schmerzhafte Entzündung der Harnblase
- **Pyelonephritis,** akut oder chronisch: Nierenbecken betroffen.

Ursachen
Kurze Harnröhre bei Frauen ist prädisponierend; weitere Risikofaktoren sind Harnabflussstörungen, Schwangerschaft, Analgetikaabusus, Diabetes mellitus. Blasendauerkatheter nur legen, wenn unbedingt nötig und rasch entfernen.

Symptome
- Urethritis/Zystitis: Schmerzen beim Wasserlassen, Pollakisurie, Dysurie, meist kein Fieber, keine Schmerzen im Nierenlager
- Akute Pyelonephritis: Fieber > 38 °C, Allgemeinbefinden ↓, Flankenschmerz, Klopfschmerz im Nierenlager, Dysurie
- Chronische Pyelonephritis: Harnabfluss behindert (z. B. vesikourethraler Reflux), Kopfschmerzen, Allgemeinbefinden ↓, dumpfe Rückenschmerzen.

Diagnostik
- Anamnese, körperliche Untersuchung
- Urinuntersuchung: Eiweiß, Nitrit, Leukos, evtl. Mikrohämaturie, Bakteriurie ≥ 10^5/ml im Mittelstrahlurin
- Urinsediment, Urinkultur zur Keimdifferenzierung mit Antibiogramm
- Blutabnahme: BB, Entzündungsparameter, Kreatinin, Harnstoff, Kreatinin-Clearance
- Sonografie, CT mit Kontrastmittel: Harnstau? Beteiligung Nierenparenchym? Abszess? Konkremente?

Beachten

Durchführung Urinstreifentest

Der einfach durchzuführende Urinstreifentest zeigt in bis zu einem Drittel der Fälle falsch positive oder falsch negative Ergebnisse an. Leukozyten im Urin sprechen für ein entzündliches Geschehen. Der Nachweis von Nitrit zeigt Bakterien an, die Nitrat zu Nitrit reduzieren. Allerdings werden nicht alle Bakterien durch einen Nitritnachweis erfasst.

Therapie

- Asymptomatische Bakteriurie: antibiotische Therapie nur bei Schwangerschaft, Immunsuppression, Harnabflussstörung
- Beseitigung einer Abflussstörung
- Antibiotika (z. B. Fluorchinolone, Fosfomycin, Nitrofurantoin retard), Korrektur der Therapie abhängig vom Antibiogramm
- Bei chronischer Pyelonephritis Therapie nach Antibiogramm, evtl. auch parenteral.

Komplikationen

Urosepsis, Steinbildung, paranephritischer Abszess, Entzündung von Prostata oder Nebenhoden beim Mann.

Beobachten

- Flüssigkeitsbilanz
- Urin (Trübung? Blut? Miktionsfrequenz? Geruch?)
- Temperatur
- Schmerzentwicklung.

Pflege

- Patient viel trinken lassen, Ziel: Ausfuhr > 1.500 ml/Tag
- Häufige Blasenentleerung anstreben, Inkontinenzvorlagen regelmäßig wechseln
- Lokale Wärmeanwendung
- Bei Fieber/akuter Pyelonephritis Bettruhe
- Darmtätigkeit regulieren.

Gesundheitsförderung und Prävention

Bei gehäuften Harnwegsinfekten viel trinken, häufig Wasser lassen, nach dem Geschlechtsverkehr Wasser lassen, Aufklärung über richtige Intimhygiene, warme Unterwäsche, für warme Füße sorgen.

Tipps und Tricks

- Korrekte Uringewinnung, um bakterielle Kontamination zu verhindern (▶ Kap. 2.8.1)
- Keine Urinabnahme aus Katheterbeutel
- Hygieneregeln bei Dauerkatheter unbedingt beachten (▶ Kap. 3.6.1)
- Patienten bei Harndrang zu sofortiger Miktion anhalten
- Patienten aufklären, dass Antibiotika für die gesamte vom Arzt verschriebene Dauer genommen werden müssen, auch bei Abklingen der Beschwerden. Sonst Gefahr der Entwicklung resistenter (= gegen das jeweilige Antibiotikum unempfindlicher) Keime.

11.4.2 Glomerulonephritis

Definition
Glomerulonephritis: Abakterielle, immunvermittelte, beidseitige Entzündung der Glomeruli (Nierenkörperchen). Dadurch werden die Kapillarwände der Glomeruli geschädigt und die Filtration des Primärharns ist gestört. Es existieren zahlreiche verschiedene Einteilungen (▶ Tab. 11.5).

11

Symptome
- Evtl. Krankheitsgefühl (Kopfschmerzen, Fieber, Schmerzen in der Lendenregion)
- Hämaturie, Proteinurie
- Hypertonie
- Bei chronischer Glomerulonephritis (GN) Zeichen der Niereninsuffizienz.

Tab. 11.5 Symptome und Prognose der Glomerulonephritiden

	Symptome	Prognose
IgA-Nephropathie (M. Berger)	1–3 Tage nach Infekt der oberen Atemwege: Makrohämaturie, später Mikrohämaturie, Proteinurie, Hypertonie	Spontanremission möglich, aber auch Entwicklung zur Niereninsuffizienz
Akute postinfektiöse GN	Häufig nach Infektionen, bes. Streptokokken, deutliches Krankheitsgefühl, Hämaturie, leichte Ödeme, Hypertonie, bei 50 % asymptomatischer Verlauf	Bei Kindern in 90 % Ausheilung, bei Erwachsenen häufig eingeschränkte Nierenfunktion
Rapid progressive GN	Hypertonie, Proteinurie, rasch progrediente Niereninsuffizienz mit Oligurie oder Anurie	Bei frühzeitiger Behandlung bessert sich die Nierenfunktion bei 60 %, ansonsten Nierenversagen und hohe Letalität
Chronisch-progrediente GN	Chronisches Stadium verschiedener Glomerulopathien, schleichender Verlauf ohne oder geringes Krankheitsgefühl, Erythrozyturie, Proteinurie, Hypertonie	Keine Ausheilung, nach Jahren Niereninsuffizienz

Definition
Nephrotisches Syndrom: Charakteristischer Symptomkomplex aus starker Proteinurie, Hypoproteinämie, Ödemen und Hyperlipoproteinämie (Blutfettwerte ↑).

Ursache können verschiedene Erkrankungen sein, bei denen jeweils die glomeruläre Kapillarwand geschädigt ist, z.B. eine Glomerulonephritis, Diabetes mellitus, Kollagenosen oder andere Systemerkrankungen. Die Ödeme werden vorsichtig mit Diuretika (▶ Tab. 11.4) ausgeschwemmt. Weiterhin ist eine eiweißarme Kost angezeigt. Hypertonie und Hyperlipidämie müssen entsprechend eingestellt werden. Immunsuppressiva werden nur gegeben, solange die Nierenfunktion noch weitgehend erhalten ist.

Im Kindesalter führt die sog. **Minimal-change-Nephropathie** (Minimalläsion), deren Schädigungen der Kapillarwände nur elektronenmikroskopisch erkennbar sind, häufig zum nephrotischen Syndrom. Sie hat eine recht gute Prognose. Therapeutisch werden Kortikosteroide gegeben.

Diagnostik

- Anamnese (vorangegangene Infekte? roter Urin? Urinmenge und -frequenz?), körperliche Untersuchung
- Urinsediment: Protein, Erys, Ery-Zylinder (typisch für GN)
- Blutabnahme: BB, Elektrolyte, Kreatinin, Harnstoff, BSG, CRP, ASL-Titer (vorausgegangener Streptokokkeninfekt?), Autoantikörper (Autoimmunerkrankung?)
- Sonografie (Nieren vergrößert?)
- Nierenbiopsie bei raschem Kreatinin-Anstieg oder Proteinurie > 3,0 g/Tag.

Therapie

- IgA-Nephropathie: symptomatisch, ACE-Hemmer oder Sartane, ggf. zusätzliche Kortikosteroide
- Rapid-progressive GN: Kortikosteroide und Cyclophosphamid, Immunsuppressiva, evtl. Plasmapherese, bei akutem Nierenversagen Dialyse
- Akute postinfektiöse GN: Bettruhe, Kreatinin- und Urinkontrollen, Penicillin bei Streptokokkeninfekt, evtl. Infektionsherd beseitigen (Tonsillektomie), Eiweiß und Na⁺-Restriktion, bei ausgeprägten Ödemen zusätzlich Flüssigkeitsrestriktion, Antihypertensiva, evtl. Dialyse bei Niereninsuffizienz
- Chronisch-progrediente GN: wenig Möglichkeiten: schonende Lebensführung (Anstrengung, Kälte meiden), später Dialyse, Nierentransplantation.

Beobachten

- Flüssigkeitsbilanz (Entwicklung eines Nierenversagens?)
- Urin (Blut? Trübung? Urin-Stix-Kontrolle)
- Ödementwicklung
- Kontrolle von Gewicht, RR und Temperatur nach Anordnung.

Pflege

- Körperliche Schonung, Unterstützung bei der Körperpflege
- Ernährung: Eiweiß- und natriumarm bei Hypertonus, Ödemen und eingeschränkter Nierenfunktion.

11.4.3 Akutes Nierenversagen, akute Niereninsuffizienz

Definition

Akutes Nierenversagen (ANV): Plötzlicher Ausfall der Nierenfunktion, meist reversibel.

Ursachen und Einteilung

- **Prärenal** (60 %): verminderte Durchblutung der Nieren, z. B. bei Volumenmangel, Schock, Sepsis, hepatorenalem Syndrom
- **Renal** (35 %): Tubulusnekrose bei Glomerulonephritis, durch nephrotoxische Medikamente, Röntgenkontrastmittel, Hämolyse, Myolyse
- **Postrenal** (5 %): Abflussbehinderung innerhalb der ableitenden Harnwege, z. B. Harnstein, Tumor, Prostatavergrößerung.

Symptome

Stadieneinteilung des akuten Nierenversagens (▶ Tab. 11.6).

Tab. 11.6 Stadien des akuten Nierenversagens

1. Schädigungsphase/ Initialphase	Dauer: Stunden bis Tage; keine Symptome
2. Phase des manifesten Nierenversagens	Dauer: 1–10 Wochen; Oligo-/Anurie, Überwässerung mit Lungenödem, Linksherzinsuffizienz, Hyperkaliämie mit Herzrhythmusstörungen, Kreatinin ↑, Harnstoff ↑, metabolische Azidose, Anämie, Thrombopenie, Abwehrschwäche, Übelkeit, Erbrechen, Stressulkus
3. Phase der Polyurie	Dauer: Tage bis Wochen; Rückgang der Urämie, Na⁺/K⁺-Verluste, evtl. Dehydratation wegen hoher Flüssigkeitsausscheidung
4. Phase der Regeneration	Nierenfunktion normalisiert sich

Diagnostik

- Anamnese: Medikamente? Intoxikation? Operation?
- Körperliche Untersuchung: Bewusstsein, Hautkolorit, Ödeme, Nierenklopfschmerz, Blasenfüllung, RR
- Urinuntersuchung: Ausscheidungsmenge, spez. Gewicht (Aussage über Konzentrationsfähigkeit der Niere), Urinsediment (Proteinurie, Leukozyturie, Hb, Myoglobin), Kreatinin-Clearance
- Blutabnahme: BB (Anämie, Hämolyse?), Elektrolyte, Kreatinin, Harnstoff, Kreatinin-Clearance, CRP, BZ, BGA (Azidose?), Serumelektrophorese, CK, LDH (Myolyse?)
- EKG (Rhythmusstörungen, Hyperkaliämiezeichen?)
- Bildgebende Verfahren: Sonografie (Größe, Blasenfüllung), Doppler-Sonografie (Durchblutungsstörung der Niere?), CT (Abflusshindernis?).

Therapie

- Behandlung der Grunderkrankung bzw. auslösende Ursache ausschalten, Schocktherapie
- Flüssigkeits- und Elektrolytbilanzierung
- An den Flüssigkeitsverlust angepasste Flüssigkeitszufuhr
- Medikamente, die über die Nieren ausgeschieden werden, absetzen oder in der Dosis reduzieren
- Im Stadium der Oligurie können Schleifendiuretika (Lasix®) die Diurese erhöhen
- Nierenersatztherapie in Form von Hämodialyse oder Hämofiltration.

11

> **Beachten**
> **Indikationen zur Dialysebehandlung** sind frühzeitig zu stellen: massiver Harnstoff- bzw. Kreatinin-Anstieg (120–140 mg/dl bzw. 4–6 mg/dl), gefährliche Hyperkaliämie (≥ 6 mmol/l), urämische Perikarditis, Lungenödem und Krämpfe oder Koma (als Zeichen eines Hirnödems), bedingt durch die Überwässerung des Körpers.

Komplikationen

Lungenödem, Pleuraergüsse, Herzrhythmusstörungen durch Elektrolytentgleisung, Perikarditis, Enzephalopathie, Somnolenz, hämorrhagische Gastritis, Blutungen.

> **Beobachten**
> - Ausgeglichene Flüssigkeitsbilanz (▶ Kap. 2.7.3): Einfuhrmenge (Richtwert) = Ausfuhrmenge des Vortags + 600 ml
> - Tgl. Gewichtskontrolle
> - Blutzuckerkontrolle
> - Puls (Rhythmusstörungen?), Blutdruck, Atmung (Lungenödem?), Temperatur (2 × tgl.)
> - Auf Urämiesymptome achten (▶ Abb. 11.1).

Pflege

- Katabole Ernährungszustände vermeiden, tägliche Kalorienzufuhr zwischen 35 und 40 kcal/kg Körpergewicht
- Infektionsprophylaxe bei venösen Zugängen und Urinableitung, möglichst kein Blasendauerkatheter
- Sorgfältige Mundpflege, häufiges Ausspülen bei Durstgefühl
- Regelmäßige Hautpflege bei Juckreiz.

> **Tipps und Tricks**
> - Patienten sind meist unruhig und ängstlich → engmaschig betreuen
> - Bei Ausscheidung < 50 ml/h den Arzt verständigen.

11.4.4 Chronische Niereninsuffizienz

> **Definition**
> **Chronische Niereninsuffizienz:** Langsam fortschreitende Nierenfunktionsstörung mit Ausbildung einer Urämie.

Häufige Ursachen sind Diabetes mellitus, Glomerulonephritis, chronische Pyelonephritis, interstitielle Nephritis, Hypertonie, Zystennieren, chronischer Schmerzmittelmissbrauch.

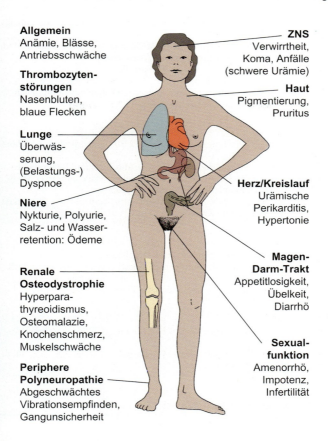

Allgemein
Anämie, Blässe,
Antriebsschwäche

Thrombozyten-
störungen
Nasenbluten,
blaue Flecken

Lunge
Überwäs-
serung,
(Belastungs-)
Dyspnoe

Niere
Nykturie, Polyurie,
Salz- und Wasser-
retention: Ödeme

Renale
Osteodystrophie
Hyperpara-
thyreoidismus,
Osteomalazie,
Knochenschmerz,
Muskelschwäche

Periphere
Polyneuropathie
Abgeschwächtes
Vibrationsempfinden,
Gangunsicherheit

ZNS
Verwirrtheit,
Koma, Anfälle
(schwere Urämie)

Haut
Pigmentierung,
Pruritus

Herz/Kreislauf
Urämische
Perikarditis,
Hypertonie

Magen-
Darm-Trakt
Appetitlosigkeit,
Übelkeit,
Diarrhö

Sexual-
funktion
Amenorrhö,
Impotenz,
Infertilität

Abb. 11.1 Urämiesymptome [L157]

Diagnostik

- Anamnese, körperliche Untersuchung: Urämiesymptome (▶ Abb. 11.1)
- Urinuntersuchung: Sediment, Kultur, spez. Gewicht, Glukose, Protein, Kreatinin-Clearance
- Blutabnahme: BB, Elektrolyte, Phosphat, Kreatinin, Harnstoff, BZ, BGA
- Bildgebende Verfahren: Sonografie (Zysten? Schrumpfniere? Harnstau?), Angio-CT (Nierenarterienstenose?).

Therapie

- Behandlung der Grunderkrankung, kardiovaskuläre Risikofaktoren ausschalten
- Symptomatische Behandlung von Hypertonie (ACE-Hemmer), Ödemen, Anämie (Erythropoetin), Azidose (Bikarbonat), renaler Osteopathie (phosphatarme Ernährung, kalziumhaltige Phosphatbinder, Vitamin-D-Substitution)

- Flüssigkeitszufuhr auf 2,0 bis 2,5 l erhöhen, evtl. Schleifendiuretika, Flüssigkeitsbilanz
- Dosisanpassung renal ausgeschiedener Medikamente, nephrotoxische Medikamente absetzen (z. B. Aminoglykoside, Analgetika)
- Regelmäßige Kreatinin- und Elektrolytkontrollen
- Konsequente Infektbehandlung
- Dialysevorbereitungen treffen (Shunt anlegen), Dialyseindikation stellen
- Evtl. zur Transplantation anmelden (▶ Kap. 11.5.3).

Beobachten
- Flüssigkeitsbilanz: Ein- und Ausfuhrziel 2,5 l/Tag (ausgeglichene Bilanz anstreben)
- Entwicklung von Urämiesymptomen (▶ Abb. 11.1) und Infektzeichen
- Entwicklung von Überdosierungssymptomen renal eliminierter Medikamente (z. B. Enoxaparin, Digoxin, ▶ Kap. 7.4)
- Vitalzeichen (RR, Puls, Atmung, Temperatur) kontrollieren, Häufigkeit in Abhängigkeit vom Krankheitsstadium (Arztanordnung).

Pflege
- Schonende Lebensführung unterstützen (regelmäßige Mahlzeiten)
- Flüssigkeits- und Kochsalzzufuhr je nach Ausscheidung, Ödemen und RR
- Ernährung ≥ 2.000 kcal/Tag
- Psychische Unterstützung insbesondere bei Dialyse.

Tipps und Tricks
- Auch Angehörige über Diätvorschriften und ggf. Flüssigkeitsbeschränkung informieren
- Unterarmgefäße für evtl. spätere Shuntanlage schonen, d. h. keine Blutentnahmen oder Injektionen.

11.4.5 Harnsteine (Urolithiasis)

Definition
Harnsteine: Bildung von einzelnen oder multiplen Konkrementen in der Niere oder den ableitenden Harnwegen aufgrund einer Übersättigung des Harns an steinbildenden Substanzen, z. B. bei Hyperkalzämie. Begünstigend wirken oxalatreiche Ernährung, HWI, Harnstau, Dursten u. a.

Harnsteinarten: Kalziumoxalatsteine (75 %), Infektsteine (10 %), Uratsteine (5 %), Kalziumphosphatsteine (5 %), Zystinsteine (selten).

Symptome
Erst wenn der Stein in Richtung Blase abgeht und den Harnleiter irritiert bzw. verlegt.
Harnleiterkolik
- Starke Schmerzen in Flanke und Bauch, ausstrahlend in Rücken, Hoden oder Schamlippen, ggf. klopfschmerzhaftes Nierenlager

- Übelkeit, Erbrechen, Stuhl- und Windverhalt (reflektorischer Subileus)
- Unruhe, Bewegungsdrang
- Mikro- oder Makrohämaturie, evtl. Koagelbildung
- Abgang von Harngries (kleinste Konkremente).

Diagnostik
- Anamnese (rezidivierende Harnwegsinfekte, bekanntes Steinleiden)
- Urinuntersuchung: Erys, Leukos, Bakterien, pH-Wert, spez. Gewicht, Eiweiß, Zystin
- Urinbilanzierung auf Kalzium, Harnsäure, Oxalat, Phosphat, Zystin
- Blutabnahme: BB, Elektrolyte (inkl. Kalzium und Phosphat), Harnsäure, Kreatinin, Bikarbonat, Parathormon, CRP
- Bildgebende Verfahren: Rö-Abdomen (80 % aller Steine stellen sich dar), Sonografie (Steindarstellung, Harnaufstau), CT oder Urografie (Darstellung der Obstruktion)
- Analyse abgegangener Steine.

Beobachten
Urin sieben, um abgehende Steine für spätere Analyse aufzufangen.

Therapie
- Hohe Flüssigkeitszufuhr, Wärme, Bewegung, dann evtl. spontaner Steinabgang
- Bei Harnleiterkolik Analgetika (kein ASS bei geplanter ESWL), evtl. Spasmolytika
- Bei V. a. Harnwegsinfekt Antibiotikatherapie (Urosepsisgefahr)
- Bei ausbleibendem Steinabgang aktive Maßnahmen:
  - Extrakorporale Stoßwellenlithotripsie (ESWL): Stein sonografisch orten und durch Stoßwellen gezielt zertrümmern, in 90 % der Fälle erfolgreich
  - Perkutane Nephritholapaxie: Nierenbecken wird perkutan endoskopiert, Nierenbeckensteine mit Spezialinstrumenten entfernt
  - Ureteroskopie: Entfernung mit transurethral eingeführten mechanischen Hilfsmitteln wie Zange, Körbchen.

Komplikationen
Harnwegsinfektion, Urosepsis.

Pflege
- Viel trinken (ca. 2,5 l/Tag)
- Zum Herumlaufen und Treppensteigen animieren
- Temperatur kontrollieren (Infektentwicklung?).

Gesundheitsförderung und Prävention
Ohne Steinprophylaxe entwickeln 50 % der Patienten erneut Harnsteine. Prophylaktische Maßnahmen sind:
- Viel trinken, abendliches Trinken beugt einer zu starken Konzentration des Urins in der Nacht vor
- Gewichtsnormalisierung
- Diät: wenig Fleisch und Wurst, kochsalzarm, kaliumreich
- Je nach Steinzusammensetzung:
  - Harnsäuresteine: kochsalz- und purinarme Ernährung (Fleischwaren meiden), dafür ballaststoffreich, Urin-pH von 6,5–7 anstreben

– Oxalathaltige Steine: Meiden oxalatreicher Nahrungsmittel wie schwarzer Tee, Kakao, Spinat, Rhabarber, Nüsse
– Kalziumhaltige Steine: keine kalziumarme Ernährung wegen Osteoporoserisiko.

11.4.6 Nierenzellkarzinom

> **Definition**
> **Nierenzellkarzinom:** ausgehend vom Epithel der Nierentubuli oder Sammelrohre (auch: Hypernephrom).

Metastasen:
Lunge, Knochen, Leber, Gehirn.

Symptome
Es gibt keine Frühsymptome, häufig sonografischer Zufallsbefund.
● Meist schmerzlose Hämaturie
● Anämie, BSG ↑
● Flankenschmerzen
● Gewichtsverlust, Müdigkeit, Schwäche, unklares Fieber
● Paraneoplastische Syndrome (▶ Tab. 14.1): Hyperkalzämie, Hypertonie, Polyglobulie.

Diagnostik
● Anamnese, körperliche Untersuchung (palpabler Tumor?)
● Urinuntersuchung: Erys, Zytologie des Sediments
● Blutabnahme: BB, Elektrolyte (Kalzium?), BSG, Kreatinin, Harnstoff
● Bildgebende Verfahren: Farb-Doppler-Sonografie, Angio-CT
● Metastasensuche: Lunge (Rö-Thorax), Knochen (Skelettszintigrafie), Leber (CT), Gehirn (CT).

Therapie
● Wenn möglich Nierenteilresektion, ansonsten Nephrektomie mit Entfernung von Nebennieren, Harnleiter, Lymph- und Blutgefäßen
● Chirurgische Sanierung einzelner Fernmetastasen (Lunge, Leber, Knochen)
● Symptomatisch:
  – Schmerzen: Analgetika, Spasmolytika, Sedativa
  – Anämie: Bluttransfusionen, Erythropoetin
  – Übelkeit und Erbrechen: Antiemetika, Elektrolytsubstituierung
  – Fieber: Antipyretika
● Bei multiplen Metastasen palliative Therapie: Angiogenese-Inhibitoren (z. B. Bevacizumab), Tyrosinkinasehemmer (z. B. Sorafenib), Interferon-alpha (▶ Tab. 15.3).

Pflege
● Prä- und postoperative Pflege (▶ Kap. 17.2, ▶ Kap. 17.3):
  – Mobilisation
  – Wundgebiet beobachten (Gefahr von Nachblutungen)
  – Regelmäßiger aseptischer Verbandwechsel
  – Versorgen der postoperativen Drainagen

- Hilfe bei der Körperpflege
- Dekubitus-, Pneumonie-, Thromboseprophylaxe
- Darmtätigkeit regulieren, Ileusgefahr (besonders bei Gabe von Opioiden)
- Ernährung zunächst parenteral oder über Sonde (reichlich Flüssigkeit, Elektrolytverlust ausgleichen), Flüssigkeitsbilanz
- Wunschkost, leicht verdaulich, kalorienreich.

Beobachten
- Ein- und Ausfuhrkontrolle
- Urin (Farbe, Trübung)
- Miktionsbeschwerden
- Puls, RR, Atmung, Temperatur, Aussehen (Ödeme, Blässe).

11

11.5 Nierenersatztherapie

11.5.1 Hämodialyse

Prinzip der Hämodialyse
Über eine **semipermeable Membran** werden dem Körper Wasser und harnpflichtige Substanzen (Kreatinin, Harnstoff, Urämietoxine) entzogen. Störungen im

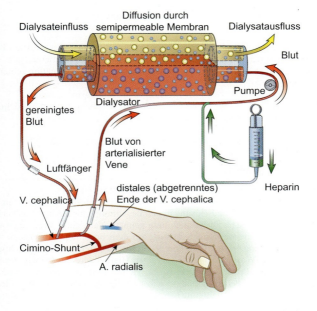

Abb. 11.2 Dialyseprinzip [L255]

11

Elektrolyt- sowie im Säure-Basen-Haushalt werden korrigiert. Der Austausch an der Membran geschieht außerhalb des Körpers entlang eines **Konzentrationsgefälles** zwischen Blut und isotoner Dialysatflüssigkeit. Dieses Konzentrationsgefälle wird maschinell aufrechterhalten. Dem Patienten wird in einem kontinuierlichen Verfahren einerseits Blut entnommen, andererseits sein gereinigtes Blut wieder zugeführt (▶ Abb. 11.2). Dazu wird ihm in einer kleinen Operation ein arterio-venöser Shunt am Unterarm angelegt, der bei jeder Dialyse punktiert wird. Eine Dialysesitzung dauert – abhängig von der verbliebenen Nierenrestfunktion – 4–8 Stunden und muss in der Regel 3 × pro Woche erfolgen.

Indikationen
- Terminalstadium der chronischen Niereninsuffizienz (▶ Kap. 11.4.4)
- Als überbrückende Maßnahme in der oligo-anurischen Phase des akuten Nierenversagens (▶ Kap. 11.4.3)
- Intoxikation mit dialysablen Giften
- Kardial bedingte Überwässerungszustände.

Komplikationen
- Shunt-Verschluss oder -infektion
- Blutdruckabfall durch zu hohen Wasserentzug
- Hypertonie und Überwässerung bei unkontrollierter Flüssigkeitsaufnahme im dialysefreien Intervall
- Herzrhythmusstörungen (Folge einer Kaliumstörung)
- Dysäquilibrium-Syndrom: schneller Harnstoffentzug kann Hirnödem verursachen → Kopfschmerz, Schwindel, Bewusstseinsstörungen
- Hepatitis-Infektion (Prophylaxe: Schutzimpfung).

Pflege
Die Betreuung des Patienten während der Dialyse ist speziell ausgebildeten Pflegenden vorbehalten. Für die allgemeine Betreuung von Dialysepatienten gilt:
- Auf psychische Probleme aufgrund der belastenden Lebenssituation achten und eingehen
- Überwachen von RR (keine RR-Messungen am Shuntarm), Gewicht
- Keine komprimierenden Verbände, keine enge Kleidung (Gummibündchen) am Shuntarm
- Kalium- und phosphatarme Diät
- Trinkmenge richtet sich nach verbleibender Urinausscheidung.

11.5.2 Peritonealdialyse

Prinzip der Peritonealdialyse
Nach einer operativen Implantation eines Katheters (Tenckhoff-Katheter) in die Bauchhöhle wird eine Glukoselösung in den Bauchraum eingebracht. Das Peritoneum wird als natürliche Dialysemembran genutzt. Nach einer Verweilzeit von 3–4 Stunden wird die verbrauchte Lösung aus dem Bauchraum abgelassen und durch frische Lösung ersetzt. Während der Verweilzeit treten die harnpflichtigen Substanzen sowie Wasser in das Dialysat über. Hierbei wird das Prinzip der Osmose genutzt. Die Peritonealdialyse ist ein Heimdialyseverfahren, bei dem die Dialysepatienten die Peritonealdialyse selbstständig zu Hause oder an anderen Orten durchführen. Die Befähigung hierzu erlangen sie während einer Schulungsphase zu Beginn ihrer Dialysebehandlung.

Indikationen

Terminales Stadium der chronischen Niereninsuffizienz (▶ Kap. 11.4.4), insbesondere für Patienten, die eine unabhängige Lebensführung wünschen, intensive Schulung notwendig.

Kontraindikationen

- Hernien
- Schwere Lungenfunktionsstörungen (z. B. COPD, ▶ Kap. 9.5.1)
- Ausgedehnte Bauchoperationen (Verwachsungen im Bauchraum)
- Entzündliche Darmerkrankungen (z. B. Divertikulitis, ▶ Kap. 10.8.4).

Komplikationen

Die Komplikationsrate der Peritonealdialyse ist mit der Einführung moderner Peritonealdialyse-Systeme erheblich gesunken. Komplikationen sind:

- Peritonitis (Bauchfellentzündung)
- Exit-site-Infekte (Infektion an der Katheteraustrittsstelle), Tunnelinfekte entlang des Katheters
- Hernien
- Ein- und Auslaufprobleme.

Pflege

- Katheteraustrittsstelle jeden zweiten Tag verbinden, auf Zeichen einer Infektion achten
- RR und Gewicht nach Anordnung kontrollieren.

11.5.3 Nierentransplantation

Die Nierentransplantation ist neben der Hämo- und Peritonealdialyse das dritte Nierenersatzverfahren. Sie bietet dem Patienten das größtmögliche Maß an Rehabilitation. Transplantierte können i. d. R. wieder uneingeschränkt am Berufsleben, an sportlichen Aktivitäten und am Familienleben teilnehmen.

Grundlage für eine erfolgreiche Transplantation ist eine maximale Gewebeübereinstimmung zwischen Spender und Empfänger.

Transplantationsarten

- Spenderniere von Hirntoten, z. B. nach einem Unfall
- Spenderniere von lebenden Spendern, z. B. nahe Verwandte.

Indikation

Terminales Stadium der chronischen Niereninsuffizienz (▶ Kap. 11.4.4).

Kontraindikation

- Schwere Erkrankungen, die nicht im Zusammenhang mit der Niereninsuffizienz stehen, z. B. Tumorerkrankungen, Herzerkrankungen
- Chronische Infektionen, z. B. aktive Tuberkulose, chronisch aktive Hepatitis B
- Schwere Arteriosklerose
- Unzureichende Compliance.

Durchführung

- Zur Vorbereitung einer Transplantation ist eine umfangreiche Diagnostik erforderlich
- OP-Vorbereitung (▶ Kap. 17.2)
- Operation: Spenderorgan wird extraperitoneal in der Fossa iliaca platziert und mit Empfängergefäßen und Ureter verbunden

- OP-Nachsorge (▶ Kap. 17.3)
- Lebenslange Immunsuppression (z. B. Glukokortikoide, Ciclosporin A, Tacrolimus, Interleukin-2-Rezeptorantagonist).

Komplikationen

Neben den allgemein möglichen postoperativen Komplikationen (▶ Kap. 17.3.4) gibt es bei Transplantationen einige Besonderheiten:
- Abstoßungsreaktionen
- Gefäßkomplikationen des Transplantats (Thrombose, Stenose, Blutungen)
- Harnleiterstenose, -nekrose, -leckage
- Lymphgefäßkomplikationen (Lymphozele, Lymphödem)
- Folgen der immunsuppressiven Therapie: Infektionen, Nebenwirkungen der Medikamente (z. B. Hypertonie, Osteoporose, Nephrotoxizität), Hauttumoren.

Pflege

Nach der postoperativen Versorgung des Patienten auf einer Intensivpflegestation:
- Bei der Versorgung Mundschutz tragen und die strengen Hygienerichtlinien (▶ Kap. 1.8) einhalten
- Unterstützung bei allen Einschränkungen und Durchführung von Prophylaxen soweit erforderlich
- Psychische Unterstützung, Patienten nach Transplantation haben große Angst vor einem Versagen des Organs, Ruhe und Besonnenheit bewahren. Fast alle Komplikationen der Transplantation, insbesondere eine beginnende Abstoßung, sind heute beherrschbar
- Auf Zeichen einer beginnenden Abstoßung achten:
  - RR-Anstieg, Fieber (evtl. Schüttelfrost)
  - Harnmenge nimmt ab, Anstieg von Kreatinin, Harnstoff
  - Schmerzen im Bereich des Transplantats
- Absolut regelmäßige Einnahme von Immunsuppressiva erforderlich.

Beobachten
- Kontrolle von RR und Temperatur nach Anordnung
- Tgl. Kontrolle des Körpergewichts
- Ein- und Ausfuhrbilanz.

Literatur

Gerpheide K. Hämodialyse – immer sicher und gut versorgt. Heilberufe. 2015; (3).
Lindner UK. Überschwemmung im Körper. Die wichtigsten Funktionen und Erkrankungen der Niere im Überblick. Pflegezeitschrift. 2014; (12): 760–764.

Website

Bundesverband Niere e. V.: www.bundesverband-niere.de

12 Pflege von Menschen mit endokrinologischen und Stoffwechselerkrankungen

Nicole Menche

12.1 Diagnostik

12.1.1 Blutuntersuchungen

Oft erster Schritt nach Anamnese und körperlicher Untersuchung. Mittlerweile können fast alle Hormone im Blut bestimmt werden, z. B.:

- Bei Verdacht auf Schilddrüsenerkrankungen: TSH, fT_3, fT_4
- Bei Verdacht auf Nebennierenrindenerkrankungen: Kortisol, ACTH, Aldosteron, Renin.

Alternativ Bestimmung der durch die Erkrankung gestörten Stoffwechselparameter, z. B. des Blutzuckers bei Verdacht auf Diabetes mellitus.

Ggf. Stimulations-/Hemmtests zur Funktionsdiagnostik bei speziellen Fragestellungen, etwa:

- Kombinierter Hypophysenstimulationstest: Gabe der Releasing-Hormone CRH, GHRH, GnRH und TRH führt beim Gesunden zum Anstieg von ACTH (und in der Folge Kortisol), Wachstumshormon, Prolaktin, FSH, LH und TSH
- Dexamethason-Kurz- oder -Langtest: Gabe des Glukokortikoids Dexamethason führt beim Gesunden zu einer Hemmung der körpereigenen Kortisolproduktion und damit zum Absinken des Plasmakortisols
- ACTH-Kurztest: Gabe des übergeordneten Hormons ACTH führt beim Gesunden zu einem Anstieg des Plasmakortisols
- CRH-Test: Gabe des übergeordneten Hormons CRH führt beim Gesunden zu einem Anstieg von Plasma-ACTH und -kortisol

Ggf. Autoantikörperbestimmungen, z. B. zur Ursachensuche bei Schilddrüsenfunktionsstörungen.

12.1.2 Bildgebende Verfahren

Zur Lokalisationsdiagnostik: Sono-, Computer-, Kernspintomografie, v. a. bei Verdacht auf Schilddrüsenerkrankungen auch Szintigrafie.

Schilddrüsenszintigrafie

Messung der Speicherung von radioaktivem Technetium im Schilddrüsengewebe. Häufige Indikationen:

- Verdacht auf Autonomie (Schilddrüsengewebe, das nicht mehr der Regulation durch den Hypophysenvorderlappen unterliegt → ungebremste Hormonproduktion)
- Abklärung von in der Sonografie aufgefallenen Knoten.

Befunde

- **Kalter Knoten:** verminderte/keine Speicherung. Karzinomverdächtig, falls keine Zyste
- **Warmer Knoten:** Speicherung ungefähr ebenso stark wie im übrigen Schilddrüsengewebe
- **Heißer Knoten:** deutlich vermehrte Speicherung. Meist unifokale oder multifokale Autonomie (einzelner bzw. mehrere Knoten, die ungehemmt und evtl. große Mengen Schilddrüsenhormone produzieren, auch als autonome Adenome bezeichnet)
- **Diffuse Mehrspeicherung:** disseminierte Autonomie.

Pflege

- Szintigrafie vor Kontrastmittel-Röntgenuntersuchungen planen: jodhaltige Kontrastmittel verhindern eine aussagekräftige Schilddrüsenszintigrafie für 4–12 Wochen
- Vorher Schilddrüsenmedikamente (▶ Tab. 12.1) gemäß Arztanordnung absetzen, je nach Präparat wenige Tage bis 4 Wochen vor der Untersuchung
- Danach auf reichliche Flüssigkeitszufuhr achten: beschleunigt Ausscheidung der radioaktiven Substanz.

12.2 Medikamente

12

Tab. 12.1 Die wichtigsten Medikamente in der Endokrinologie

Substanz	Wichtige Nebenwirkungen	Pflegerische Maßnahmen
Schilddrüsenmedikamente		
Jodid, z.B. Jodetten®. Notwendig für die Synthese von Schilddrüsenhormonen	Auslösung einer Hyperthyreose bei Dosierung über 300 µg/Tag. Kontraindikationen: Autonomie, Hyperthyreose	Einnahme überwiegend nach der Mahlzeit empfohlen
L-Thyroxin (T4), z.B. Euthyrox®. Schilddrüsenhormon	Tachykardie, Herzrhythmusstörungen, Nervosität. Vorsichtiges „Einschleichen", v.a. bei alten Menschen; KHK; Herzinsuffizienz. Kontraindikation: Hyperthyreose	Kontrolle von Puls, Aktivität und Motorik, anfangs dreimal täglich. Gabe morgens nüchtern 30 min vor dem Frühstück mit Wasser
Thyreostatika, z.B. Thiamazol (Favistan®), Carbimazol (Carbimazol Aristo®). Hemmen Produktion von T3, T4	Exantheme, Magen-Darm-Beschwerden, Leberschäden, Knochenmarkdepression bis zur Agranulozytose (reversibel)	Ca. 8 Tage bis Wirkungseintritt. Einplanen von BB-, Leberwertkontrollen
Antidiabetika		
Biguanide, derzeit zugelassen nur Metformin (Glucophage®). Verbessern Insulinwirkung, hemmen Glukoneogenese, mindern Appetit	Magen-Darm-Beschwerden, Laktatazidose (sehr selten). Kontraindikationen: Nieren-, Leber-, Herz-, Lungeninsuff., Alkoholabusus, Schwangerschaft	Erleichtern Gewichtsreduktion. Einnahme während oder nach den Mahlzeiten. Pausieren z.B. bei Kontrastmittelröntgen, Dehydratation, invasiven Eingriffen
Glitazone, derzeit zugelassen nur Pioglitazon (Actos®). Verbessern Insulinwirkung	Gewichtszunahme, Ödeme, Anämie, Leberschäden, bei Frauen erhöhtes Frakturrisiko. Kontraindikationen: Lebererkrankungen, Herz-, Niereninsuff., Blasenkarzinom, Schwangerschaft	Nur in Ausnahmefällen von GKV bezahlt. Einnahme mahlzeitenunabhängig

12

Tab. 12.1 Die wichtigsten Medikamente in der Endokrinologie *(Forts.)*

Substanz	Wichtige Nebenwirkungen	Pflegerische Maßnahmen
Antidiabetika *(Forts.)*		
Glukosidasehemmer, z. B. Acarbose (Glucobay®). Verzögern Kohlenhydrat-resorption aus dem Darm	Magen-Darm-Beschwer-den (z. B. Blähungen). Kontraindikationen: (schwere) Magen-Darm-Erkrankun-gen, Schwangerschaft	Einschleichende Dosierung. Einnahme zu Beginn der Mahlzeiten
Inkretin-Verstärker: • Inkretin-Mimetika (GLP1-Rezeptor-Agonis-ten), z. B. Liraglutid (Victoza®) • DDP-4-Hemmer (Glipti-ne), z. B. Sitagliptin (Ja-nuvia®). Hemmen Magenentlee-rung und Glukagonsekre-tion, erhöhen Insulinaus-schüttung (BZ-abhängig)	Magen-Darm-Beschwer-den, Kopfschmerzen, Schwindel. Kontraindi-kationen: Typ-1-Diabe-tes, Niereninsuffizienz, Schwangerschaft	Einnahme präparatabhän-gig (oral oder s. c. in fester Dosierung 2 ×/Tag bis 1 ×/ Woche). Keine Langzeit-erfahrungen
Prandiale Glukoseregula-toren (Glinide), z. B. Re-paglinid (NovoNorm®). Steigern kurzzeitig die In-sulinsekretion	Allergie, Magen-Darm-Beschwerden. Kontraindikationen: Typ-1-Diabetes, diabeti-sches Koma, Schwanger-schaft	Nur in Ausnahmefällen von GKV bezahlt. Einnahme 30 min bis unmittelbar vor den Hauptmahlzeiten
SGLT-2-Hemmer (Gliflozi-ne), z. B. Empagliflozin (Jardiance®). Steigern die Glukoseausscheidung über die Nieren	Dehydratation, Harn-wegsinfekte, genitale Candidosen. Kontraindi-kationen: Typ-1-Diabe-tes, diabetisches Koma, Schwangerschaft	Einnahme unabhängig von einer Mahlzeit. Keine Lang-zeiterfahrungen
Sulfonylharnstoffe, z. B. Glibenclamid (Euglucon®), Glimepirid (Amaryl®). Stei-gern die Insulinsekretion	Übelkeit, Erbrechen, All-ergie, Hypoglykämie. Kontraindikationen: Typ-1-Diabetes, diabeti-sches Koma, Schwanger-schaft	Erschweren Gewichtsreduk-tion! Einnahme vor dem Frühstück bzw. vor dem Frühstück und vor dem Abendessen
Insuline • Kurz wirksame Insuline, z. B. Actrapid®, Apidra® • Verzögerungsinsuline (Depotinsuline), z. B. In-suman Basal®, Lantus® • Mischinsuline = Kombi-nation beider, z. B. Ac-traphane®	Hypoglykämie, Ge-wichtszunahme, Gewe-beveränderungen an den Injektionsstellen	Schemata der Insulinthera-pie (▶ Kap. 12.6.5)

Tab. 12.1 Die wichtigsten Medikamente in der Endokrinologie *(Forts.)*

Substanz	Wichtige Nebenwirkungen	Pflegerische Maßnahmen
Lipidsenker		
Statine, z. B. Atorvastatin (Sortis®), Lovastatin (Lova-beta®). Hemmen Cholesterinsynthese im Körper	Hautausschlag, Magen-Darm-Beschwerden, Kopfschmerzen, Leber-, Muskelschäden. Kontra-indikationen: Leber-, Muskelerkrankungen, Schwangerschaft	Einnahme vorzugsweise zum Abendessen
Fibrate, z. B. Bezafibrat (Cedur®). Senken vor al-lem die Triglyzeride	Vor allem Magen-Darm-Beschwerden, erhöhtes Gallensteinrisi-ko. Kontraindikation: Schwangerschaft	Möglichst keine Kombina-tion von Statinen und Fibra-ten (erhöhtes Risiko von Muskelschäden)
Gichtmittel		
Allopurinol (z. B. Zyloric®). Vermindert Harnsäurebil-dung	Magen-Darm-Beschwer-den, Hauterscheinun-gen, Transaminasenan-stieg, Leukozytenabfall	Einnahme nach der Mahlzeit

12

12.3 Hypophysenerkrankungen

12.3.1 Hypophysenvorderlappentumoren

Definition
Hypophysenvorderlappentumoren: Überwiegend gutartige Tumoren, oft hormonproduzierend.

Symptome
Symptome durch Hormonproduktion:
- Prolaktinom: Libidoverlust, Zyklusstörungen und andere Sexualfunktionsstö-rungen, evtl. Brustwachstum bei Männern, Milchfluss bei Frauen
- Wachstumshormon produzierender Tumor: bei Kindern Riesenwuchs, bei Erwachsenen Akromegalie mit Vergrößerung von Händen, Füßen, Kinn, Nase etc. (→ Vergrößerung des Gesichts), auch der inneren Organe
- ACTH produzierender Tumor → Cushing-Syndrom (▶ Kap. 12.5.1).

Symptome durch Tumorwachstum: Hormonmangelerscheinungen (▶ Kap. 12.3.2), Kopfschmerzen, Sehstörungen.

Diagnostik
- Blutabnahme mit Hormonbestimmungen
- Augenärztliche Untersuchung (Gesichtsfeld?)
- MRT, CT zur Lokalisation des Tumors.

Therapie
Meist OP (bei kleineren Tumoren durch die Nase), ansonsten Strahlentherapie oder Versuch der medikamentösen Therapie (▶ Tab. 12.1). Bei Prolaktinom medikamentöse Therapie Methode der Wahl.
Bei Hormonmangel Ersatz der fehlenden Hormone (▶ Kap. 12.3.2).

12.3.2 Hypophysenvorderlappeninsuffizienz

> **Definition**
> **Hypophysenvorderlappeninsuffizienz:** Unterfunktion der Hypophyse mit daraus resultierendem Hormonmangel. Primäre Hypophysenvorderlappeninsuffizienz durch Schädigung der Hypophyse (z. B. bei Tumoren), sekundäre bei fehlender Stimulation durch den Hypothalamus.

Symptome
Hormonmangelerscheinungen, v. a.:
- Durch Fehlen der Geschlechtshormone verminderte Schambehaarung, Ausbleiben der Menstruation und andere Sexualfunktionsstörungen
- Schilddrüsenunterfunktion (▶ Kap. 12.4.3)
- Nebennierenrindenunterfunktion (▶ Kap. 12.5.3).

Bei Tumoren als Ursache: evtl. Kopfschmerzen, Sehstörungen.

> **Vorsicht**
> **Hypophysäres Koma**
> Bei zusätzlichen Belastungen (z. B. akute Erkrankung) Gefahr eines hypophysären Komas mit Bradykardie, Hypotonie, Atemstörungen, Hypoglykämie, verminderter Körpertemperatur und Bewusstseinstrübung bis zum Koma.

Diagnostik
- Blutabnahme: Hormonbestimmungen und -stimulationstests (▶ Kap. 12.1)
- MRT, CT zur Ursachensuche.

Therapie
- Falls möglich, Behebung der Ursache (z. B. OP des Tumors)
- Ausgleich einer Unterfunktion durch Substitution der peripheren Hormone (Glukokortikoide, Schilddrüsen-, Sexualhormone, evtl. Wachstumshormon).

12.4 Schilddrüsenerkrankungen

12.4.1 Euthyreote Struma

> **Definition**
> **Struma:** Schilddrüsenvergrößerung. Eingeteilt nach zunehmender Größe in die Stadien 0–III.
> **Euthyreote** (blande) **Struma:** Vergrößerung der Schilddrüse bei normaler Hormonproduktion. Ursache meist Jodmangel (ca. 20 % der Bevölkerung!), gelegentlich Medikamente, z. B. Lithium.

> **Beobachten**
> Strumaprophylaxe durch ausreichende Jodzufuhr: Seefischmahlzeiten, Verwendung von Jodsalz im Haushalt, Kauf von mit Jodsalz gewürzten Nahrungsmitteln, ggf. Jodidtabletten.

Symptome
- Tastbare, evtl. sichtbare Schilddrüsenvergrößerung
- Druck-, Enge-, Kloßgefühl
- Bei großer Struma Beschwerden durch Druck auf benachbarte Strukturen, v. a. Atembeschwerden, Stridor, Schluckbeschwerden.

Diagnostik
- Blutabnahme: TSH, evtl. fT_3, fT_4
- Sonografie: Größe, Knoten, Zysten, Entzündung?
- Evtl. Szintigrafie: Malignomverdächtige kalte oder autonome heiße Knoten?
- Bei szintigrafisch kalten Knoten evtl. Feinnadelpunktion zum Karzinomausschluss.

Vorbereitung bei Feinnadelpunktion: mehrere 10-ml-Spritzen, dünne Kanülen, spezieller (z. B. Pistolet-)Handgriff, Hautdesinfektionsmittel, Handschuhe, Tupfer, Pflaster, Objektträger, Behälter für flüssiges Punktat. Nachbereitung: Wundbeobachtung.

Therapie
Medikamentös
- Jodid-Substitution, um ursächlichen Jodmangel auszugleichen (▶ Tab. 12.1)
- Kombinationstherapie mit Schilddrüsenhormonen (▶ Tab. 12.1) trotz eines normalen Hormonspiegels, um die TSH-Produktion der Hypophyse zu drosseln und damit die Wachstumsanregung für das Schilddrüsengewebe zu mindern. Regelmäßige Kontrollen der Schilddrüsenhormone im Blut.

Operativ
Bei großen Strumen mit Kompressionssymptomen, vergeblicher medikamentöser Therapie, Malignitätsverdacht: teilweise, weitgehende (bis auf kleinen Rest beidseits) oder vollständige Entfernung der Schilddrüse (Teilresektion, subtotale Resektion, Thyroidektomie).
Postoperativ Strumarezidivprophylaxe mit Jodid und/oder Schilddrüsenhormonen, da es sonst durch den Hormonmangel zur erneuten Schilddrüsenvergrößerung kommt.

Radiojodtherapie
Bei Rezidivstruma, Inoperabilität (▶ Kap. 12.4.2).

12.4.2 Hyperthyreose (Schilddrüsenüberfunktion)

> **Definition**
> **Hyperthyreose:** Überproduktion von Schilddrüsenhormonen. Häufigste Ursachen M. Basedow (Immunhyperthyreose, Autoimmunerkrankung, Antikörper stimulieren Schilddrüsengewebe) und Schilddrüsenautonomie (ungehemmte Hormonproduktion durch Abkopplung vom Regelkreis, oft im Rahmen einer Jodmangelstruma).

12

Symptome

- Tachykardie, evtl. Herzrhythmusstörungen, -insuffizienz
- Unruhe, Nervosität, leichte Erregbarkeit, Schlaflosigkeit
- Tremor, evtl. Muskelschwäche
- Wärmeintoleranz (Schwitzneigung)
- Gewichtsverlust trotz verstärkten Appetits
- Gesteigerte Stuhlfrequenz, evtl. Durchfall
- Erwärmte, gerötete, feuchte Haut; weiches, dünnes Haar
- Bei M. Basedow häufig begleitend: endokrine Orbitopathie mit Exophthalmus (Heraustreten des Augapfels aus der Augenhöhle), seltenem Lidschlag, zurückgezogenen Oberlidern. Prätibiales Myxödem (Schwellung am Schienbein).

Diagnostik

- Blutabnahme: TSH, fT_3, fT_4, Autoantikörpersuche (v. a. TRAK = TSH-Rezeptor-Autoantikörper)
- Sonografie und Szintigrafie (▶ Kap. 12.4.1).

Therapie

- Medikamentös:
  - Thyreostatika (▶ Tab. 12.1)
  - Perchlorat (Irenat®) zur schnellen Blockade der Schilddrüse, z. B. vor Kontrastmitteluntersuchungen
- OP (nach medikamentöser Vorbehandlung) bei uni-/multifokaler Autonomie, Erfolglosigkeit der medikamentösen Therapie, Rezidiv nach Absetzen der Medikamente, großer Struma, thyreotoxischer Krise, Malignitätsverdacht: Entfernung des/der autonomen Knotens/Knoten oder subtotale Resektion
- Radiojodtherapie: oral gegebenes radioaktives Jod lagert sich in endokrin aktivem Schilddrüsengewebe ab und zerstört es
- Bei endokriner Orbitopathie zusätzlich Glukokortikoide, evtl. Strahlentherapie der Orbita oder OP
- Postoperativ Schilddrüsenhormonsubstitution.

Beobachten

- Puls (Tachykardie?), Blutdruck, Temperatur
- Ruhe, Schlaf und Bewusstsein
- Motorik: Tremor, Hyperaktivität
- Ausscheidung (Stuhlfrequenz?)
- Bei Thyreostatikagabe: Haut, Rachen (Angina als Hinweis auf starken Leukozytenabfall?).

Pflege

- Unterstützung bei den Lebensbereichen gemäß der Schwere der Erkrankung
- Ruhiges Zimmer, möglichst wenig Hektik und Stress
- Motivation des Patienten zur erforderlichen Langzeittherapie (Medikamente, Blutkontrollen) durch Gespräche
- Bei endokriner Orbitopathie getönte Brille, künstliche Tränen 3–4 × tgl., bei Augenentzündungen entzündungshemmende Augentropfen nach Arztanordnung. Während der Nacht hochgestelltes Kopfende. Kein Rauchen!
- Ggf. perioperative Pflege (▶ Kap. 17.2, ▶ Kap. 17.3, ▶ Kap. 12.4.5), Pflege bei Radiojodtherapie (▶ Kap. 12.4.4).

Tipps und Tricks
- Im Alter bei Hyperthyreose oft nur wenige Symptome, z. B. Gewichtsverlust, Verfall, Herzrhythmusstörungen
- Kontrastmittel-Untersuchungen bei Patienten mit (möglicher) Hyperthyreose nur nach Vorbereitung, da jodhaltige Kontrastmittel eine Hyperthyreose oder thyreotoxische Krise auslösen können.

Komplikation: thyreotoxische Krise

Auftreten spontan oder nach Jodgabe, z. B. jodhaltige Kontrastmittel bei unerkannter Hyperthyreose. Letalität bis 30 %.
- Hochgradige Tachykardie, Herzrhythmusstörungen, Kreislaufversagen
- Muskelschwäche
- Fieber bis 41 °C, Erbrechen, Durchfälle → Exsikkose
- Hochgradige Erregung, später Desorientiertheit, Halluzinationen, Somnolenz, Koma.

Therapie und Pflege
- Sofortige Verlegung des Patienten auf eine Intensivstation
- Medikamentös: Thyreostatika (▶ Tab. 12.1), Glukokortikoide i. v., β-Blocker, evtl. medikamentöse Sedierung
- Möglichst frühzeitige OP
- Flüssigkeitsersatz (4–6 l tgl.), hochkalorische Ernährung
- Fiebersenkung (▶ Kap. 2.6.3), Thromboseprophylaxe (▶ Kap. 2.2.10)
- Ggf. Sauerstoffgabe (▶ Kap. 2.4.6).

12.4.3 Hypothyreose (Schilddrüsenunterfunktion)

Definition
Hypothyreose: Mangel an Schilddrüsenhormonen. Ursachen der erworbenen Form: Hashimoto-Thyreoiditis (autoimmun bedingte chronische Schilddrüsenentzündung), vorausgegangene Strumaresektion oder Radiojodtherapie, selten Hypophysenvorderlappeninsuffizienz.

Symptome
- Antriebsarmut, Verlangsamung, Müdigkeit, Desinteresse
- Kühle, trockene, teigige Haut; brüchiges und trockenes Haar
- Kälteempfindlichkeit
- Appetitlosigkeit, dabei Gewichtszunahme
- Obstipation
- Bradykardie, Herzinsuffizienz
- Raue, heisere Stimme.

Diagnostik
- Blutabnahme: fT_3, fT_4, TSH, Autoantikörpersuche bei V. a. Hashimoto-Thyreoiditis (Anti-TPO = Antikörper gegen das Schilddrüsenenzym thyreoidale Peroxidase, Tg-Ak = Thyreoglobulin-Antikörper)
- Sonografie, evtl. Szintigrafie.

Therapie

Dauersubstitution mit Schilddrüsenhormonen (L-Thyroxin = T_4, ▶ Tab. 12.1). Besonders bei Herzkranken mit geringer Dosis beginnen, vorsichtig steigern. Nüchtern einnehmen. Regelmäßige Kontrollen der Schilddrüsenhormone im Blut.

Beobachten
- Puls (Bradykardie?), Gewicht, Appetit, Stuhlgang
- Haut: Ödeme? Trocken?
- Befindlichkeit, Aktivität, Motorik.

Pflege
- Unterstützende Maßnahmen bei allen Einschränkungen. Sorgfältige Hautpflege
- Überwachung der Medikamenteneinnahme
- Zufuhr von Wärme bei Kältegefühl
- Bei Appetitlosigkeit appetitliches Anrichten der Mahlzeit, Berücksichtigung von Vorlieben, Essen in Tischgemeinschaft (▶ Kap. 2.7.1)
- Bei Obstipation Ernährungsanpassung, z. B. Ballaststoffe, ggf. Abführmaßnahmen (▶ Kap. 2.8.4)
- Aktivierende Pflege, Mobilisation (▶ Kap. 2.2).

Tipps und Tricks
Die Hypothyreose wird bei alten Menschen oft als Altersdepression oder „altersbedingter geistiger Abbau" verkannt.

12.4.4 Schilddrüsenkarzinom

Definition
Schilddrüsenkarzinom: Bösartiger Tumor der Schilddrüse. Unterteilt in differenzierte, gering und undifferenzierte Schilddrüsenkarzinome (ausgehend vom Follikelepithel) und medulläre Schilddrüsenkarzinome (der C-Zellen). Bei letzteren in ca. 20 % MEN (multiple endokrine Neoplasie) mit mehreren gut- oder bösartigen endokrinen Tumoren.

Symptome
- Schilddrüsenknoten, schnell wachsende Struma
- Lymphknotenvergrößerung (durch Metastase), Heiserkeit, Schluckbeschwerden.

Diagnostik
- Sono-, Szintigrafie, CT, MRT
- Feinnadelpunktion
- Tumormarker (Verlaufskontrolle): Thyreoglobulin (differenzierte Karzinome), Kalzitonin (medulläre Karzinome).

Therapie
- Entfernung der halben oder vollständige Entfernung der Schilddrüse (Hemithyreoidektomie, Thyreoidektomie)

- Bei differenzierten Tumoren postoperative Radiojodtherapie (nur stationär in Spezialstationen). Die verbliebenen Tumorzellen nehmen das oral verabreichte radioaktive Jod auf und werden dadurch zerstört
- Evtl. Strahlen-, Chemo-, zielgerichtete Therapien
- Postoperativ Schilddrüsenhormonsubstitution bis TSH kaum noch nachweisbar.

Pflege
- Perioperative Pflege (▶ Kap. 17.2, ▶ Kap. 17.3, ▶ Kap. 12.4.5)
- Pflege bei Radiojodtherapie: Patient versorgt sich selbst, Kontakte kurz halten, auf Sicherheitsabstand von mind. 2 m achten (alternativ hinter einer Abschirmvorrichtung stehen)
- Bei entzündungsbedingten Halsbeschwerden lokal kühlen.

12.4.5 Pflege bei Schilddrüsenoperation

Präoperative Pflege
Allgemeine OP-Vorbereitung (▶ Kap. 17.2)
Besonderheiten
- HNO-Konsil (je nach hausinternem Standard)
- Vollständige Bartrasur beidseits bis hinter die Ohren, Hals und Brust bis Brustwarzen
- Haare straff zusammenbinden. Vorsicht: Gefahr von Druckstellen.

Postoperative Pflege
Allgemeine postoperative Pflege (▶ Kap. 17.3)
Besonderheiten (▶ Tab. 12.2)
- Positionierung: Wenn Patient ansprechbar ist halbsitzend, Hals unterstützen, z. B. durch kleines Kissen
- Mobilisation: Erstes Aufstehen am Abend des OP-Tags. Drehen des Kopfs, ruckartige Körperbewegungen vermeiden, ggf. Hals z. B. mit beiden Händen fixieren lassen
- Körperpflege unterstützen
- Nahrungsaufbau: Am OP-Tag Tee in kleinen Schlucken unter Beobachtung (Gefahr des Verschluckens). Wenn keine Schluckbeschwerden auftreten, ab dem 1. postoperativen Tag Normalkost, auf Wunsch Breikost
- Bei der Durchführung der prophylaktischen Maßnahmen besonders die Pneumoniegefahr berücksichtigen
- Drainagen: Redon-Drainagen nach 1–2 Tagen, Fäden nach 4–6 Tagen entfernen.

Tab. 12.2 Postoperative Beobachtung und Kontrollen nach Schilddrüsenoperation

Komplikation	Symptome	Überwachung von
Nachblutung	• Stridor, Atemnot • Halsumfang ↑ • Rasche Volumenzunahme in den Redon-Flaschen • Durchgebluteter Verband • Schock (▶ Kap. 23.4.2)	• Atmung (Geräusche) • Halsumfang • Redon-Drainagen (Sekretmenge, -aussehen) • Verband • Puls, RR

Tab. 12.2 Postoperative Beobachtung und Kontrollen nach Schilddrüsenoperation *(Forts.)*

Komplikation	Symptome	Überwachung von
Rekurrenspare-se durch lokales Wundödem oder intraoperative Nervenreizung/-verletzung	• Heiserkeit nimmt postop. zu bzw. klingt nicht ab • Sprechschwierigkeiten, Stimmlosigkeit • Atemnot	• Heiserkeit: Zu-, Abnahme? • Stimmfähigkeit: Sprechproben von stimmhaften Wörtern, z. B. Coca-Cola • Atmung
Hypoparathy-reoidismus durch Verletzung oder Entfernung der Nebenschilddrüsen	• Parästhesien perioral und an den Fingern (Kribbeln, Ameisenlaufen) • Tetanische Krämpfe mit Pfötchenstellung • Serumkalzium ↓	• Sensible Störungen (Patienten danach fragen) • Finger- und Handstellung • Serumkalziumspiegel (nach Arztanordnung/hausinternem Standard)

12.5 Nebennierenrindenerkrankungen

12.5.1 Cushing-Syndrom

Definition

Cushing-Syndrom: Symptomkomplex durch Glukokortikoidüberproduktion. Entsteht durch Glukokortikoidlangzeitbehandlung mit Dosierung oberhalb der sog. Cushing-Schwelle oder erhöhte körpereigene Glukokortikoidproduktion in der Nebennierenrinde bei:
• ACTH-produzierenden Adenomen der Hypophyse (Morbus Cushing), ACTH-produzierendem Lungenkarzinom
• Hyperplasie/Adenomen/Karzinomen der Nebennierenrinde.

Symptome
• Gewichtszunahme und Fettumverteilung: stammbetontes Übergewicht, Rundgesicht, Fettansammlung im Nacken
• Gerötetes Gesicht, Akne, fettige Haut, Striae rubrae (rote Hautdehnungsstreifen), Hauteinblutungen
• Muskelschwäche und -atrophie
• Osteoporose → Rundrückenbildung, Knochenschmerzen
• Psychische Veränderungen, v. a. Depression
• Hypertonie, Ödeme
• Erhöhte Infektionsneigung
• Diabetische Stoffwechsellage.

Diagnostik
• Kortisolbestimmung im Blut (v. a. mitternächtlicher Spiegel). Alternativ freies Kortisol in Speichel oder 24-Stunden-Urin
• Dexamethason-Kurz-/-Langtest, ggf. weitere Stimulationstests (▶ Kap. 12.1)
• Zur Lokalisationsdiagnostik v. a. Oberbauchsonografie, CT/MRT von Nebenniere und Hypophyse.

Therapie
- Bei medikamentös bedingtem Cushing-Syndrom: Kortikoiddosis möglichst reduzieren, Kortikoidgabe dem physiologischen Tagesprofil anpassen, d. h. möglichst einmalige Gabe früh morgens um 6–7 Uhr, evtl. Intervalltherapie, d. h. doppelte Kortikoiddosis geben, aber nur jeden 2. Tag
- Bei Tumor: bei Hypophysen- oder NNR-Adenom möglichst Adenomentfernung, bei NNR-Karzinom Entfernung der betroffenen Nebenniere. Postoperativ zunächst Gabe hoher Glukokortikoidmengen, dann langsame Dosisreduktion, um die Nebennieren wieder an die Eigenproduktion „zu gewöhnen". Bei Inoperabilität oder Erfolglosigkeit je nach Ursache weitere Therapieformen, z. B. Strahlenbehandlung, medikamentöse Hemmung der Glukokortikoidbildung.

Pflege
- Unterstützung der Lebensbereiche je nach Symptomatik (▶ Kap. 2)
- Meist tgl. Gewichtskontrollen. Kalorienarme, kaliumreiche Kost
- Bei OP prä-/postoperative Pflege (▶ Kap. 17.2, ▶ Kap. 17.3).

12

12.5.2 Hyperaldosteronismus

Definition
Hyperaldosteronismus: Überproduktion von Aldosteron. Verursacht durch:
- Primäre Aldosteronüberproduktion (Conn-Syndrom), z. B. durch Adenome oder beidseitige Nebennierenrindenhyperplasie. Häufige Ursache einer Hypertonie (▶ Kap. 7.6.1)!
- Sekundäre Aldosteronüberproduktion durch Aktivierung des Renin-Angiotensin-Aldosteron-Systems, z. B. bei Nierenarterienverengung.

Symptome
- Hypertonie
- Evtl. Hypokaliämie (zu niedriger Kaliumspiegel), Alkalose (zu hoher Blut-pH).

Diagnostik
- Blutabnahme: Aldosteron, Renin (einige Medikamente müssen vorher abgesetzt werden, Arztanordnung beachten), Kalium
- Bildgebende Diagnostik (Sonografie, Szintigrafie, CT, MRT).

Therapie
Ursachenabhängig, z. B. OP bei Adenom, medikamentöse Dauertherapie bei Hyperplasie.

12.5.3 Nebennierenrindeninsuffizienz

Definition
Nebennierenrindeninsuffizienz: Nebennierenrindenunterfunktion mit Mangel an Mineralo- und Glukokortikoiden.
Primär (= M. Addison) meist durch autoimmunbedingte Nebennierenrindenzerstörung. Sekundär durch plötzliches Absetzen einer Kortikoid-Langzeitbehandlung oder Hypophysenvorderlappeninsuffizienz.

Symptome
- Müdigkeit, Schwäche, Apathie, Übelkeit u. a. Bauchbeschwerden, Gewichtsverlust
- M. Addison: zusätzlich Salzhunger, Exsikkose, Hypotonie, Hyperpigmentierung der Haut, besonders der Hautfalten.

Diagnostik
- Blutentnahme: Kortisol, ACTH, Aldosteron, Elektrolyte, Blutbild. Evtl.
ACTH-Test (▶ Kap. 12.1)
- Weitere Untersuchungen (z. B. Autoantikörpersuche) je nach Verdacht.

Therapie
Gluko- und ggf. Mineralokortikoid-Substitution.

> ### Beobachten
> Bei der Substitutionstherapie kommt es bei angemessener Dosierung nicht
> zu einem Cushing-Syndrom. Sie ist lebensnotwendig!

Pflege
- Unterstützung bei allen Einschränkungen
- Überwachung der Medikamenteneinnahme. Beobachten auf Symptome einer
Addison-Krise
- Achten auf ausreichende Flüssigkeitszufuhr und regelmäßige Mahlzeiten
- Aktivierende Pflege, Förderung der Selbstständigkeit.

> ### ! Tipps und Tricks
> - An erhöhten Kortisonbedarf bei Belastungen (z. B. Infekt, OP) denken
> - Patienten Notfallausweis aushändigen und darauf hinweisen, zur Si-
> cherheit Kortison bei sich zu tragen.

Komplikation: Addison-Krise

> ### Definition
> **Addison-Krise:** Akuter, lebensbedrohlicher Mangel an Nebennierenrinden-
> hormonen. Häufig Erstmanifestation einer Nebennierenrindeninsuffizienz.
> Auslösung z. B. durch Infekte, Durchfall, OP.

- Exsikkose, Schock, Oligo-/Anurie
- Evtl. Durchfall, Erbrechen
- Hypoglykämie, Azidose
- Bewusstseinsstörung bis zum Koma.

Diagnostik und Therapie
- Blutentnahme zur Diagnosesicherung
- Danach sofort hochdosierte Glukokortikoidsubstitution, hochprozentige
Glukose, Flüssigkeitsersatz.

12.6 Diabetes mellitus

12.6.1 Übersicht

Definition
Diabetes mellitus (Zuckerkrankheit): Verschiedene Stoffwechselstörungen mit dem Hauptkennzeichen eines chronisch erhöhten Blutzuckerspiegels. Unter Berücksichtigung der Dunkelziffer ist davon auszugehen, dass mehr als 10 % der deutschen Bevölkerung einen Diabetes mellitus haben! Davon sind 5–10 % Typ-1- und über 90 % Typ-2-Diabetiker.

Einteilung und Symptome

- Diabetes mellitus Typ 1 ▶ Tab. 12.3
- Diabetes mellitus Typ 2 ▶ Tab. 12.3
- Andere spezifische Diabetestypen: z. B. durch Pankreaserkrankungen, -resektion, Cushing-Syndrom, Medikamente
- Gestationsdiabetes (Schwangerschaftsdiabetes): während einer Schwangerschaft auftretende diabetische Stoffwechsellage. Bei ca. 5 % aller Schwangerschaften und mit erhöhtem Risiko für Mutter und Kind verbunden. Nach der Geburt meist Normalisierung des Blutzuckers, aber erhöhtes Risiko für einen späteren Diabetes mellitus Typ 2.

Tab. 12.3 Gegenüberstellung von Diabetes mellitus Typ 1 und 2

	Typ 1	Typ 2
Erkrankungsalter	Meist vor dem 40. Lj.	Meist nach dem 40. Lj. (Abhängigkeit von Adipositas), mit steigendem Alter zunehmend
Ursache	Absoluter Insulinmangel durch autoimmun bedingte Zerstörung der β-Zellen im Pankreas	Verminderte Insulinwirkung (Insulinresistenz), qualitativ gestörte Insulinsekretion, relativer Insulinmangel. Oft Teil des metabolischen Syndroms aus stammbetonter Adipositas, Glukosetoleranz-, Fettstoffwechselstörung, Hypertonie. Später Erschöpfung der Insulinproduktion
Erbliche Komponente	Wahrscheinlich ausgelöst durch Virusinfekte bei erblicher Veranlagung	Erbliche Komponente ausgeprägter als bei Typ 1. Wichtigste Auslöser Adipositas, Bewegungsmangel
Leitsymptome	Normalgewichtiger Patient. Rascher Beginn mit: • Polyurie, starkem Durst, großer Trinkmenge • Gewichtsverlust • Schwäche • Übelkeit, Bauchschmerzen • Oft Bewusstseinsstörungen, (ketoazidotisches) Koma (▶ Kap. 12.6.6)	Übergewichtiger Patient. Langsamer Beginn mit: • Leistungsabfall • Harnwegsinfekten • Hautjucken, -mykosen, -furunkel • Später Polyurie und Durst • Oft Diagnose durch zufällige BZ-Bestimmung oder Abklärung von Folgeerkrankungen

Tab. 12.3 Gegenüberstellung von Diabetes mellitus Typ 1 und 2 *(Forts.)*

	Typ 1	Typ 2
Therapie	Immer Insulin	Bewegung, angepasste Ernährung, evtl. orale Antidiabetika (OAD, ▶ Tab. 12.1), später evtl. Insulin (▶ Kap. 12.6.5)
Stoff-wechsel-lage	Eher labil	Eher stabil

Diabetische Folgeerkrankungen

Lebensqualität und -dauer eines Diabetikers hängen entscheidend von den Folgeerkrankungen ab. Eine gute Stoffwechseleinstellung kann diese hinauszögern oder verhindern.

- **Makroangiopathie** (Schädigung der großen Gefäße): beschleunigte Arteriosklerose → KHK, Herzinfarkt, zerebrale Durchblutungsstörungen, Schlaganfall, periphere Durchblutungsstörungen besonders der unteren Extremitäten
- **Mikroangiopathie** (Schäden kleinster Gefäße):
  - Diabetische Nephropathie: Nierenschäden bis zur Niereninsuffizienz, Frühzeichen: Mikroalbuminurie
  - Diabetische Retinopathie: Gefäßerweiterungen, -neubildungen, Netzhautexsudate, -einblutungen. Gefäßproliferationen bis zur Erblindung
- **Diabetische Neuropathie:**
  - Periphere Polyneuropathie: schmerzhafte Missempfindungen, Sensibilitätsstörungen, gestörte Schmerzempfindung/Schmerzen. Frühzeichen verminderte Vibrationswahrnehmung. Motorische Störungen meist erst später
  - Autonome Neuropathie, z. B. Herzrhythmusstörungen, Blutdruckregulations-, Magenentleerungsstörungen, Durchfall, Obstipation, Blasenentleerungs-, Sexualfunktionsstörungen (bei Männern Impotenz). Später eingeschränkte Hypoglykämiewahrnehmung
- **Diabetisches Fußsyndrom** durch oben genannte Faktoren und eine erhöhte Infektneigung in individuell unterschiedlicher Gewichtung. Leitsymptome sind Hautveränderungen (überschießende Hornhautbildung, trophische Störungen) und Wunden/Ulzera
  - Neuropathischer diabetischer Fuß: Fuß warm, Fußpulse tastbar, Sensibilität gestört, oft schmerzloses Ulkus an druckbelasteten Teilen des Fußes (Malum perforans)
  - Ischämischer Fuß: Fuß kühl, Fußpulse nicht tastbar, oft schmerzhafte Nekrosen an Ferse und Akren (diabetische Gangrän) mit Gefahr der Infektion
  - Kombination möglich
  - Diabetisch-neuropathische Osteoarthropathie (DNOAP): Zerstörung von Fußknochen und -gelenken (Charcot-Fuß).

(Erst-)Diagnostik

- Anamnese, körperliche Untersuchung, bei Typ 2 auf Folgeerkrankungen achten (Gefäßstatus, Vibrationsempfinden)
- Blutzuckerbestimmung im Blutplasma. Diagnosekriterien sind (Nauck et al., 2017):
  - Nüchternwert ≥ 126 mg/dl (≥ 7,0 mmol/l) oder
  - Zufällig gemessener Wert ≥ 200 mg/dl (≥ 11,1 mmol/l) oder

– Im oralen Glukosetoleranztest 2-h-Wert ≥ 200 mg/dl (≥ 11,1 mmol/l) oder
– HbA$_{1c}$ ≥ 6,5 % (≥ 48 mmol/mol). HbA$_{1c}$ ist ein Glykohämoglobin, d. h. ein „gezuckertes" Hämoglobin, das als „Blutzuckergedächtnis" für ungefähr die vorangegangenen 8 Wochen (entsprechend der Erythrozytenüberlebenszeit) genutzt wird
- Weitere Untersuchungen (z. B. BGA, Ketonkörper) bei Koma
- Einschätzung des Gesamtrisikos für Herz-Kreislauf-Erkrankungen, Suche nach Folgeschäden: v. a. Triglyzeride, Cholesterin, Nierenwerte im Blut, regelmäßige Blutdruckmessungen, Albumin im Urin.

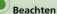

Beachten
Durchführung oraler Glukosetoleranztest (oGTT, nach WHO-Richtlinien, Nauck et al., 2017)
- In den 3 Tagen vor dem Test mindestens je 150 g Kohlenhydrate essen
- Nach 8–12 h Nahrungs-, Alkohol-, Nikotinkarenz morgens BZ bestimmen und dann 75 g Glukose in 250–300 ml Wasser in 5 min trinken lassen
- BZ 2 h nach Einnahme bestimmen. In der Zeit dazwischen ruhiges Sitzen oder Liegen, kein Rauchen
Kontraindikationen: bekannter Diabetes mellitus; akute Erkrankungen; Erkrankungen/OPs, welche die Resorption verändern, z. B. frühere Magen-Darm-Resektion.
Beurteilung (Nauck et al., 2017):
- Kein Diabetes bei Nüchternwert < 100 mg/dl (< 5,6 mmol/l) und 2-h-Wert < 140 mg/dl (< 7,8 mmol/l)
- Prädiabetes bei:
  – Nüchternwert 100–125 mg/dl (5,6–6,9 mmol/l) = abnormale Nüchternglukose (IFG, impaired fasting glucose) oder
  – 2-h-Wert 140–199 mg/dl (7,8–11,0 mmol/l) = gestörte Glukosetoleranz (IGT, impaired glucose tolerance)
- Diabetes bei Nüchternwert ≥ 126 mg/dl (≥ 7,0 mmol/l) oder 2-h-Wert ≥ 200 mg/dl (≥ 11,1 mmol/l).

Verlaufskontrollen
- Selbstmessung des BZ im Kapillarblut, bei speziellen Patientengruppen kontinuierliche Glukosemessung in der interstitiellen Gewebsflüssigkeit durch Nadelsensoren im Gewebe
- HbA$_{1c}$ (individueller Zielwert innerhalb des Zielkorridors von 6,5–7,5 % = 48–58 mmol/mol, bei gebrechlichen alten Menschen bis 8 % = 63,3 mmol/mol)
- Außerdem regelmäßige Kontrollen von RR, Gewicht, Blutfetten, Nierenfunktion (Nierenwerte, Urin auf Albumin); augenärztliche und neurologische Untersuchung.

Pflegerische Grundsätze
- Hilfe bei der Verarbeitung der Diagnose geben: Menschen reagieren auf die Nachricht, chronisch krank zu sein und ihr bisheriges Leben umstellen zu müssen, sehr unterschiedlich
- Patienten zum weitestmöglichen Selbstmanagement der Erkrankung verhelfen (Diabetes-Schulung, ▶ Kap. 12.6.3)

- Auf Nahrungsaufnahme achten, Zwischenmahlzeiten nicht versehentlich abräumen
- Haut sorgfältig pflegen, Fußpflege am besten durch Podologen durchführen lassen
- Angehörige in die Pflege und Schulung einbeziehen
- BZ nach Arztanordnung messen, Häufigkeit je nach Diabetestyp, Behandlungsform, Stoffwechsellage, zusätzlichen Belastungen (z. B. Infektion, OP). Faustregel: mind. so viele BZ-Messungen am Tag wie Insulininjektionen.

12.6.2 Therapie

> **Beachten**
>
> **Therapieziele bei Diabetes mellitus**
> - Wohlbefinden, Leistungsfähigkeit
> - Altersgerechte Aktivität, je nach Wunsch des Patienten Flexibilität beim Essen/Tagesablauf
> - Vermeidung von Akutkomplikationen: keine schweren Hypoglykämien (gefährdet sind vor allem Typ-1-Diabetiker), keine hyperglykämischen Entgleisungen
> - Vorbeugung von Folgeerkrankungen durch nahe-normoglykämische Stoffwechseleinstellung
> - Verminderung des Gesamtrisikos für Herz-Kreislauf-Erkrankungen durch (zusätzlich) normale Blutfette, normalen Blutdruck, kein Rauchen
> - Bei älteren Menschen ggf. Einschränkung der Therapieziele.

Therapeutische Maßnahmen
- Diabetesgerechte Ernährung, bei Übergewicht Reduktionskost
- Körperliche Aktivität (besonders bei Diabetes mellitus Typ 2, Muskelarbeit verbessert die Glukoseverwertung und beugt Arteriosklerose vor)
- Medikamentöse Behandlung:
  - Beim Typ-1-Diabetes immer Insulin
  - Beim Typ-2-Diabetes orale Antidiabetika (OAD, ▶ Tab. 12.1, erste Wahl Metformin), falls die Therapieziele nicht durch (mehrmonatige) Lebensstiländerung erreicht werden. Reicht auch dies nicht, zweites Medikament. Auch Kombination OAD + Insulin möglich
- Prophylaxe/Therapie von Folgeerkrankungen:
  - Diabetische Nephropathie: Blutdruck und Blutfette streng einstellen, reduzierte Eiweißzufuhr. Ggf. Dialyse, Transplantation
  - Diabetische Retinopathie: z. B. Lasertherapie
  - Diabetisches Fußsyndrom: Druckentlastung (z. B. orthopädisches Schuhwerk), Fußpflege durch Fachkraft, bei Ulzera Wundversorgung
- Schulung.

12.6.3 Diabetes-Schulung

Der Diabetes mellitus ist eine chronische Erkrankung, die eine lebenslange Verhaltensänderung, z. B. bei der Ernährung, und oft eine medikamentöse Therapie erfordert. Grundlage für den Therapieerfolg ist die Mitarbeit des Patienten, der im täglichen Leben mit der Therapie zurechtkommen muss.

Generell sind Diabetes-Schulungen stationär oder ambulant möglich, es gibt spezielle Schulungsprogramme für Typ-1- und Typ-2-Diabetes. Therapieziele (▶ Kap. 12.6.2) und Schulungsinhalte sind ggf. individuell zu modifizieren: Welche Inhalte muss der Patient kennen, wie aufnahmefähig ist er?

Schulungsinhalte
- Ursachen, Symptome, Verlauf des Diabetes mellitus
- Diabetesgerechte Ernährung (▶ Kap. 12.6.4), Auswirkung von Alkohol
- Körperliche Aktivität, Sport: Auswirkung auf den Blutzucker, Verhalten bei geplanter körperlicher Anstrengung, z. B. BE extra essen, Insulin reduzieren
- Stoffwechselselbstkontrolle: BZ-Messung, Tagebuch
- Orale Antidiabetika: u. a. Wirkung, Einnahmezeitpunkt, Hypoglykämierisiko
- Insulin: u. a. Lagerung, Injektionstechnik, Dosisanpassung (▶ Kap. 12.6.5)
- Verhalten in Sondersituationen, z. B. bei Krankheit
- Hypoglykämie (Unterzuckerung): Ursachen, Symptome, Verhalten (▶ Kap. 12.6.7). Hypoglykämie-Wahrnehmungsschulung
- Hyperglykämische Entgleisung: Ursachen, Symptome, Verhalten (▶ Kap. 12.6.6)
- Vorbeugung und Erkennung von Folgeschäden/weiteren Herz-Kreislauf-Risiken: z. B. gute Blutdruckeinstellung, kein Rauchen
- Prophylaxe des diabetischen Fußsyndroms: tgl. Inspektion (Verletzungen? Fußpilz? → Arztvorstellung), sorgfältige Hautpflege, Vermeiden von feuchtem Fußmilieu und Verletzungen (möglichst kein Barfußlaufen, möglichst Feilen und nicht Schneiden der Nägel, Fußpflege ggf. durch Fachkraft), ggf. Spezialschuhe.

12.6.4 Diabetesgerechte Ernährung

Eine diabetesgerechte Ernährung ist Grundlage jeder Therapie. Die Schwerpunkte sind bei Typ-1- und Typ-2-Diabetikern unterschiedlich:
- Typ-2-Diabetiker sind meist übergewichtig. Da sich die Stoffwechsellage durch Gewichtsabnahme wesentlich bessert oder sogar normalisiert, steht hier die Beratung zur Reduktionsdiät im Vordergrund, also der Kaloriengehalt der Lebensmittel. Bei Typ-2-Diabetikern, die kein Insulin spritzen, reicht es, wenn sie die Blutzuckerwirksamkeit der verschiedenen Kohlenhydratgruppen kennen
- Typ-1-Diabetiker sind zumindest zu Erkrankungsbeginn meist schlank und benötigen genauso viele Kalorien wie ein Gesunder. Sie müssen über den genauen Kohlenhydratgehalt einer Essensportion und deren Blutzuckerwirksamkeit Bescheid wissen, um das Insulin richtig dosieren und Über- wie Unterzuckerung vermeiden zu können
- Generell: keine unrealistischen Kostpläne erstellen, Aufnahmefähigkeit und Mitarbeit des Patienten berücksichtigen.

Grundlagen und Werte
- Energiegehalt der Grundnährstoffe: Kohlenhydrate und Eiweiß enthalten $4\,\text{kcal/g} \approx 17\,\text{kJ/g}$, Fett enthält $9\,\text{kcal/g} \approx 39\,\text{kJ/g}$
- Verteilung der Energie: ca. 30–35 % der Kalorien aus Fett, 10–15 % aus Eiweiß, 50–55 % aus Kohlenhydraten. Es gibt aber keine starren Vorgaben mehr, individuelle Vorlieben berücksichtigen
- Fette: Fette mit mehrfach ungesättigten Fettsäuren bevorzugen
- Eiweiße: pflanzliches Eiweiß bevorzugen. Bei diabetischer Nephropathie Eiweißzufuhr reduzieren

12

- Kohlenhydrate:
  - Angabe der Kohlenhydratmenge in Schätzeinheiten. 1 Kohlenhydrat-Schätzeinheit (BE = Berechnungseinheit, KHE = Kohlenhydrat-Schätzeinheit) = 10–12 g Kohlenhydrate (▶ Tab. 12.4)
  - Unterschiedliche Blutzuckerwirksamkeit der verschiedenen Kohlenhydrate. Ein- und Zweifachzucker gehen rasch ins Blut über und führen zu schnellem Blutzuckeranstieg (ungünstig), Vielfachzucker heben den Blutzucker langsam, aber länger (günstig)
  - Üben, Mengen in Gramm, BE/KHE und Kalorien zu schätzen: Nahrungsmittel wiegen (Haushaltswaage, auf 10 g genau, auch zu Hause), Mengen demonstrieren
  - Lernen, Nährstoff- und Kohlenhydrat-Tabellen zu benutzen, sind im Buchhandel, bei Diabetes-Gesellschaften, Industrie erhältlich. Möglichst immer die gleiche Tabelle verwenden
- Ballaststoffe möglichst reichlich verzehren, senken postprandialen Blutzucker und Blutfette, regulieren Stuhl
- Alkohol nur in kleinen Mengen. Bei Sulfonamid- und Insulintherapie verstärkte Gefahr der Hypoglykämie, da Alkohol die Glukoseproduktion in der Leber hemmt
- Zum Süßen:
  - Süßstoffe ohne Kalorien, z. B. Saccharin, Cyclamat, Aspartam
  - Geringe Mengen Zucker, verzehrt im Rahmen von Mahlzeiten, sind heute erlaubt
  - Zuckeraustauschstoffe, z. B. Fruktose, Xylit, Sorbit, werden nicht mehr empfohlen, größere Fruktosemengen z. B. haben Nachteile für den Stoffwechsel
  - Zahl, Verteilung und Flexibilität bei den Mahlzeiten je nach Art der Insulintherapie (▶ Kap. 12.6.5).

Tab. 12.4 Kohlenhydrat-Tabelle (Schumacher und Toeller, 2016). Stets Packungsangaben beachten!

10–12 g Kohlenhydrate sind enthalten in:					
Roggenmisch-brot, Vollkorn-brot, -brötchen	30 g	Haferflocken, Mehl, Stärke, Grieß	15 g	Kartoffeln, Mais (Dose)	80 g
Brötchen, Baguette, Weizen-mischbrot, Toast	25 g	Nudeln (roh), Reis (roh)	15 g	Reis (gekocht)	45 g
Knäckebrot, Zwieback	20 g	Bohnen, Erbsen, Linsen (roh)	25 g	Kroketten, Nudeln (gekocht)	40 g
Cornflakes (ungesüßt), Salzstangen, Cracker	15 g	Milch, Butter-, Dickmilch, Joghurt natur, Kefir	250 g	Pommes frites	35 g
Essbarer Anteil bzw. essbarer Anteil/Gesamtgewicht					
Erd-, Him-, rote Johannisbeeren	200 g	Mandarine	120/160 g	Ananas	90 g
Blau-, Brom-, Heidelbeeren	170 g	Aprikose	120/130 g	Weintrauben	80 g

Tab. 12.4 Kohlenhydrat-Tabelle (Schumacher und Toeller, 2016). Stets Packungsangaben beachten! *(Forts.)*

10–12 g Kohlenhydrate sind enthalten in:

Essbarer Anteil bzw. essbarer Anteil/Gesamtgewicht

Wassermelone	150/230 g	Kiwi, Pflaume, Sauerkirsche	110/120 g	Bananen	60/80 g
Apfelsine	130/170 g	Apfel, Nektarine	100/110 g	Apfel-, Orangen-, Grapefruitsaft	120 ml
Pfirsich	130/140 g	Süßkirsche	90/100 g	Cashewnüsse	40 g

Außer Mais, Hülsenfrüchten und Roten Bete können Gemüse bis ca. 200 g ohne BE-Berechnung gegessen werden. Bei Hülsenfrüchten ist oft eine geringere Insulindosis erforderlich.
Die übrigen Nüsse können wegen ihres hohen Fett- und Ballaststoffgehalts bis 50 g ohne BE-Berechnung gegessen werden.

12

Beachten
Richtwerte zum Kalorienbedarf (DGE, ÖGE & SGE, 2015)
- Erwachsene mittleren Alters, überwiegend sitzende Tätigkeit: ♀ 2.100 kcal (8.800 kJ), ♂ 2.700 kcal (11.200 kJ)
- Erwachsene mittleren Alters, gehende/stehende Tätigkeit: ♀ 2.400 kcal (9.900 kJ), ♂ 3.000 kcal (12.600 kJ)
- Kinder alters-, geschlechts- und bewegungsabhängig, z. B. Grundschulalter ♀1.800 kcal (7.300 kJ), ♂ 1.900 kcal (7.900 kJ)
- Über 65-Jährige bei vergleichbarer Aktivität ca. 90 % des Bedarfs von Erwachsenen mittleren Alters
- Zuschlag für Schwangerschaft, Stillen, körperlich anstrengenden Beruf/ Sport.

12.6.5 Insulintherapie

Definition
Insulintherapie: Ersatz des normalerweise von den β-Zellen des Pankreas produzierten Insulins durch Zufuhr von synthetisch hergestelltem Insulin von außen. Meist subkutane Injektion, seltener kontinuierliche subkutane Zufuhr durch tragbare Insulinpumpe.

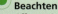

Beachten
Allgemeine Regeln zur Insulintherapie
- 1 IE kurz wirksames Insulin (Normalinsulin oder kurz wirksames Insulin-Analogon) senkt den BZ beim Erwachsenen tags um 30–40 mg/dl (1,7–2,2 mmol/l), nachts um ca. 50 mg/dl (2,8 mmol/l)
- Nur Normalinsuline dürfen i. v. gegeben werden (Arzt)
- Wirkungsbeginn, -maximum und -dauer eines Insulins sind individuell unterschiedlich

- Die Dauer der Insulinwirkung ist dosisabhängig: Bei höherer Dosis wirkt das gleiche Insulinpräparat länger
- Die Insulinempfindlichkeit unterliegt tageszeitlichen Schwankungen, morgens ist sie i. d. R. am geringsten → höherer Insulinbedarf pro BE
- Körperliche Aktivität steigert die Insulinempfindlichkeit
- Verzögerungs-NPH-Insuline müssen vor dem Aufziehen bzw. Spritzen durchmischt werden: Flaschen rollen, Pen kippen.

Indikationen
Diabetes mellitus Typ 1, Schwangerschaftsdiabetes, Diabetes mellitus Typ 2, wenn Diät und orale Antidiabetika nicht ausreichen (Kombination mit oralen Antidiabetika möglich), außerdem perioperativ und bei hyperglykämischen Entgleisungen.

Therapieschemata

Konventionelle Insulintherapie (CT)
Zweimal täglich Gabe von Mischinsulinen, ca. ⅔ der Gesamttagesdosis vor dem Frühstück, ⅓ vor dem Abendessen (▶ Abb. 12.1). Vor allem bei Typ-2-Diabetes, bei Typ-1-Diabetes nur Notlösung. Vorteile: wenige Injektionen, einfache Handhabung. Nachteile: meist keine befriedigende Stoffwechseleinstellung, Mahlzeiten bezüglich Zeitpunkt wie Portion genau reglementiert, kaum Flexibilität im Tagesablauf.

Basalunterstützte orale Therapie (BOT)
Kombinationstherapie aus oralen Antidiabetika und abendlicher Gabe eines Verzögerungsinsulins bei Typ-2-Diabetes. Vorteil: oft deutliche Verbesserung des Stoffwechsels bei nur einer Insulingabe am Tag.

Supplementäre Insulintherapie (SIT)
Bei Typ-2-Diabetes Kombinationstherapie aus oralen Antidiabetika und Gabe eines kurz wirksamen Insulins vor den Hauptmahlzeiten, Dosis oft fest (älterer Patient, gleiche Portionsgröße, eingeschränkte Schulbarkeit). Vorteil: bessert hohe postprandiale Blutzuckerwerte bei relativ wenig Aufwand.

Intensivierte konventionelle Insulintherapie (ICT, Basis-Bolus-Konzept)
Ahmt die physiologische Insulinsekretion nach (▶ Abb. 12.1), die sich in eine Basalsekretion und mahlzeitenabhängige zusätzliche Insulinsekretionen aufteilt:
- Abendliche (meist um ca. 22 Uhr) oder morgendliche und abendliche Gabe eines Verzögerungsinsulins (ca. 50 % der Gesamttagesdosis)
- Zusätzlich kurz vor oder zu Beginn der Mahlzeiten Gabe eines kurz wirksamen Insulins (Normalinsulin oder kurz wirksames Insulin-Analogon), dessen Menge sich jeweils nach dem Kohlenhydratgehalt der Mahlzeit und dem kurz vorher gemessenen Blutzuckerwert richtet.

Vorteile: gute Einstellung, flexibleres Essen und Leben. Nachteile: ≥ 4 Injektionen pro Tag (plus entsprechende BZ-Messungen), hohe Anforderungen an Mitarbeit und Schulung des Patienten.

Insulinpumpen-Therapie
Bei mit üblichen Schemata schlecht einstellbarem Diabetes, Notwendigkeit einer sehr guten Stoffwechseleinstellung, z. B. bei Schwangerschaft, oft auch bei (jüngeren) Kindern. Über einen i. d. R. subkutan liegenden Katheter wird kontinuierlich

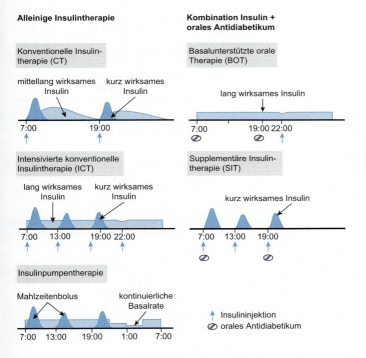

Abb. 12.1 Insulintherapie [L255]

kurz wirksames Insulin infundiert, das den Basalbedarf abdeckt. Programmierung für unterschiedliche Basalraten zu unterschiedlichen Tageszeiten möglich. Zu den Mahlzeiten wird mit Knopfdruck über den Katheter ein zuvor berechneter Bolus gegeben.

Beachten

Neueinstellung/veränderter Insulinbedarf

- Infektionen: verschlechterte Stoffwechsellage, meist erhöhter Insulinbedarf
- Änderung der Lebensführung, z. B. Wiederaufnahme der Berufstätigkeit, Arbeitsplatzwechsel, (lange) Bettlägerigkeit, Reisen
- Schwangerschaft
- Starke Gewichtsänderung
- Zusätzlich auftretende Organerkrankungen, z. B. Niereninsuffizienz (▶ Kap. 11.4.4).

Insulininjektion

- Lagerung des Insulinvorrats im Kühlschrank. Pen und in Gebrauch befindliche Insulinflaschen können bei Zimmertemperatur gelagert werden

- Aufziehen aus einer Ampulle heute fast nur noch bei Insulingabe über eine Spritzenpumpe, dann darauf achten, dass Konzentration des Insulins (meist U 40, U 100) und Skalierung der Insulinspritze übereinstimmen, Verzögerungs- oder Mischinsulin vor dem Aufziehen ca. 10-mal kippen, nicht schütteln. (Normal-)Insulin-Spritzenpumpe IE/ml entsprechend dem Standard des Hauses, z. B. 40 IE Normalinsulin (= 1 ml) + 39 ml NaCl 0,9 %
- Injektion (möglichst durch Patient selbst) mit Pen oder Fertigspritze (▶ Kap. 3.2.3):
  – Verzögerungs- und Mischinsulin vor Injektion durch 10-maliges Schwenken/Rollen mischen
  – Einheiten einstellen, Kanüle des Pens bzw. der Fertigspritze einstechen und injizieren. Für jede Injektion neue Kanüle benutzen!

Injektionsorte
- Unterhautfettgewebe des Bauchs (2 cm um Nabel freilassen), der Oberschenkel (Handbreit oberhalb des Knies freilassen, Innenseite meiden). Oberarmaußenseite wegen evtl. unbeabsichtigter i. m.-Injektion nicht mehr empfohlen
- Wegen unterschiedlicher Resorptionsgeschwindigkeit (Unterhautfettgewebe des Bauchs schneller, des Oberschenkels langsamer) zu gleichen Tageszeiten gleiche Körperregionen für die Injektion. Da die Resorption im Oberschenkel von der körperlichen Aktivität abhängt, tagsüber Insulininjektion in den Bauch, abendliches Verzögerungsinsulin ggf. in den Oberschenkel
- Wechsel der Injektionsstellen innerhalb der Areale (beugt Veränderungen des Fettgewebes vor). Keine Injektion in Narben, Varizen oder blaue Flecken
- Hautdesinfektion (nicht nötig bei Injektion zu Hause durch Patienten selbst)
- Subkutane Injektion in abgehobene Hautfalte, Winkel je nach Dicke des Fettgewebes und Nadellänge, nicht aspirieren (▶ Kap. 3.2.3)
- Bei Lokalreaktionen an der Einstichstelle (selten) Arztkonsultation
- i. v.-Injektion von (Normal-)Insulin durch den Arzt.

12.6.6 Hyperglykämische Entgleisung (diabetisches Koma)

> **Definition**
> **Hyperglykämische Entgleisung** (diabetisches Koma, Coma diabeticum, ▶ Tab. 12.6): Stoffwechselentgleisung mit hohen Blutzuckerwerten und Störungen des Flüssigkeits-, Elektrolyt- und Säure-Basen-Haushalts. Ausgelöst meist durch erhöhten Insulinbedarf (z. B. bei Infekten) oder Fehlern in der Medikamentendosierung (z. B. Tabletten vergessen, Pumpe defekt). Unterteilt in ketoazidotisches Koma und hyperosmolares Koma mit fließenden Übergängen (▶ Tab. 12.5).

Therapie
- Volumensubstitution mit NaCl 0,9 %/Ringer-Lsg.
- Normalinsulin-Dauerinfusion: BZ soll in 1. Stunde um max. 100 mg/dl (= 5,6 mmol/l), danach um max. 50 mg/dl (= 2,8 mmol/l) pro Stunde sinken, sonst Gefahr der Hirnödementwicklung
- Kaliumsubstitution: Insulinzufuhr führt zu Kaliumeinstrom in die Zellen und so zu extrazellulärem Kaliummangel → Herzrhythmusstörungen
- Sauerstoffgabe über Nasensonde
- Evtl. Azidosekorrektur mit Bikarbonat

Tab. 12.5 Vergleich ketoazidotisches und hyperosmolares Koma

	Ketoazidotisches Koma	Hyperosmolares Koma
Klinik	Meist Typ-1-Diabetiker. Entwicklung in Stunden bis Tagen. BZ meist 300–700 mg/dl (17–39 mmol/l). Leitsymptome: Schwäche, Appetitlosigkeit, Durst, Polyurie. Azidose mit Übelkeit, Erbrechen, Peritonitissymptomen. Azetongeruch der Atemluft, vertiefte „Kussmaul-Atmung" (▶ Kap. 2.4.1)	Meist Typ-2-Diabetiker. Entwicklung in Tagen bis Wochen. BZ oft > 700 mg/dl (39 mmol/l). Leitsymptome: Schwäche, Appetitlosigkeit, Durst, Polyurie, starke Exsikkose, Tachykardie, Hypotonie bis zum Schock. Trockene, heiße Haut
	Schockentwicklung mit Oligo-, Anurie. Verlangsamte Reflexe, hypotone Muskulatur, Bewusstseinsstörungen	
Diagnostik	Blutabnahme: BZ, BGA, Elektrolyte, Nierenwerte, Serumosmolarität Urin: Azeton?	

- Wenn BZ unter 250 mg/dl (= 13,9 mmol/l) gesunken: Reduktion der Insulindosis und Glukose 10 % i. v., um BZ-Abfall zu verlangsamen
- Bei Erbrechen Magensonde
- Spritzenpumpe (▶ Kap. 12.6.5), Infusionen anlegen und überwachen (▶ Kap. 3.3.2)
- Prophylaxen: Aspiration (▶ Kap. 2.7, ▶ Kap. 5), Thrombose (▶ Kap. 2.2.10), Dekubitus (▶ Kap. 2.2.11, sehr hohe Dekubitusgefahr bei Bewusstlosigkeit!), Pneumonie (▶ Kap. 2.4.5).

Beobachten
- Stdl. BZ-Kontrolle. Kontrollen von K^+, Na^+, ZVD, BGA nach Arztanordnung
- Regelmäßige Kontrolle von RR, Puls, Atmung, Temperatur und Bewusstsein
- Genaue Flüssigkeitsbilanz: Blasendauerkatheter legen, stdl. bilanzieren.

12.6.7 Hypoglykämie (Unterzuckerung)

Definition
Hypoglykämie (Unterzuckerung): Blutzucker < 50 mg/dl (2,8 mmol/l). Man unterscheidet eine leichte Hypoglykämie (Patient ist noch handlungsfähig) von einer schweren Hypoglykämie (fremde Hilfe nötig, BZ meist < 40 mg/dl = 2,2 mmol/l).
Insbesondere leichte Hypoglykämien sind gerade bei normnaher Blutzuckereinstellung bei Diabetikern kaum zu vermeiden.

Ursachen
- Bei Diabetes mellitus: z. B. zu geringe Kohlenhydrataufnahme bei normaler Medikamentendosierung (z. B. Zwischenmahlzeit vergessen), ungewöhnliche körperliche Anstrengung, größere Mengen Alkohol, Überdosierung von Insulin oder oralen Antidiabetika
- Ohne Diabetes mellitus: z. B. Alkoholvergiftung, Leber-, Niereninsuffizienz, Insulinom (insulinproduzierender Tumor).

Symptome

- Art und Ausprägung der Symptome sind individuell unterschiedlich und können sich bei Diabetikern im Laufe der Zeit verändern. Manche, v. a. langjährige Diabetiker und Diabetiker mit häufigen Hypoglykämien, bemerken gar keine Symptome
- Symptome durch Gegenregulation: Tachykardie, Tremor, Heißhunger, Unruhe, Schweißausbruch, Blässe, feuchte, kalte Haut
- Symptome durch Glukosemangel im Gehirn: psychische Veränderungen, Konzentrations-, Koordinations-, Seh-, Sprachstörungen, Bewusstseinsstörungen bis hin zum Koma, zerebrale Krampfanfälle (▶ Tab. 12.6).

Diagnostik

Sofort BZ mit Schnellteststreifen kontrollieren.

Therapie

 Vorsicht

Bei unklarem Koma Glukose i. v. geben und Wirkung abwarten. Glukose bei Hyperglykämie schadet nicht, Insulin bei Hypoglykämie kann tödlich sein!

Leichte Hypoglykämie

- Ca. 20 g schnell resorbierbare Kohlenhydrate, z. B. 3–4 Plättchen Traubenzucker, Glukose-Gel (z. B. Jubin®)
- Bei zu erwartender länger dauernder/abermaliger Hypoglykämie (z. B. nach Überdosierung von Verzögerungsinsulin, Sulfonylharnstoffen) zusätzlich langsam resorbierbare Kohlenhydrate, z. B. 2 Scheiben Brot.

Schwere Hypoglykämie

- Arzt: Ringer-Infusion und schnell mindestens 30–50 ml Glukose 40 % i. v., bei Hypoglykämie durch orale Antidiabetika wegen Gefahr des protrahierten Verlaufs danach Glukose 5–10 % als Infusion
- Falls keine Glukoseinfusion möglich (z. B. Notfall auf der Straße): 1 mg Glukagon s. c. oder i. m. Nach Aufklaren weitere Glukosezufuhr (i. v., oral), BZ-Kontrollen.

Tab. 12.6 Hyperglykämische Entgleisung und hypoglykämischer Schock		
	Hyperglykämische Entgleisung (diab. Koma)	**Hypoglykämischer Schock**
Beginn	Langsam über Tage	Innerhalb von Minuten
Bedürfnis	Starker Durst	Heißhunger
Muskulatur	Hypoton	Hyperton, Tremor
Haut	Trocken	Feucht
Atmung	Vertieft bei Ketoazidose	Normal
Augäpfel	Weich, eingefallen	Normal
Andere Symptome	Fieber, Bauchschmerz	Zerebrale Krampfanfälle

Pflege

Beobachten
- Patienten engmaschig beobachten (Bewusstsein, Puls, RR)
- Regelmäßig BZ kontrollieren
- Evtl. intensivmedizinisch überwachen
- Infusionen vorbereiten und ggf. anlegen
- Patient über Ursachen und Symptome von Hypoglykämien aufklären
- Selbsttherapie mit Patient und Angehörigen üben: geeignete BE zum Abfangen von Hypoglykämien, Umgang mit Glukagon-Fertigspritze.

Tipps und Tricks
- Unter Acarbose-Therapie wirkt nur Glukose (Einfachzucker). Saccharose (Haushaltszucker = Zweifachzucker), z. B. in zuckerhaltigem Saft, Cola, Limonade (alle 200 ml) ist unwirksam
- Auch ein rascher BZ-Abfall, z. B. von 200 auf 100 mg/dl, kann Hypoglykämiesymptome auslösen → immer BZ messen
- Wiederholte, lang dauernde Hypoglykämien kommen bei Überdosierung von Verzögerungsinsulin und Sulfonylharnstoffen vor → regelmäßige BZ-Kontrollen.

12

12.7 Hyperlipidämien

Definition
Hyperlipidämie: Erhöhung der Blutfette (Cholesterin und/oder Triglyzeride). Wichtiger Risikofaktor für Arteriosklerose. Primär als erblich (mit-)bedingte Stoffwechselstörung oder sekundär bei Alkoholmissbrauch, schlecht eingestelltem Diabetes mellitus, Medikamenten (z. B. Thiazide), Schilddrüsenunterfunktion.

Symptome
- Meist keine Beschwerden durch die erhöhten Blutfettspiegel, sondern erst durch die Folgen der Arteriosklerose: KHK (▶ Kap. 7.5.1), Herzinfarkt (▶ Kap. 7.5.2), pAVK (▶ Kap. 8.4.1), Schlaganfall (▶ Kap. 20.9.2)
- Evtl. nichtalkoholische Fettleber, selten Xanthome (rötlich-gelbe Hauttumoren) an Händen, Lidern, Gesäß; Pankreatitis.

Diagnostik
- Blutabnahme nach 14 h Nahrungskarenz: Gesamt-Cholesterin, Triglyzeride, HDL-, LDL-Cholesterin. Wichtig: Low-Density-Lipoproteine (LDL) transportieren Blutfett in die Peripherie, z. B. in die Gefäßwände → hohe LDL fördern die Arterioskleroseentstehung. High-Density-Lipoproteine (HDL) transportieren u. a. Fette von der Gefäßwand zur Leber → hohe HDL sind ein Schutzfaktor vor Arteriosklerose
- Suche nach Ursache der Hyperlipidämie und weiterer Risikofaktoren für Arteriosklerose, z. B. BZ, TSH, Blutdruck messen.

Therapie

Ernährungsumstellung, Ausschalten von Risikofaktoren, körperliche Bewegung (steigert HDL), evtl. medikamentöse Therapie (▶ Kap. 12.2).

Diät

- Fettarme Nahrung (< 30 % der Gesamtkalorien), führt auch zu Gewichtsnormalisierung
- Wenig tierische Fette, reichlich hochwertige Pflanzenöle mit mehrfach ungesättigten Fettsäuren
- Cholesterineinschränkung auf < 300 mg/Tag (allerdings insgesamt geringe Wirkung)
- Reichlich Ballaststoffe, z. B. Gemüse, Salat, Obst, Vollkornprodukte
- Wenig oder kein Alkohol, besonders bei Hypertriglyzeridämie.

12.8 Gicht

> **Definition**
> **Gicht:** Krankheitsbild durch Ablagerung von Harnsäurekristallen bei erhöhtem Harnsäurespiegel, vor allem Anfälle von Gelenkschmerzen. Harnsäure entsteht fortwährend durch Abbau von Purinen, die in der Erbsubstanz (und damit in allen Zellen) und vor allem tierischen Nahrungsmitteln enthalten sind. ♂:♀ = 9:1. Auftreten erst im mittleren bis höheren Alter.

Ursachen

Ganz überwiegend erblich verminderte Harnsäureausscheidung bei gleichzeitigen exogenen Auslösefaktoren (vor allem viel Fleisch, Alkohol). Selten andere Ursachen, z. B. vermehrter Zelluntergang bei Zytostatikatherapie und Bluterkrankungen.

Symptome

Im Anfall

- Plötzlich heftige Schmerzen meist nur in einem Gelenk, am häufigsten im Großzehengrundgelenk
- Rötung, Schwellung, extreme Berührungsempfindlichkeit
- Allgemeine Entzündungszeichen: Temperatur ↑, BSG-Erhöhung, Leukozytose.

Bei chronischem Verlauf

Heute selten: Gelenkzerstörung, Gichtknoten (Gichttophi), Nierensteine, Gichtniere.

Diagnostik

- Blutentnahme: Harnsäurespiegel, Entzündungsparameter (BSG, Leukos), BZ
- Evtl. Sonografie, Röntgen des betroffenen Gelenks.

Therapie

Therapie des akuten Gichtanfalls

- Nichtsteroidale Antiphlogistika, z. B. Indometacin (z. B. Indo-CT®)

- Colchicin (Colchicum-Dispert®): 1–3 × tgl. 0,5 mg. Unter dieser niedrigen Dosis deutlich seltener Nebenwirkungen (v. a. Diarrhö, Übelkeit, Erbrechen) als früher. Gutes Ansprechen auf Colchicin ist typisch für einen Gichtanfall
- Evtl. Glukokortikoide (Tabletten oder ins Gelenk), wenn obige Maßnahmen erfolglos
- Lokal: kühlende Umschläge, Bein ruhig lagern.

Langzeittherapie
- Diät: kein oder wenig Alkohol, wenig Kaffee, Meiden purinhaltiger Lebensmittel (wenig Fleisch; keine Innereien, Wildbret, Sardinen, Fleischextrakte)
- Gewicht normalisieren, aber keine rigorosen Fastenkuren, da hier der Harnsäurespiegel stark ansteigt
- Ausreichend trinken
- Medikamentös i. d. R. mit Allopurinol (▶ Kap. 12.2).

12

Literatur

Deutsche Gesellschaft für Ernährung (DGE), Österreichische Gesellschaft für Ernährung (ÖGE), Schweizerische Gesellschaft für Ernährung (SGE). Referenzwerte für die Nährstoffzufuhr. 2. A. Neustadt an der Weinstraße: Neuer Umschau Buchverlag, 2015.

Nauck M, Petermann A, Müller-Wieland D et al. Definition, Klassifikation und Diagnostik des Diabetes mellitus. Diabetologie. 2017; 12 (Suppl 2): S94–100.

Schumacher W, Toeller M. KH-Tabelle für Diabetiker. 11. A. Mainz: Kirchheim, 2016.

Websites

Deutsche Diabetes Gesellschaft e. V. (DDG): www.deutsche-diabetes-gesellschaft.de

Deutsche Gesellschaft für Endokrinologie e. V.: www.endokrinologie.net

Deutsche Gesellschaft zur Bekämpfung von Fettstoffwechselstörungen und ihren Folgeerkrankungen DGFF (Lipid-Liga) e. V.: www.lipid-liga.de

Deutscher Diabetiker Bund e. V. (DDB): www.diabetikerbund.de

Netzwerk Hypophysen- und Nebennierenerkrankungen e. V.: www.glandula-online.de

13 Pflege von Menschen mit Erkrankungen des Bewegungsapparats und des Bindegewebes

Marianne Schoppmeyer

13.1 Leitsymptome und Leitbefunde

Tab. 13.1 Leitsymptome bei Erkrankungen des Bewegungsapparats und des Bindegewebes

Leitsymptom	Beschreibung	Wichtige Differenzialdiagnosen
Haltungs-fehler	• Rundrücken (thorakale Hyperkyphose) • Hohlkreuz (lumbale Hyperlordose) • Flachrücken • Skoliose	Osteoporose, M. Bechterew, M. Scheuermann, Spondylarthrose, Wirbelfraktur
Gang-störungen (Hinken)	• Verkürzungshinken • Schonhinken • Hüfthinken	Beinlängendifferenz durch fehlverheilte Frakturen; Epiphysenschädigung während des Wachstums; Schmerzen in Hüfte oder Knie, z.B. bei Arthrose, Hüftgelenksluxation
Gelenkbe-schwerden	Je nach Ursache: Anlaufschmerz, Dauerschmerz, Belastungsschmerz, morgendliche Steifigkeit, Gelenkgeräusche, Bewegungsausfall	Trauma (Meniskusläsion, Distorsion, Luxation), entzündlich-rheumatische Erkrankungen, parainfektiös (z.B. bei Borreliose, Salmonellose, Brucellose), degenerativ, Gicht

13.2 Diagnostik und Pflege

Beobachten
- Allgemeinsymptome: Befinden? Müdigkeit? Konzentrationsstörungen?
- Schmerzen: Art? Lokalisation? Dauer? (▶ Tab. 13.1)
- Infektionszeichen?
- Hilfsmittelversorgung notwendig?

Diagnostische Verfahren und Aufgaben der Pflegenden ▶ Tab. 13.2

Tab. 13.2 Diagnostische Verfahren bei Erkrankungen des Bewegungsapparats oder des Bindegewebes

Ärztliche Anordnungen	Aufgaben der Pflegenden
Bildgebende Verfahren (Röntgen, CT, MRT, Sonografie, ▶ Kap. 3.7.4)	• KM-Allergie? Komplikationen bei früheren KM-Gaben? • Bei KM-Gabe i.v.: Patient nüchtern lassen
Knochendichtemessung (Osteodensitometrie, DXA)	• Messung erfolgt an LWS und Femur • Keine spezielle Vorbereitung notwendig
Blutuntersuchung (u.a. Bestimmung Autoantikörper, BSG, CRP, Ca^{2+}, PO_4^-, alkalische Phosphatase, ▶ Kap. 3.7.1)	Bereitstellen des Materials

13.3 Medikamente

Tab. 13.3 Medikamente bei Erkrankungen des Bewegungsapparats und des Bindegewebes

Substanzen	Wichtige Nebenwirkungen	Pflegerische Besonderheiten
Immunsuppressiva (Methotrexat, Azathioprin, Cyclophosphamid, Ciclosporin, Leflunomid)	Gastrointestinale Beschwerden, Leberwerte ↑, interstitielle Pneumonie	• Blutbildkontrolle • Kontrazeption bei Frauen im gebärfähigen Alter • Keine Einnahme von Methotrexat und NSAR am gleichen Tag
Biologika, z. B. Infliximab (Remicade®), Tocilizumab (RoActemra®), Anakinra (Kineret®)	Gehäufte Infektionen	Biologika in der Regel als Kombinationstherapie mit Immunsuppressiva
Kortikosteroide	Osteoporose, Manifestation eines Diabetes mellitus, Störung der Wundheilung, Myopathie, Steroidakne, psychische Störungen, Glaukom, Katarakt	• Gesamte Tagesdosis morgens vor 8:00 Uhr einnehmen • Blutzucker kontrollieren • Nach Arztanordnung Osteoporoseprophylaxe, Ulkusprophylaxe • Augenärztliche Kontrollen • Langfristige Therapie nicht abrupt absetzen, da Gefahr der akuten Nebenniereninsuffizienz, immer ausschleichen
Nichtsteroidale Antirheumatika (NSAR), z. B. Ibuprofen, Diclofenac, Naproxen	Kardio- und zerebrovaskuläre Komplikationen, gastrointestinale Beschwerden	Symptomatische Therapie, keinen Einfluss auf den Krankheitsverlauf
Medikamente bei Osteoporose		
Bisphosphonate, z. B. Alendronsäure, Risedronsäure	Gastrointestinale Beschwerden	Einnahme 1 × tgl. oder 1 × wöchentlich
Selektive Östrogenrezeptormodulatoren, z. B. Raloxifen	Erhöhtes Risiko für Herzinfarkt, Schlaganfall, tiefe Beinvenenthrombose, Brustkrebs	Möglichst nicht bei gleichzeitiger Östrogen-/Gestagentherapie
Denosumab (Prolia®)	Infektionen, Hautausschlag, Gliederschmerzen	Dosierung: 1 × alle 6 Monate s. c.

13

13.4 Rheuma

Definition
Rheuma: Zusammenfassender Begriff für Erkrankungen, die am Bewegungsapparat auftreten und fast immer mit Entzündung, Schmerz und Bewegungseinschränkung einhergehen.

Rheumatische Erkrankungen verlaufen chronisch und bedürfen in der Regel einer lebenslangen Therapie. Es werden **4 große Gruppen** unterschieden:

- Entzündlich-rheumatische Erkrankungen, z. B. rheumatoide Arthritis, Kollagenosen, Spondyloarthritiden, Vaskulitiden
- Degenerative Gelenk- und Wirbelsäulenerkrankungen, z. B. Arthrose
- Weichteilrheumatismus, z. B. Rückenschmerzen, Tennisellbogen, Fibromyalgie
- Stoffwechselerkrankungen mit rheumatischen Beschwerden, z. B. Gicht (▶ Kap. 12.8), Osteoporose.

13.4.1 Rheumatoide Arthritis (RA)

> **Definition**
> **Rheumatoide Arthritis (RA):** Chronische, entzündliche, in Schüben oder schleichend verlaufende Systemerkrankung des Bindegewebes, auch chronische Polyarthritis (CP) genannt.

13

Der Körper bildet Antikörper gegen körpereigenes Immunglobulin G (Rheumafaktor). Die Entzündung manifestiert sich an Synovia, Schleimbeuteln und Sehnenscheiden und führt zur Arthritis. Evtl. sind auch innere Organe betroffen. Erkrankungsgipfel zwischen 55. und 75. Lebensjahr; Frauen häufiger betroffen als Männer.

Symptome
- Allgemeinsymptome: Unwohlsein, Appetitlosigkeit, Müdigkeit, Gewichtsverlust, starkes Schwitzen, Schwäche, Gefühlsstörungen
- Beginnt meist symmetrisch an den kleinen Gelenken der Finger oder Zehen
- Morgensteifigkeit der Fingergelenke, mind. 30 min, schmerzhafter Händedruck, typische Gelenkdeformierungen an den Händen
- Später symmetrische Arthritis verschiedener großer Gelenke
- Rheumaknoten, besonders an Streckseiten der Hand- und Ellbogengelenke
- Entzündungen von Sehnenscheiden und Schleimbeuteln
- Im Spätstadium: Gelenkzerstörung mit Versteifung, Verlust von Alltagskompetenz durch Bewegungseinschränkung, evtl. Bettlägerigkeit, Angewiesensein auf Rollstuhl
- Befall weiterer Organe in späten Stadien möglich: Herz (Perikarditis, Herzklappenveränderungen), Augen (verminderte Tränensekretion mit Entzündung), Gefäße (Entzündungen mit Fingerkuppennekrosen, Arteriosklerose), Lunge (Pleuritis, Lungenfibrose), Leber (Leberenzymerhöhung), Karpaltunnelsyndrom.

Komplikationen
- Nach 10 Jahren Krankheitsdauer sind 50 % der Patienten erwerbsunfähig
- Funktionsverlust der befallenen Gelenke
- Herzinfarkt (▶ Kap. 7.5.2) und Schlaganfall (▶ Kap. 20.9.2)
- Nebenwirkungen der antirheumatischen Therapie, z. B. Magengeschwüre, Nierenschäden, Infektionen.

Therapie
- **Medikamente** (▶ Tab. 13.3):
  - Zur kausalen Behandlung Basistherapie mit krankheitsmodifizierenden Mitteln (DMARD): Methotrexat, Azathioprin, Ciclosporin A, Lefluno-

mid, Alkylantien, Sulfasalazin, Hydroxychloroquin, Goldtherapie, Biologika (z. B. Infliximab)
– Im akuten Schub: nichtsteroidale Antirheumatika zur symptomatischen Behandlung (Entzündungshemmung im Gelenk)
– Vor Wirkungseintritt der Basistherapie oder als Zusatztherapie: Kortikosteroide (intraartikulär oder oral)
– Ulkusprophylaxe mit Protonenpumpenhemmern (Nexium mups®, Pantozol®)
– Lokale Therapie: Entzündungshemmende Salben, z. B. Voltaren®
- **Physikalische Therapie:** Physiotherapie (Bewegungsübungen, Bewegungsbäder bei 34–36 °C, Unterwasser-, Bindegewebsmassagen); Kälteanwendung bei akut entzündeten Gelenken, Elektro-, Ergotherapie (Gelenkschutz, Schienen, Selbsthilfe-, Funktionstraining, Training zur Erhaltung der Alltagskompetenz)
- **Operative Therapie** nach erfolglosen anderen Maßnahmen (Synovektomie, Behebung von Gelenkfehlstellungen, Gelenkversteifungen, künstlicher Gelenkersatz, Stabilisierung der Wirbelsäulengelenke).

Pflege

- Eiweiß- und vitaminreiche Kost, Fisch statt Fleisch
- Unterstützung, wo notwendig, Selbstständigkeit fördern (Zeit lassen)
- Wohnraumanpassung
- Hilfsmittel einsetzen, z. B. Ess-, Trink- und Anziehhilfen, Greifzangen, verlängerte Griffe
- Druckentlastende und stabilisierende Hilfsmittel, z. B. orthopädische Schuhe, Einlagen
- Positionierung/Lagerung (▶ Kap. 2.2.5):
  – Gelenke in physiologischer Mittelstellung positionieren
  – Kontrakturenprophylaxe: 2 × tgl. passive, assistierende oder aktive Bewegungsübungen
- Schmerzgrenze akzeptieren
- Dekubitusprophylaxe (▶ Kap. 2.2.11)
- Akute Entzündung: Bettruhe, kalte bis kühle (15–20 °C) Wickel oder Packungen (▶ Kap. 3.9.1)
- Chron. Entzündung: Wärmeanwendungen (Fango, Thermal- und Moorbäder), Linderung der Morgensteifigkeit durch warmes Handbad
- Gelenke nicht überlasten, Ruhepausen einlegen
- Noch vorhandene Gelenkfunktion durch Training erhalten
- Zusammenarbeit mit Physiotherapie (Übungen weiterführen)
- Sozialmedizinische Maßnahmen einleiten: Arbeitsplatzsicherung, Umschulung, Rehabilitation (▶ Kap. 5).

13

Tipps und Tricks
- Bei Wärmeanwendungen persönliche Erfahrungen berücksichtigen, werden oft nicht vertragen
- Wärmeanwendungen sind im akuten Stadium kontraindiziert
- Manche Patienten berichten von Linderung der Beschwerden unter fleisch- und fettarmer Ernährung.

13.4.2 Kollagenosen

> **Definition**
> **Kollagenosen:** Erkrankungen des Bindegewebes mit Bildung von Antikörpern gegen körpereigenes Gewebe (Autoantikörpern). Es sind mehrere Organe betroffen, es liegt eine familiäre Häufung vor, Frauen sind häufiger betroffen als Männer, die genauen Ursachen sind unbekannt.

Es werden unterschieden:

Systemischer Lupus erythematodes
Schubförmiger Verlauf mit Krankheitssymptomen an zahlreichen Organen: Allgemeinsymptome (Schwäche, Gewichtsverlust, Konzentrationsstörungen, Fieber), Hautsymptome (schmetterlingsförmiges Erythem auf Wangen und Nase, Sonnenempfindlichkeit), Vaskulitiden, Gelenkbeschwerden, Myositis, Perikarditis, Pleuritis, Nephritis, Blutbildveränderungen, neurologische Symptome (epileptische Anfälle, Migräne, Schlaganfall, Depression).
Therapie: Abhängig von der Entzündungsaktivität werden NSAR, Hydroxychloroquin, Kortikosteroide, Immunsuppressiva eingesetzt. Kardiovaskuläre Risikofaktoren (Rauchen, Hypertonie, erhöhte Blutfettwerte) optimal behandeln. Physiotherapie, Ergotherapie bei Bedarf.
Pflege: Schutz vor UV-Licht, keine Solarien oder direkte Sonnenexposition, UV-Exposition auch hinter Glas kann zu einem Schub führen → Patientenbett nicht am Fenster platzieren.

Sjögren-Syndrom
Eigenständiges Krankheitsbild oder als Begleiterkrankung bei rheumatoider Arthritis oder Lupus erythematodes. Entzündlicher Befall der Tränen- und Speicheldrüsen mit Mund- und Augentrockenheit. Weiterhin treten Müdigkeit, Abgeschlagenheit, evtl. Fieber, Gelenk- und Muskelschmerzen auf.
Therapie: NSAR bei Schmerzen und Entzündung, bei Organbefall Kortikosteroide, Ersatzstoffe für die Trockenheitssymptome (künstliche Tränen, Speichel, Nasengel).
Pflege: intensive Mundpflege (▶ Kap. 2.3.6), sorgfältige Kariesprophylaxe, ausreichende Flüssigkeitszufuhr, gute Luftbefeuchtung, Augengel oder -salbe haben gegenüber künstlichen Tränen längerer Wirkung (ungestörter Schlaf), keine Klimaanlage, Zugluft meiden.

Polymyositis
Seltene, entzündliche Systemerkrankung der Skelettmuskulatur. Ursache meist nicht bekannt, tritt auch im Zusammenhang mit einem malignen Tumor oder anderen Kollagenosen auf. Patienten haben Muskelschmerzen und -schwäche, innere Organe (Ösophagus, Herz, Lunge) können beteiligt sein.
Therapie: Kortikosteroide und evtl. Immunsuppressiva, bei tumorassoziierter Form Therapie des Tumors.

Systemische Sklerose (Sklerodermie)
Fibrosierung des Bindegewebes sowie nachfolgende Verhärtung und Schrumpfungsprozesse von Haut und inneren Organen. Durch die Fibrosierung kleiner

Blutgefäße kommt es zu Haut- und Organinfarkten. 90 % der Patienten entwickeln ein sekundäres **Raynaud-Syndrom** (*sprich:* „räno"), d. h. anfallsartige Durchblutungsstörungen der Finger, weiterhin kommt es zu Gelenkbeschwerden, Wandstarre des Ösophagus mit Schluckstörungen, Lungenfibrose, Myokarditis, Verkleinerung der Mundöffnung (Mikrostomie) und Ausdrucksarmut des Gesichts.
Therapie: richtet sich nach den Symptomen, beim Raynaud-Syndrom zusätzlich vasodilatierende Medikamente, z. B. Nifedipin.
Pflege: sorgfältige Hautpflege mit fetthaltigen Cremes und Lotionen (▶ Kap. 2.3.2); um Handbeweglichkeit zu erhalten knetende Bewegungen ausführen, z. B. mit Schaumgummibällen; bei Ernährung an verkleinerte Mundöffnung denken.

Mischkollagenosen (Sharp-Syndrom)

Mischkollagenosen weisen überlappend Symptome mehrerer Kollagenosen auf, wie des Lupus erythematodes, der systemischen Sklerose, der Polymyositis und der rheumatoiden Arthritis. Die Therapie richtet sich nach den Symptomen und ist ähnlich der des Lupus erythematodes.

> ❗ **Tipps und Tricks**
> **Allgemeine Hinweise für die Pflege**
> - Kontakt zu Selbsthilfegruppen herstellen, Verbände der Deutschen Rheuma-Liga, www.rheuma-liga.de
> - Rauchen einstellen
> - Physiotherapie und Eigenübungen nach Anleitung verbessern Beweglichkeit, Kraft und Ausdauer.

13

13.4.3 Spondyloarthritiden

> **Definition**
> Als **Spondyloarthritiden** wird eine Gruppe chronisch-entzündlicher Erkrankungen zusammengefasst, die sowohl die Gelenke als auch die gesamte Wirbelsäule betreffen kann.

Weitere **Symptome** sind Sakroiliitis, Entzündung der Sehnenansätze und Bänder, ritis, Iridozyklitis (Entzündung der Regenbogenhaut bzw. des Ziliarkörpers im Auge). Die Behandlung besteht aus physikalischer Therapie, NSAR und im akuten Schub vorübergehend aus Kortikosteroiden. Bei chronischem Verlauf können Sulfasalazin (z. B. Azulfidine RA®) und bei schweren Verläufen auch Immunsuppressiva (Methotrexat, Ciclosporin A) und Biologika eingesetzt werden.
Es werden unterschieden:

Morbus Bechterew (ankylosierende Spondylitis)

Männer erkranken dreimal so häufig wie Frauen. Erste Symptome treten meist im ungen Erwachsenenalter auf. Die Erkrankung führt im Endstadium häufig zur Versteifung (Ankylose) der Wirbelsäule, sog. „Bambusstab"-Wirbelsäule. Die Brustwirbelsäule ist dabei in ausgeprägter Beugestellung (Kyphose) fixiert, sodass die Atmung behindert wird.

Psoriasis-Arthritis

Entzündlich-rheumatische Arthritis bei gleichzeitigem Vorliegen einer Psoriasis (Schuppenflechte), betrifft 10–20 % der Patienten mit Psoriasis.

Enteropathische Arthritiden

Gelenkentzündung, die zusammen mit einer chronisch-entzündlichen Darmerkrankung (M. Crohn, Colitis ulcerosa) auftritt.

Reaktive Arthritis

Die Erkrankung tritt meist 2–6 Wochen nach einem akuten urogenitalen oder gastrointestinalen bakteriellen Infekt auf. Typischerweise kommt es zu Arthritis, Urethritis (Entzündung der Harnröhre), Konjunktivitis (Entzündung der Augenbindehaut) und Hautveränderungen (Reiter-Dermatose).

13.4.4 Osteoporose

13

> **Definition**
> **Osteoporose:** Knochenschwund durch Verminderung von Knochenmasse, -struktur und -funktion.

Betroffen sind meist Frauen nach den Wechseljahren, seltener Männer im hohen Alter. Alter ist ein starker Risikofaktor für Osteoporose.

- **Primäre Osteoporose** (95 %): Östrogenmangel bei Frauen nach der Menopause (Zeitpunkt der letzten Regelblutung), altersbedingter Abbau, Bewegungsmangel, Immobilität und kalziumarme Ernährung in früheren Lebensjahren
- **Sekundäre Osteoporose** (5 %) als Folge einer anderen Erkrankung: Immobilität, Langzeitbehandlung mit Kortikosteroiden (▶ Tab. 13.3) oder Heparin (▶ Tab. 8.3), M. Cushing (▶ Kap. 12.5.1), Schilddrüsenüberfunktion (▶ Kap. 12.4.2), rheumatoide Arthritis, Mangelernährung.

Symptome

- Rückenschmerzen (oft dumpf und unscharf begrenzt), verstärkt nach Bewegung wie Gehen, daher abends heftiger
- Frakturen ohne Trauma (Spontanfrakturen): gehäuft Oberschenkelhals-, Unterarm- und Wirbelfrakturen
- Abnahme der Körpergröße, Rundrücken, Buckelbildung aufgrund Zusammensinterung von Wirbelkörpern.

Therapie

- Medikamente bei erhöhtem Risiko für Frakturen sowie bei erniedrigter Knochendichte, z. B. Kalzium mit Vitamin D_3, Bisphosphonate, das Antiöstrogen Raloxifen oder der monoklonale Antikörper Denosumab
- Behandlung der Grunderkrankung bei sekundärer Osteoporose
- Physiotherapie, Verbesserung der Koordination und Muskelkraft
- Kalziumreiche Ernährung
- Schmerzlinderung mit NSAR.

Pflege

- Massagen, Kälte- oder Wärmeanwendung (Kälte bei akuten Schmerzen, Wärme bei chron. Schmerzen)
- So viel Bewegung wie möglich, verhindert Fortschreiten der Erkrankung (▶ Kap. 2.2.6)
- Spezielle Übungsprogramme: Muskelkraft verbessern, Koordination verbessern
- Therapie mit Kortikosteroiden kritisch überprüfen (Arztanordnung)
- Vitamin-D- und Kalziumzufuhr optimieren, Untergewicht vermeiden
- Rauchen nach Möglichkeit einstellen
- Sturzprophylaxe (▶ Kap. 2.2.8)
- Bei sturzgefährdeten Personen: Hüftschutz zur Verhütung von Oberschenkelhalsbruch (elastische Baumwollhose mit seitlich eingenähtem Schutzkissen)
- Selbstständigkeit erhalten, nur bei Bedarf unterstützen.

> **Tipps und Tricks**
> - Schmerzen gehen nicht vom Knochen selbst aus, sondern von den verspannten Muskeln durch die veränderte Statik
> - Bei akuten Schmerzattacken immer an Knochenbruch denken, Arzt benachrichtigen.

13

13.4.5 Arthrose

> **Definition**
> **Arthrose:** Degenerative, nicht entzündliche Gelenkzerstörung durch Missverhältnis zwischen Belastung und Widerstandsfähigkeit der Gelenke. Häufige Alterserkrankung. Zunächst Zerstörung des Gelenkknorpels, später des Knochens mit Gelenkdeformierungen.

Frauen häufiger als Männer betroffen. Die am häufigsten betroffenen Gelenke sind Knie (Gonarthrose), Hüfte (Coxarthrose), Finger, Wirbelsäule.

Symptome

- Haupt- und Frühsymptom Schmerz:
  - Anlaufschmerz (z. B. nach längerem Sitzen) und Nachlassen der Schmerzen nach „Einlaufen"
  - Belastungsschmerz, z. B. nach längerem Laufen
  - Ermüdungsschmerz
  - Morgendliche Steifigkeit
  - Im Spätstadium auch Ruheschmerz
- Reiben, Knarren und Knacken im Gelenk
- Schonung des Gelenks, z. B. durch Hinken, Bewegungseinschränkung im Gelenk
- Im fortgeschrittenen Stadium: Gelenkdeformierung, Instabilität, Muskelatrophie
- Aktivierte Arthrose (Entzündung des arthrotischen Gelenks): Überwärmung, Schwellung und Rötung des Gelenks, akute Schübe können bei einer chron. (stummen, inaktiven) Arthrose immer wieder auftreten.

Therapie

- Kausal: Unfallschäden beheben, rheumatische Gelenkerkrankungen optimal therapieren
- Wenn möglich Übergewicht reduzieren
- Versorgung durch Orthopädietechnik (Schuhe mit Pufferabsätzen, Abrollhilfen usw.)
- Entlastung des Gelenks, ohne die notwendige Bewegung einzuschränken, z. B. mit Stockhilfe, Korsett
- Medikamente, z. B. Schmerzmittel (NSAR) als Tabletten oder Gel (▶ Kap. 2.11.4)
- Operationen (z. B. Endoprothesen für Hüfte oder Knie), evtl. auch operative Gelenkversteifung.

Pflege

- Wärme (Fango u. a.) bei chron. inaktiver Arthrose; Kälte, Elektrotherapie und Ultraschall bei aktivierter Arthrose
- Warmhalten der Gelenke, Vermeiden von Kälte/Nässe
- Bewegungsübungen im Wasser (weniger Gewichtsbelastung der Gelenke)
- Gehschule, Bewegungstherapie, Muskelaufbautraining
- Ergotherapie: Gelenkschutz-Maßnahmen, z. B. richtiges Aufstehen, Wahl des richtigen Betts oder Sessels
- Wohnraumanpassung, z. B. Griffe, Halterungen
- Positionierung der Gelenke in physiologischer Mittelstellung.

14 Pflege von Menschen mit onkologischen Erkrankungen

Marianne Schoppmeyer

Definition
Die **Onkologie** ist die Lehre von den Tumorerkrankungen. Sie ist eng verknüpft mit der Hämatologie (▶ Kap. 15).
Tumor: Geschwulst, die durch Zunahme von Gewebe entsteht. Man unterscheidet maligne (bösartige) von benignen (gutartigen) Tumoren (▶ Tab. 14.1).

Tab. 14.1 Merkmale gutartiger und bösartiger Tumoren

Kennzeichen	Gutartiger Tumor	Bösartiger Tumor
Unterschied zur Normalzelle	Gering	Groß
Zellvermehrung	Meist langsam	Meist schnell
Wachstum	Verdrängt Nachbargewebe	Bricht in Nachbargewebe und -organe ein und zerstört sie
Einbruch in Gefäße und Lymphbahnen	Nein	Ja
Metastasenbildung (Tochtergeschwülste)	Nein	Ja
Beispiel	Adenom (z. B. der Prostata), Myom (Muskelgeschwulst der Gebärmutter)	Bronchialkarzinom (Lungenkrebs), Mammakarzinom (Brustkrebs), Prostatakarzinom, Melanom (Hautkrebs)

Definition
Metastasen: Absiedlungen von Tumorzellen („Tochtergeschwulst") in primär nicht befallenen Organen.

Metastasierungswege
- Hämatogen (auf dem Blutweg) in Knochen, Leber, Lunge, Gehirn usw.
- Lymphogen (auf dem Lymphweg) in regionale Lymphknoten
- Kontinuierlich, z. B. entlang seröser Häute (Peritoneum).

Infiltration: Wachstum von Tumorzellen ohne Rücksicht auf anatomische Grenzen (z. B. Gefäßwände), Tumorzellen brechen in benachbarte Gewebe ein und zerstören diese.

Einteilung nach Gewebetyp
- **Karzinom:** von Epithelien ausgehende bösartige Geschwulst
- **Sarkom:** vom Stütz- oder Bindegewebe ausgehende bösartige Geschwulst.

 Beachten
Auch benigne Geschwülste können lebensbedrohliche Symptome verursachen, z. B. Hirnverdrängung und Hirndruck durch Hirntumoren.

14.1 Leitsymptome und Leitbefunde

Tab. 14.2 Leitsymptome onkologischer Erkrankungen

Symptom	Beschreibung	Differenzialdiagnosen
Gewichtsabnahme	• Schleichend, ohne dass der Patient weniger isst • Kann bereits sehr früh auftreten • Evtl. Abneigung gegen bestimmte Speisen	Schwere chronische Erkrankungen
Nachtschweiß	Starkes nächtliches Schwitzen	Schwere chronische Erkrankungen, Wechseljahresbeschwerden
Leistungsschwäche/-abfall	Gewohnte körperliche und geistige Tätigkeiten können nicht mehr wie früher ausgeführt werden	Herzinsuffizienz, Glukokortikoidmangel, Infektion, Schlafstörungen
Fatigue (Müdigkeit)	• Reduzierte körperliche Leistungsfähigkeit • Gesteigertes Schlafbedürfnis • Motivations-, Antriebsmangel	• Anämie • Depression • Medikamenten-NW
Subfebrile Temperatur	< 38,5 °C	Endokarditis, Tbc
Anämie	Häufig bedingt durch Störung der Eisenverwertung (▶ Kap. 15.4.1)	Blutungsanämie, hämolytische Anämie, ungenügende Erythrozytenproduktion (▶ Kap. 15.4.1)
Infektneigung Granulozytopenie (Granulozyten < 1.500/µl) Agranulozytose (Granulozyten < 500/µl)	• Infekte, insbesondere bakterieller Art • Agranulozytose: Fieber, Schüttelfrost, Sepsis, Schleimhautulzerationen, Lymphknotenvergrößerungen	Zytostatikatherapie (▶ Kap. 14.3.3), Radiatio, medikamentös induziert durch z. B. Metamizol, Ticlopidin, Thyreostatika, Sulfonamide, Clozapin
Paraneoplastische Syndrome	• Endokrine Störung: ACTH-Produktion mit Cushing-Syndrom, Erythropoetin-Produktion mit Polyglobulie • Polyneuropathie • Polymyositis, Dermatomyositis • Thrombozytose	

14

14.2 Diagnostik und Pflege

Staging und Grading

Voraussetzung für die Therapie maligner Tumoren ist eine histologisch gesicherte Diagnose (Grading) und eine Stadieneinteilung des Tumors (Staging). Daneben spielen erkrankungsspezifische Faktoren (z. B. Hormonrezeptorstatus beim Mammakarzinom) und molekulare Merkmale (z. B. Mutationen) eine Rolle bei der Therapieentscheidung.

14

> **Definition**
> **Grading:** Gibt den histologischen Differenzierungsgrad eines Tumors an (G_1: gut differenziert bis G_4: undifferenziert).
> **Staging:** Gibt die Ausdehnung eines malignen Tumors an. Therapie und Prognose eines Tumors sind abhängig von einem exakten Staging. Das Staging nach der TNM-Klassifikation beurteilt:
> * Die Größe des Tumors (T_1–T_4)
> * Anzahl der befallenen Lymphknoten (N_0–N_1)
> * Vorhandene Metastasen (M_0–M_1).

Allgemeinzustand

Die oft sehr invasive Therapie bei Tumorleiden setzt eine klare Einschätzung des Allgemeinzustands des Patienten voraus (▶ Tab. 14.2). Der körperliche Zustand und die Aktivität von Tumorpatienten werden unter Berücksichtigung sozialer Faktoren beurteilt, z. B. durch:

* **Karnofsky-Index:** beurteilt in 10er Schritten von 100 (Beschwerdefreiheit) bis 0 (Tod) den Zustand des Patienten
* **WHO-Einteilung (ECOG-Skala):** beurteilt den Zustand von Grad 0 (normale Aktivität) bis Grad 4 (völlige Pflegebedürftigkeit).

14.3 Therapie

14.3.1 Therapieziele und Therapieerfolg

Ziele

Kurativ: Heilung wird angestrebt, bei potenziell heilbaren Tumoren.

Adjuvant: unterstützende Therapie wird an eine potenziell kurative Therapie (z. B. Operation) angeschlossen, um Metastasen und ein Rezidiv des Tumors zu verhindern.

Neoadjuvant: Chemo-/Strahlentherapie vor einer Operation, um sehr großen Tumor operabel zu machen und damit die Heilungschancen zu erhöhen.

Palliativ: Milderung von Krankheitssymptomen, wenn keine Aussicht auf Heilung besteht; Verbesserung der Lebensqualität, evtl. auch Lebenserwartung.

Supportiv: unterstützende Therapie, z. B. bei Nebenwirkungen, Infektionen, Schmerzen.

Erfolg

Komplette Remission (CR): vollständige Rückbildung sämtlicher nachweisbarer Tumorzeichen.

Partielle Remission (PR): Rückgang aller messbaren Tumorzeichen, z. B. bei soliden Tumoren Rückgang um > 50 % der initialen Größe.

Kein Ansprechen (NC): keine Größenänderung oder weniger als 50-prozentige Rückbildung messbarer Tumorzeichen.

Progression (PD): > 25-prozentige Zunahme der messbaren Tumorzeichen oder Zunahme/Neuauftreten von sicher tumorbedingten Symptomen.

Rezidiv: erneute Tumormanifestation nach kompletter Remission.

14.3.2 Operative Therapie

Entfernung des Tumors und evtl. der regionalen Lymphknoten durch einen chirurgischen Eingriff, meist mit kurativer Zielsetzung, aber auch palliativ. Ist fraglich, ob alle Tumorzellen entfernt werden konnten, oder bei Verdacht auf Metastasen evtl. zusätzlich Bestrahlung oder Chemotherapie.

14.3.3 Chemotherapie mit Zytostatika

Zytostatika (▶ Tab. 14.3) greifen in die Zellteilung ein und verhindern dadurch das weitere Wachstum des Tumors oder zerstören Tumorzellen, indem sie deren Zellstoffwechsel bremsen bzw. blockieren.

Dieser Effekt tritt aber auch bei gesunden Zellen auf, v. a. wenn sie sich häufig teilen (→ Haarausfall, Schleimhautulzera, gestörte Blutbildung und Schädigung der Gonaden, daher vor Therapiebeginn Einfrieren von Ovarialgewebe oder Spermien bei Kinderwunsch).

Phasen der Zytostatikatherapie

- Induktionstherapie mit dem Ziel der kompletten Remission, optimale unterstützende Therapie zur Vermeidung von Komplikationen durch Infektionen ist nötig
- Konsolidierungstherapie zur Remissionserhaltung oder Verbesserung
- Erhaltungstherapie (weniger aggressiv) soll die Dauer der Remission (▶ Kap. 14.3.1) verlängern.

14

Tab. 14.3 Zytostatika	
Substanzen	**Wichtige unerwünschte Wirkungen**
Alkylantien: übertragen Alkylgruppen auf die DNA und stören so die Zellteilung	
Cyclophosphamid (Endoxan®) **Ifosfamid** (Holoxan®) **Cisplatin, Oxaliplatin** (Eloxatin®) **Busulfan** (Myleran®) **Chlorambucil**	Übelkeit, Erbrechen, Haarausfall, Knochenmarkdepression, hämorrhagische Zystitis, Nephrotoxizität, Ototoxizität, Polyneuropathie, Lungenfibrose
Antibiotika: hemmen Protein- und RNA-Bildung	
Anthrazykline, z. B. Doxorubicin (Adriablastin®) **Mitoxantron** **Bleomycin** (Bleomedac®) **Mitomycin** (Mito-medac®)	Knochenmarkdepression, Haarausfall, Übelkeit, Erbrechen, Stomatitis, Hautulzera, Leber-, Nierenschäden, Kardiotoxizität, Lungenfibrose
Antimetabolite: blockieren z. B. Nukleinsäuresynthese in der Zellteilung	
Methotrexat (MTX) **5-Fluorouracil** (5-FU) **Capecitabin** (Xeloda®) **Gemcitabin** (Gemzar®) **Azathioprin** (Imurek®)	Knochenmarkdepression, Übelkeit, Erbrechen, Diarrhö, Stomatitis, Leber-, Nierenschaden, Lungenfibrose
Alkaloide: blockieren die Zellteilung	
Vinca-Alkaloide (Vinblastin, Vincristin) **Topoisomerase-Inhibitoren** (Irinotecan als Campto®, Etoposid als Exitop®)	Knochenmarkdepression, Haarausfall, Nervenschäden (Paresen, Parästhesien), Subileus

Umgang mit Zytostatika

Sicherheitsmaßnahmen

Falsche Handhabung von Zytostatika kann beim Personal schwere Gesundheitsschäden (kanzerogene Wirkung) verursachen. Mit Zytostatika dürfen daher nur Personen umgehen, die eine Einweisung erhalten haben.

- Einweisung informiert über Wirkung, richtigen Umgang, Gefahren, Schutzmaßnahmen, Entsorgung von Material, Geräten sowie Zytostatikaresten und arbeitsmedizinische Vorsorgemaßnahmen, z. B. BB-Kontrollen, Röntgenuntersuchungen
- Schwangere und Jugendliche dürfen auf keinen Fall mit Zytostatika arbeiten
- Bei Hautkontakt mit Zytostatika sofort mit Seife und sehr viel Wasser gründlich abspülen. Bei Kontamination der Augen Spülung bei gespreizten Lidern über 15 min mit physiologischer Kochsalz-Lösung und sofort Augenarzt aufsuchen. Bei Einatmung Frischluftzufuhr
- Kontamination mit Zytostatika muss zur Wahrung von Versicherungsansprüchen als Arbeitsunfall gemeldet werden
- Zubereitung: zentral in der Krankenhausapotheke an speziellem Arbeitsplatz (Berner Box®, z. B. mit Laminar-Air-Flow) durch geschultes Personal, Medikament kommt als gebrauchsfertige Lösung auf Station.

Applikation

- Meist intravenös als Kurzinfusion (▶ Kap. 3.3.3), darf nur vom Arzt angelegt werden, häufig über ein Portsystem (▶ Kap. 3.3.1)
- Bei Applikation durch Pflegende mit der Weiterbildung Fachkrankenpflege Onkologie:
  - Schriftliche Anordnung des Arztes nötig
  - Mehrfache Kontrolle: Patient, Medikament, Dosis korrekt?
  - Erst anlegen, wenn Arzt aktuelle Laborwerte kontrolliert hat
  - Unerwünschte Wirkungen vorher nachlesen (Herstellerinformation), um vorbereitet zu sein
  - Beim Anlegen der Infusion geeignete Schutzhandschuhe (dunkel gefärbt, doppelte Wandstärke, lange Stulpen), flüssigkeitsdichte Schutzkittel mit langem Arm und eng anliegendem Bündchen, Augen- und Mundschutz tragen
  - Anschließen der Infusion über einer saugfesten Unterlage
  - Arm sicher positionieren, evtl. auf Armstütze fixieren
  - Zugang prüfen, fixieren und mit NaCl spülen
  - Wird Zytostatika-Lösung freigesetzt, Entfernung mit einem speziellen Dekontaminationsset
  - Häufige Kontrolle auf Paravasate
- Zytostatikahaltige Medikamente getrennt von anderen Medikamenten bereitstellen und getrennt transportieren
- Tabletten, Dragees, Kapseln sollten nach Möglichkeit vom Patienten selbst aus dem Blister entnommen werden.

> ⚡ **Vorsicht**
> **Komplikation: Paravasat**
> Infusionsflüssigkeit läuft „neben das Gefäß" ins Gewebe.
> - Symptome: Brennen, Rötung, Schmerz, Ödembildung, nachfolgend Gewebsschädigung, evtl. Nekrosen

- Infusion sofort unterbrechen, Kanüle vorerst belassen
- Arzt verständigen
- Aspiration über liegende Kanüle so viel wie möglich
- Arm hochlegen
- Evtl. trockene Eiswickel oder Eiswasserumschläge, bei Vinca-Alkaloiden (▶ Tab. 14.2) warme trockene Umschläge (▶ Kap. 3.9.1)
- Arzt: ggf. Infiltration von Lokalanästhetikum ohne Adrenalinzusatz, zur Resorptionsförderung evtl. Hylase® infiltrieren
- Arzt: schmerzlindernde oder entzündungshemmende Medikamente
- Bei Nekrosen ist chirurgische Intervention nötig.

Materialentsorgung

- Abfall, der mit Zytostatika kontaminiert ist, als Sondermüll behandeln und entsprechend den Vorschriften in speziellen Abfallbehältern entsorgen
- Infusionsflaschen und Spritzen mit Zytostatikaresten an die Apotheke zurückgeben
- Verunreinigungen durch Zytostatika wie Trockensubstanzen, Tablettenreste, Lösungen sofort beseitigen
- Bei der Beseitigung von Verunreinigungen Schutzmaßnahmen wie bei der Zubereitung treffen: verhindern, dass Aerosol und Staub von Zytostatika in den Atembereich der Pflegenden gelangt, Hautkontakt ausschließen (Sicherheitsmaßnahmen).

> **Tipps und Tricks**
> Körperausscheidungen von Chemotherapie-Patienten, z. B. Urin, Stuhl, Erbrochenes, Blut, wie Zytostatikaabfälle behandeln.

14

Pflege bei Nebenwirkungen

Zytostatika schädigen am stärksten Gewebe mit einem hohen Zellumsatz. Dazu gehören blutbildendes Knochenmark, Darmepithel, Mundschleimhaut, lymphatisches Gewebe.

Infektanfälligkeit

Bedingt durch die Knochenmarkdepression kommt es zur Leukopenie, insbesondere Granulozytopenie bis Agranulozytose (▶ Tab. 14.1). Ursache ist die Krebserkrankung selbst (z. B. akute Leukämie) oder die Therapie (z. B. Chemotherapie, Bestrahlung). Die verschiedenen Hygienemaßnahmen müssen streng beachtet werden (▶ Kap. 1.8.4). Fieber sofort dem Arzt melden.

Blutungsneigung

Bedingt durch die Knochenmarkdepression kommt es zu einer Störung der Thrombozytenbildung und damit zu einer erhöhten Blutungsneigung. Die prophylaktischen Maßnahmen entsprechen denen bei einer Blutungsneigung anderer Ursache (▶ Kap. 15.4.2).

Stomatitis

Zytostatika führen häufig zu einer Entzündung der Schleimhaut des Mundes, aber auch Ösophagus oder Darms (Enterokolitis). In leichten Fällen Rötung der Schleimhaut, in schwereren Fällen zahlreiche blutende Geschwüre mit stark erschwerter Nahrungsaufnahme.

Pflege
- Sorgfältige Mundpflege (▶ Kap. 2.3.6)
- Mundhöhle vor Therapiebeginn inspizieren, evtl. Sanierung der Zähne
- Regelmäßig Mundhöhle und Zunge auf Zeichen von Infektion oder Pilzbefall (Rötung, Ulzera, Bläschen, Beläge) inspizieren
- Patienten zur selbstständigen Durchführung anleiten
- Atraumatische Zahn- und Mundpflege mit weicher Zahnbürste nach jeder Mahlzeit und abends, bei Leukozyten < 1.000/µl nur Munddusche oder Mundspülung
- Bei Blutungen keine Zahnbürste/Zahnseide verwenden, Eiswürfel lutschen
- Alkohol- und Nikotinverzicht
- Nahrung weich und säurearm, z. B. keine Nüsse, keine Zitrusfrüchte.

Therapie
- Mundspülung, z. B. mit Panthenol
- Bei Belägen antimykotische Tinkturen, z. B. Ampho-Moronal® Suspension
- Bei Schmerzen anästhesierende Lösungen, ggf. systemische Analgesierung
- Bei Herpes Aciclovir oral oder lokal.

Übelkeit und Erbrechen
Auftreten abhängig vom Zytostatikum 1–5 h nach Applikation, durch Erwartungsangst schon früher. Übelkeit immer vorbeugen, sonst besteht die Gefahr, dass der Patient zukünftig schon vor Therapiebeginn erbricht.

Antiemetische Prophylaxe
- Patienten sorgfältig aufklären
- Bei zu erwartender leichter Übelkeit: Metoclopramid (Paspertin®), Alizaprid (Vergentan®)
- Bei zu erwartender starker Übelkeit: 5-HT$_3$-Serotonin-Rezeptorantagonisten (Setrone) wie Ondansetron (Zofran®), Granisetron (Kevatril®), Neurokinin-1-Rezeptorantagonisten wie Aprepitant (Emend®) zusätzlich evtl. Glukokortikoide, Neuroleptika oder Benzodiazepine.

> **❗ Tipps und Tricks**
> - Bei Erbrechen schon vor der Gabe des Zytostatikums beruhigende Medikamente, psychotherapeutische Entspannungsübungen bzw. für individuelle Ablenkung sorgen
> - Nüchtern bleiben hat keinen antiemetischen Effekt, Wunschkost anbieten
> - Während der Infusion evtl. Bonbons lutschen oder Kaugummi kauen lassen
> - Scharfe Gewürze, frittierte, fettige und stark riechende Nahrung vermeiden
> - Nach dem Essen Oberkörper erhöht positionieren, Patient soll sich ausruhen
> - Kühle Getränke zwischen den Mahlzeiten.

Haarausfall (Alopezie)
- Bei drohendem Haarausfall vor Therapiebeginn eine Perücke anfertigen lassen (Kosten übernimmt die Krankenversicherung), Haare wachsen nach Therapieende meist wieder nach
- Auch Wimpern und Augenbrauen können ausfallen

- Schutz der Kopfhaut vor Kälte, Hitze, Sonneneinstrahlung
- Mildes Shampoo, weiche Haarbürste verwenden.

Störung der Fertilität
- Bestrahlungs- und Zytostatikatherapie sowie Tumoren selbst können bei Männern und Frauen vorübergehend oder dauerhaft zur Unfruchtbarkeit führen
- Störungen der Libido haben meist keine organische Ursache
- Patienten über die Möglichkeit der Konservierung von Sperma bzw. Ovarialgewebe informieren
- Bei bestehender Schwangerschaft kann der Embryo durch die Therapie geschädigt werden.

14.3.4 Radiotherapie/Strahlentherapie

> **Definition**
> **Radiotherapie/Strahlentherapie** (Radiatio): Bestrahlung von Tumorgewebe mit ionisierenden Strahlen. Ziel ist es, Tumorzellen zu zerstören, wobei gesunde Zellen weitgehend geschont werden sollen. Die Bestrahlung erfolgt durch die Haut (perkutan) oder direkt am bzw. im Tumor (Brachytherapie/Kontaktbestrahlung, z. B. Spickung).

Schonung des gesunden Gewebes durch:

14

- **Fraktionierung:** Aufteilung der Gesamt-Strahlendosis auf tägliche Anwendungen über mehrere Wochen
- **Protrahierung:** Verlängerung der Dauer einer einzelnen Bestrahlung mit geringerer Strahlendosis
- **Mehrfelder-Technik:** Bestrahlung des Tumors aus verschiedenen Richtungen
- **Rotations-/Pendelbestrahlung:** Bestrahlung des Tumors mit einer sich bewegenden Strahlungsquelle, sodass gesundes Gewebe nur zeitweise bestrahlt wird.

Pflege bei Nebenwirkungen

Allgemeinsymptome
Akute Strahlenreaktion („Strahlenkater") mit Müdigkeit, Übelkeit, Erbrechen, Appetitlosigkeit, Lustlosigkeit, Kopfschmerzen. Entzündung der Schleimhäute oder Rötung der Haut. Bei Entwicklung von Fieber, Dyspnoe und Reizhusten oder Bluthusten kann eine „Strahlenpneumonitis" zugrunde liegen.
Viel Ruhe und Schlaf beugen dem Auftreten von Nebenwirkungen am besten vor. Die Therapie ist symptomatisch (z. B. Antiemetika), evtl. Änderung der Bestrahlungstherapie (z. B. kleinere Dosen).
Abhängig vom bestrahlten Organ werden spezielle pflegerische Maßnahmen notwendig (▶ Tab. 14.4).

14.3.5 Hormontherapie

Hormone können bei der Entstehung und dem Wachstum von Tumoren eine Rolle spielen. Die häufigsten hormonabhängigen Tumoren sind: Mamma-Ca, Endometrium-Ca, Prostata-Ca. Folgende Therapieformen werden unterschieden:

Tab. 14.4 Strahlentherapie: Nebenwirkungen und Pflege

Veränderungen am bestrahlten Organ	Pflege
Hautveränderungen bei perkutaner Bestrahlung: Hautrötung, -pigmentierung, -schuppung, -blasenbildung	• Haut des bestrahlten Areals ist mit wasserfestem Stift markiert, dort vorsichtig waschen und trocken tupfen • Vermeiden von chemischen (Seife, Deo, Salben), mechanischen (enge Kleidung, bes. aus Kunstfasern, Pflaster) und thermischen Reizen (Sonne, Wärme, Kälte) im Bestrahlungsgebiet • Kortikoid-, lanolin-, panthenolhaltige Salben (auch als Spray) nach Arztanordnung • Keine Injektion oder Rasur im Bestrahlungsgebiet
Ösophagus: Schleimhautschäden (Ösophagitis)	• Meiden von Alkohol, scharfen Gewürzen, heißen Speisen und Getränken • Schluckweise pürierte Kost, Kamillentee • Antimykotika • Vor dem Essen auf Arztanweisung evtl. Analgetikum verabreichen
Lunge: Dyspnoe, Husten, Entzündung des Lungeninterstitiums (Pneumonitis), Lungenfibrose	• Rauchverbot • Atemgymnastik, atemstimulierende Einreibungen, Inhalationen
Magen-Darm-Trakt: Übelkeit, Erbrechen, Durchfall, Blähungen, Blut und Schleim im Stuhl, schmerzhafte Stuhlgänge	• Hochkalorische, eiweißreiche, ballaststoffarme Ernährung • Bei Appetitlosigkeit Wunschkost • Antiemetische Prophylaxe (▶ Kap. 14.3.3) • Bei Durchfall Elektrolytausgleich, evtl. Antidiarrhoikum (Imodium®)
Harnblase: Pollakisurie, blutiger Urin	• Viel trinken • Sorgfältige Intimhygiene, um Infektionen vorzubeugen • Beobachtung des Urins (Menge, Farbe, Beimengungen, Geruch)

- **Additive Hormontherapie:** Zufuhr von Hormonen bremst das Tumorwachstum
- **Ablative Hormontherapie:** Entzug von Hormonen bremst das Tumorwachstum, durch operative Entfernung des hormonbildenden Organs (z. B. Hoden, Ovar), medikamentös durch LH-RH-Agonisten (▶ Tab. 14.5)
- **Hormonantagonisten:** Blockade der Hormonrezeptoren im Tumorgewebe.

14.3.6 Zielgerichtete Therapie

Zielgerichtete Therapien (*engl.* targeted therapies) richten sich gezielt gegen molekulare Eigenschaften der Tumorzellen. Nur wenn der Tumor diese Eigenschaften besitzt, kann eine solche zielgerichtete Therapie auch wirken. Daher profitiert auch nicht jeder Patient von einer solchen Therapie. Die molekularen Eigenschaften eines Tumors werden in der Pathologie bestimmt.

Es werden viele verschiedene Substanzen angewendet. Grob unterscheidet man therapeutische Antikörper von kleinmolekularen Substanzen:
- **Monoklonale Antikörper (Biologika, passive Immuntherapie):** richten sich gegen Tumorzellantigene, enden auf die Silbe „-mab", z. B. Bevacizumab

Tab. 14.5 Medikamente in der Hormontherapie

Substanzen	Nebenwirkungen
Hormonantagonisten	
Antiöstrogene, z. B. Tamoxifen (Tamox®) **Östrogenrezeptor-Antagonist**, z. B. Fulvestrant **Aromatasehemmer**, z. B. Letrozol **Antiandrogene**, z. B. Flutamid (Flumid®), Cyproteronacetat (Androcur®)	Flüssigkeitsretention, Hitzewallungen, Schwindel, Pruritus vulvae, Osteoporose
LH-RH-Agonisten, LH-RH-Analoga	
Buserelin (Profact®), Leuprorelin (Trenantone®)	

(Avastin®) beim kolorektalen Karzinom, Rituximab (Mabthera®) bei Lymphomen

- **Tyrosinkinase-Inhibitoren (TKI):** hemmen die onkogenen Effekte von Tyrosinkinase-Rezeptoren, z. B. Imatinib (Glivec®) bei CML, Sorafenib (Nexavar®) beim Nierenzellkarzinom
- **mTOR-Inhibitoren:** z. B. Everolimus (Afinitor®).

Es werden laufend neue Substanzen entwickelt und für die Therapie zugelassen. Auch zielgerichtete Therapien rufen bei den Patienten belastende Nebenwirkungen hervor, z. B. Hautreaktionen, Hypertonie, Diarrhö.

14.3.7 Supportive Therapie

14

Schmerztherapie

60–90 % der Tumorpatienten leiden im Verlauf der Erkrankung unter Schmerzen. Für die Schmerztherapie und die Pflege in der Onkologie gelten die gleichen Grundsätze wie für alle anderen Schmerzpatienten (▶ Kap. 2.11).

Mögliche Schmerzursachen

- Tumorbefall von Nerven oder Knochen
- Symptombedingt, z. B. bei Lymphödem, Soor
- Therapiebedingt, z. B. bei Polyneuropathie nach Chemotherapie
- Tumorunabhängig, z. B. Spannungskopfschmerz, Migräne, Arthralgie.

Ernährungstherapie

Tumorwachstum erhöht den Energiebedarf des Patienten und bewirkt häufig schon vor Therapiebeginn einen Gewichtsverlust. Schmerzen und Chemotherapie führen zu Appetitlosigkeit, Übelkeit und Erbrechen. Unzureichende Ernährung schwächt den Patienten zusätzlich.

- Durch Therapie mit Analgetika und Antiemetika mögliche Ursachen der zu geringen Nahrungsaufnahme ausschalten
- Mahlzeiten an Vorlieben des Patienten orientieren und Wunschessen anbieten, auch von Angehörigen mitbringen lassen; kalorienreiche Zwischenmahlzeiten (z. B. Fresubin supportan®)
- Ausgewogene Ernährung, ballaststoff-, vitamin- und eiweißreich
- Auf ausreichende Flüssigkeitszufuhr achten, kühle Getränke mindern Übelkeit
- Reicht die orale Nahrungsaufnahme nicht aus oder kann der Patient nicht mehr schlucken → Ernährung über eine Sonde (PEG, ▶ Kap. 3.6.3) oder parenterale Ernährung

- Gewichtskontrolle, Flüssigkeitsbilanzierung
- Bei Abwehrschwäche keine Lebensmittel, die stark verkeimt sein können (z. B. Blattsalate, ungeschältes Obst, Schimmelkäse)
- Bei Blutungsgefahr auf harte oder scharfkantige Nahrungsmittel verzichten (z. B. Nüsse)
- Durch Chemotherapie und Bestrahlung der Kopf- oder Halsregion kann die Geschmacksempfindung gestört werden; Patienten informieren, dass Störung lange anhält, aber meist wieder verschwindet. Ernährungsberatung und Literatur anbieten.

14.3.8 Psychosoziale Betreuung

Mögliche Probleme

- Fehlende oder nicht patientengerechte Aufklärung über Diagnose, Therapie und Prognose
- Gefühle der Hoffnungs- oder Machtlosigkeit
- Auseinandersetzung mit dem Sinn des eigenen Lebens
- Ängste vor dem Sterben, vor Schmerzen oder bleibender Behinderung
- Veränderungen des Körpers durch die Krankheit oder Therapie, Verlust von Eigenliebe und Selbstwertgefühl
- Angst vor Verlust des Partners, sozialen Bindungen, Status oder Unabhängigkeit
- Belastung der Partnerschaft durch Trennung, Rollenveränderung, Veränderung des eigenen Körperbilds
- Sorgen um wirtschaftliche Sicherheit.

Pflege

Allgemein

- Einzelzimmer? Wen zusammenlegen?
- Können Zimmer angenehmer gestaltet werden, z. B. durch Bilder, Tischdecken?
- Ruhezeiten für Patient in Stationsalltag einplanen, Bezugspersonenpflege (▶ Kap. 1.1.1) organisieren
- Entlassung planen (▶ Kap. 1.1.7), evtl. Hilfen organisieren (Sozialdienst), Hilfsmittel organisieren (Pflegebett, Rollstuhl etc.), Telefonnummer für Rückfragen mitgeben.

Umgang mit Patienten

Neben der Pflege im Zusammenhang mit Diagnose und Therapie und deren Auswirkungen auf den Patienten spielt v. a. die Beziehung zum Patienten eine große Rolle.

- Aufklärung des Patienten über Diagnose, Therapie und Prognose ist Aufgabe des Arztes, Pflegende können als „Dolmetscher" wirken
- Patienten nie belügen, Wunsch nach „Nicht-wissen-Wollen" respektieren
- Viele Patienten ahnen die Diagnose und suchen mit Fragen danach möglicherweise eher einen Gesprächspartner als ein konkretes „Ja" oder „Nein"
- Sensibel sein für versteckte Signale, die den Wunsch nach einem Gespräch oder Zuwendung ausdrücken; Patienten ermutigen, über Gefühle zu sprechen, Einfühlungsvermögen und Gesprächsbereitschaft zeigen
- Patienten reagieren in dieser Extremsituation manchmal mit Aggressionen; diese richten sich nicht primär gegen das Personal, sondern sind Zeichen der Auseinandersetzung mit der Krankheit

- Patienten auf Wunsch Kontakt zu anderen Berufsgruppen, z. B. Seelsorger, Psychoonkologen, Sozialpädagogen oder Selbsthilfegruppen, vermitteln
- Möglichkeiten für sinnvolle Beschäftigung im Krankenhaus suchen, z. B. Beschäftigungs-, Musik-, Maltherapie, Krankenhausbibliothek
- Kontakte zur Außenwelt unterstützen, z. B. flexible Besuchszeiten
- Information, Beratung und Betreuung bezüglich Folgen der Krankheit und Therapie, z. B. rechtzeitig eine Perücke anfertigen lassen, auf Möglichkeiten der Rehabilitation aufmerksam machen
- Patienten müssen häufig erst wieder lernen, sich selbst und ihren veränderten Körper zu akzeptieren, dabei brauchen sie Unterstützung.

Umgang mit Angehörigen
- Die Reaktionen Angehöriger auf die Diagnose Krebs entsprechen der möglichen Breite von Tabu mit Verdrängung bis zu Offenheit und Wunsch nach Gesprächen
- Angehörige reagieren auf die Krankheit sowohl mit Rückzug vom Patienten als auch mit Überfürsorglichkeit; übertriebene Fürsorge führt zur Entmündigung des Patienten und zur Erschöpfung der Bezugsperson
- Information der Angehörigen über Krankheit (Arzt) und pflegerische Maßnahmen
- Zu kleinen Pflegemaßnahmen anleiten; wirkt Nutz- und Hilflosigkeitsgefühlen entgegen, ggf. Anleitung zur häuslichen Pflege (z. B. einer PEG-Sonde)
- Auch Angehörige suchen oft Gesprächspartner
- Einer Überlastung von Angehörigen vorbeugen (z. B. auf Bedeutung von Erholungsphasen hinweisen).

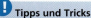

Umgang mit unheilbar kranken Tumorpatienten
Besonders schwer ist die Pflege von Tumorkranken, die nicht geheilt werden können. Für die Pflege stellt sich hier die größte Herausforderung. Dem Sterbenden eine möglichst hohe Lebensqualität sowie einen ruhigen und schmerzfreien Tod zu ermöglichen, ist in diesem Fall Ziel allen pflegerischen Handelns (▶ Kap. 6). Besteht der Wunsch des Patienten, zu Hause zu sterben, werden, wenn möglich, in Absprache mit den Angehörigen die Voraussetzungen dafür geschaffen.

> **! Tipps und Tricks**
> Pflegende in der Onkologie brauchen die Möglichkeit, ihre beruflichen Belastungen zu bewältigen, um einem Burn-out-Syndrom vorzubeugen (▶ Kap. 1.6.2). Dies kann im Beruf durch Supervision, Balint-Gruppen oder durch Gespräche im Team geschehen. Im privaten Bereich sind ein Ausgleich durch Beschäftigungen nach persönlichen Vorlieben oder andere Möglichkeiten zum „Auftanken" wichtig.

Literatur
Naegele M. Klassische und neue Krebstherapien – Wie Zytostatika wirken. In: Die Schwester Der Pfleger. 4/2014: 350.

Websites
Deutsche Krebshilfe: www.krebshilfe.de
Krebsinformationsdienst (KID) des Deutschen Krebsforschungszentrums: www.krebsinformationsdienst.de
Deutsche Krebsgesellschaft: www.deutschekrebsgesellschaft.de
Deutsche Fatigue Gesellschaft: www.deutsche-fatigue-gesellschaft.de

14

15 Pflege von Menschen mit hämatologischen Erkrankungen

Marianne Schoppmeyer

15.1 Leitsymptome und Leitbefunde

Tab. 15.1 Leitsymptome bei hämatologischen Erkrankungen

Symptome	Beschreibung	Differenzialdiagnosen
Neutropenie, Agranulozytose	• Absinken der Granulozytenzahl ≤ 1.500/μ bzw. ≤ 200/μl • Frühzeichen: Fieber, Schüttelfrost, Sepsis, geschwürige Mandelentzündung (Angina tonsillaris), geschwürige Mundschleimhautentzündung (Stomatitis aphthosa)	Auslösende Medikamente: • Thyreostatika • Nichtsteroidale Antirheumatika (NSAR) • Sulfonamide • Metamizol (Analgetikum) • Clozapin (Neuroleptikum) • Zytostatika
Lymphknotenvergrößerung	• Sichtbare oder tastbare Schwellungen • Schmerzen • Symptome der Grunderkrankung, evtl. Milzvergrößerung	• Infektionen, z.B. Tuberkulose, Syphilis, Toxoplasmose, Mononukleose, Masern, HIV, Erysipel • Metastasen • Malignes Lymphom, Leukämie • Kollagenosen, rheumatoide Arthritis, Sarkoidose
Hepatomegalie, Splenomegalie (Lebervergrößerung, Milzvergrößerung)	• Druckgefühl, Schmerzen im li. Oberbauch • Hypersplenismus: vermehrte Speicherung und Abbau von Blutzellen in der vergrößerten Milz führt zum Mangel aller Blutzellen oder einzelner Fraktionen, z.B. Thrombozyten oder Granulozyten	• Infektionen, z.B. Sepsis, Mononukleose, Endokarditis, Tuberkulose, HIV • Portale Stauung, z.B. Leberzirrhose, Rechtsherzinsuffizienz • Akute Leukämie, Hodgkin-Lymphom, Non-Hodgkin-Lymphom • Hämolytische Anämie • Sarkoidose, Kollagenose
Petechien/Blutungen/Hämatome bei Thrombozytopenie	• Punktförmige Hauteinblutungen, v.a. an den Schienbeinen • Nasenbluten, Zahnfleischbluten • Blaue Flecken ohne relevantes Trauma	• Akute Leukämie, Lymphome, Knochenmetastasen • Knochenmarkschädigung durch Medikamente (s.o.) oder Bestrahlung • Antikörper gegen Thrombozyten • Blutungen unter Antikoagulation
Infektionsneigung	▶ Kap. 14.1	
Leistungsschwäche	▶ Kap. 14.1	

15

15.2 Diagnostik und Pflege

Tab. 15.2 Diagnostische Maßnahmen in der Hämatologie

Ärztliche Anordnungen	Aufgaben der Pflegenden
Blutbilduntersuchung • Differenzial-Blutbild, Retikulozyten, MCV, MCH, MCHC • Ferritin, Transferrin, Serumeisen, Vitamin B_{12}, Folsäure, Haptoglobin, LDH • Bilirubin • Blutausstrich • Gerinnungsstatus: Blutungszeit, Quick/INR, partielle Thromboplastinzeit (PTT), Thrombinzeit (PTZ), Antithrombin III • Fibrinogen, Fibrinogen-Spaltprodukte	• Bereitstellen des Materials • Besonderheiten bei Abnahme von Wärme-/Kälteantikörpern im Labor erfragen
Test auf okkultes Blut im Stuhl	Durchführung (▶ Kap. 10.2)
Sonografie Abdomen (Splenomegalie? Hepatomegalie (▶ Tab. 15.1), Lymphknotenvergrößerung?)	Patient nüchtern lassen
Knochenmarkpunktion	▶ Kap. 3.1.3

15.3 Medikamente

Tab. 15.3 Medikamente in der Hämatologie

Substanzen	Nebenwirkungen	Pflegerische Besonderheiten
Medikamente zur Substitution		
Eisen (z. B. ferro sanol®, Eryfer® bei Eisenmangel)	Übelkeit, Durchfall, Verstopfung, Schwarzfärbung des Stuhls	Einnahme wenn möglich nüchtern, bei magenempfindlichen Patienten während oder nach der Mahlzeit; keine Antazida o. Tetrazykline gleichzeitig geben, i. v. nur in Ausnahmefällen
Vitamin B_{12} (z. B. Cytobion® bei perniziöser Anämie)	Allergische Reaktion	Zur Dauersubstitution alle 3–6 Monate i. m.
Vitamin K (z. B. Konakion® bei Vitamin-K-Mangel)	Bei i. v.-Gabe Schockgefahr	Wirkungseintritt nach max. 3–6 h (Quickanstieg). Vit. K ist ein Antidot bei Marcumar®-bedingter Blutung
Folsäure (z. B. Folsan® bei Folsäuremangel)	Allergische Reaktionen	Nicht bei perniziöser Anämie
Gerinnungsfaktoren (z. B. PPSB®, Recombinate® bei Mangel an Gerinnungsfaktoren)	Allergische Reaktionen	Auf Zeichen einer allerg. Reaktion achten; nicht mit Blut(produkten) über selben Zugang

15

Tab. 15.3 Medikamente in der Hämatologie *(Forts.)*		
Substanzen	**Nebenwirkungen**	**Pflegerische Besonderheiten**
Medikamente in der Tumortherapie		
Tyrosinkinase-Inhibitoren, z. B. Imatinib (Glivec®), Nilotinib (Tasigna®)	Anämie, Leukopenie, Thrombopenie, gastrointestinale Beschwerden, Pleura-, Perikarderguss, Dermatitis	Frauen im gebärfähigen Alter müssen Kontrazeption durchführen; Therapie nicht unterbrechen
Zytokine, z. B. Interferon-alpha (Pegintron®)	Grippeähnliche Symptome, gastrointestinale Beschwerden, Depression, Konzentrationsstörungen	Gabe von Paracetamol/Ibuprofen erwägen
Hämatopoetische Wachstumsfaktoren, z. B. G-CSF (Filgrastim als Neupogen®), Erythropoetin (Epoetin alfa als Erypo®) ▸ Tab. 11.4	Knochenschmerzen, Muskelschmerzen, Kopfschmerzen, Müdigkeit, Juckreiz, Hypertonie, thromboembolische Komplikationen	RR bei Therapiebeginn gut einstellen und kontrollieren
Monoklonale Antikörper ▸ Kap. 14.3.6		
Zytostatika ▸ Kap. 14.3.3		

15.4 Erkrankungen

15.4.1 Anämie

Definition
Anämie: Verminderung der Hämoglobinkonzentration, der Erythrozytenzahl oder des Hämatokrits (Anteil der Blutzellen am Blutvolumen).

Allgemeinsymptome
- Blässe (Haut, Konjunktiven, Schleimhaut, Nagelbett)
- Leistungsschwäche, Konzentrationsschwäche
- Kopfschmerzen
- Belastungsdyspnoe
- Tachykardie, Angina pectoris, evtl. systolisches Herzgeräusch.

Diagnostik
- Anamnese (Ernährungsgewohnheiten? Alkoholkonsum? Schwangerschaft? bekanntes Ulkusleiden?) und körperliche Untersuchung
- Blutentnahme: Differenzial-BB (▸ Tab. 15.2), Retikulozyten, MCV, MCH, MCHC, Ferritin, Transferrin, Serumeisen, LDH, indirektes Bilirubin, Vitamin B$_{12}$, Folsäure, Autoantikörper, Blutausstrich (Formveränderung der Erys?)
- Test auf okkultes Blut im Stuhl
- Knochenmarkpunktion.

Therapie

Behandlung der Grunderkrankung, Substitution evtl. fehlender Substanzen (▶ Tab. 15.3).

Einteilung

Anämien können eingeteilt werden nach ihrer Ursache (Bildungsstörung, gesteigerter Abbau von Erythrozyten, Verlust von Erythrozyten) sowie abhängig von den Erythrozytenindizes MCV und MCHC (▶ Kap. 24).

Bildungsstörung der Erythrozyten

Eisenmangelanämie

Ursachen

- Chronischer Blutverlust, z. B. verstärkte Menstruation, Ulkus, Kolon-Ca
- Mangelnde Aufnahme von Eisen (Malassimilation, Zöliakie, chronisch-entzündliche Darmerkrankung)
- Erhöhter Eisenbedarf bei Schwangeren und Kindern.

Spezifische Symptome

Trockene, rissige Haut; Haarausfall; Mundwinkelrhagaden.

Therapie

- Blutungsquelle beheben
- Orale Substitution von II-wertigem Eisen (z. B. Eryfer®).

Tipps und Tricks

- Magenempfindliche Patienten sollen Eisen während oder nach einer Mahlzeit einnehmen
- Eisen nicht mit Milch einnehmen, da Kalzium die Eisenresorption vermindert
- Eisen färbt den Stuhl dunkel
- Orale Eisensubstitution verfälscht den Hämoccult-Test (falsch positives Testergebnis).

15

Megaloblastäre Anämie

Ursachen

- Mangel an Vitamin B_{12}, meist Resorptionsstörung aufgrund von Mangel an Intrinsic-Faktor, Fehlernährung bei Alkoholkranken, streng vegetarische Kost; außerdem: Ileumresektion, M. Crohn mit Befall des Ileums
- Mangel an Folsäure, v. a. bei Schwangerschaft (Substitution), Malabsorption, Alkoholabusus.

Spezifische Symptome

Vitamin-B_{12}-Mangel: glatte, rote Zunge, Zungenbrennen, neurologische Störungen wie Missempfindungen an Händen und Füßen, Gangunsicherheit.

Bei Folsäuremangel keine neurologischen Symptome; bei Schwangeren Gefahr eines Neuralrohrdefekts des Embryos, z. B. Spina bifida.

Therapie

- Ursache beseitigen (z. B. Fehlernährung beheben)
- Substitution von Hydroxycobalamin (= Vitamin B_{12}) i. m. oder Folsäure oral.

Sonstige Anämien
- Renale Anämie (Erythropoetinmangel, ▶ Kap. 11.4.3, ▶ Kap. 11.4.5)
- Anämie bei chronischen Erkrankungen wie Tumor, Entzündung (Eisenverwertungsstörung)
- Aplastische Anämie, myelodysplastisches Syndrom (Störung der erythropoetischen Stammzelle).

Hämolytische Anämie
Hämolyse: Erythrozyten werden vermehrt abgebaut, ihre Überlebenszeit ist auf < 100 Tage verkürzt (normal 120 Tage).

Ursachen
- Angeborene Defekte der Erys (z. B. Sichelzellanämie, Kugelzellanämie)
- Künstliche Herzklappen mit mechanischer Zerstörung der Erys
- Autoantikörper (z. B. Wärme-, Kälte-Autoantikörper)
- Toxische (z. B. Urämie) und medikamentös induzierte Hämolyse (z. B. Phenacetin, Penicillin)
- Infektionskrankheiten (z. B. Malaria)
- Transfusionsreaktionen (▶ Kap. 3.5.1).

Spezifische Symptome
Ikterus, Splenomegalie.

Therapie
Ursächliche Behandlung, z. B. Milzentfernung bei Sichelzellanämie, Kortikosteroide bei Autoantikörpern.

Anämie durch Blutverlust
Ursachen
- Akute Blutung, z. B. durch Unfall
- OP
- Chronische Blutungen, z. B. bei Ulkus, Tumoren des Magen-Darm-Trakts, verstärkte Menstruationsblutung (Menorrhagie), siehe auch Eisenmangelanämie.

Symptome
Bei akuter Blutung: RR-Abfall, Tachykardie, Kaltschweißigkeit, Unruhe (Schocksymptomatik).

Therapie
Blutstillung, evtl. Transfusion von Erys, Schocktherapie (▶ Kap. 23.4.2).

Pflege bei Anämie
- Unterstützung der Leistungsfähigkeit des Patienten anpassen
- Pflegerische Aktivitäten auf den Tag verteilen
- Patienten Möglichkeit geben, mehrmals täglich zu ruhen
- Patienten nur langsam mobilisieren, beim Aufstehen Orthostasegefahr, evtl. Rollstuhl verwenden
- Ernährungsberatung (eisenhaltige Lebensmittel, z. B. Fleisch, grünes Gemüse, Vit.-C- und Kalziumzufuhr) und gesunde Lebensweise
- Intensive Hautpflege bei trockener, rissiger Haut
- Dekubitusprophylaxe (▶ Kap. 2.2.11) durchführen, da durch die verminderte Sauerstoffversorgung der Haut die Dekubitusgefahr erhöht ist.

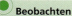

Beobachten
RR, Puls, Atmung, Hautkolorit, Schleimhautdurchblutung (Konjunktiven besonders gut zur Beobachtung geeignet), O_2-Sättigung, Stuhl (Schwarzfärbung? Obstipation?).

15.4.2 Hämorrhagische Diathese

Definition
Hämorrhagische Diathesen sind Erkrankungen, bei denen es zu Blutungen ohne adäquaten Anlass kommt, die Blutungen zu lang oder zu stark sind.

Abhängig von der Ursache werden unterschieden:

- **Koagulopathie** (Störung der Gerinnungsfaktoren), z. B. bei Vit.-K-Mangel, therapeutischer Antikoagulation, Hämophilie A oder B (Fehlen oder Inaktivität der Gerinnungsfaktoren XIII oder IX), Verbrauchskoagulopathie
- **Thrombozytopenie:** Thrombozyten < 150.000/μl, verminderte Produktion oder vermehrter Abbau von Thrombozyten, z. B. bei Chemotherapie (▶ Kap. 14.3.3); Blutungsgefahr erst bei Thrombos < 30.000/μl
- **Thrombozytopathie:** verlängerte Blutungszeit bei normaler Thrombozytenzahl aufgrund nicht funktionsfähiger Thrombozyten
- **Vasopathie:** Gefäßschäden, z. B. aufgrund von Entzündungen oder immunologischen Prozessen.

Symptome
- Koagulopathie: Hämatome (Einblutung in Unterhaut oder Muskulatur), Hämarthros (Einblutung in Gelenke), Zahnfleischbluten, Nasenbluten
- Thrombopathie, Vasopathie: Petechien (stecknadelkopfgroße Blutungen), Purpura (kleinflächige Blutung, v. a. an den Beinen).

Diagnostik
- Anamnese (u. a. Familienanamnese), körperliche Untersuchung (u. a. Blutungszeichen)
- Gerinnungstests je nach Verdachtsdiagnose: Thrombozytenzahl, Blutungszeit, Quick/INR, PTT, PTZ, Fibrinogen, Fibrinogen-Spaltprodukte, quantitative Bestimmung der Gerinnungsfaktoren.

Therapie
- Behandlung der Grundkrankheit
- Bei Thrombozytopenie: evtl. Kortikosteroide, Thrombozytentransfusion nur, wenn Thrombozyten < 10.000–20.000/μl
- Bei Koagulopathie: Substitution fehlender Gerinnungsfaktoren (z. B. mit PPSB®)
- Vit.-K-Substitution (z. B. Konakion®) bei Marcumar®-bedingter Blutung.

Pflege
- Keine i. m.-Injektionen, i. v.- und s. c.-Injektionen möglichst vermeiden
- Vorsicht bei RR-Messung: Manschette nicht zu stark und zu lange aufpumpen
- Überwachung während und nach Transfusionen (▶ Kap. 3.5)
- Keine rektalen Temperaturmessungen, keine Einläufe

15

- Je nach Gefährdung keine scharfkantigen Lebensmittel, ggf. nur weiche Nahrung
- Sturzgefährdete Patienten in Begleitung mobilisieren
- Atraumatische Zahnpflege: weiche Bürste, evtl. nur Mund ausspülen lassen
- Patienten beraten: Vermeidung von Blutungen (z. B. Stolperfallen beseitigen, gefährliche Sportarten meiden, keine heißen Bäder, keine einschnürende Kleidung, Vorsicht bei der Nagelpflege), Verhalten bei Blutungen
- Obstipationsprophylaxe, starkes Pressen vermeiden
- Patienten aufklären: keine Thrombozytenaggregationshemmer einnehmen (z. B. ASS).

Beobachten
- Blutungen der Haut und Schleimhäute, Blut in Stuhl und Urin
- Bei akuter Blutungsgefahr häufige Kontrolle von RR und Puls
- Bewusstseinslage/Verhalten: Somnolenz, Kopfschmerzen, Sehstörungen weisen auf mögliche Hirnblutung hin
- Pupillenreaktion.

Verbrauchskoagulopathie/disseminierte intravasale Gerinnung (DIC)

Verschiedene Ursachen können die Gerinnung überschießend aktivieren, sodass sich Mikrothromben in den kleinen Gefäßen bilden. Durch den Verbrauch von Gerinnungsfaktoren und Thrombozyten entwickeln sich nachfolgend schwere Blutungen.

Ursachen
- Schock
- Infektionen (z. B. Sepsis, Virusinfekte)
- Hämolyse (z. B. Fehltransfusion)
- Geburtshilfliche Komplikationen (z. B. vorzeitige Plazentalösung)
- OP an Prostata, Pankreas, Lunge.

Symptome
Anfangs nur pathologische Gerinnungswerte. Bei schwerem Verlauf Organversagen durch Mikrothromben (z. B. Niere, Lunge, Leber, ZNS) und punktförmige und flächenhafte Blutungen als Zeichen der hämorrhagischen Diathese.

Diagnostik
- Anamnese: Vorhandensein von Risikoerkrankungen?
- Blutentnahme: Thrombozyten, Fibrinogen, Antithrombin III, Fibrin-Fibrinogen-Spaltprodukte (z. B. D-Dimer), Quick/INR, PTT.

Therapie
- Engmaschige Überwachung auf der Intensivstation
- Behandlung der Grunderkrankung, allgemeine Schocktherapie (▶ Kap. 23.4.2), Behandlung von Komplikationen
- In der Anfangsphase Heparin, später Ersatz von AT III, Gerinnungsfaktoren, evtl. Thrombozytenkonzentrate, fresh frozen plasma (FFP).

Komplikationen
Schock, Multiorganversagen mit akutem Nierenversagen, Schocklunge, Leberversagen.

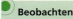

15.4.3 Leukämien

Definition
Leukämien: Unkontrollierte Vermehrung der Leukozyten im Knochenmark mit möglicher Infiltration extramedullärer Organe und Ausschwemmung der Zellen ins Blut (▶ Tab. 15.4). Klassifikation erfolgt nach dem hauptsächlich betroffenen Zelltyp (myeloisch, lymphatisch) und Verlauf der Erkrankung sowie dem Reifegrad der Zellen (akut = überwiegend unreife Zellen, Blasten; chronisch = überwiegend reifere Zellen).

Tab. 15.4 Leukämien

Typ	Erkrankungs-alter und Prognose	Symptome	Therapie
Akute lymphatische Leukämie (ALL)	• Meist Kinder • Gute Heilungschancen	• Abgeschlagenheit, Gewicht ↓, Fieber, Infektneigung (vor allem Atemwege), Blässe, Haut- und Schleimhautblutungen, oft Gelenk- und Gliederschmerzen, Lymphknoten- und Milzvergrößerung • Neurologische Symptome bei leukämischer Meningitis • Leukozytose, Lymphoblasten im BB und Knochenmark	• Intensive Chemotherapie (▶ Kap. 14.3.3) • ZNS-Bestrahlung bei ZNS-Befall • Knochenmark-/Stammzelltransplantation
Akute myeloische Leukämie (AML)	Meist Erwachsene	• Plötzlicher Beginn mit Abgeschlagenheit, Gewicht ↓, Fieber, starker Infekt- und Blutungsneigung, Übelkeit, Bauchschmerzen • Leukopenie, Anämie	• Intensive Chemotherapie (▶ Kap. 14.3.3) • Knochenmark-/Stammzelltransplantation (je nach Risiko)
Chronisch lymphatische Leukämie (CLL)	• Erkrankungsalter: 65–70 Jahre • Häufig Zufallsbefund • Langsamer, symptomarmer Verlauf über viele Jahre	• Meist geringe Symptomatik, evtl. Nachtschweiß, Leistungsminderung • Generalisierte Lymphknoten-Vergrößerung • Evtl. Leber- und Milzvergrößerung • Hauterscheinungen, z.B. Herpes simplex, Juckreiz, Hautinfiltrate • Anämie, Thrombopenie • Leukozytose, Lymphozyten in BB und Knochenmark	• Erst bei Symptomen (Anämie, Infekte) • Zytostatika, monoklonale Antikörper • Symptomatische Behandlung • Evtl. allogene Stammzelltransplantation • Evtl. Splenektomie

15

Tab. 15.4 Leukämien *(Forts.)*			
Typ	**Erkrankungs- alter und Prog- nose**	**Symptome**	**Therapie**
Chro- nisch myeloi- sche Leukä- mie (CML)	• Altersgipfel 50.–60. Le- bensjahr • Mittelschwe- rer, evtl. jah- relanger Ver- lauf; nur durch Kno- chenmark-/ Stammzell- transplanta- tion heilbar	Verlauf in 3 Phasen: 1. **Chronisch stabile Phase:** schleichender Beginn, Allge- meinsymptome, Leukozyto- se, Splenomegalie 2. **Akzelerationsphase:** Über- gangsphase, zusätzlich Fie- ber, Anämie, Thrombopenie 3. **Blastenschub:** bösartig ver- änderte Granulozytenvor- stufen (Blasten) werden massiv ins Blut ausge- schwemmt, hohe Letalität	• Tyrosinkinase-Inhi- bitoren, z. B. Iman- tinib (Glivec®) • Chemotherapie mit Hydroxyurea zur Verminderung der Zellzahl • Ggf. Knochen- mark-/Stammzell- transplantation

Diagnostik

- Anamnese, körperliche Untersuchung
- Blut: Differenzial-BB, BSG, Harnsäure, LDH
- Knochenmarkpunktion (Beckenkammbiopsie, ▶ Kap. 3.1.3): Zytologie, His- tologie, Zytochemie, Zytogenetik, Immuntypisierung
- Liquoruntersuchung (▶ Kap. 3.1.5).

Pflege

- Bei akuten Formen und während der Therapie:
  - Infektionsprophylaxe (▶ Kap. 1.8): Patient (und Angehörige) aufklären über Schutzmaßnahmen und zur korrekten Durchführung (z. B. Einhal- ten der Hygienevorschriften) anleiten sowie zur Selbstüberwachung (z. B. Fieber, Schleimhautentzündungen)
  - Auf adäquate Schmerztherapie achten
  - Reichlich Flüssigkeitszufuhr unter zytostatischer Therapie, Vorbeugung Uratnephropathie
  - Blutungsprophylaxe (▶ Kap. 15.4.2)
  - Pneumonieprophylaxe (▶ Kap. 2.4.5)
- Bei chronischen Formen: Patienten kommen meist erst in der Spätphase in die Klinik. Pflegende unterstützen, Erhalt der Selbstständigkeit
- Je nach Schwere der Erkrankung Begleitung bei der Auseinandersetzung mit dem Sterben (▶ Kap. 6).

Beobachten

Haut und Schleimhäute auf Blutungen und Infektionen, Temperaturkont- rolle.

Stammzelltransplantation (SZT)

Ziel: Zerstörung des erkrankten Knochenmarks und Ersatz durch gesunde Stammzellen.

Indikation: Erkrankungen der blutbildenden Knochenmarkzellen, z. B. schwerer angeborener Immundefekt, schwere aplastische Anämie, AML, ALL, CML, mali- gne Lymphome (z. B. M. Hodgkin).

- **Allogene Transplantation:** Transplantation von Stammzellen naher Verwandter (meist Geschwister) oder Fremdspender mit identischem Gewebetyp, d.h. die Leukozyten-Antigen-(HLA-)Muster stimmen (weitgehend) überein
- **Autologe Transplantation:** eigene Stammzellen werden transplantiert, wenn das Knochenmark nicht von der Krankheit befallen ist (z.B. M. Hodgkin). Das Knochenmark wird entnommen, entsprechend aufbereitet und nach Zerstörung des verbliebenen Knochenmarks wieder transfundiert.

Vorbereitung
- Zentraler Venenkatheter, z.B. nach Hickman (▶ Kap. 3.3.1)
- Keimreduzierung:
  - Körperpflege mit desinfizierenden Seifen
  - Darmdekontamination (Antibiotika, z.B. Neomycin)
  - Umkehrisolierung 2 Tage vor Transplantation
- Infektionsprophylaxe, z.B. CMV-Hyperimmunglobulin, Aciclovir zur Herpesprophylaxe
- Zerstörung des Knochenmarks meist durch Hochdosis-Chemotherapie und Ganzkörperbestrahlung (Konditionierung) mit nachfolgender Infektanfälligkeit, Erbrechen, Durchfall, hämorrhagische Zystitis, Haarausfall. In dieser Phase, der sog. Konditionierung, besteht eine Agranulozytose (▶ Kap. 14.3) mit entsprechenden Konsequenzen für die Pflege.

Durchführung der Transplantation
- Durchführung nur in größeren Zentren
- Stammzellen werden intravenös transfundiert, wandern ins Knochenmark und übernehmen dort die Blutzellbildung
- Umkehrisolation, Sterilbetteinheit (▶ Kap. 1.8.4) zur Infektionsprophylaxe
- Bei komplikationslosem Verlauf dauert es 2–4 Wo. bis der Körper das Transplantat annimmt; etwa 2 Wo. bis zum ersten Leukozytenanstieg; etwa 6 Wo. bis eigene Knochenmarkzellen produziert werden.

Komplikationen
- Toxische Nebenwirkungen der aggressiven Chemotherapie
- Infekte aufgrund der Knochenmarkinsuffizienz
- Akute Graft-versus-Host-Krankheit (GvHD): immunologische Reaktion des Transplantats (graft) gegen den Empfänger (host), tritt in den ersten 100 Tagen auf, Symptome an Haut (Rötung, Pusteln), Darm (massive wässrige Durchfälle) und Leber (Bilirubin)
- Transplantatabstoßung.

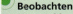

Beobachten
Haut, Schleimhäute, Fieber, Strahlenkater (z.B. Übelkeit), Stuhlgang.

15.4.4 Maligne Lymphome

Definition
Maligne Lymphome: Vom lymphatischen Gewebe ausgehende maligne Erkrankungen. Es werden Hodgkin-Lymphome (M. Hodgkin) und Non-Hodgkin-Lymphome (NHL) unterschieden.

15

> **Hodgkin-Lymphom:** Abhängig von seiner Ausbreitung Einteilung in die Stadien I–IV.
> **Non-Hodgkin-Lymphom** (NHL): Einteilung in Lymphome der B-Zellreihe (z. B. Plasmozytom, Burkitt-Lymphom) und der T-Zellreihe (z. B. Mycosis fungoides) sowie nach ihrem Malignitätsgrad in indolente (niedrig maligne) bis aggressive (hoch maligne) NHL.

Symptome
- Schmerzlose Lymphknotenvergrößerung
- Leistungsminderung, Müdigkeit, Juckreiz
- B-Symptome: Symptomtrias aus ungeklärtem Gewichtsverlust (> 10 % innerhalb 6 Mon.), ungeklärtem Fieber (> 38 °C), Nachtschweiß
- Evtl. Hepato- und Splenomegalie.

Diagnostik
- Anamnese (B-Symptomatik), körperliche Untersuchung
- Blut: Differenzial-BB, BSG, Eiweißelektrophorese, Leberenzyme, LDH, harnpflichtige Substanzen, Elektrolyte, Gerinnung
- Bildgebende Verfahren: Rö-Thorax, CT-Hals, CT-Thorax, CT-Abdomen, Sonografie Abdomen, Sonografie Hals, Skelettszintigrafie
- Knochenmarkpunktion
- Evtl. Liquorpunktion
- Evtl. Gastroskopie, Koloskopie
- Histologische Sicherung durch Lymphknotenextirpation.

Therapie
Erfolgt in Zentren nach Therapieprotokollen: je nach Stadium und Lymphom-Untergruppe Strahlentherapie (▶ Kap. 14.3.4), Kombination von Strahlen- und Chemotherapie (▶ Kap. 14.3.3), Stammzelltransplantation.

Pflege
Nach der Diagnostik und Therapie mit Bestrahlung und/oder Zytostatika werden die Patienten meist ambulant betreut. Sie können in der Remissionsphase ein relativ normales Leben führen und brauchen in dieser Zeit eher psychische Unterstützung.

Literatur
Deutsche Krebshilfe e. V. (Hrsg.). Die blauen Ratgeber – Leukämie bei Erwachsenen Bd. 20 (Ausgabe 11/2014); Hodgkin-Lymphom Bd. 21 (Ausgabe 2/2015). www.krebshilfe.de.

Websites
Deutsche Knochenmarkspenderdatei: www.dkms.de
Deutsche Leukämie- & Lymphom-Hilfe e. V. (DLH): www.leukaemie-hilfe.de
Kompetenznetz Maligne Lymphome: www.lymphome.de

15

16 Pflege von Menschen mit Infektionserkrankungen

Annerose Bürger-Mildenberger

Prädisponierende Faktoren für Infektionen im Krankenhaus
- Dauerkatheterisierung (z. B. Harnwegsinfekte), Transfusionen
- Beatmung, Immobilität (z. B. Pneumonie, ▸ Kap. 9.5.3), OP (z. B. Wund-infektion)
- Immunsuppression
- Venenzugänge (z. B. Thrombophlebitis, ▸ Kap. 8.5.3)
- Invasive Eingriffe (z. B. Herzkatheter, Dialyse).

16.1 Leitsymptome

16.1.1 Fieber

Temperatur ▸ Kap. 2.6.3

Diagnostik
- Anamnese (z. B. Auslandsreisen, Tierkontakte, Wunden, Infektionen in der Umgebung des Patienten, Risiken durch Beruf und Hobby, z. B. Pflegende, Koch, Heimwerker, Tierhalter)
- Gründliche körperliche Untersuchung (z. B. Haut, Schleimhäute, Rachen, Tonsillen, Lymphknoten, Wunden, Vergrößerung von Leber und Milz)
- Blut:
  - BSG, CRP, großes BB, Elektrophorese, Elektrolyte, Leberenzyme, Gerinnung
  - Serodiagnostik, z. B. auf Toxoplasmose, Lues, Brucellose
  - Serologische Tests auf Autoantikörper (z. B. bei V. a. Autoimmunerkr.)
  - Je 3 aerobe und anaerobe Blutkulturen im Abstand von 24 h, idealerweise während des Fieberanstiegs (▸ Kap. 2.6.3)
- Mind. 2 Urinkulturen (Harnwegsinfekt?)
- Evtl. (besonders bei Durchfall) Stuhl auf pathogene Keime (z. B. Salmonellen, Yersinien), bei laufender Antibiotikatherapie Stuhl untersuchen auf CDT (Clostridium-difficile-Toxin, verursacht pseudomembranöse Kolitis)
- Evtl. Sputum auf Tbc, Pilze und Bakterien; evtl. Magensaft auf Tbc
- Evtl. Nasen- und Rachenabstrich, Gewebeprobe
- Tuberkulintest, ggf. Mendel-Mantoux-Test (Ausschluss Tbc) untersuchen
- Rö-Thorax, EKG, Sonografie des Abdomens.

16.1.2 Lymphknotenschwellung

Lokalinfektionen führen meist zu einer Schwellung regionaler Lymphknoten, z. B.
- Angina tonsillaris: Halslymphknoten
- Röteln: Lymphknoten im Hinterkopf- und Nackenbereich
- Scharlach, Diphtherie: Kieferwinkel- und Halslymphknoten.

16.1.3 Exanthem und Enanthem

Definition
Exanthem: „Hautausschlag" (▸ Tab. 16.1). **Enanthem:** Ausschlag im Schleim-hautbereich.

Tab. 16.1 Typische Exantheme	
Erkrankung	**Exanthem**
Dreitagesfieber	Klein- bis mittelfleckig, bevorzugt am Rumpf
Mononukleose	Fein- bis mittelfleckig mit Hauptsitz an Armen und Beinen
Masern	Grobfleckiger, zusammenfließender Ausschlag am ganzen Körper
Röteln	Mittelfleckige Exantheme, v. a. an den Streckseiten der Extremitäten, Rücken, Gesicht
Scharlach	Feinfleckiges, dicht stehendes Exanthem bevorzugt am Unterbauch

16.2 Medikamente

Bei Antibiotika, besonders bei i. v.-Gabe, ist besondere Sorgfalt geboten:
- Häufig allergische Reaktionen → sorgfältige Patientenbeobachtung
- Wechselwirkungen mit anderen Medikamenten beachten.

Beobachten
- Puls, RR, Temperatur, Atmung
- Befinden
- Haut (Exanthem, Urtikaria)
- Injektionsstelle (z. B. Venenkatheter): Rötung, Schwellung, Verhärtungen
- Ausscheidung (Stuhl, Urin, Auswurf: Menge, Aussehen)
- Hörvermögen (viele Antibiotika sind ototoxisch): Verständigungsprobleme?

Pflege
- Genaues Einhalten von Dosierungsangaben und -intervallen
- Blutkulturen **vor** Antibiotikagabe abnehmen (lassen)
- Antibiotikaerstgabe i. d. R. durch Arzt (Allergiegefahr)
- Infusionen erst kurz vor der Verabreichung zubereiten
- Haltbarkeit bei aufgelösten i. v.-Antibiotika beachten
- Wechselwirkungen mit Nahrungsmitteln und anderen Medikamenten beachten
- Auf Nebenwirkungen achten (▶ Tab. 16.2)
- Vene und Zugang genau beobachten. Durch Antibiotika häufig Phlebitis (▶ Kap. 8.5.3)
- Antibiotika können bei direktem Kontakt sensibilisierend wirken, Handschuhe tragen (Resistenzbildung mit Hautbakterien).

Tipps und Tricks
- Bei Antibiotikatherapie den Patienten vor direkter Sonnenstrahlung schützen (Hautreaktionen)
- Tetrazykline keinesfalls mit Milch einnehmen (erheblicher Wirkungsverlust).

Übersicht Virustatika und Anthelminthika ▶ Tab. 16.3, ▶ Tab. 16.4

16

Tab. 16.2 Antibiotika

Beispiele	Besondere NW/Bemerkungen*
Penicilline	
• **Engspektrumpenicilline,** etwa Penicillin G/V (z. B. Isocillin®) • **Breitspektrumpenicilline,** etwa Amoxicillin (z. B. Amoxicillin®), Piperacillin (z. B. Pipril®) • **Staphylokokken-Penicilline,** etwa Dicloxacillin (z. B. Isocillin®)	Insgesamt gut verträglich, hohe therapeutische Breite. Bei hohen Dosierungen: zerebrale Krämpfe, Verwirrtheit. Besonderheit bei Ampicillin und Amoxicillin: bei Gabe im Rahmen einer infektiösen Mononukleose wegen Verwechslung mit einer eitrigen Angina Ampillicinxanthem (keine Allergie!)
Cephalosporine	
• **Oralcefalosporine,** etwa Cefixim (z. B. Cephoral®) • **Parenterale Cefalosporine,** etwa Cefotaxim (z. B. Claforan®)	Blutbildveränderungen, Leberwertanstieg, Alkoholunverträglichkeit. Bei hohen Dosierungen nephro-, neurotoxisch
Makrolide	
Clarithromycin (z. B. Klacid®), Erythromycin (z. B. Erythromycin®)	Leberschäden, reversible Hörstörungen. Häufige Ersatzpräparate bei Penicillinallergie
Gyrasehemmer	
Ciproflaxacin (z. B. Ciprobay®), Levofloxacin (z. B. Tavanic®), Moxifloxacin (z. B. Avalox®)	Neurotoxisch (Unruhe, Schwindel, Kopfschmerzen, in schweren Fällen Krämpfe, Verwirrtheit, Psychose). Blutbildveränderungen, Leberwertanstieg, evtl. Photosensibilisierung (keine Sonnenbäder), evtl. Knorpelschäden (bei Kindern und Jugendlichen), Sehnenschäden
Andere Antibiotika	
Aminoglykoside, etwa Gentamicin (z. B. Refobacin®)	Nephro-, neuro-, ototoxisch. Blutbildveränderungen
Carbapeneme, etwa Imipenem (z. B. Zienam®)	Neuro-, teils nephrotoxisch
Chloramphenicol (z. B. Paraxin®)	Leukopenie, Thrombopenie, Anämie, meist reversibel, selten irreversible Knochenmarkaplasie. Neurotoxisch
Cotrimoxazol (z. B. Eusaprim®)	Blutbildveränderungen
Glykopeptide, etwa Vancomycin (z. B. Vancomycin®)	Nephro-, oto-, neurotoxisch, Blutbildveränderungen
Metronidazol® (z. B. Clont®)	Neurotoxisch, Blutbildveränderungen, Alkoholunverträglichkeit (kein Alkohol während der Behandlung). Rotbraune Verfärbung des Urins
Tetrazykline, etwa Doxycyclin (z. B. Supracyclin®)	Photosensibilisierung (keine Sonnenbäder), Zahnverfärbung (Kinder < 9 Jahre). Hepato-, nephrotoxisch

*Alle: Allergien. Magen-Darm-Beschwerden (Übelkeit, Erbrechen, Durchfall) mit möglicher Beeinträchtigung der Resorption der Antibiotika wie auch anderer Medikamente. Begünstigung von Pilzinfektionen, bei Frauen v. a. Vaginalmykosen. Insbesondere bei Breitbandantibiotika (selten) pseudomembranöse Colitis.

16

Tab. 16.3 Virustatika. Medikamente zur antiretroviralen Therapie (▷ Kap. 16.3.5)

Beispiele	Besondere NW/Bemerkungen*
Virustatika gegen HSV, VZV	
Aciclovir (z. B. Zovirax®), **Valaciclovir** (z. B. Valtrex®)	Venenreizung, nephro-/neurotoxisch, Exanthem → ausreichende Flüssigkeitszufuhr, Hautbeobachtung
Brivudin (z. B. Zostex®)	Neurologische Störungen (z. B. Kopfschmerzen, Schlafstörungen)
Virustatika gegen CMV	
Ganciclovir (z. B. Cymeven®)	KM-Depression (Leuko-, Thrombopenie), neurologische Störungen (z. B. Kopfschmerzen, Schwindel), Leber-, Nierenwerterhöhung → Kontrolle auf Infekte und psychische Auffälligkeiten
Virustatika gegen Influenza	
Amantadin (z. B. Amantadin Stada®)	Neurologische Störungen (Erregbarkeit, in Extremfällen Krampfanfälle), Hypotonie → Beobachtung von Kreislauf und Psyche
Oseltamivir (z. B. Tamiflu®)	Verschlechterung bestehender Atemwegserkrankungen
Virustatika v. a. gegen Hepatitis-C-Viren	
Ribavirin (z. B. Rebetol®)	Anämie, Kopfschmerzen, Müdigkeit, Schwindel → Achten auf psychische Veränderungen, zuverlässige Empfängnisverhütung bis 6 Monate nach Behandlung

CMV = Zytomegalievirus, **EBV** = Epstein-Barr-Virus, **HSV** = Herpes-simplex-Virus (Typ I + II), **VZV** = Varicella-Zoster-Virus. *Alle: Magen-Darm-Beschwerden, Allergie.

Tab. 16.4 Anthelminthika („Wurmkiller", Vermizide)

Beispiele	Wirksam gegen	Besondere NW/Bemerkungen*
Ivermectin (z. B. Stromectol®)	Filarien	Blutdruckabfall, Schwindel, Juckreiz, selten. EKG-Veränderungen. In Deutschland nicht zugelassen (internationale Apotheke)
Mebendazol (z. B. Vermox®, Vermox forte®)	Spul-, Maden-, Band-, Hakenwurm, Trichinen	V. a. bei höherer Dosierung Blutbildveränderungen, Fieber, Leberwerterhöhung, Haarausfall, bei Diabetikern Hypoglykämiegefahr ↑
Niclosamid (z. B. Yomesan®)	Bandwürmer	Keine systemischen NW, da keine Resorption. Kein Alkohol während der Behandlung
Praziquantel (z. B. Cesol®)	Bandwürmer, Schistosomen, Leberegel	Kopfschmerzen, Schwindel, Benommenheit, Fieber, Urtikaria

*Alle: Allergie, Magen-Darm-Beschwerden. Letztere können bei im Darm lebenden Würmern aber auch durch Abgang der Würmer verursacht sein.

16

16.3 Erkrankungen

16.3.1 Tuberkulose (Tbc)

Erreger: Mycobacterium tuberculosis. **Lokalisation:** hauptsächlich Lungen einschließlich Hilus und Atemwege, selten Meningen, Knochen, Nieren, Gelenke. **Infektionsgang:** fast ausschließlich Tröpfcheninfektion (aerogen) von Mensch zu Mensch. **Inkubationszeit:** 2–8 Wochen. Meldepflicht bei Erkrankung und Tod.

Formen und Symptome

- **Primäre Tbc** (90 % aller Tbc-Infekte verbleiben in diesem Stadium): 2–6 Wochen nach Ansteckung durch Tröpfcheninfektion bildet sich der Primärkomplex (Primärherd plus befallener Lymphknoten im Hilusbereich). Dieses Stadium ist meist asymptomatisch, evtl. grippale Symptome, bei schwerem Verlauf Fieber, Nachtschweiß, Husten, Auswurf, Pleuraerguss, Erythema nodosum. Verlauf ist abhängig von der Abwehrlage des Patienten
- **Postprimäre Tbc** (kann dem Primärkomplex unmittelbar folgen oder später auftreten): meist Reaktivierung alter Herde durch Schwächung der Immunabwehr (z. B. hohes Alter, Alkoholismus, Zytostase, Aids) → hämatogene, lymphogene oder bronchogene Streuung; Streuherde in allen Organen (Lunge, Skelett, Urogenitalsystem, Nebennierenrinde, Gehirn) möglich. Symptome: chronischer Husten, Nachtschweiß, Appetitlosigkeit mit Gewichtsverlust, Leistungsknick, Bluthusten, Thoraxschmerzen, Fieber, uncharakteristische Symptome, Müdigkeit
- **„Offene Tbc":** Nachweis säurefester Stäbchen im Direktpräparat des Sputums oder Magensafts.

Diagnostik

- Anamnese (auch z. B. sozialer Hintergrund, Alkoholkonsum)
- Blutentnahme: BSG, Differenzialblutbild, Elektrophorese, Leberwerte (▶ Kap. 24)
- Tuberkulinhauttest: Mendel-Mantoux-Test, IGRA (Interferon-Gamma-Release-Assays-Test): Bluttest, immunologische Reaktion des Körpers nach ca. 42 Tagen nach Infektion mit Tbc-Bakterien. Ein positiver Test bedeutet eine Auseinandersetzung des Körpers mit den Bakterien, nicht Erkrankung. Falsche Ergebnisse sind möglich, z. B. falsch negativ bei Abwehrschwäche
- Resistogramm, um wirksames Antibiotikum zu finden
- Keimnachweis in Magensaft (mind. 1 ×) und Morgensputum (mind. 3 × an aufeinanderfolgenden Tagen); Gewinnung des Materials (▶ Kap. 3.7)
- Evtl. Bronchoskopie mit Lavage (▶ Kap. 3.7.2)
- Rö-Thorax, Tomografie, CT, Sonografie Abdomen
- Lungenfunktionsprüfung.

Therapie

4er-Kombination aus folgenden Medikamenten:
- Isoniazid (INH): 5 mg/kg oral oder i. v.
- Rifampizin (RMP): 10 mg/kg oral
- Pyrazinamid (PZA): 35 mg/kg oral
- Ethambutol (EMP): initial 25 mg/kg, später 15 mg/kg oral
- Streptomycin (SM): nur in Ausnahmefällen einschleichende Therapie, um NW (▶ Tab. 16.5) besser zu erkennen.

Dauer der Kombinationstherapie: 6–9 Monate, ggf. auch länger, z. B. bei Aids-Patienten (▶ Kap. 16.3.5).

Tab. 16.5 Häufige Nebenwirkungen der Tuberkulostatika

Beispiele	Nebenwirkungen
Isoniazid (z. B. Isozid®)	ZNS-Störungen, sensible Polyneuropathie, hepatotoxisch, Blutbildveränderungen
Rifampicin (z. B. Rofa®)	Hepato-, neurotoxisch, Blutbildveränderungen. Beschleunigter Abbau vieler Medikamente (u. a. „Pille" → keine zuverlässige Wirkung mehr). Urinrotfärbung
Pyrazinamid (z. B. Pyrafat®)	Übelkeit, Gelenkbeschwerden, Harnsäureanstieg, hepatotoxisch, evtl. Photosensibilisierung (→ keine Sonnenbäder). In hoher Dosierung evtl. Blutzuckersenkung (Vorsicht bei Diabetikern)
Ethambutol (z. B. Myambutol®)	Optikusneuritis, Harnsäureanstieg, nephrotoxisch
Streptomycin (z. B. Strepto-Fatol®)	Nephrotoxisch, ototoxisch, Blutbildveränderungen

Komplikationen
- Miliar-Tbc (hämatogene Streuung → hirsekorngroße Knötchen in allen Organen mit schwerer, oft tödlicher Symptomatik. Meist bei abwehrgeschwächten Patienten)
- Kaverne in der Lunge (Gefahr der Superinfektion, z. B. Aspergillom)
- Pneumonie (▶ Kap. 9.5.3), Pleuritis exsudativa mit Erguss
- Spontanpneumothorax (▶ Kap. 9.5.6)
- Skrofulose (Haut-, Schleimhaut- und Lymphknotenerkrankung im Gesicht-Hals-Nacken-Bereich).

Pflege

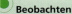

Beobachten
- Vitalzeichen, Temperatur, Aussehen
- Appetit; Gewicht 2 × wöchentlich kontrollieren
- Husten, Auswurf (Menge, Farbe, Konsistenz)
- Nebenwirkungen der Medikamente.

16

Allgemeine Pflege
- Im akuten Stadium Bettruhe, später Abwechslung zwischen Ruhe und Bewegung, Frischluft
- Ernährung: ausgewogen, eiweiß- und vitaminreich, Wunschkost, kleine Portionen, ausreichend Flüssigkeit, Normalgewicht anstreben
- Sputum: Zellstoff bereitlegen und nach Gebrauch im Zimmer entsorgen, für Sputumsammlung Einmalbecher verwenden
- Training der Atemmuskulatur durch Atemübungen, Lockerungs- und Entspannungsübungen
- Pneumonieprophylaxe (▶ Kap. 2.4.5), Alkohol- und Nikotinkarenz
- Pflege bei Fieber (▶ Kap. 2.6.3)
- Überwachung der medikamentösen Therapie auf regelmäßige Einnahme (sehr wichtig für den Therapieerfolg), auf NW achten, Medikamente nüchtern oder mit leichtem, fettarmem Frühstück einnehmen

- Information des Patienten und der Angehörigen über Hygiene- und Isolationsmaßnahmen und Nebenwirkungen der Medikamente, ggf. Dolmetscher hinzuziehen.

Psychische Unterstützung
- Psychische Betreuung, Aktivierung des Heilungswillens, z. B. durch Gespräche, Einschaltung des Sozialdienstes, Einbeziehung von Angehörigen, Aufzeigen von Zukunftsperspektiven
- Beschäftigung des Kranken
- Rehabilitation (▶ Kap. 5) einleiten.

Hygiene
Geschlossene Tbc
- Schutzkleidung sowie Mund-Nasenschutz bei Patient und Personal nicht erforderlich
- Hygienische Händedesinfektion
- Nach Liste der Deutschen Gesellschaft für Hygiene und Mikrobiologie (DGHM) als wirksam befundene Desinfektionsverfahren benutzen (Wirksamkeit ist nur bei Instrumenten und Wäsche geprüft; anerkannt sind z. B. Gigasept®, Desderman®). Wirksam sind Desinfektionsmittel auf alkoholischer Basis und Aldehyde; Abtötung > 65 °C
- Erregerhaltiges Material ist als Sondermüll (Gruppe C) zu entsorgen.

Offene Tbc
- Isolation des Patienten (▶ Kap. 1.8.4), Dauer ist abhängig vom Ansprechen auf die Chemotherapie und Rückgang der Erregerausscheidung im Sputum bzw. Bronchialsekret (i. d. R. 2–3 Wochen), Nachweis muss dreimal negativ sein
- Personal trägt Schutzkittel, Handschuhe und Mundschutz, hygienische Händedesinfektion bei möglichem Kontakt mit kontaminiertem Material
- Geschirrdesinfektion in der Einheit, Gebrauchsgegenstände im Zimmer belassen
- Bei Transport in andere Abteilung bzw. wenn Menschen sich länger im Raum aufhalten Mundschutz
- Besucher müssen sich vor Betreten des Zimmers bei Stationspersonal melden, Information über Hygienemaßnahmen
- Kontaminierter Abfall ist Sondermüll (Gruppe C), allgemeine Hygienerichtlinien (▶ Kap. 1.8)
- Schlussdesinfektion bei Entlassung (Scheuerdesinfektion).

Gesundheitsförderung und Prävention
- Rasche Diagnose einer Erkrankung, Isolierung infektiöser Patienten, effiziente Therapie
- Screening von Kontaktpersonen des Erkrankten (= aktive Fallsuche), evtl. prophylaktische medikamentöse Therapie
- Weitere Zielgruppen aktiver Fallsuche: Migranten aus Ländern mit hoher Tuberkulose-Prävalenz und Personen mit erhöhtem Risiko (z. B. bei Obdachlosigkeit, Drogenmissbrauch).

❗ Tipps und Tricks
- Laut Robert Koch-Institut muss ein speziell für Tbc zugelassener Mundschutz verwendet werden. Normaler OP-Mundschutz lässt Bakterien an den Rändern durch. Mundschutz des Patienten stdl. wechseln (Feuchtigkeit der Atemluft macht die Filterschicht für Bakterien passierbar)

- Staubansammlungen vermeiden, da an Staubpartikeln adsorbierte Tuberkel bis zu 1,5 Jahre infektiös bleiben können
- Psychische Begleitung von Tuberkulosepatienten ist oft anspruchsvoll, wenn möglich Supervision für Pflegende
- Tine-Test kann nach Impfung falsch positiv sein
- Rauchen einstellen, Funktion der Flimmerhärchen ist vermindert, Therapieverlängerung
- Alkohol macht Antituberkulostatika wirkungslos, verschlechtert Leberwerte und führt zu Therapieunterbrechung.

16.3.2 Erysipel (Wundrose)

Definition
Erysipel: Flächenhafte Infektion der Haut und Unterhaut.

Erreger: β-hämolysierende Streptokokken der Gruppe A. **Lokalisation** (hauptsächlich): Unterschenkel (besonders bei chronisch-venöser Insuffizienz), Gesicht. **Inkubationszeit:** 1–3 Tage. **Eintrittspforte:** oft kleine Hautläsionen; Ausbreitung entlang der Lymphbahnen.

Symptome
- Scharf begrenzte, flammende Rötung mit zungenförmigen Ausläufern. Bei Rezidiven oft keine scharfe Begrenzung (Lymphbahnen durch vorausgegangene Erysipelentzündungen verödet)
- Hohes Fieber mit Schüttelfrost (▶ Kap. 16.1.1), evtl. schweres Krankheitsgefühl
- Schmerzen
- Lymphknoten-Schwellung.

Diagnostik
- Blutentnahme: Leukozyten, BSG, Antistreptolysin-Titeranstieg meist nach 1–2 Wochen
- Abstrich (▶ Kap. 3.7.1)
- Urin: Eiweißausscheidung (durch Immunreaktion auf Streptokokken ausgelöste Glomerulonephritis?)
- Klinisches Bild.

Therapie
Penicillin, oral oder i. v., bei Penicillinallergie: Erythromycin.

Komplikationen
- Hohe Rezidivrate
- Gangränöser Verlauf
- Sekundäres Lymphödem bis zur Elephantiasis, besonders nach Rezidiven
- Thrombophlebitis (▶ Kap. 8.5.3)
- Gesichtserysipel: eitrige Meningitis
- Sepsis (▶ Kap. 16.3.11)
- Endokarditis.

16

Pflege

Beobachten

Vitalzeichen, Temperatur, Haut, Wunde, Schmerzen.

- Bettruhe; betroffene Extremität erhöht positionieren (z. B. auf Schiene, Sandsack), lokal feuchte Umschläge mit kühlenden und desinfizierenden Substanzen nach Arztanordnung
- Körperpflege: Teilwaschung (▶ Kap. 2.3), Pflege bei Fieber (▶ Kap. 2.6.3); bei Gesichtserysipel: Sprechverbot, flüssige Ernährung
- Prophylaxen: Thrombose (▶ Kap. 2.2.10), Pneumonie (▶ Kap. 2.4.5), Soor und Parotitis (nur bei Gesichtserysipel), Obstipation (▶ Kap. 2.8.4).

Tipps und Tricks

- Umschläge immer feucht halten
- Ohne hohes Fieber liegt wahrscheinlich kein Erysipel vor, sondern z. B. eine Stauungsdermatitis oder Kontaktekzem, z. B. durch „Venensalben"
- Prophylaxe durch Behandlung möglicher Eintrittspforten, z. B. bei Mykosen (▶ Kap. 22.6).

16.3.3 Salmonellenerkrankungen

Unterscheidung einer Salmonellen-Gastroenteritis von einem Thyphus bzw. Paratyphus (▶ Tab. 16.6).

Paratyphus
Erreger: Salmonella paratyphi A, B, C. Erkrankung klinisch nicht vom Typhus unterscheidbar, Verlauf jedoch leichter und kürzer. Diagnose, Therapie und Meldepflicht wie bei Typhus (▶ Tab. 16.6).

Pflege

Beobachten

- Vitalzeichen: Kreislauf, Atmung, Bewusstsein, Temperatur, Flüssigkeitsbilanz
- Haut, Allgemeinzustand
- Ausscheidungen (Häufigkeit, Menge, Aussehen)
- Schmerzen: Häufigkeit, Art, Zeitpunkt.

Allgemeine Pflege

- Ausscheidungen:
  - Hilfestellungen (z. B. zur Toilette begleiten, Steckbecken reichen)
  - Weiches Toilettenpapier, Pflege des Anus, z. B. mit Fettsalbe
  - Toilette und Hände desinfizieren
  - Bei Umgang mit Ausscheidungen Handschuhe tragen
  - Kleinkinder häufig wickeln
- Körperpflege: Teilwaschung, im Akutstadium evtl. Ganzwaschung

Tab. 16.6 Salmonellosen und Typhus

	Salmonellen-Gastroenteritis (Salmonellose)	Typhus/Paratyphus
Erreger	v.a. Salmonella enteritidis, typhimurium	Salmonella typhi, paratyphi
Infektionsgang	v.a. kontaminierte Tierprodukte (z.B. nicht durchgegartes Fleisch, Eier), auch über Hände unerkannter Ausscheider bei unzureichender Küchenhygiene	Fäkal-oral. Infektion häufig durch Hände von unerkannten Dauerausscheidern, auch indirekt, z.B. über stuhlkontaminiertes Trinkwasser
Inkubationszeit	6–72 h	Typhus: 3–60, meist ca. 10 Tage Paratyphus: ca. 1–10 Tage
Symptome	• Übelkeit, Erbrechen • Durchfälle, krampfartige Bauchschmerzen • Kreislaufbeschwerden durch die Flüssigkeits- und Elektrolytverluste • Subfebrile Temperatur bis Fieber (▶ Kap. 2.6.3) • Selten septische Krankheitsbilder, Abszesse, Arthritis, Cholezystitis, Endokarditis • Erholung nach 3–5 Tagen	• Kopfschmerzen, Abgeschlagenheit, Husten, langsamer, aber stetiger Fieberanstieg auf 40°C, Fieberdauer bis zu 3 Wochen • In 1. Woche evtl. Obstipation, ab 2. Woche Durchfälle, Hepatosplenomegalie • Benommenheit • Oft Bradykardie (im Verhältnis zur Fieberhöhe) • Ab 2. Woche evtl. Roseolen (2–4mm große Hautflecken) am Bauch • Häufige Komplikationen, z.B. Darmblutung, -perforation, Kreislauf-/Nierenversagen, septische Bilder • Verlauf bei Typhus durchschnittlich schwerer, Erholung nach Wochen
Diagnostik	• Bakteriennachweis in Stuhl, Erbrochenem und evtl. Nahrungsmittelresten • Bei septischem Verlauf: Blutkultur (▶ Kap. 3.7.1)	• 1. Woche: Blutkultur • Ab 2. Woche: Erregernachweis im Stuhl • 2.–3. Woche: Antikörper-Titer (jedoch nicht ausreichend zuverlässig)
Therapie	• Flüssigkeits- und Elektrolytzufuhr • Nahrungskarenz, dann vorsichtiger Kostaufbau • Antibiotika nur bei schwerem Verlauf oder Risikopatienten	• Intravenöse Flüssigkeits- und Elektrolytzufuhr • Antibiotika, z.B. Gyrasehemmer, Cephalosporine
Komplikationen	• Exsikkose • Kreislauf- und Nierenversagen • Systemische Komplikationen, z.B. Sepsis (▶ Kap. 16.3.11) • Verlängerte Salmonellenausscheidung	• Dünndarmperforation mit Darmblutung, Peritonitis, Kreislaufversagen, Osteomyelitis; Endokarditis, Pneumonie, Sepsis (▶ Kap. 16.3.11), Hirnödem, Meningitis, Thrombose • Dauer der Ausscheidung länger als 10 Wochen = Erregerpersistenz (Dauerausscheider) • Nach Abschluss der Behandlung müssen Stuhl- und Urinproben salmonellenfrei sein
Immunität	Keine	Teilweise

16

Tab. 16.6 Salmonellosen und Typhus *(Forts.)*

	Salmonellen-Gastroenteritis (Salmonellose)	Typhus/Paratyphus
Impfung	Keine	Möglich
Meldepflicht	Verdacht, Erkrankung bei Personen, die in Küchen, Gaststätten usw. arbeiten oder ≥ 2 gleichartige Erkrankungen, wenn ein epidemiologischer Zusammenhang vermutet wird	Verdacht, Erkrankung, Tod
	Meldepflichtiger Krankheitserreger	

- Flüssigkeitsbilanz (▶ Kap. 2.7.3): auf ausreichende Zufuhr ungesüßter Getränke achten
- Ernährung: Infusionen, Elektrolytsubstitution:
  - Leichter Verlauf: flüssig-breiige Kost, kalorienreich, leicht verdaulich, darmschonend, langsamer Kostaufbau, häufige Mahlzeiten, auf stuhlanregende Getränke (z. B. Apfelsaft) verzichten
  - Bei schwerem Verlauf: zunächst Nahrungskarenz. Viel Flüssigkeit, bei Kindern z. B. Möhrensuppe. Als erste feste Nahrung frisch geriebene Äpfel (Pektine quellen stark auf, adsorbieren toxische Zersetzungsprodukte und Mikroorganismen) oder zerdrückte, mit Schneebesen geschlagene Bananen. Langsamer Kostaufbau
- Bei Bettruhe: Pneumonie- und Thromboseprophylaxe (▶ Kap. 2.4.5, ▶ Kap. 2.2.10)
- Pflege bei Erbrechen (▶ Kap. 2.7.7); Pflege bei Fieber (▶ Kap. 2.6.3)
- Schmerzen: lokale Wärmezufuhr (z. B. Wickel, ▶ Kap. 3.9.1).

Hygiene
- Patienten über Hygienemaßnahmen informieren
- Isolierung mit eigener Toilette, hygienische Vorschriften (▶ Kap. 1.8) einhalten.

Gesundheitsförderung und Prävention
- Händewaschen nach Kontakt mit evtl. kontaminierten Lebensmitteln, Toilettengang
- Kontinuierliches Kühlen gefährdeter Lebensmittel, Küchenhygiene, sorgfältiges Erhitzen häufig kontaminierter Lebensmittel, z. B. Geflügel; Verzicht auf Roheiprodukte
- Im Urlaub gilt „cook it, peel it or forget it", in gefährdeten Gebieten (z. B. in Zonen mit tropischem Klima), Meeresfrüchte und Eis meiden, Getränke nur aus original verschlossenen Behältnissen trinken.

Tipps und Tricks
- Salmonellenausscheider dürfen nicht in bestimmten Berufen (z. B. Krankenhaus, Lebensmittelbetrieb) tätig sein
- Bei Patienten mit Typhus im Anfangsstadium mit nächtlicher Verwirrtheit rechnen, deshalb auch in der Nacht intensiv betreuen.

16.3.4 Hepatitis

Unterscheidung der Hepatitisformen A, B und C ▶ Tab. 16.7

Tab. 16.7 Hepatitis A, B und C

	Hepatitis A	**Hepatitis B**	**Hepatitis C**
Erreger	Hepatitis-A-Virus	Hepatitis-B-Virus	Hepatitis-C-Virus
Wichtigste Übertragungswege	Fäkal-oral, selten sexuell (Geschlechtsverkehr)	Parenteral (durch Blut-/produkte, Körpersekrete), sexuell, perinatal	Parenteral, z.B. i.v., nasale Drogen. Sexuelle (v.a. bei HIV Co-Infektion) und perinatale Infektion seltener als bei Hepatitis B
Inkubationszeit	2–7 Wochen	1–6 Monate	2 Wochen bis 6 Monate
Infektiosität	2 Wochen vor bis 2 Wochen nach Erkrankungsbeginn	Solange HBV-DNA, HBsAg oder HBeAg positiv	Dauer unklar (solange Virusnachweis pos.)
Serologische Diagnostik	Anti-HAV-IgM	HBsAg, HBeAg, Anti-HBc-IgM, evtl. HBV-DNA	Anti-HCV, HCV-RNA
Verlauf	Fulminante Verläufe ≤ 0,1 %, keine chronischen Verläufe	Fulminante Verläufe ≤ 1 %, 5–10 % chronische Verläufe. Dann Leberzirrhose-Risiko bis 10 %	Ca. 75 % asymptomatisch, fulminante Verläufe sehr selten, 50–85 % chronische Verläufe. Dann Leberzirrhose-Risiko ca. 20 %
Impfung	Passiv/aktiv	Passiv/aktiv	Nein
Meldepflicht	Verdacht, Erkrankung, Tod. Meldepflichtige Krankheitserreger		

Weitere Hepatitisformen

- **Hepatitis D:** RNA-Virus (Hepatitis Delta), das zur Vermehrung die Anwesenheit des Hepatitis B-Virus benötigt. Übertragung vorwiegend parenteral, sexuell und perinatal auch möglich. Akuter oder chron. Verlauf
- **Hepatitis E:** RNA-Virus. Fäkal-orale Übertragung. In Europa selten, kommt v.a. in Asien, Südamerika und Afrika vor. Fulminanter Verlauf bei Schwangeren möglich
- **Hepatitis F:** fäkal-orale Übertragung, vieles unklar, Auftreten in Indien
- **Hepatitis G:** noch nicht abschließend beurteilt, wahrscheinlich vgl. Hepatitis B, milder Verlauf
- Andere Formen der infektiösen Hepatitis werden durch Viren, Bakterien oder Protozoen ausgelöst.

16

Beachten

Eine nichtinfektiöse Hepatitis (meist chronisch) kommt vor bei: Alkohol- und/oder Medikamentenmissbrauch, als Autoimmunhepatitis, bei Hämochromatose, bei M. Wilson. Meist gehen diese Formen in eine Leberzirrhose über.

Symptome

Krankheitsbild von symptomlos, grippeähnlich bis schwer mit Leberversagen und Tod. Im Spätstadium ist die Unterscheidung der einzelnen Formen schwierig.

- **Prodromalstadium** (präikterisches Stadium, 1–2 Wochen): uncharakteristisches Vorstadium mit Appetitlosigkeit, Übelkeit, Unverträglichkeit von Fett, Alkohol, Nikotin, Abnahme der Leistungsfähigkeit, Müdigkeit, evtl. Schwindel, Meteorismus, evtl. Durchfälle, Muskel-/Gelenkschmerzen, Juckreiz, Fieber, druckempfindliche Leber, Urin wird allmählich dunkel und der Stuhl heller (acholisch), subfebrile Temperaturen, Arthralgien
- **Krankheitsphase** (ikterisches Stadium, 2–6 Wochen): Bilirubinanstieg mit Ikterus (zuerst in Skleren sichtbar), Temperatur normalisiert sich, subjektive Beschwerden nehmen ab, Leber-, Milz- und Halslymphknotenschwellung, Urin wird dunkler und Stuhl heller, evtl. Juckreiz
- **Rekonvaleszenzstadium** (postikterisches Stadium, 1–2 Monate): Ikterus klingt ab, Urin-/Stuhlfarbe normalisieren sich, Müdigkeit, dyspeptische Beschwerden halten evtl. länger an.

Diagnostik

- Anamnese: Auslandsreisen? Transfusionen? Kontakt mit kontaminiertem Material? Sexualkontakte? Drogenkonsum?
- Körperliche Untersuchung: Ikterus? Leber druckschmerzhaft?
- Blutentnahme für Hepatitisserologie, Bilirubin, Leberwerte, BB, Elektrophorese, Eisen, Gerinnung.

Therapie

Keine spezifische medikamentöse Therapie bei akuter Hepatitis A und B. Interferon-α-Gabe bei chronischer Hepatitis B möglich, doch mit hoher Rezidivrate verbunden. Bestes Ansprechen, wenn Alter < 40 J. und noch keine Zirrhose besteht.
Hepatitis C: keine spezifische medikamentöse Therapie; bei chronischem Verlauf evtl. Therapie mit Ledipasvir/Sofosbuvir.

Komplikationen

- Chronisch persistierender Verlauf (CPH: chronisch persistente Hepatitis)
- Chronisch aggressive Hepatitis mit Gefahr der Entwicklung einer Leberzirrhose (▶ Kap. 10.6.1) oder eines Leberzellkarzinoms; meist liegt dieser Verlaufsform eine Hepatitis B, C oder D zugrunde.

Prophylaxe

- **Hepatitis A:**
  - Aktivimpfung mit z. B. Havrix®
  - Passive Immunisierung durch Gabe von Immunglobulin (z. B. Beriglobulin®), z. B. wenn Reisebeginn < 1 Woche
- **Hepatitis B:**
  - Passiv (v. a. bei erfolgter Infektion, z. B. Nadelstich): Hep.-B-Hyperimmunglobulin → Verhinderung einer Infektion nur bei sofortiger Gabe (bis 6 h nach Kontakt)
  - Aktiv: Impfstoff (z. B. Harvix®) i. m., Wiederholungsimpfungen nach 1 und 6 bzw. 1, 2, 12 Monaten. Impfung nur, wenn HBsAg, Anti-Hbs negativ. Sicherer Impfschutz bei Titer > 50 IE/l, von Impfkommission als Routineimpfung bei Kindern empfohlen
  - Aktiv-passiv: bei Kontakt mit HBsAg-haltigem Material, Kontaktpersonen von HBsAg-Trägern, Neugeborene von HBsAg-pos. Müttern
- **Kombinationsimpfung:** Hepatitis A und B, z. B. Twindrix®.

16

Pflege

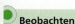

Beobachten
- Ausscheidungen (Aussehen, Häufigkeit, Menge, Konsistenz)
- Haut (Farbe, Spannungszustand, Juckreiz), Skleren (Ikterus)
- Vitalzeichen, Temperatur, Flüssigkeitsbilanz, Schmerzen
- Nebenwirkungen der Interferontherapie (z. B. grippeähnliche, neurologische Symptome, Gewichtsabnahme).

Allgemeine Pflege
- Körperliche Schonung je nach Befinden (z. B. zum Waschen aufstehen)
- Körperpflege: in Akutphase Teilwaschung (▶ Kap. 2.3.3)
- Ernährung: bei Inappetenz Infusionen; sobald möglich kalorisch angereicherte Aufbaukost (im Allgemeinen keine spezielle Diät erforderlich), Nahrungsmittel, die zu Beschwerden führen, meiden (z. B. Kohl, Frittiertes), striktes Alkoholverbot: Vorsicht bei Medikamenten (Tropfen)!
- Patient über Hygienemaßnahmen informieren
- Ausscheidungen: Hilfestellungen (▶ Kap. 2.8), Hygiene beachten
- Prophylaxen: Soor und Parotitis (▶ Kap. 2.3.7), Pneumonie (▶ Kap. 2.4.5), Dekubitus (▶ Kap. 2.2.11), Obstipation (▶ Kap. 2.8.4)
- Fieber: evtl. fiebersenkende Maßnahmen (▶ Kap. 2.6.3)
- Psyche: Gespräche, Aufklärung, Zuwendung
- Gesundheitsberatung: Stress meiden/mindern, Ruhephasen einplanen
- Auf Wunsch Information über Selbsthilfegruppen.

Symptomorientierte Hilfestellung
- **Ikterus:** morgens 1 Teelöffel Karlsbader Salz auf nüchternen Magen (Förderung von Stuhlgang und Gallenabfluss), warme Vollbäder (Anregung der Hautdurchblutung), feucht-warme Wickel zur Förderung der Leberdurchblutung (▶ Kap. 3.9.1)
- **Juckreiz:** mehrmals täglich Puder verwenden (z. B. Ingelan®), Duschen wie auch Ganzwäsche können Erleichterung verschaffen, evtl. Ringelblumensalbe. Warme Vollbäder und Wickel sind bei Juckreiz kontraindiziert
- **Oberbauchschmerzen:** warme Wickel, Kataplasmen (z. B. Enelbin®-Umschläge) auf dem Oberbauch
- **Muskel- und Gelenkschmerzen:** evtl. leichte Massagen.

Hygienemaßnahmen
Hepatitis A
- Hygienemaßnahmen sind auch bei HBsAg- und HCV-RNA-Trägern erforderlich
- Patient anleiten, sich nach jedem Toilettengang die Hände zu waschen
- Desinfektion aller Flächen, die mit dem Patienten in Kontakt gekommen sind
- Isolierung bis 1 Woche nach Auftreten des Ikterus wünschenswert
- Badewanne, Dusche nach Gebrauch korrekt desinfizieren, Benutzung durch andere Patienten ausschließen (z. B. abschließen, Patient mit Hepatitis zuletzt versorgen)
- Separate Toilette/Waschbecken zur Verfügung stellen, wenn nicht möglich Steckbecken/Nachtstuhl benutzen und entsprechend entsorgen.

16

Hepatitis B und C

- Isolation ist bei Hepatitis B und C nicht erforderlich, solange Einhaltung der hygienischen Maßnahmen gewährleistet ist und keine besonderen Umstände vorliegen (z. B. Verwirrtheit)
- Einhalten der allgemeinen Hygienerichtlinien (▶ Kap. 1.8)
- Eigener Abfallbehälter mit Deckel, kennzeichnen mit „Infektionsmaterial"
- Hygieneartikel des Patienten beschriften und gesondert aufbewahren, z. B. im Nachttisch, versehentliche Benutzung durch/für Mitpatienten ausschließen
- Mit Blut (auch wenn eingetrocknet!) kontaminierte Bettwäsche und Verbandmaterial gesondert entsorgen und kennzeichnen. Patient über Infektionsverhütung informieren (Wunden sofort abdecken, Kondome verwenden)
- Handschuhe und Schutzkittel bei Kontakt mit virushaltigem Material tragen sowie Mundschutz und Schutzbrille bei möglicher Aerosolbildung
- Laborröhrchen besonders kennzeichnen.

Gesundheitsförderung und Prävention

- Immunprophylaxe (Impfung) in Anspruch nehmen
- Unfallverhütung, d. h. spitze und scharfe Einmalartikel sofort in bruchsicheren Abwurf entsorgen, verletzungsminimierendes Material benutzen, kein Recapping (Kanüle nicht in Hülle zurückstecken)
- Handschuhe tragen beim Kontakt mit Ausscheidungen und Blut.

> **❗ Tipps und Tricks**
> - Möglichkeit der Impfung (A und B) für Pflegende in Anspruch nehmen, Titer regelmäßig überprüfen. Bei Verletzung mit kontaminierter Kanüle etc. Möglichkeit der passiven Immunisierung, wenn sie unmittelbar erfolgt
> - Hepatitis C: Antikörper sind erst Wochen bis Monate nach Infektion nachweisbar
> - Hepatitis B: 100-mal ansteckender als eine Infektion mit dem HI-Virus (40 Milliardstel Liter sind ausreichend), auch eingetrocknetes Blut ist ansteckend
> - Reinigungspersonal über Krankheitsfall informieren.

16.3.5 HIV und Aids

Erreger: **H**uman **I**mmunodeficiency-**V**irus (HIV-1 A-H und O, HIV-2)
Aids (**A**cquired **I**mmune **D**eficiency **S**yndrome)
Gruppen mit erhöhtem Risiko: männliche Homo- oder Bisexuelle mit wechselnden Partnern ohne Kondombenutzung, i. v.-Drogenabhängige mit gemeinsamer Nutzung von Nadeln und deren Geschlechtspartner, Transfusionsempfänger (geringes Restrisiko 1:1.000.000), Kinder seropositiver nicht behandelter Mütter, Prostituierte mit sexuellen Kontakten ohne Kondom, Einwanderer aus Ländern mit hohem HIV-Vorkommen.
Übertragungswege: perkutane Verletzungen, Schleimhäute, Blut, Sperma, Scheidensekret, Muttermilch, Plazenta. Durch andere Infektionswege (Urin, Stuhl, Speichel, Tränen, Schweiß) keine Ansteckungsgefahr. Hohe Infektionsfähigkeit: kurz nach Infektion, nach Ausbruch von Aids.

- Begünstigende Faktoren für eine Infektion: Co-Infektionen mit z. B. Herpes genitalis, Hepatitis B/C, Syphilis, Gonorrhö, Chlamydien, sexuelle Kontakte während der Menstruation, Genitalverletzungen
- HIV 1 gilt als infektiöser als HIV 2 (hauptsächlich auf Westafrika beschränkt).

Symptome

Akute HIV-Infektion: v. a. Temperaturerhöhung bis Fieber, Lymphknotenschwellung, Hautreaktionen. Symptome verschwinden nach einigen Tagen wieder, danach über lange Zeit symptomlos (1,5–12 Jahre und mehr). Spätere Symptome treten bei zunehmender Schädigung des Immunsystems auf. Die Stadien der Infektion werden nach der Klassifikation des Centers for Disease Control and Prevention (CDC) unterteilt 1993/2008 (▶ Tab. 16.8, ▶ Tab. 16.9).

Das Stadium nach CDC wird als Kombination der Klinik und der Laborkategorie angegeben (z. B. C3 CDS = Aids). I–III entspricht der Klassifikation von 2008. Bei Verschlechterung wird das Stadium angepasst. Der Patient behält jedoch das Stadium auch bei Besserung.

Diagnostik

- Anamnese und Klinik
- Blutentnahme für ELISA-Suchtest; HIV-IgG-Antikörper und p24 Ag. Wenn reaktiv (positiv) anschließend Bestätigungstest mittels Western-Blot. Wenn Suchtest nicht reaktiv (negativ) und Verdacht weiter besteht: Wiederholung nach 3 Monaten. Positives Ergebnis ist sicher nach reaktivem Bestätigungstest. Ein negatives Ergebnis gilt als sicher mit nicht reaktivem Test nach 3 Monaten. PCR-Test: Virusnachweis nach ca. 15 Tagen. Bestätigung durch Antikörpersuchtest notwendig. Wird nicht routinemäßig verwendet
- Bestimmung des Immunstatus: Gesamtzahl Lymphozyten, Lymphozytensubpopulationen (CD4) (▶ Tab. 16.9), Supressorzellen (CD8)
- Messung der Viruslast und -aktivität

Tab. 16.8 Klinische Kategorien	
A	Akute HIV-Infektion, asymptomatische Infektion oder generalisierte Lymphknotenschwellung
B	**HIV-assoziierte Erkrankungen** (Auswahl): • Mund-Rachen- oder Scheidensoor, Dauer ≥ 1 Monat • Fieber, chronische Durchfälle • Gürtelrose in mehreren Hautsegmenten • Haarleukoplakie (Befall der Zungenränder mit dem Epstein-Barr-Virus) • Listeriose • Periphere Neuropathie • Bei Frauen: Entzündungen des kleinen Beckens, Zervixdysplasie/Carcinoma in situ
C	**Aids-definierende Erkrankungen** (Auswahl): • Pneumocystis-Pneumonie oder > 2 bakterielle Lungenentzündungen im Jahr • Toxoplasmose-Infektion des Gehirns • Candidabefall von Luftröhre, Speiseröhre, Bronchien oder Lungen • Zytomegalie-Infektion (generalisiert oder als Retinitis) • Wiederholte Salmonellen-Sepsis • Herpes-simplex-Infektionen: chronische Ulcera (> 1 Monat), Bronchitis, Pneumonie, Ösophagitis • Kryptokokken- und Histoplasmose-Infektion außerhalb der Lunge • Darminfektion mit Mikrosporiden oder Kryptosporiden • Tuberkulose, atypische Mycobakteriose • Kaposi-Sarkom, malignes Lymphom, Zervixkarzinom • Wasting-Syndrom: schwerer körperlicher Mangelzustand (Kachexie) • HIV-Enzephalopathie • Progressive, multifokale Leukenzephalopathie (viral bedingte, fortschreitende Entmarkung der weißen Hirnsubstanz an mehreren Stellen gleichzeitig)

16

Tab. 16.9 Laborkategorien

CD4-Zellen µl	A = Asymptomatisch	B = Symptomatisch: HIV-assoziierte Erkrankungen	C = Symptomatisch: Aids-definierende Erkrankungen = Stadium Aids
1: > 500	Stadium I	Stadium I	Stadium III
2: 200–499	Stadium II	Stadium II	Stadium III
3: < 200	Stadium III	Stadium III	Stadium III

- Evtl. Resistenztest nach Therapiepause oder hoher Viruslast bei Therapie
- BSG, BB, Thrombos, AP, GOT, GPT, γ-GT, LDH, Elektrophorese, Immunglobuline, evtl. Hepatitis-, Lues-, CMV-, HSV-, EBV-, Toxoplasmose-Serologie
- Urinuntersuchung: Urinstatus, -kultur, Mykobakterien
- Bei V. a. Pneumocystis-carinii-Pneumonie: Rö-Thorax, Erregernachweis im Sputum, evtl. bronchoalveoläre Lavage oder transbronchiale Biopsie, Lungenfunktion, Messung O_2-Druck im Blut
- Bei V. a. auf Kaposi-Sarkom oder Lymphom: Biopsie
- Bei V. a. auf Pilzinfektion: Pilzkultur
- Bei zerebraler Symptomatik: CT, evtl. MRT.

Therapie
Ziel: deutliche Verbesserung des Verlaufs (Rückbildung HIV-bedingter Symptome, klinisch relevante Immunrekonstruktion, Anhebung der CD4-Zellen), Suppression der Viruslast. Eine HIV-Infektion gilt als behandelbar, aber nicht heilbar.
- Für Therapiebeginn unterschiedliche Ansätze, auf jeden Fall Stadium B und C (▶ Tab. 16.9), empfohlen bei asymptomatischen Patienten mit CD4 < 350 mit Tendenz zu früherem Beginn
- Orale Kombinationstherapie, i. d. R. 3 zugelassene antiretrovirale Medikamente (nicht alle Mittel können miteinander kombiniert werden), Therapieanpassungen z. B. bei Nebenwirkungen, Allergien, Resistenzen
- Eine HAART (highly active anti-retroviral therapy) besteht in der Regel aus 3 Wirkstoffen aus 2 Wirkstoffgruppen, Einnahme 1–2 × pro Tag. Einnahmebesonderheiten siehe Ernährung.

Antiretrovirale Therapie: Medikamentengruppen
- NRTI (Nuclear Reverse Transcriptase Inhibitors): z. B. Zidodudin (AZT) Retrovir®; Abacavir (ABC) Ziagen®; Tenofovir DF (TDF) Viread®
- NNRTI (Non Nuclear Reverse Transcriptase Inhibitors): z. B. Nevirapin (NVP) Viramune®; Efavirenz (EFV) Sustive®; Etravirin (ETR) Intelence®
- PI (Protease Inhibitors), Indinavir: z. B. Ataazanavir (ATV) Reyataz®; Lopinavir/r (LPV/r) Kaletra®
- INI (Intregrase Inhibitors): z. B. Raltegravir (RAL) Isentress®; Dolutegravir (DTG) Tivicay®
- Fusionshemmer (Entry Inhibitoren): z. B. Enfurvitide (ENF/T-20), Fuzeon® s. c.
- CCR5-Inhibitoren: Maraviroc (MVC) Celsentri® (nur bei CCR5 Tropismus)
- STR (Single Tablet Regimes – 1 Tablette mit 3–4 Wirkstoffen): z. B. Eviplera® (TDF/FTC/EFV), Stribild® (TDF/FTC/EVG/COBI), Trizivir® (AZT/ABC/3TC).

Behandlung spezieller Symptome (Beispiele)
- Pneumocystis-carinii-Pneumonie: Trimethophorim/Sulfamethoxalol (z. B. Baktrim®), Pentamidindiisethionat (z. B. Pentacarinat®), Neutrexin, Atova-

quon (z. B. Wellvone®) je nach Schweregrad; Prophylaxe bei Vorliegen von
< 200–250 Helferzellen/µl: z. B. Baktrim®, Eusaprim® oral
- Kaposi-Sarkom: z. B. Operation, Injektion von Chemotherapeutika (z. B. Vinblastin®), Bestrahlung, Chemotherapie
- Candida-Infektionen (▶ Kap. 16.3.6).

Meldepflicht
Anonyme Berichtspflicht des Labors bei positivem HIV-Bestätigungstest, freiwillige Fallmeldung durch Ärzte (Aids-Fallregister).

Pflege
Abhängig von Symptomen.

> **Beobachten**
> - Vitalzeichen, Atemfrequenz, ggf. Bilanzierung
> - Infektionszeichen (Fieber, Auswurf)
> - Haut, Schleimhäute (Aussehen, Veränderungen, Hämatome)
> - Ausscheidungen (Menge, Konsistenz, Häufigkeit, Veränderungen)
> - ZNS (Sehstörung, Kopfschmerzen, Sprach-, Gleichgewichts-, Konzentrations- und Gedächtnisstörung), Sensibilitätsstörungen
> - Psyche: Depression, Angst, Trauer, Schuldgefühle, Suizidgedanken etc.
> - Medikamenteneinnahme, NW der Medikamente.

Psychische Unterstützung
- Kommunikation ermöglichen mit Pflegenden, Ärzten, Sozialdienst, Psychologen, Besuchern. Bei Besuch nicht stören. Patient vor Überforderung schützen. Beobachtung des Befindens nach Besuchen, Anrufen etc.
- Bereit sein, auch Probleme zu besprechen, z. B. gesellschaftliche Probleme (Angst vor Aids-Kranken, Partnerschaftsproblemen), Zukunftsprobleme, ggf. Suchtprobleme, Angst vor dem Tod (▶ Kap. 6)
- Möglicherweise diskriminierendes Verhalten, z. B. RR-Messung mit Mundschutz und Handschuhen, separate Toilette, gesonderte Terminplanung, extra Kurvenkennzeichnung, wenn kein Zusatzgrund vorliegt, reflektieren
- Kontakt zu Beratungsstellen anbieten
- Auf Wunsch Information über Selbsthilfegruppen.

Hygienische Maßnahmen
- Hygiene- und Desinfektionsmaßnahmen wie bei durch Blut und andere Körperflüssigkeiten übertragenen Krankheiten
- Verhalten bei Nadelstichverletzungen (▶ Kap. 1.5.2).

Desinfektionsmaßnahmen
- Normale Reinigungs- und Desinfektionsmaßnahmen
- Die gängigen Haut-, Hände- und Flächendesinfektionsmittel wirken auch gegen HIV, Temperaturen über 60 Grad töten das Virus ab
- HI-Viren sind außerhalb des Körpers wenig widerstandsfähig. Sobald getrocknet, keine Ansteckung mehr möglich.

Allgemeine Pflege
- Unterbringung: Patient kann mit anderen Infektionskranken in einem Zimmer liegen. Einzelzimmer ist nur bei Immunschwäche zum Schutz vor Infek-

16

tionen durch andere Patienten erforderlich. Isolation nur z. B. bei unkontrollierter Blutung, Salmonellen, offener Tbc (▶ Kap. 16.3.1)

- Immungeschwächte Patienten vor zusätzlichen Infektionen durch Personal, Mitpatienten, Besucher schützen:
  - Konsequente Anwendung der allgemeinen Hygienerichtlinien (▶ Kap. 1.8)
  - Besondere Sorgfalt, z. B. bei Behandlungspflege, Körperpflege
  - Bei Erkältung Mundschutz tragen
- Auf regelmäßige Medikamenteneinnahme achten, ggf. Hilfe (z. B. Zermörsern), Einnahmerichtlinien beachten
- Häufige Mundpflege (▶ Kap. 2.3.6), mind. nach jeder Mahlzeit
- Verletzungen vermeiden (z. B. weiche Zahnbürste, Trockenrasur)
- Pflege bei Fieber (▶ Kap. 2.6.3), bei Diarrhö medikamentöse Therapie
- Pflege bei Durchfall (▶ Kap. 2.8.2, ▶ Kap. 16.3.3)
- Bei Bedarf Mobilisation, Physiotherapie
- Pflege bei Schmerzen (▶ Kap. 2.11), verursacht z. B. durch Polyneuropathie (▶ Kap. 20.6.1), Reizung der Hirnhäute.

Haut- und Körperpflege
Körperpflege: sorgfältige Intimpflege, gut abtrocknen, Bäder mit rückfettender Substanz, Hautpflege (▶ Tab. 16.10).

Ernährung
- Appetitlosigkeit: Wunschkost! Kalorien-, eiweiß- und vitaminreich, nicht zu scharf, Zwischenmahlzeiten
- Evtl. Nahrungsmittel durch Angehörige mitbringen lassen
- Durchfall (▶ Kap. 2.8.1), Übelkeit (▶ Kap. 2.7.7)
- Bei starker Ösophagitis evtl. passierte Kost; evtl. Sondenkost, gekühlte Kost
- Möglichst wenig Zucker (fördert Pilzbefall, ▶ Kap. 16.3.6)
- Ausreichende Flüssigkeitszufuhr
- Auf rohe und halbrohe tierische Lebensmittel verzichten, z. B. Eier, Muscheln, Fleisch, Gefahr von Infektionen (z. B. Toxoplasmose)
- Einnahmehinweise für Medikamente beachten, z. B.: Retrovir® zu oder nach den Mahlzeiten; Eviplera R mit Nahrung (ca. 400 kcal) einnehmen, nicht zusammen mit PPI (Protonenpumpenhemmer), z. B. Omeprazol®; Efavirenz

16

Tab. 16.10 Hautpflege (▶ Kap. 2.3.2)		
Symptom	**Mögliche Ursachen**	**Maßnahmen**
Trockene Haut, Juckreiz	• HIV-bedingte Veränderung der Hautfette • Schlechter Ernährungszustand • Verminderter Immunstatus	• Ölbäder, Hautöle, Fettsalben • UV-Bestrahlung nach Anordnung
Allergische Reaktionen, z. B. Ekzem	• Medikamentennebenwirkung • Verminderter Immunstatus	• Absetzen/Ändern der Medikation, Kortison (Arzt) • Ständige Beobachtung, da Gefahr von lebensbedrohlichen allergischen Reaktionen
Wundheilungsstörung	Verminderter Immunstatus	Steriler Verbandwechsel
Seborrhö	Unbekannt	Salben nach Anordnung (z. B. teerhaltig, Antimykotika)

(Sustiva®, Atripla®) nur nüchtern einnehmen, vor dem Schlafen, ggf. individuellen Zeitplan erstellen.

Pflege bei speziellen Krankheiten

Kaposi-Sarkom

- Hautpflege: Dekubitusprophylaxe (▶ Kap. 2.2.11)
- Wegen Blutungsgefahr Verletzungen vermeiden, z. B. durch Anstoßen → evtl. Polsterverbände
- Lymphknotenbefall: entlastende Positionierung der Beine/Arme, Kompressionsverband, Lymphdrainage.

Erkrankungen der Lunge

- Gute Belüftung des Zimmers, Pneumonieprophylaxe (▶ Kap. 2.4.5)
- Nach ärztlicher Anordnung O_2-Gabe, Atemtherapie, Inhalation, Absaugen, in schweren Fällen Intensivtherapie und -pflege
- Atemnot (▶ Kap. 2.4.1).

Erkrankungen des ZNS

- Obhutspflicht (z. B. darauf achten, dass verwirrter Patient nicht unbeaufsichtigt die Station verlässt)
- Orientierungshilfen (z. B. Zimmertür markieren)
- Für evtl. Krampfanfälle Antiepileptikum bereithalten (z. B. Diazepam® als Rektiole)
- Bei Bedarf Bettgitter. Rechtliche Vorgaben bei freiheitsentziehenden Maßnahmen beachten (▶ Kap. 1.9.5).

Candida-Infektion

Candidosen ▶ Kap. 16.3.6

Gesundheitsförderung und Prävention

- Schutz durch Therapie: gut eingestellte HIV-Therapie kann die Viruslast unter die Nachweisgrenze senken und so bei sicherer Medikamenteneinnahme und regelmäßiger Verlaufskontrolle eine Übertragung mit sehr hoher Wahrscheinlichkeit verhindern
- Nach Verletzung mit nachweislich oder hoher Wahrscheinlichkeit infektiösem Material Maßnahmen gemäß Verhaltensrichtlinien nach Nadelstichverletzungen ergreifen (Verweis?) und Indikation zur Einnahme einer Postexpositionsprophylaxe prüfen
- „Safer Sex", bei Geschlechtsverkehr mit wechselnden Partnern Kondome benutzen
- Drogenabhängige dürfen Injektionsbestecke nicht mit anderen teilen
- Sorgfältige Indikationsprüfung von Bluttransfusionen, wenn möglich Eigenblut.

16

Tipps und Tricks

- Bezugspersonen bedürfen meist ebenso der Unterstützung wie Patient selbst, z. B. Gespräche mit Arzt ermöglichen, aufklären
- Eine intensive psychische Unterstützung ist sehr wichtig bei Erstdiagnose und bei progredientem Verlauf
- Pflege individuell gestalten, insbes. im häuslichen Umfeld
- Unter keinen Umständen Schweigepflicht verletzen (z. B. gegenüber Mitpatienten, Reinigungspersonal)

- Auch am Vollbild Aids erkrankte Patienten werden häufig wieder aus dem Krankenhaus zur rehabilitativen Pflege entlassen, Sozialdienst einschalten
- Auf regelmäßige Medikamenteneinnahme achten: verhindert Resistenzen, Wechselwirkungen mit anderen Medikamenten und Naturheilmitteln beachten.

16.3.6 Candidosen

Erreger: Candida albicans, selten z. B. Candida glabrata, Candida krusei. **Infektionsgang:** meist endogene Infektion, aber auch von Mensch zu Mensch, z. B. durch Sexualkontakt, Gebrauchsgegenstände, Vernebler, Wäsche, Schwimmbad, Sauna.

Beachten
Begünstigende Faktoren für Candidosen
- Feuchte Wärme und/oder Luftabschluss von Hautbezirken
- Störungen der Vaginalflora durch erhöhte Gestagenwirkung (Schwangerschaft, Ovulationshemmer usw.)
- Druckstellen an der Mundschleimhaut, z. B. durch Zahnprothesen
- Venen- oder Blasenkatheter, chirurgische Eingriffe
- Verbrennungen
- Maligne Prozesse, z. B. Leukose
- Endokrine Erkrankungen, z. B. Diabetes mellitus
- Medikamente, z. B. Antibiotika, Immunsuppressiva, Zytostatika
- Allergien
- Immunstörungen, chronische Virusinfekte, z. B. Herpes
- Häufiger Genuss von Süßigkeiten.

Erkrankungen
- Orale Candidiasis: Mundsoor (▶ Kap. 2.3.7)
- Intestinale Candidiasis: häufig Befall der Speiseröhre, seltener Magen und Darm
- Candidiasis des Respirationstrakts: Soorbronchitis oder Bronchopneumonie, fast immer sekundär, Mundsoor häufigster Ausgangspunkt
- Candidiasis des Urogenitaltrakts: Harnblase und Vagina häufigste Lokalisation
- Candida-Endokarditis, -Meningitis, -Arthritis, -Peritonitis, -Sepsis
- Haut und Nägel (▶ Kap. 2.3.2, ▶ Kap. 2.3.3), bei Säuglingen Windelsoor.

Symptome
Häufig uncharakteristisch.
- Allgemein: z. B. Alkoholunverträglichkeit, Erschöpfungssyndrom, Haarausfall, Hormonstörungen, Kopfschmerzen/Migräne, Muskel- und Gelenkschmerzen
- Allergisch: z. B. Hautkrankheiten (bes. Akne, Neurodermitis), Asthma, Heuschnupfen, Hyperaktivität, Nahrungsmittelunverträglichkeiten
- Psychisch: Aggressivität, Depressivität, Gereiztheit, Lustlosigkeit, suchtartiger Heißhunger auf Süßigkeiten

16

- Neurologisch: z. B. Gedächtnisstörungen, geschwächte Lern-, Denk- und Konzentrationsleistung, Muskelzittern, Ohrensausen, Schwindel, Geh- und Sehstörungen
- Immunologisch: häufig leichtes Fieber und Herpes, Infektanfälligkeit, Lymphknotenschwellungen
- Magen-Darm-Trakt: Afterjucken, Aphthen, Blähungen (häufig übel riechend), Darmgeräusche („Rumoren"), Druckempfindlichkeit im Bauchbereich, Soor im Mund (▶ Kap. 2.3.7), Durchfall und Verstopfung im Wechsel, Übelkeit
- Koliken, Windeldermatitis, Zahnfleischentzündung, Druckstellen durch Zahnprothesen, Zungenbelag (▶ Kap. 2.3.6)
- Harnwege und Geschlechtsorgane: Brennen und Juckreiz an Genitalien und in Harnröhre, Ausfluss, Blasenentzündung, Eileiter- und Eierstockentzündungen, verstärktes prämenstruelles Syndrom, Menstruationsbeschwerden, Balanitis, Prostataentzündung, Schamhaarausfall, Schmerzen beim Geschlechtsverkehr
- Atemwege: z. B. Asthma-Symptomatik (▶ Kap. 9.5.2).

Diagnostik
- Kultureller, mikroskopischer und histologischer Nachweis (Abstrich, Punktat, Stuhl, ▶ Kap. 3.7.1)
- Suche nach begünstigenden Faktoren, z. B. Diabetes mellitus
- Klinisches Bild
- Besserung durch Anwendung von Antimykotika?
- Antikörpertest (z. B. CHAT: hauptsächlich IgM, Candida-ELISA-Test, IgA, IgG, IgM)
- Kontrolle Transaminasen, Eisen, Magnesium, Zink
- Bei neurologischen Symptomen evtl. Hirn-SPECT (**S**ingle-**P**hoton-**E**mis-sions-**C**omputer-**T**omografie)-Untersuchung: Virusbefall des Gehirns?

Therapie
- Antimykotische Therapie
- Eliminierung prädisponierender Faktoren, z. B. Absetzen von Antibiotika
- Stärkung des Immunsystems, z. B. mit Echinacea
- Ernährungsumstellung (▶ Kap. 2.7)
- Evtl. Allergiebehandlung
- Evtl. Aufbau der Darmflora mit milchsäurebildenden Bakterien (Laktobazillen, Bifidobakterien). Gleichzeitig unterstützende Therapie mit Nystatin.

Gesundheitsförderung und Prävention
- Haut immer gut abtrocknen, insbesondere Zehenzwischenräume und Hautfalten
- Lebensmittel: Obst und Gemüse vor Verzehr gründlich waschen; Essensreste, verschimmelte Lebensmittel komplett verwerfen
- Kleidung: keine Synthetikkleidung tragen, Kontakt mit Gegenständen (z. B. Kleidungsstücken, Wäsche, Geschirr) Infizierter meiden, atmungsaktive Kleidungsstücke tragen, an Orten mit feucht-warmem Milieu Schuhe und Strümpfe tragen
- Wohnung mehrmals täglich lüften (Schutz vor Schimmelpilzen).

Pflege
Pflege bei Haut- und Nagelpilzen (▶ Kap. 22.6), Soor im Mund (▶ Kap. 2.3.7)

16

Beobachten

Haut, Schleimhäute, Genitale, Bereiche mit Intertrigogefahr, z. B. Achseln, Leisten, unter den Brüsten, zwischen Fingern und Zehen, Gesäßspalte.

Beachten

- Candidapilze bleiben auf unbelebten Gegenständen ca. 24 h vermehrungsfähig
- Kontamination von Medikamentenbehältnissen (z. B. Tuben) vermeiden, nicht ins Bett legen, Entnahme nur mit frischem Spatel/Handschuh
- Gründliche Hygiene und Desinfektion des Intimbereichs, z. B. beim Legen eines Blasenkatheters
- Patient über notwendige und regelmäßige Medikamenteneinnahme sowie Dauer der Therapie informieren, die auch nach dem Verschwinden der Symptomatik weitergeführt werden muss.

- **Körperpflege:**
  - Befallene Köperregionen immer zuletzt waschen, Waschutensilien tgl. wechseln
  - Zahnbürste zu Beginn der Therapie und dann 1 × pro Woche erneuern (evtl. Pilzbefall)
  - Unterwäsche, Handtücher usw. bei 95 °C waschen
  - Zahnprothese desinfizieren
- **Genitalbereich:** Mitbehandlung des Sexualpartners
- **Atemwege:** Inhalationen (Arzt), z. B. mit Nystatin
- **Ernährung:** viel Flüssigkeit (2–3 l); mineralstoff- und vitaminreich; zucker-, hefefreie und ballaststoffreiche Ernährung für mind. 3 Wochen, später zucker- und hefearme Kost:
  - Ungünstige Nahrungsmittel: z. B. weißer Zucker, Weißmehl, Alkohol, süße Getränke (z. B. Cola, Limonade, Fruchtsaft: enthalten leicht verwertbare Kohlenhydrate)
  - Günstige Nahrungsmittel: z. B. Gemüse, Vollkorngetreide, Hülsenfrüchte, Nüsse, Fleisch, Mineralwasser, Tee, Milch, Kaffee, kohlenhydratfreie Süßstoffe (z. B. Saccharin)
- **Psyche:** Gespräch, Information über Selbsthilfegruppen.

Tipps und Tricks

- Bei Candidosen im Mundbereich/Atmungstrakt: Verneblerschläuche immer bei jedem Patienten wechseln
- Behandlung nach Abklingen der Symptomatik ca. 2–3 Wochen weiterführen
- Bei immungeschwächten Patienten mit Pilzerkrankungen besteht erhöhte Ansteckungsgefahr für Kontaktpersonen
- Kratzen vermeiden: begünstigt Übertragung auf andere Körperstellen.

16.3.7 Lyme-Borreliose

Erreger: Borrelia burgdorferi, Borrelia garinii, Borrelia afzelii. **Infektionsgang:** hauptsächlich durch Stich des Holzbocks (Zeckenart); in der Schwangerschaft auf

ungeborenes Kind (Folge sind syphilisähnliche Fehlbildungen), sehr selten durch Blutkonserven. **Auftreten:** weltweit mit regionalen Schwerpunkten.
Gefährdete Personen: Menschen, die sich viel im Wald aufhalten (z. B. Waldarbeiter). Impfung/Meldepflicht: keine.

Symptome
Atypische Verläufe möglich, Stadien können fehlen, sich unbehandelt zurückbilden oder schubweise auftreten.

Stadium 1
- Lokale Infektion der Haut: 60 % der Fälle ca. 10–14 Tage nach Zeckenstich charakteristisches, ringförmiges Erythem um Bissstelle („Wanderröte"), verschwindet teilweise ohne Therapie oder dehnt sich über Monate langsam in die Umgebung aus
- Evtl. grippeähnliche Symptome (Schweißausbrüche, Abgeschlagenheit, Kopf- und Gliederschmerzen).

Stadium 2
Streuung des Erregers über Blut- oder Lymphbahn. Dauer bis zu 10 Wochen (unbehandelt wenige Wochen bis mehrere Monate).
- Grippeähnliche Symptome (extreme Schweißausbrüche, Abgeschlagenheit, Fieber, Kopf- und Gliederschmerzen); evtl. Gewichtsabnahme; schneller, heftig empfundener Puls; selten „Wanderröte" an mehreren Körperstellen (polytope Erytheme)
- Starke Müdigkeit, Konzentrationsprobleme, Schwindelattacken
- Bei weiteren Symptomen große Vielfalt möglich:
  - Pseudoradikuläre Schmerzsyndrome mit starken Schmerzen, Gipfel oft nachts, Belastung verschlimmert Symptome
  - Sensorische Störungen, z. B. „Ameisenlaufen", Hitze- und Kältegefühle, neurologische Störungen, Fazialisparese
  - Lyme-Karditis (Myokardinsuffizienz, anfallsartige absolute Arrhythmie)
  - Evtl. Gelenkentzündungen
  - Neuroborreliose (ZNS-Befall).

Stadium 3
Chronisches Stadium: Immunsystem bekämpft Erreger → Zahl der Borrelien wird reduziert → dennoch Überleben an einigen Stellen Borrelien, die vom Immunsystem schlecht erreicht werden, (z. B. Bindegewebe) → Wiederauftreten der Krankheit in unregelmäßigen Abständen (Monate bis Jahre nach Infektionsbeginn).
- Von Gelenk zu Gelenk „springende" Entzündungen
- Muskelentzündungen
- Knochen- und Weichteilschmerzen (Fibromyalgien)
- Chronische periphere Nervenentzündungen (Polyneuropathien)
- Chronische Lyme-Karditis (Folge Kardiomyopathie)
- Augenbeteiligungen, z. B. Konjunktivitis
- Selten: chronische Enzephalitiden, evtl. hirnorganisches Psychosyndrom
- Haut an Extremitäten: Acrodermatitis chronica atrophicans (kissenartig geschwollene, blaurot verfärbte Haut, vor allem an Streckseiten der Gelenke, zunehmende Atrophie der Epidermis, extrem dünnes, transparentes Aussehen).

Diagnostik
- Anamnese: z. B. Aufenthalt in gefährdetem Gebiet, Zeckenstich?
- Blutentnahme: Nachweis spezifischer Antikörper (60 %), in den ersten 4–6 Wochen Antikörper nicht immer nachweisbar, u. U. Untersuchung wieder-

16

holen. Bei positivem Ergebnis Bestätigungstest per Western-Blot (falschpositive Ergebnisse möglich)
- Klinisches Bild
- Evtl. Lumbalpunktion: Differenzialdiagnose Frühsommer-Meningoenzephalitis (FSME) → virale Infektion des ZNS durch Zecken;
Symptome: 1. Phase grippeähnlich, evtl. Fieber; 2. Phase neurologische Symptome, z. B. Lähmungen.

Therapie
- Antibiotika, im Frühstadium z. B. Tetracycline oral oder i. v. (besonders bei lange zurückliegender Infektion). Bei Kindern orale Medikamentengabe. Tetracycline nicht bei Kindern → Zahnschäden und -verfärbungen, eher Penicillin, Amoxicillin oder Ceftriaxon
- Symptomatisch.

Pflege
Borreliose hat großes Spektrum möglicher Symptome, deshalb Orientierung an auftretenden Symptomen.

Beobachten
- Haut: Erythem, Atropie
- Vitalzeichen, Temperatur, Schweiß, Allgemeinzustand
- Schmerzen: Stärke, Lokalisation, Zeitpunkt
- Sensibilität, Auftreten weiterer Symptome.

- Ruhe ermöglichen
- Regelmäßige Medikamenteneinnahme sicherstellen
- Fieber (▶ Kap. 2.6.2), Schweiß (▶ Kap. 2.8.6), Schwindel (▶ Kap. 20.1), Schmerzen (▶ Kap. 2.11)
- Psyche: Gespräche anbieten, Information
- Evtl. Physiotherapie, Massage.

Gesundheitsförderung und Prävention
Besonders in gefährdeten Waldbezirken:
- Hohes Gras, Unterholz und Dickicht meiden
- Körperteile soweit möglich bedecken, z. B. lange Hose, helle Kleidung
- Freie Körperstellen mit Abwehrmittel einreiben, z. B. Autan®
- Nach Waldbesuch oder Gartenarbeit Körper auf Zecken kontrollieren (lassen), Zecken mit Pinzette oder durch Arzt entfernen/lassen: so schnell wie möglich (Wahrscheinlichkeit der Übertragung steigt mit Dauer des Saugaktes) und vorsichtig entfernen, nicht zerquetschen (Borrelien im Zeckendarm)
- Zecke evtl. durch Arzt oder Gesundheitsamt untersuchen lassen
- Nach Zeckenstich umgebende Haut beobachten. Wenn nach 4–6 Wochen Hautrötung auftritt, Arzt informieren.

Tipps und Tricks
- Zecken vor dem Entfernen nicht mit Nagellack, Klebstoff, Öl etc., bestreichen (vermehrte Speichelproduktion und Erbrechen der Zecke → erhöhtes Übertragungsrisiko)

- In der Haut verbleibende Mundwerkzeuge werden i. d. R. innerhalb der nächsten Tage ausgeschieden (wenn nicht oder bei Infektion: Arzt aufsuchen).

16.3.8 Scharlach

Erreger: β-hämolysierende Streptokokken (Streptococcus pyogenes). **Infektionsgang:** Tröpfcheninfektion, Kontaktinfektion (Eiter, kontagiöse Gegenstände), Nahrungsmittel (Milch). **Inkubationszeit:** 2–7 Tage. **Meldepflicht:** Tod, Erkrankungen in Gemeinschaftseinrichtungen.

Symptome
Prodromalstadium
- Hohes Fieber, evtl. mit Schüttelfrost
- Kopfschmerzen
- Evtl. Erbrechen
- Reduzierter AZ
- Tonsillitis mit geschwollenen geröteten Mandeln, starken Halsschmerzen (evtl. in Ohrregion ausstrahlend), Schluckbeschwerden, belegte Zunge
- Rotfleckiger Ausschlag (Enanthem) an Rachenschleimhaut und weichem Gaumen, schuppt sich in der 2. Krankheitswoche
- Meist ab 2. Krankheitstag: Exanthem für 2–3 Tage → stecknadelkopfgroße, dicht beieinander stehende samtartige Makulopapeln, an Hals/Schulter beginnend, stärkste Ausbildung in den Hautfalten, Gesicht frei (weißes Munddreieck).

Nach Exanthem:
- „Himbeerzunge"
- Lebervergrößerung
- Evtl. Milzschwellung.

Nach Ablauf der Erkrankung: Schuppung der Haut, besonders an den Handinnenflächen und Fußsohlen.

Diagnose
- Klinik
- Racheninspektion
- Rachenabstrich (evtl. Streptokokken-Schnelltest).

Therapie
- Penicillin, evtl. Erythromycin
- Bei häufigen Erkrankungen evtl. Tonsillektomie.

Komplikationen
Im Allgemeinen selten:
- Otitis media
- Rheumatisches Fieber
- Glomerulonephritis
- Sepsis
- Zweitinfektion mit anderer Streptokokkenart nach kurzer Zeit.

16

Pflege

Beobachten
- Vitalzeichen, Atemfrequenz
- Fieber (alle 2 h, nach Besserung 3 × tgl.)
- Haut (Exanthem)
- Allgemeinzustand
- Rachen
- Schmerzen
- Ein- und Ausfuhr, auch Schweiß
- Symptome einer Zweitinfektion.

- Allgemeine Maßnahmen in der Klinik:
  - Einzelunterbringung
  - Mund-Nasenschutz
  - Schutzkleidung, Handschuhe bei Kontakt mit erregerhaltigem Material (Dauer: bis 24 h nach Beginn wirksamer Therapie)
- Bettruhe bis nach Entfieberung, dann Ruhe ermöglichen
- Körperpflege: evtl. Hilfe (▶ Kap. 2.3.3)
- Ernährung: weich, evtl. flüssig, viel Flüssigkeit, Wunschkost
- Prophylaxen: Pneumonie (▶ Kap. 2.4.5), Obstipation (▶ Kap. 2.8.4), Mundpflege (▶ Kap. 2.3.6) bzw. Gurgeln mit desinfizierenden Substanzen
- Fieber (▶ Kap. 2.6.3)
- Halsschmerzen: kalte Halswickel (▶ Kap. 3.9.1)
- Information des Patienten über Gefahr einer Zweitinfektion
- Auf regelmäßige Tabletteneinnahme achten.

16.3.9 Multiresistente Staphylococcus-aureus-Stämme (MRSA)

Hauptursachen für erhöhte Resistenzen
- Häufige Verordnung von Antibiotika, auch zur Prophylaxe
- Hygienefehler, z. B. mangelnde Händedesinfektion
- Deutliche Zunahme von Risikopatienten und intensivmedizinischen Maßnahmen
- Mangelnde Informationen bei Verlegung erkrankter Patienten an Nachfolgeeinrichtungen, z. B. Altenpflegeeinrichtung
- Einsatz von Antibiotika in der Massentierhaltung.

Einige Staphylokokken inaktivieren Penicillin und penicillinasefeste Penicilline (z. B. Oxacillin) → multiresistente Keime. Deutliche Zunahme weltweit!

Infektionsorte
- Fast alle Organe und Körperhöhlen möglich, z. B. Furunkel, Karbunkel, Mastitis, Osteomyelitis, postoperative Wundinfektionen, Pneumonie, Sepsis (▶ Kap. 16.3.11)
- Nasenschleimhaut, Leiste ohne Krankheitszeichen.

16

Übertragung

Luft (Tröpfcheninfektion bei Husten, Niesen, Sprechen), Staub (Klimaanlage), Haut (z. B. Hände schütteln), verunreinigte Gegenstände, Selbstinfektion mit körpereigener Besiedelungsflora (z. B. bei invasiven Eingriffen).

Diagnostik

- Abstrich: Erregernachweis und Antibiogramm
- Klärung Übertragungsweg: Nasenabstriche von Kontaktpersonen.

Therapie

Lokal

- Kolonisierung der Nase: Mupirocin Nasensalbe (z. B. Bactrobol-Nasal®) über 5 Tage, 3 × tgl.
- Kolonisierung der Haut (Wunden): Körperpflege tgl., z. B. mit Skinman Skrup® (Waschen oder Duschen, bei Vollbad Wannendesinfektion!) einschließlich 2 × wöchentlich Haare waschen, z. B. mit Chlorhexidin-Hibiclens® oder PVP-Jod (schwächer wirksam).

Systemisch bei Infektionszeichen

- Glykopeptide (Vancomycin® oder Teicoplamin®), evtl. kombiniert mit Rifampicin
- Kolonisierte Patienten: Rifampicin evtl. kombiniert mit Ciprofloxacin
- Oxazolidinone (Linezolid®).

Pflege

Beobachten

- Infektionszeichen, Wunden (Aussehen, Wundsekret)
- Vitalzeichen, Schmerzen.

- Die Pflege richtet sich nach befallenem Organ und Zustand des Patienten
- Körpertemperatur häufig erhöht, Pflege bei Fieber (▶ Kap. 2.6.3)
- Psychische Betreuung: Information, Gespräche, Beschäftigungsmöglichkeit suchen/anbieten.

Hygiene

- Aufklärung der Patienten über Hygienemaßnahmen
- Isolierung: bei vereinzeltem Auftreten Isolierung auf der Station in Einzelzimmer, bei gehäuftem Auftreten Isolierstation bzw. Kohortenisolierung im Mehrbettzimmer. Isolierung bis 3 negative Kontrollabstriche im Abstand von einer Woche (evtl. auch 10–14 Tage). Bei Kolonisierung der Nase nur bis 24–48 h nach 1. Verabreichung der Nasensalbe
- Abstriche/Untersuchungsmaterial als infektiös kennzeichnen
- Schutzkittel anziehen, bleibt im Zimmer, auf Normalstation 1 × tgl. und auf Intensivstation 3 × tgl. wechseln
- Handschuhe tragen bei Körperpflege, Kontakt mit kontaminiertem Material, Wäsche
- Mundschutz tragen, v. a. bei Gefahr der Aerosolbildung, z. B. Absaugen (Verhinderung Besiedelung Mund-, Rachenraum) oder Besiedelung der Nasenschleimhaut
- Händedesinfektion vor und nach jeder infektionsgefährdeten Tätigkeit, nach Patientenkontakt, kein Händeschütteln

- Wundabdeckung mit okklusivem Verband
- Wäsche, Abfall im Zimmer in gesonderte Säcke geben (je nach Einrichtung) bzw. als infektiös kennzeichnen, Wäsche und Kleidung des Patienten tgl. wechseln
- Pflege- und Hilfsmittel verbleiben im Patientenzimmer
- Handhabung von Geschirr je nach Hygieneplan (evtl. im Zimmer in Desinfektionslösung geben vor Weitergabe an die Spülküche).

Maßnahmen vor Verlassen der Station
- Nur wenn unbedingt erforderlich, nach Rücksprache mit der Hygienefachkraft
- Transport auf frisch bezogener Trage, gilt nach Benutzung als kontaminiert
- Begleitperson muss frischen Schutzkittel anziehen, Patient trägt Mund-Nasenschutz.

Gesundheitsförderung und Prävention
- Antibiotikatherapie immer in angeordneter Dosierung und Dauer einnehmen
- Händedesinfektion entsprechend des Hygieneplans (Beachte: Jeder Patient könnte Träger resistenter Keime sein).

Beachten
- Reinigungspersonal informieren, Zimmer mit separaten Utensilien reinigen (Keimverschleppung), Hygienefachkraft informieren (Hilfestellungen)
- Erkrankte und behandelte Mitarbeiter sollen nicht in Risikobereichen eingesetzt werden (z.B. Intensivstation)
- Erreger überlebt lange in der Umgebung, nach Sanierung z.B. Vorhänge waschen lassen
- Patient über Notwendigkeit regelmäßiger Kontrollen informieren, Rezidive können auch nach 6–12 Monaten auftreten
- MRSA im Pflegeverlegungsbericht vermerken
- Bei chronischer Besiedelung Möglichkeiten für Sozialkontakte im Krankenhaus schaffen
- Bei gehäuftem Auftreten Nasenabstrich bei Mitpatienten und Personal.

16.3.10   Erkrankung durch Pseudomonaden

Wichtigster **Erreger:** Pseudomonas aeroginosa. Keim ist sehr widerstandsfähig gegen Umwelteinflüsse, viele Desinfektionsmittel und Antibiotika.
Verbreitung: durch feuchtes Milieu und stehendes Wasser („Pfützenkeim").

Krankheitsbilder
- Wundinfektionen mit blaugrünem Eiter
- Meningitis, z.B. Erregerverschleppung nach Lumbalpunktion
- Harnwegsinfektion nach Legen/Wechseln eines Blasendauerkatheters
- Infektion der Atemwege, z.B. durch kontaminierte Beatmungsgeräte, Inhalationsgeräte.

Besonders gefährdete Personen
- Schwerkranke und abwehrgeschwächte Patienten, z.B. Aids, Leukämie
- Patienten mit großflächigen Hautwunden, z.B. Verbrennungen
- Patienten nach Eingriffen
- Beatmungspatienten.

Übertragung

- Hände und andere kontaminierte Stellen von Pflegenden/Patienten
- Sanitärbereich
- Ungenügend desinfizierte Geräte, z. B. Bronchoskope, die nicht sterilisiert werden
- Geräte, die von mehreren Patienten benutzt werden, z. B. Inhalatoren.

Diagnostik

Erregernachweis, z. B. in Abstrich, Urin, Wundsekret.

Therapie

Antibiotika nach Antibiogramm da oft Multiresistenzen vorhanden, z. B. Piperacillin, Ceftazidim; teilweise Kombinationstherapie.

Pflege

Beobachten
- Infektionszeichen, Wunden (Aussehen, Wundsekret)
- Atmung, Temperatur
- Urin.

- Die Pflege richtet sich nach dem befallenen Organ und den Symptomen
- Ernährung: viele kleine Portionen anbieten, Wunschkost
- Fieber (▶ Kap. 2.6.3)
- Psychische Betreuung.

Gesundheitsförderung und Prävention

Striktes Einhalten aller Hygieneregeln: häufige nosokomiale Infektion!

Tipps und Tricks
- Pseudomonas-Erkrankungen können bei abwehrgeschwächten Patienten tödlich verlaufen
- Eine Verschleppung zu anderen Patienten ist unbedingt zu verhindern: Hygienemaßnahmen einhalten
- Medizinische Geräte, Tuben, Tropfenflaschen im Zimmer der Patienten belassen, nach Ende der Anwendung verwerfen bzw. aufbereiten lassen.

16

16.3.11 Sepsis

Definition

Sepsis: Systemische Entzündungsreaktion als Folge einer Infektion mit mind. 2 der folgenden Kriterien:
Körpertemperatur < 36 oder > 38 °C, Herzfrequenz > 90/min, Atemfrequenz > 20/min oder arterieller Kohlendioxidpartialdruck < 33 mmHg und/oder maschinelle Beatmung, Leukozyten > 12.000 oder < 4.000 mm³ und/oder Linksverschiebung im Differenzialblutbild.
Schwere Sepsis: Sepsis mit Organstörungen, z. B. Lunge, Niere.

Typische Sepsiserreger
- Gramnegative Bakterien, z. B. Escheria coli, Salmonellen
- Grampositive Bakterien, z. B. Staphylokokken, Streptokokken
- Pilze, z. B. Candida, Aspergillen.

Symptome
Kein einheitliches Krankheitsbild. Symptome je nach Grunderkrankung, Abwehrlage, Erreger und Infektionsherd unterschiedlich ausgeprägt. Oft liegen nur einzelne Symptome vor:
- Intermittierend hohes Fieber, Schüttelfrost (in ca. 10 % Hypothermie < 35,5 °C), bei Kleinkindern oft Fieberkrämpfe
- Schweres Krankheitsgefühl, Übelkeit, Erbrechen, evtl. schlechter Allgemeinzustand
- Haut anfangs gut durchblutet (Weitstellung der Hautgefäße durch Toxine), im Verlauf kühl, zyanotisch, marmoriert, evtl. Exanthem. Ödeme: Lid, Zunge, Haut. Septische Hautmetastasen (Mikrothromben durch bakterielle Embolien), Blutungen (bei fortgeschrittener Verbrauchskoagulopathie), Ödembildung
- Durchfälle und Erbrechen, v. a. bei Kindern
- Hypotonie, Tachykardie, evtl. Kreislaufinsuffizienz, Tachypnoe bis Hyperventilation
- Oligurie, evtl. Proteinurie
- Unruhe, Verwirrtheit, Bewusstseinsstörungen
- Milzschwellung, Lebervergrößerung
- Zeichen des septischen Schocks.

Diagnostik
- Anamnese: Sepsisherd? (z. B. Venenkatheter, Infektionen)
- Körperliche Untersuchung
- Rö-Thorax, Ultraschall-Diagnostik
- Blut- und Urinkulturen, bei Verdacht Stuhlkultur
- Materialentnahmen für Kulturen vor Antibiotikagabe
- Blutentnahme für BSG, CRP, BB, Differenzialblutbild, Nieren-/Leberwerte, Elektrolyte, BGA, Laktat, Gerinnung, Blutzucker
- Blutdruck-, Pulskontrolle, alle 2 h Temperatur
- Zentralen Venenkatheter legen (Assistenz)
- Untersuchung von z. B. Katheterspitzen, Implantate auf Bakterien
- Evtl. Lumbalpunktion.

Therapie
- Intravenöse Zugänge sowie Urinkatheter ziehen und wechseln (Spitze einschicken)
- Transfusionen wenn möglich stoppen
- Körpertemperatur senken, Patient evtl. sedieren
- O_2-Gabe nach Anordnung
- Infusionstherapie
- Antibiotikatherapie
- Low-dose Heparin, ggf. Ersatz von Gerinnungsfaktoren
- Ggf. operativ den Sepsisausgangsherd (z. B. Tonsillen) entfernen
- Evtl. Intensivtherapie (z. B. Schocktherapie, ▶ Kap. 23.4.2, Intubation/Beatmung, Dialyse)
- Evtl. supportiv Immunglobuline (z. B. Sandoglobin®).

Komplikationen

- Septischer Schock (durch Toxine kommt es zur kapillären Gefäßweitstellung → Hypovolämie, Mikrozirkulationsstörung). Zeichen: Kreislaufversagen, Nierenversagen (Oligurie, Anurie), Lungenversagen, Verbrauchskoagulopathie (Blutungen und Thrombosen), gastrointestinale Blutungen, Ödeme
- Metastatische Absiedlungen (meist Abszesse): Lunge, Leber, Niere, Meningen, Gehirn, Retina (Diagnostik durch Augenspiegelung), Knochen (Osteomyelitis), Haut, Endokard, Herzklappen
- Multiorganversagen
- Gerinnungsstörungen.

Pflege

Patienten benötigen i. d. R. Intensivpflege.

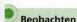

Beobachten

Umfassende Beobachtung, um Komplikationen, z. B. Hyperventilation oder Blutdruckabfall, rechtzeitig zu erkennen (oft Monitoring).
Präzise Beobachtung und Dokumentation von:
- Vitalzeichen, Körpertemperatur, Atemfrequenz, EKG, Bewusstsein, Schmerzen
- Venenzugang, ZVD
- Sonden, Drainagen
- Urin- und Stuhlausscheidung
- Haut (septische Metastasen, Einblutungen, Farbe, Ödeme).
Bei Veränderungen unverzüglich Arzt informieren!

Allgemeine Pflege

- Bettruhe, Pflege bei Fieber (▶ Kap. 2.6.3)
- Regelmäßig Temperatur messen (2–6 × tgl.), im Zweifelsfall Kontrollmessung rektal (typische Differenz > 0,8 °C bei Appendizitis). Bei jedem akuten Temperaturanstieg sofort Arzt verständigen
- Körperpflege: Teilwaschung, im Akutstadium Ganzwaschung, Augen-, Mund- und Hautpflege (▶ Kap. 2.3)
- Normalkost oder parenterale Ernährung je nach Schweregrad
- Bei Verwirrtheit Schutz des Patienten
- Bei Ödemen betreffende Extremität erhöht positionieren.

Prophylaxen

- Dekubitus-, Soor- und Parotitis- (für Tupfer keine Klemmen verwenden, Blutungsgefahr), Pneumonie-, Obstipations- und Infektionsprophylaxe
- Blutungsprophylaxe: keine groben Manipulationen, z. B. bei der Nasenpflege (▶ Kap. 2.3.3) oder bei der Versorgung von Sonden; bei Hautblutungen keine Pflaster zum Fixieren verwenden, evtl. Binden einsetzen
- Aseptisches Vorgehen (▶ Kap. 17.1) bei allen Pflegemaßnahmen, z. B. Legen eines Blasendauerkatheters, Verbandwechsel (▶ Kap. 3.10)
- Lang andauernde Antibiotikatherapie und Nahrungskarenz begünstigen eine Sepsis, darum sorgfältige Beobachtung auf Symptome. Sobald möglich/erlaubt Zufuhr von Flüssigkeit bzw. Nahrung.

16

> **❗ Tipps und Tricks**
> - Steriler Umgang mit Untersuchungsmaterial, z. B. Katheterspitzen
> - Es besteht ein hohe Dekubitus- und Soorgefahr
> - Kein Uhrglasverband bei septischen Patienten → Infektionsgefahr, Belastung der Haut durch das Pflaster
> - Bei Säuglingen, alten, abwehrgeschwächte Menschen tritt z. T. kein Fieber auf.

Literatur
Loczenski B. Verbreitung von MRSA vermeiden. In: Pflegezeitschrift. 2/2010: 94–95.
Robert Koch-Institut (RKI). Empfehlungen zur Prävention und Kontrolle von Methicillinresistenten Staphylococcus-aureus-Stämmen (MRSA) in medizinischen und pflegerischen Einrichtungen. Empfehlung der Kommission für Krankenhaushygiene und Infektionsprävention (KRINKO) beim Robert Koch-Institut. Bundesgesundheitsbl. 2014, 57: 696–732.
Robert Koch-Institut (RKI). Infektionskrankheiten von A–Z → Tuberkulose. www.rki.de.
Robert Koch-Institut (RKI). Ratgeber für Ärzte, Tuberkulose. Stand 12/2013. www.rki.de.
Wolfrum D. Tuberkulose – von der „Mottenburg" zur modernen Therapie. In: Die Schwester Der Pfleger. 9/2006: 710–713.

Websites
Aids: www.aidshilfe.de
Borreliose: www.borreliose-bund.de
Leitlinien Tbc: www.awmf.org/uploads/tx_szleitlinien/020-019l_S2k_Tuberkulose_im_Erwachsenenalter_2017-11.pdf (letzter Zugriff 21.3.2019)
Leitlinie Hepatitis C: www.dgvs.de/wp-content/uploads/2018/02/S3-Leitlinie-Hepatitis-C-ZfG-15.02.2018.pdf (letzter Zugriff 4.2.2019)
MRSA: www.mrsa-net.nl
Robert Koch-Institut (RKI): www.rki.de

Prä- und postoperative Pflege

Ulrich Kamphausen

17.1 Hygiene und Asepsis auf operativen Stationen

Das Immunsystem operierter Patienten ist mehrfach belastet: geschwächter Allgemeinzustand durch den präoperativen Krankheitsverlauf, ggf. Invasion nosokomialer Keime während der Operation, Schwächung des Organismus durch die Operationsbelastung, postoperative Immobilität.

> **❗ Tipps und Tricks**
> - Jeder Tag, den der Patient im Krankenhaus auf die Operation warten muss, erhöht das Risiko einer nosokomialen Infektion. Möglichkeiten der ambulanten OP-Vorbereitung sollten geprüft werden
> - Auch postoperativ ist die Infektionsgefahr groß: Wunden, Drainagen, Katheter, venöse Zugänge stellen eine permanente Verbindung ins Körperinnere dar
> - Bis zu 30 % der Patienten bringen eine MRSA-Besiedelung mit. Eine Testung bei der Aufnahme, ggf. mit anschließender Sanierung, sollte Routine sein.

Allgemeine Hygienemaßnahmen ▶ Kap. 1.8

Hygienische Arbeitsorganisation
- Patienten mit aseptischen Wunden und Patienten mit septischen Wunden in verschiedenen Bereichen unterbringen
- Abwehrgeschwächte Patienten im aseptischen Bereich unterbringen
- Zuerst die „sauberen" Arbeiten, dann die mit Kontaminationsgefahr verbundenen Arbeiten erledigen
- Zuerst Patienten mit aseptischen, dann Patienten mit septischen Wunden versorgen
- Pflegehilfsmittel getrennt für aseptische und septische Arbeiten einsetzen, Verbandwagen nicht in die Patientenzimmer mitnehmen, Pflegetablett individuell für einzelne Patienten richten
- Bei Patienten mit durch resistente Keime infizierten Wunden sind zusätzliche Hygienemaßnahmen (▶ Kap. 1.8.4) zu berücksichtigen:
  - Strikte Isolierung des Patienten (Quellenisolierung)
  - Beachten der Vorschriften zur Pflege in Isoliereinheiten, z. B. spezielle Schutzkleidung während des Aufenthalts in der Isoliereinheit, Benutzung von speziell auf den Erreger getesteten Hände-, Flächen- und Instrumentendesinfektionsmittel.

17

Aseptisches Arbeiten
- Pflegemaßnahmen mit erhöhtem Infektionsrisiko, z. B. Katheterisieren und größere Verbandwechsel, nicht im Patientenzimmer, sondern in speziellen Behandlungsräumen durchführen
- Möglichst zu zweit arbeiten: ein Ausführender und ein Assistent
- Bei invasiven Maßnahmen Arbeitsfeld desinfizieren, sterile Ablagefläche schaffen, Umgebung des Arbeitsfelds steril abdecken, sterile Instrumente und Materialien benutzen. Sterile Materialen patientenfern, unsterile Materialen patientennah ablegen

- Hygienische Händedesinfektion (▶ Kap. 1.8.3) durchführen, Einwirkzeit abwarten, ggf. sterile Handschuhe anziehen
- Bei infektionsgefährdeten Patienten (z. B. Abwehrschwäche) sterile Schutzkleidung, Mundschutz und Kopfhaube tragen
- Sterilgut erst unmittelbar vor Benutzung aus der Verpackung entnehmen
- Zwischen einzelnen Arbeitsgängen, z. B. Wundinspektion/-reinigung und Anlegen des neuen Verbands, sterile Handschuhe wechseln, Hände desinfizieren
- Benutzte Materialien direkt entsorgen, Instrumentarium in Desinfektionslösung einlegen, Verbrauchsmaterial in verschließbares Abwurfgefäß, z. B. Plastikbeutel, abwerfen.

> ❗ **Tipps und Tricks**
> Auch bei der Versorgung von Patienten mit septischen Wunden sind die Regeln des aseptischen Arbeitens zu beachten.

17.2 Präoperative Pflege

17.2.1 Ziele

Geplante Operation

Optimale Vorbereitung des gesamten Organismus

Arzt
- Diagnostik: Herz-Kreislauf, Atmung, Stoffwechsel, Allgemeinzustand
- Therapie: medikamentöse Herz-/Kreislaufunterstützung, Verbesserung der Lungenfunktion, optimale Einstellung der Stoffwechselvorgänge, Gewichtsreduktion bei Adipositas
- Möglichkeiten zur Eigenblutspende prüfen, ggf. anordnen (▶ Kap. 3.5.4).

Pflege
- Diagnostische Maßnahmen organisieren: z. B. Labor-, Röntgen-, EKG-, Sonografie-Anmeldungen, Untersuchungsmaterialien bereitstellen (Blut, Urin, Stuhl, Sputum); Befunde dokumentieren
- Lungenkapazität und Lungenfunktion durch Inhalation, Atemtraining und Atemgymnastik verbessern (▶ Kap. 2.4.5)
- Blutzuckerwerte, z. B. bei Diabetes mellitus, durch angepasste Ernährung und Verabreichen der verordneten Medikamente, z. B. Antidiabetika, Insulin, stabilisieren
- Herz-/Kreislauffunktion, z. B. durch Gewichtsreduktion und Mobilisation, unterstützen
- Operationsrelevante Symptome, z. B. Allergieanzeichen, Kreislaufunregelmäßigkeiten, Fieber und Verhalten mit negativen Auswirkungen (z. B. Alkohol-, Nikotin- und Medikamentenabusus) beobachten, dokumentieren und an den Arzt weitergeben
- Eigenblutspende organisieren.

Positive, angstfreie Einstellung des Patienten zur Operation

Arzt
- Patienten rechtzeitig, ausführlich und verständlich über Operationsart, geplanten Verlauf, Risiken und Prognosen informieren; ggf. Vertrauensperson des Patienten einbeziehen

17

- Informationsmaterial zur Operation aushändigen und erläutern
- Patienten Zeit zur Entscheidung und Möglichkeit zum Nachfragen geben.

Pflege
- Patienten mit Abläufen der prä-, intra-, postoperativen Phasen vertraut machen
- Ggf. mit Patienten zusammenbringen, die die gleiche oder eine ähnliche Operation mit positivem Verlauf hatten
- Auf Nachfrage den Patienten über Abläufe in OP, Anästhesie, Aufwachraum und Intensivstation informieren
- Ersten Kontakt (telefonisch) und Besuch von nahen Angehörigen nach der Operation planen.

> **❗ Tipps und Tricks**
> Damit Pflegepersonen auf Nachfragen der Patienten zum ärztlichen Informations- und Aufklärungsgespräch adäquat antworten können:
> - Sollte die Bezugspflegeperson beim ärztlichen Aufklärungsgespräch anwesend sein (Zustimmung des Patienten erforderlich)
> - Muss der Arzt diese „Informationskompetenz" an die Pflegeperson schriftlich delegieren
> - Zur administrativen Vereinfachung: Delegation der „Informationskompetenz" in einem entsprechenden Stationsstandard fixieren.

Einüben postoperativ notwendiger Maßnahmen
- Geräte vorstellen, z. B. Inhalator, Sauerstoffgerät, Atemtrainer, Überwachungsgeräte, Infusionspumpen, Lagerungshilfsmittel
- Handhabung üben, z. B. Rollstuhl, Gehhilfen, Atemtrainer, Stomaversorgung
- Kooperationsmöglichkeiten aufzeigen und üben, z. B. Drehen im Bett, Benutzen des Steckbeckens, En-bloc-Aufstehen.

Notfall-Operation
Im lebensbedrohenden Notfall bestimmt die Lebensgefahr den Umfang der präoperativen Maßnahmen; ggf. müssen alle Maßnahmen zugunsten der Aufrechterhaltung von Herz-Kreislauf- und Lungenfunktion zurückstehen.

Minderung des Operationsrisikos
Arzt
- Notfalldiagnostik: Labor, EKG; Röntgen: Thorax und ggf. verletzte Region
- Blutgruppe bestimmen
- Venöse/zentralvenöse Zugänge legen
- Volumen substituieren
- Sedieren, Schmerzen bekämpfen
- Sauerstoff über Maske verabreichen, ggf. intubieren.

Pflege
- MRSA-Abstrich vornehmen
- Diagnostische Maßnahmen organisieren
- Medikamente applizieren, Infusionstherapie vorbereiten und überwachen
- Ggf. Transfusionen vorbereiten
- ZVD-Messung einrichten und durchführen
- Ggf. Sonden/Katheter legen, z. B. Magen, Dünndarm, Harnblase
- Operationsfeld rasieren/clippen
- Angehörige betreuen.

17

Aufrechterhaltung der wichtigsten Organfunktionen

Arzt
- Medikamentöse Herz-/Kreislaufunterstützung, Infusionstherapie sowie ggf. Diuretikagabe und Elektrolytausgleich sicherstellen
- Sauerstoffgabe, ggf. Beatmung verordnen.

Pflege
- Vitalzeichen nach Anordnung kontrollieren, ggf. EKG kontinuierlich ableiten, ggf. Monitoring, Blutgasanalyse durchführen
- Medikamentenapplikation, Infusionstherapie, Sauerstoffgabe vorbereiten und überwachen
- Patienten in geeignete Lage bringen, z. B. Schocklage, sitzende Position, Seitenlage.

17.2.2 Operationsvorbereitung

Nahrungskarenz
- Auf ärztliche Anweisung; allgemeine Regel: 12 h vor OP keine feste Nahrung, 2 h vor OP keine Flüssigkeit, nicht rauchen, kein Kaugummi kauen
- Bei Kindern, insbesondere Säuglingen und Kleinkindern, Gefahr der Dehydratation → Nahrungskarenz nach Arztabsprache verkürzen, Flüssigkeitskarenz ggf. ganz aufheben
- Patienten über Sinn und Umfang der Nahrungskarenz informieren, Mitarbeiter und Angehörige in Kenntnis setzen; Kennzeichnung am Bett und in der Dokumentation; nicht kooperative Patienten überwachen, ggf. Nahrungsmittel und Getränke entfernen.

Abführmaßnahmen
- Nach ärztlicher Anordnung
- I. d. R. orale bzw. rektale Abführmittel oder eine Kombination
- Bei intraabdominalen Eingriffen: Dickdarm gründlich entleeren, z. B. hoher Einlauf oder Darmspülungen ortho- oder retrograd (▶ Kap. 2.8.4)
- Vor Darmoperationen Darmspülung ortho- oder retrograd oder medikamentöse Darmsterilisation
- Patienten über Sinn, Umfang und Art des Abführens informieren.

> **Tipps und Tricks**
> - Richtigen Zeitpunkt für Abführmaßnahme wählen, Nachtruhe des Patienten sichern
> - Am Abend vor der OP keine oralen Abführmittel mehr geben!
> - Zur Vorbeugung postop. Stuhleindickung bis zur präop. verordneten Nahrungseinschränkung bzw. -karenz viel trinken, gut kauen, ballaststoffreiche Kost anbieten (▶ Kap. 2.7).

17

Haarentfernung
- Die zu rasierenden/clippenden Körperstellen hängen v. a. von der Schnittführung der jeweiligen OP ab. Typische Schnittführungen sollten bekannt sein
- Großflächige Haarentfernung (▶ Abb. 17.1). Ausnahme: Augenbrauen, Haupthaar
- Atraumatische Durchführung mittels elektrischem Rasierer (Clipper): Mikroläsionen sind eine Infektionsquelle

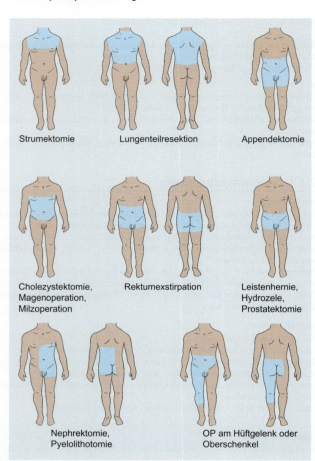

Strumektomie   Lungenteilresektion   Appendektomie

Cholezystektomie,   Rektumexstirpation   Leistenhernie,
Magenoperation,   Hydrozele,
Milzoperation   Prostatektomie

Nephrektomie,   OP am Hüftgelenk oder
Pyelolithotomie   Oberschenkel

Abb. 17.1 Pläne zur Haarentfernung [L157]

- Günstiger Zeitpunkt für die Rasur/Clipping: unmittelbar vor der Operation im OP → geringe Kontaminationszeit bis zur OP; alternativ am Operationstag vor der Körperreinigung auf der Station
- Haarentfernungscreme (Depilation) nur nach Verträglichkeitstest (kleine Salbenmenge an der Unterarminnenseite auftragen), keinesfalls für den Intimbereich. NW: Schleimhautreizungen, Allergiegefahr.

Körperreinigung
- Patienten Zeit zur ungestörten Körperpflege (▶ Kap. 2.3.3) geben:
  - Ganzkörperwaschung am Morgen des OP-Tags
  - Patienten duschen lassen (mobile Patienten)

– Finger- und Fußnägel gründlich mit einer Nagelbürste reinigen
– Bei bauchchirurgischen Eingriffen Nabel reinigen: Wasser, Seife und Stiel-tupfer benutzen, desinfizieren und mit einem getränkten Tupfer steril ab-decken, z. B. Braunol®
– Nagellack an Hand- und Fußnägeln entfernen (lassen), z. B. mit Azeton
– Patienten zur Hautpflege nicht eincremen
– Bettwäsche erneuern oder neues Bett aus der Bettenzentrale anfordern
- Schmuck ablegen lassen, evtl. Wertsachen unter Verschluss nehmen
- Patienten OP-Bekleidung (OP-Hemd, Haube, Einmalslip) anziehen (lassen).

Tipps und Tricks
- Zahn-, Augenprothesen, Hörgerät und Brille/Kontaktlinsen erst kurz vor dem Einschleusen entfernen
- Anästhesiepersonal über entfernte Augenprothese informieren: Pupil-lenreaktion!

Prämedikation
- Anästhesievisite am OP-Vortag durch Anästhesisten:
  – Patienten über Narkoseverfahren, Risiken und Ablauf informieren
  – Dauermedikation anpassen, ggf. für den OP-Tag absetzen (manche Medi-kamente müssen bereits mehrere Tag vor der OP abgesetzt werden, z. B. Thrombozytenaggregations- und Gerinnungshemmer)
  – Prämedikation → schriftlich verordnet: Medikament, Dosierung, Applika-tionsart, Zeitpunkt
- Am Abend vor der OP: Anxiolyticum und/oder Sedativum nach Anordnung verabreichen, z. B. Rohypnol®, Dormicum®, Tranxilium®, Atosil®, Valium® (oral)
- Am OP-Tag auf Abruf (meist ca. 30 min vor Operationsbeginn) nach Anord-nung verabreichen:
  – Parasympatholytikum, z. B. Atropin®, Scopolamin®
  – Analgetikum mit sedierender Wirkung, z. B. Thalamonal®, Dipidolor®, Dolantin®
  – Bei Aspirationsgefahr Antazidum 60–90 min vor Narkose mit Prämedika-tion verabreichen, z. B. Tagamet® 400 mg.

17.2.3 Pflege

Am Tag vor der OP
- Körpergröße und -gewicht feststellen
- Patientenunterlagen, Einverständniserklärung und aktuelle Untersuchungs-ergebnisse bereitlegen
- Den Anästhesisten auf Besonderheiten hinweisen, z. B. Kreislaufunregelmä-ßigkeiten; erhöhte Körpertemperatur; Atemprobleme: Hyperventilation; Bronchospasmus, Obstruktionen; Allergien; Alkohol-, Nikotin-, Medikamen-tenabusus; Menstruationsblutung
- Prämedikation verabreichen, Einnahme überwachen und dokumentieren: Zeit, Unterschrift
- Wirkung der Prämedikation beobachten; Komplikationen, z. B. Verwirrt-heitszustände, Kreislaufunregelmäßigkeiten, Atemdepression, Allergie, Übel-keit, Erbrechen dokumentieren und den Arzt informieren.

17

Am Operationstag

- Operationsgebiet rasieren (▶ Kap. 17.2.2), alternativ erst im Einleitungsraum
- Körperreinigung ermöglichen, ggf. Hilfestellung anbieten (▶ Kap. 17.2.2)
- Ggf. medizinische Thromboseprophylaxestrümpfe anziehen (KI beachten)
- Medikamentöse Thromboseprophylaxe (Arztverordnung) einleiten, bei immobilen Patienten am Aufnahmetag
- Nach telefonischem Abruf, ca. 30–40 min vor der OP:
  - Patienten Toilettengang ermöglichen
  - Prämedikation (▶ Kap. 17.2.2) verabreichen, Patienten auf mögliche NW hinweisen, z. B. trockener Mund, Herzklopfen, Sehstörungen, Müdigkeit
  - Vitalzeichen kontrollieren
  - Patienten nicht mehr (allein) aufstehen lassen, erreichbar und gesprächsbereit bleiben, Rufanlagen ans Bett, für ruhige Umgebung sorgen
- Patienten zum OP fahren, Angst durch Anwesenheit und ggf. durch Handkontakt begegnen
- Patientenunterlagen und Röntgenbilder dem OP-Personal übergeben. Besonderheiten, z. B. allergische Reaktionen, Menstruationsbeginn, Fieber, Kreislaufveränderungen, mitteilen
- Ggf. Zahn-/Augenprothese, Brille, Kontaktlinsen, Hörgerät entfernen und entsprechend aufbewahren
- Bis zum Einschleusen beim Patienten bleiben.

17.3 Postoperative Pflege

17.3.1 Übernahme des Patienten

Vorbereiten

Mitpatienten informieren (Ruhe, Fernsehgerät ausschalten, Besuch einschränken); Zimmer herrichten, z. B. Überwachungsgeräte, Infusionsständer, Infusionspumpe, Vakuumpumpe, Sauerstoffgerät, Luftbefeuchter, Inhalationsgerät, Toilettenstuhl, Sichtschutz, frisches Bett bereitstellen, ggf. Bett anwärmen (Wärmflasche, Wärmedecke); Beatmungsbeutel für Transport mitnehmen; Hilfsmittel bereitstellen, z. B. Nierenschale und Zellstoff, Urinflasche, Patientenruf, OP-Hemd, Dokumentationsbogen.

Durchführen

> **❗ Tipps und Tricks**
> - Nur ansprechbare und orientierte Patienten mit stabiler Kreislaufsituation übernehmen
> - Transport mit 2 Pflegenden durchführen (mind. eine dreijährig ausgebildete Pflegefachperson).

- Patienten begrüßen und informieren, dass er abgeholt wird
- Informationen einholen:
  - Operationsverlauf, Narkoseverlauf, Zwischenfälle, Verordnungen
  - Vitalwerte (Kreislaufparameter, Atmung, Bewusstseinslage)
  - Befinden (Schmerzen, Frieren, Übelkeit)
  - Lagerung, Verband, Infusionen, Drainagen, Katheter, Schienen

– Begleitpapiere (Kurve, Verordnungsblatt, Röntgenaufnahmen, Befunde)
- Patienten auf den Transport zur Station vorbereiten: flache Rückenlage, auf ärztliche Anordnung spez. Positionierung; Verbände kontrollieren, zudecken; Infusionsflaschen, Drainagen und Urinableitungsbeutel gegen Herabfallen sichern (Leitungen nicht unterbrechen); ggf. Aufzug freihalten
- Patienten während des Transports beobachten, ggf. ansprechen, informieren
- Aufnahme in das Krankenzimmer: ggf. Überwachungseinheiten anschließen, Infusionspumpen, Saugsysteme anschließen, mit Überwachungsrhythmus beginnen (anfangs kurze Intervalle, nach Stabilisation ggf. stündliche Intervalle).

Beobachten
- **Atmung:** Frequenz, Rhythmus, Qualität, Hautfarbe (Zyanose), Sekret, BGA (Laboranforderung)
- **Herz-Kreislauf:** Pulsfrequenz, -rhythmus, -qualität, Blutdruck, Schockindex, ZVD, Ödeme (peripher, Lunge)
- **Bewusstsein:** Ansprechbarkeit, Orientierung, Reflexe
- **Körpertemperatur:** rektale Messung (2 × tgl.; bis 38 °C normal → „Resorptionsfieber")
- **Urinausscheidung:** spätestens nach 8 h, ggf. stündlich Urin kontrollieren, Menge (Urimeter), Beimengungen, Farbe, spez. Gewicht, pH-Wert, ggf. 24-h-Sammelurin, harnpflichtige Substanzen bestimmen lassen
- **Schmerzen:** Art, Intensität und Lokalisation des vom Patienten geäußerten Schmerzes einschätzen (Wundschmerz, Entzündungsschmerz, Phantomschmerz); geeignete Schmerzeinschätzungsskalen nutzen (▶ Kap. 2.11)
- **Wundverband:** Verfärbung (Blut, Sekret, Eiter), Ablösen, Durchnässen, Einschnüren, Pflasterallergie (1. Verbandwechsel 1.–3. postop. Tag: Arzt)
- **Sonden/Drainagen:** Lage, Funktion, Sekretabfluss (Menge, Farbe, Konsistenz), Sogwirkung (▶ Kap. 17.3.3)
- **Infusionen/Transfusionen:** venöse Zugänge (Durchgängigkeit, Fixierung, Paravasat, Entzündungszeichen), Infusionsprogramm (Einlaufgeschwindigkeit, Infusionsabfolge), Verträglichkeit, Bilanzierung.

17.3.2 Pflegeschwerpunkte

Psychische Betreuung
Den Patienten durch Arzt über OP-Verlauf informieren lassen. Durch Information Angst vor Therapie- und Pflegemaßnahmen nehmen, Patient aktiv an der Therapie beteiligen (präoperativ eingeübte Maßnahmen, ▶ Kap. 17.2.1), Lebenswillen stärken (Familienbezug), gesprächsbereit sein, Ängste/Probleme des Patienten ernst nehmen – nicht bagatellisieren.

Prophylaxen
Sofort beginnen, Maßnahmen auf die Art der Operation und den Zustand des Patienten abstimmen (Absprache mit Arzt), für den Patienten geeignete Maßnahmen auswählen (Patienten beteiligen), alle notwendigen Prophylaxen berücksichtigen.

Ernährung
Art der Operation und Narkose berücksichtigen, Allgemeinzustand des Patienten beachten (Magen-, Darmatonie, Übelkeit (▶ Tab. 17.2)), verordnete Diät einhalten,

17

z. B. nachmittags/abends nach OP kleine Mengen Tee, langsamer Aufbau von leichter Kost, Steigerung bis Vollkost erst nach normalisierter Magen-, Darmfunktion. Nach kleinen Eingriffen Vollkost ab 1. postop. Tag anbieten, bei Komplikationen evtl. Sondenkost (▶ Kap. 2.7.6). Hausinterne Kostaufbaupläne beachten.

Durst
Zeitpunkt der ersten postop. Flüssigkeitsaufnahme ist ärztliche Anordnung. Nach Eingriffen außerhalb der Bauchhöhle unter Vollnarkose beginnt die Flüssigkeitsaufnahme meist nach 6 h. Bei starker Mundtrockenheit und Durstgefühl, Lippen anfeuchten und Mund ausspülen (▶ Kap. 2.3.6), ggf. Luftbefeuchter einsetzen.

Mobilisation
2–3 h postop. beginnen, mögliche Maßnahmen mit dem Arzt absprechen, geplante Maßnahmen mit dem Patienten abstimmen, Patienten nicht überfordern, Maßnahmen gemäß der Fortschritte steigern, z. B. Bewegungsübungen im Bett (passiv, aktiv), Aufsitzübungen, Aufstehübungen, Gehübungen. Alle Gelenke in ihren Bewegungsebenen durchbewegen (▶ Tab. 17.1).

Tab. 17.1 Beispiel für einen Mobilisationsplan

OP-Tag	1. Tag post OP	2. Tag post OP
Kleinere Operationen, z. B. Appendektomie		
6–8 h nach OP mit Hilfe aufstehen* und evtl. um das Bett gehen	• Gehen im Zimmer ohne Hilfe • Waschen und andere Aktivitäten, z. B. Toilettengang wieder selbstständig	Volle Wiederherstellung der Mobilität
Größere Operationen, z. B. Cholezystektomie, Hernienoperation		
6–8 h nach OP mit Hilfe aufsetzen, Beine baumeln	Aufstehen, evtl. um das Bett herumgehen; abends: zum Waschbecken gehen	Zum Waschbecken, im Zimmer umhergehen
Große Operationen, z. B. Darmteilresektion mit Stomaanlage, Lungenteilresektion		
• 6–8 h nach OP Bewegungsübungen im Bett durchführen • Evtl. Aufsetzen • Bei Lungenteilresektion Husten üben	• Im Bett aufsetzen • Evtl. vor dem Bett stehen • Auf der Stelle treten • Bewegungsübungen im und vor dem Bett durchführen	• 3 × tgl. um das Bett gehen • Bewegungsübungen mit Physiotherapie • Evtl. zum Waschbecken gehen, Körperpflege selbstständig durchführen
Operationen an Extremitäten, z. B. Amputationen, Osteosynthesen am Bein		
Keine Mobilisation	Physiotherapeutische Übungen durchführen, z. B. Spannungsübungen im Bett	• Gesunde Extremität bewegen • Nach ärztl. Anordnung auch die operierte Extremität

* Beim Aufstehen kinästhetische Richtlinien beachten (▶ Kap. 2.2.3): Kopfteil des Betts hochstellen, Kopf auf die Brust, Hand auf die Wunde legen lassen; Patient unterstützen, Beine anzuziehen, sich auf die Seite zu drehen und Beine über die Bettkante hinauszubewegen. Pflegende unterstützt das Aufsetzen des Patienten mit einer Hand am Rücken. Patient drückt sich auf der Bettkante ab und richtet sich auf. Kreislaufstabilisierung abwarten (Puls, Gesichtsfarbe), zum Stand aufrichten.

Tipps und Tricks
- Vor und nach jeder Mobilisation Vitalzeichen kontrollieren
- Auf Verbände, Sonden, Drainagen, Infusionen usw. achten
- Hilfestellung an den Bedürfnissen des Patienten ausrichten
- Vor schmerzhaften Bewegungsübungen, z. B. nach Knie-TEP, Bedarfsmedikation anbieten
- Schmerzen durch Positionierung mildern, z. B. nach Bauch-OP Knie anwinkeln, mit Kissen unterstützen (entlastet die Bauchmuskulatur).

17.3.3 Postoperative Wunddrainagen

Indikationen
Ableitung von Wundsekret, Blut, Eiter aus Wunden, Körperhöhlen; bessere Adaptation der Wundflächen durch Saugdrainagen, z. B. Redon®.

Drainagenpflege
- Aseptisches Vorgehen (▶ Kap. 3.10.6)
- Regelmäßig den freien Abfluss aller Drainagen überprüfen
- Menge und Aussehen des Sekrets dokumentieren. Bei Auffälligkeiten Arzt informieren.

Geschlossene Drainage
- Patientenposition beachten, Schläuche nicht abknicken, nicht durchhängen lassen
- Zug auf das Ableitungssystem durch „Daraufliegen" vermeiden
- Auffangbeutel oder -flaschen immer unter Patientenniveau anbringen, Sekretreflux vorbeugen.

Vakuum-Drainage (Redon®-Drainage)
Arzt
- Erstversorgung intraoperativ: Drain mit Naht fixieren, Vakuumflasche anschließen
- Drainage ziehen: aseptisch vorgehen, Ableitung abklemmen, Haut- und Drain desinfizieren, Faden ziehen, Drain ziehen, auf Vollständigkeit kontrollieren, Verband anlegen.

Pflege
- Sog der Drainagen regelmäßig überprüfen, z. B. Redon-, Saug-Spül-, Bülau-Drainage
- Ggf. Vakuumflaschen nummerieren
- Sekret kontrollieren: Menge, Farbe, Konsistenz
- Sekretmenge dokumentieren, Flaschenaufkleber, evtl. stündlich.

Offene Drainage
- Offenes Ableitungsrohr endet über dem Hautniveau, z. B. Penrose-Drainage
- Verband beobachten: Durchfeuchtung? Sekret fließt ins Verbandmaterial ab
- Verband frühzeitig – bei ersten Zeichen von Durchfeuchtung – wechseln, saugfähige Materialien benutzen
- Haut von peripher nach zentral desinfizieren (▶ Kap. 3.10.7, ▶ Abb. 3.18)
- Drainageschlauch desinfizieren
- Haut mit Fettsalbe schützen, gut haftende Creme, z. B. auf Wollfettbasis, oder alternativ Hautschutzplatten anwenden.

17

Halboffene Drainage
Aus dem Verband ragender Drainageschlauch ist an einem Ableitungssystem mit Beutel angeschlossen. Beutelwechsel mit Handschuhen: Drain abklemmen, Konnektionsstelle desinfizieren, neuen Beutel anschließen, Klemme lösen. Bei Verwendung von Klebebeuteln keine fettenden Pflegemittel benutzen, ggf. Hautschutzplatte.

Wunddrainagenwechsel
Beispiel: Redon®-Drainage
- Immer unter aseptischen Bedingungen wechseln
- Nur bei höchstem Füllstand oder erschöpftem Vakuum wechseln
- Neue Vakuumflasche auf Beschädigungen prüfen und Vakuum kontrollieren
- Drainageschlauch nah an der Flasche abklemmen
- Schlauchende desinfizieren (Sprühdesinfektion, z. B. mit Dibromol®)
- Alte Vakuumflasche abnehmen
- Sofort neue Vakuumflasche aufstecken
- Neue Flasche öffnen
- Drainageschlauch langsam öffnen, „frischer" Sog kann schmerzhaft sein
- Sekretabfluss beobachten
- Sekretmenge, (-geruch), -farbe, -konsistenz prüfen und dokumentieren.

❗ Tipps und Tricks
- Vakuumflaschen mit Luer-Lock-Ansatz wählen: keine Kontamination der Umgebung mit Blut und Wundsekret beim Abziehen des Drainageschlauchs
- Vakuumflaschen nicht auf dem Boden abstellen
- Plastikflaschen sind leichter und unzerbrechlich, sie können vom Patienten am Körper getragen werden, ggf. spezielle Tragevorrichtung benutzen
- Wundsekret aus offenen und halboffenen Systemen ist als infektiös zu behandeln
- Vakuumflasche (Einmalartikel) mit Inhalt entsorgen
- Sekret aus geschlossenen Systemen gilt als nicht kontaminiert, z. B. geeignet für bakteriologische Untersuchungen.

17.3.4 Postoperative Komplikationen

17

Tab. 17.2 Häufige postoperative Komplikationen

Symptome	Ursachen	Pflegerische Maßnahmen
Übelkeit/Er-brechen	Narkosenach-wirkung, Ma-genatonie	• Hilfestellung beim Erbrechen (Aspirationsgefahr) • OP-Wunde stützen/halten (Gegendruck erzeugen lassen) • Antiemetikum, z. B. Paspertin® (nach ärztl. Anord-nung) • Atemübungen zum Abatmen der Narkosegase
Hypotonie, Kollaps	Volumen-mangel (Blu-tung, Schock, Asystolie)	• Ggf. Schocklage (▶ Kap. 23.4.2) • Ggf. Reanimation einleiten (▶ Kap. 23.4.1) • Arzt informieren • Ggf. Schocktherapie vorbereiten (▶ Kap. 23.4.2) • Infusionen vorbereiten (▶ Kap. 3.3)

Tab. 17.2 Häufige postoperative Komplikationen *(Forts.)*

Symptome	Ursachen	Pflegerische Maßnahmen
Hypertonie	Herzinfarkt	• Oberkörper hochlagern (KI beachten) • O_2-Gabe nach Anordnung • Arzt informieren
Ateminsuffizienz, Atemdepression	Narkoseüberhang, Relaxanzienüberhang, Morphiumüberdosierung	• Patienten ansprechen, wecken • RR, Puls und Atmung permanent überwachen (ggf. Monitoring) • Ggf. Guedel-Tubus, Sauerstoff nach Anordnung (▶ Kap. 23.4.1) • Arzt informieren • Ggf. Reintubation (Arzt), beatmen • Ggf. auf die Intensivstation verlegen
Hypoxie	Schonatmung (schmerzbedingt)	• Ggf. Lage ändern (▶ Kap. 2.2.5) • O_2 nach Anordnung verabreichen • Patienten zur Kooperation motivieren (Zusammenhänge erklären) • Arzt informieren
Schmerzen	Wundschmerz, Hämatome, Infektion	• Ggf. Position ändern • Ggf. physikalische Maßnahmen anwenden, z. B. Wärme, Kälte (Arztverordnung) • Schmerztherapie (▶ Kap. 2.11.4)
Brettharter Bauch, Abwehrspannung, Schocksymptomatik	Blutungen in die Bauchhöhle, Organperforationen, z. B. Magen, Darm, Gallenblase	• Patienten ggf. in Schocklage bringen • Sofort Arzt informieren • Wunde, Sonden, Drainagen kontrollieren • Ggf. venösen Zugang legen (lassen) • Ggf. operative Revision (Arzt)
Husten	Reizung der Trachea durch Tubus, Sekretansammlung	• Pneumonieprophylaxe (▶ Kap. 2.4.5) • Husten unterstützen (aufrichten, Druck auf Wunde) • Antitussiva (Arztanordnung) • Ggf. oral oder nasal absaugen
Harnverhalt	Reflektorisch durch Narkose	• 6–8 h postop. Patienten zum Wasserlassen anhalten, ggf. vor das Bett stellen • Sphinkterentspannung, z. B. Blase beklopfen, Wasser plätschern lassen • Medikamente nach Verordnung • Ggf. Einmalkatheterisieren (▶ Kap. 3.6.1)
Fehlen von Darmgeräuschen und Flatulenz; Obstipation	Darmatonie	• Mobilisation intensivieren, ggf. Bauch-/Darmmassage durchführen • Bei Meteorismus ggf. trockene Wärme (▶ Kap. 3.9.3); Darmrohr; ggf. Tee, z. B. Kümmel, Fenchel, Anis (Arztanordnung) • Medikamentöse Entblähung (Arztanordnung) • Mildes Laxans oral, z. B. Agiolax® (Arztanordnung) • Ggf. Klistier, Einlauf (▶ Kap. 2.8.4) • Ggf. Magensonde legen (▶ Kap. 3.6.3)

17

Tab. 17.2 Häufige postoperative Komplikationen *(Forts.)*

Symptome	Ursachen	Pflegerische Maßnahmen
Fieber, Schmerzen und Infektionszeichen an der Wunde	Wundinfektion	• Arzt informieren • 3 × tgl. Temperatur kontrollieren • Pflege bei Fieber (▶ Kap. 2.6.3) • Bei Schüttelfrost aerobe und anaerobe Blutkultur abnehmen lassen Auf Anordnung: • Wundabstrich (Erregernachweis, Resistenz) • Antibiotikatherapie verabreichen • Ggf. Teilfäden entfernen oder Wunde öffnen (Arzt) • Wunde spülen
Nahtdehiszenz, Platzbauch	Wundheilungsstörung durch Vorerkrankungen (z. B. Diabetes mellitus), reduzierten Allgemeinzustand; Wundinfektion	• Sofort Arzt informieren (Notfall) • Sofortige operative Revision (z. B. Verschluss mit Plattennaht) • Hilfestellung beim Husten (Gegendruck) • Pressen beim Abführen vermeiden, für weichen Stuhl sorgen, z. B. Laxanzien (Arztanordnung)
Verwirrtheit; zeitliche, örtliche Desorientiertheit	Hypoxie, Hypotonie, Elektrolytverschiebungen, Hyper-/Hypoglykämie, Schmerzen, Fieber, Angst (Stress)	• Arzt informieren • Zuwendung intensivieren • Kontakt mit vertrauten Personen herstellen • Kausaltherapie (Arzt) • Psychopharmaka-Therapie einleiten (Arztanordnung) • Gesetzliche Vorschriften beachten (Fixierung, Betreuungsgesetz, ▶ Kap. 1.9) • An Alkoholentzugsdelir denken
Agitierte Verwirrtheit mit Tachykardie und Hypertonie	Alkoholentzug bei Abhängigkeit	• Arzt informieren • Kreislauf überwachen (ggf. Monitoring) • Medikamentöse Therapie: Distraneurin, Sedativa, Herzunterstützung auf Anordnung • Ggf. Infusionstherapie (▶ Kap. 3.3.2)

17.3.5 Entfernung von Nahtmaterial

Verbände und Verbandwechsel ▶ Kap. 3.10

Fäden entfernen

Das Entfernen der Fäden orientiert sich an der jeweiligen Nahttechnik (▶ Abb. 17.2).

Material

Sterile anatomische Pinzette, sterile(s) Schere/Fadenmesser/11er Skalpell, Hände- und Hautdesinfektionsmittel, sterile Kompressen (1–2 Stück), Pflasterstreifen, z. B. hautverträgliches Seidenpflaster, ggf. Schnellverband, z. B. Mepore® Pro steril Pflaster, evtl. Sprühverband, Abwurfschale.

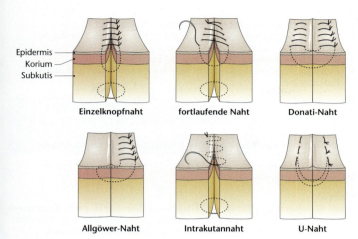

Abb. 17.2 Nahttechniken [L106]

Vorbereiten

- Aseptisch vorgehen
- Zeitpunkt und Umfang des Fädenziehens, (Fadenteilentfernung, z. B. jeder zweite Faden), legt der Arzt fest
- Patienten über Vorgehen und evtl. „Zwicken" informieren
- Verband entfernen
- Wunde desinfizieren.

Durchführen

- Mit einer anatomischen Pinzette Fadenende hochziehen
- An der Hauteintrittsstelle, unterhalb des Knotens einen Faden durchtrennen
- Faden vorsichtig herausziehen
- Auf steriler Kompresse abstreifen und auf Vollständigkeit prüfen: 3 Enden?
- Den Vorgang wiederholen, bis alle Fäden entfernt sind
- Wunde erneut desinfizieren
- Schnellverband aufkleben.

Besonderheiten

Intrakutane Naht (Arzt)

- Besteht aus einem Faden, Befestigung durch Kunststoffverschluss
- Knoten oder Verschlussplombe am Ende des Fadens abschneiden
- Anfang des Fadens mit Pinzette fassen, durch Drehen der Pinzette aufwickeln.

Fortlaufende Naht

- Dem Fadenverlauf folgend, jeweils an der Einstichstelle den Faden mit der Pinzette etwas aus dem Stichkanal herausziehen, im Hautniveau abschneiden
- Faden an der zurückliegenden Austrittsstelle fassen und herausziehen
- Vorgang wiederholen, bis Faden vollständig entfernt ist.

17

Donati-Naht
- Faden unterhalb des Knotens durchtrennen (▶ Abb. 17.2)
- Faden auf der gegenüberliegenden Wundseite wundnah ein zweites Mal durchtrennen
- Knoten mit Pinzette fassen und „oberen" Faden ziehen
- Faden auf der gegenüberliegenden Seite mit Pinzette fassen und „unteren" Faden ziehen.

> **❗ Tipps und Tricks**
> - Grundsätzlich darf kein Fadenteil, das außerhalb der Haut lag, durch den Stichkanal gezogen werden
> - Bei Schwierigkeiten, z. B. eingewachsene Fäden, Arzt hinzuziehen.

Klammern entfernen

Material
Sterile Klammerzange, Hände- und Hautdesinfektionsmittel, sterile Kompressen (2–3 Stück), Pflasterstreifen, z. B. hautverträgliches Seidenpflaster, ggf. Schnellverband, z. B. Mepore® Pro steril Pflaster, evtl. Sprühverband, Abwurfschale.

Durchführen
- Vorbereiten wie beim Fadenziehen
- Klammerzange unter die Klammer schieben
- Zange schließen (Klammer wird auseinandergedrückt und aus der Haut gezogen)
- Klammer mit der Zange abheben
- Auf steriler Kompresse abstreifen
- Den Vorgang wiederholen, bis alle Klammern entfernt sind
- Wunde erneut desinfizieren
- Kompresse auflegen und fixieren (Pflasterstreifen) oder Schnellverband aufkleben.

Literatur
Protz K, Timm JH. Moderne Wundversorgung. München: Elsevier, 2019.
Mühlen M, Keller C. Pflege konkret Chirurgie Orthopädie Urologie. München: Elsevier, 2018.

Websites
Linksammlung relevanter Pflegestandards: http://fortbildung-pflege.com/pflege standards-und-leitlinien (letzter Zugriff 4.2.2019)
Robert Koch-Institut: www.rki.de

17

18 Pflege von Menschen mit traumatologischen und orthopädischen Erkrankungen

Hans-Peter Mattausch

18.1 Spezielle Therapieaspekte

18.1.1 Wundheilung

Verbände und Verbandwechsel ▶ Kap. 3.10

Heilungsphasen

- **Reinigungsphase:** abgestorbene Zellen, Schmutz und Keime werden entfernt:
  - Nekrotisches Material chirurgisch entfernen (ggf. durch Arzt), mit spez. Verbänden enzymatisch ablösen oder mit Hydrokolloid-/Hydrogelverband auflösen
  - Verbandwechsel: ausgiebig mit NaCl 0,9 % spülen
- **Granulationsphase:** zerstörtes Gewebe wird wieder aufgebaut; beginnt, sobald die Wunde „sauber" aussieht:
  - Verbandwechsel bei Hydrokolloid-/Hydrogelverbänden: nur noch mit Ringer-Lsg. spülen
  - Beim Verbandwechsel Wunde erst nach Spülen beurteilen. Hydrokolloid-/Hydrogelverbände bilden immer schmierig-flüssiges Sekret und haben eigenen süßlichen Geruch
- **Epithelisierungsphase:** Gewebedefekt ist bereits aufgefüllt, Wunde schließt sich durch Einwanderung von Epithelzellen von außen. Weiter Verbandwechsel wie in der Granulationsphase.

Komplikationen

Wundinfektion: Abstrich, gründliche Reinigung, mindestens 2 × tgl. Verbandwechsel, evtl. systemisch Antibiotika.

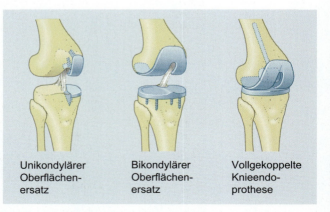

| Unikondylärer Oberflächenersatz | Bikondylärer Oberflächenersatz | Vollgekoppelte Knieendoprothese |

Abb. 18.1 Verschiedene Formen von Knieendoprothesen [L190]

18.1.2 Gelenkersatz

> **Definition**
> **Gelenkersatz:** Prothetischer Ersatz eines körpereigenen Gelenks, meist Hüfte, Knie oder Schulter.

Indikationen: Arthrosen wie Koxarthrose oder Gonarthrose (▶ Kap. 13.4.5), angeborene Dysplasie, Tumoren, Schenkelhalsfraktur bei älteren Patienten. Hüftkopf: Hemiendoprothese = HEP. Kopf und Pfanne: Totalendoprothese = TEP, bei Hüfte und Schulter möglich. Kniegelenk: Knieendoprothese (▶ Abb. 18.1) = KNEP. Es wird allgemein zwischen zementierten und zementfreien Prothesen unterschieden, zementierte Prothesen ermöglichen eine schnelle Vollbelastung.

Komplikationen
- Hauptkomplikation ist die Wundinfektion
- Thrombosen, z. B. tiefe Beckenvene, Lungenembolie
- Blutung
- Osteomyelitis (selten)
- Lockerung der Prothese
- Luxation bei Hüft-TEP.

Pflege
- Präoperative Pflege (▶ Kap. 17.2):
  - Postoperativ notwendige Maßnahmen einüben, bes. Bewegungsabläufe bei der Mobilisation, Atemgymnastik und Thromboseprophylaxe
  - Verhaltensmaßregeln erläutern – Luxationsprophylaxe
- Postoperative Pflege (▶ Kap. 17.3): Positionierung der operierten Extremität mit Operateur und Physiotherapie absprechen:
  - Luxation vermeiden: Adduktion und Außenrotation
  - Positionierung mit Abduktionskeil, Fersen frei
- Frühmobilisation: unbedingt vorherige Vitalzeichenkontrolle → Gefahr des Kollabierens. Vor der ersten Mobilisation den Patienten so positionieren, dass die Fußsohlen Kontakt mit dem Fußbrett des Betts haben, gleichzeitig das Bett in eine schiefe Ebene bringen, um den Sohlendruck zu verstärken: Kollapsprophylaxe durch Basale Stimulation®. Belastbarkeit der Prothese mit Operateur absprechen
- Prophylaxen individuell auf den Patienten abstimmen; besonders wichtig für alle Patienten:
  - Thromboseprophylaxe (▶ Kap. 2.2.10), z. B. zu isometrischen Muskelübungen anhalten, Antikoagulation s. c. nach Anordnung
  - Kontrakturenprophylaxe: Patienten möglichst flach positionieren (Gefahr einer Beugekontraktur in der Leiste), keine Knierolle anwenden, Spitzfußprophylaxe, Bewegungsschiene
  - Pneumonieprophylaxe
- Nach 4–8 Tagen postoperative Röntgenkontrollaufnahme des Beins
- Gangschule bei Hüft- und Knie TEP:
  - 1. Tag: Sitzwagen, kurzes Aufstehen
  - 2. Tag: Gehwagen, Belastung nach Maßgabe des Operateurs
  - 3. Tag: Umstellen auf Unterarmstützen
  - Folgetage: z. B. Rollatorgebrauch bei zementierter Hüfte nach Anordnung.

Beobachten
- Schmerzen, Fehlstellungen, z. B. Bein verkürzt, federnde Fixation
- Wundverhältnisse: Infektions-, Hämatomzeichen
- Vitalzeichen, Temperatur, Thrombosezeichen (▶ Kap. 8.6.4)
- Drainageabsonderungen: Menge, Beschaffenheit exakt dokumentieren.

Tipps und Tricks
- Auf Anzeichen einer Thrombose/Embolie achten (▶ Kap. 8.6.4), bei Verdacht sofort Arzt verständigen
- Schon vor OP das Gehen mit Gehhilfen und Hochziehen im Bett mittels Patientenaufrichter üben → erleichtert die postoperative Phase
- Sofern nicht kontraindiziert, am 1.–2. postoperativen Tag mit der Mobilisation beginnen, dabei besonders auf Ableitungen und Drainagen achten.

18.1.3 Arm- und Beinamputationen

Definition
Amputation: Entfernung eines Gliedmaßenteils oder der gesamten Gliedmaße nach schwerem Trauma, bei Tumor oder bei Durchblutungsstörungen, z. B. AVK (▶ Kap. 8.5.1). Im Allgemeinen wird für eine Deckung der Wunde mit Haut gesorgt, es ergibt sich eine „nahtversorgte Wunde".

Komplikationen
Stumpfödem, Hämatom, Wundinfektion, Phantomschmerz, Beugekontraktur der Leiste.

Beobachten
- Wundverhältnisse, Schmerzen
- Hb-Kontrolle, Nachblutungsgefahr wegen Unterbindung großer Gefäße
- Psychischer Zustand, Phantomschmerzen: Schmerzempfindung, Juckreiz im amputierten Körperteil
- Drainagen.

Pflege
- Bei guten Wundverhältnissen aseptische Verbandwechsel (▶ Kap. 3.10.6), Schlauchverband
- Vorbereiten des Stumpfs auf eine Prothese durch Kompressionsverband (▶ Abb. 18.2)
- Kontrakturenprophylaxe:
  - Stumpf nicht erhöht positionieren, bei Toleranz durch Patient zeitweise Bauchlage
  - Kein Kissen zwischen die Beine
  - Patient anleiten: Stumpf nicht über (Bett-)Kante hängen, nicht anwinkeln, nicht auf Gehhilfe stützen
- Konsequente Hautpflege am Stumpf sowie Abhärten durch kühle Waschungen, sanftes Bürsten, Sonne, Luft

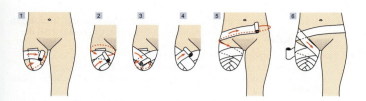

Abb. 18.2 Verbände an Amputationsstümpfen [L141]

- Mobilisieren: je nach Zustand der Wunde so früh wie möglich
- Bei Grenzbereichsamputationen (Amputation unmittelbar an der Grenze zwischen gesundem und nekrotischem Gewebe) heilt die Wunde sekundär, Sekretverhalt vermeiden
- Nach Anfertigung der Prothese Physiotherapie anfordern, Anlegen der Prothese und Gehen üben.

❗ Tipps und Tricks
- Eine Amputation verändert das Leben grundlegend und macht eine umfassende Entlassungsvorbereitung erforderlich, z. B. Berufswechsel, Umschulung, häusliche Hilfe, Rehabilitationsbehandlung
- Stringente Schmerztherapie, wenn möglich bereits einige Tage vor OP, verhindert Phantomschmerzen nach OP
- Während der Gewöhnungszeit an die Prothese viel Geduld haben. Patienten motivieren, umfassend und einfühlsam anleiten
- Kompressionsverbände nicht konisch, sondern zylindrisch anlegen, Kontraindikation: pAVK (▶ Kap. 8.4.1)
- Auf eine umfassende Aufklärung und psychische Unterstützung schon präoperativ hinwirken, evtl. Sozialdienst einschalten
- Angehörige soweit möglich einbeziehen.

18.1.4 Orthesen

Definition
Orthesen: Heil- und Hilfsmittel zum Funktionsausgleich bei Störungen des Bewegungsapparats. Sie umfassen u. a. Schienen, Bandagen, Korsette, Stützmieder, Spreizhosen, Innenschuhe, Einlagen.

Korsett
- **Indikation:** lumbale bis thorakolumbale Skoliosen, Kyphosen, Lordosen
- **Funktion:** Korrektur von Seitenabweichung und Rotation der Wirbelsäule
- Ärztliche Anordnungen:
  - Röntgen der Wirbelsäule in 2 Ebenen für den Bauplan
  - Sofortige Röntgen-Kontrollaufnahme im Korsett
  - Erlernen von physiotherapeutischen Übungen durch Fachpersonal einleiten.

18

Pflege

- Das Anlegen wird in der Regel vom Orthopädietechniker gezeigt, Rückfragen erfolgen auch an die Pflegenden. Günstig ist daher die Anwesenheit bei der Anleitung
- Anleiten zur Hautpflege nach der Entlassung:
  - Tgl. duschen, keine Salben oder Lotionen auf die Haut auftragen
  - Kleidung unter der Orthese: elastisches Baumwolltrikot ohne Seitennähte oder Faltenwurf
  - Patienten darauf hinweisen, dass die Haut um die Hüfte dunkler wird, nach Ende der Behandlung reversibel
- Merkblätter für häusliche Physiotherapie aushändigen
- Entlassungsvorbereitung:
  - Hinweis auf ambulante Vorstellung nach 6 Wochen
  - Tragezeit: 23 h/Tag, 1 h Abnehmen für Körperpflege und Krankengymnastik erlaubt
  - Sportarten sind, wenn möglich, erlaubt
- Entwöhnung (nach entsprechendem Befund):
  - Zu Beginn stundenweise Entwöhnung am Vormittag
  - Gleichzeitig verstärkter Einsatz stabilisierender Physiotherapie
  - Tragen nur noch nachts (ca. 3 Monate)
  - Danach Weglassen der Orthese, jährliche Kontrolluntersuchung.

Betreuung von Orthesenträgern

- Enge Zusammenarbeit mit dem Orthopädietechniker
- Genaue Einweisung in Funktionen, Pflege sowie das Anlegen der Orthese
- Kontrolle der Passform: zu weit, zu eng, Druckstellen?
- Beobachten ungewünschter Bewegungseinschränkungen
- Bei auftretenden Mängeln Dokumentation und Information an den Arzt
- Überprüfung der Einhaltung angeordneter Tragezeiten, Aufklärung und Motivation; erfordert besonders bei Kindern Zeit und Einfühlungsvermögen
- Anleiten zur Körperpflege, evtl. Druckstellen behandeln
- Erkennen notwendiger prophylaktischer Maßnahmen und Durchführung.

> **Tipps und Tricks**
> - Grundsatz: Wirksame Orthesen sind unbequem – bequeme Orthesen sind unwirksam
> - Je nach Grunderkrankung erfordert die Pflege viel Einfühlungsvermögen und psychosoziale Betreuung, möglich sind z. B. zeitweilige oder bleibende Behinderung, Einschränkung der Sexualität, u. U. Verlust des Berufs.

18.1.5 Schienen

18

> **Definition**
> **Schienen:** Zur Ruhigstellung von Frakturen; bei Knochen- und Gelenkerkrankungen, Weichteilwunden, Entzündungen, Phlebitis und Thrombosen.

Material
Geeignete Schiene, Polstermaterial (Schaumstoff, Polsterwatte), elastische Binden, ggf. industriell gefertigter Schienenbezug, ggf. Lochstabsystem zur Fixierung der Schiene und Einbindung in eine Extension.

Vorbereiten
Schiene an die gesunde Extremität anpassen, Einstellen des Gelenkwinkels (z. B. Ellbogen: mittlere Funktionsstellung ca. 90°, Knie: Ruhestellung ca. 30°); Metall-teile abpolstern, Schiene umwickeln mit elastischer Binde, Ideal-, Cambricbinde, ggf. fertigen Netzüberzug für Braun-Schiene, ggf. Stoffüberzug mit Reißverschluss für Schaumstoffschiene.

Durchführen
- Patienten informieren, entspannt positionieren, Extremität passiv anheben (Assistenz), Schiene unterschieben, Extremität darauf ablegen, ggf. Schienen-länge korrigieren
- Polsterung vervollständigen (z. B. Wadenbeinköpfchen, Knöchel, Ellbogen, Handgelenk), ggf. Beugungswinkel korrigieren (Schienenwinkel verstellen oder kleines Polster unterlegen), ggf. Extremität anwickeln
- Wickeltechnik: Bereich von Kniekehle, Achillessehne und Fußsohle zur Unterstützung fest wickeln, Bereich des Ober- und Unterschenkels locker wi-ckeln, Fersenbereich frei lassen, Stellschrauben nicht einwickeln für ggf. nachträgliche Verstellung
- Ggf. Schiene an Halterung fixieren (Lochstabsystem), Fußstütze für gesundes Bein herrichten, achsengerechte Lage des Patienten kontrollieren, ggf. korri-gieren.

Nachbereiten
Durchblutung, Sensibilität und Beweglichkeit regelmäßig an Fingern oder Zehen prüfen, Schienensitz mehrmals tgl. kontrollieren.

 Beachten
Decken bei fixierten Extremitäten nicht aufliegen lassen (Dekubitusgefahr).

Abduktionsschiene
Bei Verletzungen und Entzündungen an Oberarmschaft oder Schulter.

Material
Abduktionsschiene aus Cramer-Schienen gefertigt (wenig stabil), von der Indust-rie oder von Bandagisten gefertigte Ausführung (z. B. nach Auracher), entspre-chend geformter Schaumstoffquader (Abduktionsrolle).

Durchführen
- Ellbogengelenk: Mittelstellung fast 90°
- Schultergelenk: Oberarm um ca. 45° angehoben (nicht 90°), um ca. 30° nach ventral vorgeschoben. Abstützpunkte und Gurte abpolstern, korrekte Lage häufig kontrollieren.

Volkmann-Schiene
Besonders geeignet bei septischen Bedingungen (problemlose Desinfektion).

18

Material

Muldenförmige Schiene mit rechtwinklig angebrachter Fußplatte, im Fersenbereich Aussparung für die Ferse, T-förmige Stütze kann am Fußteil ausgezogen werden, in Längsrichtung verstellbar, glatte Oberflächen.

Durchführen

- Polstermaterial mit Schlauchmull fixieren, Polsterkissen für Kniekehle und Achillessehne fertigen, zur Hochlagerung T-Stütze entsprechend herausziehen
- Bein in die Schienenmulde einlegen, korrekte Fußstellung beachten: 90° und Ferse in Aussparung, Polster unter Kniekehle und Achillessehne platzieren, ggf. Bein anwinkeln
- Polsterung an der Fußstütze häufig wechseln, da sie durch Schwitzen feucht wird.

Braun-Schiene

Zur Hochlagerung eines Beins.

Material

- Schaumstoffschiene mit Bezug zur Herstellung einer erhöhten Beinauflage
- Sonderausführungen:
  - Nach Kirschner: Einstellmöglichkeit von Höhe und Kniewinkel
  - Krapp-Schiene: frei schwebende Befestigung an Lochstabsystem
  - Frankfurter Schiene: ermöglicht und unterstützt Bewegungen des Beins zur Physiotherapie.

Durchführen

- Die Schiene sorgfältig umwickeln: unter Kniegelenk und Achillessehne fest, im Bereich von Ober- und Unterschenkel locker; Fußstütze fest wickeln, aber nicht bei Extensionen, Fersenbereich frei lassen. Alternativ: Verwendung einer elastischen Netzbespannung
- Bein auf die Braun-Schiene legen, korrekte Lage beachten: Fuß in 90°-Stellung – in Verbindung mit Extension, Fuß mit Schlauchmull aufhängen – Kniekehle exakt auf dem Kniewinkel der Schiene; Schienenwicklung täglich kontrollieren, ggf. nachspannen.

Schaumstoffschiene

Alternative für Metallschiene, keine zusätzliche Polsterung, weniger geeignet bei nässenden Wunden und erforderlichen Wundspülungen.

Material

Schaumstoffschienen in der Form von Volkmann-, Braun- und Krapp-Schiene, am Fußteil verstärkt durch Sperrholzplatte oder Aluminiumblech, passender Stoffbezug mit Reißverschluss (Braun-Schaumstoffschiene), Leinentuch zum Auslegen der Schienenmulde.

Durchführen

Schiene in ausreichender Größe auswählen und die Schienenmulde mit Leinentuch auslegen (spezieller Bezug bei Braun-Schienen). Bei nässenden Wunden muss ein wasserdichtes Tuch eingelegt werden. Dabei wird aber die Ventilation unterbunden – es entsteht eine feuchte Kammer. Positionierung ▶ Abb. 18.3. Nachbereitung: Schaumstoffschiene nach Gebrauch desinfizieren.

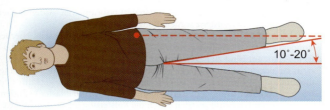

- Leichte Abduktion (10–20°, als Hilfslinie Gerade vom vorderen oberen Darmbeinstachel zum Zwischenraum 1./2. Zeh denken)
- Keine Rotation, Patella zeigt nach oben

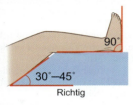

Richtig

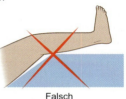

Falsch

- Kniegelenk auf dem „Gelenk" der Schiene
- 90°-Winkel im Sprunggelenk (zur Spitzfußprophylaxe)

Abb. 18.3 Wichtige Prinzipien bei der Positionierung eines Beins in/auf einer Schiene [L255]

18.1.6 Gipsverbände

Definition
Gipsverbände: Bei Frakturen, Weichteilverletzungen, Entzündungen, Fußdeformitäten. Grundsatz: Die beiden benachbarten Gelenke zur Fraktur werden mit ruhiggestellt.

Vorteile
- Baldige Mobilisation, besonders bei Gehgipsen
- Häufig ambulante Behandlung möglich
- Keine Infektionsgefahr, da Fraktur geschlossen bleibt.

Nachteile
- Bei dickem Weichteilmantel keine absolute Ruhigstellung möglich
- Gefahr von Druckstellen
- Kontrakturgefahr durch lange Ruhigstellung der benachbarten Gelenke.

Anlegen eines Gipsverbands
- **Material:** Gipsbinden, Longuetten, Wasser (20–25 °C), Polstermaterial, Papierbinden, Schlauchmull, Gipsmesser, Gipsschere, Rabenschnabel, Gipsspreizer, oszillierende Säge, Gipstisch, Bildwandler

18

- **Vorbereiten:** Patienten informieren, entspannt positionieren, störende Kleidung entfernen, für Assistenz sorgen, Longuetten abmessen
- Die Polsterung soll so dünn wie möglich und so dick wie nötig sein. Hierbei besonders auf druckgefährdete Stellen (▶ Abb. 18.4) Rücksicht nehmen. Es darf nie Haut auf Haut zu liegen kommen
- Bereits bei der Polsterung auf regelgerechte Gelenkstellung achten, um eine Faltenbildung zu vermeiden. Die Polsterung soll 2 cm über die geplante Gipslänge hinausgehen. Unter dem Verband dürfen sich keine Pflaster befinden (Allergie), Wundverbände werden durch die Polsterung fixiert. Günstig ist eine 3-lagige Polsterung aus einem Baumwollschlauchverband zum Hautschutz, synthetischer Watte zur Polsterung und Krepppapier zur Fixierung und Schutz der Polsterung vor Feuchtigkeit (▶ Abb. 18.5)
- Bei einer Temperatur des sauberen Tauchwassers von 20 °C beträgt der Zeitraum zwischen erstem Eintauchen und letzter Modellierungsmöglichkeit 5 min; mit jedem Grad Temperaturerhöhung sinkt diese Zeit um 10 s. Die Wassertemperatur darf nicht über 30 °C liegen
- Gips wässern, bis keine Luftblasen mehr auftauchen und vollständig ausdrücken
- Gipsverband der Körperform anmodellieren, eingegipste Extremität auf flacher Hand halten, damit keine Druckstellen entstehen
- Gipsenden durch Umschlagen der Polsterung und/oder des Schlauchmulls abrunden, Oberfläche glätten, Gipsreste von der Haut entfernen, Frakturstellung kontrollieren, Gips trocknen lassen, nicht zudecken

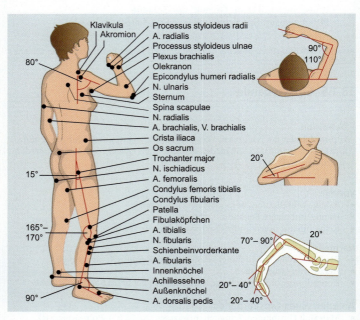

Abb. 18.4 Gipsverband: druckgefährdete Stellen und Funktionsstellungen der Gelenke [L138]

- Anfangsfestigkeit nach ca. 30 min (Transfer: Liege – Bett, Bett – Nachtstuhl), Endfestigkeit nach 1–3 Tagen
- **Spalten des Gipsverbands.** Indikation: bei Schwellungen (Wundödeme, Hämatome, Gelenkergüsse, Entzündungen), zirkulärem Gips und Gipsentfernung. Aufsägen des Gipses bis zur letzten Faser in ganzer Länge, mit elastischer Binde wieder zusammenbinden
- **Fensterung des Gipsverbands.** Indikation: bei Wunden, Druckstellen. Ausreichend große Gipsplatte aussägen, Gipsränder glätten, ggf. unterpolstern, Gipsplatte einpassen, mit elastischer Binde fixieren
- Röntgenkontrolle nach Gips-Anlage.

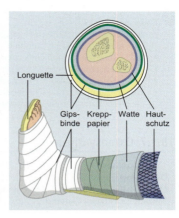

Abb. 18.5 Gipsverband [L138]

Synthetische Stützverbände und Fraktur-Management-Systeme

Als Alternative zum herkömmlichen Gipsverband finden heute vielfach **synthetische Stützverbände** Anwendung. Materialien wie Polyester-, Polypropylen- und Fiberglasgewebe ermöglichen eine hohe Festigkeit des Verbands bei geringem Materialaufwand und eine Gewichtsreduktion.

Weitere Möglichkeit bei Frakturen am Bein, Knöchel oder einer Achillessehnenruptur sind sog. **Fraktur-Management-Systeme,** z. B. Vacoped®. Sie ermöglichen die Behandlung von der postoperativen Positionierung bis zum gestützten Gehen mit einer Orthese in einem System. Dadurch werden bei hohem Tragekomfort, guter Hygiene (Abnehmen zur Körperpflege möglich) und Sicherheit mehrmalige Gipswechsel vermieden.

 Beobachten

- DMS (**D**urchblutung, **M**otorik, **S**ensibilität) regelmäßig prüfen:
  - Durchblutung: gute Sicht auf angrenzende Hautbezirke schaffen, z. B. Zehen (reinigen, Verband entfernen); Hautfarbe? Schwellung? Puls?
  - Motorik: Zehen-, Fingerwackeln möglich?
  - Sensibilität: Schmerzen? Gefühlsstörungen?
- Verband: Auffälligkeiten dem Arzt melden.

Pflege

- Positionsunterstützung: unbedingt Fehlstellungen und Druckstellen vermeiden
- Gipskrümel sofort aus dem Bett entfernen
- Mobilisieren: Patienten zu angeordneten Übungen anhalten, genaue Information über die mögliche Belastbarkeit der Extremität, bei Gehhilfen richtige Benutzung üben lassen (▶ Kap. 2.2.6)
- Juckreiz: Patienten anhalten, auf spitze Gegenstände zum Kratzen unter dem Gips zu verzichten → Verletzungsgefahr.

18

Tipps und Tricks
- Jeder zirkulär unelastisch angelegte Verband, auch nach Operation oder bei Infektion, muss bis auf die Haut gespalten werden
- Jeder Klage über einen Gips nachgehen, bis diese ausgeräumt ist
- Bei Schmerzen Gips unbedingt entfernen und sofort Arzt verständigen
- Obligatorische Gipskontrolle nach 24 h
- Alle immobilisierenden Verbände der unteren Extremität erfordern eine Thromboseprophylaxe, auch ambulant.

18.1.7 Osteosynthese

Definition
Osteosynthese: Operative Vereinigung von Knochenfragmenten, z. B. mit Schrauben, Nägeln, Platten.

Beobachten
- Wunde: Infektionszeichen, z. B. Rötung, Schwellung, Schmerz, Sekretion, bei verdächtigen Befunden unverzüglich Arzt informieren: Gefahr der Osteomyelitis
- Schmerzen, Allgemeinzustand
- Haut (Dekubitusgefahr), Körpertemperatur.

Pflege
- Positionierung: ohne Druck und in physiologischer Mittelstellung; Ausnahme Knie: nur leicht unterpolstern, um eine Beugekontraktur zu vermeiden
- So bald als möglich (Anordnung) mit Bewegungsübungen der nicht betroffenen Gelenke beginnen; falls erforderlich wird eine Reha-Maßnahme vor der Entlassung eingeleitet
- Genaue Information des Patienten über Art und Weise der zulässigen Belastung
- Wunde: aseptischer Verbandwechsel (▶ Kap. 3.10.6).

18.1.8 Fixateur externe

Definition
Fixateur externe: Zur Therapie von Frakturen an Extremitäten eingesetzt, z. B. bei offenen Frakturen (▶ Abb. 18.6) oder Patienten mit Polytrauma.

18

Pflege
- Prophylaxen umfassend durchführen
- Verbandwechsel unter aseptischen Kautelen (▶ Kap. 3.10.6), Pins täglich auf Entzündungszeichen kontrollieren, ggf. Sekret und Krusten entfernen. Nach Desinfektion mit steriler Schlitzkompresse versorgen.

Fixateur externe

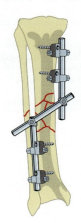

Stabilisierung durch
frakturfern ange-
brachte, die Haut
überragende
(Metall-)Konstruktion

Abb. 18.6 Fixateur externe bei einer offenen Unterschenkelfraktur [L190; L138]

18.1.9 Epithesen

Definition
Epithese: Künstliches Organersatzstück, z.B. aus Kunststoff, Titan, v.a. zur
Bedeckung von Gesichtsteilen.

Eine Steg-Reiter-Konstruktion aus Titan als Anker oder ein Magnet werden in den
entsprechenden Knochen implantiert, das fehlende Gewebe (Nase, Ohr, Wange,
Augenhöhle etc.) wird aus Kunststoff (PVC, Polymethylmetacrylate) oder Silikon
originalgetreu nachgebildet und der Hautfarbe entsprechend eingefärbt.
Indikation: angeborener oder z.B. nach Unfall, OP erworbener Gewebedefekt im
Gesichtsbereich, falls:
- Eine Rekonstruktion durch plastische Chirurgie nicht möglich oder nicht ge-
  wünscht ist
- Die psychische Situation des Patienten eine schnelle Lösung erfordert
- Der Patient in der Lage ist, die Epithese täglich ausreichend zu pflegen, unter
  Beachtung einer strengen Hygiene.

Pflege
- Nach der Implantation streng aseptische Wundversorgung nach Anordnung,
  Schmerztherapie bei Bedarf
- Nach abgeschlossener Wundheilung Anlegen der Epithese mit gleichzeitiger
  Anleitung des Patienten
- Täglich gründliche Reinigung und Pflege der Haut unter der Epithese, Verlet-
  zungen unbedingt vermeiden.

18

Tipps und Tricks
- Sichtbare Defekte, vor allem im Gesichtsbereich, stellen eine besondere Situation dar und führen häufig zu schwerer psychischer Belastung
- Pflege und Anleitung mit großer Vorsicht und viel Einfühlungsvermögen durchführen
- Je eher der Patient seine Epithese allein versorgen kann, desto besser
- Durch die im Knochen implantierte Verankerung besteht immer die Gefahr der Knocheninfektion, die zu noch größeren Defekten führen kann
- Eine gut gemachte Epithese bedeutet eine deutliche Verbesserung der Lebensqualität
- Die Behandlungskosten werden von der Krankenkasse übernommen.

18.2 Erkrankungen

18.2.1 Frakturen

Wirbelsäulenfraktur

Definition
Fraktur an einem Wirbelkörper, überwiegend an der BWS oder LWS, meist durch indirekte Gewalt, z. B. Stauchung. Es wird zwischen Frakturen des Wirbelkörpers, des Bogens sowie der Querfortsätze und des Dornfortsatzes differenziert.

Allgemeine Symptome
- Schmerzen im Rücken, die in die Flanke ausstrahlen können
- Je nach Lokalisation Sensibilitätsstörungen in den unter der Fraktur liegenden Bereichen sowie den Extremitäten.

Diagnostik
Röntgen, CT, MRT, ggf. neurologisches Konsil (▶ Kap. 20.2).

Vorsicht
Erstmaßnahmen bei Wirbelsäulenfraktur
- Puls, RR, Atmung, Bewusstsein kontrollieren
- Venöser Zugang
- Labor: Hb, Hkt, Blutgruppe
- Evtl. auf Intensivstation oder in Spezialklinik verlegen.

Therapie
- Querschnittlähmung (▶ Kap. 20.7) ausschließen
- Evtl. Verlegung in Spezialklinik prüfen
- Analgesierung, ggf. Sedierung
- Konservativ oder operativ
- Bei HWS-Fraktur Ruhigstellung, z. B. mit Stifneck® o. Ä.

18

Komplikationen

Atemstillstand, Querschnittlähmung, neurologische Ausfälle.

Fraktur der unteren BWS und LWS

Erstmaßnahmen

Wie bei Wirbelsäulenfraktur.

Konservative Therapie (nur bei stabilen Frakturen)

- 2–5 Tage Bettruhe auf flacher harter Matratze
- Physiotherapie mit statischem Rumpfmuskeltraining, Atemgymnastik
- Analgetika, bei Darmhypotonie: Prostigmin® i. m.
- Frühzeitig mit 3-Punkt-Korsett (▶ Kap. 18.1.4), z. B. nach Bähler, mobilisieren.

Komplikationen

Obstipation, Thrombose, bei längerer Bettruhe Dekubitus.

Pflege

- Unterstützen bei allen Einschränkungen
- Thrombose-, Obstipations- und Dekubitusprophylaxe durchführen. Sorgfältige Hautpflege, Weichlagerung nur nach Rücksprache
- Beobachten: Schmerzen, Ausscheidung und die Haut.

Operative Therapie (bei instabilen Frakturen)

Verschraubung oder Verplattung der betroffenen Wirbelkörper.

Komplikationen

Wundinfektion, Dekubitus, Thrombose.

Pflege

- Positionierung je nach Angaben des Operateurs
- Wenn stabil, nach Röntgenkontrolle mobilisieren
- Patient darf bis zu 6 Wochen nicht dauerhaft sitzen
- Wundkontrollen durchführen.

Beckenringfrakturen

Das menschliche Becken ist in Ringform aufgebaut. Bei einer „Beckenringfraktur" ist dieser Ring so gebrochen, dass die Stabilität nicht mehr gegeben ist.

Diagnostik, Erstmaßnahmen

Wie bei Wirbelsäulenfraktur.

Therapie

- Bei verschobenen Frakturen Reposition sowie Osteosynthese mit Schrauben und/oder Platten
- Bei nicht verschobenen Frakturen → Bettruhe nach ärztlicher Anordnung
- Frühzeitige Mobilisation.

Komplikationen

- Bei Hämatomen Infektion
- Tiefe Beckenvenen- oder Beinvenenthrombosen
- Dekubitus
- Pneumonie.

18

Pflege

- Bei allen Einschränkungen unterstützen, aktivierend pflegen, Prophylaxen konsequent anwenden
- Stuhlgang beobachten und ggf. Obstipationsprophylaxe durchführen (▶ Kap. 2.8)
- Unterstützen der Frühmobilisation in Absprache mit dem Arzt und Physiotherapeuten.

18.2.2 Schädel-Hirn-Trauma (SHT)

> **Definition**
> **Schädel-Hirn-Trauma (SHT):** Geht im Gegensatz zur Schädelprellung mit Bewusstseinsstörung und vegetativen Begleitsymptomen wie Erbrechen und heftigen Kopfschmerzen einher. Je nachdem, ob eine Verbindung zwischen Liquorraum und Außenwelt besteht, wird zwischen offenem und gedecktem SHT unterschieden (▶ Tab. 18.1).

Allgemeine Symptome

- Bewusstseinsveränderung, Amnesie, Bewusstlosigkeit
- Übelkeit, Erbrechen, Kopfschmerzen
- Pupillen: unterschiedliche Pupillengröße, verzögerte Reaktion auf Licht
- Krampfanfälle, Halbseitensymptomatik (Hemiplegie, positiver Babinski-Reflex)
- Tonusänderung der Muskulatur.

Diagnostik

- Inspektion:
  - Frakturzeichen: Brillenhämatom? Liquorfluss aus Nase oder Ohr, Glukosenachweis, z. B. mit Blutzucker-Stix
  - Sonstige Verletzungen
- Neurologische Untersuchung, evtl. Konsil; Einschätzung des Schweregrades, z. B. nach Glasgow Coma Scale (GCS, ▶ Abb. 18.7)
- Rö-Schädel, CT-Schädel, MRT, EEG
- Labor: umfassende Blutwerte, Gerinnung, Blutgruppe, BGA
- In schwereren Fällen Verlegung, u. U. sofort für die OP vorbereiten, Verlegung auf die Intensivstation nach OP.

Tab. 18.1 Einteilung nach Tönnis, Loew und Hermann	
SHT 1. Grades	Bewusstlosigkeit (nicht Amnesie) < 5 min, vollständige Rückbildung aller Symptome innerhalb von 5 Tagen
SHT 2. Grades	Bewusstlosigkeit 5 bis 30 min, völlige Rückbildung innerhalb von 30 Tagen oder geringe verbleibende Störungen
SHT 3. Grades	Bewusstlosigkeit > 30 min, bleibende Defekte mit Funktionsstörungen sind obligatorisch
SHT 4. Grades	Schwere neurologische Defekte machen den Patienten auf Dauer pflegeabhängig und unfähig zur Kontaktaufnahme

18

Summe der jeweils besten Werte und Bewertung		
6–8 **Leichtes Koma,** leichte vegetative Störungen (Atmung, Puls, Temperatur)	**5–6** **Mittelschweres Koma,** zunehmende vegetative Störungen (Puls-, Temperaturanstieg), Paresen	**< 5** **Schweres Koma,** zunehmende vegetative Störungen (RR-Abfall, Atmungsstörungen), schlaffer Muskeltonus

Aktion	Reaktion	Bewertung
Augen öffnen	spontan	4
	auf Ansprache	3
	auf Schmerzreiz	2
	keine Reaktion	1
Beste verbale Aktion	orientiert	5
	verwirrt	4
	unzusammenhängende Worte	3
	unverständliche Laute	2
	keine Reaktion	1
Beste motorische Aktion	befolgt Aufforderungen	6
	lokalisiert Schmerzen	5
	Abwehrbewegung auf Schmerzreiz	4
	Beugesynergismen	3
	Strecksynergismen	2
	keine Reaktion	1

Pupillenreaktion
+   spontan
(+)   verlangsamt
–   keine

Pupillengleichheit
☐   seitengleich
☐   ungleich

Pupillenweite

eng

mittel

weit

entrundet

Abb. 18.7 Glasgow Coma Scale [L157]

Vorsicht

Erstmaßnahmen bei Schädel-Hirn-Trauma
- RR, Puls, Atmung kontrollieren
- Bewusstseinslage, Pupillenweite, -reaktion prüfen
- Patienten flach positionieren, Kopf 30° erhöht
- EKG-Monitor; Venenzugang.

Weitere Therapie
- Evtl. Medikamente gegen Kopfschmerzen/Erbrechen nach ärztlicher Anordnung
- Bei einem einfachen SHT Bettruhe für 1–2 Tage, leichte Kost
- Bei schweren Formen: auf Intensivstation überwachen
- Kreislauf stabilisieren
- Kortikosteroide gegen die Entwicklung eines Hirnödems.

Komplikationen
- Blutungen: epidural, subdural, intrazerebral, Kopfschwartenhämatom (▶ Kap. 20.9.1)
- Schädelfrakturen

18

- Entzündungen, z. B. Meningitis, Enzephalitis (▶ Kap. 20.3.1); Krampfanfälle
- Aspiration, starke Verschleimung, Ersticken.

Beobachten
- Die Beobachtung der Bewusstseinslage, z. B. mit der Glasgow Coma Scale (▶ Abb. 18.7), ist von zentraler Bedeutung. Dazu den Patienten u. U. auch nachts wecken
- Zeichen für Schädelfraktur (Liquorrhö?), intrazerebrale Blutung (▶ Kap. 20.9.1), thorakale (▶ Kap. 18.2.3) oder abdominale Verletzungen (▶ Kap. 18.2.3)
- RR, Puls, u. U. ZVD, Atmung, Motorik
- Pupillendifferenz, Pupillenreaktion. Direkte Lichtreaktion: Pupillenverengung bei unmittelbarem Lichteinfall? Indirekte Lichtreaktion: Verengt sich bei Belichtung nur einer Pupille gleichzeitig die andere?
- Engmaschig Temperatur kontrollieren, da Gefahr von zentralem Fieber
- Gesammelte Dokumentation aller Beobachtungen, z. B. auf einem Beobachtungsbogen (▶ Tab. 18.2).

Pflege
- Bei leichteren Formen sobald wie möglich mobilisieren, da durch Bettruhe das Krankheitsgefühl verstärkt wird
- Nahrungskarenz nach Anordnung überwachen
- Hilfestellung bei Erbrechen, Aspirationsgefahr!
- Ab mittelschweren Formen bei Körperpflege und Nahrungsaufnahme unterstützen
- Alle erforderlichen Prophylaxen durchführen:
  - Hohe Pneumoniegefahr
  - Obstipationsprophylaxe, Bauchpresse steigert Hirndruck
  - Dekubitusprophylaxe: Weichlagerung. Keine Positionswechsel → steigert Hirndruck
- Positionierung: flach, Kopf 30° erhöht
- Pflege bei Fieber (▶ Kap. 2.6.3)
- Augenpflege (▶ Kap. 2.3.3).

❗ Tipps und Tricks
- Liegt eine Wunde vor, nach Tetanusimpfung fragen
- Bei ansteigendem RR und bradykardem Puls sofort Arzt verständigen: Hirndruck! (▶ Kap. 20.8)
- Unter keinen Umständen Kopftieflage
- Für Pupillendifferenz kann auch ein Glasauge verantwortlich sein
- Bei zentralem Fieber: konsequent physikalische Maßnahmen anwenden, z. B. Waschungen mit lauwarmem Wasser/Pfefferminztee bei gleichzeitiger Kühlung von außen (z. B. durch Kühlelemente)
- Bei Gefahr eines Hirnödems keine Reinigungseinläufe (Resorption von zusätzlicher Flüssigkeit).

18

Tab. 18.2 Beobachtungsbogen bei Schädel-Hirn-Trauma						
Patient:	**Datum:**	**Zeit:**				
Puls	Frequenz					
	Qualität					
Blutdruck						
Atmung	Frequenz					
	Qualität					
	Rhythmus					
Temperatur						
Verhalten	Apathisch					
	Ruhig					
	Unruhig					
Pupillen	Form/Weite					
	Symmetrie					
	Reaktion					
Glasgow Coma Scale		Punkte				
Kommuni-kation	Orientiert	5				
	Verwirrt	4				
	Unzusammenhängend	3				
	Unverständlich	2				
	Keine	1				
Augen	Öffnet spontan	4				
	Öffnet auf Ansprache	3				
	Öffnet bei Schmerzreiz	2				
	Öffnet nicht	1				
Motorik	Bei Aufforderung	6				
	Lokalisiert Schmerzen	5				
	Abwehr von Schmerz	4				
	Beugesynergismen	3				
	Strecksynergismen	2				
	Keine	1				
	Summe:					
	Unterschrift:					

18

18.2.3 Thorax- und Bauchtrauma

Lungenkontusion

> **Definition**
> **Lungenkontusion:** Traumatische Quetschung der Lunge meist im Zusammenhang mit einem Polytrauma, von einer Schocklunge nur schwer zu unterscheiden.

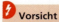 **Vorsicht**
Erstmaßnahmen bei Thorax- und Bauchtrauma
- Ruhe bewahren; Patient zum Durchatmen anhalten, Arzt verständigen
- O_2 nach Anordnung applizieren; Materialien für Blutabnahme und venösen Zugang richten
- Vitalzeichen kontrollieren, Atmung beobachten, auf Schocksymptomatik achten
- Ggf. auf die Intensivstation verlegen.

Symptome und Diagnostik
Stumpfes Thorax- und Bauchtrauma ▶ Tab. 18.3

Tab. 18.3 Stumpfes Bauch- und Thoraxtrauma		
	Bauchtrauma	**Thoraxtrauma**
Definition	Stumpfe Gewalteinwirkung auf den Bauchraum (z.B. Schlag, Stoß). Folgen: z.B. Milz-, Leber-, Nierenruptur, gastrointestinale Blutung	Gewalteinwirkung auf den Thorax. Folgen: Rippenfraktur, Pneumothorax/Hämatothorax (▶ Kap. 9.5.6), Lungenkontusion
Symptome	Heftige Schmerzen, Schockzustand, Tachykardie, Erbrechen, Abwehrspannung („harter Bauch")	Atemabhängige Schmerzen, Atemnot, bei Rippenserienfraktur paradoxe Atmung, nur geringe O_2-Sättigung in der BGA
Diagnostik	Labor: Elektrolyte, BB, Leberstatus, Nierenparameter. Ultraschalluntersuchung; Rö-Abdomen im Stehen; CT-Abdomen	Inspektion; Rö-Thorax. Labor, BGA. Auskultation: fehlende Atemgeräusche. Hämatothorax, Pneumothorax: hochgradige Atemnot (▶ Kap. 9.5.6), Bronchoskopie, CT
Therapie	Bei Blutungen immer operativ. Ansonsten sorgfältige Überwachung mit sonografischen Kontrollen	Bei einer Rippenfraktur nur symptomatisch schmerzlindernd. Bei Rippenserienfraktur Intubation mit Überdruckbeatmung
Komplikationen	Milzkapselruptur noch nach Tagen, akute Bewusstlosigkeit, innere Blutung	Intrapulmonale Blutung, Verletzungen von Aorta, Ösophagus, Bronchialsystem

18

Therapie
- Bei leichteren Fällen engmaschig BGA kontrollieren
- Oft ist eine längere Intubation und Beatmung erforderlich

- Absaugen von Luft oder Blut aus der Pleurahöhle mittels Thoraxsaugdrainage (▶ Kap. 9.4.2), Röntgenkontrolle
- Verschluss offener Verletzungen
- Antibiotika.

Komplikationen
- Verstopfen der Saugdrainage (▶ Kap. 9.4.2)
- Infektion der Einstichstelle: Rötung, Schwellung, Schmerz
- Pneumonie
- Selten: Lungenabszess, Pleuraempyem bei Thoraxdrainage.

Pflege
- Baldmöglichst mobilisieren
- Atemgymnastik, Physiotherapeuten einschalten
- Drainage unter streng aseptischen Bedingungen versorgen (▶ Kap. 9.4.2).

Beobachten
- Atmung, ggf. BGA
- RR, Puls, Temperatur
- Hämoptyse?

Beachten
- Bei Drainagen an der Austrittsstelle auf Entzündungszeichen oder Sekretverhaltungen achten: Schwellung, Schmerzen im betroffenen Gebiet, Temperaturanstieg, plötzliches, vollständiges Fehlen einer Sekretion
- Grundsätze der Schmerztherapie einhalten (▶ Kap. 2.11).

Bauchtrauma

⚡ Vorsicht
Erstmaßnahmen bei Bauchtrauma
- Arzt verständigen
- Kreislauf kontrollieren, auf Schmerzen beobachten
- Materialien für venösen Zugang richten
- Vorbereiten einer OP oder Verlegung auf die Intensivstation
- Absolute Nahrungskarenz bis Abklärung.

Symptome und Therapie
▶ Tab. 18.3

Diagnostik
- Venöser Zugang, ZVK
- Labor: BB, Elektrolyte, Gerinnungsfaktoren, BGA, Blutgruppe
- Rö-Abdomen, Ultraschall, EKG
- U. U. urologisches Konsil, Zystoskopie.

18

Beobachten
- Schmerzen
- RR, Puls
- Abwehrspannung
- Ausscheidungen: Menge, blutig?
- Sonografische Kontrolle des Bauchs, ggf. Bauchumfang 4-stündlich messen, Messstelle markieren.

Weitere Maßnahmen

Sehr stark von der Diagnose und der festgestellten Verletzung abhängig.
- Hb-Kontrolle
- Großlumiger Zugang
- Auf jeden Fall nüchtern lassen, Rauchverbot
- Ruhe halten, Bewegungen des Patienten auf das Nötigste reduzieren
- Unterstützen bei der Körperpflege, konsequent alle Prophylaxen durchführen
- U. U. prä- und postoperative Pflege
- Blasendauerkatheter
- Infusionstherapie überwachen.

Tipps und Tricks
- Abgrenzung zu internistischen Erkrankungen, z. B. Herzinfarkt, oft schwierig
- Bei Kapseleinblutungen, z. B. in der Milz, ist ein mehrtägiges beschwerdefreies Intervall mit folgender Ruptur möglich → Überwachung über längere Zeit erforderlich
- Aufgrund der möglichen Komplikationen sind die Patienten ängstlich → für ausführliche Information sorgen.

18.2.4 Ostitis, Osteomyelitis

Definition

Ostitis, Osteomyelitis: Infektion eines Knochens bzw. des Knochenmarks. Es gibt endogene hämatogene Streuung von Erregern, z. B. bei Phlegmone, und exogene Ursachen nach offenen Frakturen oder OP.

Symptome

Entzündungszeichen (Rötung, Schwellung, Schmerz, Überwärmung, Funktionsstörung), Eiterung mit Fistelbildung.

Diagnostik
- Labor: BB, Blutkultur (▶ Kap. 3.7.1)
- Evtl. Punktion, Wundabstrich
- Rö: Darstellung im Frühstadium nicht möglich
- Leukozyten-Szintigrafie, MRT.

18

Therapie
- Absolute Ruhigstellung
- Antibiotika i. v. bzw. lokal mittels Saug-Spül-Drainage
- Operative Ausräumung; evtl. mit Osteosynthese, z. B. Fixateur externe (▶ Kap. 18.1.8).

Komplikationen
Wachstumsstörungen bei Kindern; Deformationen, pathologische Frakturen, Rezidiv.

Pflege
- Nach Erregerbestimmung: medikamentöse Therapie durchführen/überwachen
- Trotz infizierter Wunde streng aseptisches Vorgehen bei allen Maßnahmen
- Nicht mit OP-Patienten in ein Zimmer legen. Ideal: auf eine septische Station oder in ein Einzelzimmer verlegen, um Keimverschleppung zu verhindern
- Händedesinfektionsmittel am Bett bzw. im Zimmer bereitstellen
- Während der Ruhigstellung bei allen Einschränkungen unterstützen
- Pflege bei Fieber (▶ Kap. 2.6.3)
- Versorgung der Saug-Spül-Drainage (▶ Kap. 9.4.2):
  - Aseptisch vorgehen bei Flaschenwechsel und Verbandwechsel (▶ Kap. 3.10.6)
  - Angegebene Tropfgeschwindigkeit bzw. Durchflussmenge genau einhalten
  - Auslaufendes Sekret auf Menge, Aussehen, Beschaffenheit beobachten und dokumentieren
  - Vor Entfernung des Spülsystems stundenweise abklemmen und beobachten
  - Passive Bewegung mit Motorschiene.

Beobachten
- Vitalzeichen, Temperatur mehrmals tgl.
- Entzündungszeichen
- Schmerzen.

Tipps und Tricks
Besonders nach Abklingen oder Therapie der Schmerzen ist die absolute Ruhigstellung für die meisten Patienten problematisch. Ggf. Möglichkeiten zur Beschäftigung anbieten, Angehörige einbeziehen.

Literatur
Fleischhauer M, Heimann D, Hinkelmann U. Leitfaden Physiotherapie in der Orthopädie und Traumatologie. 2. A. München: Elsevier, 2014.
Protz K, Timm JH. Moderne Wundversorgung. 9. A. München: Elsevier, 2019.
v. d. Mühlen M, Keller C. Pflege konkret. Chirurgie Orthopädie Urologie. 5. A. München: Elsevier, 2018.

Website
Bundesverband für Menschen mit Arm- oder Beinamputationen e. V.: www.ampuwiki.de

19 Schwangerschaft, Geburt, Wochenbett und gynäkologische Erkrankungen

Christa Junginger

19

19.1 Leitsymptome

Tab. 19.1 Leitsymptome gynäkologischer Erkrankungen

Leitsymptom	Definition	Differenzialdiagnosen
Ausfluss (Fluor genitalis)	Ausfluss, der in Menge und Aussehen nicht dem physiologischen Vaginalsekret (klar, ohne Geruch, pH-Wert 3,5–4,5) entspricht	• Klar, geruchsneutral bei Östrogenstimulation, Ektopie (Uterusschleimhaut am äußeren Muttermund), Polypen im Gebärmutterhals • Weiß-gelblich, cremig bei Infektion mit Candida albicans (▶ Kap. 16.3.6) • Gelb-grünlich, schaumig bei Trichomoniasis, Gonorrhö (Tripper) • Grau-wässrig bei Mischinfektion • Braun, blutig, wässrig bei Malignom, z. B. Zervixkarzinom, Vaginalkarzinom • Glasig-farblos, geruchlos, schleimig-fadenziehend bei Ovulation
Genitaler Juckreiz (Pruritus vulvae)	Juckreiz im Bereich der Vulva	• Infektionen: Trichomonaden, Gonorrhö, Pilzinfektion • Parasitäre Erkrankungen: Filzlaus, Krätze (Skabies) • Vulvakarzinom • Atrophische Dystrophie • Diabetes mellitus
Schmerzhafte Regelblutung	Starke, krampfartige Schmerzen im Unterleib unmittelbar vor und während der Periodenblutung	• Ideopathische Dysmenorrhö • Evtl. gesteigerte Prostaglandinbildung • Myometritis (Entzündung der Gebärmuttermuskulatur) • Myom (gutartige Geschwulst der Gebärmuttermuskulatur) • Endometriose (außerhalb der Gebärmutter vorkommende, funktionstüchtige Gebärmutterschleimhaut, z. B. im Eierstock, Bauchhöhle, Gebärmutterwand)
Schmerzen im Unterleib	Extragenitale Ursachen	• Akutes Abdomen (▶ Kap. 10.1.1) • Leistenhernie • Pyelonephritis/Nierenkolik • Zystitis • Appendizitis
Vaginale Blutung	Zyklusunabhängig	
	Deutlich stärker als gewöhnlich	• Zervixkarzinom • Sog. dysfunktionelle Blutungen (z. B. bei Hormonstörungen)
	Kontaktblutung, Postkoitalblutung (nach Geschlechtsverkehr): schmerzlos, hellrot, geringe Menge, Verletzungsblutung	• V. a. Ektopie • Vaginale Verletzungen • Zervixkarzinom
	Zusatzblutung außerhalb der Periode (Metrorrhagie)	• Gestörte Gelbkörperfunktion • Endometriumkarzinom

Tab. 19.1 Leitsymptome gynäkologischer Erkrankungen *(Forts.)*

Leitsymptom	Definition	Differenzialdiagnosen
	Zyklusabhängig	
	Zusatz- oder Schmierblutung, prä-/postmenstruell oder mittzyklisch (Spotting, Metrorrhagie)	• Myom (▶ Kap. 19.6.2) • Endometritis (▶ Kap. 19.6) • Intrauterinpessar • Einnistungsblutung der Eizelle
	Verstärkte Periodenblutung (Hypermenorrhö)	• Myom • Intrauterinpessar • Chronische Entzündungen • Hormonelle Störungen • Endometriose
	Verlängerte Blutung > 7 Tage (Menorrhagie)	• Chronische Entzündungen • Hormonelle Störungen
	Regelmäßig verkürzte Zyklen < 25 Tage (Polymenorrhö)	• Anovulatorische Zyklen • Gelbkörperschwäche
	Stark verlängerte Zyklen > 35 Tage (Oligomenorrhö)	• Verlängerte Follikelreifungsphase • Anovulatorische Zyklen, z. B. in Pubertät/Klimakterium
	In der Schwangerschaft	
	Während der Schwangerschaft besteht eine sekundäre Amenorrhö, Blutung stets ein abklärungsbedürftiges Symptom	• Extrauteringravidität (EUG) • Abort (Fehlgeburt) • Placenta praevia (Verlagerung des Mutterkuchens vor den Muttermund) • Vorzeitige Plazentalösung • Randsinusblutung (Blutung aus Plazentagefäßen) • Blasenmole (bläschenförmige Umwandlung der Plazenta)

19.2 Diagnostik

Tab. 19.2 Diagnostische Methoden in der Gynäkologie und Geburtshilfe

Maßnahme	Definition	Aufgaben der Pflegenden
Inspektion	• Visuelle Beurteilung von Abdomen, äußerem Genitale • Äußere Untersuchung der Brust: Größe, Ungleichheit, Hautveränderungen, Besonderheiten der Brustwarze	• Patientin informieren, darum bitten, ggf. die Harnblase zu entleeren • Intimpflege durchführen (lassen) • U. U. begleiten zu/während der Untersuchung • Auf den Untersuchungsstuhl steigen lassen, ggf. Hilfe anbieten
Spekulumuntersuchung	Untersuchung mit einem sog. Entenschnabelspekulum oder einem zweiteiligen Spekulumset • Inspektion von Muttermund (Portio) und Scheidenwand • Ggf. Abstrichentnahme	

19

Tab. 19.2 Diagnostische Methoden in der Gynäkologie und Geburtshilfe *(Forts.)*

Maßnahme	Definition	Aufgaben der Pflegenden
Palpation	• Bimanuelle Untersuchung (beidhändig) von vaginal und abdominal sowie zusätzlich rektal zur Beurteilung des Abdomens, inneren Genitales, Douglas-Raums und Rektums mittels Tastbefund (Überprüfung auf Größe, Lage, Form, Konsistenz, Beweglichkeit und Druckschmerzhaftigkeit) • Abtasten der Brustdrüsen und regionalen Lymphknoten (Schmerzen, Knoten, Absonderungen aus der Mamille?)	• In Steinschnittlage bringen: Kniekehlen in Halterungen legen oder Füße auf Abstellfläche aufsetzen, Gesäß überragt knapp die Stuhlkante • Spekula (angewärmt aus Wärmeschrank) • Beim Verlassen des Stuhls behilflich sein
Kolposkopie	Lupenbetrachtung von Portio und Vagina	
Abstrich (bakteriologisch/zytologisch)	Entnahme von Zellmaterial von Muttermund und Scheide mittels Watteträger. Ausstreichen auf Objektträger. Nativ oder nach Färbung (Papanicolaou) Beurteilung: • Zellveränderungen • Bakterien, Humane Papillomviren (HPV), Pilze	
Blut-, Urinuntersuchung		Information zur Gewinnung von Mittelstrahlurin
Sonografie	Ultraschalluntersuchung: • Transabdominal • Transvaginal (Schallkopf wird in die Scheide eingeführt) • Brust	• Patientin rechtzeitig zu Blasenfüllung informieren: – Transabdominal = Blase sollte gefüllt sein – Transvaginal = Blase sollte leer sein • Tücher zur Entfernung des Sonografiegels bereitlegen
Kürettage/Abrasio	Entfernung der oberen Schicht der Gebärmutter- und Zervixschleimhaut zur histologischen Untersuchung	• Durchführung in Vollnarkose • RR-Kontrolle bis Kreislauf stabil • Mobilisation nach 4–6 h • Spontanurin nach 4–6 h; bei liegender Tamponade → Wasser lassen erschwert • Tamponade nach 24 h entfernen • Information/Beratung zur selbstständigen Blutungskontrolle • Prävention: die nächsten Wochen nichts Schweres heben
Konisation	Kegelförmige Gewebeentnahme an der Portio zur histologischen Untersuchung	
Douglas-Punktion	Punktion des Douglas-Raums, z. B. bei V. a. intraabdominale Blutung, Tuboovarialabszess	• Vor der Punktion: Darm und Blase entleeren • Nach der Punktion: Vitalzeichenkontrolle

Tab. 19.2 Diagnostische Methoden in der Gynäkologie und Geburtshilfe *(Forts.)*

Maßnahme	Definition	Aufgaben der Pflegenden
Mammografie	Radiologische Darstellung beider Mammae	Patientin anmelden, u. U. begleiten
Stanzbiopsie bei Knoten in der Brust	Punktion von Mammaknoten unter Ultraschallkontrolle zur histologischen Beurteilung	
Galaktografie	Darstellung der Milchgänge mittels Kontrastmittel	
Diagnostische Methoden in der Geburtshilfe		
Humanes Choriongonadotropin (β-HCG)	Nachweis des Schwangerschaftshormons (im Blut frühestens 8 Tage vor Ausbleiben der Menstruation, im Urin ab 4 Tage vor Ausbleiben der Regelblutung), z. B. als Schwangerschaftstest oder bei Unregelmäßigkeiten während der Schwangerschaft (▶ Kap. 19.5)	Mittelstrahl-Morgenurin
Kardiotokografie (CTG)	Simultane Aufzeichnung von fetaler Herzfrequenz und Uterusaktivität, z. B. bei Wehentätigkeit	Positionierung meist in Rückenlage mit angewinkelten Beinen; bei Vena-cava-Kompressionssyndrom → Seitenlage

Amniozentese	Fruchtwasserentnahme durch Punktion (transabdominal unter Ultraschallkontrolle ab der 15. SSW [Schwangerschaftswoche])	• Nach der Untersuchung:
		  – 2 h Bettruhe
		  – Rh-negativen Schwangeren Rh-Prophylaxe verabreichen (▶ Kap. 19.5.3)
		• Für den Folgetag Ultraschalluntersuchung einplanen
		• Schwangere informieren: einige Tage körperliche Schonung, bei Fruchtwasserabgang sofort Klinik aufsuchen

Transzervikale Chorionzottenbiopsie	Entnahme von Choriongewebe aus der Plazenta ab der 11. SSW unter Ultraschallkontrolle	

19.3 Medikamente

Tab. 19.3 Medikamente in der Gynäkologie und Geburtshilfe

Substanz	Nebenwirkungen	Hinweise/Pflege
Wehenhemmende Mittel (▶ Kap. 19.5.2)		
Fenoterol, z. B. Partusisten® **Atosiban**, z. B. Tractocile®	Störungen der Blutdruckregulation, Tachykardie, Extrasystolen, Blutzucker-Erhöhung, Hypokaliämie, Unruhe, Muskeltremor, Übelkeit, Erbrechen, Schwindel, Darmatonie, bei gleichzeitiger Gabe von Glukokortikoiden evtl. Lungenödem	Beobachtung von Gesamtbefinden, Vitalzeichen, Atmung, Stuhlausscheidung, Bilanzierung nach Arztanordnung

Tab. 19.3 Medikamente in der Gynäkologie und Geburtshilfe *(Forts.)*

Substanz	Nebenwirkungen	Hinweise/Pflege
Uteruskontraktionsmittel		
Dinoproston, z. B. Minprostin®E₂	Übelkeit, Erbrechen, Kopfschmerzen, Durchfall, gelegentlich Fieber	Vaginaltabletten, Anwendung findet unter geburtshilflicher Intensivüberwachung statt
Methylergometrin, z. B. Methergin®	Übelkeit, Erbrechen, Schwindel, Kopfschmerzen, Blutdrucksteigerung	Anwendung während der Nachgeburtsperiode und im Wochenbett
Oxytocin, z. B. Syntocinon®, Orasthin®	Tachykardie	Vitalzeichenkontrolle
Vaginaltherapeutika		
Antibiotika, z. B. Tetracyclin (Mysteclin®)	Schleimhautreizung, allergische Reaktionen	Lokale Anwendung von Vaginalkugeln bzw. -ovula nach Anordnung
Antimykotika, z. B. Nystatin (Moronal®), Clotrimazol (Canesten®)	Hautrötung, Brennen	(Evtl.) Mitbehandlung Partner
Milchsäure, z. B. Eubiolac Verla®	Lokal gut verträglich	Wiederherstellung des sauren Milieus der Vagina
Prolaktinhemmer (▶ Kap. 19.5.6)		
Bromocriptin, z. B. Pravidel® **Cabergolin,** z. B. Dostinex®	Hypotonie, Übelkeit, Erbrechen, Unruhe, Schlafstörungen	Anwendung: Abstillen
Hormonelle Kontrazeptiva		
Ovulationshemmer: Pille (Östrogen-Gestagen-Kombination), Minipille (Gestagene), Dreimonatsspritze (Gestagene)	Übelkeit, Ödeme, Kopfschmerzen, Zwischenblutungen, Neigung zu Thrombosen, Libidoverlust	Wegen Thromboserisiko bei gleichzeitiger Anwendung nicht rauchen
Rhesusprophylaxe (▶ Kap. 19.5.3)		
Anti-D-Immunglobulin, z. B. Rhesogam®	Keine	In den ersten 72 h nach der Geburt i. m.-Gabe. Verhinderung der Antikörperbildung

19.4 Pflege

Sitzbäder

Indikationen
- Infektionen im Genitalbereich
- Förderung der Wundheilung, z. B. nach Episiotomie (▶ Kap. 19.5.3).

Vorgehen
- Patientin informieren, Blasenentleerung empfehlen
- Raum angenehm temperieren
- Sitzwanne etwa zur Hälfte mit Wasser füllen (36–38 °C), evtl. Zusätze nach Indikation
- Vorlagen, frische Wäsche und Handtücher bereitlegen
- Patientin bei guten Kreislaufverhältnissen allein lassen (Klingel in erreichbarer Nähe)
- Dauer 10–20 min
- Nach der Anwendung: Sitzwanne desinfizieren.

Äußere Genitalspülung

Indikationen
Im Rahmen der Intimhygiene, wenn das Waschen, z. B. wegen Schmerzen oder erhöhter Infektionsgefahr, nicht angezeigt ist, etwa nach vaginalen Eingriffen, Operationen an der Vulva oder nach Geburten.

Vorgehen
- Raum: Fenster schließen, Temperatur überprüfen, ggf. Sichtschutz anbringen
- Patientin besonders vor der ersten Spülung genau instruieren/informieren
- Spülkanne mit warmem Wasser füllen (ohne Zusatz)
- Bettschutz einlegen
- Unterkörper freimachen, flache Rückenlage, Beine spreizen und leicht anwinkeln
- Vorlage entsorgen (Handschuhe)
- Steckbecken unterschieben
- Wasser von oben in dünnem Strahl fließen lassen (erfordert Übung), bis die Schleimhaut gereinigt ist, vorsichtig trocken tupfen
- Beobachtung/Dokumentation: Schleimhaut, Lochien, Schmerzen, Episiotomie
- Hilfe beim Anziehen (Slip, Vorlage), Bett in gewünschte Position bringen.

> **Tipps und Tricks**
> - Zügige Durchführung, damit die Patientin nicht auskühlt
> - Hygienevorschriften beachten
> - Wöchnerin kann die Spülung ab dem 1. Tag pp. nach Anleitung selbstständig auf der Toilette durchführen
> - Häufigkeit der Spülung: nach jedem Toilettengang sowie nach Wunsch.

19.5 Schwangerschaft, Geburt und Wochenbett

19.5.1 Schwangerschaftsgestosen

> **Definition**
> **Schwangerschaftsgestosen:** Durch die Schwangerschaft bedingte Erkrankungen. Unterteilt in Früh- und Spätgestosen.

Hyperemesis gravidarum

> **Definition**
> **Hyperemesis gravidarum:** Häufiges, nicht stillbares Erbrechen zwischen der 6. und 16. SSW.

Mögliche Ursachen
- Somatisch, z. B. hormonelle Umstellung, Blasenmole (▶ Tab. 19.1), Mehrlingsschwangerschaft
- Evtl. Verstärkung durch psychische Konflikte, z. B. Ablehnung der Schwangerschaft, Furcht vor den körperlichen Veränderungen, Angst vor Geburt oder künftiger Elternverantwortung, problematische häusliche Situation.

Symptome
Unstillbares Erbrechen (unabhängig von der Nahrungsaufnahme) bedingt Gewichtsverlust, Exsikkose (trotz ausgeprägtem Durst) führt zu Oligurie und Oligohydramnie; in der Folge Kreislaufsymptomatik mit Hypotonie, Tachykardie, Temperaturanstieg (Durstfieber), metabolische Azidose, K^+-Mangel. In schweren Fällen: Leberbeteiligung mit Ikterus.

Diagnostik
- Anamnese
- Labor:
  - Serum: Elektrolytkontrolle (K^+ erniedrigt), Leber- und Nierenwerte, Ketonkörper, Gesamteiweiß, Blutzucker, Blutbild
  - Urin: Aceton, Eiweiß, Urobilinogen erhöht, Ketonkörper > 200 mg (Urin-Stix, ▶ Tab. 19.2).

Therapie
- Evtl. Nahrungskarenz; hochkalorische, parenterale Ernährung; Elektrolytsubstitution i. v.
- Selten Antiemetika (z. B. Vomex A®), Vitamin-B-Komplex, Sedativa
- Ggf. Psychotherapie.

Komplikationen
Veränderungen des Elektrolythaushalts, Benommen- und Verwirrtheit als Zeichen einer ZNS-Beteiligung, Wachstumsstillstand des Kindes.

Pflege
Im Vordergrund steht das Angebot einer vorbehaltlosen und vertrauensvollen Atmosphäre.

- Überwachen der medikamentösen Therapie
- Trinkmenge über den Tag in kleine Mengen einteilen
- Körperpflege: Hilfe je nach Zustand der Patientin; wegen der Mundtrockenheit Überprüfung der Schleimhaut auf Infektionen
- Bewegung: anfangs körperliche Schonung, langsame Mobilisation (mit Arztabsprache)
- Thromboseprophylaxe: Gymnastik im Bett und medizinische Thromboseprophylaxestrümpfe
- Ernährung: beobachten, welche Gerüche Übelkeit auslösen; Anfangsdiät mit Tee, Milch, Zwieback und Trockengebäck in kleinen Portionen, Kostaufbau mit leichter Kost bzw. Wunschkost, fettarm, mehrere kleine Mahlzeiten, Speisen- und Getränkemenge langsam steigern; Raum nach den Mahlzeiten gut lüften
- Beschäftigung anbieten bzw. anregen, um die Patientin abzulenken.

Beobachten
- Allgemeinbefinden, Stimmung
- Blutdruck, Puls, Temperatur (nach Arztanordnung), Hautturgor
- Ein- und Ausfuhrbilanz (▶ Kap. 2.7.3)
- Infusionskontrollen
- Überprüfung Körpergewicht 2 × wöchentlich.

Tipps und Tricks
- Krankenhauseinweisung und psychische Probleme können verstärkend wirken
- So weit möglich für ausreichende physische und psychische Entlastung sorgen
- Keine Therapie bei leichtem morgendlichem Erbrechen.

Schwangerschaftsinduzierte Hypertonie (SIH)

Definition
Schwangerschaftsinduzierte Hypertonie (SIH): Ab einem Blutdruck von systolisch > 140 mmHg und diastolisch > 90 mmHg liegt in der Gravidität ein Bluthochdruck vor.

Es ist pathologisch, wenn der Blutdruck durch die Schwangerschaft um mehr als 20 mmHg systolisch und 10 mmHg diastolisch ansteigt (▶ Tab. 19.4).
Die Kombination von Edema (Ödeme), Proteinurie und Hypertonus mit der einstigen Bezeichnung EPH-Gestose ist umstritten, weil Ödeme auch bei gesunden Schwangeren auftreten. Deshalb spricht man von einer **Gestose** und gibt dazu die Leitsymptome der Schwangeren an.

Mögliche Ursachen
- Genetische Veranlagung, hatte bereits die Mutter der Schwangeren eine SIH, ist das Risiko für die Tochter erhöht
- Prädisponierende Faktoren sind Übergewicht, Diabetes mellitus, Mehrlingsschwangerschaften und Nierenerkrankungen
- Erstschwangerschaft und Schwangere, die jünger als 15 oder über 40 Jahre alt sind.

Tab. 19.4 Einteilung der hypertensiven Schwangerschaftserkrankungen	
Gestationshypertonie	Nach abgeschlossener 20. SSW auftretende Blutdruckwerte von ≥ 140/90 mmHg, ohne Proteinurie
Präeklampsie	Gestationshypertonie mit Proteinurie ≥ 300 mg/l/24h
Chronischer Bluthochdruck	Präkonzeptionell oder vor der 20. SSW diagnostizierte Hypertonie ≥ 140/90 mmHg

Symptome
Leichte Form
E: Ödeme: vorwiegend untere Extremitäten, evtl. Lidödeme → regelwidriger Gewichtsanstieg um ≥ 500 g/Wo. durch Wassereinlagerung
P: Proteinurie: Eiweißausscheidung ≥ 0,3 g/l/24 h
H: Hypertonie: systolisch ≥ 140 mmHg, diastolisch ≥ 90 mmHg.

Schwere Form (Präeklampsie)
E: Ödeme auch an den oberen Extremitäten bzw. generalisiert (Gewichtszunahme ≥ 1.000 g/Wo.)
P: Proteinurie ≥ 2 g/l/24 h, Oligurie: ≤ 400 ml/24 h
H: Hypertonie: systolisch ≥ 160 mmHg, diastolisch ≥ 100 mmHg.
Zusätzlich ZNS-Symptome: gesteigerte Reflexe, Schwindel, motorische Unruhe, Kopfschmerz, Sehstörungen, Oberbauchbeschwerden, Bewusstseinsstörung.

Sonderform der schweren Gestose: HELLP-Syndrom
H: Hämolyse
EL: erhöhte Leberenzyme (Transaminasen, γ-GT)
LP: erniedrigte Blutplättchenzahl (low platelet).
Leitsymptome: schwere Oberbauchschmerzen, Übelkeit, Erbrechen, Zeichen einer drohenden Eklampsie: heftige Kopfschmerzen, Sehstörungen.

Diagnostik
* CTG 3 × tgl. (▶Tab. 19.2)
* Labor
* Eiweiß und Glukose im Spontanurin
* Blutdruckkontrollen
* Ödeme und Gewichtskontrolle 1 × tgl.

Therapie
* Strenge Bettruhe, Flüssigkeit nach Bedarf
* Antihypertonikum (Blutdruck wird langsam gesenkt), Magnesiumsulfat (z.B. Magnesium Verla®), u. U. Sedierung (z.B. mit Diazepam)
* Evtl. Geburtseinleitung
* Überwachung: nachstationär, Ultraschall, Doppler alle 10 Tage (▶Tab. 19.2)
* HELLP-Syndrom: Intensivtherapie, ggf. rasche Beendigung der Schwangerschaft (Sectio caesarea oder Geburtseinleitung), ggf. Thrombozytenkonzentrat.

⚡ **Vorsicht**
Komplikation: Eklampsie
Tonisch-klonische Krämpfe: rasch aufeinanderfolgende Zuckungen bei starker Kontraktion der Muskulatur; gestreckte, zitternde Extremitäten, Dauer: 50–60 s, Zyanose, Bewusstlosigkeit.

Verhalten bei einem eklamptischen Anfall
- Ruhe bewahren
- Arzt sofort verständigen
- Atemwege freihalten (▶ Kap. 23.4.1)
- Gegenstände, an denen die Patientin sich verletzen kann, entfernen
- Beruhigend auf Patientin einwirken
- Anfallsprotokoll.

Pflege

Im Vordergrund stehen das Schaffen einer angenehmen, ruhigen und freundlichen Atmosphäre sowie eine engmaschige Krankenbeobachtung.
- Regelmäßig, mind. stdl. nach der Patientin sehen
- Aufklärung über Symptome, bei deren Auftreten sich die Patientin unverzüglich melden soll, Klingel in greifbarer Nähe:
  - Übelkeit, Oberbauchbeschwerden
  - Ohrensausen, Kopfschmerzen, Sehstörung
  - Tonisch-klonische Krämpfe (Bettnachbarin informieren).

Unterstützung in den Lebensbereichen
- Strenge Bettruhe, vorwiegend in Linksseitenlage
- Bei Sedierung: Prophylaxen (▶ Kap. 2) durchführen
- Körperpflege nach Bedarf/Befinden, Wünsche berücksichtigen
- Ernährung: eiweiß- und vitaminreich, Flüssigkeitszufuhr von 1,5–2 l/Tag ist erlaubt
- Gesprächsmöglichkeit anbieten
- Beschäftigung: anregen bzw. soweit machbar ermöglichen
- Partner/Bezugsperson in die Pflege einbeziehen.

Beobachten
- Medikamentöse Therapie überwachen, evtl. ZVD
- Bilanzierung, Gewicht
- Tgl. 24-h-Sammelurin (Eiweiß, Glukose)
- Vitalzeichen, BZ
- Allgemeinbefinden, Zeichen einer drohenden Eklampsie
- 3 × tgl. CTG-Kontrolle (▶ Tab. 19.2).

Tipps und Tricks
- Notfalltablett vorhalten: Sedativa, Magnesiumsulfat zur i. v.-Applikation, Antihypertensiva
- Engmaschige Beobachtung und Pflege sollen Komplikationen vermeiden
- Psychische Begleitung: Patientin ängstigt sich vor möglicher Krankheitsverschlimmerung und ist auch außerhalb der Besuche auf Zuwendung angewiesen. Mit Partner/Familie wird aus Rücksichtnahme oft nicht offen über Ängste gesprochen, die Geburt kann ein tödliches Risiko bergen!
- Medikamentengabe nach Anordnung, Verabreichungszeiten einhalten.

19.5.2 Regelwidrige Schwangerschaftsdauer

19

> **Definition**
> Als **Frühgeburt** wird jedes vor Abschluss der 37. SSW geborene Kind bezeichnet, einschließlich der Totgeborenen mit einem Gewicht von > 500 g.

Risikofaktoren bei bestehender Schwangerschaft
- Mehrlingsschwangerschaft
- Uterine Blutungen
- Placenta praevia
- Gestose (▶ Kap. 19.5.1), insbesondere SIH
- Lokal- oder Allgemeininfekte
- Gestationsdiabetes
- Vorausgehende Fehl- oder Frühgeburt/en.

Ursachen
- Zervixinsuffizienz
- Vorzeitige Wehen
- Plazentainsuffizienz.

Diagnostik einer drohenden Frühgeburt
- Anamnese und gynäkologische Untersuchung (Konsistenz, Länge der Zervix; Muttermundweite)
- Entzündungsparameter (liefern Hinweise auf mütterliche Infektion)
- Ultraschall, CTG
- Vaginalabstrich
- Urinstatus
- Scheiden-pH-Wert: bei Fruchtwasserverlust oder Vaginalinfekt Anstieg in alkalischen Bereich.

Therapie
Je nach Reifegrad des Kindes/Schwangerschaftsdauer:
- Klinikeinweisung, körperliche Schonung, u. U. bei Zervixinsuffizienz bis zur 28. SSW Cerclage (Umschlingung des Gebärmutterhalses mit nicht resorbierbarem Nahtmaterial)
- i. v.-Tokolyse (medikamentöse Wehenhemmung, ▶ Tab. 19.3):
  - Fenoterol (z. B. Partusisten®)
  - U. U. Sedativa, Magnesium.

Komplikationen
- Amnioninfektionssyndrom
- Fetale Hypoxie (mit intrauterinem Mekoniumabgang).

Pflege
Richtet sich im Besonderen nach dem psychischen Befinden der Schwangeren aufgrund der Klinikeinweisung, aber auch nach ihren Sorgen und Ängsten um ihr Kind.

Psychosoziale Betreuung
- Nicht gemeinsam mit Frauen nach Fehl-/Frühgeburt in ein Zimmer legen
- Aufnahmegespräch/Pflegeanamnese nach der ärztlichen Erstversorgung in ruhiger Umgebung führen. Der Schwangeren Zeit lassen, sie nicht durch Fragen unter Druck setzen

- Bezugspflege einrichten, für Fragen gesprächsbereit sein, Ängste und Befürchtungen ernst nehmen (Verbalisierung und gemeinsame Suche nach Klärung kann zur Entlastung beitragen)
- Auf Wunsch den Partner einbeziehen, dann ggf. Verständnis für Situation und Befindlichkeit der Schwangeren wecken.

Unterstützung in den Lebensbereichen
- Körperpflege: Hilfe nach Bedarf/Fähigkeiten der Schwangeren
- Keine Manipulation der Brustwarzen (wehenfördernd), z. B. kräftiges Abfrottieren
- Positionierung: nach Anordnung leichte Kopftieflage bzw. Bettende erhöhen (→ Druckentlastung Muttermund)
- Prophylaxen: Thrombose (Gerinnungsneigung in der Schwangerschaft erhöht), Obstipation (Pressen vermeiden), Pneumonie (insbesondere unter der Tokolyse), ggf. Dekubitus
- Infektionsprophylaxe: sorgfältige Intimpflege, nach jeder Ausscheidung äußere Genitalspülung (▶ Kap. 19.4), da Infektionsrisiko v. a. durch Pilze besteht; tgl. Temperatur messen
- Konsequente Information über alle Maßnahmen
- Pflege des Venenzugangs
- Überwachung der Medikation.

Beobachten
- Medikation: Tokolyse-Therapie auf erwünschte Wirkung
- Engmaschige Überwachung, da Wehenhemmer zu RR-Abfall, Herzfrequenzanstieg, Herzrhythmusstörungen führen
- Auf Ödeme, Unruhe und Tremor achten
- EKG, BZ, Elektrolyte: vor Therapiebeginn, dann 1 × wöchentlich
- BZ: 2 × tgl., je nach Ergebnis häufiger
- Atmung: Frequenz, auf Atemnot achtgeben, Trachealrasseln, Zyanose (v. a. bei gleichzeitiger Kortisongabe)
- Urinausscheidung: Bilanzierung darf nicht positiv sein
- Psyche: Stimmungsschwankungen ernst nehmen
- Tgl. CTG-Kontrolle.

Tipps und Tricks
- Bei Atemstörung sofort Arzt verständigen
- Laxanzien können zu einer Hyperämie im Unterleib führen und eine Frühgeburt auslösen. Zur schonenden Darmstimulation eignen sich Quellmittel oder Laktulose.

19.5.3 Geburt

Die normale Geburt beginnt nach 266 Tagen ab der Konzeption bzw. 280 Tagen ab dem 1. Tag der letzten Regelblutung. Lediglich 3–4 % der Kinder kommen am berechneten Termin zur Welt, 26 % der Kinder werden 7 Tage um den Termin herum, 66 % der Kinder 21 Tage um den errechneten Termin herum geboren.

19

Normaler Geburtsverlauf

Der normale Geburtsverlauf unterteilt sich in 3 Phasen:

1. **Eröffnungsphase:** beginnt mit regelmäßiger Wehentätigkeit (Dauer 7–10 h bei Erstgebärenden, ca. 4 h bei Mehrgebärenden). Zum Ende der Eröffnungsperiode springt bei ⅔ der Geburten die Fruchtblase: rechtzeitiger Blasensprung
2. **Austreibungsperiode:** dauert von der vollständigen Eröffnung des Muttermunds bis zur Geburt des Kindes; bei Erstgebärenden 2–3 h, bei Mehrgebärenden 30–90 min
3. **Nachgeburtsphase:** beginnt nach dem Abnabeln des Kindes und endet mit der vollständigen Ausstoßung der Plazenta.

Um Verletzungen des Damms und des Darms zu verringern, führt die Hebamme den sog. Dammschutz durch. Evtl. ist zusätzlich ein **Dammschnitt** (Episiotomie) erforderlich.

Die Erstversorgung des gesunden Neugeborenen erfolgt durch die Hebamme (▶ Kap. 19.5.4).

Geburtshilfliche Operationen

Vaginal-operative Entbindung

Z. B. Vakuumextraktion (Saugglockenentbindung), Forzeps-Entbindung (Zangenentbindung) und die Manualhilfe bei Beckenendlage.

Indikation

Geburtsstillstand in der Austreibungsperiode.

Transabdominale Entbindung

Sectio caesarea = Schnittentbindung, Kaiserschnitt.

Indikationen

Sekundär, wenn die Geburt aufgrund kindlicher oder mütterlicher Gefährdung rasch beendet werden muss, oder als geplanter (primärer) Kaiserschnitt, z. B. bei Querlage.

Pflege bei operativer Entbindung

Präoperative Pflege

Neben den allgemeinen Richtlinien der präoperativen Maßnahmen (▶ Kap. 17.2) gibt es folgende Besonderheiten:

- CTG-Dauerüberwachung
- Rasur bzw. Clipping nach hausinterner Leitlinie
- Patientin, wenn möglich, auf die linke Seite positionieren (Vermeidung des Vena-cava-Kompressionssyndroms)
- Bei drohender Frühgeburt oder zu erwartenden Komplikationen: Information der nächstliegenden Kinderklinik, Vorbereitung der Verlegungspapiere, Transportorganisation
- Absaugung für das Kind bereithalten.

Postoperative Pflege

Neben den allgemeinen Richtlinien der postoperativen Maßnahmen (▶ Kap. 17.3) gelten nach Sectio caesarea folgende Besonderheiten:

- Kontrollen:
  - Fundus: mind. alle 2 h
  - Lochien (▶ Kap. 19.5.5)
  - Urin: Menge? Farbe?
  - Labor nach Arztanordnung

- Medikamentöse Therapie:
  - Schmerzen: z. B. Paracetamol, Diclofenac
  - Rh-Prophylaxe bei Rh-negativer Frau mit Rh-positivem Kind (▶ Tab. 19.2)
- Kind baldmöglichst anlegen (▶ Kap. 19.5.6)
- Intimpflege: Spülungen (▶ Kap. 19.4).

19.5.4 Versorgung des Neugeborenen

Die **Neugeborenenperiode** erstreckt sich vom Zeitpunkt des Abnabelns bis zum 28. Lebenstag.

- Kind der Mutter auf den Bauch legen und mit warmem Tuch bedecken und Zeit zum ersten Saugen an der Brust geben
- Abnabeln bei gutem Befinden des Kindes und erst wenn die Nabelschnur nicht mehr pulsiert
- Kind nur absaugen bei grünem Fruchtwasser oder bei pathologischem Auskultationsbefund
- Bestimmung des Vitalstatus/**APGAR-Score** nach 1, 5 und 10 min post partum. Für jedes Kriterium gibt es 0, 1 oder 2 Punkte. 1-Minuten-Wert wichtig, da eine zu geringe Punktzahl zu sofortigen Maßnahmen zwingt.
  - **A:** Atembewegungen
  - **P:** Puls
  - **G:** Grundtonus (Muskeltonus, Aktivität)
  - **A:** Aussehen (Hautfarbe)
  - **R:** Reflexerregbarkeit (Reaktion auf Absaugen oder Hautreiz)
- APGAR-Bewertung:
  - 7–10 Punkte: unauffällig
  - 4–6 Punkte: mäßige Depression
  - < 4 Punkte: schwere Depression, es besteht akute Gefährdung
- Klinische Zustands- und Reifebeurteilung bei Frühgeborenen oder unklarer Schwangerschaftsdauer (Reifezeichenbestimmung)
- Orale Vitamin-K-Gabe (Prophylaxe von Gerinnungsstörungen)
- Erstuntersuchung durch Hebamme oder Arzt (U1 = 1. Vorsorgeuntersuchung).

Ab 2. Lebenstag

- Ab 36 h post partum. Abnahme von Fersenblut zum Screening auf Galaktosämie, Phenylketonurie und andere Stoffwechselerkrankungen sowie einer Schilddrüsenunterfunktion
- Screening auf Herzfehler
- Hörscreening
- U2 durch den Pädiater (3.–10. Lebenstag).

> **Beobachten des Neugeborenen**
> - **Geburtsgeschwulst** des Kopfs (Gewebeflüssigkeit, Blut) bildet sich innerhalb einiger Stunden/Tage zurück, wenn nicht: Arzt verständigen
> - **Brustdrüsen:** können geschwollen sein und Flüssigkeit absondern (physiologisch). Keine Manipulation, da schmerzhaft
> - **Nabel:** Infektionszeichen? Schwellung? Sekret? Leichte Rötung ohne Begleitsymptome ist harmlos
> - **Hautfarbe:** u. U. leichter Ikterus, bildet sich nach 2–3 Tagen zurück
> - **Atmung:** Bauchatmung, zu Anfang u. U. oberflächlich, arrhythmisch

- **Ernährung:** Trinkverhalten, Verträglichkeit, Trinkmenge bei Flaschen-nahrung dokumentieren. Bei Auftreten von akutem Erbrechen/Durch-fall in den ersten Lebenstagen Arzt informieren
- **Gewichtskontrolle** im Rahmen der Untersuchungen
- **Urin:** bis zu 6–10 Miktionen tgl., insgesamt ca. 20–100 ml/24 h; erstmals spätestens nach 24 h
- **Stuhlgang/Mekonium:** muss spätestens nach 24–36 h erfolgen, sonst Arzt verständigen. Aussehen: anfangs schwarz, zäh; später je nach Er-nährung grünlich-gelber, weicher Stuhl
- **Temperatur:** Schwankungen während der ersten Tage; zur Messung Kind auf den Rücken legen, mit einer Hand, z. B. der rechten unter dem linken Bein des Kindes hindurch den rechten Oberschenkel umfassen und beide Beine nach oben heben, mit der freien Hand das Thermome-ter einführen und festhalten, bis die Messung beendet ist
- **Schlaf:** 18–20 h tgl.

Pflege
- Wickeln nach jeder Mahlzeit, mind. 5 × tgl., bei Wundsein häufiger; Säuglin-ge, die nach der Mahlzeit zum Spucken neigen, vorher wickeln
- Gesäß und Genitalregion mit lauwarmem Wasser reinigen, Eincremen nur bei Wundsein → intakte Haut benötigt keine Creme
- Ganzkörperwaschung i. d. R. tgl., Baden (Wasser: ca. 37 °C) nach Abheilung der Nabelwunde bzw. nachdem die Käseschmiere eingezogen ist (1–2 × wö-chentlich)
- Nabelschnurrest 1 × tgl. desinfizieren, mit sterilem Tupfer umwickeln, Mu-mifizierung beobachten, auf Entzündungszeichen achten
- Kleidung: warm, jedoch nicht zu dick, damit kein Wärmestau entsteht (eine Überwärmung des Kindes wird als ein Risikofaktor für den plötzlichen Säug-lingstod angenommen), aus Baumwollmaterial. Zur Vorbeugung einer Hüft-luxation wird in den meisten Kliniken breit gewickelt.

Rachitis- und Kariesprophylaxe
Im Verlauf des ersten Lebensjahrs wird tgl. die Gabe einer Vitamin-D-Fluorid-Tablette empfohlen (z. B. D-Fluoretten 500® I. E.).

19.5.5 Wochenbettpflege

Dauer des Wochenbetts: 6–8 Wochen nach Geburt der Plazenta. Gilt als beendet, wenn die Rückbildungsvorgänge abgeschlossen sind.

Zweck
Heilung der Geburtswunden, Beginn/Aufrechterhaltung der Laktation (Milch-fluss), Rückbildung aller durch die Schwangerschaft hervorgerufenen Verände-rungen.

Betreuung der Wöchnerin
- Bis ca. 2 h pp. durch die Hebamme
- Bei Übernahme auf die Wochenstation folgende Informationen einholen:
  - Erstgebärende? Mehrgebärende?
  - Zustand: Psyche (▶ Kap. 19.5.7), Vitalwerte, Blutung, Blasenentleerung, Mobilisation, ggf. Geburtsverletzungen

– Entbindungsmodus, Anästhesie, Episiotomie, verabreichte Medikamente?
– Besonderheiten im Schwangerschaftsverlauf: Hypertonie, Gestationsdiabetes
– Blutgruppe, Rhesusfaktor
– Befinden und Geschlecht des Kindes (ggf. Aufenthaltsort), Stillwunsch?
• Körperpflege: bei stabilen Kreislaufverhältnissen duschen erlaubt
– Brustpflege: Handtuch und Waschlappen nur für Brust benutzen
– Intimpflege: mehrmals tgl. und nach Toilettengang äußere Genitalspülung (▶ Kap. 19.4), danach Händedesinfektion
– Vorlagenwechsel durch die Pflegenden (im Bett) sollte immer in Verbindung mit der Intimpflege durchgeführt werden: Information, Intimsphäre wahren, Handschuhe anziehen. Slip von der Wöchnerin ausziehen lassen, Vorlage entfernen. Vorlage und Handschuhe in Hygienebeutel und danach in Abwurfbehälter abwerfen, neue Handschuhe überstreifen. Äußere Genitalspülung durchführen (▶ Kap. 19.4), frische Vorlage einlegen. Slip anziehen, Handschuhe ausziehen, entsorgen
– Vorlagenwechsel durch die Wöchnerin: Hände waschen, Vorlage entfernen und in Hygienebeutel bzw. Abfalleimer entsorgen. Intimbereich auf der Toilette abspülen. Neue Vorlage einlegen, Einmalslip anziehen. Hände desinfizieren, anschließend waschen. Ausreichend Vorlagen und Einmalslips zur Verfügung stellen. Wöchnerin darf keine Tampons verwenden → Gefahr des Lochialstaus
• Ernährung: eiweiß-, vitamin-, mineral- und ballaststoffreich, Kaloriengehalt auf Körpergewicht und Stillen abstimmen; reichlich trinken. Hinweis auf Verzicht von Alkohol, Nikotin, starkem Kaffee/Schwarztee, koffeinhaltige Süßgetränke.

Wundheilung
• Versorgung des Dammschnitts: bei Schmerzen Analgetika (z. B. Paracetamol, Ibuprofen) nach Anordnung. Beobachten auf Entzündungszeichen oder verzögerte Wundheilung
• Lochien kontrollieren (▶ Tab. 19.5): Geruch süßlich-fad.

Tab. 19.5 Uterusrückbildung und Veränderung der Lochien [L138]

Wochen nach Entbindung	Lochien	Uterusgröße
1. Woche	Blutig (Lochia rubra/cruenta)	
Ende der 1. Woche	Braun-rötlich (Lochia fusca)	
Ende der 2. Woche	Dunkelgelb (Lochia flava)	
Ende der 3. Woche	Grau-weiß (Lochia alba)	
Ca. 4–6 Wochen	Versiegen der Lochien	

❗ Tipps und Tricks
- Lochien sind infektiös, bei Kontakt Handschuhe tragen, kontaminierte Wäsche unverzüglich wechseln
- Kontamination der Brust mit Lochien vermeiden (Mastitisgefahr!), Anleitung der Wöchnerin: vor jedem Kontakt die Hände desinfizieren
- Bei Kontrolle des Fundusstands (▶ Tab. 19.5, ▶ Abb. 19.1) auf leere Harnblase achten
- Präzise Beobachtung/Dokumentation – auch der Lochien – bei akuter Veränderung (z. B. der Menge) Arzt informieren (evtl. Nachblutung)
- Verabreichen von Bedarfsmedikamenten nur nach Arztrücksprache.

● Beobachten der Wöchnerin
- **Stimmungslage:** Bei anhaltender depressiver Verstimmung ist eine Puerperalpsychose oder postpartale Depression auszuschließen (▶ Kap. 19.5.7). Baby-Blues → Frauen fühlen sich oft am 3.–10. Tag nach der Geburt aufgrund der hormonellen und körperlichen Veränderungen sehr labil und sind weinerlich
- **Vitalzeichen:** RR 1 × tgl. (meist Hypotonus), Temp. 1–2 × tgl.; bei Wöchnerinnen wird ab 37,1 °C von subfebriler Temperatur, ab 38,0 °C von Fieber gesprochen. Schon subfebrile Temperaturen können auf eine Infektion hinweisen
- **Ausscheidung:** Urin, Stuhl, Lochien (Menge, Farbe, Geruch)
- **Mobilität**
- **Fundusstand:** Kontrolle 1 × tgl. (▶ Tab. 19.5, ▶ Abb. 19.1).

Rückbildungsvorgänge (Involution)
- Fundusstand beurteilen (▶ Abb. 19.1): nach der Geburt in Nabelhöhe, sinkt pro Tag um einen Querfinger; am 5. Wochenbetttag: zwischen Nabel und Symphyse, am 10. Wochenbetttag: in Symphysenhöhe, nach 14 Tagen ist der Fundus von abdominal nicht mehr tastbar (▶ Tab. 19.5)
- Wochenbettwehen: Schmerzlinderung nach Anordnung
- Auf Blasenentleerung ab der 6. h post partum achten, da während der ersten Tage mit erhöhter Harnmenge (ca. 3 l/Tag) und vermindertem Blasentonus zu rechnen ist
- Eine Obstipation während der Schwangerschaft kann auch im Wochenbett fortbestehen. Wöchnerin informieren (reichlich trinken, körperliche Bewegung); Kolonmassage; evtl. Quellmittel sowie milde Abführmittel bzw. Glyzerinzäpfchen oder Mikroklysma nach Arztanordnung
- Mobilisation: ca. 2–4 h nach der Entbindung Wöchnerin bei gutem Befinden und stabilem Kreislauf

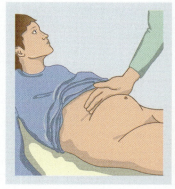

Abb. 19.1 Überprüfung des Fundusstands [L138]

aufstehen lassen; Möglichkeit zur Blasenentleerung im Sitzen geben (Toilette, ggf. Toilettenstuhl). Ab dem 1. Tag postpartal 1–2 × tgl. Atem- und Kreislauf-übungen. Wochenbett-/Rückbildungsgymnastik ab 2. Tag postpartal, soll 6–8 Wochen nach der Geburt fortgeführt werden.

Rooming-in

> **Definition**
> **Rooming-in:** Gemeinsame räumliche Unterbringung von Mutter und Kind.

Rooming-in fördert die Mutter-Kind-Beziehung (Bonding) und erhöht die Pflege-kompetenz der Mutter/Eltern, weil die Wöchnerin die Versorgung ihres Babys weitgehend selbst übernimmt, wozu eine gute Begleitung und Anleitung durch die Pflegenden nötig ist.

19.5.6 Stillen

Stillberatung und -anleitung
Saugreflex ist schon 20–30 min nach der Geburt vorhanden → Neugeborenes be-reits im Kreißsaal anlegen. Bei Unsicherheit und Schwierigkeiten kann die Einbe-ziehung einer Stillberaterin hilfreich sein.

Unterstützung der Mutter
- Aufklären über Physiologie der Laktation: Milcheinschuss i. d. R. am 2.–4. Tag nach der Geburt, kann schmerzhaft sein und zur Abflachung der Brustwarze führen; Temperaturanstieg bis 38,0 °C für max. 2 Tage ist während des Milch-einschusses normal; 1 × tgl. nach dem Stillen Inspektion der Brüste
- Unterstützende Maßnahmen in der Zeit des Milcheinschusses:
  – Trinkmenge 2–3 l/Tag
  – Häufiges Anlegen des Kindes
  – Lokal feuchte Wärme
  – Sanfte Brustmassage.

Hilfe beim Anlegen und Stillen
Ruhige Atmosphäre, Kind soll wach sein, Mund des Kindes muss Brustwarze und Warzenhof vollständig umschließen, bequeme Haltung (individuell stehend, lie-gend oder sitzend, ▶ Abb. 19.2). Mit C-Griff die Brust stützen und darauf achten, dass das Neugeborene frei über die Nase atmen kann
- Das Kind anlegen, wenn es sich mit Hungerzeichen meldet (Ad-libitum-Stillen)
- Stilldauer: je Brust etwa 15–20 min, individuelle Bedürfnisse des Kindes und der Mutter berücksichtigen (z. B. Einschlafrituale, Schmerzen)
- Reihenfolge des Anlegens hängt davon ab, inwieweit die Brust leer getrunken wurde, d. h. die bei der vorigen Mahlzeit weniger/gar nicht getrunkene.

Nach dem Stillen
- Vakuum vorsichtig durch Einschieben eines Fingers in den Mundwinkel lösen
- Säugling so hoch nehmen, dass der kindliche Kopf auf einer Schulter der Mutter liegt, mit behutsamem Klopfen und Reiben am Rücken wird das Auf-stoßen angeregt
- Milchreste und Speichel des Kindes an der Brust trocknen lassen.

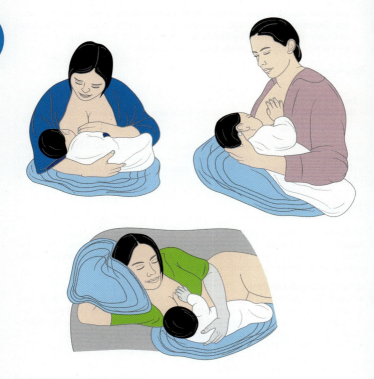

Abb. 19.2 Stillpositionen [L231]

> **Beobachtung**
> **Gewichtskontrolle:** Gesunde Babys werden bei den Vorsorgeuntersuchungen gewogen. Nur überprüfen, wenn das Neugeborene nach den Mahlzeiten längere Zeit weint und unruhig ist oder ungenügend zunimmt → sog. Stillprobe: Wiegen des Kindes in gleicher Bekleidung vor und nach der Mahlzeit, die Gewichtsdifferenz ergibt die Trinkmenge; ggf. Stillberaterin hinzuziehen! Ab dem 8. Lebenstag trinkt das Kind etwa ⅙ seines Eigengewichts.

Brustpflege
- 1 × tgl. mit klarem Wasser vorsichtig abwaschen, nicht einseifen oder abbürsten
- Im Krankenhaus vor dem Stillen Hände desinfizieren, zu Hause waschen.

Maßnahmen bei Stillproblemen
- **Wundsein der Brustwarze:** Stilldauer verkürzen, Kind häufiger anlegen, leichte Massage; evtl. Stillhilfsmittel wie Brustwarzenschoner verwenden
- **Milchstau:** häufig stillen, ist die Brust zum Anlegen zu voll oder zu schmerzhaft, etwas Milch ausstreichen, ggf. lokal Wärme applizieren

- **Ungenügende Milchproduktion:** Säugling zur Anregung der Milchproduktion in kürzeren Abständen und jeweils an beiden Seiten anlegen (Zufüttern lässt die Milchbildung oft weiter absinken). Milchbildungstee anbieten
- **Mastitis** (▶ Kap. 19.5.7).

Stillhindernisse
- Der Mutter:
  - Schwere Infektionserkrankungen, z. B. Tuberkulose und HIV-Infektion
  - Chronische Erkrankung, z. B. Cystische Fibrose
  - Chemotherapie
- Des Kindes:
  - Gravierende Fehlbildungen im Mund-, Nasen- oder Rachenraum
  - Trinkschwäche bei unreifen Kindern
  - Stoffwechselerkrankung, z. B. Galaktosämie.

Maßnahmen bei Stillhindernissen
- Bei relativen Stillhindernissen, wenn z. B. das Kind noch zu schwach ist, kann die Frau ihre Milch abpumpen (diese wird dem Kind mittels Sonde angeboten), so kann sie zu gegebener Zeit weiterstillen
- Stillberaterin einbeziehen
- Abstillen nur, wenn das Stillhindernis unüberwindbar ist.

Abstillen
Möchte oder darf eine Frau nicht stillen, wird i. d. R. nach der Geburt abgestillt.
- Die Wöchnerin erhält nach der Geburt einmalig 1 mg Cabergolin (Dostinex®)
- Zusätzlich die Brust kühlen und straff sitzenden Still-BH tragen
- Natürliche Mittel anbieten, z. B. 4–5 Tassen Salbei-, Hibiskus- oder Pfefferminztee tgl.

19.5.7 Komplikationen im Wochenbett

Mastitis puerperalis

> **Definition**
> **Mastitis puerperalis** (Brustdrüsenentzündung der Wöchnerin): häufigste Wochenbettkomplikation, entweder durch Behinderung des Milchflusses (Milchstau) oder Infektion (Erreger meist Staphylokokkus aureus).

Symptome
- Schmerzhafte Schwellung, Rötung und Überwärmung des entzündeten Brustareals
- Fieber (bis 40 °C), ausgeprägtes Krankheitsgefühl mit Kopf- und Gliederschmerzen
- Verhärtung (Infiltrat) bis hin zum Abszess
- Axilläre Lymphknotenschwellung.

Diagnose
Klinische Symptome; Labor: Entzündungsparameter, Keimzahlbestimmung und Leukozytengehalt in der Muttermilch; Mammasonografie bei V. a. Abszess.

Therapie
- Bei anhaltendem Fieber über 24–36 h Antibiotikagabe

- Bei Abszessbildung Wärme statt Kälte
- Nach Einschmelzung des Abszesses → Inzision
- Entzündungshemmende Medikamente, z. B. Ibuprofen oder Diclofenac (Voltaren®).

Pflege
- Ruhigstellen der Brust (fester BH)
- Brust kühlen (Quarkauflage oder Kühlelement)
- Bei fortgeschrittener Mastitis kann es (vorübergehend) erforderlich sein, die Milch abzupumpen und zu verwerfen (Staphylokokken in der Milch führen zu gastrointestinalen Beschwerden beim Kind)
- Ggf. Flüssigkeitsbeschränkung (sekundäres Abstillen) 1.000–1.500 ml/Tag; ggf. Hibiskus-, Pfefferminz- und Salbeetee
- Fieber- und schmerzsenkende Mittel nach Arztanordnung.

Prophylaktische Maßnahmen
- Vor dem Anlegen im Krankenhaus: Händedesinfektion, zu Hause: Hände waschen
- Keine Kontamination der Brust mit Lochialsekret
- Korrekte Stilltechnik (▶ Kap. 19.5.6)
- Bei empfindlichen Brustwarzen/Rhagaden → Brustwarzenschoner benutzen
- Milchstau vermeiden, indem mangelnde Entleerung der Brust bestmöglich vermieden wird
- Brustwarzen mit Muttermilch bestreichen und an der Luft trocknen lassen.

Psychische Störungen im Wochenbett
Auftreten psychischer Probleme oft schon in der Schwangerschaft, gehäuft innerhalb der ersten 6 Wochen nach der Geburt. Ursachen noch weitgehend ungeklärt, vermutet werden u. a. verringerte Östrogen-, Progesteron- und Tryptophan-Serumspiegel nach der Geburt.
Risikofaktoren: z. B. labile Persönlichkeitsstruktur, Schwangerschaftskonflikte.

Postpartales Stimmungstief (Maternity- oder Baby-Blues)
- Beginn: Häufigkeitsgipfel 2.–10. Tag post partum mit einer Dauer über 2–3 Tage
- Symptome: Ängstlichkeit, milde depressive Verstimmung, Weinerlichkeit und das Gefühl, das Kind nicht gut versorgen zu können
- Therapie: Patientin über Normalität der niedergeschlagenen Stimmung im Wochenbett aufklären, medikamentöse Therapie nicht notwendig.

Postpartale Psychose
- Beginn: innerhalb der ersten 6 Wochen nach der Geburt
- Symptome: Verwirrtheit, Realitätsverlust, starke Stimmungsschwankungen (evtl. Suizidrisiko, ▶ Kap. 21.8), Halluzinationen, Agitiertheit
- Therapie: psychiatrische Behandlung.

Postpartale Neurose
- Beginn: 6 Wochen bis 1 Jahr nach der Geburt
- Symptome: starkes Weinen, Schlafstörungen, Erschöpfung/außergewöhnliche Müdigkeit, Inkompetenzgefühle, große Angst/Sorge um das Kind.

Weitere Wochenbettkomplikationen
Wochenbettkomplikationen ▶ Tab. 19.6

Tab. 19.6 Wochenbettkomplikationen

Ursachen	Symptome	Therapie/Pflege
Infektion im Wochenbett (Puerperalfieber)		
• Vorzeitiger Blasensprung • Verletzungen während der Geburt • Geburtshilfliche Operationen (▸ Kap. 19.5.3) • Verzögerte Uterusrückbildung, Lochialstau	• Großer Uterus • Temperatur ↑ • Übel riechende Lochien • Kopfschmerzen	• Kontraktionsmittel • Östrogene (schneller Wiederaufbau der Uterusschleimhaut) • Antibiotika • Bettruhe
Nachblutungen		
• Unvollständige Ausstoßung der Plazenta • Geburtsverletzungen • Rückbildungsstörungen des Uterus	• Verstärkte vaginale Blutung • Schlaffer, weicher Uterus • Blutdruckabfall	• Kontraktionsmittel • Kürettage (▸ Tab. 19.2) • Versorgung von Geburtsverletzungen • Kühlelemente
Disseminierte intravasale Gerinnung (DIC)	Blutungen	Heparingabe, Gerinnungsfaktoren
Verzögerte Uterusrückbildung (verlangsamte Rückbildung der Gebärmutter)		
• Ungenügende Nachwehen • Überdehnung des Uterus (Riesenkind, Mehrlinge)	• Klaffender Zervikalkanal • Hochstehender Uterus • Verstärkte und blutige Lochien	• Kontraktionsmittel i. m. oder als Nasenspray • Regelmäßige Blasen- und Darmentleerung • Rückbildungstee (Frauenmantel, Hirtentäschlekraut) • Kühlelemente • Rückbildungsgymnastik
Lochialstau (ungenügender Wochenfluss)		
• Verschlossene Zervix nach Sectio caesarea • Verzögerte Uterusrückbildung • Immobilität der Wöchnerin	• Verminderte Lochien • Hohes Fieber • Druckempfindlicher Uterus • Vergrößerter und weicher Uterus	• Kontraktionsmittel • Mobilisation der Wöchnerin
Wundheilungsstörungen nach Episiotomie oder Dammriss		
Lokale Infektion	• Schwellung im Wundbereich • Schmerzen, Rötung, Überwärmung • Verhärtungen • Am 2.–3. post partum evtl. Fieber	• Genitalspülung • Wundreinigung mit NaCl 0,9 % • Inzision bei großem Hämatom • Antibiotika nach Anordnung • Antiphlogistika (z. B. Voltaren® Supp.)
Thrombose und Embolie (▸ Kap. 8.5.4, ▸ Kap. 9.5.5)		

19

19.6 Gynäkologische Erkrankungen

19.6.1 Entzündliche Erkrankungen

Pflegeinterventionen
- Applikation angeordneter Medikamente
- Patientin zu Hygienemaßnahmen informieren und anleiten
- Sexualpartner einbeziehen, wird u. U. auch behandelt.

Vulvitis

> **Definition**
> **Vulvitis:** Entzündung des äußeren Genitale durch Bakterien, Pilze, Viren, Trichomonaden.

Ursachen
Mechanische oder chemische Irritationen, Östrogenmangel, Diabetes mellitus.

Symptome
Rötung, Schwellung, Brennen, Pruritus (Juckreiz), Schmerzen.

Diagnostik
Inspektion, Nativpräparat (▶ Tab. 19.2).

Therapie
Lokalbehandlung: Salben, Vaginalovula/Suppositorien, Therapie der Grunderkrankung (▶ Tab. 19.3).

Pflege
- Patientin aufklären: keine beengende Kleidung tragen (mechanische Reizung der Vulva); keine Vorlagen mit Plastikfolie verwenden (feuchte Kammer)
- Ggf. in die Intimpflege einweisen
- Bei Pruritus Sitzbäder mit Kamille oder Eichenrindenextrakt (▶ Kap. 19.4); Empfehlung lokal Kompressen mit kühlender Salbe aufzulegen.

Kolpitis

> **Definition**
> **Kolpitis:** Entzündung der Vagina durch Bakterien, Pilze, Trichomonaden, Chlamydien.

Ursache
Oft Veränderung der physiologischen Vaginalflora, z. B. durch Östrogenmangel; Diabetes mellitus, Antibiotikatherapie, Scheidenspülungen.

Symptome
Rötung, Fluor, unangenehmer Geruch, Juckreiz, Wundgefühl in der Scheide, u. U. sekundäre Vulvitis.

Diagnostik
Inspektion, Nativpräparat (▶ Tab. 19.2), Erregernachweis.

Therapie
Lokaltherapeutika, Therapie der Grunderkrankung (▶ Tab. 19.3).

Pflege
- Patientin zum hygienischen Umgang mit Vorlagen/Wäsche anleiten
- Bei Gabe von Vaginalzäpfchen zur Nacht: Patientin soll möglichst nicht mehr aufstehen und darum zuvor an die Blasenentleerung denken.

Endometritis, Myometritis, Zervizitis

> **Definition**
> **Endometritis, Myometritis, Zervizitis:** Entzündung der Gebärmutterschleimhaut, des Muskelgewebes, des Muttermunds meist während des Wochenbetts (▶ Tab. 19.6).

Symptome
Blutungsstörungen, leichter Unterbauchschmerz, Temperaturerhöhung bis 38 °C.

Diagnostik
Palpation, Labor (Entzündungsparameter, Urinstatus), Sonografie.

Therapie
Körperliche Schonung, Spasmolytika, Antibiotika.

Pflege
- Hygienischen Umgang mit Vorlagen/Wäsche beachten
- Beobachtung von Ausfluss und Temperatur
- Pflege bei Fieber (▶ Kap. 2.6.3).

Salpingitis, Adnexitis

> **Definition**
> **Salpingitis, Adnexitis:** Entzündung der Eileiter, der Uterusanhänge (Tuben, Ovarien).

Ursache
Meist aus den unteren Abschnitten des Genitales aufsteigende Infektionen. Chronische Adnexitiden resultieren oft aus Reizungen einer narbig ausgeheilten Adnexitis.

Symptome
Fieber, starke Unterleibschmerzen, Abwehrspannung im Unterbauch, postmenstruell einsetzende Schmerzen.

Diagnostik
- Inspektion von Vagina und Zervix
- Nativpräparat (▶ Tab. 19.2)
- Palpation
- Labor: CRP, Leukozyten, β-HCG; Urinstatus und -kultur; Erregerbestimmung
- (Transvaginale) Sonografie, ggf. Laparoskopie.

Therapie
Bettruhe, Analgetika, Antiphlogistika, Antibiotika.

Pflege
- Auf strenge Bettruhe während der akuten Entzündungsphase achten
- Temperaturkontrolle und Pflege bei Fieber (▶ Kap. 2.6.3)
- Ausfluss beobachten
- Durchführung notwendiger Prophylaxen bei Bettruhe.

19.6.2 Operative Eingriffe in der Gynäkologie

Überblick über gynäkologische Erkrankungen, die u. U. eine OP erfordern (▶ Tab. 19.7).

Tab. 19.7 Gynäkologische Erkrankungen			
	Myom	**Karzinom**	**Zyste**
Definition	Gutartiger, von der Uterusmuskulatur ausgehender Tumor	Maligner Tumor, ausgehend von Schleimhaut, Uterusmuskulatur, Ovar, Tube, Brustdrüsengewebe	Sackartige Geschwulst mit dünn- oder dickflüssigem Inhalt

Symptome	• Blutungsstörungen
	• Druckgefühl
	• Obstipation
	• Harnabflussstörung
	• U. U. akutes Abdomen bei gestielten Myomen (selten)
		• Uterus:
		  – Blutungsstörungen
		  – Schmerzen im mittleren Unterbauch
		  – Gewichtsverlust
		  – U. U. fleischwasserfarbener Fluor
		• Brustdrüse:
		  – Orangenhaut (peau d'orange)
		  – Retraktion der Brustwarze
		  – Einseitige, meist derbe, nicht empfindliche Verhärtung (Knoten)
			• Oft lange symptomfrei
			• Zyklusstörungen
			• Schmerzen der betroffenen Seite (z. B. bei Endometriose = „Schokoladenzyste")

Diagnostik	• Inspektion/Palpation • Sonografie, ggf. Hysteroskopie • U. U. Laparoskopie	• Inspektion/Palpation • Sonografie Ober- und Unterbauch • Zysto- und Rektoskopie • Rö-Thorax, Knochenszintigrafie, CT, Kernspintomografie (Metastasen?) • Mammografie	• Inspektion/Palpation • Sonografie • U. U. Laparoskopie
Komplikationen	Sarkomatöse Entartung (selten)	Metastasierung	Zystenruptur
Therapie	• Meist abdominale, operative Entfernung des betroffenen Organs, bei Zysten u. U. Resektion • Bei Malignität u. U. Entfernung von Uterus, Tuben, Ovarien, Lymphknoten • Nach Entfernung der Ovarien evtl. hormonelle Substitution (nicht immer bei Malignomen → Tumorwachstum kann gefördert werden) • Bei Malignomen meist Nachbehandlung mit Chemo- bzw. Strahlentherapie • Chirurgische Eingriffe an der Brust		

Abdominale Eingriffe

- Abdominale Hysterektomie (Gebärmutterentfernung), abdominale Adnexektomie (Eierstockentfernung), Resektion von Zysten
- Laparoskopie (Bauchspiegelung): zur Diagnostik und/oder zur Durchführung von operativen Eingriffen („minimalinvasive Chirurgie").

Vaginale Eingriffe

- Vaginale Hysterektomie
- Kürettage, Abrasio: Gewinnung bzw. Entfernung von Gewebe aus dem Uterus; Indikation: Fehlgeburt, Schwangerschaftsunterbrechung, pathologischer Muttermund-Abstrich
- Deszensus-OP: Indikation bei Uterussenkung mit und ohne Urininkontinenz, schwere Stressinkontinenz auch bei nur geringer Senkung, Totalvorfall des Uterus (selten)
- Konisation/Probeexzision: Indikation bei Verdacht auf malignen Prozess an der Zervix zur histologischen Untersuchung.

Pflege bei gynäkologischen Operationen

Präoperative Pflege

Allgemeine Hinweise zur präoperativen Pflege ▶ Kap. 17.2
- Größe, Gewicht, Vitalzeichen dokumentieren
- Routineuntersuchungen
- Einübung postoperativer Fähigkeiten bei umfangreichem Eingriff: Atemgymnastik, Brustatmung bei Genital-OP und Abhusten ohne Schmerzprovokation (▶ Kap. 2.4.5), Aufstehen aus dem Bett
- Körperpflege mit besonderer Beachtung des Nabels
- Darmreinigung nach hausinternen Leitlinien
- Rasur/Clipping nach Schema (▶ Abb. 19.3)
- Kostabbau: Beachtung klinikspezifischer Richtlinien, Flüssigkeitskarenz ab 24:00 Uhr
- Am OP-Tag: Operationshemd, Einmalslip und ggf. Vorlagen bereitlegen
- Thromboseprophylaxe (medizinische Thromboseprophylaxestrümpfe = MTS, ggf. Low-dose-Heparinisierung).

Postoperative Pflege

- Allgemeine Hinweise zur postoperativen Pflege (▶ Kap. 17.3)
- Prophylaktische Maßnahmen:
  - Thrombose: MTS, Bewegungsübungen, Heparingabe nach Anordnung
  - Pneumonie: Oberkörperhochlage, Atemübungen entsprechend der OP, Wundpresse mit den Händen beim Abhusten
- Frühmobilisation: ab OP-Tag bei guter Kreislaufsituation, Belastung stufenweise steigern
- Körperpflege: am OP-Tag Mundpflege 3–5 × bis Tee erlaubt ist (i. d. R. 6 h nach OP); Teilkörperpflege im Bett oder am Waschbecken, langsam steigern
- Urin: Kontrolle und Pflege des suprapubischen oder transurethralen

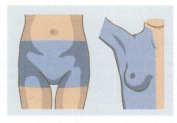

Abb. 19.3 Rasurschema bei abdominalen gynäkologischen Eingriffen und Mamma-OP [L138]

Katheters (bei OP im Bauchraum), Spontanurin sollte innerhalb 6 h nach Katheterentfernung erfolgen

- Stuhl: bei OP im Bauchraum meist bis 2 Tage postop. keine Ausscheidung, Darmmobilisierung nach Arztanordnung mit Laxanzien bzw. nach Leitlinie, auf das Abgehen von Gasen achten; u. U. Klistier nach Anordnung
- Kostaufbau ist abhängig von Stuhlausscheidung: am 1. postop. Tag Tee, Zwieback, Suppe; 2. Tag leichte Kost; ab 3. Tag Vollkost
- Bei Mamma ablatio Positionierung des Arms in Abduktionsstellung, damit wenig Druck und keine feuchte Kammer zwischen Arm und Brustwand entsteht
- Wundversorgung bei vaginaler OP: Entfernung der Tamponade nach max. 24 h, tgl. Genitalspülung (▶ Kap. 19.4), ausreichend Vorlagen zur Verfügung stellen.

Beobachten
- Vitalzeichen über 24 h engmaschig, danach Puls und RR nach Bedarf, Temperatur 1 × tgl.
- Wundgebiet (Blutung, Rötung, Schwellung, Schmerzen); Drainagen
- Vorlagen (Blutung: Menge, Farbe, Geruch)
- Anzeichen von Pneumonie, Thrombose, Dekubitus (▶ Kap. 2.2.11).

! Tipps und Tricks
- Gynäkologische Operationen betreffen immer die Intimsphäre der Frau. In manchen Fällen, z. B. bei onkologischen Erkrankungen, bedürfen die Patientinnen auch psychosozialer Begleitung, hier bei Bedarf psychoonkologischen Dienst einbinden
- Ggf. Information/Betreuung des Partners (nur mit Einverständnis der Patientin, sonst Verstoß gegen die Schweigepflicht)
- Thrombosen und Embolien (Beckenvene, Lunge) sind postop. Risiken, erste Anzeichen unbedingt dem Arzt mitteilen (▶ Kap. 9.5.5)
- Genitalspülungen (▶ Kap. 19.4) nach abdominalen oder vaginalen Eingriffen, z. B. mit Kamillenextrakt.

Operationen an der Brust

Die häufigste Ursache für eine Brustoperation ist ein Mammakarzinom (Brustkrebs).

Symptome des Mammakarzinoms

Tastbarer Knoten, vergrößerte Lymphknoten in der Achselhöhle, Orangenhaut-Phänomen, Sekretion aus der Brustwarze, Einziehung der Haut.

Diagnostik

- Anamnese
- Klinische Untersuchungen: Inspektion, Palpation, Stanzbiopsie
- Blutchemische Untersuchungen: Hormonbestimmung (Östradiol, Gonadotropine bei fraglichem Menopausenstatus), Tumormarker
- Apparative Untersuchungen: Rö-Thorax, Mammografie, Sonografie, evtl. Magnetresonanzmammografie
- Hormonrezeptoranalyse des Tumorgewebes.

Therapie

Bei Brustkrebs muss immer eine operative Therapie erfolgen. Anschließend wird, je nach histologischem Befund, eine Strahlen-, Chemo- oder Hormontherapie durchgeführt, evtl. auch eine Antikörpertherapie.

Operative Therapie

- Brusterhaltende Verfahren:
  - Lumpektomie: Tumor wird mit einem Sicherheitsabstand im gesunden Gewebe entfernt
  - Segmentresektion: Tumorentfernung mit ausreichendem Sicherheitssaum
  - Quadrantektomie: keilförmiges Segment der Brustdrüse wird entfernt
  - Sentinel-Lymphknoten-Biopsie (Wächterlymphknoten): der erste Lymphknoten der Axilla wird nach Markierung entfernt, ist dieser tumorfrei, kann auf die Komplettausräumung der axillären Lymphknoten verzichtet werden
  - Axilladissektion: Lymphknoten der Achselhöhle werden entfernt
- Ablative Verfahren:
  - Modifizierte radikale Mastektomie: Entfernung von Brustdrüse mit Haut und Brustwarze
  - Radikale Mastektomie: Entfernung von Brustdrüse mit Hautmantel und Brustmuskeln.

Pflege

Präoperative Pflege

- Haarentfernung (▶ Abb. 19.3): Brust und Achselhöhle
- Psychische Betreuung: Gesprächsbereitschaft, Verständnis und Mitgefühl; baldmöglichst Breast Care Nurse einbeziehen.

Postoperative Pflege

- Beobachten: Hautoberfläche, -farbe und -turgor sowie auf Lymphstau im op-seitigen Arm
- Positionierung: betroffenen Arm in Abduktionsstellung leicht erhöht
- Mobilisation:
  - Frühmobilisation
  - Aktive und passive Bewegungsübungen (passiv bis zum 2.–3. postop. Tag). Ab 3. postop. Tag aktive Bewegungsübungen; behutsame kontinuierliche Steigerung
- Körperpflege: Unterstützung der Patientin beim Waschen und Kleiden nach individuellem Bedarf
- Prophylaxen:
  - Lymphödem: Frühmobilisation (▶ Kap. 2.2.6, ▶ Kap. 17.3)
  - Narbenkontraktur: gymnastische Übungen
  - Kontraktur: Bewegungsübungen zum Erhalt der Beweglichkeit im op-seitigen Schultergelenk bis zur Schmerzgrenze (▶ Kap. 2.2.9)
- Verbandwechsel: 2–3 Redon-Drainagen, nach Anordnung am 2.–4. postop. Tag entfernen, axilläre Redon-Drainage am 5. oder 6. Tag
- Fadenentfernung (Einzelfäden oder Intrakutanfaden) i. d. R. zwischen dem 7.–11. postop. Tag
- Epithesenversorgung in gemeinsamer Absprache mit der Sanitätsfachberaterin; zunächst Erstprothese aus leichtem Textilgewebe.

Beobachten
- Vitalzeichen über 24 h
- Schmerzen
- Wundgebiet (Blutung, Rötung, Schwellung)
- Anzeichen eines Lymphödems: Spannungsgefühl und Schwellung des Arms (Zunahme Armumfang), Parästhesien (Missempfindung, z. B. kribbeln).

Tipps und Tricks
- Ernährung: ballaststoffreiche Mischkost; viel Trinken unterstützt die Fließgeschwindigkeit von Blut und Lymphe
- Epithesen sind rezeptpflichtig und werden von der Krankenkasse bezahlt, entsprechende BHs können 1–2 × jährlich bezuschusst werden
- Psychische Unterstützung: Der Verlust einer Brust ist ein außerordentlich belastendes und krisenhaftes Ereignis
- Achtsamkeit beim 1. Verbandwechsel: Die Patientin sieht erstmalig ihr verändertes Äußeres
- Bewegungsübungen sollen nach der Entlassung fortgeführt werden
- Information über Nachbehandlung und Anschlussheilverfahren
- Auf Wunsch Kontaktvermittlung zu Selbsthilfegruppen.

Entlassungsberatung
- Falls nicht erfolgt: Kontakt zu einem Sanitätshaus (Epithesenberatung)
- Hinweis auf Informationsmaterial und Kontaktadressen regionaler Selbsthilfegruppen.

Literatur
AMWF (Hrsg.). Interdisziplinäre S3-Leitlinie für die Früherkennung, Diagnostik, Therapie und Nachsorge des Mammakarzinoms: Registernummer 032–045OL, Version 4.0, 2017.
Both D, Frischknecht K. Stillen kompakt. Atlas zur Diagnostik und Therapie in der Stillberatung. München: Elsevier, 2007.
Fesenfeld A. Brustverlust – was können wir tun? In: Die Schwester Der Pfleger. 01/2007: 8–12.
Goerke K, Junginger C. Pflege konkret. Gynäkologie und Geburtshilfe. 6. A. München: Elsevier, 2018.
Harder U. Wochenbettbetreuung in der Klinik und zu Hause. 4. A. Stuttgart: Hippokrates, 2014.
Patienteninformation Milchstau/Mastitis: www.patienten-information.de/mdb/downloads/kip/gynaekologische-erkrankungen/milchstau-mastitis-kip.pdf (letzter Zugriff 4.2.2019).
Schaefer C. et al. (Hrsg.): Arzneimittel in Schwangerschaft und Stillzeit. 8. A. München: Elsevier, 2011.
Schmid-Büchi S. et al.: Die Erfahrung, an Brustkrebs zu erkranken, und wie die betroffenen Frauen ihr Leben wieder unter Kontrolle bringen. Pflege 6/2005, 345–352.

Websites
Arbeitsgemeinschaft Freier Stillgruppen e. V.: www.afs-stillen.de
Brustkrebs Deutschland e. V.: www.brustkrebsdeutschland.de; mamazone – Frauen und Forschung gegen Brustkrebs e. V.: www.mamazone.de; Verein Brustkrebs Info e. V.: www.brustkrebs-info.de
Frauenselbsthilfe nach Krebs e. V.: www.frauenselbsthilfe.de
Initiative peripartale psychische Erkrankungen: www.schatten-und-licht.de

Initiative Regenbogen Glücklose Schwangerschaft e.V.: www.initiative-regenbogen.de; www.verein-regenbogen.ch; www.schmetterlingskinder.de

La Leche Liga Deutschland e.V.: www.lalecheliga.de

Marcé Gesellschaft für Peripartale Psychische Erkrankungen e.V.: www.marce-gesellschaft.de

20 Pflege von Menschen mit neurologischen Erkrankungen

Robert Mühlbauer

20.1 Leitsymptome

20

Tab. 20.1 Neurologische Leitsymptome		
Symptom	Definition	Differenzialdiagnosen
Muskel-schwäche	Schwäche einzelner Muskeln oder bestimmter Muskelgruppen	Myasthenie, Hirninfarkt, Tumor, Blutung, Trauma, MS
Tremor	„Zittern" der Beine, des Kopfs, vorwiegend der Hände	Parkinson-Syndrom, Alkohol-delir, Hyperthyreose, Kleinhirn-schäden
Intentions-tremor	Zittern vor allem bei Zielbewe-gungen	Schädigung des Kleinhirns, MS
Haltetremor	Zittern bei angespannter Haltung, jedoch keine Zunahme bei Zielbe-wegungen	Parkinson-Syndrom (fortge-schrittenes Stadium)
Ruhetremor	Zittern vor allem in Ruhestellung	Parkinson-Syndrom (initial)
Ataxie	Störung der Koordination des Be-wegungsablaufs	Rückenmarkserkrankungen, MS, Polyneuropathie, Parkinson-Syn-drom
Aphasie	Zentrale Sprachstörung nach ab-geschlossener Sprachentwicklung. Einteilung in motorische und sen-sorische Form (▸ Kap. 2.12.3)	Tumoren, Hirnverletzung, Durchblutungsstörung, diffuse organische Hirnerkrankungen
Schwindel	Subjektive Störung der Orientie-rung im Raum	Durchblutungsstörungen, apo-plektischer Insult (Hirninfarkt), Tumor, Ohrenerkrankungen, MS, Augenerkrankungen, psy-chogen bedingt
Nystagmus (Augenzit-tern)	Unwillkürliche, sich wiederholen-de Bewegung der Augenbulbi	Schädigung des Koordinations-systems (Hirnstamm, Kleinhirn, Gleichgewichtsorgane)
Kopfschmerz	Akut	Meningitis, Enzephalitis, Sub-arachnoidalblutung, Glaukom, Sinusitis
	Rezidivierend	Migräne, Clusterkopfschmerz, Trigeminusneuralgie
	Chronisch	Spannungskopfschmerz, Hirntu-moren, HWS-Syndrom, Depres-sionen
Sensibilitätsstörungen		
Oberflächen-sensibilität	Störung der Berührungs- und Schmerzsensibilität und Tempera-turempfindung	Sensible Lähmungen, z. B. bei Polyneuropathie, MS, Rücken-markserkrankungen
Tiefensensi-bilität	Störung der Vibrationsempfin-dung	Schädigung der peripheren Ner-ven, Rückenmarkserkrankungen

Tab. 20.1 Neurologische Leitsymptome *(Forts.)*

Symptom	Definition	Differenzialdiagnosen
Paresen		
Hemiparese	Lähmung einer Körperhälfte (links/rechts)	z. B. Hirninfarkt, Tumor, Blutung, nach Verletzung
Paraparese	Lähmung symmetrischer Extremitäten (z. B. Beine)	z. B. Rückenmarksverletzung, MS, Querschnittssyndrome
Veränderungen des Muskeltonus		
Hypotonus	Herabgesetzter Widerstand bei passiver Bewegung	Kleinhirnerkrankungen
Spastik	Federnder Widerstand, lässt im Bewegungsablauf nach	Zentrale Lähmung (vom ZNS ausgehend)
Rigor	Gleichmäßiger Widerstand, evtl. Zahnradphänomen	Parkinson-Syndrom
Schlaffheit	Kein Widerstand bei passiver Bewegung	Periphere Lähmung (von den zum Muskel ziehenden Nerven oder den Muskeln selbst ausgehende Lähmung)
Atrophie	Muskelschwund, neurogen oder myogen	Neurogen: Schädigung peripherer Nerven; myogen: Erkrankung der Muskulatur
Chorea	Blitzartige, schnelle Bewegungen und Zuckungen	Chorea Huntington, Chorea minor bei rheumatischem Fieber
Athetose	Langsame, schraubende Bewegungen	Infantile Cerebralparese (IcP)
Hirnnervenstörungen		
Lähmungen der Hirnnerven I–XII	Krankheitsbilder durch Ausfall der physiologischen Funktionen (▶ Abb. 20.1)	
Bewusstseinsstörungen		
Benommenheit	Insgesamt verlangsamt, erschwerte Auffassungsfähigkeit	Akute Hirnschädigung durch Verletzung, Infektionen, Gifte, Hirnblutung, Hirntumor
Somnolenz	Krankhafte Schläfrigkeit, erschwerte Weckbarkeit: nur durch Anrufen oder leichte Schmerzreize weckbar	
Sopor	Bewusstlosigkeit, nur kurz durch starke Reize weckbar	
Präkoma	Nicht mehr weckbar	
Koma	Stärkste Bewusstseinseintrübung, Reaktions- und Bewegungslosigkeit	

20

20

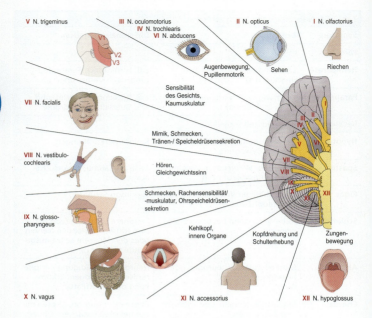

Abb. 20.1 Hirnnerven und ihre Funktionen [L190]

20.2 Diagnostik

Tab. 20.2 Diagnostik in der Neurologie

Methode	Fragestellungen	Pflegerische Besonderheiten
Lumbalpunktion	Liquoruntersuchungen (Druck? Erreger? Zellen? Zuckergehalt?)	Nach der Punktion 1 h Bauchlage, dann 24 h gelockerte Bettruhe (Klinikstandard beachten). Zum reichhaltigen Trinken anhalten, beugt postpunktionellem Kopfschmerz vor (▶ Kap. 3.1.5)
Röntgen: Schädel, Wirbelsäule	Verschleißerscheinungen? Verkalkungen? Fehlstellungen? Frakturen? Tumoren?	
Angiografie (Gefäßdarstellung [▶ Kap. 3.7.4] als DSA, Angio-CT oder MRT-Angio)	Einengung? Verschluss? Fehlbildungen? Pathologische Gefäße?	Achten auf neurologische Ausfälle wie Lähmungen oder Sprachstörungen

Tab. 20.2 Diagnostik in der Neurologie *(Forts.)*

Methode	Fragestellungen	Pflegerische Besonderheiten
CT: Schädel, Wirbelsäule	Tumoren? Blutung? Infarkt? Frakturen?	
MRT (Magnetresonanz- oder Kernspintomografie)	Wie CT, zusätzlich Weichteilbeurteilung, MS-Herde? Bandscheibenerkrankungen?	Kontraindikationen: Herzschrittmacher, ferromagnetische Teile am/im Körper (z. B. TEP)
EEG	Herdzeichen? Anfallspotenziale? Verlaufskontrolle bei epileptischen Erkrankungen	▶ Kap. 3.7.3
EMG (Elektromyografie)	Nervenleitungsgeschwindigkeit? DD neurogene/myogene Schäden	Nadeleinstechen/Nervreizung ist unangenehm für den Patienten
EP (evozierte Potenziale)	Nervenschäden? Hirnschädigungen?	Erklärung der EP: Reizung eines Sinnesorgans und Messung der entstehenden Potenziale im ZNS durch EEG
Biopsien: Muskel, Nerven	Muskelzell-, Nervenzellveränderungen?	Muskel: vor Biopsie kein EMG oder Injektion
Doppler-Sonografie	Strömungshindernisse/-geschwindigkeit/-umkehr? in hirnversorgenden Arterien	

20.3 Entzündliche Krankheiten des ZNS

20.3.1 Enzephalitis und Meningitis

Tab. 20.3 Enzephalitis und Meningitis

	Enzephalitis	Meningitis
Definition	Entzündung des Gehirns	Entzündung der Hirn- und/oder der Rückenmarkshäute
Wichtigste Ursachen	Infektion durch Viren (am häufigsten), Bakterien oder andere Krankheitserreger, allergisch bzw. immunologisch (parainfektiös)	Infektion durch Bakterien, Viren oder andere Erreger, Strahlenexposition, übermäßige Sonnenbestrahlung
Symptome	Je nach Grunderkrankung (→ Mumps, Masern, „Grippe", Polio, Herpes), zusätzlich: Erbrechen, Kopf- und Gliederschmerzen, Fieber, Bewusstseinsstörungen (▶ Tab. 20.1), evtl. neurologische Herdsymptome, Hirndruck (meist), Meningismus	Meningismus, zunehmende Kopfschmerzen, Nackensteifigkeit, Lichtempfindlichkeit, Fieber (▶ Abb. 20.2)
Diagnostik	Lumbalpunktion (▶ Tab. 20.2) zur Liquordiagnostik, Erregersuche im Blut, Sputum, Stuhl. EEG → meist unspezifische Allgemeinveränderungen	Lumbalpunktion zur Liquordiagnostik, v. a. bei bakterieller Meningitis, u. U. Erregernachweis möglich

20

20

Tab. 20.3 Enzephalitis und Meningitis *(Forts.)*		
	Enzephalitis	Meningitis
Therapie und spezielle Formen	Bei bakterieller Genese spezifische Antibiotikatherapie, bei viraler Genese spezifische antivirale Therapie, bei Herpes simplex schon im Verdachtsfall Aciclovir i. v.; zusätzlich: Hirnödembehandlung; bei Bedarf Analgetika und Sedativa; ggf. antikonvulsive Therapie; niedrig dosierte Heparinbehandlung bei bettlägerigen Pat.; vorrangig sind Vitalitätssicherung, evtl. Beatmung etc.	

Beobachten
- Verlauf bezüglich der Symptomatik, z. B Kopfschmerzen, Nackensteifigkeit, Bewusstseinslage (▶ Abb. 20.2)
- Auf Hirndruckzeichen (▶ Tab. 20.6) achten
- Vitalfunktionen überwachen: Temperatur, RR, Puls, Atmung.

Pflege
- Die pflegerische Betreuung richtet sich primär nach der Pflege bei der entsprechenden Infektionskrankheit (▶ Tab. 20.3)
- Bei Fieber: fiebersenkende Wickel (▶ Kap. 3.9.1)
- Bei bewusstseinsgestörten, fiebernden Patienten: sorgfältige Dekubitusprophylaxe, erhöhtes Risiko durch Schweiß und Bewegungsmangel
- Bei deliranten, desorientierten Zuständen: Sturzprophylaxe, z. B. durch seitliche Bettbegrenzung, notfalls Fixierung
- Bei länger andauerndem, hohem Fieber bei schweißreduzierender Körperpflege (▶ Kap. 2.3.4) und Wäschewechsel unterstützen.

Tipps und Tricks
- Auf Einklemmungszeichen (▶ Kap. 20.9) achten
- Meldepflicht prüfen (▶ Kap. 1.9.10)
- Ggf. Antibiotikaprophylaxe von Angehörigen des Patienten, erforderlich bei Meningokokken- und Haemophilus-Infektionen.

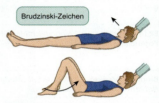

Brudzinski-Zeichen

Positiver Brudzinski:
Passive Kopfbewegung nach vorn führt zum reflektorischen Anziehen der Beine

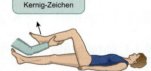

Kernig-Zeichen

Positiver Kernig:
Hüft- und Kniegelenk um 90° gebeugt, Schmerzen beim Strecken des Kniegelenks nach oben

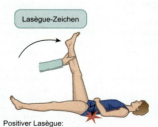

Lasègue-Zeichen

Positiver Lasègue:
Pat. liegt flach, Anheben des gestreckten Beins führt zu Rückenschmerz (auch bei Bandscheibenvorfall und Ischialgie)

Abb. 20.2 Klinische Meningitiszeichen [L138]

20.3.2 Multiple Sklerose (MS)

Definition
Multiple Sklerose (MS): Chronisch-entzündliche Erkrankung des ZNS. Einerseits treten verstreut Entzündungen mit der Folge von Demyelinisierung auf, andererseits kommt es zu einer zellulären Schädigung der Axone.

20

Symptome
Typisch: neurologische Symptome aller Qualitäten (sensibel, motorisch etc.) an vielen verschiedenen Körperregionen möglich. Keine Lokalisation der Störungen auf bestimmtes Hirnareal möglich.

- Sehstörungen: einseitige Sehverminderung (Optikusneuritis), Doppelsehen (Augenmuskellähmungen); beides kann den übrigen Symptomen um Jahre vorausgehen
- Sensible Störungen: Missempfindungen (z. B. Ameisenlaufen), verminderte Berührungs- und Schmerzempfindung
- Kleinhirnzeichen: Ataxie (Gangstörung, Greifunsicherheit), anfänglich Intentionstremor, später Nystagmus, skandierende Sprache (langsam, schleppend, Silben werden abgehackt, voneinander getrennt ausgestoßen)
- Vegetative Störungen: Veränderung der Schweißsekretion, Blasenentleerungsstörungen, Sexualstörungen
- Psychische Veränderungen: häufig emotionale Labilität, seltener reaktiv-depressiv oder unangebracht euphorisch, später psychomotorische und kognitive Störungen
- Hirnstammsymptome: bds. Trigeminusneuralgie (typisch), Fazialisparese
- Hirnnervenstörungen: Schluck-/Sprachstörungen, Abschwächung des Husten- und Würgereflexes.

Diagnostik
Anamnese, Verlauf, Liquor, EP (evozierte Potenziale), MRT (zum Nachweis typischer Entmarkungsherde). Definition eines Schubs, neue Symptome müssen:
- Mind. 24 Stunden anhalten
- Frühestens 30 Tage nach vorausgegangenen Schüben auftreten
- Nicht durch Änderungen der Körpertemperatur erklärbar sein.

Therapie
- Keine ursächliche Therapie, da Ursache nicht geklärt
- Akuter Schub: 1.000 mg Methylprednison tgl. über 3–5 Tage i. v., dann über 14 Tage oral ausschleichend, zusätzlich Magenschutz und Thromboseprophylaxe
- Zur Schubprophylaxe: Beta-Interferon, Glatiramerazetat, ggf. Azathioprin, Mitoxantron
- Fingolimod oder Natalizumab: bei hochaktiven Patienten bzw. wenn o. g. schlecht wirken
- Bei Spastik: Physiotherapie, evtl. Baclofen bzw. Sativex®

Verlaufsformen/Prognose
- KIS (klinisch isoliertes Syndrom): Anfangsstadium oder hinweisgebendes erstes Symptom wie Sehstörung, bei 30 % erster Schub innerhalb eines Jahrs
- RRMS (Rezidivierend-remittierende-MS): schubförmig → von Schub zu Schub werden Symptome ausgeprägter; anfänglich vollständige, später nur noch

20

teilweise Remission, bis zum nächsten Schub können Wochen, Monate oder sogar Jahre vergehen
- SPMS (Sekundär-progrediente-MS): anfänglich Schübe, nach ca. 10 Jahren fortschreitend
- PPMS (Primär-progrediente-MS): chronisch fortschreitend, ggf. zeitweiser Stillstand, häufig erst nach dem 40. Lebensjahr
- Prognosefaktoren, die einen eher günstigen Krankheitsverlauf vermuten lassen: nur ein Symptom zu Beginn, nur sensible Symptome wie Kribbeln, Taubheitsgefühl, kurze Dauer der Schübe, gute Rückbildung der Schübe und lange Intervalle zwischen den Schüben, niedriger Behinderungsgrad nach 5 Jahren, Beginn vor dem 35. Lj.

Pflege
- Spastikprophylaxe: Gelenke durch Pflegende oder Angehörige durchbewegen. Physiotherapeutische Übungen regelmäßig durchführen, ggf. Hilfsmittel bereitstellen
- Während der Akuttherapie (hohe Kortisongaben) erhöhte Infektionsgefahr: Fernhalten von Keimen, 3 × tgl. Temperatur messen
- Regelmäßige BZ-Kontrollen, da Kortison Blutzuckerspiegel beeinflusst
- Völlige Bettruhe so selten und so kurz wie möglich, fördert Spastik
- Pflege möglichst auf Anleitung oder Hilfestellung beschränken
- Bei Blasenentleerungsstörung: gezieltes Blasentraining und medikamentöse Unterstützung: z. B. Doryl®. Pat. ggf. zum intermittierenden Selbstkatheterismus anleiten
- Die immer wieder euphorische Stimmungslage der Patienten wirkt sich oft positiv auf die Zusammenarbeit mit den Pflegenden aus.

❗ Tipps und Tricks
- Häufigste Komplikation: schwere, aufsteigende Blasen- und Nierenbeckenentzündung
- Bei noch unsicherer Diagnose: Vorsicht mit Benennung der Erkrankung, da meist bei Laien eine falsche Vorstellung darüber besteht
- Äußert der Patient selbst den Verdacht „MS": Hinweis auf positive Verläufe
- Wenn der Patient über seine Diagnose informiert ist, auf Wunsch Kontakt zu Selbsthilfegruppen herstellen
- Wenn der Patient langfristig auf den Rollstuhl angewiesen ist, auf evtl. nötige Änderung der Wohnungssituation vorbereiten.

20.4 Parkinson-Syndrom

Definition
Parkinson-Syndrom: Extrapyramidal-motorische Erkrankung. Hypokinetisch-hypertones Zustandsbild aufgrund der Degeneration von Zellen der Substantia nigra mit der Folge eines Dopaminmangels.

Kardinalsymptome

- Hypokinese (Mangel an Spontan-, Reaktiv- und Mitbewegungen): starres Gesicht, wenig Mimik (Maskengesicht), kein Mitbewegen der Arme, z. B. beim Laufen, kleinschrittiger Gang, Kleinerwerden der Schrift (Mikrografie)
- Rigor: Steigerung des Muskeltonus mit wächsernem Widerstand, v. a. der Extremitätenmuskulatur gegen passive Bewegungen
- Ruhetremor, vorwiegend an den Händen („Pillen drehen", „Münzen zählen"); verschwindet meist im Schlaf, verstärkt sich bei Aufregung, nimmt bei zielgerichteten Bewegungen ab
- Instabile Körperhaltung (▶ Abb. 20.3): vorgebeugter Oberkörper, gebeugte Knie → Sturzgefährdung.

Begleitsymptome

- Vegetative Störungen: Steigerung der Schweißsekretion, vermehrte Talgproduktion („Salbengesicht"), Speichelfluss, Obstipation, Harnverhalt

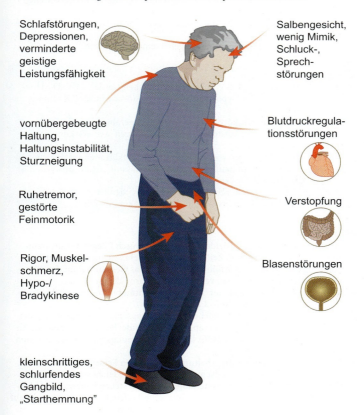

Schlafstörungen, Depressionen, verminderte geistige Leistungsfähigkeit

Salbengesicht, wenig Mimik, Schluck-, Sprechstörungen

vornübergebeugte Haltung, Haltungsinstabilität, Sturzneigung

Blutdruckregulationsstörungen

Ruhetremor, gestörte Feinmotorik

Verstopfung

Rigor, Muskelschmerz, Hypo-/Bradykinese

Blasenstörungen

kleinschrittiges, schlurfendes Gangbild, „Starthemmung"

Abb. 20.3 Typische Körperhaltung bei Parkinson-Syndrom [L255]

20

- Sensorische Symptome: Missempfindungen, Schmerzen
- Psychische Störungen: depressive Zustände; Intelligenz bleibt erhalten, aber Verlangsamung des Denkens möglich.

Therapie
Medikamentös (Antiparkinson-Mittel), Physiotherapie, Logopädie, u. U. operativ.

Antiparkinson-Mittel: Wirkstoffgruppen
- L-Dopa plus Decarboxylasehemmer, z. B. Madopar®, gegen Rigor, Akinese
- Dopaminagonisten, z. B. Sifrol®, gegen Rigor und Akinese
- MAO-B-Hemmer, z. B. Movergan®, gegen Rigor, Akinese und Tremor, wenn L-Dopa-Wirkung nachgelassen hat

Die oben genannten 3 Wirkstoffgruppen sollen in der symptomatischen Therapie des frühen Stadiums eingesetzt werden.

- COMT-Hemmer, z. B. Comtess®, als Kombination mit L-Dopa, verlängert die Wirkdauer von L-Dopa, dadurch kann die oral zugeführte L-Dopa-Menge vermindert werden
- NMDA-Antagonisten, z. B. Amantadin gegen Dyskinesien, nur wenige Monate wirksam
- Anticholinergika, z. B. Akineton®, gegen Tremor, Schwitzen.

❗ Tipps und Tricks
- L-Dopa muss über 4–5 Wochen eingeschlichen werden, NW: Dyskinesien, orthostatische Hypotonie, psychische Störungen, Herzrhythmusstörungen
- L-Dopa: 30 min vor körperlicher Betätigung verabreichen, damit der Patient z. B. leichter aufstehen kann. Nach Jahren lässt Wirkung des L-Dopa nach
- L-Dopa: mind. 30 min vor bzw. 90 min nach Mahlzeiten verabreichen, da der Wirkstoff mit neutralen Aminosäuren konkurriert. Ansonsten ist die zentrale Verfügbarkeit reduziert
- Kein plötzliches Absetzen der Antiparkinson-Medikamente: lebensbedrohliche Beweglichkeitsverschlechterungen sind möglich.

Pflege
- Anleiten beim Waschen, Kleiden; Übernahme durch Pflegende nur, wenn unbedingt notwendig. Viel Zeit für Anleitung nehmen, da Hektik zur Verstärkung der Symptomatik führt. Regelmäßig das Gesicht mit milden Reinigungsmitteln reinigen wegen vermehrter Talgproduktion
- Wenn Patient aufgrund akuter Symptomatik immobil ist → sämtliche Prophylaxen durchführen (▶ Kap. 2.2)
- Bewegung: Schulung der verbliebenen Bewegungsabläufe, insbesondere der Koordination, durch Physiotherapie und Pflegende: Bewusstmachen des Ablaufs, evtl. mit pflegerischer Hilfe, kurze Entspannungsphase, Konzentration und Ausführen der Bewegung
- Gehtraining: aufrechte Körperhaltung, beim Stehen Fersen fest auf den Boden, beim Laufen Fersen zuerst aufsetzen und Beine leicht spreizen, bei Ablenkung nicht „schlurfend" weiterlaufen, sondern stehen bleiben, bis Ablenkung vorbei ist, und erneut konzentriert weiterlaufen. U. U. Bewegungsablauf vom Patienten mitsprechen lassen, notfalls vorsagen

- Nahrungsaufnahme (▶ Kap. 2.7): Nahrung nur vorbereiten oder darreichen, wenn dies unbedingt nötig ist. Ausreichend Zeit nehmen. Kleine Bissen erleichtern die Kautätigkeit, ausgiebiges Kauen verringert die Gefahr des Verschluckens, beim Trinken kleine Schlucke. Bei Ermüdung während des Essens kurze Pause einlegen; nach dem Essen adäquate Mundpflege, da sich Essensreste oft in den Wangentaschen halten (▶ Kap. 2.3.6)
- Kommunikation (▶ Kap. 2.12): tägliches Schreibtraining, Blockschrift einsetzen, u. U. Buchstaben vorsprechen lassen. Bei Gesprächen mit Patienten Zeit nehmen. Den Patienten dazu ermuntern, langsam und deutlich zu sprechen, und immer wieder dazu auffordern, Mimik und Gestik einzusetzen
- Aufgrund der Behinderung durch die Erkrankung sind Patienten oft depressiv gestimmt. Häufig Gesprächskontakt suchen, sofortige positive Verstärkung bei kleinen Fortschritten. Regelmäßige Angehörigengespräche, um Verständnis für den Zustand des Patienten zu erreichen, außerdem ausführliche Angehörigenschulung bezüglich des Bewegungs- und Kommunikationstrainings. Auf Wunsch Kontakt zu Selbsthilfegruppen vermitteln.

20

> **Tipps und Tricks**
> - Am Anfang des Krankenhausaufenthalts durch gezielte Beobachtung herausfinden, welche Bewegungen die meisten Probleme bereiten, um diese dann gezielt schulen zu können
> - Auf Auftreten von On-off-Phänomenen achten: wechselndes Bewegungsvermögen, im „Off"-Zustand erstarrt, im „On"-Zustand wieder bewegungsfähig
> - Bewegungsabläufe, die für den Patienten schwer in den Griff zu bekommen sind, vor dem Spiegel üben lassen
> - Spezielle Trainingsabläufe von Physiotherapie zeigen lassen, um diese dann, z. B. bei jeder Mahlzeit, mit dem Patienten üben zu können.

20.5 Zerebrale Anfälle und Epilepsie

Zerebrale Anfälle werden in 3 Gruppen eingeteilt:
- **Idiopathische Epilepsie:** vermutete oder nachgewiesene genetische Disposition, Erstmanifestation meist < 20. Lj.
- **Kryptogene Epilepsie:** mutmaßlich symptomatisch, ohne Nachweis der Grunderkrankung
- **Symptomatische Epilepsie:** z. B. durch Hirntumoren, -abszesse, zerebrovaskuläre Prozesse, Gefäßfehlbildungen, Enzephalitis, Schädel-Hirn-Traumen, Stoffwechselerkrankungen, Urämie, Alkohol, Intoxikationen.

Symptome/Anfallsformen
Generalisierte Anfälle (teils idiopathisch, teils symptomatisch), z. B.:
- Tonisch-klonischer Anfall (früher: Grand-Mal-Anfall): Initialschrei, Hinstürzen, tonisch-klonische Krämpfe, Zungenbiss, Schaum vor dem Mund, Urinabgang und anschließend Terminalschlaf, Amnesie; alle Altersklassen betroffen
- Absencen (früher: Petit-Mal-Anfall): Anfall ohne generalisierte motorische Entladungen (täglich häufige Bewusstseinspausen von 5–20 s, Beginn: 2.–15. Lj.).

Myoklonische Anfälle: einzelne oder unregelmäßig wiederholte Zuckungen einzelner Muskelgruppen.

20

Fokale (partielle) Anfälle: meist symptomatisch, auch idiopathisch, d. h. von einer lokalen Hirnschädigung (dem Krampfherd) ausgehend, z. B.:

- Einfach partielle Anfälle: rhythmische Zuckungen bzw. Missempfindungen einer Extremität von kurzer Dauer, mit erhaltenem Bewusstsein; keine Altersbindung
- Komplex-fokale Anfälle: Abwehrreaktionen, Bewusstseinstrübung, motorische Automatismen (Schmatzen, Nesteln, Ausziehen). Dauer: wenige bis einige min; Amnesie; anschließend Reorientierungsphase; keine Altersbindung
- Psychogene Anfälle, psychisch bedingt, nicht epileptisch:
  - Charakteristisch sind: Zusammenhang mit Konflikten, selten Verletzungen, Erhaltenbleiben von Pupillenreaktion
  - Häufig Wirksamkeit von „Placebo-Injektion", bei epileptischen Anfällen jedoch nicht.

Diagnostik
Anamnese, Anfallsbeobachtung, EEG, MRT, CT, PET (Abbildung biochemischer und physiologischer Vorgänge), Labordiagnostik.

Therapie
Ein einzelner Anfall in der Anamnese ist i. d. R. nicht behandlungs-, wohl aber diagnosebedürftig. Bei rezidivierenden Anfällen:

- Suche und Behandlung der Ursache, z. B. OP bei Hirntumoren/Gefäßfehlbildungen
- Vermeidung oder Verminderung von anfallsauslösenden Faktoren
- Antiepileptika wirken im eigentlichen Sinne nicht antiepileptisch (kurativ), sondern sind sog. „Anfallsblocker" (symptomatisch)
- Wenn Ursachen nicht therapierbar sind bzw. bei genuiner Epilepsie → Wahl des Antiepileptikums nach Anfallsart und individueller Verträglichkeit (▶ Tab. 20.4):
  - Langsame Dosissteigerung über 2–3 Mon., regelmäßige Blutspiegelkontrolle
  - Kombination mit anderem Antiepileptikum, wenn erstes Medikament allein nicht wirkt.

⚡ **Vorsicht**

Status epilepticus
Anfallsserie oder Anfallsdauer von mehr als 15 min ohne volle Bewusstseinserlangung (Letalität 5–10 %).

Pflege
- Patienten zur Vermeidung von Verletzungen aus gefährdender Umgebung entfernen
- Atemwege freihalten durch Überstrecken des Kopfs nach hinten
- Zur Beatmung Guedel-Tubus bzw. Intubationsbesteck bereithalten.

Arzt
- Venöser Zugang: 10–20 mg Diazepam i. v. über 2–4 min, danach evtl. Dauerinfusion. Vorsicht: Atemdepression
- Bei Therapieresistenz: Phenytoin 200 mg langsam i. v. über 5 min, danach evtl. Dauerinfusion. Keine Atemdepression, aber Bradykardie, Hypotonie.

Tab. 20.4 Antiepileptika (Antikonvulsiva) zur Erst- und Kombinationstherapie

Substanz	Pro	Contra
Carbamazepin, z. B. Timonil®, Tegretal®	Breite Erfahrungsgrundlage, gute Verträglichkeit	Kognitive Beeinträchtigungen, allergische Exantheme
Valproinsäure, z. B. Ergenyl®, Orfiril®	Breite Erfahrungsgrundlage, keine Sedierung, hochwirksam, i. v.-Gabe möglich	Selten NW bei Frauen (Gewichtszunahme, Haarausfall), Enzephalopathie
Lamotrigin, z. B. Lamictal®	Gut verträglich, positiv psychotrop	Allergische Reaktionen, „Pillen-Wirkung" lässt nach
Gabapentin, z. B. Gabax®	Sehr gut verträglich, keine Interaktionen, keine hepatische Metabolisierung, hohes Eindosierungstempo	Gelegentlich sedativ, dreimal täglich Gabe erforderlich
Oxcarbazepin, z. B. Trileptal®	Gute Verträglichkeit, teilweise sind die Erfahrungen von Carbamazepin übertragbar	Selten ausgeprägte Hyponatriämien, kognitive Nebenwirkungen
Levetiracetam, z. B. Keppra®	Gute Verträglichkeit, keine allergischen Reaktionen, keine gravierenden NW in der Langzeittherapie	Schwindel, Somnolenz (bei Überdosierung)
Topiramat, z. B. Topamax®	Wenig Interaktionen, Gewichtsreduktion als evtl. Nebeneffekt	Niedriges Eindosierungstempo, kognitive Beeinträchtigungen, selten Nephrolithiasis
Pregagalin, z. B. Lyrica®	Breite Erfahrungsgrundlage, hochwirksam, i. v.-Gabe	Schwindel, Sehstörungen, Somnolenz (bei Überdosierung); teils schwere Entzugssymptomatik nach Absetzen, deshalb unbedingt ausschleichen

20

Pflege

- Der Patient kann jederzeit, auch wenn es ihm momentan gut geht, einen Anfall bekommen. Deshalb so weit wie möglich vor Gefahren schützen, z. B. durch Anwesenheit der Pflegenden beim Baden/Duschen
- Bei plötzlichem Anfall Patienten so auf den Boden legen, dass Verletzungsgefahr durch Schleudern der Arme/Beine ausgeschlossen ist. Ruhe bewahren, Uhrzeit merken
- Ggf. Benzodiazepin, z. B. Valium® i. m. oder als Rektiole verabreichen, um Anfall zu unterbrechen, wenn ärztlicherseits im Doku-System angeordnet
- Hat der Patient erbrochen → Mund ausräumen und stabile Seitenlage
- Patient darf während des Anfalls nicht allein gelassen werden
- Bei anfallsbedingter Inkontinenz Patienten beim Umziehen helfen, dann schlafen lassen, später ggf. bei der Körperpflege unterstützen
- Nach dem Anfall schlafenden Patient nicht wecken, da ansonsten mit hirnorganisch bedingten aggressiven Reaktionen zu rechnen ist
- Patient zum Führen eines Anfallskalenders anhalten.

Beobachten
- Genaue Beobachtung und Dokumentation der verabreichten Medikamente, der Anfallssymptome und des Ablaufs: Uhrzeit, Dauer, Anfallsart, Pupillenreaktion, Bewusstseinslage, Verhalten des Patienten
- Patienten nach Aura befragen.

Tipps und Tricks
- Sauerstoffgabe verlängert den Anfall! Nur auf ärztliche Anordnung verabreichen
- Patienten nach Rücksprache mit dem Arzt ausführlich über anfallsauslösende Faktoren aufklären: (abhängig vom Anfallstyp) z. B. Schlafmangel, Alkohol, Flackerlicht (z. B. Stroboskop-Lampen), Discos, Videospiele
- Den Patienten und seine Angehörigen darüber aufklären, dass Epilepsie nichts mit einer „Geisteskrankheit" zu tun hat und bei rechtzeitiger und ausreichender Behandlung i. d. R. beherrschbar ist
- Hinweise: keine Beschäftigung wählen, die ein größeres Unfallrisiko mit sich bringt (z. B. Führen von Baumaschinen), ggf. Fahrverbot, Badeverbot (Anfall beim Schwimmen)
- Der Gummikeil ist „out", da der Zungenbiss meist schon passiert ist und der Keil eher zu Schäden an den Zähnen führt. Außerdem werden die Atemwege damit nicht freigehalten.

20.6 Krankheiten des peripheren Nervensystems

20.6.1 Polyneuropathie

Definition
Polyneuropathie: Schädigung mehrerer peripherer Nerven (sensibel, motorisch, autonom). Häufigste Ursachen: Diabetes mellitus und Alkoholabusus; bei 25 % unbekannt.

Symptome
- Parästhesien und Sensibilitätsstörungen vor allem an den Extremitäten. Beine häufiger betroffen als Arme
- Motorische Ausfälle: seltener, treten später auf, erstes Zeichen → Reflexausfälle
- Trophische Störungen (Ernährungsstörung von Geweben durch vegetative Nervenschädigung): Extremitäten kalt und blau mit Haarverlust, brüchige Nägel, verminderte Schweißproduktion, trophische Ulzera
- Druckempfindlichkeit peripherer Nerven, z. B. Wadendruckschmerz.

Diagnostik
Anamnese, klinische Untersuchung, Labordiagnostik, EMG, Elektroneurogramm (prüft Nervenleitungsgeschwindigkeit), Nerven- und/oder Muskelbiopsie, Lumbalpunktion, Genetik.

Therapie
- Behandlung der Grunderkrankung, z. B. Diabeteseinstellung, Alkoholkarenz
- Bei alkoholischer Polyneuropathie: Gabe von Vit. B_1 und u. U. Vit. B_{12}
- Bei anderen Formen wird mangels eindeutiger Ursache die Polyneuropathie mit Kortison und Schmerzmitteln behandelt, um die Symptome zu lindern.

Beachten
- Auf Schmerzäußerungen/-zeichen achten
- Angeordnete Bedarfsschmerztherapie adäquat befolgen.

20

Pflege
- Bei Diabetikern optimale BZ-Einstellung anstreben (▶ Kap. 12.6.2)
- Bei alkoholinduzierter Polyneuropathie auf strengste Alkoholkarenz achten; ggf. auf Suchtberatungsstellen und qualifizierte Suchtbehandlung hinweisen
- Wichtig: Bewegungstherapie in Kombination mit Beschäftigungstherapie, die die Grob-/Feinmotorik verbessert
- Bei ganz oder teilweise immobilen Patienten auf bequeme, schmerzlindernde Positionierung und Gelenkstellung achten (Kontrakturenprophylaxe, ▶ Kap. 2.2.9)
- Pflege möglichst auf Anleitung oder Hilfestellung beschränken, Selbstständigkeit erhalten, Ausnahme: Schmerzen
- Aufgrund gestörter Schmerzempfindung/Hautdurchblutung Gefahr von Druckgeschwüren (▶ Kap. 2.2.11).

Tipps und Tricks
- Die Regenerationsphase der nicht vollständig geschädigten Nerven dauert Wochen bis Monate. Auch das Ausbleiben einer Besserung der Symptomatik ist durchaus möglich
- Vorsicht: keine alkoholhaltigen Tropfmedikamente verwenden.

20.6.2 Bandscheibenvorfall

Definition
Bandscheibenvorfall: Verlagerung von Bandscheibengewebe in den Spinalkanal (▶ Abb. 20.4).

Ursachen
Meist spielt eine Kombination verschiedener Ursachen eine Rolle:
- Gefährdender Beruf mit hoher, gleichbleibender Belastung der Wirbelsäule
- Plötzliche, schädigende Körperbewegung
- Evtl. „psychosozialer" Druck durch belastende Lebenssituation.

Symptome
- Plötzlicher, starker Schmerz im betroffenen Bereich (HWS, LWS, sehr selten BWS)
- Starke Bewegungseinschränkung u. U. durch Nervenlähmung

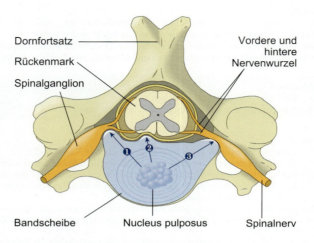

Abb. 20.4 Lokalisation lumbaler Bandscheibenvorfälle [L190]

- Schmerzausstrahlung, z. B. in ein Bein oder in einen Arm
- Bei Blasen-Mastdarm-Störung, Erektionsstörung → Notfall, sofortige OP.

Diagnostik

- Inspektion: Bewegungseinschränkung, Lendensteife, Schulter-Nackensteife
- Neurologisches Konsil: Reflexminderung, motorische Ausfälle, Sensibilitäts-störungen, Schmerzausstrahlung
- Röntgen: LWS, BWS oder HWS in 2 Ebenen
- MRT, CT, evtl. MRT-Angio oder Angio-CT, ggf. Myelografie.

Therapie

Konservativ (mind. 90 %)

- Leichte Aktivität wie Gehen (Walken), ggf. intermittierende Stufenbettlage zur Entlastung der LWS, halbhohe Oberkörperhochlage (HWS) zum Schlafen
- Physiotherapie, lokale Wärme, medizinische Trainingstherapie
- Schmerztherapie mit entzündungshemmenden Schmerzmitteln wie Ibupro-fen, Diclofenac, ggf. zentral wirkende Schmerzmittel wie Tramadolol.

Operativ (höchstens 10 %)

Entfernung des vorgelagerten Bandscheibengewebes zur Entlastung der Nerven-wurzel.

Präoperative Pflege

- Postoperativ benötigte Fähigkeiten einüben, besonders wichtig: Aufstehen über die Seite ohne Belastung der Wirbelsäule und Unterstützung mit den Armen
- Auf das Vorhandensein aller Befunde (Röntgenbilder etc.) achten.

Postoperative Pflege (▶ Kap. 17.3)

- Mobilisation: so früh wie möglich, meist ab dem 3. Tag. Zum Laufen anhal-ten, Stehen vermeiden, möglichst nicht sitzen während der ersten Woche, in der Folgezeit einschränken

- Nahrungsaufnahme: je nach Klinik im Stehen (Belastung zwischen Sitzen und Stehen wird als gleich groß eingeschätzt)
- Positionierung: in den ersten 6 h nach OP, flache Rückenlage, dann auch Seitenlage → Kissen als Lagerungshilfen benutzen, u. U. Stufenbett (Anordnung!)
- Körperpflege: Hilfe bei der Versorgung der unteren Extremitäten und des Rückens
- Durchführen aller Prophylaxen (▶ Kap. 2)
- Je nach psychischer Situation informiert der Arzt über psychologische Betreuung bzw. psychosomatische Therapie
- Auf Wunsch Hinweis auf eine Selbsthilfegruppe.

Beobachten
Schmerzen, Körperhaltung, Vitalwerte.

20.7 Querschnittssyndrom

Definition
Querschnittssyndrom: Durchtrennung oder Schädigung des Rückenmarks mit der Folge von Störungen für das von den betroffenen Nerven zu versorgende Gebiet, z. B. durch Wirbelsäulenfraktur aufgrund von Verkehrsunfällen (häufigste Ursache), Rückenmarkstumoren, Hämatome.

Symptome
Anfangs spinaler Schock mit:
- Schlaffer Lähmung (▶ Tab. 20.1) der betroffenen Skelettmuskeln, z. B. kann der Patient beide Beine nicht mehr bewegen
- Völliger Sensibilitätsausfall (▶ Tab. 20.1) unterhalb der Schädigung im Rückenmark, z. B. spürt der Patient beide Beine nicht mehr
- Zusätzlich evtl. Blasen-Mastdarm-Störungen, je nach Höhe der Schädigung.
Später:
- Beidseitige schlaffe Lähmungen auf Höhe des geschädigten Rückenmarks
- Beidseitige spastische Lähmungen (▶ Tab. 20.1) und Sensibilitätsstörungen unterhalb der Schädigung, weil die im Rückenmark absteigende Pyramidenbahn geschädigt ist
- Trophische Störungen, v. a. der Haut infolge Beeinträchtigung von vegetativen Fasern
- Meist Blasen-Mastdarm-Störungen plus Sexualstörungen, da die Reflexzentren im Rückenmark je nach Höhe der Schädigung zerstört oder von höheren Zentren abgeschnitten sind
- Bei teilweiser Schädigung des Rückenmarks, unvollständigem Querschnittssyndrom, können Einzelfunktionen des Rückenmarks erhalten bleiben oder noch nach Monaten wiederkehren.

Diagnostik
- Anamnese, klinisch-neurologische Untersuchung, Atem- und Herzfunktion
- Blasen- und Mastdarm-Dysfunktion, Sexualfunktion, vegetative Funktionen
- Röntgenaufnahme, besser CT (▶ Tab. 20.2) bezüglich Fraktur
- MRT, MRT-Angio (▶ Tab. 20.2) bezüglich Einengung des Rückenmarkskanals.

20

20

Therapie

- In der Frühphase intensivmedizinische Überwachung wegen kardiovaskulären, pulmonalen und gastrointestinalen Komplikationen
- Bei zervikalen und hochthorakalen Läsionen ggf. Beatmungspflichtigkeit
- Thromboembolieprophylaxe mit niedermolekularen Heparinen wie Fraxiparin über 6 Monate
- Frühzeitige, ausreichende Schmerzmedikation, um Schmerzchronifizierung zu vermeiden
- OP bei nachweisbarer Kompression von Rückenmark/Kauda.

Pflege

- Wenn möglich, Versorgung in einem Spezialkrankenhaus
- Bettruhe und Ausmaß der zu übernehmenden Pflege mit Arzt abklären
- Rehabilitative Maßnahmen bereits auf der Intensivstation einleiten
- Im Frühstadium der Querschnittlähmung Patient zur Anpassung des Kreislaufs an die Bettkante bzw. in den Rollstuhl mobilisieren
- Dekubitus-, Kontrakturenprophylaxe (▶ Kap. 2.2.11, ▶ Kap. 2.2.9) und funktionelle Positionierung der Extremitäten
- Kontrakturen-, Spastikprophylaxe: kombinierte physio-/ergotherapeutische passive und aktive Übungsbehandlungen
- Pneumonie-, Atelektasenprophylaxe, um Sekretstau zu vermeiden
- Blasentraining nach meist anfänglicher suprapubischer Harnableitung bei Vorliegen einer sog. „Reflexblase", Selbstkatheterisierung bei „schlaffer Blase"
- Bei Miktions- und Defäkationsstörung: Miktionsschema mit Restharnkontrollen, Defäkationsschema mit Kontrolle der Rektumampulle.

● Beobachten

- Zu Anfang häufige Kontrolle der Vitalfunktionen
- Auf regelmäßigen Stuhlgang achten, um paralytischen Ileus zu verhindern. Unterstützung durch Rektalzäpfchen notwendig, harten Stuhl durch schlackenreiche Kost, evtl. plus Lactulose, vermeiden, möglichst keine Abführmittel verwenden.

❶ Tipps und Tricks

- Infolge der meist schlagartig eingetretenen Abhängigkeit haben Patienten oft schwere psychische Probleme, d. h. psychotherapeutische Betreuung und auf Wunsch Kontakt zu Selbsthilfegruppen herstellen
- Frühzeitig Physiotherapie (Stehbrett, isometrische Übungen etc.), um weitgehende Unabhängigkeit zu erreichen, ggf. Hinweis auf Behindertensport
- Den Patienten zum Training der noch so kleinsten Restfähigkeit anhalten und ermuntern. Dies ist später für die Wiedererlangung der Selbstständigkeit von großer Bedeutung
- Nachbehandlung in Reha-Zentrum für Querschnittgelähmte direkt im Anschluss an stationäre Behandlung.

20.8 Hirndruck/Hirntumoren

Intrakranielle Tumoren im Überblick ▶ Tab. 20.5

Therapie
- Hirndrucktherapie (▶ Tab. 20.6), Symptombehandlung (Kopfschmerzen)
- Biopsie und ggf. Tumorresektion
- Bestrahlung, Chemotherapie
- Antikonvulsive Therapie
- Evtl. Shunt mit Ventil für Liquorabfluss einsetzen (akut meist nur externe Drainage).

20

Pflege
- Frischoperierte Patienten → Intensivstation, später Verlegung auf neurochirurgische/neurologische Allgemeinstation
- Ausmaß der von den Pflegenden zu übernehmenden Grundpflege mit Arzt abklären, vom Zustand abhängig
- Durchführung/Notwendigkeit von Prophylaxen und Bewegungstherapie richtet sich ebenso wie die Pflege nach dem jeweiligen Zustand des Patienten
- Bei depressiven Zuständen häufige Gesprächskontakte bzw. Eingehen auf die persönliche Lebenssituation bei ungünstiger Prognose.

Tab. 20.5 Intrakranielle Tumoren

Tumorart	Ausgangszellen	Verlauf	Prognose
Astrozytom (Grad I, II, III)	Gliazellen	Grad I, II: benigne Grad III: maligne	Grad I, II: gut, Grad III: schlecht
Astrozytom IV (Glioblastom)	Gliazellen	Sehr maligne, mittlere Überlebenszeit weniger als 1 Jahr	Sehr schlechte Prognose
Oligodendrogliom	Gliazellen	Benigne – mäßig maligne	Nach OP relativ gut, häufig Rezidive
Medulloblastom	Wahrscheinlich embryonale Zellen	Tritt häufig bei Kindern auf, sehr maligne	Mit Chemotherapie besser, 50 % Heilung
Meningeom	Hirnhäute	Benigne, langsam wachsend	Nach vollständiger operativer Entfernung gut
Neurinom	Myelinscheide	Benigne, langsam wachsend	Nach OP gut
Hypophysenadenom	Hypophyse	Benigne, langsam wachsend	Nach OP meist gut
Lymphom	Lymphatisches Gewebe	Maligne, sehr rasch wachsend	Wegen infiltrierendem Wachstum schlecht
Hirnmetastasen	Organtumoren	Maligne	Schlecht

20

Tab. 20.6 Übersicht der akuten intrakraniellen Drucksteigerung		
Ursachen	**Symptome**	**Therapie**
Hirnödem durch Schädel-Hirn-Trauma, Hirntumor, Meningitis etc.	Kleinhirneinklemmung: Muskeltonusverlust; Areflexie; weite, reaktionslose Pupillen; Bradykardie; RR-Abfall; Atemlähmung	Intensivstation, initial: Fortecortin® 1 mg/kg KG → über 10–20 Tage reduzieren, zusätzlich Lasix® und evtl. Mannit-Infusion, engmaschige Ausscheidungskontrolle (Blasendauerkatheter), evtl. apparative Beatmung
Intrakranielle Raumforderung: Tumor, Blutung	Mittelhirneinklemmung: Bewusstseinstrübung, zunächst motorische Unruhe, dann zunehmende Muskeltonuserhöhung, Tachykardie, Hypertonie, Atemstörungen	
Liquorabflussbehinderung, Sinusthrombose, erhöhter Liquoreiweißgehalt: Polyradikulitis, Guillain-Barré	Einklemmung des medialen Temporallappens: phasenhafter Verlauf → zunächst Reizmiosis, dann Mydriasis mit erloschener Lichtreaktion, später evtl. komplette Ophthalmoplegie (Blick nach außen unten), Extremitätenlähmungen	

Beobachten
- Auf Zeichen erhöhten Hirndrucks achten: Bewusstseinstrübung, Nackensteife, vegetative Symptome, Atemstörungen
- Beobachtung bezüglich des Durchgangssyndroms (posttraumatisches hirnorganisches Psychosyndrom, ▶ Kap. 21.5)
- Von großer Bedeutung sind sog. **Einklemmungszeichen** (akute Hirndruckerhöhung mit Einklemmung des Hirnstamms in das „große Hinterhauptsloch"): plötzliche Unruhe, dann beginnende Bewusstlosigkeit, weite lichtstarre Pupillen und Gefahr der Atemlähmung. D. h. häufige Kontrolle von akut beginnenden/stärker werdenden Kopfschmerzen, Bewusstseinszustand, Reaktionsvermögen, Pupillenreaktion, Herzfrequenz, RR, Atmung.

20.9 Zerebrovaskuläre Krankheiten

20.9.1 Intrakranielle Hämatome

Intrakranielle Hämatome ▶ Tab. 20.7; intrazerebrale Blutungen ▶ Kap. 20.9.2

Symptome
- Zerebrale Krampfanfälle (▶ Kap. 20.5)
- Schleichend beginnende, zunehmende Wesensänderung
- Bewusstseinsänderung
- Zunehmende zerebrale Herdsymptome, z. B. Hemiparese, Aphasie
- Ataxie, Kopfschmerzen, Sehstörungen
- Zeichen der intrakraniellen Drucksteigerung (▶ Tab. 20.6).

Tab. 20.7 Vergleich intrakranieller Hämatome

	Subarachnoidalblutung	Epidurales Hämatom	Subdurales Hämatom
Definition	Blutung in den Subarachnoidalraum. Ursachen: in 80 % der Fälle Aneurysmaruptur. Ferner: Angiom, Leukämie, Hirntumor, hämorrhagische Diathese	Arterielle Blutung zwischen Dura und Schädelkalotte, meist durch Arterienruptur nach Schädelfraktur, manchmal nach Trauma ohne Fraktur	Venöse Sickerblutung zwischen Dura und Arachnoidea nach oft nur geringem Trauma. Risikogruppen: alte Menschen, Alkoholkranke, Epileptiker
Symptome	Plötzlicher „stärkster Kopfschmerz", Erbrechen, Schweißausbrüche, Bewusstseinstrübung, Nackensteifigkeit	Kurzer Bewusstseinsverlust, stundenlanges symptomfreies Intervall, dann Bewusstseinstrübung, Halbseitensymptomatik, Hirndruckzeichen (▶ Kap. 20.8)	Wochenlanges symptomfreies Intervall, dann Bewusstseinstrübung, Persönlichkeitsveränderung, Kopfschmerzen, Hirndruckzeichen, Halbseitensymptomatik
Diagnostik	Klinik, Spiegelung des Augenhintergrunds (papillennahe Blutung) Schädel-CT (sofort), Lumbalpunktion, MRT, Vier-Gefäß-Angiografie	Symptomatik und Verlauf, Schädel-CT (sofort), Röntgen (typische Frakturlinie)	Symptomatik und Verlauf, Schädel-CT, MRT
Therapie	Intensivmedizinische Überwachung. Patient ohne Bewusstseinsstörung: Früh-OP (bis 3. Tag). Patient mit Bewusstseinsstörung und schlechtem AZ: 2–3 Wochen konservative Behandlung zur Stabilisierung, dann Angiografie und Spät-OP, Prognose: Letalität 30–45 %, bei 40 % Rezidiv	Möglichst rasche Trepanation (neurochirurgische Schädeleröffnung) und Hämatomausräumung, evtl. Hirndrucktherapie (▶ Tab. 20.6)	Kraniotomie und Hämatomausräumung, bei kleinen Hämatomen u. U. abwarten, evtl. Hirndrucktherapie (▶ Tab. 20.6)

20

Pflege

- Bei Patienten mit subduralem/epiduralem Hämatom nach OP: immer pflegerische Versorgung und Betreuung auf neurochirurgischer Intensivstation
- Maximale körperliche Schonung des Patienten → vorübergehend komplette Übernahme der Körperpflege etc. durch Pflegende (▶ Kap. 2)
- Prophylaxen je nach Allgemeinzustand und Bewusstseinslage (▶ Kap. 2)
- Auch bei leichtem SHT: Überwachung auf Pupillendifferenz und Bewusstseinsänderung.

Beobachten
Vitalfunktionen: RR, Puls, Atmung, Bewusstsein. Konsequente Beobachtung des Allgemeinzustands: Temperatur, Nackensteifigkeit, Reaktionsvermögen und vegetative Symptome wie Übelkeit, Erbrechen.

20

Tipps und Tricks
- In der postoperativen Phase (ca. 1–2 Wochen) darf der Patient auf keinen Fall die Körperpflege etc. selbst durchführen, auch wenn er dazu in der Lage wäre → Gefahr der erneuten Blutung, v. a. bei Hypertonikern
- Nach Verlegung auf neurochirurgische/neurologische Normalstation: Aufstehen höchstens zum Stuhlgang, durch leichte Laxanzien erleichtern, um Pressen zu vermeiden
- Bewegungstherapie erst, wenn ärztlicherseits angeordnet und vom Zustand des Patienten her möglich (frühestens 2 Wochen nach OP).

20.9.2 Apoplex/Schlaganfall (Hirninfarkt und Hirnblutung)

Definition
Schlaganfall (syn.: Apoplex, Stroke, Hirninfarkt): Plötzliches, neurologisches Defizit mit zerebrovaskulärer Ursache.

Der Schlaganfall ist die dritthäufigste Todesursache in Deutschland und die häufigste Ursache andauernder Behinderung! Durch Vorbeugen, **Erkennen der Warnsignale** und Frühsymptome sowie rasches und gezieltes Handeln kann die Erkrankung möglicherweise abgewendet werden.
Gefolgt von einer konsequenten Rehabilitation besteht die berechtigte Hoffnung, zumindest die Folgen des Schlaganfalls und damit das Ausmaß der bleibenden Behinderung reduzieren zu können.

Vorsicht
Warnsignale eines Schlaganfalls
- Halbseitige Lähmung oder Taubheit, herabhängender Mundwinkel, Schwäche eines Arms/Beins (kann auch nur Minuten andauern)
- Sprachstörung: Sprache ist verwaschen, unverständlich, es bestehen Wortfindungs- oder Wortbenennungsstörungen
- Sehstörungen und Doppelbilder: Gegenstände werden doppelt gesehen. Plötzlicher Sehverlust auf einem Auge, Einschränkungen des Gesichtsfelds („Ich sehe beim Zeitunglesen nur noch die Hälfte einer Seite")
- Drehschwindel und Gangunsicherheit, Unsicherheit und Ungeschicklichkeit einer Extremität, Sturzneigung zusammen mit Schwindel
- Plötzlich, schlagartig auftretender stärkster Kopfschmerz von bislang unbekanntem Ausmaß.

Krankheitsentstehung und Risikofaktoren
- Eine kurzfristige (< 24 Std.) reversible neurologische Funktionsstörung (→ Warnsignale) wird als transitorische ischämische Attacke (TIA) bezeichnet. Sie ist jedoch nicht als „harmlos" einzustufen. In 15–20 % folgt ein Apoplex in den ersten 3 Monaten (▶ Tab. 20.8)
- 80 % der Fälle **zerebrale Ischämie** (Hirninfarkt). Ursachen:
  – Thrombotischer/thromboembolischer Verschluss durch Arteriosklerose

Tab. 20.8 ABCD-Score zur Einschätzung des Kurzzeitrisikos für einen Hirninfarkt nach einer TIA

Parameter (ABCD)	Wert	Score
Alter	> 60 Jahre	1
Blutdruck	> 140 mmHg systolisch oder > 90 mmHg diastolisch	1
Klinische Symptomatik	Einseitige Parese	2
	Sprachstörung ohne Parese	1
	Andere Symptomatik	0
Dauer der Symptome	> 60 Minuten	2
	10–59 Minuten	1
	< 10 Minuten	0

Bei einem **Score von 5 oder mehr** ist die Wahrscheinlichkeit groß, dass ohne Behandlung in den nächsten 7 Tagen ein Schlaganfall auftritt. Deshalb unverzügliche Einweisung auf eine Stroke-Unit mit entsprechender Überwachung und Therapie.

- – Kardiale Embolie (meist aus dem linken Vorhof, z. B. bei absoluter Arrhythmie)
  – Selten: Arteriitis, Migräne, Hirntumoren
- 20 % der Fälle **intrazerebrale Blutung** (Hirnblutung). Im Gegensatz zur Ischämie meist akute Bewusstseinsstörung, ausgeprägte Herdsymptomatik, die neurologischen Zeichen deuten auf die Lokalisation der Blutung hin, oft schlechte Prognose. Ursachen:
  – Gefäßruptur aufgrund chronischer Hypertonie, „Massenblutung"
  – Gefäßaneurysmen führen häufig zur Blutung in den Subarachnoidalraum (▶ Kap. 20.9.1)
  – Selten SHT, Angiome, Tumorblutung, Vaskulitis (Gefäßentzündungen)
- **Risikofaktoren:** Herzrhythmusstörungen, Fettstoffwechselstörung, Alkoholmissbrauch, Rauchen, Hypertonie, Diabetes mellitus, Bewegungsmangel, familiäre Vorbelastung, Fehlernährung bei Adipositas.

Symptome

- **Motorische Störungen** (Parese): komplette Hemiparese, brachiofazial betonte Parese oder Monoparese einer Extremität
- **Sensibilitätsstörungen** (Hypästhesie): komplette Hemihypästhesie oder Hypästhesie einer Extremität
- **Sehstörungen:** Gesichtsfeldausfall (Hemianopsie), Doppelbilder (Diplopie), einseitiger Visusverlust (Amaurose)
- **Sprachstörungen:**
  – *Aphasie:* Störung der Sprache mit vermindertem Sprachfluss, Wortfindungs- und Verständnisstörungen, Umschreibungen oder Wortneubildungen
  – *Dysarthrie:* Störung des Sprechens (bei erhaltenem Sprachverständnis) in Form einer „verwaschenen" Sprache oder einer undeutlichen Artikulation
- **Koordinations- und Gleichgewichtsstörungen:** Ataxie, Fallneigung, Gangstörung, Schwindel und Übelkeit.

20

Diagnostik

Anamnese, klinische Symptomatik, Schädel-CT, EKG, Pulsoxymetrie, Doppler-Sonografie der hirnversorgenden Gefäße, evtl. MRT, ggf. Angio-CT oder MRT-Angio.

Therapie

- Ein Schlaganfall ist ein medizinischer Notfall. Die Patienten sollten auf Schlaganfallstationen (Stroke-Units) behandelt werden
- Das Schädel-CT (ggf. MRT) ist die wichtigste apparative Untersuchung.

Akute Schlaganfallbehandlung

- Monitoring und Behandlung vitaler Parameter (Blutdruck, Körpertemperatur, Herzfrequenz, Atemfrequenz, Sauerstoffsättigung, Blutzucker, Elektrolyte)
- Rekanalisierende Therapie (intravenöse Lysebehandlung möglichst innerhalb von 3 h)
- Frühe Sekundärprophylaxe (ASS 100–300 mg/d erst 24 h nach einer Lysetherapie)
- Vorbeugung und Behandlung von Komplikationen
- Frühe rehabilitative Maßnahmen (Stroke-Unit).

Allgemeinmedizinische Behandlung

- Stabilisierung der Herz-Kreislauf-Tätigkeit
- Ggf. Behandlung eines Hirnödems
- Überwachung des neurologischen Status und der Vitalfunktionen
- Freihalten der Atemwege, ggf. zusätzliche Sauerstoffversorgung
- Hypertensive Blutdruckwerte in der Akutphase nicht behandeln, solange keine kritischen Blutdruckgrenzen erreicht werden
- RR in den ersten Tagen nach dem Schlaganfall im leicht hypertensiven Bereich halten
- Vermeidung von Antihypertonika wie Nifedipin, die zu einem deutlichen RR-Abfall führen
- Regelmäßige BZ-Kontrollen, Blutzuckerwerte von > 200 mg/dl mit Insulin behandeln
- Körpertemperatur regelmäßig kontrollieren, Erhöhungen über 37,5 °C behandeln
- Ausgeglichenen Elektrolytstatus erhalten oder erreichen.

Komplikationen

Frühzeitiges Rezidiv, Hirndruckentwicklung (▶ Kap. 20.8), Blutdruckkrisen, zusätzlicher Herzinfarkt, Aspirationspneumonie und Nierenversagen.

Gesundheitsförderung und Prävention

Durch die Behandlung von Risikofaktoren kann einem Schlaganfall vorgebeugt werden. Solche Risikofaktoren sind z. B.:

- Internistische Erkrankungen wie Hypertonie, Diabetes mellitus
- Rauchen, Übergewicht, Bewegungsmangel, Alkohol
- Fettstoffwechselstörungen, Herzrhythmusstörungen, „Pille" in Verbindung mit Rauchen.

Pflege von Patienten mit Schlaganfall/Vorbeugung von Komplikationen

 Vorsicht

Erstmaßnahmen bei Apoplex auf der Station

- Arzt unverzüglich verständigen, Patienten nicht alleine lassen

- Mehrmalige Kontrolle der Vitalfunktionen, auf Patienten beruhigend einwirken
- Evtl. Verlegung auf Intensivstation vorbereiten
- Wenn möglich Behandlung auf einer Stroke-Unit.

20

Vitalzeichen
Mehrmals tgl. Kontrolle von Puls und RR.

Bewegung
- Therapeutisch aktivierende Pflege (Bobath-Konzept, ▶ Kap. 2.2.4)
- Frühmobilisation zur Vermeidung von Komplikationen wie Aspirations-pneumonie, tiefer Beinvenenthrombose und Dekubitalgeschwüren
- Individuelle Intervalle bei den Positionswechseln zur Dekubitusprophylaxe (▶ Kap. 2.2.11)
- Thrombose- und Kontrakturenprophylaxe durch aktive Bewegungsübungen der nicht paretischen Seite unter Einbeziehung der paretischen Körperhälfte, medizinische Thromboseprophylaxestrümpfe und frühzeitige Mobilisierung, Therapie zentral bedingter Bewegungsstörungen (Bobath-Konzept, ▶ Kap. 2.2.4).

Haut
Unterstützung bei der Körperpflege nach dem Bobath-Konzept (▶ Kap. 2.2.4).

Kommunikation
- Patienten mit Sprachstörung (motorische Aphasie): Tafel und Stift bereitlegen. Wenn zusätzlich Gebrauchshand gelähmt → Sprechtafel; Physiotherapie, um Beweglichkeit und Kraft der Gebrauchshand zu verbessern; tgl. Sprechübungen (Logopädie)
- Patienten reden lassen, nicht unterbrechen oder Sätze ergänzen, nicht zu früh Wortvorschläge bringen, warten, ob sich der Sinn ergibt
- Fragen mit kurzen, klaren Sätzen stellen, Mimik und Gestik einbeziehen
- An Tagesgeschehen teilnehmen lassen, z. B. durch Radio, Fernsehen, Zeitung u. Ä.

Ernährung und Mundpflege
- Schluckakt durch Fachperson überprüfen. Orale Nahrungszufuhr erst, wenn der Patient nachweislich kleine Portionen Wasser sicher schlucken und auf Kommando husten kann
- Schlucktraining mit passierter, breiiger Kost, in sitzender Ausgangsposition (auch im Bett möglich)
- 5 × tgl. mit Eiswatteträgern thermische Stimulation: auf Zungenmitte nach hinten tupfen, schlucken lassen. Daraufhin am Gaumen mittig nach hinten, 3–5 × am rechten, dann am linken Gaumenbogen, schließlich von hinten nach vorne in der Wange entlangstreichen
- Nach jedem Essen Mundinspektion, Mundpflege am besten am Waschbecken oder mit großer Waschschüssel in sitzender Ausgangsposition (ist auch im Bett möglich)
- Ggf. Anlage einer PEG-Sonde und F. O. T. T. (▶ Kap. 2.7).

Ausscheidung
- Toilettentraining: Gang zum WC, entkleiden, hinsetzen, säubern, ankleiden, WC spülen, Hände waschen
- Auf Äußerungen des Patienten achten, auch Gestik und Mimik können darauf hinweisen, dass der Patient auf die Toilette muss

20

- Bei Bedarf suprapubischen Dauerkatheter, keinen urethralen Dauerkatheter legen, Patient kann Blasenfunktion dann nicht mehr erlernen
- Evtl. Restharnbestimmungen durchführen
- Stuhlbeobachtung auf Häufigkeit, Menge und Konsistenz.

> **❗ Tipps und Tricks**
> - Aufgrund der „schlagartig" eingetretenen Erkrankung ist der Patient oft niedergeschlagen und benötigt deshalb viel Zuspruch. Auch kleine Fortschritte positiv verstärken
> - Im Umgang immer die Begriffe „rechte" bzw. „linke" Körperhälfte verwenden anstelle von „kranke Seite" bzw. „gesunde Seite"
> - Bei länger dauernden Krankenhausaufenthalten werden die Angehörigen schrittweise in die Betreuung einbezogen, auch im Hinblick auf eine Pflege zu Hause (▶ Kap. 1.1.7).

Stroke-Unit (Schlaganfall-Einheit)

> **Definition**
> **Stroke-Unit:** Stationäre Spezialeinrichtung für Schlaganfallpatienten. Schwerpunkt ist Akutbehandlung und Überwachung sowie Frühmobilisation und -rehabilitation des Patienten. Hierfür steht eine apparative Ausstattung ähnlich wie auf Intensivstationen und ein speziell geschultes therapeutisches Team zur Verfügung.

Besonderheiten

- Rasche und gezielte Diagnostik: CT des Schädels, EKG, Ultraschalluntersuchung der Hirn versorgenden Gefäße, Blutuntersuchung
- Ggf. zusätzlich: Kernspintomografie des Schädels, Ultraschalluntersuchung des Herzens, Langzeit-EKG, Langzeitblutdruckmessung, Liquoruntersuchung
- Bei Bedarf OP bei Hirntumoren/Gefäßfehlbildungen
- Intensive Überwachung verschiedener Parameter wie Blutdruck, Atmung, Puls und Temperatur, um Komplikationen zu vermeiden bzw. rechtzeitig zu erkennen und zu behandeln
- Betreuung durch besonders geschultes Personal
- Ggf. frühzeitige physio-, ergotherapeutische oder logopädische Therapie
- Ausführliche Information von Patienten und Angehörigen über das spezielle Krankheitsbild und die Behandlung.

Rehabilitation

- Bei sehr leichten Ausfällen: ambulante Übungsbehandlungen zu Hause
- Bei mittelschweren oder isolierten Ausfällen (z. B. der Sprache): teilstationäre Behandlung in Form einer Tagesklinik
- Bei schweren Ausfällen: immer eine vollstationäre Rehabilitation unmittelbar an die Akutphase anschließen. Die Dauer dieser Nachbehandlung richtet sich nach dem Fortschritt des Patienten und kann mehrere Wochen in Anspruch nehmen
- Idealerweise erfolgt die Rehabilitation in einer speziellen neurologischen Rehabilitationsklinik mit Physio-, Beschäftigungs- und Sprachtherapeuten.

Literaturhinweise

Ringelstein EB, Busse O, Ritter MA. Das Stroke-Unit-Konzept in Deutschland und Europa. Nervenheilkunde. 2010; 29: 836–842.
Sobesky J. Leitliniengerechte Diagnose und Therapie des ischämischen Schlaganfalls. Der niedergelassene Arzt. 7/2013: 42–46.

Websites

Deutsche Epilepsievereinigung e. V. (DE): www.epilepsie-vereinigung.de
Deutsche Parkinson Vereinigung e. V. (dPV): www.parkinson-vereinigung.de
Deutsche MS Gesellschaft, Bundesverband e. V. (DMSG): www.dmsg.de
Fördergemeinschaft der Querschnittgelähmten in Deutschland e. V.: www.fgq.de

Pflege von Menschen mit psychiatrischen Erkrankungen

Robert Mühlbauer

21.1 Hauptbeschwerden und Leitsymptome

Tab. 21.1 Psychiatrische Leitsymptome

Symptom	Definition	Differenzialdiagnosen
Bewusstseinsstörungen ▸ Kap. 2.10.1		
Orientierungsstörungen		
Zeitlich	Wochentag, Monat, Jahreszeit werden nicht oder nur teilweise gewusst	Delir, Demenz
Örtlich	Der gegenwärtige Aufenthaltsort kann nicht oder nur teilweise genannt werden	
Situativ	Die gegenwärtige Situation wird in ihrer Bedeutung nur teilweise oder gar nicht erfasst	
Zur Person	Die aktuelle persönliche Situation wird nicht oder nur teilweise gewusst	
Auffassungs- und Gedächtnisstörungen		
Auffassungsstörung	Gestörte Fähigkeit, Wahrnehmungen in ihrer Bedeutung zu erfassen und sinnvoll miteinander in Verbindung zu bringen	Demenz, Delir, Schädel-Hirn-Erkrankung
Konzentrationsstörung	Unfähigkeit, die Aufmerksamkeit auf einen Sachverhalt/Gegenstand auszurichten oder zu sammeln	Demenz, Alkoholismus, affektive Störungen
Merkfähigkeitsstörung	Herabsetzung bzw. Aufhebung der Fähigkeit, sich neu Erfahrenes zu merken	Depression, Demenz, Alkoholismus
Ultrakurzzeitgedächtnis (einige Sekunden)	Funktioniert rein elektrisch, nimmt jede neue Information auf und bearbeitet sie kurz. Nur wenn sie so wichtig ist, dass sie weiterer Bearbeitung bedarf, wird sie an das Kurzzeitgedächtnis weitergeleitet	Depression, Demenz, Alkoholismus
Kurzzeitgedächtnis (1–2 Tage)	Behält die Informationen bis zu etwa 1–2 Tagen. Bei einer Störung können die Informationen nicht „behalten" bzw. nicht ins Langzeitgedächtnis weitergegeben werden	
Langzeitgedächtnis (dauerhaft)	Speichert alle wichtigen und markanten Informationen dauerhaft. Bei einer Störung können Informationen nicht gespeichert werden oder die Erinnerungsfähigkeit an die gespeicherten Inhalte geht verloren	
Konfabulation	Erzählen von Vorgängen, die entweder nur in der Fantasie des Kranken existieren oder in keinem Zusammenhang mit der gegebenen Situation stehen. Der Patient hat eine starke subjektive Überzeugung von der Richtigkeit des Gesagten	Kompensationsmechanismus bei Gedächtnislücken

21

Tab. 21.1 Psychiatrische Leitsymptome *(Forts.)*

Symptom	Definition	Differenzialdiagnosen
Formale Denkstörungen: Störungen des Denkablaufs		
Gedankenab-reißen	Der Gedanke bricht mitten im Satz ab, er kann nicht zu Ende gedacht werden	Schizophrenie
Ideenflucht	„Vom Hundertsten ins Tausendste kommen"	Manie
Verlangsamtes Denken, Denk-hemmung	Blockierter Denkablauf, inhaltliche Verar-mung auf wenige Themen	Depression
Perseverieren-des Denken	Gedankenkreisen, der Betroffene bleibt bei einem Gedanken hängen	Depression, Demenz
Verwirrtheit	Nicht zusammenhängendes Denken, durcheinander sein/sprechen	Demenz
Zerfahrenheit	Logischer Zusammenhang eines Gedan-kengangs nicht erkennbar	Schizophrenie
Inhaltliche Denkstörungen: Denkinhalte weichen von der Realität ab		
Zwang, z. B. Zwangsidee oder Zwangs-handlung	Eine Vorstellung oder Handlung kann nicht unterdrückt werden, obwohl sie als unsinnig erkannt wird	Neurotische Störung
Überwertige Idee	Gedanken und Vorstellungen, die den Be-troffenen beherrschen	Fanatismus
Wahn	Objektiv falsche Überzeugung krankhafter Ursache, die ohne Anregung von außen entsteht und trotz vernünftiger Gegen-gründe aufrechterhalten wird	Schizophrenie, Manie, Depression, Alkoholis-mus, organische Hirn-erkrankung
Beziehungs-wahn	Zustand, in dem belanglose Ereignisse auf die eigene Person bezogen werden, sie/er glaubt, es passiere ihret/seinetwegen bzw. ist für sie/ihn von Bedeutung	Schizophrenie
Verfolgungs-wahn	Ereignisse, die harmlos sind, werden als Bedrohung/Verfolgung empfunden	Schizophrenie
Größenwahn	Der Kranke überschätzt seine gesellschaft-liche Bedeutung und seine eigenen Fähig-keiten massiv	Manie
Hypochondri-scher Wahn	Wahnhafte Überzeugung, krank zu sein. Eine unheilbare Krankheit wird für die Stimmung verantwortlich gemacht	Depression
Eifersuchts-wahn	Unbegründete Überzeugung, vom Partner betrogen und hintergangen zu werden (vorwiegend Männer)	Alkoholismus

21

21

Tab. 21.1 Psychiatrische Leitsymptome *(Forts.)*

Symptom	Definition	Differenzialdiagnosen
Halluzination: Wahrnehmungsstörungen, Sinnestäuschungen ohne reellen Bezug		
Akustische Halluzination	Z.B. Stimmen hören	Schizophrenie
Optische Halluzination	Z.B. weiße Mäuse sehen	Alkoholdelir
Geruchshalluzination	Z.B. Gasgeruch	Schizophrenie, Aura vor epileptischem Anfall
Geschmackshalluzination	Z.B. bitteres Essen	
Haptische Halluzination	Z.B. elektrisiert werden	Schizophrenie
Gleichgewichtshalluzination	Z.B. Gefühl des Fliegens	Alkoholintoxikation
Leibhalluzinationen (coenästhetische Halluzinationen)	Z.B. Gefühl des leiblichen Beeinflusstwerdens	Schizophrenie
Gestörtes Ich-Erleben		
Derealisation	Die Umwelt erscheint unwirklich, fremdartig, dadurch wirkt sie unvertraut, sonderbar oder auch gespenstisch	Posttraumatische Belastungsstörung, psychotrope Substanzen
Depersonalisation	Die Person kommt sich selbst fremd, unwirklich, unmittelbar verändert, als oder wie ein anderer vor	
Gedankenlautwerden, Gedankenausbreitung	Überzeugung bzw. Gefühl, dass die eigenen Gedanken von anderen mitgehört bzw. mitgedacht werden	Schizophrenie
Gedankenentzug	Die Gedanken werden von anderen, einer fremden Macht entzogen. Ein flüssiger Gedankengang reißt plötzlich mitten im Satz ab	Schizophrenie
Stimmungsveränderungen (länger dauernd)		
Gesteigerte Stimmung – Euphorie	Übersteigertes Wohlbefindens, übertriebene Heiterkeit	Manie
Gesteigerte Stimmung – Gereiztheit	Zustand erhöhter Reizbarkeit bis hin zur ausgeprägten Gespanntheit	

Tab. 21.1 Psychiatrische Leitsymptome *(Forts.)*

Symptom	Definition	Differenzialdiagnosen
Stimmungsveränderungen (länger dauernd)		
Verminderte Stimmung – gefühllos	Der Betroffene erlebt sich als gefühlsverarmt und leer	Depression
Verminderte Stimmung – hoffnungslos	Pessimistische Zukunftsorientierung. Der Glaube an eine positive Zukunft ist vermindert oder nicht vorhanden	
Affektstörungen (kurze und heftige Gefühlswallung)		
Affektinkontinenz	Verringerte Beherrschung der Gefühlsäußerung, z. B. Weinen bei geringstem Anlass	Hirnorganische Erkrankungen
Affektstarre	Verlust der Modulationsfähigkeit, Verharren in seinem Zustand, ohne sich von äußeren Einflüssen beeinflussen zu lassen	Depression, Schizophrenie
Affektarmut	Kaum auslösbare Gefühlsregungen bzw. Affekte. Die Betroffenen wirken emotional kaum ansprechbar	Psychopathie
Ambivalenz	Zwiespältigkeit, gleichzeitig bestehende, miteinander unvereinbare gegensätzliche Gefühle	Schizophrenie
Angst	Zustand, bei dem eine Gefahr erwartet wird, mit vegetativen Begleiterscheinungen	Ohne Grunderkrankung, bei vielen Erkrankungen möglich
Antriebsstörungen (Antrieb = eine jedem Verhalten zugrunde liegende, ungerichtete Kraft)		
Antriebssteigerung	Unruhe, rastloser Unternehmungstrieb, ständiges Sprechen	Manie, Hirnentzündungen, Rauschzustände
Motorische Unruhe	Gesteigerte und ungerichtete motorische Aktivität	ADHS
Antriebshemmung	Einfache Tätigkeiten können nicht begonnen bzw. erledigt werden	Depression
Antriebsverarmung	Ehemals vorhandene Antriebe sind nicht mehr vorhanden, Mangel an Energie, Eigeninitiative und Spontanität	Schizophrenie, organische Hirnschädigung

21

21.2 Psychopharmaka

21.2.1 Neuroleptika (Antipsychotika)

Psychopharmaka mit „antipsychotischem" Effekt (▶ Tab. 21.2). Einsatz in der Akut- und Langzeittherapie bei Schizophrenie, Manie und anderen psychischen Erkrankungen.

Indikationen

- Psychotische Störungen, bes. paranoid-halluzinatorische Phänomene, schizophrene Denk- und Ich-Störungen sowie Sperrungen von Antrieb und Affekt (▶ Tab. 21.1)
- Zustände psychomotorischer Erregtheit und Angst, z. B.:
  - Alkoholentzugsdelir (▶ Kap. 21.4.2)
  - Postoperatives Delir (hirnorganisches Psychosyndrom, HOPS, ▶ Kap. 21.5)
  - Akute organische Psychosyndrome, z. B. Schilddrüsenstörungen, Exsikkose, Urämie
  - Erregtheit und Angst in Ausnahmesituationen, z. B. Intensivtherapie, Aufwachphase nach Narkosen, bei akuten Trauerreaktionen
- Neuroleptika mit geringer antipsychotischer Wirkung in geringer Dosierung auch als Einschlafhilfe und zur Sedierung
- Wirkungsverstärkung zentral wirkender Analgetika.

Pflege

- Verwechslungen von Frühdyskinesien mit epileptischem Anfall bzw. akuter Halluzination möglich → z. B. laut in die Hände klatschen, laut ansprechen:
  - Blickkrampf: Reaktion und korrekte Antwort
  - Epileptischer Anfall: keine Reaktion, Bewusstseinstrübung
  - Halluzinationen: Reaktion, keine korrekte Antwort, Ablenkung
- Immer präzise und ausführlich dokumentieren.

21.2.2 Benzodiazepine/Schlafmittel

Psychopharmaka mit tranquilierenden (ausgleichend wirkenden), angstlösenden, sedierenden, schlafanstoßenden, antiepileptischen und muskelrelaxierenden Wirkungen (▶ Tab. 21.3).

Tab. 21.2 Neuroleptika (Antipsychotika)

Substanzen	Tagesdosis	Nebenwirkungen
Schwache klassische Neuroleptika (gering antipsychotisch, stark sedierend)		**Vegetative NW:** Mundtrockenheit, Hypotonie, orthostatische Dysregulation, Obstipation, Glaukomverschlechterung; **Bewegungsunruhe (Akathisie):** Nicht-stillsitzen- oder Nicht-ruhig-stehen-Können; **Parkinsonoid** (nach Tagen bis Wochen): Bewegungsarmut, Muskelsteifigkeit, Tremor; **Frühdyskinesien** (nach Stunden bis Tagen): Zungen-, Mund- und Blickkrampf; **Spätdyskinesien bei Langzeittherapie:** Hypokinese, Ruhetremor, Speichelfluss, Unruhe und „Trippeln" (oft irreversibel)
Levomepromazinum, z. B. Neurocil®	75–300 mg	
Chlorprotixen, z. B. Truxal®	25–150 mg	
Promethazin, z. B. Atosil®	50–150 mg	
Starke klassische Neuroleptika (stark antipsychotisch, gering sedierend)		
Haloperidol, z. B. Haldol®	3–15 mg	
Flupentixol, z. B. Fluanxol®	2–15 mg	
Perphenazin, z. B. Decentan®	8–20 mg	
Atypische Neuroleptika (stark antipsychotisch, gering sedierend)		
Amisulprid, z. B. Solian®	400–800 mg	Müdigkeit, Beeinträchtigung der Orientierungsfähigkeit, Konzentrationsstörungen, Gewichtszunahme, Diabetes und Dyslipidämie
Risperidon, z. B. Risperdal®	3–6 mg	
Olanzapin, z. B. Zyprexal®	10–20 mg	

Indikationen
- Als Beruhigungsmittel (auch bei kurzfristigen Konfliktsituationen), z. B. Lorazepam (Tavor®), Bromazepam (Lexotanil®)
- Als Antiepileptikum (Notfall), z. B. Clonazepam (Rivotril®), Diazepam (Valium®)
- Als Muskelrelaxans, z. B. Tetrazepam (Musaril®), Diazepam (Valium®)
- Als Schlafmittel, z. B. Oxazepam, Temazepam, Flurazepam.

Nebenwirkungen
- Müdigkeit, Schläfrigkeit (als Schlafmittel erwünscht)
- Konzentrationsminderung, Einschränkungen der geistigen Leistungsfähigkeit
- Benommenheit, Schwindel
- Koordinationsstörungen der Extremitäten, Gangunsicherheit
- Paradoxe Reaktionen (vor allem bei älteren Patienten)
- „Wurstigkeit", evtl. zu starke angstlösende Wirkung als Zeichen relativer Überdosierung.

Kontraindikationen
- Myasthenia gravis wegen muskelrelaxierender Wirkung
- Akute Alkohol-, Analgetika-, Psychopharmaka-Intoxikationen
- Vorsicht bei Leber-, Nierenerkrankungen wegen längerer Halbwertszeit
- Schwangerschaft und Stillzeit.

Pflege
Suchtgefahr: bei Langzeitanwendungen (ab 4 Wochen) insbesondere von Benzodiazepinen mittlerer und kürzerer Halbwertszeit.

21

> **Tipps und Tricks**
> - Große therapeutische Breite und infolgedessen vergleichsweise untoxische und sichere Medikamente. Allerdings Gefahr der Abhängigkeit und Gewöhnung bei Benzodiazepinen, auch bei niedriger, noch therapeutischer Dosis!
> - Schlaflosigkeit entsteht oft wegen nicht zu Ende gedachter Gedanken. Aktiv die Gelegenheit nutzen, um Probleme auszusprechen, statt Schlaftabletten zu geben
> - Patienten schlafen tagsüber viel, nächtliche Schlafprobleme sind kein Grund zur Panik
> - Alten Menschen hilft nachts statt Medikamenten oft auch eine Tasse Bohnenkaffee: wegen der paradoxen Wirkung
> - Orientierungshilfen geben: Nachtlicht, Uhr, Nachtstuhl statt langem Weg zur Toilette; ggf. Nachtstuhl ans Bett stellen
> - Wegen der erhöhten nächtlichen Sturzgefahr Maßnahmen zur Sturzprophylaxe ergreifen (▶ Kap. 2.2.8) und beachten, dass alte Menschen durch das Anbringen von seitlichen Bettbegrenzungen meist noch unruhiger werden
> - Patienten, die gegen Mitternacht aufwachen und desorientiert sind, haben u. U. einen niedrigen BZ-Spiegel (▶ Kap. 12.6).

Tab. 21.3 Schlafmittel (Benzodiazepin-Rezeptoragonisten)

Substanzen	Abendliche Dosierung	Nebenwirkungen
Zolpidem, z. B. Bikalm®	5–10 mg per os	• Mundtrockenheit
Zopiclon, z. B. Ximovan®	3,75–7,5 mg per os	• Übermäßiges Schwitzen
Zaleplon, z. B. Sonata®	5–10 mg per os	• Sonst wie Benzodiazepine

Hauptwirkung: schlafanstoßend, weniger antiepileptisch und muskelrelaxierend, geringere Abhängigkeitsgefahr, Schlafarchitektur kaum beeinträchtigt.

21.2.3 Antidepressiva

Medikamente mit depressionslösender und stimmungsaufhellender Wirkung (▶ Tab. 21.4).

Indikationen
- Depressive Zustände, z. B. depressive Episoden, Dysthymia (▶ Kap. 21.7.2)
- Psychovegetative Allgemeinstörungen bei Zuständen mit depressiver Symptomatik, z. B. unheilbaren Erkrankungen und Trauer
- Bei depressiven Zuständen im Alter.

Tab. 21.4 Antidepressiva (grundsätzlich stimmungsaufhellend)

Substanz	Wirkung auf den Antrieb	Nebenwirkungen
Selektive Serotonin-Wiederaufnahme-Hemmer		
Fluoxetin, z. B. Fluctin®	Steigernd	Verstopfung, Übelkeit, Kopfschmerzen, Unruhe und Schlafstörungen, Orgasmusschwierigkeiten, Restless-legs-Syndrom
Citalopram, z. B. Cipramil®	Neutral	
Paroxetin, z. B. Parexat®	Steigernd	
Trizyklische Antidepressiva		
Amitryptilin, z. B. Saroten®	Dämpfend	Kreislaufregulationsstörungen, Herzjagen, Schwindel, Schwitzen, Mundtrockenheit, Obstipation, Blasenentleerungsstörungen
Doxepin, z. B. Aponal®	Dämpfend	
Imipramin, z. B. Tofranil®	Neutral	
Noradrenalin-Serotonin-selektive-Antidepressiva		
Mirtazapin, z. B. Remergil®	Steigernd	Müdigkeit, Gewichtszunahme durch Wassereinlagerung
Selektiver Noradrenalin-Wiederaufnahme-Hemmer		
Reboxetin, z. B. Edronax®	Steigernd	Mundtrockenheit, Benommenheit, Schwitzen, Miktionsstörungen
Monoaminoxidase-Hemmer		
Moclobemid, z. B. Aurorix®	Steigernd	Schlafstörungen, Übelkeit, Schwindel und Kopfschmerzen, Vorsicht bei tyraminhaltigen Nahrungsmitteln

Tipps und Tricks
- Antidepressiva haben eine lange „Anlaufzeit", bevor sie wirken
- Therapieerfolg abwarten, mind. 14 Tage
- **Durch antriebssteigernde Wirkung** (setzt sofort ein) bei noch weiterbestehender Depression besteht **Suizidgefahr!**

21.2.4 Phasenprophylaktika/Stimmungsstabilisierer

Phasenprophylaktika/Stimmungsstabilisierer werden insbesondere bei bipolaren Erkrankungen angewendet, um das Rückfallrisiko in eine erneute Krankheitsphase zu verringern bzw. möglichst ganz zu verhindern. Die gebräuchlichsten Substanzen sind Lithium sowie verschiedene Antiepileptika, z. B. Carbamazepin, Lamotrigin und Valproinsäure.

Wirkung
- Phasenprophylaktika wirken bei depressiven/manischen Phasen stimmungsausgleichend
- Die genaue Wirkungsweise von Lithium ist bis heute nicht geklärt
- Die unterschiedlichen Wirkmechanismen der Antiepileptika Carbamazepin, Valproinsäure und Lamotrigin hinsichtlich einer Stimmungsstabilisierung sind noch nicht im Einzelnen geklärt.

Anwendung
- Die Therapie mit Lithium muss individuell auf den Patienten abgestimmt werden
- Wichtig ist, dass der Patient in der Lage ist, das Medikament verlässlich mit der genau angegebenen Dosierung zu nehmen. Wegen der geringen therapeutischen Breite kommt man relativ leicht in den potenziell gefährlichen Dosisbereich
- Die optimale Blutspiegeleinstellung muss jeweils mit dem Arzt abgesprochen werden
- Antikonvulsiva werden dann eingesetzt, wenn die Therapie mit Lithium erfolglos war
- Stimmungsstabilisierer machen auch bei längerer Einnahme nicht abhängig.

Nebenwirkungen/Kontraindikationen (Lithium)
- **Häufige NW:** Tremor, Konzentrationsstörungen, Polyurie, Durst, Gewichtszunahme, Durchfälle, Übelkeit, abdominale Beschwerden, Struma
- **Vergiftungserscheinungen:** Koordinationsstörungen, Gangstörungen (Ataxie), Schwindel, Sprachstörungen, Erbrechen, Krampfanfälle, Bewusstseinstrübungen bis hin zum Koma
- **Kontraindikationen:** Nierenfunktionsstörungen, Herz-Kreislauf-Erkrankungen, primär chronische NNR-Insuffizienz, Epilepsie, Schilddrüsenunterfunktion.

Antiepileptika (▶ Kap. 20.5) sind im Allgemeinen recht gut verträglich.

Pflege (Lithium)
- Abendliche Verabreichung wegen NW
- Für Blutspiegelkontrollen (erst wöchentlich, dann monatlich, später vierteljährlich) muss Pat. nicht nüchtern sein, zwischen letzter Einnahme und Blutentnahme müssen 8–10 h liegen

- Ausstellung eines Lithiumpasses für den Patienten mit allen wichtigen Daten
- Regelmäßige Halsumfangskontrollen: Struma?
- Häufigere Blutspiegelkontrollen bei körperlichen Erkrankungen mit Flüssigkeitsverlusten, z. B. Schwitzen, Durchfall, und bei Behandlung mit Diuretika. Patient bei der Entlassung darauf hinweisen
- Vermehrtes Durstgefühl: ausreichend Getränke bereitstellen.

21.3 Demenz

Definition
Demenz: Allgemeiner Verlust von Hirnleistungsfunktionen in Zusammenhang mit einer diffusen zerebralen Schädigung ohne ausgeprägte Bewusstseinstrübung (▶ Tab. 21.5). Führt zum Abbau geistiger Fähigkeiten, z. B. des Denkens, des Gedächtnisses, der Fähigkeit, Alltagsprobleme zu lösen, der Ausführung sensomotorischer und sozialer Fähigkeiten, der Sprache und Kommunikation sowie der Kontrolle emotionaler Reaktionen.

Einteilung
- **Primäre Demenzen:** Demenz vom Alzheimer-Typ (ca. 65 % aller Demenzen), vaskuläre Demenz (d. h. durch Gefäßkrankheiten bedingte Demenz, z. B. Multi-Infarkt-Demenz, ~ 25 % aller Demenzen). Andere Formen sind selten
- **Sekundäre Demenzen:** mit anderen Erkrankungen verbundene Demenzen, z. B. bei Schilddrüsenerkrankungen, Alkohol- und Medikamentenmissbrauch, entzündliche oder traumatische Hirnschädigung, Hirntumoren.

Tab. 21.5 Demenzstadien

Stadium	Kognition/ Tätigkeiten	Lebensführung	Störungen von Antrieb und Affekt
Leicht	Komplexe tägliche Aufgaben/Freizeitbeschäftigungen sind nicht (mehr) möglich	• Die selbstständige Lebensführung ist zwar beeinflusst • Ein unabhängiges Leben ist dennoch möglich • Geld kann nicht mehr verwaltet werden	• Fehlende Spontanität • Depression • Antriebsmangel • Reizbarkeit • Stimmungslabilität
Mittel	Einfache Tätigkeiten können selbstständig ausgeführt werden	• Ein unabhängiges Leben ist nicht mehr möglich. Patienten sind auf fremde Hilfe angewiesen • Eine selbstständige Lebensführung ist noch teilweise möglich	• Unruhe • Wutausbrüche • Aggressive Verhaltensweisen
Schwer	Gedankengänge können nicht mehr nachvollziehbar kommuniziert werden	Es ist keine unabhängige, selbstständige Lebensführung möglich	• Unruhe • Nesteln • Schreien • Psychotische Störungen • Störungen des Tag-Nacht-Rhythmus

Alzheimer-Demenz
Schwere, progrediente und unheilbare Hirnleistungsschwäche mit Beginn in der zweiten Lebenshälfte. Ablagerungen von β-Amyloid und Entstehung von Neurofibrillenbündeln verursachen in bestimmten Bereichen der Großhirnrinde den Untergang von Nervenzellen.

Vaskuläre Demenz
Stufenweise Verschlechterung der Hirnleistung mit zwischenzeitlicher teilweiser Verbesserung. Bestimmte Bereiche des Gehirns werden aufgrund von Durchblutungsstörungen oder mehrerer kleiner Schlaganfälle schlecht oder überhaupt nicht mit Sauerstoff versorgt und gehen unter.

Diagnostik (bei allen Demenzformen)
- Genaue Anamnese und Fremdanamnese, Symptomatik, Verlauf: stufenweise zunehmend, fortschreitend? (▶ Tab. 21.6)
- Internistische Untersuchung: Herz-, Kreislauf- und Gefäßsituation
- Differenzierte neurologische und psychiatrische Untersuchung
- EEG(-Veränderungen)?, CT, besser MRT
- Labordiagnostik, Liquordiagnostik, Doppler-Sonografie, Genetik, PET.

21

Tab. 21.6 Normale altersbedingte Veränderung – Alzheimer-Früherkennung	
Normale altersbedingte Veränderung	**Alzheimer-Früherkennung**
Vergesslichkeit: Namen oder Verabredungen werden kurzfristig vergessen, später aber wieder erinnert	Wichtige Termine werden vergessen, ganze Ereignisse sind wie ausgelöscht
Schwierigkeiten bei Alltagstätigkeiten: Zerstreutheit, wenn viele Dinge gleichzeitig anstehen	Der Betroffene kocht z. B. Essen, vergisst aber es zu servieren. Später wundert er sich, wer die Mahlzeit zubereitet hat
Vermindertes Abstraktionsvermögen: gelegentliche Unkonzentriertheit	Oft verlieren die Betroffenen das Gefühl für Geld und scheinen seine Bedeutung als Zahlungsmittel nicht mehr recht zu verstehen
Räumliche/zeitliche Orientierungsprobleme: sich verlaufen bzw. dann und wann im Wochentag zu irren und es später zu merken	Betroffene verlaufen sich in vertrauter Umgebung bzw. finden sich an einem Ort wieder, ohne sich erklären zu können, wie sie dorthin geraten sind. Auch bringen sie gelegentlich Tages- oder sogar Jahreszeiten durcheinander
Stimmungsschwankungen: Stimmungsveränderungen im normalen Rahmen	Betroffene neigen zu plötzlichen und unerklärlichen Stimmungswechseln. Sind sie in einer Minute noch ausgeglichen, kann es in der nächsten zu Verzweiflung kommen, ohne dass sich eine Erklärung dafür finden ließe
Sprachverarmung: gelegentliche Wortfindungsstörung	Betroffene vergessen die Bezeichnungen für Alltagsgegenstände. Manchmal versuchen sie dann, diese Begriffe zu umschreiben, z. B. indem sie „das für die Füße" statt „Schuh" sagen

21

Tab. 21.6 Normale altersbedingte Veränderung – Alzheimer-Früherkennung (Forts.)	
Normale altersbedingte Veränderung	**Alzheimer-Früherkennung**
Verlegen von Gegenständen: Dinge hin und wieder verlegen und dann meist zeitnah wiederfinden	Betroffene legen die Fernsehzeitschrift in die Waschmaschine oder ihre Zahnbürste ins Eisfach. Später erinnern sie sich nicht mehr daran und die Gegenstände bleiben verschwunden, bis sie zufällig entdeckt werden
Eingeschränktes Urteilsvermögen: eine unüberlegte oder schlechte Entscheidung treffen	Veränderung der Urteils- und Entscheidungsfähigkeit, z. B. bei der Kleiderwahl (Winterstiefel im Sommer)
Antriebslosigkeit: sich manchmal beansprucht fühlen durch Anforderungen bei der Arbeit, in der Familie oder durch soziale Verpflichtungen	Verlust der Eigeninitiative. Hobbys, sozialen oder sportlichen Aktivitäten wird immer weniger nachgegangen. Sie bemerken Veränderungen an sich, die sie verunsichern und ziehen sich zurück
Persönlichkeitsveränderungen: Irritation, wenn geregelte Alltagsabläufe geändert oder unterbrochen werden	Ausgeprägte Persönlichkeitsveränderungen, z. B. Reizbarkeit, Ängstlichkeit, plötzliches Mistrauen, treten auf. Oder auch aggressives Verhalten oder Gefühle von Ohnmacht, Traurigkeit und Rastlosigkeit

Symptomatik (alle Demenzformen)

- Orientierungsstörungen: zu Beginn zeitliche Desorientierung, später örtlich und situativ, zuletzt zur eigenen Person
- Konzentrationsstörungen: zielorientiertes Denken ist beeinträchtigt, Routinehandlungen können nicht mehr zu Ende gebracht werden
- Gedächtnisstörungen: vorwiegend Beeinträchtigung der Merkfähigkeit und des Kurzzeitgedächtnisses, das Langzeitgedächtnis bleibt noch lange erhalten
- Schlafstörungen: Tag-Nacht-Rhythmus umgedreht, verbunden mit nächtlicher Agitiertheit (Erregung mit ruhelosem Umherlaufen)
- Paranoide Veränderungen: übersteigertes Misstrauen mit ungerechtfertigten Anschuldigungen, unberechtigte Beschwerden, wahnhafte Verarbeitung anderer Störungen, z. B. verlegte Geldbörse sei gestohlen worden
- Kommunikationsstörungen: anfangs Probleme, Gesprächen zu folgen, später Unfähigkeit, einzelne Worte zu verstehen oder sich in Worten auszudrücken
- Antriebsstörung: anfangs Antriebsminderung, dann vollständige Antriebs- und Interessenlosigkeit, kein spontanes Verhalten mehr
- Dysphorische Stimmungslage: leichte Reizbarkeit, Streitsucht, spontane Aggressionen und Wutanfälle
- Persönlichkeitsveränderungen, Verhaltensstörungen: Persönlichkeit verändert sich zum Negativen, Entwicklung von störenden Verhaltensweisen wie lautes Rufen, ständiges Einmischen, übertriebene „Sammelleidenschaft"
- Körperliche Störungen: motorische Einschränkungen, zunehmende Inkontinenz.

Therapie
Medikamentös
- Acetylcholinesterase-Hemmer, z. B. Exelon®, bei leichter bis mittelschwerer Alzheimer-Demenz, der therapeutische Nutzen ist umso größer, je früher die Therapie beginnt

- Memantine, z. B. Axura®, bei mittelschwerer bis schwerer Alzheimer-Demenz
- Depressive Symptomatik: Antidepressiva (▶ Kap. 21.2.4)
- Paranoide Symptome: Neuroleptika (▶ Kap. 21.2.1)
- Gestörter Schlaf-wach-Rhythmus: ggf. Distraneurin® (▶ Kap. 21.2.3), keine Hypnotika
- Keine Benzodiazepine und keine Medikamente mit anticholinerger Wirkung.

Nichtmedikamentös
Unterschiedliche Ansätze, z. B. Verhaltenstherapie, Bewegungstherapie, Psycho-biographisches Pflegemodell nach Prof. Böhm, Validation, Milieutherapie, richtige Ernährung, soziale Integration und Angehörigenarbeit.

Gesundheitsförderung und Prävention
- Körperliche und geistige Aktivität bei Personen ohne kognitive Einschränkungen fördern
- Kardio- bzw. zerebrovaskuläre Risikofaktoren sollten konsequent vermieden bzw. behandelt werden.

21

Pflege
Allgemeine pflegerische Aspekte
- Allgemeine Pflege, Prophylaxen je nach Zustand des Patienten
- Regelmäßige Puls- und Blutdruckkontrollen bei vaskulären Demenzen, um hypertensive Krisen zu vermeiden
- Auf fürsorglichen, aber trotzdem direktiven Führungsstil im Umgang mit dem Patienten achten. Grundsätzlich eine verständnisvolle Haltung aufrechterhalten
- Anschuldigungen durch den Patienten überhören, keine fruchtlose Diskussion mit dem Patienten beginnen, Ablenken und Einlenken führt schneller zum Erfolg
- Hirnleistungsgestörte Patienten nicht mit Gesunden oder kleinen Kindern vergleichen
- Richtige Reaktionen und Antworten ausdrücklich anerkennen → „positive Verstärkung"
- Überforderungen vermeiden, d. h. nur sehr langsam schrittweise steigern, nächste Steigerungsstufe nur, wenn vorhergehende sicher beherrscht wird.

Kommunikation
- Durch Gespräche über frühere Lebensgeschichte und Stärkung der Orientiertheit (Orientierungstraining) Kontinuität zwischen Erinnerung und momentanem Erleben herstellen, z. B. jahreszeitlich passende Tätigkeiten ausführen und von früheren Erlebnissen erzählen lassen (Biografiearbeit)
- Durch Verwendung einfacher Wörter und kurzer, prägnanter Sätze versuchen, die zunehmende Störung von Kommunikation und kognitiven Fähigkeiten auszugleichen; verstärkt mit nonverbalen Mitteln wie Mimik, Gestik, Berührung arbeiten
- Konkrete Anweisungen in einfachen, kurzen Sätzen formulieren
- Klaren, bestimmten Tonfall benutzen und auf der Erwachsenen-Ebene mit Patienten sprechen. Keinesfalls Verniedlichungen wie „Omi", „Opi" benutzen
- Falls der Patient auf Anweisungen, Informationen oder Fragen nicht reagiert, diese wiederholen, danach Zeit geben für Reaktion und Antwort
- Gedächtnisinhalte bezüglich der Vergangenheit als Brücke zur Gegenwart benutzen: Wenn der Patient sich die Ortschaft merken kann, aus der die Pflegende stammt, nicht aber deren Namen, immer Ortschaft zusammen mit dem Namen nennen.

21

Sicherheit
- Für den dementen Patienten sind feste Gewohnheiten und einfache, klare Regeln absolut notwendig, z. B. Mahlzeiten zu festgelegten Zeiten. Die Struktur im Tagesablauf muss beständig durchgehalten werden, egal ob Wochentag, Wochenende oder Feiertag
- Zur Orientierung bzw. zum Orientierungstraining gleiche Materialien benutzen wie Uhr, Kalender, Hinweisschilder
- Orientierungshilfen wie Zeit, Datum, Ort, Namen auch bei Gesprächskontakten außerhalb des Orientierungstrainings im Verlauf des Tags geben, abhängig vom Zustand des Patienten.

Beobachten
- Auf kleine Veränderungen im Verhalten achten, diese dokumentieren und im Team weitergeben. Besonders wichtig bei positiven Veränderungen
- Bewältigungsstrategien des Patienten, welche (unbewusst) zur Verschleierung des Zustands dienen (z. B. Konfabulationen), beobachten und Verlauf dokumentieren
- Auf adäquate Ernährung und Einhaltung achten. Besonders wichtig ist die Kontrolle der Trinkmenge: mind. 1.500 ml tgl., wenn der Gesundheitszustand es erlaubt.

Tipps und Tricks
- Gezielte, kontinuierliche Beschäftigung im Alltag durch Förderung vorhandener Fertigkeiten → Pflegeanamnese mit Einschätzung einschließlich Begründung. Frühere Hobbys oder Lieblingsbeschäftigungen aufgreifen → Ressourcen
- Die Welt des Patienten hinnehmen (z. B. bei Wahnideen) und nicht mit logischen Argumenten überzeugen wollen: Für den Patienten ist sein Wahn Realität
- In problematischen Situationen, auch wenn der Patient zu dekompensieren droht, konkrete Ablenkung durch Wechsel von Umgebung und Gesprächsthema.

21.4 Alkoholkrankheit

21.4.1 Alkoholabhängigkeit

Nach der internationalen Klassifikation von Krankheiten (ICD-10) liegt eine Abhängigkeit vom Alkohol dann vor, wenn **3 oder mehr der nachfolgenden Kriterien** erfüllt sind:
- Starker Wunsch oder eine Art Zwang, Alkohol zu trinken
- Verminderte Fähigkeit, den Alkoholkonsum zu kontrollieren
- Alkoholkonsum zur Milderung/Vermeidung von Entzugssymptomen (z. B. Tremor)
- Toleranzentwicklung, zunehmend wird mehr Alkohol benötigt, um die (gewünschte) Wirkung zu erzielen

- Zunehmende Vernachlässigung der eigenen Person oder des sozialen Umfelds: z. B. Probleme in Schule oder Arbeit, Konflikte mit Mitmenschen bzw. Familie, Vernachlässigung von Interessen und Hobbys, häufige Krankschreibungen oder Unfälle
- Schädlicher Alkoholkonsum, das „Trinken" wird fortgeführt, trotz klarer Hinweise auf negative körperliche, psychische oder soziale Folgen.

Formen des Alkoholmissbrauchs
- **Akuter Rausch:** Zustandsbild mit Störungen von Bewusstseinslage, kognitiven Fähigkeiten, Wahrnehmung, Affekt, Verhalten und Reaktionen, nimmt mit der Zeit ab
- **Schädlicher Gebrauch:** regelmäßiger Konsum von Alkohol mit der Folge von Gesundheitsschäden körperlicher (z. B. Leberschädigung) oder psychischer Natur
- **Abhängigkeitssyndrom:** s. o.
- **Entzugssyndrom (mit Delir):** Symptome wie Zittern, Unruhe, Angst, Übelkeit, Erbrechen, Durchfälle, Krampfanfälle, Schlaflosigkeit, lebensbedrohliche Kreislaufstörungen, Delirien
- **Psychotische Störung:** während oder nach dem Konsum von Alkohol, unabhängig von der Intoxikation auftretende Störung wie Alkoholhalluzinose
- **Amnestisches Syndrom:** Syndrom, das mit einer ausgeprägten, andauernden Beeinträchtigung des Kurzzeitgedächtnisses einhergeht, z. B. Korsakow-Syndrom
- **Restzustand:** Störung, bei der alkoholbedingte Störungen der kognitiven Fähigkeiten, des Affekts, der Persönlichkeit oder des Verhaltens über einen Zeitraum hinaus bestehen, z. B. alkoholische Demenz oder chronisches hirnorganisches Syndrom bei Alkoholismus.

Phasenmodell (Jellinek 1951)
- **Die voralkoholische Phase:** gelegentliches, später dauerhaftes Erleichterungstrinken, Alkohol wird dazu eingesetzt, Spannungen abzubauen, Erhöhung der Alkoholtoleranz
- **Anfangsphase:** Auftreten von Gedächtnislücken, heimliches Trinken, dauerndes Denken an Alkohol, gieriges Trinken, Schuldgefühle, Vermeiden von Anspielungen auf Alkohol, Häufigkeit der Gedächtnislücken nimmt zu
- **Kritische Phase:** Kontrolle über das Trinken geht verloren, andere Interessen werden zunehmend vernachlässigt, Auftreten körperlicher Entzugserscheinungen wie Zittern und Schweißausbrüche, die Betroffenen versuchen gegen die Krankheit anzukämpfen, greifen aber immer wieder zum Alkohol, Selbstvorwürfe, Persönlichkeitsveränderung, Konflikte mit Familie, Freunden und am Arbeitsplatz (teils auch Arbeitsplatzverlust), sozialer Rückzug
- **Chronische Phase:** Alkohol dominiert das ganze Leben, ein Leben sowie Arbeiten ohne Alkohol ist meist nicht mehr möglich; Auftreten von Phasen tagelanger Rauschzustände oder permanent hoher Alkoholspiegel ohne Rausch; Eintreten von Toleranzverlust, d. h. Alkohol wird nicht mehr so wie vorher vertragen, bis dahin, dass geringe Mengen ausreichen, um betrunken zu werden; Körper und Psyche nehmen erheblichen Schaden, deutliche Persönlichkeitsveränderungen; das soziale Leben ist stark beeinträchtigt.

Einteilung in **Trink-Typen nach Jellinek** (▶ Tab. 21.7).

21

Tab. 21.7 Trink-Typen nach Jellinek

Trinktypen	Abhängigkeit	Weitere Merkmale
α-Typ (Konflikt-, Erleichterungs-, Problemtrinker)	Teils psychische Abhängigkeit	Kein Kontrollverlust, Fähigkeit zur Abstinenz, Alkohol wird zum Abbau innerer Spannungen getrunken
β-Typ (Gelegenheitstrinker, unregelmäßig, teils übermäßig)	Weder psychische noch körperliche Abhängigkeit	Gefahr gesundheitlicher Schäden, trinkt in Gesellschaft große Mengen, kein Kontrollverlust, Fähigkeit zur Abstinenz
γ-Typ (Rauschtrinker, süchtiger Trinker)	Starke psychische Abhängigkeit – kaum körperliche	Kontrollverlust ist typisch, unregelmäßiges Trinkverhalten, kann über längere Phasen abstinent sein, erhöhte Alkoholtoleranz
δ-Typ (Gewohnheits-, Spiegeltrinker, kontinuierlich, rauscharm)	Körperliche Abhängigkeit stärker ausgeprägt als psychische	Kein Kontrollverlust, trinkt täglich, oft große Alkoholmengen, erhöhte Alkoholtoleranz, schwere gesundheitliche Schäden
ε-Typ („Quartalssäufer", episodischer Trinker)	Psychische Abhängigkeit stärker ausgeprägt als körperliche	Kontrollverlust, auf lange Phasen ohne Alkohol folgen kurze Phasen exzessiven Konsums

Therapie: schädlicher Alkoholkonsum

Patienten über Alkoholgehalt verschiedener Getränke informieren. Feedback über Ergebnisse der Blutuntersuchung geben. Grenzwerte verdeutlichen und die Notwendigkeit zur Reduktion des Alkoholkonsums besprechen. Trinklimits vereinbaren und zur aktiven Mitarbeit ermutigen.

Therapie: Alkoholabhängigkeit

Das therapeutische Ziel bei Alkoholabhängigkeit ist grundsätzlich eine vollständige Abstinenz. Untersuchungen haben allerdings gezeigt, dass ein kleiner Teil der Alkoholabhängigen (ca. 8 %), unter Einhaltung fester Kriterien, zu kontrolliertem Trinken in der Lage ist.

Fachleute unterteilen die Behandlung einer Alkoholabhängigkeit in 4 Phasen:

Erste Phase (Motivationsphase)
Hier geht es darum, die Therapie vorzubereiten und zunächst einmal eine Motivation zur Therapie zu erreichen. Dies geschieht oft durch Haus- oder Fachärzte, Suchtberatungsstellen, psychosoziale Beratungsstellen und Psychologen bzw. Psychotherapeuten.

Zweite Phase (Entgiftungs- und Entzugsphase)
Am Anfang steht die körperliche Entgiftung (völlige Abstinenz). Diese Phase dauert etwa 3–7 Tage. Hierbei treten oft starke körperliche Entzugserscheinungen wie Schwitzen, Zittern, Gereiztheit etc. (▶Kap. 21.4.2) auf, sodass der Entzug meist stationär und mit medikamentöser Unterstützung durchgeführt wird. In leichteren Fällen kann der Entzug aber auch ambulant, durch einen niedergelassenen Facharzt, durchgeführt werden.

Auf die körperliche Entgiftung folgt die eigentliche Entzugstherapie, die in der Regel 2–3 Wochen dauert. Während dieser Zeit nimmt der Patient an Einzel- und

Gruppentherapiemaßnahmen teil, in der durch Gespräche versucht wird, den Wunsch nach Abstinenz zu festigen.

Dritte Phase (Entwöhnungs- und Rehabilitationsphase)

In dieser Phase geht es darum, den Betroffenen durch umfassende Maßnahmen körperlich, psychisch und sozial zu stabilisieren. Dabei arbeiten meist Psychotherapeuten, Sozialtherapeuten und medizinische Fachkräfte eng zusammen. Die Maßnahmen richten sich nach der Schwere der Alkoholproblematik und der Motivation des Patienten. So kann die Behandlung entweder stationär (Rehaklinik), teilstationär (Tagesklinik) oder ambulant (Suchtberatungsstätten, amb. Psychotherapie) durchgeführt werden.

Vierte Phase (Nachsorge)

In der letzten Phase geht es darum, die Behandlungserfolge zu stabilisieren oder die langfristige Versorgung des Patienten sicherzustellen. Für viele Betroffenen ist der regelmäßige Besuch einer Selbsthilfegruppe, eine ambulante Psychotherapie oder Beratungstermine bei einer Suchtberatungsstelle hilfreich, um langfristig abstinent zu bleiben.

Pflegeproblem: Patient beschafft sich Alkohol

Patient bringt Alkohol mit in die Klinik, trinkt zu jeder Gelegenheit und entfaltet Beschaffungsaktivitäten.

Aufgaben der Pflege

- Dokumentieren, Arzt informieren
- Wenn Alkoholtherapie nicht Zweck des Krankenhausaufenthalts ist, Patient ansprechen sowie Therapie und Hilfe anbieten (z. B. Anonyme Alkoholiker)
- Verbote sind meist zwecklos
- Alkohol nicht einsammeln: drohendes Entzugsdelir (▶ Kap. 21.4.2).

Pflegeproblem: Alkoholisierter Patient

Patient ist betrunken, es kommt zu eskalierenden Auseinandersetzungen mit anderen Patienten, Angehörigen und Pflegenden.

Aufgaben der Pflege

- Deeskalierend und beruhigend intervenieren
- Ggf. Unterstützung anfordern
- Darauf hinweisen, dass derartige Vorkommnisse dem Behandlungsvertrag zuwiderlaufen und einen Grund für den sofortigen Abbruch der Behandlung darstellen können
- Dokumentieren, Arzt informieren.

21.4.2 Alkoholentzugsdelir

> **Definition**
> **Alkoholentzugsdelir** (Delirium tremens): Potenziell lebensbedrohliche, akute Folge des chronischen Alkoholismus mit psychotischer und neurovegetativer Symptomatik.

Andere, seltene Ursachen für ein Delirium tremens sind: Drogen, Medikamente (Anticholinergika, Antiparkinson-Mittel, Kortison, Diuretika), Stoffwechselstörungen (Urämie, Hypothyreose, Morbus Cushing), Schädel-Hirn-Erkrankungen (Traumen, Enzephalitis etc.).

Entstehungsarten des Alkoholdelirs
- Abstinenzdelir: häufigste Form, nach abruptem Entzug des Alkohols
- Kontinuitätsdelir: entsteht während ununterbrochen fortgesetztem Trinken
- Gelegenheitsdelir: durch seelische oder körperliche Belastung produziert.

Symptome und Schweregrade
- **Prädelir:** evtl. Tage bis Wochen vorher, flüchtige, meist abendliche Halluzinationen, leichte und flüchtige vegetative Symptomatik mit Schreckhaftigkeit, Schlafstörungen, Schwitzen und morgendlichem Tremor, oft begleitende tonisch-klonische Anfälle
- **Vollständiges Delir:**
  - Beginn nach 2–3-tägiger Abstinenz, oft akut und in der Nacht
  - Verwirrtheit, Desorientierung, Bewusstseinsverminderung
  - Ausgeprägte motorische Unruhe
  - Lebhafte optische Mikrohalluzinationen (optische Halluzinationen von abnormer Kleinheit), z. B. „Sehen" vieler kleiner Tiere im Zimmer
  - Suggestibilität (Beeinflussbarkeit), z. B. Patient liest nach Aufforderung fließend vom leeren Blatt, trinkt aus imaginärem Glas
  - Illusionäre Verkennungen mit Beziehung zum Alkohol (Pfleger wäre der Kellner)
  - Vegetative Störungen: Tremor, Kreislaufinsuffizienz, Pulsbeschleunigung, Schwitzen
- **Lebensbedrohliches Delir** (7 % aller Delirien): zusätzlich schwere, vor allem kardiale und pulmonale Komplikationen mit schweren Bewusstseinsstörungen. Unbehandelt ist ein Delirium in ~ 15 % der Fälle tödlich, Ursache: Kammerflimmern.

Therapie
- Mittel der Wahl sind Benzodiazepine (▶ Kap. 21.2.2) und Neuroleptika (▶ Kap. 21.2.1), ggf. in Kombination mit Clomethiazol (nicht bei kardiopulmonaler Vorerkrankung), bei milden Verläufen nur Benzodiazepine
- Bei schweren Verläufen ist eine i. v.-Kombinationstherapie (Benzodiazepin/Neuroleptikum) auf der Intensivstation nötig; ggf. zusätzlich Clonidin (Catapresan®) verabreichen
- Bei vorbekannten Entzugsanfällen: Anfallsprophylaxe mit Carbamazepin
- Ernährung: Flüssigkeits- und Elektrolytsubstitution 2.500–4.500 ml tgl. (häufig Hypokaliämie), Thiamin (Vit. B_1) 50–100 mg tgl. bis zum Abklingen des Delirs.

Komplikationen
- NW des Distraneurin® (Clomethiazol)
- Hyperthermie: Eisbeutel, Wadenwickel, evtl. Kühlzelt
- Krampfanfälle: zusätzlich Diazepam (Valium®) 10 mg langsam i. v.

Pflege
- **Stress reduzieren:** kontinuierliche Bezugsperson, Lärm und Unruhe vermeiden, Angehörige informieren und einbeziehen (soweit möglich), Fixierungen vermeiden
- **Wahrnehmung fördern:** Brille aufsetzen, Hörgeräte einsetzen
- **Kommunikation ermöglichen:** Maßnahmen erklären, Zeit nehmen, Sicherheit und Orientierung geben, Berührungen gezielt einsetzen
- **Pneumonieprophylaxe:** insbesondere Oberkörper halbhoch zur Atmungserleichterung

- Unbedingt auf **ausreichende Flüssigkeitszufuhr** achten, ggf. Ein- und Ausfuhrkontrolle
- Versuchen, Angst des Patienten zu mindern, z. B. Zugewandtheit, Nähe, Körperkontakt.

Tipps und Tricks
- Jede Alkoholgabe ist kontraindiziert, auch bei Nahrungsmitteln und Medikamenten
- Desorientierte Patienten ausreichend überwachen
- Patienten nicht zu stark sedieren, sonst erschwerte Verlaufsbeobachtung.

21

21.5 Postoperatives Delir

Definition
Postoperatives Delir (früher Durchgangssyndrom) oder hirnorganisches Psychosyndrom (HOPS): Zeitlich begrenzte und vollständig rückbildungsfähige organische Psychose.

Es tritt insbesondere nach chirurgischen Eingriffen auf. Typisch ist das verzögerte nächtliche Auftreten, etwa 1/2 Tage nach einem Eingriff. Die genauen Ursachen sind bis heute unklar.

Symptome
- Denkstörungen, Gedächtnisstörungen, Halluzinationen
- Antriebsarmut, aber auch Unruhe sind möglich
- Plötzliche Stimmungsschwankungen, Schlafstörungen (oft mit Albträumen)
- Desorientierung, besonders zeitlich und räumlich.

Therapie
Neuroleptika wie Risperidon, Haloperidol oder ggf. Clomethiazol

Pflege
- Stress für den Patienten vermeiden oder zumindest vermindern
- Vorbeugung vor zusätzlichen Unfällen und Verletzungen
- Auf geeignete Ernährung und ausgeglichenen Elektrolyt- und Flüssigkeitshaushalt achten
- Patienten vor Lärm schützen und ggf. Beleuchtung reduzieren
- Besuch der Familienmitglieder gut dosieren, nicht zu viel, aber auch nicht zu wenig
- Versuchen, Unruhe und Angst des Patienten zu mindern, vorwiegend durch nichtverbale Äußerungen: z. B. Zugewandtheit, Nähe zum Patienten, Körperkontakt
- Häufig Orientierungshilfen geben durch Nennen von Zeit, Datum, Ort, Namen.

21.6 Schizophrenie

21

> **Definition**
> **Schizophrenie:** Endogene Psychose mit charakteristischen Symptomen verschiedener psychischer Bereiche wie Wahrnehmung, Denken, Ich-Funktionen, Affektivität, Antrieb und Psychomotorik.

Bezeichnend sind einerseits episodisch auftretende akute psychotische Zustände und andererseits chronische Beeinträchtigungen, insbesondere von negativen Symptomen. Nach heutigem Wissensstand sind für die Entstehung folgende Faktoren verantwortlich:

- Genetische Disposition
- Neurobiochemische Faktoren, z. B. Störung im Dopamin-Transmitter-System
- Psychologische Faktoren, z. B. Stress.

Vulnerabilitäts-Stress-Modell
Integriert die verschiedenen Ansätze. Demnach wird nicht einfach die Krankheit vererbt, sondern die Vulnerabilität (Verletzlichkeit, Anfälligkeit), auf Belastungen jeder Art mit einer Schizophrenie zu reagieren. Kommt es im Laufe des Lebens zu „Verletzungen" durch besondere psychische oder körperliche Belastungen, verändert sich der Hirnstoffwechsel. Je höher die Vulnerabilität eines Menschen ist, desto geringere zusätzliche Belastungen können zum Ausbruch der Erkrankung führen.

Leitsymptome nach ICD-10

1. Gedankenlautwerden/-ausbreitung: „Meine Gedanken werden von allen gehört/gedacht"
2. Hören von kommentierenden oder dialogisierenden Stimmen
3. Wahn, z. B. Kontrollwahn, Beeinflussungswahn oder Wahnwahrnehmungen
4. Anhaltender, kulturell unangemessener oder völlig unrealistischer Wahn
5. Anhaltende Halluzinationen jeder Sinnesmodalität
6. Denkstörungen wie Gedankenabreißen oder -einschiebungen in den Gedankenfluss
7. Katatone (körperlich-motorische) Symptome
8. „Negative" Symptome wie Apathie, Sprachverarmung, verflachte, inadäquate Affekte und sozialer Rückzug.

Erforderlich für die Diagnose Schizophrenie ist mind. ein eindeutiges Symptom (2 oder mehr, wenn weniger eindeutig) der Gruppen 1–4 oder mind. 2 Symptome der Gruppen 5–8 fast ständig über mind. 1 Monat.

Therapie

- Stationäre Behandlung bei akuten Zuständen, Selbst- oder Fremdgefährdung
- Psychoedukative Maßnahmen: Förderung des informierten selbstverantwortlichen Umgangs mit der Erkrankung, mit dem Ziel der Verbesserung des Krankheitsverlaufs
- Training sozialer Kompetenz, Soziotherapie und kognitives Training
- Pharmakotherapie:
  - Bei Ersterkrankung: frühzeitig, niedrig dosiert atypische Neuroleptika

– Bei Wiedererkrankung atypische Neuroleptika bevorzugen, falls hochpotente typische Neuroleptika angewendet werden, auf Haloperidol oder Flupentixol zurückgreifen
– Monotherapie anstreben, bei krankhafter Erregung und/oder Angstzuständen Kombination mit einem angstlösend wirkenden Benzodiazepin wie Tavor®
– Langzeitbehandlung/Rezidivprophylaxe bei chronisch-produktivem Verlauf oder häufigen Episoden bevorzugt mit atypischen Depot-Neuroleptika wie Risperidon.

Pflege

Allgemeine pflegerische Aspekte
- Bei immobilen Patienten: allgemeine Pflege und Prophylaxen
- Medikamente: immer persönlich verabreichen, bei Einnahme anwesend sein
- Bedürfnisse des Patienten achten, z. B. nach Akutphase bei Partnerbesuch allein lassen
- Eigene Ängste und Unsicherheiten nicht auf Patienten übertragen
- Patienten in seinem Wahn akzeptieren, aber deutlich machen, dass man diese Wahninhalte selbst nicht wahrnimmt; möglichst nicht auf diese eingehen, andere Themen suchen.

Spezielle pflegerische Aspekte
- Struktur bieten: Tagesablauf etc. so weit wie möglich unter Einbeziehung des Patienten
- Auf Einhaltung des Tag-Nacht-Rhythmus, der Ruhezeiten und Mahlzeiten achten
- Den Patienten nicht überfordern, d. h. keine Tätigkeiten abverlangen, welche er momentan nicht leisten kann, z. B. ganztägige Arbeitstherapie
- Ressourcen herausfinden, erhalten und fördern, z. B. Schach spielen, wenn er es möchte
- Bereits bestehende Defizite so weit wie möglich rückgängig machen, z. B. bestehende Kommunikationsschwierigkeiten durch gezielte Gesprächskontakte vermindern
- Das Wiedererlernen verloren gegangener Alltagsfähigkeiten durch gezieltes Training fördern, z. B. Kleider einkaufen und umtauschen, um eine Resozialisierung zu erleichtern.

Sicherheit von Patienten und Personal
- Hilfe bei erfahrenen Kollegen einholen, v. a. bei Neubeginn auf einer psychiatrischen Station
- Sicherheit bieten: kleine Zimmer, geschlossene Station, häufige Gespräche, um Patienten Angst zu nehmen
- Selbst- und Fremdgefährdung durch engmaschige Kontrollen verhindern, z. B. Entfernen der Infusionen von Mitpatienten
- Therapeutische Distanz: z. B. nicht auf Du-Verhältnis einlassen
- In akuten Krisensituationen sich nicht selbst überschätzen (Fixierung, ▶ Kap. 21.7), bei Erregungszuständen sich dem Patienten nicht allein nähern.

Beobachten
- Beobachtung des Patienten und präzise Dokumentation, z. B. von suizidalen Tendenzen und Sozialverhalten: Kontakt zu Mitpatienten, Umgang mit Angehörigen, Personal

21

- In der Anfangsphase Begleitung, um bestehende Defizite und Fähigkeiten festzustellen
- Auf NW der Neuroleptika achten (▶ Kap. 21.2.1), präzise Dokumentation bei Auffälligkeiten
- Regelmäßigkeit der Ausscheidungen überwachen.

❗ Tipps und Tricks
- Bei Katatonie: Medikation absolut korrekt verabreichen, häufige Kontrolle der Vitalfunktionen (Überwachungsprotokoll)
- Vermeidung von vagen Aussagen gegenüber Patienten: nicht „Vielleicht gehen wir heute Nachmittag spazieren", sondern „Wir können heute Nachmittag spazieren gehen"
- Kein inkonsequentes Verhalten gegenüber dem Patienten, z. B. keine Versprechungen, die später nicht gehalten werden können.

21.7 Affektive Störungen

Verlaufsformen der affektiven Störungen
- Bipolarer Verlauf: sowohl manische als auch depressive Phasen, ~ 30 % der Fälle
- Monopolares, rein manisches Erkrankungsbild, ~ 10 % der Fälle, fast nur mehrphasisch
- Monopolares, rein depressives Erkrankungsbild, ~ 60 % der Fälle, bei ~ 35 % mehrphasisch, bei ca. 25 % hat Patient nur eine einzige Erkrankungsphase im Leben.

21.7.1 Manie

Definition
„Mania" = Raserei, Wut. Erkrankung aus dem Formenkreis der affektiven Störungen. Tritt oft im Wechsel mit einer depressiven Episode auf, sog. bipolare affektive Störung.

Symptome
- Gehobene Stimmungslage: heiter, witzig, ansteckend bis gereizt, angriffslustig, zornig
- Gesteigerter Antrieb: „schwindelerregendes" Ausmaß an körperlichen, seelischen und sozialen Aktivitäten; Enthemmung, welche sich auch im Verlust des Schamgefühls äußern kann, z. B. sexuelle Aufdringlichkeit, derbe Witze, Liebesanträge. Bei extrem gesteigertem Antrieb kann es bis zur Tobsucht kommen
- Rededrang mit Ideenflucht (▶ Kap. 21.1)
- Selbstüberschätzung und Größenideen
- Vegetative Funktionen und Vitalgefühle: Körpersignale werden nicht beachtet, z. B. übermäßiges „Fressen" bzw. „Vergessen" der Nahrungsaufnahme, Übersehen von Schmerzsignalen; auf Schlaf kann tagelang verzichtet werden.

Diagnostik
- Anhand von Anamnese und Zustandsbild: drei Symptome wenigstens eine Woche lang
- Ausschluss organischer Ursache, z. B. progressive Paralyse bei Lues.

Therapie
- Bei ausgeprägter Manie stationäre Behandlung, vor allem zum eigenen Schutz des Patienten vor überschießendem Tatendrang, z. B. unkritische Ausgabe von Geld, Tätigung unsinniger Geschäfte
- Zu Beginn der Erkrankung: atypische Neuroleptika wie Risperidon oder Benzodiazepine
- Zusätzlich: Phasenprophylaxe/Stimmungsstabilisierung mit Lithium (▶ Kap. 21.2.5), Carbamazepin (▶ Kap. 20.5) oder Valproinsäure (▶ Kap. 20.5).

Fixierung

21

 Vorsicht
Bei manischen Patienten kommt es wegen der häufig fehlenden Krankheitseinsicht in Verbindung mit Erregungszuständen in der Akutphase immer wieder zu Situationen, in denen ggf. eine Fixierung des Patienten zu seinem eigenen Schutz angezeigt sein kann (▶ Kap. 1.9.5).

Durchführen
- 5- bzw. 7-Punkt-Fixierung nach dem jeweiligen Klinikstandard
- Größere Zahl von Personen beeinflusst das Verhalten des Patienten u. U. positiv
- Bei Fixierung Intimsphäre soweit möglich wahren, z. B. weibliche Pflegende bei Frauen und umgekehrt
- Für die Dauer der Fixierung Sinneseindrücke ermöglichen, um Selbststimulierung wie Halluzinationen zu verhindern, z. B. Bilder an sichtbare Wand
- Nach Abklingen der Akutphase dem Patienten die Aufarbeitung der Zwangsmaßnahme im therapeutischen Gespräch ermöglichen.

Rechtliche Aspekte
- Seit 1. Januar 2019 muss bei einer Fixierung, die absehbar länger als eine halbe Stunde dauert, vom Krankenhauspersonal der richterliche Eildienst informiert werden
- Der Richter muss dann in die Klinik fahren und sich vor Ort ein Bild machen, ob die Fixierung an Armen, Beinen, Bauch und manchmal auch an Brust und Stirn gerechtfertigt ist
- Während der Fixierungszeit sehr engmaschige Kontakte und Kontrollen des Patienten auf körperlichen und psychischen Zustand und der Fixiergurte auf Festigkeit und Spielraum für Extremitäten. Zu großer Spielraum → Verletzungs-, Strangulationsgefahr
- Präzise Dokumentation über Vorfall, Beginn und Ende (Uhrzeit), Verhalten und Äußerungen des Pat. während der Fixierung sowie über in dieser Zeit durchgeführte Maßnahmen und deren Resultat
- Unter Umständen muss ärztlicherseits eine Sitzwache angeordnet werden.

Pflege

Aufnahme

- Ruhe und Geduld bewahren, Zeit nehmen. Wenn möglich Bezugsperson bieten, besser 2, um Überforderung möglichst gering zu halten
- Möglichst wenig „Publikum", z. B. keine Mitpatienten
- Den Patienten nicht gleich zu stark einschränken
- „2-Minuten-Kontakt": bei längeren Kontakten kann der Patient überfordert sein
- Zeitpunkt der „formalen" Aufnahme von der Situation abhängig machen
- Verhalten ernst nehmen, bei Akutsituationen den Patienten evtl. fixieren, z. B. wenn er extrem gereizt oder aggressiv gegen Mitpatienten oder Personal ist.

Allgemeine pflegerische Aspekte

- Krankheitseinsicht fehlt aufgrund der euphorischen Stimmungslage oft völlig, deshalb wird die Notwendigkeit einer Medikamenteneinnahme meist nicht erkannt
- Oberflächliche Körperpflege, unordentliche Kleidung situationsabhängig ggf. akzeptieren
- Ruhige, reizarme Atmosphäre bieten, z. B. Einzelzimmer
- Mitpatienten informieren, damit diese z. B. nichts verleihen. Gegenstände wegräumen lassen
- Möglichst viel Freiraum lassen, nötige Grenzen aufzeigen
- Nach Abklingen der akuten Phase versuchen, im Gespräch mit dem Patienten Schuldgefühle zu nehmen. Patient hat keinen Gedächtnisverlust und weiß daher alles, was geschehen ist
- Regelmäßige und ausführliche Gespräche mit den Angehörigen, um schwierige Zeit vor der Aufnahme zu bearbeiten und um Verständnis für den Patienten und seine Erkrankung zu wecken.

Beschäftigung

- Überschüssige Energien in sinnvolle Richtungen lenken, z. B. Sport. Patient sich abreagieren lassen, z. B. Kraftraum. Auch Bewegungsspiele, Spaziergänge, Zeichnen, Kollagen, Musizieren sind oft hilfreich
- Auf Wunsch den Patienten Stationsarbeiten übernehmen lassen, ohne Mitpatienten zu beeinträchtigen
- Beachtenswertes bei Beschäftigung auf der Station:
  - Manische Patienten müssen schnelle Erfolge sehen
  - Möglichst nicht mit depressiven oder anderen manischen Patienten zusammen beschäftigen
- Der Patient sollte das persönliche Umfeld selbst gestalten können.

Kommunikation

- Durch die Äußerungen des Patienten nicht persönlich angegriffen fühlen: derbe Witze, sexuelle Anzüglichkeiten sind krankheitsbedingt
- Von Witzeleien bzw. Anzüglichkeiten nicht mitreißen lassen bzw. selbst welche von sich geben, um den Patienten in seinem Verhalten nicht noch zu verstärken
- Sachliche und entschlossene Anweisungen für den Patienten: „Kommen Sie jetzt zum Mittagessen"; „Wenn Sie bis 12:30 Uhr nicht erscheinen, gibt es kein Mittagessen mehr"
- Das Team muss einheitlichen Umgang mit dem Patienten festlegen, der konsequent durchzuhalten ist.

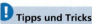

Beobachten
- Wert auf jahreszeitgemäße Bekleidung legen
- Ausscheidungen kontrollieren (Patienten achten oft nicht darauf)
- Korrekte Medikamenteneinnahme überprüfen
- Wöchentliche Gewichtskontrolle
- Auf NW von Neuroleptika wie Frühdyskinesien, Parkinson-Syndrom und Überdosierungserscheinungen von Lithium (▶ Kap. 21.2.5) achten. Wöchentlich Halsumfang kontrollieren
- Auf ausreichende Flüssigkeitszufuhr (2–2,5 l/Tag) achten, ggf. Trinkplan.

Tipps und Tricks
Bei „Heißhunger" eher kalorienarme Nahrungsmittel anbieten, z. B. Karotten, Salate, Joghurt.

21

21.7.2 Depression

Hauptsymptome
- **Depressive Verstimmtheit:** innere Leere, Gefühl des „Innerlich-Totseins", Nicht-traurig-Sein und Nicht-weinen-Können → „Gefühl der Gefühllosigkeit", Niedergeschlagenheit
- **Interessenverlust und Freudlosigkeit:** Interesse/Freude an wichtigen Aktivitäten (Beruf, Hobby, Familie) geht verloren
- **Antriebsmangel und erhöhte Ermüdbarkeit:** schwunglos, entschlussunfähig, gleichgültig, energielos, müde und abgeschlagen.

Zusatzsymptome
- Verminderte Konzentration und Aufmerksamkeit
- Vermindertes Selbstwertgefühl und Selbstvertrauen
- Gefühle von Schuld und Wertlosigkeit
- Negative und pessimistische Zukunftsperspektiven
- Suizidgedanken/Suizidhandlungen
- Schlafstörungen (Ein-/Durchschlafstörungen)
- Vitalstörungen wie Appetitlosigkeit, Gewichtsverlust, Obstipation, Druckgefühl in Kopf-, Hals-, Brustbereich, Menstruationsstörungen, Libidoverlust.

Formen/Einteilung
Bipolare affektive Störung (gegenwärtig depressiv), **depressive Episode** (einmalig), **rezidivierende depressive Störung** (wiederholte depressive Episoden).
Diese Depressionsformen werden in eine leichte, mittelgradige und schwere Form eingeteilt, unabhängig von der Ursache der Erkrankung:
- **Leichte Depression** bei 2 Hauptsymptomen und 1–2 Zusatzsymptomen
- **Mittelgradige Depression** bei 2 Hauptsymptomen und 3–4 Zusatzsymptomen
- **Schwere Depression** bei 3 Hauptsymptomen und mind. 4 Zusatzsymptomen über einen Zeitraum von mindestens 2 Wochen.
Anhaltende affektive Störungen wie Dysthymie (neurotische Depression, vgl. ▶ Tab. 21.8).

Diagnostik
- Anamnese, aktuelle Beschwerden
- Ausschluss organischer Störungen, z. B. Hypothyreose
- Abschätzen der Suizidalität, die Depression ist häufig Grundlage für Suizidversuche und vollendete Suizide (▶ Kap. 21.8).

Therapie
Allgemeine Maßnahmen bei allen Formen:
- Psychoedukation: Förderung des informierten, selbstverantwortlichen Umgangs mit der Erkrankung, mit dem Ziel der Verbesserung des Krankheitsverlaufs
- Förderung der Compliance (Therapietreue und konsequente Mitarbeit des Patienten)
- Psychotherapie, wichtig: Familienangehörige einbeziehen
- Verhinderung der Eigengefährdung, Suizidalität erkennen und behandeln (▶ Kap. 21.8)
- Bei quälenden Schlafstörungen und/oder Angst: Benzodiazepine (▶ Kap. 21.2.2).

Leichte Depression: aktiv-abwartende Begleitung, wenn anzunehmen ist, dass die Symptomatik auch ohne spezifische Behandlung abklingt. Hält die Symptomatik deutlich länger als 14 Tage an, spezifische Therapie in Form von allgemeinen Maßnahmen; Antidepressiva nur in Ausnahmefällen.

Mittelgradige und schwere Depression
- Allgemeine Maßnahmen wie oben beschrieben
- Stationäre Behandlung bei akuter Suizidgefahr oder drohender Verwahrlosung
- Pharmakotherapie, ggf. Antidepressiva
- Ggf. Phasenprophylaxe mit Lithium, Carbamazepin, Valproinsäure oder Lamotrigin
- Psychotherapie: Konfliktthemen bearbeiten; therapeutische Beziehung aufbauen, um dem Geborgenheitsverlust entgegenzuwirken
- Schlafentzug: führt evtl. über einige Tage zur Verbesserung des Befindens
- U. U. Lichttherapie: wenn möglich, 30 min. 10.000 Lux
- Verhinderung der Eigengefährdung, Suizidalität erkennen und behandeln.

Pflege
Allgemeine pflegerische Aspekte
- Den Patienten von Pflichten und Ansprüchen anderer an ihn entlasten, d. h. Versorgung von Wohnung und Familie ohne Einbeziehung des Patienten klären, um vorhandene Schuldgefühle nicht zu verstärken
- Keinen Zwang ausüben, z. B. „Sie müssen jetzt aufstehen", sondern dem Patienten die Möglichkeit zum Rückzug bieten
- Einfühlsame Pflege in der Akutphase, später nur Anleitung, nicht die Geduld verlieren, wenn Patient etwas mehr Zeit benötigt
- Bei angeordnetem Schlafentzug: Patient bleibt komplett angezogen, Aufenthalt nicht im Zimmer, mit Kaffee versorgen, Ablenkungen anbieten, z. B. spielen, mit Patient unterhalten. Einnicken verhindern: gefährdet Therapieerfolg
- Gespräche mit Angehörigen führen, um Akzeptanz gegenüber dem Patienten und seinem Zustand zu erreichen.

Kommunikation
- Anwesenheit statt Aktivität betonen → anteilnehmendes Zuhören
- Begleitung statt Trost → keine Phrasen oder Floskeln verwenden wie „Es wird schon wieder werden"

Tab. 21.8 Symptomvergleich* zwischen depressiver Episode und Dysthymie

Depressive Episode	Dysthymie
Durchschlafstörungen	Einschlafstörungen
Früherwachen mit Stimmungstief am Morgen	Stimmungstief am Abend
Gefühl der Gefühllosigkeit	Stimmungsschwankungen evtl. täglich
Selbstanklage	Tendenz, andere zu beschuldigen
Häufig grundloses Auftreten	Konflikte mit Umfeld, zusätzliche neurotische Symptome (z. B. Waschzwang)
Plötzlicher Beginn mit phasischem Verlauf und plötzliche, übergangslose Stimmungsaufhellung	Früher, langsamer Beginn mit jahrelangem Verlauf
Veränderungen in der Umwelt haben keinen erkennbaren Einfluss	Ablenkbarkeit
U. U. familiäre Belastung	Oft auffällige Biografie
Zusätzliche somatische Störungen wie Inappetenz, Gewichtsverlust, Menstruationsstörungen, Libidoverlust	Auch somatische Begleiterscheinungen möglich
Schuldwahn oder Verarmungswahn	Keine Wahnentwicklung

* Der Symptomvergleich ist nicht zur diagnostischen Einteilung, sondern als grober Anhaltspunkt zu sehen.

21

- Alle Besserungssignale müssen vom Patienten kommen. Dem Patienten bei der Unterscheidung von Situationen helfen, nicht: „Ihnen geht's doch heute besser als gestern", sondern: „Was ist denn heute anders als gestern?".

Beschäftigung
- Mit Abklingen der akuten Phase den Patienten stärker ins Stationsleben einbeziehen und zu Aktivitäten außerhalb des Hauses mitnehmen. Dabei Art und Intensität der Beschäftigung langsam steigern
- Alltagsfähigkeiten einbeziehen → Materialien zur Ausübung von Hobbys beschaffen
- Bereits vorhandene Minderwertigkeitsgefühle durch übertriebene Ansprüche nicht noch verstärken, z. B. keinesfalls bei nicht optimaler Ausführung von Stationsarbeiten sofort Kritik üben.

Beobachten
- Differenzierte Krankenbeobachtung hinsichtlich der Symptomatik, präzise Dokumentation von Veränderungen (v. a. positiven)
- Auf NW der Antidepressiva (▶ Kap. 21.2.4) und der Lithiumpräparate (▶ Kap. 21.2.5) achten
- Regelmäßige Gewichts- und Halsumfangskontrolle
- Suizidäußerungen (verbal, nonverbal) ernst nehmen und darauf eingehen
- Medikamenteneinnahme kontrollieren, um Sammeln von Medikamenten und Einnahme in suizidaler Absicht zu verhindern.

> ❗**Tipps und Tricks**
> - **Suizidgefahr** (Depression ist häufig Grundlage für Suizidversuche und vollendete Suizide):
>   - Morgentief, beginnt ca. ab 4:00 Uhr nachts → Nachtdienst. Einschätzung der Suizidalität am Nachmittag bei bestehendem und nicht erfragtem Morgentief kann zu fatalen Fehlannahmen führen
>   - Zu Beginn und am Ende einer Phase/Episode: „Der Antrieb überholt die Stimmung"
>   - Die antriebssteigernde Antidepressiva-Wirkung geht der stimmungsaufhellenden deutlich voraus; Folge: Zeiten erhöhter Suizidgefahr in der Anfangszeit der Behandlung
>   - Bei scheinbar „schlagartigem" Verschwinden depressiver Symptome
> - Gefahr von Überbetreuung nach der Akutphase → Patient verbleibt in depressivem Zustand, Entstehung von Aggressionen gegenüber dem Patienten bei Pflegenden
> - Depressionen bei alten Menschen können wegen der ähnlichen Symptomatik als Demenz verkannt werden: Pseudodemenz.

21.8 Suizid

Im Durchschnitt sterben in Deutschland jährlich etwa 10.000 Menschen durch **Suizid,** somit gehört der Suizid zu den häufigsten Todesursachen.

Das Verhältnis von Suizid zu Suizidversuch ist ca. 1:10. Suizide sind häufiger bei Männern und älteren Menschen. Suizidversuche sind bei jungen Menschen häufiger und deutlich häufiger bei Frauen.

Der **Wunsch zu sterben** ist in aller Regel ein vorübergehender Zustand, der mit fachkundiger Hilfe überstanden werden kann, sodass nach der Krise neuer Lebensmut gefasst und neue Lösungsstrategien entwickelt werden können.

Der **Wunsch nach dem Tod** als Folge einer ausgeprägten Ausweg- und Hoffnungslosigkeit ist ungleich schwerer zu erkennen bzw. zu verhindern.

Gefährdet sind: z. B. Depressive, Abhängige, Menschen in lebensgeschichtlichen Krisenzeiten (Pubertät, Adoleszenz, Klimakterium, Alter), Einsame, chronisch Erkrankte, Psychotiker sowie Patienten nach Schicksalsschlägen wie Trennung, Verlust von Partner, Kind.

Präsuizidales Syndrom (Entwicklung)

- Zunehmender innerer Rückzug von der vertrauten Umgebung
- Einengung der Wahrnehmung (insbesondere von Handlungsalternativen)
- Ausgeprägte Gefühle der Einsamkeit, Ausweglosigkeit, Frustration
- Aggressionen gegen andere Menschen werden gegen sich selbst gerichtet
- Suizidankündigungen: z. B. „Es hat alles keinen Sinn", „Wenn ich nur Mut hätte, ich würde sterben", „Ich würde am liebsten abhauen"
- Flucht in Fantasien: Vorstellungen über Suizid, Zeit danach
- Auffälligkeiten: erhöhte Aufmerksamkeit ist geboten, wenn Betroffene alles verschenken, plötzlich aufräumen, Schulden zurückzahlen, Versicherungsangelegenheiten regeln oder ihr Testament machen
- Vor einer Selbsttötung werden Betroffene oft auffällig ruhig und fröhlich.

Umgang mit suizidalen Patienten

- Oft ist Suizid ein Hilferuf, ein letzter Versuch, die Situation zu ändern
- Ursachen herausfinden
- Überwachung (Notbehelf), besser Beziehung herstellen
- Vertrauensbasis schaffen, zuhören, über Probleme reden
- Signale ansprechen
- Alternativen bieten, z. B. Selbsthilfegruppen, Sozialarbeiter, Seelsorger
- Angehörige einbeziehen
- Nachbetreuung: z. B. ambulante Beratungsstellen, sozialpsychiatrischer Dienst.

Tipps und Tricks

- Suizidankündigungen, Auffälligkeiten immer ernst nehmen; ca. 80 % werden angekündigt
- Depressive Patienten sind besonders suizidgefährdet (▶ Kap. 21.7.2)
- Suizidverdacht ansprechen, es fördert nicht den Suizid, mit dem Patienten über seine diesbezüglichen Äußerungen/Fantasien zu reden.

21

Literaturhinweise

Sauter D. et al. Lehrbuch Psychiatrische Pflege. 3. A. Bern: Hans Huber, 2018.
Thiel H, Jensen M, Traxler S. Klinikleitfaden Psychiatrische Pflege. 4. A. München: Elsevier, 2016.

Websites

www.deutsche-alzheimer.de
www.dgbs.de (Manie und Depression)
www.suizidprophylaxe.de
www.anonyme-alkoholiker.de
www.kompetenznetz-schizophrenie.de
www.dfpp.de (Deutsche Fachgesellschaft für Psychiatrische Pflege)

22 Pflege von Menschen mit Haut- und Geschlechtskrankheiten

Ulrich Kamphausen

22.1 Leitsymptome

22.1.1 Effloreszenzen

Tab. 22.1 Primäreffloreszenzen (entwickeln sich als direkte Folge von Hauterkrankungen)

Effloreszenz	Beschreibung
Fleck (Makula)	Umschriebene Farbveränderungen im Hautniveau
Knötchen (Papel)	Feste, nicht wegdrückbare Erhabenheit der Haut von Stecknadelkopf- bis Erbsengröße
Plaque	Großflächigere Hauterhabenheit durch Zusammenfließen von Papeln
Knoten (Nodus/Tuber)	Unter der Haut gelegene, tastbare Gewebevermehrung. Ein über das Hautniveau herausragender Nodus wird Tuber genannt
Hauttumor	Kleine und größere Wucherungen der Haut, gut- oder bösartig (z. B. Warzen, Milien)
Quaddel (Urtika)	Durch ein Ödem im Korium entstandene plateauartige, juckende Erhabenheit der Haut, weiß oder blassrosa
Bläschen, Blase (Vesicula, Bulla)	Mit Flüssigkeit gefüllter Hohlraum, intra- oder subepidermal
Pustel (Pustula)	Oberflächlicher, mit Eiter gefüllter Hohlraum, entweder primär oder sekundär aus einer Blase entstehend

Tab. 22.2 Sekundäreffloreszenzen (entwickeln sich aus Primäreffloreszenzen [▸ Tab. 22.1] oder durch schädigende Einwirkung auf die Haut)

Effloreszenz	Beschreibung
Schuppe (Squama)	Lamellenartige Hornhautabschilferung, meist weißlich, bei Anwesenheit von Eiter gelblich, von Blut rötlich
Kruste (Crusta)	Eingetrocknetes Sekret, Blut, Eiter
Erosion (Abschürfung)	Oberflächlicher Hautdefekt, narbenlose Abheilung
Ulkus (Geschwür)	Tiefer Hautdefekt, Abheilung unter Narbenbildung
Rhagade (Schrunde)	Strichförmiger tiefer Hauteinriss, oft am Übergang von verhornender und nicht verhornender Haut
Atrophie (Gewebeschwund)	Dünne Haut ohne Defekt
Cicatrix (Narbe)	Atrophierte oder hypertrophierte Epidermis über verhärtetem Bindegewebe nach Heilung eines tiefen Defekts
Nekrose (akzidentieller Zelltod)	Lokaler Gewebetod als Folge einer örtlichen Stoffwechselstörung, z. B. in Folge Sauerstoffmangel, chemischer, physikalischer oder traumatischer Ursache. Oft begleitet von Entzündungszeichen

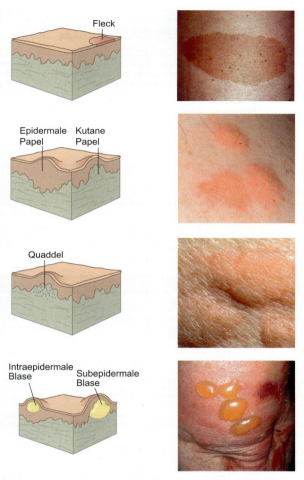

Abb. 22.1 Schematische Darstellung typischer Effloreszenzen (▶Tab. 22.1, ▶Tab. 22.2) [G764; G765; L138; L190; M123]

Definition
Effloreszenzen („Hautblüten", „Ausschlag", ▶Abb. 22.1): sicht- und teilweise tastbare Hautveränderungen als Ausdruck von Hauterkrankungen (▶Tab. 22.1, ▶Tab. 22.2). Mögliche Begleiterscheinungen: Juckreiz, Kribbeln, Schmerzen, Ameisenlaufen, Seborrhö (übermäßig fettige Haut).

Tab. 22.2 Sekundäreffloreszenzen (entwickeln sich aus Primäreffloreszenzen [▶ Tab. 22.1] oder durch schädigende Einwirkung auf die Haut) *(Forts.)*

Effloreszenz	Beschreibung
Gangrän (Sonderform der Nekrose)	Durch Umgebungseinflüsse wie Luft, Wärme oder Bakterien veränderes nekrotisches Gewebe, z. B. trockene Gangrän (Mumifikation), feuchte Gangrän (bakteriell bedingte, stinkende, faulige Zersetzung)
Lichenifikation	Flächige Verdickung der Haut mit Vergröberung der Hautfelderung

22.1.2 Pruritus

Definition
Pruritus: Hautjucken, Juckreiz, akut oder chronisch, lokal begrenzt oder generalisiert auftretend. Intensität von lästig, aber ertragbar, bis quälend, nur durch massives Kratzen vorübergehend beherrschbar. Als Initialsymptom oder Begleiterscheinung vieler Hauterkrankungen ein wichtiger Diagnoseparameter (▶ Tab. 22.3). Tritt auch als Symptom bei inneren Erkrankungen auf.

Tab. 22.3 Arten des Pruritus

Pruritus	Beschreibung
Akuter Pruritus	Meist gesunde Körperreaktion auf äußere Reize (Insekten, Parasiten, Nesseln), wichtige Warnfunktion der Haut
Chronischer Pruritus	Juckreiz über mehr als 6 Wochen, multikausales Symptom
Pruritus senilis	Bevorzugt talgdrüsenarme Regionen bei Altershaut
Pruritus ani	Z. B. bei Hämorrhoiden, Proktitis, Pilzinfektionen, Würmern
Pruritus bei Hauterkrankungen	Z. B. atopische Dermatitis, Neurodermitis, Ekzeme, Psoriasis vulgaris
Pruritus bei Infektionserkrankungen	Z. B. Masern, Röteln, Windpocken, Herpes zoster, Dermatomykosen
Pruritus bei Unverträglichkeitsreaktionen	Z. B. Urtikaria, Kontaktekzem, Erythem
Pruritus bei Stoffwechselerkrankungen	Z. B. Vitamin-, Eisen-, Hormonmangel; Diabetes mellitus, Hyperthyreose
Pruritus bei Organerkrankungen	Z. B. bei Lebererkrankungen mit Gallenstau (Ikterus), Nierenversagen
Pruritus bei malignen Erkrankungen	Z. B. M. Hodgkin, Non-Hodgkin-Lymphom, Leukämie
Pruritus bei psychischen Erkrankungen	Z. B. Depression, Neurose, Dermatozoenwahn
Pruritus bei neurologischen Erkrankungen	Z. B. M. Parkinson, Multiple Sklerose, Neurodermatosen

22.2 Diagnostik

22.2.1 Anamnese

Wie in anderen medizinischen Fachgebieten steht auch in der Dermatologie die Anamnese am Beginn jeder Untersuchung. Sie sollte folgende Kriterien umfassen:

- Fragen zu aktuellen Symptomen:
  - Wie lange bestehen sie?
  - Traten sie im Zusammenhang mit speziellen Ereignissen auf?
  - Hat sich das Erscheinungsbild der Effloreszenzen verändert?
  - Verursachen sie Beschwerden? Welche?
  - Wurden ähnliche Symptome in der Familie oder bei Menschen im Umfeld, z. B. Arbeitsplatz, beobachtet?
- Fragen zu früheren und aktuellen Erkrankungen:
  - Frühere Hauterkrankungen
  - Bekannte Allergien
  - Innere Erkrankungen
  - Psychiatrische und neurologische Erkrankungen
- Fragen nach Medikamenteneinnahme:
  - Ärztlich verordnete Arzneimittel
  - Selbstmedikationen
  - Kosmetika und Hautpflegemittel
- Fragen zur Sozial- und Familienanamnese:
  - Beruf, Hobbys
  - Urlaubsreisen
  - Bekannte Hauterkrankungen in der Familie oder Bekanntenkreis
  - Psychische Belastungen, z. B. Stress am Arbeitsplatz, häusliche Probleme

22.2.2 Ganzkörperinspektion

Bei vielen eindeutigen Krankheitszeichen genügt die einfache, auf die Hautveränderung beschränkte Blickdiagnose (▶ Abb. 22.2). Bei komplizierteren Sachverhalten, aber auch bei Vorsorgeuntersuchungen wird die Ganzkörperinspektion durchgeführt. Je nach Verdachtsdiagnose kommen verschiedene Hilfsmittel zum Einsatz.

- Die gesamte Körperoberfläche einschließlich der angrenzenden Schleimhäute und Hautanhangsgebilde (Haare, Nägel) werden ggf. mit der Lupe betrachtet
- Bei Anzeichen für Hautkarzinome und zur Beurteilung von krankhafter Hautpigmentierung wird das Dermatoskop zur Auflichtmikroskopie eingesetzt
- Pilzinfektionen der Haut können mithilfe der Wood-Lampe und verschiedenen Filtern sichtbar gemacht werden
- Mit der Hochfrequenz-Haut-Sonografie können entzündliche Hauterkrankungen, Hämangiome und insbesondere pigmentierte Hauttumoren nachgewiesen werden.

22.2.3 Mykologische und bakteriologische Diagnostik

Mykologische Diagnostik

- Nativpräparat: rascher, mikroskopischer Nachweis von Pilzelementen, keine Erregerdifferenzierung möglich

22

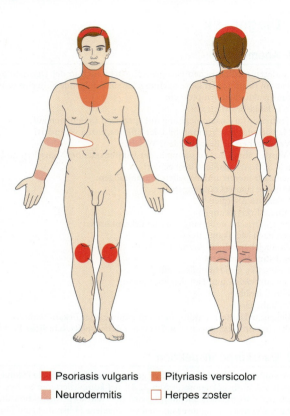

■ Psoriasis vulgaris	■ Pityriasis versicolor
■ Neurodermitis	□ Herpes zoster

Abb. 22.2 **Vorrangige Lokalisation von Hauterkrankungen** [L231]

- Kultur: Anzucht auf speziellen Nährböden, Erregerdifferenzierung möglich
- Bei schuppenden Dermatosen oder zum Nachweis einer Nagelmykose → Haut-schuppen oder Nagelspäne auf Kulturplatte bzw. Objektträger aufbringen
- Bei nässenden Dermatosen Abstrich mit Abstrichtupfer entnehmen
- Ggf. histologisches Präparat mit spezieller „Pilzfärbung"
- Wood-Licht: Nutzung einer UV-A-Lampe, sog. Wood-Lampe, zur Erzeugung farbiger Fluoreszenz bestimmter pilzbedingter Hautveränderungen.

Bakteriologische Diagnostik
Wundabstrich
- Wundsekret von z. B. Bläschen, Pusteln, Ulzera mit Tupfer abnehmen
- Ggf. Gewebe vom Wundrand entnehmen und in steriles Röhrchen mit Transportmedium einbringen
- Die gewonnenen Proben werden im Labor mikroskopisch und/oder mikro-biologisch untersucht.

Rachen- und Tonsillenabstrich
- Keine Schleimhautdesinfektion durchführen
- Für gute Beleuchtung sorgen, ggf. Taschenlampe von Assistenz halten lassen
- Zunge mit Spatel herunterdrücken
- Probe mit sterilem Watteträger von krankhaft veränderten Bereichen entnehmen
- Kontakt mit anderer Mundschleimhaut vermeiden.

22.2.4 Biopsie

Gewebeproben zur histologischen Untersuchung von unklaren Hauterkrankungen:
- Es werden Proben entnommen, die Zellen aus allen Hautschichten enthalten
- Die **Messerbiopsie** (Exzision mit dem Skalpell) wird eingesetzt:
  - Untersuchung des Übergangsgewebes zwischen veränderter und gesunder Haut
  - Entnahme von Proben aus der Subkutis
- Die **Stanzbiopsie** (Gewinnung eines Stanzpräparats mithilfe vorgefertigter Stanzen) wird eingesetzt:
  - Gewinnung kleiner Hautproben, Stanzdurchmesser 3–6 mm
  - Entfernung sehr kleiner Hautveränderungen.

22.2.5 Allergietestung

Ziel: Abklärung allergischer Erkrankung, Bestimmung krankheitsauslösender Allergene.
Kontraindikationen: schwere Systemerkrankungen, z. B. dekompensierte Herzinsuffizienz, akute Allergien, infektiöse und schwere entzündliche Hauterkrankungen, Schwangerschaft, bei Säuglingen und Kleinkindern.

Prinzipien
- Stationäre Diagnostik bei schwersten allergischen Reaktionen in der Krankengeschichte, bei der Testung von stark allergieauslösenden Substanzen, z. B. bei Testverfahren, die systemische (z. B. anaphylaktische) Reaktionen auslösen können, z. B. orale Provokationstests
- Bei ambulanter Diagnostik Patienten noch mind. 1 h beobachten, bei Anzeichen für Komplikationen stationär aufnehmen
- Notfallbereitschaft herstellen: insbesondere bei Allergietestungen mit hohem Risiko systemischer Reaktionen, sonst Vorhaltung der Notfallmaterialien und -medikamente i. d. R. ausreichend:
  - Materialien für einen venösen Zugang vorbereiten
  - Volumenersatzlösung vorbereiten, z. B. 1–2 l Ringer-Laktatlösung, Acetyl-stärke (ACS)
  - Medikamente bereitlegen, ggf. aufziehen (▶ Abb. 22.3)
  - Alles zur Intubation bereitlegen, O_2-Anschluss vorbereiten.

> ⚡ **Vorsicht**
> **Notfallmedikamente bei anaphylaktischem Schock**
> - Glukokortikoide: z. B. Prednisolon (Solu-Decortin H®):
>   - 1–2 mg/kg alle 6 Std. oder 250–500 mg als Einmalgabe i. v.
>   - Wird ein schneller Wirkungseintritt angestrebt (10–30 min) 500–1.000 mg i. v. (zur unspezifischen Membranstabilisierung)

22

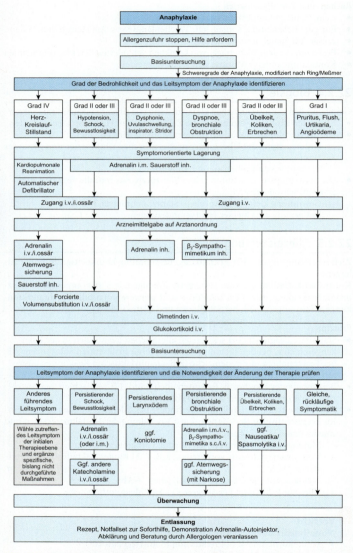

Abb. 22.3 Algorithmus zum therapeutischen Vorgehen bei anaphylaktischer Reaktion [F802-001; L231]

- Antihistaminika: z.B. Clemastin (Tavegil®) 2–4 mg als Kurzinfusion
- Adrenalin:
  - Ohne i.v.-Zugang: 0,3–0,5 mg **i.m.**, b.B. alle 10–15 min wiederholen
  - Bei i.v.-Zugang: immer verdünnt, 1 mg in 10 ml NaCl 0,9 % (1:10.000); milliliterweise unter minütlicher Kreislauf- und Pulskontrolle injizieren
  - Nach der Akutphase Dauerinfusion mit 0,05–1 µg/kg/min; Kreislauf- und Pulsmonitoring
- Theophyllin: z.B. Euphyllin® (bei Bronchospastik) 480 mg langsam i.v.

Quelle: Leitlinie der Deutschen Gesellschaft für Allergologie und klinische Immunologie (DGAKI)

Untersuchungsmethoden

Hauttestung
Typ-I-Sensibilisierungen (Soforttypreaktionen)
Getestet werden z.B. Nahrungsmittelallergien, Heuschnupfen.

- **Reibetest:** Allergene werden mit einem Mulltupfer an der Unterarminnenseite eingerieben. Beurteilung nach 15–20 min; v.a. bei V.a. starke Sensibilisierung vor Durchführung eines Prick-Tests, z.B. Latex
- **Prick-Test:** Allergene werden mithilfe von Lanzetten an der Unterarminnenseite oder am oberen Rücken in die Haut eingebracht. Beurteilung nach 20 min auf Rötung, Quaddelbildung und Quaddeln mit Ausläufern (Pseudopodien), z.B. Pollen, Nahrungsmittel, Tierhaare, Latex
- **Scratch-Test:** Haut wird mithilfe von Lanzetten an der Unterarminnenseite oder am oberen Rücken geritzt (ca. 5 mm). Allergene werden aufgetropft oder eingerieben. Beurteilung nach 20 min
- **Intrakutantest:** kleine Mengen (0,02–0,05 ml) einer Testlösung werden an der Unterarminnenseite oder am oberen Rücken intrakutan injiziert. Beurteilung nach 20 min. In Sonderfällen Spätablesung nach bis zu 72 h.

> **❗ Tipps und Tricks**
> - Immer Positiv- und Negativkontrollen (Histamin/NaCl) durchführen
> - Medikation überprüfen! Antihistaminika und systemische Steroide unterdrücken Testreaktion, auf ausreichende Karenzzeit achten
> - Auf mögliche systemische und lokale Reaktionen achten.

Typ-IV-Sensibilisierungen (Spättypreaktionen)
- **Epikutantest:** Allergene werden mithilfe beschichteter Testpflaster auf Oberarmaußenseite oder am oberen Rücken aufgebracht. Beurteilung nach 48 h (ca. 15–30 min nach Pflasterentfernung) sowie nach 72 h. Ausnahme: V.a. Kontakturtikaria Beurteilung nach 20–30 min
  - Pflege: vor dem Test Haut eventuell mit Alkohol entfetten, bei Bedarf Testregion rasieren; Patienten anweisen, Rücken trocken zu halten (nicht duschen, Schwitzen vermeiden), keine UV-Bestrahlung 4 Wochen vorher und bis zum letzten Ablesen
  - Hinweis: Testsubstanzen standardisiert und in Testreihen zusammengefasst kommerziell erhältlich (z.B. Fa. Hermal), Vorsicht bei Testung nicht standardisierter Substanzen, keine Testung unbekannter oder toxischer Substanzen (Reinigungsmittel, Säuren, Laugen etc.)

22

- **Offener Epikutantest** (bei V. a. Kontakturtikaria oder sehr starke Sensibilisierung): Allergene werden ohne Pflasterabdeckung in einem flüchtigen Medium auf die akut geschädigte oder abgeheilte Haut aufgetragen. Beurteilung nach 20–30 min bei V. a. Kontakturtikaria und nach 1–2 h sowie nach 48 und 72 h.

Provokationstestung
Ziele: Sichern einer unklaren Diagnose, Bestimmen des dominierenden Allergens, z. B. vor Hyposensibilisierung, Therapiekontrolle, Überprüfung der klinischen Relevanz von Sensibilisierungen, Austestung von Ausweichmedikamenten, bei fehlender Übereinstimmung von Anamnese, Haut- und In-vitro-Tests.

Arten
- Konjunktivale Provokation, bei allergischer Konjunktivitis
- Nasale Provokation, bei allergischer Rhinitis
- Bronchiale Provokation, bei V. a. exogene Asthma auslösende Allergene
- Orale Provokation, bei allergischer Reaktion auf Nahrungsmittelzusatzstoffe oder Medikamente
- Subkutane Provokation, bei allergischer Reaktion gegen Lokalanästhetika/ Heparine
- Stichprovokation, Kontrolle des Therapieerfolgs einer Insektengifthyposensibilisierung
- I. v.-Provokation (Heparine)
- Für o. g. Testverfahren Karenz auch für topische (lokal anzuwendende) Medikamente beachten!

Prinzipien
- Verursacherallergene bevorzugt am Zielorgan, z. B. Auge, Nase, Bronchien testen
- Jeden Test blind, ggf. doppelblind und mit einer Placebokontrolle durchführen
- Nach positiver Reaktion den Test für 1–3 Tage aussetzen, auf Spätreaktionen achten
- Test mit erhöhter Komplikationsgefahr (z. B. Stichprovokation, orale Provokation) ggf. stationär und in Notfallbereitschaft durchführen
- Bei Anaphylaxie in der Anamnese möglichst auf einen Provokationstest verzichten!
- Den Patienten über mögliche Komplikationen aufklären, Einverständniserklärung vom Patienten oder Erziehungsberechtigten unterschreiben lassen
- **Achtung:** Provokationstests haben von allen Testmethoden das größte Risiko systemischer NW
- Bei gleichzeitiger Einnahme von β-Blockern oder ACE-Hemmern (▶ Tab. 8.3) sind Provokationstests kontraindiziert, Medikamente ggf. für den Testzeitraum absetzen (Arzt)
- I. m.-Provokationen sind wegen der Gefahr lang dauernder und schwer zu beherrschender Nebenwirkungen obsolet.

Pflege
- Patienten vorbereiten:
  - Informationsmaterial vorlegen und ggf. erläutern
  - Patienten auf Möglichkeiten der Mithilfe hinweisen, z. B. Melden von systemischen Reaktionen und Spätreaktionen
- Arzt informieren:
  - Bei Kenntnisnahme von Kontraindikationen, z. B. Medikation (β-Blocker, ACE-Hemmer, Antihistaminika, Steroide), anaphylaktische Reaktionen in der Vorgeschichte

– Über akut eingetretene Verschlechterungen, z. B. Asthmaanfall, Juckreizattacken usw.

Nachbereiten
- Patienten in kurzen Intervallen auf Zeichen allergischer Reaktionen beobachten
- Patienten gezielt nach Empfindungsstörungen befragen
- Patienten auf die Möglichkeit erst spät einsetzender Reaktionen hinweisen
- Hinweise auf allergische Reaktionen auch noch nach Tagen ernst nehmen.

22.3 Pflege

Hautpflege
Allgemeine Richtlinien beachten (▶ Kap. 2.3.1, ▶ Kap. 2.3.2)

Pruritus lindern
- Pruritusverstärker meiden:
  - Haut vor dem Austrocknen schützen, z. B. rückfetten gemäß Arztanordnung, keine feuchten Umschläge, keine Alkoholumschläge, keine Eispackungen, keine Vollbäder
  - Die Haut nicht zusätzlich reizen: z. B. keine raue Kleidung tragen, keine Waschzusätze benutzen
  - Den Organismus nicht überhitzen: z. B. die Raumtemperatur auf moderate Temperaturen herunterregeln (Wohnräume im Sommer max. 19 °C, im Winter max. 21 °C; Schlafzimmer höchstens im Winter leicht temperieren); leichte Leinen- oder Baumwollbettwäsche verwenden; lockere, nicht einschnürende Kleidung ohne Synthetikanteile tragen
  - Alkohol und scharf Gewürztes meiden
- Psychosomatische Faktoren berücksichtigen:
  - Keine Erfolgszwänge aufbauen, z. B. durch zu ambitionierte Ziele in der Pflegeplanung
  - Keine ständigen Ermahnungen, nicht zu kratzen. Das Kratzen ist ein Reiz, der willentlich nicht auf Dauer unterdrückt werden kann
  - Keine Vorhaltungen nach Kratzattacken
  - Stressbewältigungsstrategien anbieten, z. B. entspannende Übungen, autogenes Training, Akupunktur
- Kratzbedürfnis unterbrechen:
  - Alternative Hautstimulation: Es werden in der Umgebung der juckenden Hautpartie kleine Schmerzreize gesetzt, durch Eindrücken der Fingernägel, durch Kneifen, durch Drücken oder Ziehen der Haut. Die juckende Hautpartie wird z. B. durch kurzzeitiges Auflegen eines Kühlelements „anästhesiert"
  - Kratz-Kontrollmechanismen: Bei aufkommendem Kratzbedürfnis mit den Fingernägeln ein Kratzklötzchen (zigarettenschachtelgroßer mit Leder überzogener Holzklotz) bearbeiten. Durch Muskelanspannung das Kratzbedürfnis überwinden, dazu z. B. die Hände zu Fäusten ballen und die gesamte Armmuskulatur anspannen; im Sitzen mit den Händen links und rechts unter die Sitzfläche des Stuhls fassen und die Armmuskulatur anspannen.

22

> ❗ **Tipps und Tricks**
> Bei Kratzbedürfnis nicht denken: „Ich darf nicht kratzen", sondern sich selbst durchaus auch laut sagen: „Stopp! Jetzt Kratzklötzchen benutzen" oder „Stopp! Jetzt Muskeln anspannen."

Infektionsprophylaxe

Hygiene ▶ Kap. 1.8

- Verbände streng aseptisch wechseln, ggf. Außenseite von Medikamentenbehältnissen desinfizieren
- Kontakt mit Blut, Eiter oder Sekret aus Effloreszenen vermeiden
- Geeignete Zimmerbelegung planen, z. B. Patienten mit endogenem Ekzem (▶ Kap. 22.5) und Herpes-simplex-Infektion nicht ins gleiche Zimmer legen
- Auf sexuelle Enthaltsamkeit hinwirken, z. B. bei Krätze, Geschlechtskrankheiten
- Patienten ggf. isolieren, z. B. bei Kleider-, Kopf- und Filzläusen
- Patienten ggf. auf Infektionsstation verlegen, z. B. bei exanthematischen Infektionserkrankungen wie Röteln, Windpocken, Scharlach (▶ Kap. 16.3.8)
- Patienten mit hygienischen Verhaltensregeln vertraut machen, z. B. Händedesinfektion, Körperkontakt vermeiden.

> ❗ **Tipps und Tricks**
> - Um eine Übertragung von Krankheitserregern über die ganze Station zu vermeiden, kann für jeden Patienten, der Verbände oder externe Anwendungen benötigt, ein Verbandtisch im Zimmer eingerichtet werden
> - Die bereitgestellten Materialien werden nur für diesen Patienten benutzt und verbleiben im Zimmer
> - Voraussetzung sind kooperationsbereite und orientierte Patienten.

Lokale Medikamentenapplikation
Allgemeine Richtlinien

- Direkt mit Watteträger oder Spatel auftragen, ggf. mit Handschuh verteilen/einreiben (▶ Abb. 22.4)
- Benutzte Applikatoren nicht in das Medikamentengefäß zurückstecken
- Tuben nicht als Applikatoren benutzen, Salben, Cremes usw. aus der Tube auf einen Applikator geben
- Bett und Kleidung vor dem Kontakt mit Lokaltherapeutika schützen
- Gefäße nach Gebrauch sorgfältig verschließen
- Individuell für den Patienten hergestellte Medikamente beim Patienten belassen
- Puder auf der Haut restlos verreiben: heller Film, keine Verklumpung.

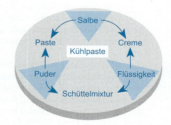

Abb. 22.4 Trägerstoffe in der Dermatologie [L157]

❗ Tipps und Tricks
- Auch Externa sind Medikamente und bedürfen der Verordnung durch den Arzt
- Vor Anwendung neuer Präparate den Patienten nach Unverträglichkeiten befragen, ggf. Allergiepass zeigen lassen
- Salbenverträglichkeitstest durchführen: kleine Probe verschiedener Salbengrundlagen und Wirkstoffe oder Fertigpräparate auf markiertem Hautareal, z. B. Unterarminnenseite oder Rücken, auftragen; nach 24 h beurteilen.

Spezielle Aspekte
- Vor Behandlung der Kopfhaut Schuppenauflagerungen entfernen:
  - Lygal® Kopfsalbe N in die Kopfhaut einmassieren, über Nacht wirken lassen, auswaschen
  - Squamasol®-Gel oder Lösung einmassieren, 30 min wirken lassen, ausspülen
  - Maßnahmen ggf. mehrmals wiederholen
  - Zur Wirkungssteigerung Anwendungen über Nacht unter Folienokklusion (z. B. Duschhaube) durchführen
- Im Gesichtsbereich Externa schonend und sparsam anwenden:
  - Vor Anwendung Hauttyp bestimmen (trocken, normal oder fettig); geeignete Grundlage bzw. Präparat auswählen (Arzt)
  - Augenbereich, z. B. Lider, wenn möglich aussparen, ggf. nur Salbengrundlage auftragen, sonst alkoholfreie Externa vorziehen
  - In den Gehörgang Externa mithilfe von Watteträgern einbringen, Patienten auf eventuelle Höreinschränkungen hinweisen
- Bei großflächiger Anwendung systemische NW beachten:
  - PVP-Jod, z. B. Braunol®, Betaisodona®, bei Patienten mit Hyperthyreose: Tachykardie, feinschlägiger Tremor, Bewegungsunruhe, schweißige Haut, Durchfälle; bei länger andauernder Anwendung: Gewichtsabnahme, Exophthalmus, Haarausfall. Achtung: Gefahr einer thyreotoxischen Krise
  - Glukokortikoide: Steroidatrophie, Steroidakne, Hirsutismus (männlicher Behaarungstyp bei Frauen), bei großflächiger Anwendung, insbesondere von Klasse-III- und -IV-Steroiden, z. B. Topisolon®, Ultralan®, Dermoxin®. Achtung: stark erhöhte Penetration von Glukokortikoiden im Gesicht, im Genitalbereich und bei Okklusiveffekt in Körperfalten (Leiste, axillär, Bauchfalten, submammär) sowie bei Säuglingen und alten Menschen → hier niedrigere Steroidklasse wählen und baldmöglichst auf wirkstofffreie Grundlage übergehen. An Handflächen, Fußsohlen und am Kapillitium (behaarte Kopfhaut) sind oft höherpotente Steroide, ggf. okklusiv, notwendig.

22

Feuchte Umschläge
Wirkstoffe: z. B. Octenisept®, NaCl-Lösung.
- Umschläge (auch ▶ Kap. 3.9.1) während der Anwendungsdauer feucht halten
- Bett und Kleidung vor Nässe schützen, z. B. mit Bettbogen
- Wärmestau vermeiden: Flüssigkeit muss verdunsten können, aber ohne dass Patient friert. Leicht zudecken, Zimmertemperatur individuell regulieren
- Kreislauf kontrollieren
- Nach Arztanordnung Haut rückfetten (feuchte Umschläge trocknen die Haut aus).

Voll- oder Teilbäder

Z. B. Kaliumpermanganat, besonders verordnet bei Pyodermie, infizierter Dermatitis.

- Badetemperatur bei 34–36 °C halten, ggf. heißes Wasser nachfüllen
- Badedauer nicht über 20 min ausdehnen
- Kreislauf kontrollieren
- Allgemeine Regeln für Bäder beachten (▶ Kap. 2.3.5)
- Wanne sofort nach Beendigung des Bades reinigen lassen, um Verfärbung durch Zusatzstoffe zu vermeiden.

> ⚡ **Vorsicht**
> Bei Bädern Gefahr der Keimverschleppung → Umschläge dem Bad vorziehen!

22.4 Medikamente

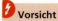

Tab. 22.4 Wirkstoffe zur externen Anwendung

Wirkstoffe und Therapeutika	Anwendungsgebiete	Pflege/Informationen

Glukokortikoide
• Klasse I, z. B. Hydrokortison (Hydrocortison Wolff®)
• Klasse II, z. B. Prednicarbat (Dermatop®)
• Klasse III, z. B. Betamethasonvalerat (Betnesol®)
• Klasse IV, z. B. Clobetasolpropionat (Dermoxin®)
	Allergische und entzündliche Hauterkrankungen	• Auf NW achten: dünne Haut; erweiterte Hautgefäße (Teleangiektasien); blaurote, später gelblich-weiße Striae atrophicae an Stamm und Brust. Systemische Wirkung
		• Applikationsrichtlinien beachten:
		  – Ein Auftrag pro Tag ist i. d. R. ausreichend; Anwendungsfrequenz und Wirkstärke des Präparats reduzieren
		  – Ggf. Intervalltherapie

Antimykotika, Breitspektrumantimykotika • Clotrimazol, z. B. Canesten®, Imazol® • Econazol, z. B. Epi-Pevaryl® • Ciclopiroxolamin, z. B. Batrafen® • Terbinafin, z. B. Lamisil® • Nystatin, z. B. Candio-Hermal®, Moronal®	Dermatophyteninfektion, z. B. Tinea-Formen; Hefepilzinfektionen, z. B. Candidosis intertriginosa, Soor	• Vor Beginn einer Therapie mit Antimykotika ggf. Pilznachweis mittels Nativpräparat und Kultur (▶ Kap. 22.2.3) • Therapie auch nach Abklingen der Symptome für 1–2 Wochen weiterführen
Antiseptika • Povidon-Jod, z. B. Braunol®, Betaisodona® • Octenidin, z. B. Octenisept® • Dibromhydroxybenzolsulfonsäure, z. B. Dibromol® • Clioquinol, z. B. Linola sept C.® • Farbstoffe (Eosin rot, Gentianaviolett) • Kaliumpermanganat	Infizierte Hauterkrankungen, z. B. Ulzerationen, chronische Wunden, Verbrennungen	• PVP-Jod erfordert strenge Indikationsstellung: Vorsicht bei Schwangerschaft, Stillzeit, Hyperthyreose • Verfärbung erschwert die Wundbeobachtung • Bildung von Granulationsgewebe wird unterbunden, frisches Granulationsgewebe wird zerstört • Kaliumpermanganat in Wasser gelöst für Umschläge verwenden

22

Tab. 22.4 Wirkstoffe zur externen Anwendung *(Forts.)*

Wirkstoffe und Therapeutika	Anwendungsgebiete	Pflege/Informationen
Antibiotika • Fusidinsäure, z. B. Fucidine® Creme • Erythromycin, z. B. Aknederm Ery Gel® • Gentamycin, z. B. Refobacin® Creme	Bakterielle Hauterkrankungen, infizierte Wunden, Pyodermie, Superinfektionen	• Bei fehlender Wirkung an resistente Keime denken • Durch Sensibilisierung wird ein späterer systemischer Einsatz unmöglich
Keratolytika • **Salicylsäure**, z. B. Salicylsäure Lichtenstein 2–10 %®, Psorimed® Lsg., Lygal N® Kopfsalbe, Guttaplast® • **Harnstoff**, z. B. Basodexan®, Excipial U® Lipolotio, Onychomal®	• Bis 2 % keratoplastisch, bei trockener Haut • > 2 % keratolytisch, zur Entfernung von Hautschuppen bei Psoriasis • Bis 12 % bei trockenem Ekzem, atopischer Dermatitis und zur Nachbehandlung von Hauterkrankungen • Bis 40 % zur Auflösung von Nägeln; bei Hyperkeratosis • Bis 60 % als Pflaster zur Warzentherapie und Hühneraugenentfernung • Trägersubstanz für Arzneimittel, z. B. Glukokortikoide, fördert die Penetration	• > 2 % Kontakt mit gesunder Haut vermeiden • Keine großflächige Anwendung: Gefahr von Nierenschäden und Magenulzera. Bei Kindern kontraindiziert • Auch lokal begrenzte Anwendung bei Kindern nur eingeschränkt geeignet (bei kleinen Kindern häufig Brennen/Juckreiz) • Nicht in akuten Stadien anwenden, da Haut gereizt wird • Keratolysewirkung durch Abdecken mit Folie erhöhen
Gerbmittel, z. B. Tannolact®, Tannosynt®	Nässende Hauterkrankungen wie Ekzeme, Juckreiz, Hyperhidrosis (erhöhte Schweißneigung)	• Augenkontakt meiden • Puder nicht auf offene Wunden auftragen
Antipsoriatika • Dithranol (= Cignolin), z. B. Micanol® • Calcipotriol (Vitamin-D-Derivat), z. B. Psorcutan® • Tazaroten (Vitamin-A-Säure-Derivat), z. B. Zorac®	Psoriasis (▶ Kap. 22.10)	• Auf Hautreizung achten • Braunverfärbung der Haut und ggf. irreversible Wäscheverfärbung bei Dithranol

22

22.5 Atopische Dermatitis

Definition
Atopische Dermatitis: Chronisch bzw. schubweise verlaufende ekzematöse Hauterkrankung, die als eine Manifestationsform der sog. Atopie (ererbte Allergieneigung) meist schon im Kindesalter auftritt. Häufig mit Asthma bronchiale oder Heuschnupfen kombiniert. Der Krankheitsausbruch und -verlauf wird auch beeinflusst durch exogene Allergene, z. B. aus Nahrungsmitteln, Bakterien und der Luftverschmutzung. Syn.: endogenes Ekzem, Neurodermitis.

Symptome
- Massiver, akuter Juckreiz, der zu Kratzwunden (Exkoriationen) führt; flächige Ekzeme und Papeln bevorzugt an Extremitätenaußenseiten, in Ellen- und Kniebeugen mit Lichenifikation (Vergröberung der Hautfelderung), bei Kindern häufig im Gesicht auch als nässende Ekzeme
- Häufig Minimalvarianten mit unspezifischen Ekzemen an Händen und Füßen (bevorzugt im Winter), Mamillenekzem und Cheilitis (Lippenentzündung)
- „Atopie-Stigmata" (Anzeichen für Veranlagung zu Überempfindlichkeitsreaktionen) wie doppelte untere Lidfalte, negativer (weißer) Dermographismus (Haut reagiert auf mechanische Reize mit Abblassung statt Rötung), Rarefikation („Ausdünnung") der lateralen Augenbrauen.

Auslöser/Triggerfaktoren
- Inhalationsallergene (Pollen, Tierhaare, Hausstaubmilben)
- Irritanzien (Reinigungs- und Desinfektionsmittel, feuchtes Milieu, Wolle, Schweiß)
- Stress
- Nahrungsmittel (Nahrungsmittelallergie bzw. -intoleranzen, Nahrungsmittelzusatzstoffe, Zitrusfrüchte).

Diagnostik
- Typische Effloreszenzen
- Anamnese: Manifestation bei Patient oder der Familie wie Asthma, Heuschnupfen? Beginn im 1. Lebensjahr? Als Säugling Milchschorf im Gesicht, an der behaarten Kopfhaut?
- Labor: Allergietestung (Nahrungsmittel- und Aeroallergene, auch ▶ Kap. 9.5.2), gesamt-IgE, spezifisches IgE (RAST)
- Verlaufskontrolle mithilfe des SCORAD-Index (serverity scoring of atopic dermatitis) oder Grading nach Rajka. (▶ Abb. 22.5, ▶ Tab. 22.5).

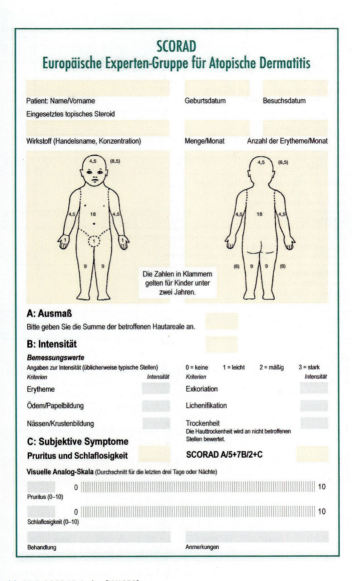

SCORAD
Europäische Experten-Gruppe für Atopische Dermatitis

Patient: Name/Vorname

Eingesetztes topisches Steroid

Geburtsdatum

Besuchsdatum

Wirkstoff (Handelsname, Konzentration)

Menge/Monat

Anzahl der Erytheme/Monat

Die Zahlen in Klammern gelten für Kinder unter zwei Jahren.

A: Ausmaß
Bitte geben Sie die Summe der betroffenen Hautareale an.

B: Intensität
Bemessungswerte
Angaben zur Intensität (üblicherweise typische Stellen)

0 = keine   1 = leicht   2 = mäßig   3 = stark

Kriterien	Intensität	Kriterien	Intensität
Erytheme		Exkoriation	
Ödem/Papelbildung		Lichenifikation	
Nässen/Krustenbildung		Trockenheit	

Die Hauttrockenheit wird an nicht betroffenen Stellen bewertet.

C: Subjektive Symptome
Pruritus und Schlaflosigkeit

SCORAD A/5+7B/2+C

Visuelle Analog-Skala (Durchschnitt für die letzten drei Tage oder Nächte)

Pruritus (0–10)   0 |||||||||||||||||||||||||||||||||||||||| 10

Schlaflosigkeit (0–10)   0 |||||||||||||||||||||||||||||||||||||||| 10

Behandlung

Anmerkungen

Abb. 22.5 SCORAD-Index [W1058]

Tab. 22.5 Grading-System für atopische Dermatitis

Beschreibung	Punkte
1. Ausdehnung	
a) Kindheit und Erwachsenenalter:	
Weniger als 9 % der KOF	1
Mehr als 9 % aber weniger als 36 %	2
Mehr als 36 % der KOF	3
b) Säuglingsalter	
Weniger als 18 % der KOF	1
Mehr als 18 % aber weniger als 54 %	2
Mehr als 54 % der KOF	3
2. Verlauf	
Mehr als 3 Monate Remission im Jahr	1
Weniger als 3 Monate Remission im Jahr	2
Kontinuierlicher Verlauf	3
3. Intensität	
Geringer Juckreiz, der nur gelegentlich den Nachtschlaf stört	1
Juckreiz mehr als 1 und weniger als 3	2
Schwerer Juckreiz, der den Nachtschlaf stört	3
Auswertung: 3–4 Punkte = Gering > 4 bis < 8 Punkte = Mittel 8–9 Punkte = Schwer	
KOF = Körperoberfläche (Quelle: Rajka G, 1989)	

22

Therapie

Die Behandlung (▶ Tab. 22.4) richtet sich nach dem klinischen Erscheinungsbild.

- Bei akut nässenden Hautveränderungen „feucht auf feucht", z. B. feuchte Umschläge, auch mit desinfizierenden Zusätzen (z. B. Octenisept®) oder Cremegrundlage; bei chronischen, eher „trockenen" Ekzemformen fettere Grundlage (Salbe/Fettsalbe) wählen
- Regelmäßige, rückfettende Basistherapie auch zwischen den Schüben, Neribas C./S.®, harnstoffhaltige Externa, z. B. Excipial U Lipolotio®

⚡ Vorsicht

Bei akuten Läsionen und bei Kindern häufig Juckreiz und Brennen durch harnstoffhaltige Präparate.

- Externe Glukokortikosteroide Klasse I–III je nach Lokalisation und Schweregrad (z. B. Advantan S.®/Ecural FC.®) 1 × tgl. bis Abheilung, dann Intervalltherapie, immer in Kombination mit rückfettender Basistherapie
- Topische Calcineurininhibitoren, z. B. Tacrolimus (Protopic®), Pimecrolimus (Elidel®) 2 × tgl.; Alternative zu Steroiden insbesondere bei steroidsensiblen Regionen, z. B. Gesicht

- Lichttherapie, z. B. UV-B, Schmalspektrum UV-B, Photochemotherapie „PUVA"
- Bei schweren, therapierefraktären Fällen systemische Therapie auch mit Immunsuppressiva, z. B. Steroide, Cyclosporin A.

Linderung des Juckreizes
- Antihistaminika, Sedativa
- Polidocanolhaltige Externa (Optiderm Creme®)
- Kühlen (z. B. Coldpack).

Komplikationen
- Bakterielle Superinfektionen/Impetiginisation v. a. mit Staphylococcus aureus
- Virale Infektion, z. B. mit Herpes simplex → Eczema herpeticatum.

Pflege
- Bei Anamnese individuelle Auslöser erfragen und ggf. in der Pflege/Ernährung berücksichtigen
- Reizstoffe (Irritanzien) und hohe Temperaturen meiden (warme Räume, Wärmestau unter Bettdecke)
- Zu Karenzmaßnahmen bei Nahrungsmittelallergie und Sensibilisierung motivieren. Vorsicht: oft klinisch nicht relevante, multiple Sensibilisierungen → Keine Pauschaldiäten!
- Nägel kurz halten
- Juckreiz-Kratz-Zyklus bewusst machen, Kratzalternativen einüben (Pruritus lindern, ▶ Kap. 22.3), z. B. Streckmuskeln der Arme anspannen, Fäuste in der Hosentasche ballen, im Sitzen Hände an der Sitzfläche des Stuhls festkrallen und Oberkörper aufrichten. Schädigendes Verhaltensmuster kann durch gezieltes Einsetzen von Lob verändert werden: Jucken – alternatives Verhalten – Lob – langfristige Besserung
- Ggf. psychologische Mitbetreuung, autogenes Training, Unterstützung bei der Krankheitsbewältigung (▶ Kap. 1.6.3, ▶ Kap. 1.7).

Infektionsprophylaxe
- Abstand halten zu Mitpatienten und Personal mit Infektionen durch Herpesviren, z. B. Herpes labialis, Herpes zoster, Windpocken
- Patienten mit Sekundärinfektion (meist durch Staphylococcus aureus) von Patienten mit Wunden fernhalten
- Patienten informieren über Infektionsgefährdung durch Herpes-simplex-Viren und über die Gefahr der Keimverbreitung (Staphylococcus aureus).

Reizarme Umgebung schaffen
- Zimmer mit ruhigen, ausgeglichenen Mitpatienten auswählen
- Zimmer kühl halten, maximal 20 °C
- Bettwäsche mit Baumwoll- oder Synthetikfüllungen benutzen
- Spaziergänge an frischer Luft, dabei intensive Sonnenbestrahlung meiden
- Intensive Gerüche vermeiden: z. B. Blumen, Desinfektionsmittel.

Patienten und Angehörige einbeziehen
- Den Tagesablauf soweit möglich nach den Wünschen des Patienten gestalten
- Besuchsregelungen mit Patienten absprechen. Der Patient kann auf zu viel, zu wenig oder unangenehmen Besuch mit Effloreszenzen reagieren. Über Krankheitszusammenhänge informieren: z. B. Ursache, Auslöser
- Möglichkeiten und Grenzen der Hilfe aufzeigen
- Bei Kindern möglichst beide Elternteile in die Betreuung einbeziehen

22

- Erfahrungen, Anregungen und Kritik des Patienten bezüglich Therapie, Ernährung, Raum- und Wassertemperatur, Bettwäsche ernst nehmen und ggf. in die Pflege übernehmen → steigert das Selbstwertgefühl des Patienten und erleichtert die Therapie
- Gesprächsbereit sein: Für die Patienten ist es unter Umständen schwer, Wünsche, Kritik oder Gefühle zu äußern.

Gesundheitsförderung und Prävention
Bei familiärer atopischer Disposition: Säuglinge als „Allergieprophylaxe" 6 Monate stillen, alternativ hypoallergene Säuglingsnahrung. Zufüttern erst ab 6. Monat. Potente Allergene wie Ei, Fisch, Nüsse erst nach dem 1. Lj. anbieten.

22.6 Dermatomykosen (Pilzerkrankungen der Haut)

Pilze, Pilzerkrankungen und systemische Pilzerkrankungen ▶ Kap. 16.3.6

22

> **Definition**
> **Dermatomykose:** häufigste Infektionserkrankung der Haut. Die Erreger werden in 3, als „DHS" bezeichnete Hauptgruppen unterteilt. **D** = Dermatophyten, **H** = Hefen, **S** = Schimmelpilze. Manifestation an Haut, Schleimhaut und Hautanhangsgebilden (Nägel, Haare) möglich.

Die Candidamykosen nehmen als wichtigste pathogene Hefemykosen eine Sonderstellung ein. Der gesunde Organismus begrenzt das Candidawachstum. Störungen der Infektabwehr, z. B. bei Diabetes mellitus, Infektionen, Zytostatikagabe oder durch begünstigende lokale Faktoren wie Hautfalten mit feuchtem Milieu, Schwitzen oder Veränderung der Hautflora durch Antibiotikagabe, begünstigen die Manifestation einer Candida-Infektion. Die vaginale Candidose tritt oft im Zusammenhang mit hohen Östrogenspiegeln auf, z. B. bei Einnahme von Ovulationshemmern, Schwangerschaft.

Einteilung
Dermatophyten (Fadenpilzinfektionen „Tinea")
- Tinea pedis (oft chron. Mykose der Zehenzwischenräume, Fußsohlen oder des Fußrandes)
- Tinea manuum (Hände)
- Tinea corporis (Körperherde): runde oder ovale, rote, schuppende, randbetonte Herde mit zentraler Abblassung. **Therapie:** topische Antimykotika (Azole) 2 × tgl. über 2–4 Wochen oft ausreichend, Behandlung über mind. 1 Woche nach Rückbildung der Hautveränderungen fortführen. Bei therapierefraktären Infektionen zusätzlich systemische Therapie, z. B. mit Terbinafin oder Fluconazol über 2–4 Wochen. Allgemeine Maßnahmen: Zehenzwischenräume trocken halten, Schuhe regelmäßig wechseln, gut austrocknen lassen. Bei starker Entzündungsreaktion ggf. initial topische Steroide, aber niemals als alleinige Therapie anwenden
- Tinea capitis (Pilzinfektion des behaarten Kopfs, ggf. mit Haarausfall). **Therapie:** topische Antimykotika immer mit systemischen Antimykotika kombinieren. Bei Kindern: Griseofulvin gewichtsadaptiert über mind. 4–10 Wochen, Fluconazol über 4–7 Wochen

- Tinea unguium/Onychomykose (Pilzinfektion der Nägel). **Therapie:** antimykotische Nagellacke (z. B. Loceryl Lack® 1× wöchentlich für mind. 9–12 Mon.) anwenden. Bei therapierefraktären Infektionen: systemische Therapie, insbesondere auch bei Befall der Nagelmatrix.

Hefepilzinfektionen (meist Candida albicans)

- Candidosis intertriginosa: Befall großer Hautfalten mit flächiger Rötung, teils nässend, Beläge. **Therapie:** Azolantimykotika oder Nystatin 2 × tgl., ggf. in Kombination mit topischen Steroiden
- Candidose der Mundhöhle (orale Candidose, Mundsoor): weiße abstreifbare Beläge. Häufig bei Säuglingen oder Immunsuppression. **Therapie:** Nystatin Haftsalben, z. B. Candio-Hermal Mundgel®, 3–5 × tgl. nach den Mahlzeiten. Amphotericin B, z. B. Ampho-Moronal LT®, 4 × tgl.; Nystatin, z. B. Moronal®, über mehrere Wochen; Therapie der Grunderkrankung, z. B. Diabetes mellitus
- Candidose des Genitale mit Rötung, Juckreiz, Ausfluss (▶ Kap. 19.6.1). **Therapie:** bei Frauen Nystatin- oder Azolantimykotika als Creme oder Vaginaltabletten intravaginal 1 × tgl. abends über 3–6 Tage, kombiniert mit antimykotischer Creme im Vulvabereich. Bei mehrfach erfolgloser Lokaltherapie: systemische Therapie mit Fluconazol oder Itraconazol als Einmaltherapie. Männer: Nystatin- oder Azolantimykotika als Creme 2 × tgl.
- Pityriasis versicolor (Hefepilzinfektion mit Pityrosporum ovale, ▶ Abb. 22.2): bräunliche oder hypopigmentierte Flecken an talgdrüsenreichen Bereichen am Stamm und den Oberarmen, teils geringe Schuppung und Entzündungsreaktion. **Therapie:** Econazol (Epi-Pevaryl PV®) 3–6 Tage 1 × tgl. auf die feuchte Haut und die Haare auftragen, über Nacht einwirken lassen, morgens abduschen. Nachbehandlung 50 % Propylenglykol in Wasser 1–2×/Woche 2 × tgl., ggf. bei Therapieresistenz systemische Therapie mit Fluconazol oder Itraconazol.

Pflege

- Verordnungen zur externen Therapie durchführen
- Bettwäsche, Kleidung vor Salben, Tinkturen schützen, z. B. Bettbogen
- Bei Haarausfall oder therapeutisch notwendiger Entfernung des Kopfhaars psychische Belastungen ernst nehmen, Hilfen anbieten: zuhören, gesprächsbereit sein
- Bei schmerzhaften Mundinfektionen mehrmals tgl. und besonders vor den Mahlzeiten Oberflächenanästhetikum, z. B. Xylocain®, Dynexan®, auftragen, säurearme Breikost anbieten, kein Alkohol, nicht rauchen.

Infektionsprophylaxe

- Beim Waschen, Eincremen, Einreiben und ggf. Verbandwechsel Handschuhe tragen
- Desinfizierende Seifen, z. B. Betaisodona® Flüssigseife, benutzen
- Infizierte Areale zuletzt waschen
- Kochbare Leibwäsche empfehlen
- Eventuell Strümpfe und Schuhe mit antimykotischem Puder oder desinfizierendem Spray behandeln, z. B. Batrafen® Puder, Sagrotan®-Spray.

Hygienisches Verhalten fördern

- Übertragungsgefahr durch Information des Patienten minimieren
- Von Bäder- oder Saunabesuchen abraten
- Von abwehrgeschwächten Mitpatienten fernhalten
- Bei vaginaler Pilzinfektion: Information und Untersuchung des Partners dringend empfehlen, ggf. Partnertherapie einleiten.

> **Beobachten**
> - Verlauf der Infektion, Superinfektionen, Medikamentenwirkung
> - Kleidungsgewohnheiten, tgl. Wäschewechsel, kochbare Unterwäsche/ Socken. Ungünstig: z. B. nicht kochbare Kleidung direkt auf der Haut zu tragen
> - Berufs- und Freizeiteinflüsse, häufiges Schwitzen.

> **Tipps und Tricks**
> - Infiziertes Nagelmaterial durch Anwendung von 40-prozentiger Harnstoffsalbe reduzieren, z. B. Onychomal® oder Canesten® EXTRA Nagelset: Haut mit Zinkpaste abdecken, Harnstoffsalbe auf den Nagel auftragen, mit Plastikfolie bedecken, mehrere Tage wiederholen, nach warmem Fußbad aufgeweichte Nagelanteile abtragen
> - Badewanne, Waschbecken und Pflegeutensilien, z. B. Waschschüssel, Steckbecken, nach Gebrauch mit einem fungiziden Flächendesinfektionsmittel behandeln, z. B. Incidin®.

22

Gesundheitsförderung und Prävention
- Allgemeine Hygienemaßnahmen können Pilzwachstum vermeiden, z. B. seifenfreie und Haut-pH-neutrale Waschlotionen sowie Wasser-in-Öl-Lotionen zur Körperpflege; Hautfalten, Achseln, Leisten und Zehenzwischenräume sorgfältig trocknen
- Nach dem Besuch von Schwimmbädern, Saunen, Sporthallen und Gemeinschaftsbädern Handtücher und Sportbekleidung inkl. Socken bei mind. 60 °C waschen. Sportschuhe, Badelatschen und auch die Sporttasche regelmäßig waschen
- Bei V. a. Pilzinfektion umgehend den (Haut-)Arzt aufsuchen.

22.7 Herpes zoster (Gürtelrose)

Ursache
Wiederaufflammen einer früher durchgemachten Windpocken-Infektion; Varicella-Zoster-Viren überleben in Spinalganglien und werden bei geschwächtem Immunsystem reaktiviert. Symptome entlang des Nerven- und im Hautinnervationsgebiet. Besonders gefährdet: Menschen > 50 J. mit Immunschwäche.

Formen
- Zoster intercostalis: meist einseitig im Verlauf der Thoraxsegmente
- Zoster ophthalmicus: im Bereich des 1. Trigeminusastes mit Beteiligung des Auges; bleibende Schäden möglich
- Zoster oticus: im Bereich des N. facialis, Beteiligung des äußeren Gehörgangs
- Zoster duplex: selten bilateral, unilateral (in 2 getrennten Segmenten)
- Zoster generalisatus: über den ganzen Körper ausgedehnt (Indikation zur Malignomsuche).

Symptome
- Abgeschlagenheit, Appetitlosigkeit und Temperaturerhöhungen 3–5 Tage vor Bläschenbildung
- Nervenschmerzen vor und während des Bläschenstadiums, vereinzelt länger anhaltend

- Gruppiert stehende, schmerzhafte Bläschen auf Erythem: gürtelförmig, einseitig im Ausbreitungsgebiet (Dermatom) eines Ganglions
- Krusten und Erosionsbildung nach Platzen der Bläschen.

Komplikationen

Bei Beteiligung des 1. Trigeminusastes können Korneaschäden auftreten. Ist der 2. und 3. Ast betroffen, werden Mundschleimhaut und Zunge halbseitig in Mitleidenschaft gezogen. Bei Beteiligung des 2. Cervicalsegments Innenohrbeteiligung mit Gefahr der Akustikus- und Fazialislähmung und bleibender Hörstörung.

Diagnostik

- Klinik, Virusnachweis durch Abstrich, serologischer Antikörpernachweis
- Tumorsuche
- Ausschluss einer Immunsuppression.

Therapie

Lokaltherapie

- Tgl. 1 × Clioquinol 2 % in Lotio Cordes® bis zum Eintrocknen der Bläschen auftragen
- Alternativ Linola sept C® mehrfach tgl. anwenden
- Mit Dexapanthenol, z. B. Bepanthen® Salbe, nachbehandeln.

Systemische Therapie

- Meist ambulante, orale Therapie ausreichend, z. B. mit Aciclovir (Zovirax®) über 5 Tage, alternativ Brivudin (Zostex®) über 7 Tage
- Bei Immunsuppression, Augen- oder Ohrenbeteiligung, Zoster generalisatus oder starken Schmerzen ggf. stationäre i. v.-Therapie mit Aciclovir oder bei Therapieresistenz mit Foscarnet Natrium.

Schmerztherapie

- Nach WHO-Stufenschema (▶ Kap. 2.11.4), z. B. beginnend mit 3–4 × tgl. 500–1.000 mg Paracetamol per oral oder Ibuprofen bis 6 × 400 mg tgl.
- Ausreichende Schmerztherapie ist wichtig zur Prophylaxe der Post-Zoster-Neuralgie
- Bei sehr starken Schmerzen oder Post-Zoster-Neuralgie zusätzliche Therapie mit sog. Co-Therapeutika, z. B. dem Antikonvulsivum Carbamazepin (z. B. Carbaflux®) oder dem Antidepressivum Amitryptilin (z. B. Saroten®)
- Zur Minderung der Nebenwirkungen von Analgetika kommen ggf. weitere Co-Therapeutika, z. B. Antiemetika (z. B. Metoclopramid oder Haloperidol) und Laxanzien (z. B. Lactulose oder Macrogol), zum Einsatz.

Pflege

- Verordnungen zur externen Therapie durchführen
- Für ruhigen Schlaf und ausgedehnte Bettruhe sorgen, z. B. ruhiges Zimmer
- Stauungswärme vermeiden: leichter Verband, leichte Bettwäsche
- Zur körperlichen Ruhe anhalten, Besuche einschränken und koordinieren.

Ernährung

- Ballaststoffreiche Kost. Bei Immobilität und Befall der Bauchwand (verminderte Darmperistaltik) Stuhl regulieren
- Vitaminreiche Kost anbieten.

Hygiene

- Übertragungsgefahr und Sekundärinfektionen durch Information minimieren

22

- Regelmäßiges Händewaschen, mit z. B. Betaisodona®-Flüssigseife, von Patienten und Personal
- Patienten von abwehrgeschwächten Mitpatienten, Schwangeren und Kindern fernhalten
- Selbstschutz der Pflegenden: bei Körperpflege und lokalen Anwendungen Handschuhe tragen und desinfizierende Waschzusätze benutzen, z. B. Betaisodona®-Flüssigseife
- Infektionsgefährdete Hautregionen wie Hautfalten, Leiste und Schleimhäute beobachten, durch Körperhygiene und Hautpflege schützen.

Beobachten
- Verlauf der Infektion
- Auftreten von Sekundärinfektionen
- Medikamentenwirkung, Schmerztherapie
- Lähmungen: z. B. Blasen-, Darmmuskulatur, Fazialisparese.

Gesundheitsförderung und Prävention
- Patienten mit malignen Erkrankungen oder Immunsuppression, Menschen ohne Antikörperschutz vor Windpocken sollten sich gegen Windpocken impfen lassen
- Gesunde Lebensführung und Ernährung, insbesondere in Zeiten starker Belastung und im Alter, kann das Aufflammen eines Herpes Zoster verhindern
- Seronegative Schwangere und Patienten mit Immundefekt (Chemotherapie, Immunsuppression, HIV-Infektion) innerhalb von 96 h nach Exposition mit VZV-Hyperimmunglobulin, z. B. Varitect®, passiv immunisieren.

22.8 Urtikaria (Nesselsucht)

Definition
Urtikaria (Nesselsucht): Meist harmlose Unverträglichkeitsreaktion auf Nahrungsmittel, Medikamente, Pflanzen- und Insektengifte. Selten auch infolge von banalen Infekten wie Grippe oder Sinusitis. Gilt bei einer Dauer von bis zu 6 Wochen als akut, danach als chronisch.

Symptome
Umschriebene oder großflächige Quaddelbildung mit Juckreiz, manchmal Gelenk- und Kopfschmerzen, häufig begleitende Angioödeme (früher: Quincke-Ödem), sehr selten Komplikationen wie Glottisödem oder anaphylaktischer Schock (▶ Kap. 23.4.2).

Diagnostik
Klinisches Erscheinungsbild und die Anamnese führen i. d. R. zur Diagnose.
Bei chronischem Verlauf (< 1 %):
- Für 1–2 Wochen Ernährung und Medikamenteneinnahme dokumentieren
- Eliminationsdiät bis zur Symptomfreiheit, z. B. Tee, Mineralwasser, Kartoffeln, Reis. Dann Provokationstest mit als auslösend vermuteten Stoffen durchführen
- Fokussuche: Labor (z. B. Schilddrüsenhormone, Antikörper), autologer Serumtest, Prick (▶ Kap. 22.2.5).

22

Therapie
- Meist genügt es, das Allergen zu meiden. Abführende Maßnahmen können ergänzend sinnvoll sein
- Ist dies erfolglos, wird symptomatisch mit Antihistaminika der 2. Generation (z. B. Loratidin, Terfenadin) behandelt. Sie können bis zur vierfachen Dosis verabreicht werden. Ihre sedierende Wirkung ist gering
- Bei unzureichender Wirkung der Antihistaminika ist eine weiterführende Therapie mit Anti-IgE-Antikörpern (z. B. Omalizumab), Mastzellenstabilisatoren (z. B. Montelukat) und Ciclosporin A möglich
- Systemische Glukokortikoide können, kurzfristig eingesetzt, Symptomspitzen unterdrücken, sind aber für einen längerfristigen Einsatz kontraindiziert
- Bei schwerem Verlauf, z. B. Angioödem mit Dyspnoe, werden kurzfristig Steroide kombiniert mit Antihistaminika eingesetzt. Notfallmedikamente bei anaphylaktischem Schock (▶ Kap. 23.4.2).

Pflege
- Verordnungen zur externen und systemischen Therapie durchführen und Verlauf beobachten
- Bei problematischem Krankheitsverlauf mit intensiver medikamentöser Therapie den Patienten sorgfältig überwachen
- Schon bei Verdacht auf anaphylaktischen Schock Gegenmaßnahmen einleiten (▶ Kap. 23.4.2). Unverzüglich Arzt informieren → Notfall!

22.9 Kontaktekzem

22.9.1 Allergisches Kontaktekzem

> **Definition**
> **Allergisches Kontaktekzem:** Sensibilisierung des zellulären Immunsystems der Haut durch direkten Allergenkontakt (▶ Abb. 22.6), z. B. Modeschmuck, Kosmetika, Reinigungsmittel, Pflanzenteile. Auch Anflug der Allergene durch die Luft möglich. Verzögerte allergische Reaktion meist erst nach 24–72 h oder nach erneutem Allergenkontakt. Chronisch-rezidivierende Verläufe mit akuten Schüben sind typisch. Bei Allergenabwesenheit heilt das Ekzem vollständig ab, die Sensibilisierung bleibt.

Symptome
- Akute Verlaufsform, z. B. nach intensivem Kontakt, hoher Disposition:
  - Ausgeprägte, diffuse Hautrötung ohne scharfe Begrenzung, ödematös geschwollen
  - Stark juckende, nässende, bis erbsengroße Papeln
  - Durch hämatogene Streuung ekzematöse Hautveränderungen an entfernten Stellen
- Subakute Verlaufsform, z. B. nach längerem Kontakt mit geringer Allergenmenge, mittlerer Disposition: Symptome der akuten Verlaufsform weniger ausgeprägt, weniger nässend, dafür mehr schuppig, Lichenifikationen
- Chronische Verlaufsform, z. B. nach lang andauerndem Kontakt mit geringer Allergenmenge, geringe Disposition:
  - Geringe Hautrötung, kein Ödem, trocken

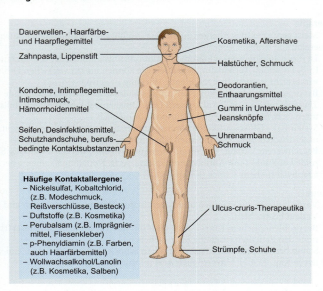

Dauerwellen-, Haarfärbe- und Haarpflegemittel

Zahnpasta, Lippenstift

Kondome, Intimpflegemittel, Intimschmuck, Hämorrhoidenmittel

Seifen, Desinfektionsmittel, Schutzhandschuhe, berufs- bedingte Kontaktsubstanzen

Kosmetika, Aftershave

Halstücher, Schmuck

Deodorantien, Enthaarungsmittel

Gummi in Unterwäsche, Jeansknöpfe

Uhrenarmband, Schmuck

Häufige Kontaktallergene:
– Nickelsulfat, Kobaltchlorid, (z.B. Modeschmuck, Reißverschlüsse, Besteck)
– Duftstoffe (z.B. Kosmetika)
– Perubalsam (z.B. Imprägnier- mittel, Fliesenkleber)
– p-Phenyldiamin (z.B. Farben, auch Haarfärbemittel)
– Wollwachsalkohol/Lanolin (z.B. Kosmetika, Salben)

Ulcus-cruris-Therapeutika

Strümpfe, Schuhe

Abb. 22.6 Typische Lokalisation des Kontaktekzems [L138]

– Schuppiges Ekzem mit Rhagaden und ggf. Hyperkeratose
– Ausgeprägte Lichenifikationen.

Diagnostik
- Sorgfältige Anamnese mit „detektivischer" Allergensuche
- Klinisches Erscheinungsbild
- Epikutantest nach vollständiger Abheilung der Hautveränderungen.

Therapie
- Allergenkarenz sicherstellen
- **Bei akutem Verlauf:**
  - Glukokortikoide Klasse II–III als Öl-in-Wasser-Emulsion, z.B. Derma- top® Creme, Advantan® Milch
  - Bei Superinfektion: fusidinsäurehaltige Creme, z.B. Fucidine®, ggf. Um- schläge mit Chinosol (1:1.000); ggf. systemische Antibiose
  - Bei ausgeprägten Hautveränderungen mit hämatogener Streuung und Ge- neralisation ggf. systemische Steroide, z.B. Prednisolon 50–150 mg/Tag
  - Nicht sedierendes Antihistaminikum, z.B. Aerius® 1 × 1 Tbl.
- **Bei subakutem Verlauf:** Glukokortikoide als Creme oder Salbe, z.B. Ecural® Fettcreme oder -salbe
- **Bei chronischem Verlauf:**
  - Glukokortikoide in fetter Grundlage, z.B. Ecural® Salbe, Dermatop® Fett- salbe
  - Bei Hyperkeratose: 5–10 % Salicylsäure, z.B. Kerasal® Basissalbe 1 × tgl. ggf. unter Okklusion. Hartnäckige Plaques ggf. mit Glukokortikoid-Kris- tallsuspension unterspritzen, z.B. Triam Injekt®

- Nach Besserung der Hautveränderungen auf schwächere Glukokortikoide übergehen, rückfettende Basistherapie fortführen.

Beachten
- Allergene konsequent meiden
- Patienten über klinische Relevanz von Sensibilisierungen bzw. potenzielle Kontaktmöglichkeiten aufklären.

22.9.2 Toxisches Kontaktekzem

Definition
Toxisches Kontaktekzem: Nicht allergisches Ekzem durch Kontakt mit für die Haut giftigen Substanzen, meist Flüssigkeiten, z. B. Reinigungsmittel, Desinfektionslösungen, Säuren, Laugen.

22

Symptome
- Entwicklung innerhalb von Minuten bis Stunden nach Kontakt
- Hautveränderungen sind scharf begrenzt und auf die Kontaktstellen beschränkt, keine Streuherde
- Hautrötung, nässende Bläschen und Blasen, ausgeprägtes Ödem
- Brennen, Schmerzen, mäßiger Juckreiz.

Diagnostik
- Klinisches Erscheinungsbild, Anamnese, Frage nach Kontaktstoffen
- Ggf. Epikutantest nach vollständiger Abheilung der Hautveränderungen zum Ausschluss einer Kontaktallergie (Allergene penetrieren leicht durch die Hautschädigung und rufen bei sensibilisierten Personen eine allergische Kontaktallergie hervor).

Therapie
- Auslösende Stoffe vermeiden
- Für kurze Zeit externe Glukokortikoide, z. B. Ecural® Fettcreme
- Bei nässenden Hautveränderungen: feuchte Umschläge, z. B. physiologische NaCl-Lösung, ggf. mit Ecural® Fettcreme kombiniert, anlegen
- Bei Superinfektion: Verbände mit Fusidinsäure oder Antiseptika, ggf. als Umschläge mit Octenisept® oder Kaliumpermanganat (hellrosa), anlegen
- Bei ausgeprägten Verlaufsformen: systemische Glukokortikoidtherapie umsetzen, z. B. 50–150 mg Decortin®-H oder Solu-Decortin®-H, Dosierung rasch reduzieren
- Bei starkem Juckreiz Antihistaminika, z. B. Cetirizin® oder Fenistil®.

Pflege
- Verunreinigungen mit toxischen Substanzen durch Abwaschen/Baden möglichst schnell entfernen
- Verordnungen zur externen Therapie durchführen und systemische Therapie überwachen
- Bei feuchten Umschlägen Hautmazerationen und Unterkühlung vermeiden.

Patienten mit Sekundärinfektion (meist durch Staphylococcus aureus)
- Von Patienten mit Wunden fernhalten
- Zur regelmäßigen Händedesinfektion anhalten, besonders vor dem Verlassen des Zimmers
- Nach jeder Köperpflege Handtücher und Waschlappen wechseln
- Über die Gefahr der Keimverbreitung (Staphylococcus aureus) informieren.

Beachten
Berufsbedingte Kontaktekzeme sind bereits im Verdachtsfall meldepflichtig.

Gesundheitsförderung und Prävention
Allergene austesten lassen. Ermittelte Allergene konsequent meiden, z. B. Kosmetika und Körperpflegemittel, Schmuck und bestimmte Bestandteile der Kleidung wie Metall, Gummi oder Kunststoff. Bei V. a. berufsbedingte Erkrankung Meldung an Berufsgenossenschaft. Durch Schutzmaßnahmen am Arbeitsplatz und geeignete Hautschutzmaßnahmen ist eine Berufsaufgabe meist vermeidbar.

22.10 Psoriasis vulgaris (Schuppenflechte)

Definition
Psoriasis vulgaris: In Schüben verlaufende, chronische, nichtinfektiöse Hauterkrankung mit familiärer Häufung (überspringt oft eine Generation). Eine der häufigsten Hauterkrankungen, die durch vielfältige Faktoren getriggert oder in ihrem Verlauf beeinflusst wird. Sehr variable Ausprägung, von eher diskreter Form, z. B. Kopfschuppen oder kleinere Plaques an Knien und Ellbogen, bis zur lebensgefährlichen Erythrodermie.

Symptome
Typische Form
- Scharf begrenzte, entzündlich gerötete Plaques, mit einer Schicht silbergrauer Schuppen bedeckt
- Bevorzugte Regionen: Streckseiten der Gliedmaßen, besonders an Ellbogen und Knie, Sakralbereich, Analfalte und behaarte Kopfhaut (▶ Abb. 22.2)
- Juckreiz in ca. 20 %
- Bei schwerem Befall der Kopfhaut Haarausfall möglich.

Sonderformen
- Psoriasis geographica: große zusammenhängende Herde, landkartenartig
- Psoriasis arthropathica: Gelenke, Sehnen und Weichteile sind betroffen (Psoriasis arthritis)
- Psoriasis guttata: akute, symmetrisch auftretende tropfenförmige Läsionen, bevorzugt bei Jugendlichen
- Kapillitium: dicke Schuppenschichten, die als einzelne Plaques auftreten oder die ganze Kopfhaut bedecken. Haarausfall möglich
- Nagelpsoriasis: Befall der Nägel als Krümelnagel mit gestörter Nagelverhornung, bröckeliger Nagelzerfall oder als Tüpfelnagel mit kleinen runden Einsenkungen

- Pustulöse Psoriasis (Psoriasis pustulosa generalisata): seltene, schwere auch lebensbedrohliche Verlaufsform mit sich schnell ausbreitenden gelben Pusteln und Fieber.

Diagnostik
- Klinisches Erscheinungsbild
- Eigen- und Familienanamnese
- Nahezu beweisend für die Psoriasis sind durch Kratzen auslösbare Psoriasisphänomene:
  - Durch nachdrückliches Kratzen kann ein zusammenhängendes Schuppenschild abgelöst werden
  - Kerzenfleckphänomen: durch Kratzen an einer Schuppenflechte tritt eine lamellenförmige Schuppung hervor, die wie Kerzenwachs aussieht
  - Phänomen des letzten Häutchens: nach weiterem Kratzen bleibt ein dünnes Häutchen an der Basis stehen
  - Auspitz-Phänomen/Phänomen des blutigen Taus: weiteres Kratzen führt zu punktförmigen Blutungen
- Histologie.

Therapie
Allgemeine Maßnahmen
- Belastende Hautirritationen meiden, z. B. Reibung durch enge Kleidung, Sonnenbrand, Kontakt mit Chemikalien, Verletzungen, Austrocknung
- Haut mit Syndets reinigen, z. B. pH 5-Eucerin®, Dermowas®
- Haare mit milden Shampoos waschen, z. B. Physiogel®, rückfettende Basistherapie mit z. B. Neribas®. Oder bei stärkerer Schuppung mit harnstoffhaltigen Externa waschen, z. B. Excipial U Lipolotio®
- Alkohol, scharf Gewürztes und Unverträglichkeiten auslösende Nahrungsmittel meiden
- Keratolyse (Beseitigung von Schuppen/Verhornung), z. B. mit 5- bis 10-prozentiger Salicylsäure in Vaseline oder Olivenöl (Capillitium), ggf. unter Okklusion, nicht bei Kindern.

Externe Therapie
- Topische Steroide Klasse II–IV 1 × tgl., möglichst nur kurzfristig oder bei hartnäckigen, kleinflächigen Plaques, z. B. an Ellbogen und Knien, ggf. kurzfristig auch okklusiv
- Vitamin-D-Präparate, z. B. Psorcutan® S. 1–2 × tgl., ggf. initial auch in Kombination mit topischen Steroiden, z. B. Psorcutan Beta® S
- Dithranol in aufsteigender Konzentration als Individualrezeptur oder Psoralon MT® bzw. Micanol® C
- Topische Retinoide, z. B. Tazaroten (Zorac Gel®) 1 × tgl.

Lichttherapie
- Lichttherapie möglich als: UV-B (Schmalspektrum), UV-B-Breitspektrum je 4–5 × wöchentlich; PUVA-Therapie (Photosensibilisator Psoralen plus UVA) möglich als Bade-, Creme- oder orale PUVA (Psoralen 2 h vor Bestrahlung oral verabreichen, Achtung: Lichtschutz für mind. 12 h inkl. UV-A-Schutzbrille!) Vorteil der lokalen PUVA: Lichtschutz nur für ca. 2 h nach Bestrahlung notwendig, keine Schutzbrille nach Bestrahlung nötig
- Re-PUVA: systemische Retinoide mit PUVA-Therapie zur Wirkungsverstärkung kombinieren

22

- PUVA-Therapie max. 4 × wöchentlich, Pause nach 2 Behandlungen. Nach 2 erythemfrei vertragenen Behandlungen Dosis steigern
- Vor Therapiebeginn die Lichtempfindlichkeit durch „Lichttreppe" zur Festlegung der Initialdosis bestimmen. Bei Entwicklung eines Erythems Dosis nicht steigern, bei starkem Erythem Behandlungspause einlegen
- **Kontraindikationen:** photoprovozierbare Dermatosen, z. B. Lupus erythematodes, anamnestisch spinozelluläre Karzinome, Basaliome, Ciclosporin-Therapie, Einnahme phototoxischer oder photoallergisch wirkender Medikamente, Leber- oder Nierenfunktionsstörungen bei systemischer PUVA, Schwangerschaft und Stillzeit bei Photochemotherapie.

Behandlung der behaarten Kopfhaut
- Schuppen entfernen: 5–10 % Salicylsäure in Oleum olivarum oder Gelgrundlage, z. B. Squamasol® Gel, über Nacht unter Okklusion
- Topische Steroide Klasse III–IV, ggf. okklusiv.

Systemische Therapie
Bei schweren therapieresistenten Formen oder Psoriasis arthropathica werden spezifische Medikamente angewendet:
- Fumarsäure (Fumaderm®), weniger wirksam bei Psoriasis arthropatica, gut bei Plaque-Psoriasis
- Methotrexat (Lantarel®, Metex®) wirksam bei Psoriasis arthropathica, fragliche Wirkung bei Nagel-Psoriasis; Ciclosporin A (Immunosporin®, Sandimmun Optoral®) wirksam auch bei Sonderformen, fraglich bei Nagel-Psoriasis; Acitretin (Neotigason®) besonders bei Hyperparakeratose
- Bei unzureichender Wirkung systemischer Psoriasismedikamente kann die übersteigerte Immunabwehr gezielt mit z. B. Infliximab (Remicade®), Adalimunmab (Humira®) oder Ustekinumab (Stelara®) behandelt werden.

Pflege
- Für stressfreie und entspannende Atmosphäre sorgen:
  - Möglichst Bezugspflege (▶ Kap. 1.1.1), Gesprächsbereitschaft signalisieren
  - Alle beteiligten Laien von der Nichtinfektiosität unterrichten, z. B. Angehörige, Stationshilfen, Reinigungspersonal, Mitpatienten
- Verordnungen zur externen Therapie durchführen:
  - Wäsche und Kleidung vor Kontakt mit Medikamenten schützen
  - Wirkung der Externa durch Okklusion verstärken (Arztverordnung), z. B. Abdecken mit Haushaltsfolie, umschriebene Bezirke mit Hydrokolloid-Verbänden, z. B. Comfeel® transparent oder Varihesive® dünn, an Händen mit ungepuderten PVC-Handschuhen
  - Therapiebedingte Reaktionen beobachten, ggf. Arzt informieren
- UV-A-Therapie:
  - Auf Tragen der Schutzbrille von allen während der Behandlung anwesenden Personen achten. Bei systemischer Photochemotherapie UV-A-Schutzbrille bis 12 h nach Therapieende tragen lassen (Kataraktgefahr)
  - Nach Bestrahlung im Handbereich Lichtschutz durch Tragen von Baumwollhandschuhen gewährleisten
  - Dem Patienten die Möglichkeit geben sich zu melden, z. B. Patientenrufanlage in Reichweite
  - Ggf. nicht befallenes Gesicht und Genitalbereich mit Alufolie abdecken
  - Bestrahlungserfolg kontrollieren, Befundverschlechterung durch Lichttherapie ist möglich.

Gesundheitsförderung und Prävention
Um trotz der Erkrankung ein gesundes Leben zu führen, muss der Betroffene positive Strategien im Umgang mit seiner Erkrankung entwickeln. Das heißt z. B. eine positive Einstellung zu seinem Körper und zu seiner Person sowie für akute Schübe Bewältigungsstrategien (▸ Kap. 1.6.3) erlernen. Selbsthilfegruppen oder die Unterstützung durch Psychologen können hilfreich sein.

22.11 Ulcus cruris (Unterschenkelgeschwür)

> **Definition**
> **Ulcus cruris:** Geschwüriger Gewebedefekt, meist am distalen Unterschenkel, verursacht durch mangelhaften venösen Abfluss, mit Blutrückstau im venösen Schenkel des Kapillarsystems, z. B. bei postthrombotischem Syndrom, Venenklappeninsuffizienz oder Mikrozirkulationsstörungen, z. B. bei Diabetes mellitus oder arteriellen Erkrankungen.

22

Symptome
- Stecknadelkopf- bis handtellergroßer oder den ganzen Unterschenkel umfassender (Gamaschenulkus) Gewebedefekt
- Flache, die Haut nicht durchdringende Wunde bis tiefgreifender Gewebedefekt, besonders nach Infektion
- Weicher, ödematöser, entzündeter oder, bei chronischem Ulcus, derber wallartiger Wundrand
- Schmierig-gelb belegter Wundgrund
- Beinödeme mit nachfolgender Dermatosklerose (panzerartige Verhärtung der Haut und Faszien am Unterschenkel)
- Gelb-bräunliche Hyperpigmentierung der Haut am Unterschenkel (Purpura jaune d'ocre).

Diagnostik
- Klinisches Erscheinungsbild
- Doppler-Sonografie, LRR (Lichtreflexionsrheografie) zur Bestimmung der venösen Wiederauffüllzeit, ggf. Duplexsonografie und Phlebografie
- Bei Superinfektion ggf. Antibiogramm.

Therapie
Wundbehandlung
- Wundheilungsphasen beachten, Lokaltherapeutika je nach Exsudatmenge, Belägen, Wundinfektion etc. auswählen (auch ▸ Kap. 3.10):
  - Wundreinigungsphase → chirurgisches Debridement, enzymatische Wundreinigung, z. B. Varidase®, Iruxol®; bei Wundinfektion Feuchtverbände mit 0,9 % NaCl-Lösung alternativ mit Octenisept®; keine Okklusion
  - Granulationsphase → feuchte Wundbehandlung, z. B. mit Hydrokolloidverbänden; lokale Unterdrucktherapie (V. A. C.®)
  - Epithelisierungsphase → Hydrokolloide, Fettgaze (Urgotül®), ggf. Spalthaut-Transplantat
- Bei großem Ulkus an Mangelernährung (Zink, Eisen, Folsäure, Vit. C., Selen) denken, ggf. substituieren

- Venösen Rückfluss verbessern:
  - Kompressionstherapie durch Kurzzugbinden (nach Pütter) oder Kompressionsstrumpf Klasse II, ggf. auch mit Druckpelotten über Ulkus bzw. Varizen; eine neue, evtl. bessere Alternative sind die sog. Mehrkomponentensysteme (Fertigbindensysteme) oder adaptive Kompressionssysteme (z. B. circaid®, juxta cures®), sie sind leichter anzulegen, verrutschen weniger und erzeugen sicherer die gewünschte Kompression
  - Muskelpumpe durch Mobilisation aktivieren
- Ggf. Antikoagulanzientherapie (▶ Kap. 8.5.4) bei Thrombose
- Bei chronischer Veneninsuffizienz ggf. operieren oder veröden.

Pflege

- Ein Ulcus cruris wird von vielen Patienten als schicksalhaft angesehen, andere haben nach einem langen Leidensweg resigniert. Es ist intensive Motivationsarbeit notwendig, um eine aktive Mitarbeit zu erreichen
- Patienten mit Begleiterkrankungen, häufig Diabetes, müssen ihre Therapie strikt einhalten: Diät, Gewichtsreduktion, Medikamente, Insulin.

Gesundheitsförderung und Prävention

Gefährdete Menschen können aktiv einem Ulcus cruris venosum vorbeugen, z. B. Gewicht normalisieren, Fußsohlen- und Wadenmuskelpumpe stärken, z. B. durch Sport und Wandern, Venenpflege (nach Kneipp) betreiben, besonders am Arbeitsplatz das Verharren in einer Position über längere Zeit vermeiden, Rauchen einstellen, Kompressionsstrümpfe bei venöser Insuffizienz konsequent tragen, ggf. auch OP oder Sklerosierung in Erwägung ziehen.

22.12 Maligne Hauttumoren

Überblick über maligne Hauttumoren ▶ Tab. 22.6

Tab. 22.6 Maligne Hauttumoren

Tumor: Ursprung	Klinik, Prognose	Therapie
Malignes Melanom: Pigmentzellen; Veränderung der gesunden Haut oder selten eines Pigmentflecks, besonders nach starker Sonneneinstrahlung	Farbveränderung meist zu tiefbraun/schwarz, Infiltration, Entzündung, Juckreiz, Blutung. Rasche Metastasierung, Letalität ca. 20 %, bei frühzeitiger Diagnose jedoch sehr gute Prognose	Operative Entfernung mit Sicherheitszone, ggf. auch Entfernung aller regionalen Lymphknoten, bei mehr als 3 Metastasen, kapselübergreifendem Wachstum und nicht sicher vollständig entferntem Tumor ggf. Röntgenbestrahlung der betroffenen Lymphknoten. Bei Metastasierung Chemotherapie
Basaliom: epidermale Basalzellen; lichtexponierte Körperregionen	Langsam wachsende Knötchen oder flache, z. T. randbetonte, Herde. Keine Metastasierung, sog. „Semimaligne"	Operative Entfernung sicher im Gesunden, histologische Schnittrandkontrolle, Defekt mit Plastik oder Transplantat decken. Oberflächliches Basalzellkarzinom durch Kürettage entfernen, Nachbehandlung mit z. B. Aldara® Creme, alternativ Lasertherapie. Alternative Therapieformen (2. Wahl): Kryochirurgie, topische Immun-/Chemotherapie, Strahlentherapie

Tab. 22.6 Maligne Hauttumoren (Forts.)

Tumor: Ursprung	Klinik, Prognose	Therapie
Plattenepithelkarzinom: epidermale Stachelzellen; intradermales Carcinoma in situ	Z.T. verhornte, z.T. ulzerierte, aber schmerzlose, oft sehr harte Knötchen, zu 90 % an den der Sonne ausgesetzten Körperpartien, auch an Lippen, Zunge, Penis, Vulva und Analbereich. Lymphogene, selten hämatogene Metastasierung kann zum Tod führen	Operative Entfernung, bei Lymphknotenmetastasen radikale Entfernung der regionalen Lymphknoten mit anschließender Strahlen- und Chemotherapie, evtl. Nachbestrahlung. Stadium IV: Chemotherapie (palliativ)
Kaposi-Sarkom: Endothelzellen venöser Kapillare. Infektion mit Herpesviren bei insuffizienter zellulärer Immunabwehr (häufig AIDS-assoziiert, ▶ Kap. 16.3.5)	Kleine rötlich bis schwärzliche Knötchen und Flecken besonders an den Unterschenkeln. Vermehrung und Vergrößerung der Flecken bis zur Bildung größerer, ulzerierender Plaques. Ödeme und Einblutungen in das umgebende Gewebe. Langjähriger Verlauf oder bei AIDS Ausbreitung auf innere Organe mit Todesfolge	Operative Entfernung und Strahlentherapie nur bei umschriebenem Befall; Kryochirurgie im Sprayverfahren oder unter Druck mittels Sonde bei multiplen Flecken; Chemotherapie und Stärkung des Immunsystems z. B. durch antiretrovirale Therapie bei AIDS, ggf. Reduzierung einer therapeutischen Immunsuppression

22

Gesundheitsförderung und Prävention

Malignen Hauttumoren (▶ Tab. 22.6) vorbeugen: kein Sonnenstudio, kein intensives Sonnenbaden, schützende Kleidung bei Aufenthalt in der Sonne, Sonnenschutz mit hohem Lichtschutzfaktor verwenden.

22.13 Geschlechtskrankheiten

Syn.: sexuell übertragbare Krankheiten, engl. sexually transmitted diseases (STD).

22.13.1 Lues (Syphilis)

Erreger: Treponema pallidum (Übertragung beim Geschlechtsverkehr). Durch nachlassende Virulenz des Erregers kommen hochakute Verläufe heute selten, meist bei Immungeschwächten vor. Zur Ausprägung von Stadium III und IV kommt es nur noch selten.

Infektionsgang und Symptome
Stadium 1 (Lues I)
Nach Inkubationszeit von durchschnittlich 14–24 Tagen (auch 10 Tage bis 3 Monate möglich) schmerzlose, ca. erbsengroße Ulzeration (Primäraffekt) an Glans Penis, Lippen, Anus, Rektum oder äußerem Genitalbereich sowie schmerzlose Lymphknotenschwellung in der Leiste (Primärkomplex). Spontane Abheilung nach 6–8 Wochen.

Stadium 2 (Lues II), ca. 25 % der Erkrankten

- Nach 6–8 Wochen akute Infektionszeichen (Fieber, Abgeschlagenheit, Glieder-, Kopfschmerzen, BSG-Beschleunigung)
- Syphilitisches Exanthem (kleine schwach rosa gefärbte Makulae, Übergang zu derben kupferfarbenen Papeln, Schuppen und Krustenbildung) an Körperstamm sowie Handflächen und Fußsohlen, kein Juckreiz
- Generalisierte Lymphknotenschwellungen
- Weißlich durchsichtige Papeln auf der Mundschleimhaut
- Haarausfall
- Spontanes Abklingen des Exanthems, verbleibende Hypopigmentierung möglich
- Verlauf über 2–3 Jahre mit rezidivierenden Exanthemen abnehmender Intensität, spontane Abheilung (ca. 60 %) oder mehrjährige Latenzzeit möglich.

Stadium 3 (Lues III), ca. 10 % der Erkrankten

Nach 2–5 Jahren oder erst nach Jahrzehnten schmerzlose, unter Narbenbildung abheilende granulomatöse Abszesse an Haut und Organen (Gummen), der Patient ist nicht mehr ansteckend.

Stadium 4 (Neurosyphilis)

- Tabes dorsalis: ziehende Schmerzen, Sensibilitäts- und Reflexstörungen, Gangstörungen (Ataxie)
- Progressive Paralyse mit Kopfschmerzen, psychotischen Persönlichkeitsveränderungen und Demenz.

Prognose

Ausheilung im Stadium 1–2 auch ohne Therapie möglich, Stadium 3 ohne Therapie meist letal.

Diagnostik

Erregernachweis im Dunkelfeldverfahren nach Abstrich vom Primäraffekt, serologische Nachweise. TPHA positiv nach 3–4 Wochen, FTA-ABS-Test, VDRL-Test zur Titerbestimmung und Verlaufskontrolle.

Therapie

Lues I und II

- Hochdosierte Einzelgabe von Benzylpenicillin (Pendysin®)
- Bei Penicillinunverträglichkeit: Doxycyclin.

Lues III

- 3 Gaben im Abstand von 7 Tagen, Benzylpenicillin, bei Penicillinunverträglichkeit: Erythromycin, Ceftriaxon oder Doxycyclin
- Bei Beteiligung von Nervensystem, Herz und Blutgefäßen: Penicillin G i. v.
- In der Schwangerschaft: wie Lues I–III mit Penicillin oder Erythromycin; Tetrazycline sind kontraindiziert.

22.13.2 Gonorrhö (Tripper)

Erreger: Neisseria gonorrhoeae (Gonokokkus). Infektionsgang: Übertragung beim Geschlechtsverkehr. Inkubationszeit 2–10 Tage, keine Immunität.

Symptome

- Beim Mann: akute eitrige Urethritis mit glasig-eitrigem Ausfluss, Schmerzen im Verlauf der Harnröhre, Dysurie, Damm- und Unterbauchschmerzen durch Prostatitis, schmerzhafte Hodenschwellung (Epididymitis)

- Bei der Frau: häufig symptomarm oder -frei, Urethritis mit Dysurie, Entzündung des Zervixkanals mit eitrig-grünlichem Fluor, lokale Schmerzen, evtl. Endometritis, Adnexitis und Peritonitis
- Bei Mädchen vor der Pubertät: Schwellung der Schamlippen, eitriger Ausfluss aus Vagina, Urethra und Rektum
- Extragenitale Manifestationen: Pharyngitis, Proktitis.

Diagnostik

Mehrere Abstriche an verschiedenen Tagen von Urethraöffnung, Zervix, Rachen, Konjunktiven und Rektalbereich, ggf. Polymerase-Kettenreaktion (PCR), serologischer Nachweis bzw. Kultur.

Therapie

Die häufig unreflektierten Antibiotikagaben hatten die Resistenzentwicklung bei Gonokokken dramatisch ansteigen lassen. Praktisch alle älteren Antibiotika sind unwirksam. Selbst Chinolone empfiehlt die WHO (2016) nicht mehr, sondern eine Kombinationstherapie aus Ceftriaxon oder Cefixim plus Azithromycin. Vor Antibiotikagabe sollte eine Resistenzbestimmung durchgeführt werden. Erste Kontrollzahlen zeigen einen Rückgang der Resistenzen aufgrund der Kombinationstherapie.

Komplikationen

Gonorrhoische Arthritis, Konjunktivitis, Blennorrhö (Augenentzündung, häufig bei Neugeborenen infizierter Mütter), bei Frauen Adnexitis mit Gefahr der Sterilität.

Pflege

- Intensive Körperpflege mit besonderer Beachtung der Genitalien sicherstellen, dabei Handschuhe tragen. Anschließend Hände desinfizieren, Flächen und Waschschüssel wischdesinfizieren
- Saugende Vorlagen zur Verfügung stellen, für eine gefahrlose Entsorgung sorgen: gesonderte Abfalltüte regelmäßig beseitigen. Händedesinfektion (▶ Kap. 1.8.3) des Patienten gewährleisten
- Urinflasche und Steckbecken nach jedem Gebrauch desinfizieren und jeweils nur für einen Patienten benutzen. Toilette reservieren
- Nach Kontakt mit infektiösen Läsionen Hände desinfizieren.

Beobachten

- Bei Lues auf Jarisch-Herxheimer-Reaktion (Fieber, Gelenkschmerzen, Grippesymptomatik nach Penicillingabe) nach 1. Penicillingabe achten! Zur Prophylaxe: 25–50 mg Prednisolon, z. B. Decortin H®, 1 h vor oder zusammen mit der ersten Penicillingabe
- Symptome einer Penicillinallergie erkennen, z. B. Fieber, Kreislaufkollaps
- Bei Gonorrhö auf Mischinfektionen mit Mykoplasmen und Chlamydien achten
- Ausfluss erfragen – wird besonders von Frauen oft übersehen
- Den Patienten auf Primäraffekt und Hauteffloreszenzen untersuchen
- Einhaltung der Hygienemaßnahmen durch den Patienten kontrollieren.

D Tipps und Tricks

- An Mehrfach-Infektionen mit anderen sexuell übertragbaren Krankheiten denken, auch HIV-Infektion (▶ Kap. 16.3.5)
- Auf die Einhaltung der Schweigepflicht achten (▶ Kap. 1.9.2)
- Verhalten dem Patienten gegenüber und Gespräche über den Patienten im Pflegeteam wertneutral gestalten.

Gesundheitsförderung und Prävention

Sexualhygiene schützt vor Geschlechtskrankheiten, z. B. konsequente Benutzung von Kondomen insbesondere bei häufigem Partnerwechsel, sorgfältige Partnerwahl. Ansteckung bei Lues je nach Sitz des Primäraffekts auch durch orale/anale Sexualpraktiken möglich.

Bei Infektionsverdacht: keine Sexualkontakte, Partner informieren, Arzt aufsuchen.

Literatur

Deutsche Gesellschaft für Allergologie und klinische Immunologie et al. (Hrsg.). Leitlinie zu Akuttherapie und Management der Anaphylaxie. www.awmf.org/uploads/tx_szleitlinien/061-025l_S2k_Akuttherapie_anaphylaktischer_Reaktionen_2013-12-abgelaufen.pdf (letzter Zugriff 28.3.2019).

Dirschka T. et al. (Hrsg.). Klinikleitfaden Dermatologie. 3. A. München: Elsevier, 2011.

Mühlstädt M. Kurzlehrbuch Dermatologie. München: Elsevier, 2014.

Rajka G, Langeland T. Grading the Severity of Atopic Dermatitis. Acta Dermato Venereologica. 1989; 144: 13–14.

Rassner G. Dermatologie – Lehrbuch und Atlas. 9. A. München: Elsevier, 2009.

Terhorst D. BASICS Dermatologie. 4. A. München: Elsevier, 2016.

WHO. Neue Leitlinie zu Gonorrhoe, Syphilis und Chlamydien-Infektion.

Websites

Deutscher Allergie- und Asthmabund e. V. (DAAB): www.daab.de

Deutscher Psoriasis Bund e. V. (DPB): www.psoriasis-bund.de

Deutsche STI-Gesellschaft: www.dstig.de

Gesellschaft Pädiatrische Allergologie und Umweltmedizin (GPA): www.gpau.de

www.aerzteblatt.de/nachrichten/70287/WHO-Neue-Leitlinie-zu-Gonorrhoe-Syphilis-und-Chlamydien-Infektionen (letzter Zugriff 27.3.2019).

23 Notfälle und Reanimation

Andreas Gärtner

23.1 Leitsymptome

Tab. 23.1 Leitsymptome und ihre wichtigsten Differenzialdiagnosen		
Leitsymptom	**Definition**	**Differenzialdiagnosen (Beispiele)**
Bewusstlosig-keit	Patient reagiert nicht auf Ansprache, Schmerzreaktionen können erhalten sein	Trauma, Intoxikationen (▶ Kap. 23.4.4), Stoffwechselstörungen (z. B. Koma diab.), hirnorganische Erkrankungen, sämtliche Schockformen (▶ Kap. 23.4.2)
Atmung		
Atemstillstand	Atmung nicht mehr vorhanden	Fremdkörperaspiration, Herz-Kreislauf-Stillstand, Intoxikationen, Tod
Zyanose	Blaufärbung der Akren, Lippen, evtl. auch der Zunge	Ateminsuffizienz, Herzinsuffizienz, Intoxikation
Hyperventilation	Beschleunigte Atmung	Angst, Aufregung, Fieber, SHT, Sepsis, Enzephalitis
Azetongeruch	Atemluft des Patienten riecht nach Azeton	Gastroenteritis, hyperglykämischer Schock
Kussmaul-Atmung	Regelmäßige, vertiefte Atemzüge mit meist normaler Frequenz	Kompensation einer metabolischen Azidose, z. B. bei diabetischer Ketoazidose
Kreislauf		
Pulslosigkeit	Keine tastbaren Pulse (A. carotis, A. femoralis)	Herz-Kreislauf-Stillstand. Ursachen ▶ Kap. 23.4.1
Tachykardie	Pulsfrequenz > 100/min	Herzrhythmusstörungen, sämtliche Schockformen, Fieber, Schmerzen, psychische Belastung, Hyperthyreose
Bradykardie	Pulsfrequenz < 60/min	Herzrhythmusstörungen, Medikamentenüberdosierung (z. B. Digitalis, β-Blocker), Hirndrucksteigerung, Hypothyreose, Hypothermie
Hypotonie	Blutdruck < 100/60 mmHg	Schock, z. B. durch Volumenmangel/Blutverlust, Antihypertensiva, orthostatische Reaktion
Hypertensive(r) Krise/ Notfall	Blutdruck > 140/90 mmHg	SHT, Hirnblutung, ischämischer Insult, Aortendissektion, Phäochromozytom, Drogennotfälle (u. a. LSD, Kokain)
Sonstige		
Krampfanfall	(generalisierte) tonisch-klonische Krämpfe; fokale Anfälle	Epilepsie, SHT, Hirntumor, Urämie, Intoxikationen, Eklampsie, psychogen
Anisokorie	Ungleiche Pupillenweite	SHT, intrazerebrale Raumforderung mit erhöhtem Hirndruck (Blutung, Tumor, Ödem), Schlaganfall
Hypothermie	Temp. < 35 °C	Schock, Unterkühlung durch Wetter oder Ertrinkungsunfall

23

Tab. 23.1 Leitsymptome und ihre wichtigsten Differenzialdiagnosen *(Forts.)*		
Leitsymptom	**Definition**	**Differenzialdiagnosen (Beispiele)**
Sonstige		
Hyperpyrexie	Temp. > 41 °C	Als Narkosekomplikation (= sog. maligne Hyperthermie), bei Hitzeerschöpfung bzw. Hitzschlag, extremes Fieber

23.2 Diagnostik und Pflege in der Notfallmedizin

 Beobachten

- Bewusstseinslage prüfen (Somnolenz bis Koma): Reaktion auf Ansprache? Patient orientiert (zur Person, Ort, Zeit, Situation)? Unruhe? Halluzinationen? Angst?
- Atmung kontrollieren (Frequenz, Qualität, Schmerzabhängigkeit, ▶ Tab. 23.1, ▶ Tab. 23.2)
- Regelmäßig RR, Puls, Sauerstoffsättigung, Temperatur messen (Fieber? Hypothermie?)
- Blutzucker kontrollieren
- Kontinuierliches EKG-Monitoring (Rhythmusstörungen, Kammerflimmern/-flattern), Alarmgrenzen einstellen
- ZVD messen (▶ Kap. 3.7.6) bei vorhandenem zentralem Venenzugang (Volumenmangel, Rechtsherzbelastung?)
- Regelmäßige Beobachtung auf Krankheitszeichen:
  - Pupillenweite? Lähmungen? Gleichgewichtsstörung?
  - Erbrechen? Stuhlgang (z. B. Durchfälle)? Urinausscheidung (Menge, Anurie)? Hinweise auf Blutungen?
  - Den Körper des Patienten auf Verletzungen (auch z. B. Zungenbiss) und Injektionsnarben (Drogenmissbrauch?) untersuchen
  - Hautveränderungen, z. B. Einblutungen (Gerinnungsstörungen), Marmorierung, kalte Extremitäten (Zeichen für Zentralisierung bei Schock).

23

Tab. 23.2 Vitalzeichen und ihre Kontrolle	
Vitalzeichen	**Kontrolle**
Blutdruck (▶ Kap. 2.5.2)	Regelmäßig* (Norm: 2 × tgl.)
Atmung (▶ Kap. 2.4.1)	Regelmäßig* (Norm: bei jedem Kontakt)
Puls (▶ Kap. 2.5.1)	Regelmäßig* (Norm: 2 × tgl.)
Bewusstsein (▶ Kap. 2.10.1)	Regelmäßig* (Norm: bei jedem Kontakt)
* Bei Störungen nach Arztanordnung, evtl. kontinuierliche Kontrolle über Monitor	

Tab. 23.3 Ärztliche Anordnungen im Notfall

Untersuchungen	Aufgaben der Pflegenden
Blutentnahme BB, BZ, Elektrolyte (Na$^+$, K$^+$, Ca^{2+}), CK, Krea, ggf. BGA, Gerinnungsparameter	Material bereitstellen (▶ Kap. 3.1.7), ggf. Blutentnahme (ärztliche Anordnung), BGA-Messung durchführen (▶ Kap. 3.7.1)
12-Kanal-EKG	Gerät bereitstellen, ggf. Oberkörper rasieren
Sono-, Röntgenuntersuchungen (Rö-Thorax, Abdomenübersicht), Echokardiografie (▶ Kap. 3.7.3)	Transport des Patienten veranlassen. Bei Notfalluntersuchungen den Patienten begleiten
CT bzw. MRT (z. B. Notfall-CT bei V. a. intrazerebrale Blutungen oder andere raumfordernde Prozesse oder nach SHT)	Evtl. Begleitung des Patienten in Reanimationsbereitschaft (Beachte: Allergie gegen Kontrastmittel bei KM-Gabe für CT!)
Toxikologie Serum, Mageninhalt, Urin, Stuhl, Sputum auf Medikamente und andere Noxen untersuchen lassen (Gerichtsmedizin) und asservieren	Versandröhrchen beschriften und nummerieren, sofortigen Transport des Untersuchungsmaterials veranlassen (▶ Kap. 3.7.1)

Pflegerische Aufgaben in der Notfallmedizin

- Regelmäßige Kontrolle des Inhalts der Notfalleinrichtung (z. B. Reanimationswagen, Notfallrucksack) auf Vollständigkeit, Haltbarkeitsdatum und Funktion
- Reanimationsablauf (standardisiert) muss von allen Teammitgliedern beherrscht werden, dazu hausinterne Schulungen und Übungen regelmäßig und mit Teilnahmepflicht durchführen
- Assistenz bei ärztlichen Anordnungen (▶ Tab. 23.3)
- Klinikinterner Notruf muss allen Teammitgliedern bekannt sein (klinikeinheitlich)
- Bei allen Notfällen genaue Dokumentation (z. B. Herzalarm-Protokoll).

Nach der Notfallbehandlung

- „Manöverkritik" aller teilnehmenden Ärzte und Pflegenden (sog. Debriefing)
- Wiederherrichten und Auffüllen der kardiopulmonalen Notfalleinrichtung.

23.3 Medikamente

Tab. 23.4 Medikamente in der Notfallmedizin

Substanzen/Indikationen (Beispiele)	Nebenwirkungen	Pflege
Katecholamine: **Adrenalin** (z. B. Suprarenin®) → Reanimation bei Kammerflimmern, Asystolie; schwerste Anaphylaxie **Noradrenalin** (z. B. Arterenol®) → schwere Hypotonie, septischer Schock **Dopamin, Dobutamin** → akute Herzinsuffizienz	Hyperglykämie, Einschränkung der Mikrozirkulation, Herzrhythmusstörungen	Sorgfältige Dekubitusprophylaxe bei Dauerbehandlung, auf Rhythmusstörungen besonders achten, BZ-Kontrollen

Tab. 23.4 Medikamente in der Notfallmedizin *(Forts.)*

Substanzen/Indikationen (Beispiele)	Nebenwirkungen	Pflege
Atropin → Bradykardie (Amp. à 0,5 mg)	Tachykardie, Wärmestau, Mundtrockenheit, Miktionsstörungen, Glaukom	Achtung: Es gibt Amp. in höherer Dosierung in ähnlicher Verpackung (z. B. 100 mg) als Antidot bei bestimmten Insektiziden und Nervenkampfstoffen
Nitroglyzerin (z. B. Nitrolingual®) → hypertensive Krise, Angina pectoris, akute Linksherzinsuff.	RR-Abfall, Kopfschmerzen	RR kontrollieren ca. 5 min nach Nitro-Gabe
Amiodaron (z. B. Cordarex®) → Herzrhythmusstörungen	Herzrhythmusstörungen, Schwindel, Hyperthyreose	Regelmäßige Herzfrequenz- und EKG-Kontrollen
Andere Antiarrhythmika (z. B. Isoptin®, Gilurytmal®, Beloc®) → Herzrhythmusstörungen	Veränderungen der Herzkraft, paradoxe Auslösung von Arrhythmien (in 2–20 %), zentralnervöse Störungen	Genaue Monitorüberwachung; auf Tremor achten
Natriumbikarbonat 8,4 % → metabolische Azidose	Hypernatriämie	Azidoseausgleich durch BGA (Arztanordnung) überwachen
Antihypertonika (z. B. Adalat®, Nepresol®) → Hypertonie	Hypotonie, Kopfschmerzen	Regelmäßig RR kontrollieren
Bronchospasmolytika → Asthma bronchiale (z. B. Bricanyl®, Euphyllin®)	Unruhe, Schlafstörungen, Übelkeit, Kopfschmerzen, Tachykardie	Regelmäßig Puls kontrollieren
Antihistaminika (z. B. Tavegil®) → Anaphylaxie	Sedierung, Glaukomanfall, Sehstörungen, Miktionsstörungen	Beobachtung auf NW
Glukokortikoide (z. B. Prednisolon®) → Anaphylaxie, Asthma bronchiale	Bei einmaligem Einsatz keine wesentlichen NW zu erwarten	Keine
Schmerzmittel (z. B. Morphin, Piritramid) → Schmerzen	Sedierung, Obstipation, RR-Abfall, Bradykardie, Atemdepression	Atmung, RR und Puls engmaschig kontrollieren. Später an Abführmaßnahmen denken
Sedativa (z. B. Diazepam) → akute Spannungs- und Erregungszustände, Angstzustände, Epilepsie, Sedierung	Muskelrelaxation, Atemdepression	Atemhilfsmuskulatur ist von der Relaxation besonders betroffen, daher genau auf die Atmung achten

23

23.4 Notfallsituationen

23.4.1 Reanimation

Indikation: Herz-Kreislauf-Stillstand.

Ursachen des Herz-Kreislauf-Stillstands
- Primär kardial:
  - Erkrankungen/Störungen des Herzmuskels: z. B. Herzinfarkt, Kardiomyopathie
  - Andere Störungen der Herztätigkeit durch toxische (z. B. Glykosidüberdosierung, Hyperkaliämie), mechanische (z. B. Perikardtamponade) oder elektrische Schädigung (z. B. Elektrounfall)
  - Reflektorisch: z. B. Karotissinusreflex (z. B. beim trachealen Absaugen)
- Hämodynamisch: z. B. hypovolämischer Schock, Lungenarterienembolie
- Primär respiratorisch: z. B. Atemwegsobstruktion, Aspiration, Atemlähmung.

Symptome des Herz-Kreislauf-Stillstands
- Bewusstlosigkeit
- Atemstillstand und Pulslosigkeit
- Zyanose, Blässe
- Weite, lichtstarre Pupillen
- EKG: Kammerflimmern (KF, auch: ventrikuläres Flimmern = VF), pulslose ventrikuläre Tachykardie (= pVT), pulslose elektrische Aktivität (= PEA) oder Asystolie (Nulllinie im EKG).

> **Beachten**
> Liegen sichere Todeszeichen (Leichenflecken, Leichenstarre) vor, ist eine Reanimation nicht angezeigt!

> **Vorsicht**
> **Maßnahmen bei einem Notfall**
> **Prüfung der Vitalzeichen**
> - Bewusstsein: an der Schulter schütteln und laut und deutlich ansprechen („Wie heißen Sie? Was ist passiert?") → reagiert der Patient nicht: laut um Hilfe rufen und Patient auf den Rücken drehen
> - Atmung: Hand auf die Stirn legen, Kopf leicht nach hinten ziehen, Kinn mit den Fingerspitzen anheben; Atmung durch Sehen, Hören und Fühlen überprüfen → atmet der Patient nicht: klinikinternen Notruf absetzen (Stichwort: „Reanimation", immer Station, Zimmer und Rückrufnummer angeben!)
> - (Falls vorhanden stationseignen) Notfallwagen, -koffer und Defibrillator (AED = automatisierter externer Defibrillator) umgehend bereitstellen und mit Reanimation beginnen, Zimmer nicht mehr verlassen! Eintreffendes Reanimationsteam bringt meist eigenen Rea-Rucksack zusätzlich mit.

Reanimationsmaßnahmen

Reanimation (▶ Abb. 23.3) gemäß der Leitlinien des European Resuscitation Council (ERC; Deutscher Rat für Wiederbelebung) 2015:

- Atemwege freimachen:
  - Überstrecken des Kopfs, Kinn anheben (▶ Abb. 23.5)
  - Sichtbare Fremdkörper aus der Mundhöhle entfernen (auch Erbrochenes), durch Ausräumung mit dem Finger, bei Verfügbarkeit auch mit Magill-Zange und Tupfer oder durch Absaugen. Fest sitzende Zahnprothesen belassen, lockere herausnehmen (Finger, Zange)
- Über Mund-Nasen-Bereich beugen und in Richtung Brustkorb des Patienten blicken:
  - Sehen der Thoraxbewegungen
  - Hören des Atemgeräuschs
  - Fühlen des Ausatemstoßes
- Falls Atmung vorhanden → **stabile Seitenlage** zum Freihalten der Atemwege bei Bewusstlosen sowie zur Verhinderung von Aspiration bei Erbrechen (Durchführung ▶ Abb. 23.1).

Beachten

Die Leitlinien des European Resuscitation Council (ERC) werden im Rhythmus von 5 Jahren überarbeitet und stehen jeweils in ihrer aktuellen Fassung unter www.grc-org.de zur Verfügung. Die aktuelle Auflage der Leitlinien ist im Oktober 2015 erschienen.

23

Herzdruckmassage

Vorsicht

Ist keine Atmung vorhanden oder ist sie schnappend: sofort mit der Herzdruckmassage beginnen!

- Oberkörper flach und hart positionieren: Brett oder harte Unterlage unter den Oberkörper legen
- Druckpunkt suchen (Mitte des Thorax, ▶ Abb. 23.2)
- Finger verschränken und mit gestreckten Armen in Richtung Wirbelsäule niederdrücken. „Drückfrequenz" mind. 100 pro min, Kompressionstiefe mind. 5 cm (erfordert einige Kraft! An Helferwechsel denken!)
- Thorax nach Eindrücken vollkommen entlasten, ohne Kontakt zum Körper zu verlieren
- Herzmassage und Atemspende erfolgen im rhythmischen Wechsel:
  - Erwachsene (1 oder 2 Helfer) sowie Kinder (1 Helfer oder 2 Laienhelfer): 30 Druckmassagen – 2 Atemstöße (30:2)
  - Kinder bis Pubertät (2 professionelle Helfer): 15 Druckmassagen – 2 Atemstöße (15:2)
  - Neugeborene: 3 Druckmassagen – 1 Atemstoß (3:1)
  - Bei kleineren Kindern bei Thoraxkompressionen evtl. nur mit einem Arm drücken
  - Bei Säuglingen Thoraxkompression nur mit 2 gestreckten Fingern. Alternativ: Umfassen des ganzen Brustkorbs mit beiden Händen und Druckmassage mit dem auf das Brustbein gesetzten Daumen

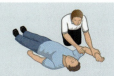

Den zugewandten Arm des Bewusstlosen rechtwinklig abspreizen. Den Arm so beugen, dass
die Handfläche nach oben zeigt.

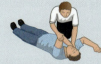

Den weiter entfernten Arm über die Brust des
Betroffenen heranholen. Arm beugen, Handrücken
an die Wange des Bewusstlosen legen.

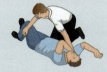

Mit einer Hand den Handrücken des Bewusstlosen
an der Wange fixieren. Mit der anderen Hand das
weiter entfernte Bein am Knie fassen, hochziehen
(Knie gebeugt, Fuß am Boden) und den Betroffenen zu sich herüberdrehen.

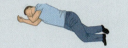

Hüfte und Knie des oben gelegenen Beins beugen.
Zum Freihalten der Atemwege den Kopf des
Betroffenen nackenwärts beugen, Position ggf.
mit der unter der Wange gelegenen Hand sichern.

Abb. 23.1 Stabile Seitenlage [L138]

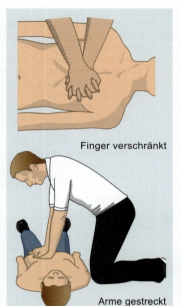

Finger verschränkt

Arme gestreckt

Abb. 23.2 Herzdruckmassage [L138]

- Nach 2 min Effektivität überprüfen (▶ Abb. 23.3):
  - Rhythmus am Monitor?
  - Falls Rhythmus organisiert erscheint: Kreislauf kurz kontrollieren (Puls-
    kontrolle), bei fehlendem Kreislauf (kein tastbarer Puls) Reanimation
    fortsetzen
- Helfer wechseln sich möglichst alle 2 min ab (vermeidet Erschöpfung)
- Bei tastbarem Puls oder vorhandenen Kreislaufzeichen (Bewegungen, Hus-
  ten, effektive Atmung) müssen Thoraxkompressionen unterbleiben!
- An mechanische Thoraxkompressionshilfen denken (z. B. AutoPulse®,
  LUCAS®).

Atemspende
- Falls nicht anders möglich: Mund-zu-Nase-Beatmung oder Mund-zu-Mund-
  Beatmung

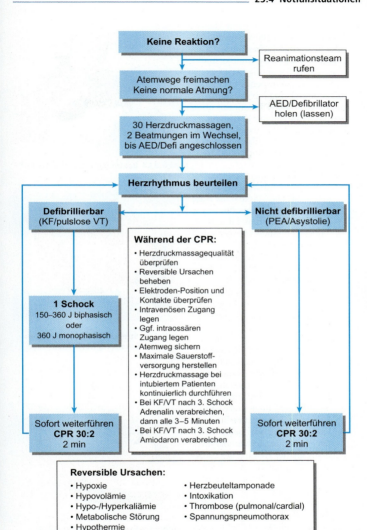

Abb. 23.3 Algorithmus für die professionelle Reanimation bei Erwachsenen [W961]
Copyright © German Resuscitation Council (GRC) und Austrian Resuscitation Council
(ARC) 2015

- Besser: Beutelbeatmung mit Maske (▶ Abb. 23.4) mit 100 % Sauerstoff oder über Endotrachealtubus, Larynxtubus oder Larynxmaske und maschinelle Beatmung (Arzt)
- Luft bei der Atemspende über eine Sekunde einblasen, Exspirationsphase vor erneuter Einatmung abwarten. Während der Beatmung den Kopf des Patienten überstreckt lassen (▶ Abb. 23.5), da es die Ausatmung erleichtert und einer Magenüberblähung vorbeugt

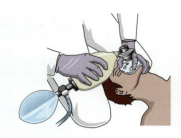

Abb. 23.4 Beatmung mit Ambu-Beutel® [L157]

- Bei Maskenbeatmung:
  - Individuelle Auswahl der Maskengröße. Die Maske muss Nase und Mund dicht umschließen, sie darf Mundöffnung und Nase jedoch keinesfalls verlegen oder zusammenquetschen
  - Fixation und „Hochziehen" des Unterkiefers mit dem 3.–5. Finger der linken Hand (bei Rechtshändern), Aufsetzen der Maske, „C-Griff" mit Zeigefinger und Daumen der linken Hand

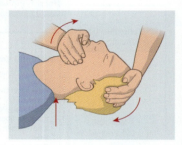

Abb. 23.5 Streckung des Kopfs nackenwärts zur Schaffung freier Atemwege [L138]

  - Rhythmisches Zusammenpressen und Sich-entfalten-Lassen des Beatmungsbeutels mit der rechten Hand. Nur so stark zusammenpressen, dass sich der Brustkorb hebt, um eine Überblähung der Lunge sowie eine Hyperventilation zu verhindern
  - Bei Ermüdung oder bei ineffektiver Beatmung (erkennbar an mangelhafter Hebung des Brustkorbs oder hörbarem Leck am Maskenrand) kann der sog. Esmarch-Handgriff durch eine zweite Person angewendet werden (Unterkiefer wird durch diesen Griff weit nach vorne geschoben, ▶ Abb. 23.6); diese Person hält dann gleichzeitig die

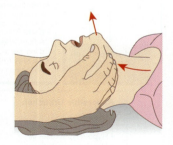

Abb. 23.6 Esmarch-Handgriff [L234]

Maske über Mund und Nase des Patienten. Der erste Helfer hat nun beide Hände zur Bedienung des Atembeutels frei. Ggf. Guedel-Tubus verwenden.

Defibrillation
- EKG-Rhythmusanalyse, sobald Defibrillator am Patienten ist (automatisch via AED oder manuell durch Arzt). Vorgehen:

- Entweder selbstklebende Elektroden verwenden oder Elektroden (Paddles) mit Elektrodengel bestreichen (erhöht die Leitfähigkeit, verhindert Verbrennungen)
- Rhythmus über Elektroden feststellen. Durch Defibrillation behandelbare Rhythmen sind: Kammerflimmern (KF, auch: ventrikuläres Flimmern = VF) oder pulslose ventrikuläre Tachykardie (= pVT)
- Bei automatisierten externen Defibrillatoren (AED) werden nur selbstklebende Paddles verwendet; diese wie auf der Verpackung angegeben auf dem Patienten anbringen. Danach das Gerät einschalten. Je nach Gerät entweder Analysetaste betätigen oder die Analyse beginnt automatisch. Danach den Sprachanweisungen des AED folgen

- Vor Defibrillation: sonstige Reanimationsmaßnahmen unterbrechen; alle Helfer entfernen sich vom Patienten
- Bei defibrillierbarem Rhythmus (KF/VF oder pVT) Defi aufladen, Energiemenge wählen:
  - Erwachsene: mind. 150 J biphasisch oder 360 J monophasisch
  - Kinder: biphasisch oder monophasisch jeweils 4 J pro kg KG
- Nach Defibrillation sofort 2 min weiter reanimieren (auch wenn regelmäßige Herzaktion auf Monitor sichtbar!). Ausnahme: Patient zeigt Lebenszeichen (dann abbrechen)
- Wenn möglich Gefäßzugang (i. v. oder i. o.) etablieren. Reanimation darf dazu nicht unterbrochen werden!
- Nach 2 min Reanimation: EKG-Rhythmus analysieren. Nur falls organisierter Rhythmus am Monitor sichtbar: zusätzlich Pulskontrolle.
  - Falls Patient pulslos mit weiterhin defibrillationsfähigem Rhythmus (KF/VF oder pVT): erneut defibrillieren: mind. 150 J biphasisch oder 360 J monophasisch. Danach sofort wieder mit Reanimation fortfahren
  - Wenn Puls vorhanden: Thoraxkompressionen beenden und intensivmedizinische Weiterversorgung
- Falls möglich Atemwegssicherung durch Larynxtubus (endotracheale Intubation nur durch erfahrene und geübte Helfer)
- Nach weiteren 2 min Reanimation: erneut EKG-Rhythmus analysieren. Nur falls organisierter Rhythmus am Monitor sichtbar: zusätzlich Pulskontrolle.
  - Falls Patient pulslos mit weiterhin defibrillationsfähigem Rhythmus (KF/VF oder pVT): 3. Defibrillation: mind. 150 J biphasisch oder 360 J monophasisch
  - Gabe von 1 mg Adrenalin und 300 mg Amiodaron i. v. oder i. o. (▶Tab. 23.4)
  - Währenddessen mit Reanimation fortfahren. Nach weiteren 2 Minuten erneute Rhythmuskontrolle. Wenn VF/KF oder pVT fortbestehen: erneute Defibrillation. Danach Defibrillation nach jeweils 2 min Reanimation (falls VF/KF oder pVT noch immer fortbestehen)
  - Erneute Adrenalingabe i. v. oder i. o. nach 3–5 min, entspricht 2 Zyklen
  - Sobald Puls vorhanden: Thoraxkompressionen beenden und intensivmedizinische Weiterversorgung.

23

⚡ **Vorsicht**

Defibrillation bei Schrittmacherpatienten
- Elektroden soweit wie möglich vom Schrittmacher entfernt anlegen
- Komplikation: Schaden im Schrittmacher. Verbrennung an der Elektrodenspitze oder in der Schrittmacherloge
- Dran denken, dass ein Schrittmacherausfall eine Ursache des Kreislaufstillstands sein kann

Drugs (Medikamente zur Reanimation)
Venösen Zugang legen, alternativ intraossär (Arzt). Auf ärztliche Anordnung:
- Adrenalin, z. B. Suprarenin® (1 mg i. v.). Indikation: Kreislaufstillstand. Gabe alle 3–5 min:
  - Bei Asystolie oder pulsloser elektrischer Aktivität (PEA): sobald Zugang liegt
  - Bei VF/pVT: nach 3 erfolglosen Defibrillationsversuchen
- Amiodaron: bei persistierendem VF oder pVT nach 3 erfolglosen Defibrillationsversuchen 300 mg Bolus i. v. Evtl. weitere 150 mg bei wiederauftretendem oder durch Defibrillation nicht behandelbarem VF. Danach ggf. Dauerbehandlung über Perfusor®
- Natriumbikarbonat 8,4 %: keine routinemäßige Anwendung bei der Reanimation, indiziert nur noch bei Hyperkaliämie oder Überdosis von trizyklischen Antidepressiva. Umstrittene Indikation bei Blindgabe, außer bei pH < 7,1 (falls BGA vorhanden)
- Atropin: kann bei langsamer PEA (Frequenz ≤ 60/min) oder Asystolie erwogen werden (3 mg i. v.)
- Ist der Kreislaufstillstand wahrscheinlich durch eine Lungenembolie ausgelöst, wird so schnell wie möglich mit der thrombolytischen Therapie (▶ Tab. 7.3, ▶ Kap. 9.5.5) begonnen.

Erfolgszeichen
- Tastbare Pulse (Karotis, Femoralis)
- Wiederkehr der Herzaktionen
- Wiederkehrende Pupillenreaktion
- Wiedereinsetzen der Spontanatmung, Husten, Schlucken
- Abnehmen der Zyanose.

Beachten
Die Wirksamkeit der Reanimation wird alle 2 min mittels EKG-Analyse überprüft. Im Fall einer geordneten elektrischen Aktivität wird nach Lebenszeichen gesucht. Bei Unsicherheit muss die Reanimation fortgesetzt werden.

Komplikationen bei der Reanimation
- Kieferverletzungen, Lippen- oder Zahnschaden
- Aufblasen des Magens, Erbrechen (Atemwege nicht freigemacht, Fehlintubation)
- Rippenfrakturen (ggf. falscher Druckpunkt oder zu starker Druck)
- Verbrennungen durch Defibrillation (zu wenig Gel)
- Beendigung oder Abbruch der Reanimation: ausschließlich auf ärztliche Anweisung!

Tipps und Tricks
- Wird ein Herzstillstand direkt beobachtet und zeigt der Rhythmus auf dem Monitor VF oder pVT, evtl. präkordialen Faustschlag versuchen
- Zeigt der Monitor eine Asystolie auf eventuelle p-Wellen achten – in diesem Fall kann ein externer Schrittmacher erfolgreich sein (bei Asystolie ohne P-Welle ist ein solches pacing erfolglos)
- Während der Reanimation immer an mögliche reversible Ursachen denken (▶ Abb. 23.3)

- Reanimationsleitung übernimmt der erfahrenste Helfer (Arzt oder Pflegende)! Intubation, medikamentöse Therapie, Venenkatheter (oder intraossärer Zugang) durch Arzt (sofern anwesend)
- „A und O" bei Reanimation: keine Hektik, gezieltes, schnelles Arbeiten
- Alle nicht an der Reanimation Beteiligten aus dem Zimmer schicken
- Nach erfolgreicher Reanimation Verlegung auf Intensivstation, therapeutische Hypothermie erwägen.

Maßnahmen, wenn nicht reanimiert werden muss

Bei normaler Atmung oder bei Tastbarkeit eines Pulses muss zunächst nicht reanimiert, d. h. mit Thoraxkompressionen begonnen werden.

- Patienten mit erhaltenem Bewusstsein und ausreichender Atmung je nach zugrunde liegender Erkrankung positionieren, z. B. Schocklage (▶ Kap. 23.4.2)
- Bewusstlose Patienten mit ausreichender Atmung in stabile Seitenlage bringen (▶ Abb. 23.1)
- Bei jedem bewusstseinsgestörtem Patienten BZ kontrollieren
- Bei Atemnot und vorhandener Sauerstoffquelle O_2-Gabe vorbereiten (Nasensonde, Maske) und selbstständig durchführen (z. B. 4 l/min mit 100 % Sauerstoff)
- Regelmäßig Vitalparameter überprüfen: RR, Puls, Sauerstoffsättigung und Bewusstseinslage (mindestens alle 3 min, bis Hilfe kommt)
- Patienten möglichst nicht allein lassen, beruhigend und sicher auftreten
- Evtl. für den Notfall verordnete Medikamente verabreichen, z. B. Nitro-Spray
- Notfallkoffer und Medikamente des Patienten bereitstellen
- Verlauf, Maßnahmen und Notfallanamnese dokumentieren (z. B. Herzalarm-Protokoll).

23

23.4.2 Schock

Definition
Schock: Akutes, lebensbedrohliches Kreislaufversagen mit Störung der Mikrozirkulation, kritischer Verminderung der Organdurchblutung und Schädigung der Zellfunktion durch mangelnde Sauerstoffversorgung.

Schockformen
- **Kardiogen:** durch Herzinfarkt, Herzbeuteltamponade, Arrhythmien, Myokarditis, primäre Herzinsuffizienz, Lungenarterienembolie
- **Hypovolämisch:** durch Blutverluste, Plasma- bzw. Flüssigkeitsverluste (Verbrennungen, Durchfall, Erbrechen, Fistel) oder Flüssigkeitsverschiebungen (Peritonitis, Pankreatitis, Ileus)
- **Vasodilatatorisch:** durch allergische Reaktion, durch Sepsis, durch Intoxikation.

Symptome
- Veränderte Bewusstseinslage (Somnolenz, Koma), Unruhe, Angst, Apathie
- Tachykardie (Herzfrequenz > 100/min); Hypotonie
- Feucht-kalte, blassgraue Extremitäten (bei septischem Schock Haut anfangs warm)
- Zyanose (Vorsicht bei CO-Vergiftung trügt rosarote Haut!)

- Gesteigerte Atmung bzw. Hyperventilation bei Sepsis und bei metabolischer Azidose
- Oligurie (< 25 ml/h).

Diagnostik
- EKG schreiben (Herzrhythmusstörung, Ausschluss eines Herzinfarkts)
- Blutentnahme: BB, Gerinnung, Blutgruppe und Kreuzblut, Kreatinin, Elektrolyte, BZ, CK, GOT, LDH, HBDH, Lipase, BGA, Laktat, ggf. Alkohol; evtl.:
  - Zusätzliche Röhrchen für toxikologische Untersuchungen sicherstellen
  - Blutkultur anlegen
- Rö-Thorax (Lungenödem? Pneumothorax? Hämatothorax? Erguss?)
- Rö-Abdomen (freie Luft durch Perforation eines Hohlorgans? Ileus?)
- Sonografie.

Therapie
- Bei unzureichender Atmung oder Kreislaufstillstand Notruf absetzen und kardiopulmonale Reanimation (▶ Kap. 23.4.1)
- Beseitigung der Schockursache (z. B. Blutstillung, Transfusion)
- Patienten positionieren:
  - Beine erhöht (nicht bei kardialer Insuffizienz und nicht mehr als 45°, sonst Beeinträchtigung der Lungenfunktion)
  - Bei kardiogenem Schock Oberkörper erhöht (30–45 °C) und Beintieflage
  - Bei Blutungen an Kopf, Lunge, oberem Gastrointestinaltrakt: Oberkörper erhöht
  - Bei Atemnot oder Schmerzen im Bauchraum Positionierung nach Wunsch, z. B. halbsitzende Positionierung bei Atemnot
- Sauerstoffsonde (2–4 l/min), ggf. Intubation und (NIV-)Beatmung vorbereiten
- Großlumiger, peripher-venöser Zugang zur Volumensubstitution bei hypovolämischem oder vasodilatatorischem Schock
- Zentralvenöser Zugang für Katecholamintherapie
- Elektrolytstörungen und Azidose korrigieren.

Pflege
- Bewusstseinszustand feststellen (▶ Kap. 2.10.1), Aussehen überprüfen (Blässe, Zyanose)
- RR, Puls und Sauerstoffsättigung messen, EKG-Monitoring
- Atemfrequenz und Körpertemperatur prüfen
- Urinausscheidung messen, bilanzieren
- ZVD messen; ggf. Infusionen und Transfusionen vorbereiten
- Patienten beruhigen, für Ruhe sorgen
- Dokumentation.

Spezielle Schockformen
Hypoglykämischer Schock ▶ Kap. 12.6.7

Anaphylaktischer Schock

> **Definition**
> **Anaphylaktischer Schock:** Akute, allergische Reaktion auf Medikamente (z. B. auf Antibiotika, Lokalanästhetika, Metamizol, Aspirin, Dextran, Gelatineprä-

parate), Fremdeiweiße (z. B. Gefrierplasma), Röntgenkontrastmittel, Jod, Insekten- und Schlangengifte.

Symptome
- Sekunden oder Minuten nach Zufuhr des Allergens: Unruhe, Juckreiz, Niesen, Hautrötung, Hautquaddeln, Schwindel, Angst
- Dann individuell unterschiedlich:
  - Schüttelfrost, Fieber
  - Übelkeit, Erbrechen, Durchfall
  - Dyspnoe mit Bronchospasmus, Larynxödem
  - Blutdruckabfall, Tachykardie, evtl. Herz-Kreislauf-Stillstand
  - Evtl. Krampfanfälle, Bewusstlosigkeit.

Therapie
- Allergenzufuhr sofort stoppen (Infusion, Transfusion, Injektion); i. v.-Zugang aber belassen
- Großlumigen, venösen Zugang schaffen (falls nicht vorhanden)
- Volumenersatztherapie, evtl. mit Druckinfusionen
- Adrenalingabe: 0,5 mg i. m. (bei Erwachsenen) oder 0,1–1 mg i. v. fraktioniert (für den Erfahrenen vorbehalten) nach ärztlicher Anordnung
- Gabe ggf. nach 10 min wiederholen
- Glukokortikoide, z. B. Prednisolon® 100–250 mg i. v.
- Antihistaminikagabe, z. B. Tavegil® 2–4 mg i. v.
- Bei Bronchospastik Inhalation von Salbutamol (z. B. Ventolin®) bzw. Terbutalin (z. B. Bricanyl®) s. c.
- Bei Larynxödem evtl. Inhalation von Adrenalin ggf. Intubation oder Notfall-Koniotomie
- Ggf. Reanimation (▶ Kap. 23.4.1).

Pflege
- Pflegerisches Handeln wie bei der Reanimation (▶ Kap. 23.4.1)
- Infusionen, Medikamentengabe, ggf. Intubation vorbereiten
- EKG schreiben (Herzrhythmusstörung, ▶ Kap. 3.7.3)
- Körpertemperatur regulieren (Fieber, Schüttelfrost), z. B. durch Wadenwickel
- Atmung kontrollieren (Dyspnoe mit Bronchospasmus?)
- RR, Sauerstoffsättigung und Puls in kurzen Abständen (5 min) messen
- Dokumentieren.

Septischer Schock
Häufige Ausgangspunkte: Harnwegs- oder Gallenwegsinfektionen, Peritonitis, Pneumonie, Katheterinfektionen, Tracheostoma. Risikofaktoren: Diabetes mellitus, große Operationen, Verbrennungen (▶ Kap. 23.4.5), Kachexie, Agranulozytose, Leukämie, Immunsuppression, Malignome, Behandlung mit Glukokortikoiden, Zytostatika.

Symptome
- Hohes Fieber, Schüttelfrost, Bewusstseinseintrübung
- Evtl. Hyperventilation
- Hypotonie, Tachykardie
- Thrombozytopenie, Verbrauchskoagulopathie
- Anfangs warme, gut durchblutete Haut, später zyanotische, kalte Haut
- Evtl. Hautblutungen (punktförmig oder flächig).

23

Therapie
- Antimikrobielle Chemotherapie (falls Zeit vor Antibiosestart es erlaubt: Blutkultur, Urinprobe, Sputum, endotracheales Sekret, Drainagenflüssigkeit etc. zur mikrobiologischen Untersuchung abnehmen)
- Großzügige Volumenersatztherapie
- Sauerstoffzufuhr und kardiovaskuläre Unterstützung durch Gabe von Vasopressoren/Katecholaminen
- Sanierung des Infektionsherdes als kausale Therapie (Fokussanierung!)
- Evtl. Gabe von Heparin (Verbrauchskoagulopathie).

Pflege
- Absolute Bettruhe
- Bei bestehender Agranulozytose Umkehrisolation
- Bewusstsein nach Checkliste kontrollieren
- Flüssigkeitsbilanzierung
- Evtl. parenterale Ernährung (3.000–4.000 kcal tgl.)
- Patienten intensiv beobachten und überwachen.

23.4.3 Koma

Definition
Koma: Zustand tiefster Bewusstlosigkeit, aus dem der Patient durch äußere Reize nicht mehr zu wecken ist, z. B. bei zerebralem Insult, Meningitis, Hirnblutung, Subarachnoidal- oder Hirnmassenblutung, Hirntumoren, Coma diabeticum, Coma hepaticum, Coma uraemicum.

Stadien des Komas
1. Bewusstseinsverlust mit gezielten Abwehrreaktionen auf Schmerzreize
2. Bewusstseinsverlust mit ungezielten Abwehrreaktionen auf Schmerzreize
3. Bewusstseinsverlust ohne Schmerzreaktion, Reflexe noch vorhanden
4. Erlöschen der Reflexe, Spontanatmung erhalten
5. Keine Reflexe, keine Spontanatmung.

Symptome
- Haut: Zyanose; Exsikkosezeichen; Schwitzen (z. B. Hypoglykämie); Ikterus; Petechien (z. B. Coma hepaticum); graubräunliche Hautfarbe (Coma uraemicum); Gesichtsrötung (z. B. Hypertonie, Coma diabeticum, Sepsis); Blässe (z. B. Schock, Hypoglykämie)
- Foetor ex ore: Alkohol, Azeton, Harn, Leber, Knoblauch (Alkylphosphate)
- Atmung:
  - Hypoventilation (z. B. bei Intoxikation mit zentral dämpfenden Pharmaka)
  - Hyperventilation (▶ Kap. 2.4.1)
  - Kussmaul-Atmung; Cheyne-Stokes-Atmung (▶ Kap. 2.4.1)
- Neurologisch:
  - Halbseitenlähmung, pos. Babinski-Reflex (bei umschriebener Hirnschädigung)
  - Tonuserhöhung (z. B. bei Hirnstammläsion)
  - Tonuserschlaffung (z. B. bei Vergiftung durch Barbiturate, Tranquilizer)
  - Muskelfibrillieren (z. B. bei Alkylphosphatvergiftung)
  - Miosis, Mydriasis, Anisokorie.

Diagnostik
- Fremdanamnese
- Kontrolle von Atmung, Puls, Sauerstoffsättigung, RR, Temperatur, BZ, evtl. ZVD messen
- Blutentnahme: BB, Elektrolyte, Transaminasen, Krea, Urea, Kalzium, Eiweiß, BGA, Bilirubin, γ-Globulin, Laktat (Suche nach der Grunderkrankung) oder Verdachtsdiagnose
- Neurologische Untersuchung
- EKG, EEG, Rö-Abdomen, Rö-Thorax, Schädel-CT
- Evtl. mikrobiologische, toxikologische Untersuchungen.

Therapie
- Ggf. auf Intensivstation verlegen
- Ggf. zentralvenösen Zugang schaffen (Arzt)
- Monitorüberwachung
- Azidosekorrektur
- Volumensubstitution, Elektrolytausgleich; ggf. Beatmung
- Bei Aspirationsgefahr endotracheale Intubation
- Korrektur einer Hyper- oder Hypoglykämie
- Therapie der Grundkrankheit, z. B. Hämodialyse, Insulindauerinfusion.

Pflege
- Atmung, Puls, Sauerstoffsättigung, RR, Temperatur, BZ regelmäßig überwachen
- Genaue Flüssigkeitsbilanz (▶ Kap. 2.7.3)
- Infusionen vorbereiten und ggf. anlegen (▶ Kap. 3.3)
- Ggf. sorgfältige Pflege der Magenverweilsonde (▶ Kap. 3.6.3)
- Alle Prophylaxen (Pneumonie-, Dekubitusprophylaxe etc.) durchführen
- Ruhe und Zeit im Umgang mit dem Patienten; mit dem Patienten sprechen.

23

23.4.4 Intoxikationen

Symptome
- Bewusstsein, Psyche:
  - Somnolenz bis zum Koma (▶ Kap. 23.4.3)
  - Halluzinationen, Euphorie (z. B. Opiatvergiftung)
  - Erregung; u. U. psychotische Zustandsbilder
- Neurologische Befunde:
  - Gesteigerte Schmerzreaktion (z. B. bei Barbituratvergiftung), Krämpfe
  - Paresen, Doppelbilder (z. B. bei Botulismus)
  - Pupillen reaktionslos, Nystagmus
- Niere: Polyurie, Oligurie, Hämaturie, akutes Nierenversagen
- Herz-Kreislauf:
  - Tachykardie oder Bradykardie
  - Hyper- oder Hypotonus
  - Herz-Kreislauf-Stillstand
- Atmung:
  - Atemdepression, Hyperventilation, Behinderung der Atmung, z. B. durch Hypersekretion oder Glottisödem
  - Lungenödem (z. B. bei Säuren-, Laugenvergiftung), Zyanose, Atemstillstand

- Magen-Darm-Trakt, Stoffwechsel:
  - Mundtrockenheit (z. B. bei Vergiftungen durch Neuroleptika, Antidepressiva), Erbrechen, Durchfälle, Blutungen
  - Hypoglykämie, Azidose
- Haut: Zyanose, Rötung, Blässe; Blasenbildung bei Barbituratvergiftung
- Andere:
  - Injektionsnarben, Hauttemperatur (heiß/kalt)
  - Periphere Gefäßerweiterung, Wärmeabgabe ↑ (z. B. bei Alkoholvergiftung).

Diagnostik
- Anamnese ggf. durch Dritte: z. B. Angehörige, Rettungsdienst
- Andere Hinweise, z. B. Medikamentenreste, Rückstände in Trinkgefäßen, Erbrochenes, Atemgeruch beachten
- Blutentnahme: BB, Gerinnung, Blutgruppe, Kreatinin, Elektrolyte, BZ, CK, GOT, LDH, HBDH, Lipase, BGA, ggf. Alkoholspiegel (▶ Kap. 3.7.1)
- Toxikologie: Serum, Mageninhalt, Urin, Sputum auf Giftstoffe untersuchen lassen (▶ Kap. 3.7.1)
- EKG schreiben (viele Noxen verursachen Herzrhythmusstörungen, ▶ Kap. 3.7.3)
- Atmung, Puls, Sauerstoffsättigung, RR, Temperatur, BZ messen und kontrollieren
- Neurologische Untersuchung (▶ Kap. 20.1)
- Rö-Thorax (Lungenödem?) (▶ Kap. 3.7.4)
- Schädel-Notfall-CT (Hirnödem ▶ Kap. 3.7.4).

Therapie
- Vitalfunktionen sichern (Schockbehandlung, evtl. Intubation, Beatmung)
- Resorptionsverringerung bzw. Giftentfernung – wegen nicht nachgewiesener Wirksamkeit nur noch eingeschränkte Indikationen (Rückfragen an Giftnotrufzentrale siehe unten):
  - Magenspülung: nur bei potenziell lebensbedrohlichen oralen Vergiftungen innerhalb der ersten Stunde nach Aufnahme des Gifts. Bei nicht lebensbedrohlichen Vergiftungen soll keine Magenspülung erfolgen
  - Induziertes Erbrechen durch die Gabe von Ipecacuanha-Sirup: allenfalls bei Aufnahme einer „potenziell toxischen Dosis" innerhalb der letzten 60 Minuten. Kontraindiziert bei Bewusstlosigkeit, Somnolenz, Vergiftungen mit Laugen, Säuren, Schaumbildnern und Pflanzenschutzmitteln
  - Auslösung des Erbrechens durch Apomorphin, Kochsalzlösungen oder mechanische Reize der Rachenhinterwand ist heute nicht mehr gebräuchlich
- Entgiftung durch forcierte Diurese, Hämoperfusion oder Hämodialyse
- Antidottherapie, z. B. Digitalis-Antidot
- Ggf. temporärer Schrittmacher, z. B. bei Bradykardie durch Digitalisüberdosierung.

Pflege
- Zugang und Infusion (Vollelektrolytlösung) vorbereiten
- Monitoring (EKG-Monitor, Sauerstoffsättigung, Blutdruck) anlegen
- Bewusstsein, Atmung, Puls, RR engmaschig kontrollieren
- Körpertemperatur kontrollieren
- Wachsam sein für jegliche klinische Veränderungen des Patienten (z. B. plötzliche Übelkeit, Erbrechen, Bewusstseinsverlust, Krampfanfall), ggf. rasch Arzt wieder hinzuziehen.

❗ Tipps und Tricks
- Bei Magen- und Ösophagusperforation ist eine Magenspülung kontraindiziert!
- Alkylphosphate (dazu gehören viele Insektizide und Pestizide wie Parathion, E 605®) werden gut über die Haut resorbiert → bei entsprechendem Vergiftungsverdacht (starke Schleimsekretion der Atemwege, Knoblauchgeruch) an Selbstschutz denken (Handschuhe, keine Mund-zu-Mund-Beatmung!).

● Notrufnummern von Giftinformationszentralen

Berlin	030/1 92 40
Bonn	0228/1 92 40
Erfurt	0361/73 07 30
Freiburg	0761/1 92 40
Göttingen	0551/1 92 40
Homburg (Saar)	06841/1 92 40
Mainz	06131/1 92 40
München	089/1 92 40
Wien	(0043)1/406 43 43
Zürich	(0041)44/2 51 51 51

23

23.4.5 Verbrennungen

Einteilung ▶ Tab. 23.5

Tab. 23.5 Verbrennungsgrade	
Grad 1	Schädigung der Oberhaut, trocken und schmerzhaft geschwollen, Hautrötung
Grad 2a Grad 2b	Blasenbildung, Verbrennung bis zum Korium, schmerzhafte Schwellung, Blässe, gestörte Hautdurchblutung (2a heilt ohne Narbenbildung, 2b mit Narbenbildung)
Grad 3	Zerstörung aller Hautschichten und Hautanhangsgebilde, Haut ist grau-fleckig bis weiß oder schwarz (Totalnekrose), Schmerzempfinden ist aufgehoben
Grad 4	Unter der Haut liegende Strukturen (Sehnen, Muskeln und Knochen) sind mitbetroffen

Komplikationen
- Verbrennungsschock durch Flüssigkeitsverlust und Toxinfreisetzung, septischer Schock (▶ Kap. 23.4.2)
- Akutes Nierenversagen
- Reflektorischer Ileus; evtl. Stressulkus

- Rauchgasvergiftung, akutes Lungenversagen
- Herzrhythmusstörungen durch Freisetzung von intrazellulärem Kalium.

Diagnostik
- Blutentnahmen: BB, Blutgruppe, Eiweiß, Elektrolyte, Kreatinin, Harnstoff, GOT, GPT
- Wundabstriche
- Verbrennungsbogen erstellen, Schweregrad (▶ Tab. 23.5), Ausdehnung („Neuner-Regel nach Wallace")
- RR, Puls, Sauerstoffsättigung, ZVD, Temperatur, EKG, Gewicht.

Therapie/Sofortmaßnahmen
- Schmerzbekämpfung mit kaltem, aber nicht eiskaltem Wasser (10–20 °C) maximal für 10 min (Gefahr der Unterkühlung!)
- Großlumiger, venöser Zugang
- Sauerstoffgabe, ggf. Intubation und Beatmung
- Analgesie, z. B. mit Morphium 2,5–10 mg i. v.
- Evtl. Sedativa zur Beruhigung
- Volumentherapie: z. B. 3–4 ml Vollelektrolyt Lsg. × kg KG × % verbrannter Körperfläche pro Tag (Beispiel: 4 ml × 70 kg KG × 45 % Fläche = 12.600 ml/24 h), sog. Baxter-Regel
- Sterile Wundabdeckung mit Metallinefolien
- Blasendauerkatheter zur stdl. Urinbilanzierung
- Tetanusprophylaxe
- Lokale chirurgische Maßnahmen (Hautabdeckungen).

> **Beobachten**
> - Patient auf Schmerzen beobachten
> - Regelmäßig RR, Sauerstoffsättigung, Puls, ZVD, Temperatur, Gewicht kontrollieren, EKG
> - Genaue Flüssigkeitsbilanz.

Pflege
- Striktes aseptisches/steriles Arbeiten (▶ Kap. 17.1)
- Infusionen vorbereiten und anlegen (▶ Kap. 3.3)
- Umkehrisolation überwachen und einhalten
- Patienten beruhigen, Zeit nehmen
- Auf Ängste eingehen, ggf. psychologische Hilfe anfordern.

Literatur
Brokmann J, Rossaint R (Hrsg.). Repetitorium Notfallmedizin. 2. A. Heidelberg: Springer, 2010.
Lutomsky B, Flake F (Hrsg.). Leitfaden Rettungsdienst. 5. A. München: Elsevier, 2016.

Websites
Deutscher Rat für Wiederbelebung: www.grc-org.de
Giftnotrufzentralen: https://www.kindergesundheit-info.de/themen/sicher-aufwachsen/notfall-infos/giftinformationszentralen-giftnotruf/ (letzter Zugriff 13.2.2019)
Informationszentrale gegen Vergiftungen www.meb.uni-bonn.de/giftzentrale/jahresbericht99-Dateien/typo3/index.php?id=279 (letzter Zugriff 5.2.2019)

23

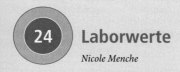

24 Laborwerte

Nicole Menche

- Sortierprinzip: alphabetisch (griechische Buchstaben und Ziffern ignorierend)
- Berücksichtigt werden auch Werte, die einen 24-h-Sammelurin erfordern
- Material: Angaben zu Probemenge und -transport. Bei Sammelurin immer 24-h-Menge messen, dokumentieren und mitteilen
- Angabe der Enzymwerte für Messtemperatur 37 °C.

ALAT (Alaninaminotransferase) → ALT

Albumin	
Normwert	Serum 60,6–68,6 % des Serumeiweißes bzw. 35–50 g/l. Liquor < 0,7 % des Serumalbumins. Sammelurin < 30 mg/24 h
Funktion	Mengenmäßig bedeutendstes Bluteiweiß (Bindungs-, Transportprotein), erzeugt 80 % des kolloidosmotischen Drucks im Blut
(Serum) ↓	Hypoproteinämie (→ Gesamteiweiß)
(Serum) ↑	Hyperproteinämie (→ Gesamteiweiß)
Material	1 ml Serum/Heparinplasma, 1 ml Liquor oder 10 ml Sammelurin

Alkalische Phosphatase (AP)	
Normwert	♀ < 105 U/l, ♂ < 130 U/l. Im Wachstumsalter bis 370 U/l
Funktion	Enzym für Reaktionen mit organischen Phosphaten
↑	Leber- und Gallenwegserkrankungen, v. a. solche mit Cholestase (z. B. Hepatitis, Verschlussikterus). Knochenerkrankungen, z. B. M. Paget, Osteomalazie, Akromegalie, Frakturen
Material	1 ml Serum/Heparinplasma

ALT (ALAT, Alaninaminotransferase, früher GPT, Glutamat-Pyruvat-Transaminase)	
Normwert	♀ < 35 U/l, ♂ < 45 U/l
Funktion	Enzym im Aminosäurestoffwechsel
↑	Lebererkrankungen (z. B. Hepatitis, toxische Leberschäden, Verschlussikterus, Leberzirrhose)
Material	1 ml Serum/Plasma

α-Amylase (Alpha-Amylase)	
Normwert	Methodenabhängig, meist **Gesamt-α-Amylase** < 107 U/l, **Pankreas-α-Amylase** < 53 U/l
Funktion	Stärke spaltendes Enzym aus Mund- und Bauchspeicheldrüse
↑	Akute Pankreatitis oder Schub einer chronischen Pankreatitis, Pankreasbeteiligung bei anderen abdominalen Erkrankungen (z. B. akutes Abdomen), nach ERCP. Speicheldrüsenerkrankungen (nur Gesamt-α-Amylase)
Material	1 ml Serum/Heparinplasma

24

Antithrombin (AT)	
Normwert	70–120 % (0,14–0,39 g/l)
Funktion	Natürliche gerinnungshemmende Substanz
↓ (erhöhtes Thromboserisiko)	Familiärer AT-III-Mangel, Lebererkrankungen, nephrotisches Syndrom, Sepsis, nach großer OP oder Trauma
Material	1 ml Zitratplasma

AP → Alkalische Phosphatase

AST (ASAT, Aspartataminotransferase, früher GOT, Glutamat-Oxalazetat-Transaminase)	
Normwert	♀ < 31 U/l, ♂ < 35 U/l
Funktion	Enzym im Aminosäurestoffwechsel
↑	Lebererkrankungen, v. a. mit Leberzellnekrosen (z. B. Hepatitis, Leberzirrhose, Verschlussikterus, toxische Leberschäden). Herzinfarkt. Skelettmuskelschädigungen
Material	1 ml Serum/Plasma

AT → Antithrombin

Basophile Granulozyten	
Normwert	< 0,05/nl entsprechend 0–1 % der Leukos
Funktion	Leukozytenuntergruppe, die bei Bedarf die Blutbahn verlässt und sich im Gewebe ansiedelt; beteiligt u. a. an der Parasitenabwehr und der allergischen Typ-I-Reaktion
↑	Allergien, bestimmte Infektionen (z. B. parasitäre), einige Bluterkrankungen (myeloische Leukämie, myeloproliferative Syndrome), Schwangerschaft, Hypothyreose, nach Milzentfernung
Material	2 ml EDTA-Blut

Bilirubin	
Normwerte	**Gesamt-Bilirubin:** < 1,1 mg/dl (18,8 µmol/l) **Direktes Bilirubin:** < 0,3 mg/dl (5,1 µmol/l) **Indirektes Bilirubin** (= Gesamt-Bilirubin – direktes Bilirubin): < 0,8 mg/dl (13,7 µmol/l)
Funktion	**Indirektes** *(unkonjugiertes)* **Bilirubin:** wasserunlösliches Abbauprodukt des Hämoglobins, im Blut an Albumin gebunden (bevor es in der Leber konjugiert wird) **Direktes** *(konjugiertes)* **Bilirubin:** durch Umwandlung (Konjugation) in der Leber wasserlösliches Abbauprodukt des Hämoglobins, wird sodann mit der Galle in den Darm ausgeschieden Ikterus sichtbar, wenn Gesamt-Bilirubin > 2 mg/dl (34 µmol/l). Bilirubin im Urin ist immer direktes Bilirubin

Bilirubin	
↑	**Prähepatischer Ikterus:** hämolytische Anämie, bestimmte Infektionen, Hämatomresorption **Intrahepatischer Ikterus:** Leberschäden (z. B. Virushepatitis, toxisch, Lebertumoren, Leberzirrhose), erbliche Störungen des Bilirubinstoffwechsels **Posthepatischer Ikterus:** Gallenwegsverschluss (Verschlussikterus)
Material	1 ml Serum/Plasma (EDTA-, Heparin-)

Blutgasanalyse (BGA)	
Norm-werte	**pH:** 7,37–7,45 **p_aO_2:** altersabhängig > 70 mmHg (9,5 kPa) **Sauerstoffsättigung:** 95–98,5 % **p_aCO_2:** 32–46 mmHg (4,3–6,1 kPa) **Standardbikarbonat** *(HCO_3^-):* 21–26 mmol/l **BE** *(Base excess, Basenüberschuss):* –2 bis +3 mmol/l
Diagn. Funktion	Erkennung von Störungen der Lungen-, Nieren- und/oder Stoffwechselleistungen. Kontrolle bei maschinell beatmeten Patienten
Material	1–2 ml arterielles Blut, aufgezogen in zuvor mit Heparin benetzter Spritze oder speziellem Entnahmeröhrchen, ggf. auch arterialisiertes Kapillarblut (Kapillare vollständig und „blasenfrei" füllen, beidseits verschließen). Analyse sofort, bei Kühlung innerhalb einer Stunde

Blutkörpersenkungsgeschwindigkeit (BSG, BKS, BSR)	
Normwert	Unter 50 Jahre: ♀ < 20 mm/1. h, ♂ < 15 mm/1. h Über 50 Jahre: ♀ < 30 mm/1. h, ♂ < 20 mm/1. h
Diagn. Funktion	Messung der Sedimentationsgeschwindigkeit von Erythrozyten zum Screening auf (systemische) Entzündungen
↓	Polyglobulie, Polyzythämie
↑	Infektionen (v. a. bakterielle), chronisch-entzündliche (z. B. rheumatische) Erkrankungen, Schock, Nekrosen, postoperativ, Anämie, (metastasierende) Tumoren, nephrotisches Syndrom, Schwangerschaft. Besonders stark erhöht beim Plasmozytom (Sturzsenkung)
Material	2 ml Zitratblut (0,4 ml Zitrat + 1,6 ml Blut)

BZ → Glukose

CDT (Carbohydrate-deficient Transferrin)	
Normwert	Methodenabhängig, z. B. < 2,7 % des Gesamt-Transferrins
Diagn. Funktion	Transferrinformen mit weniger Kohlenhydraten als normal, bei (ausgeprägter und länger dauernder) Alkoholzufuhr verstärkt gebildet
↑	Alkoholabusus (mindestens 50–80 g Alkohol über mind. 1–2 Wochen). Eher selten andere Lebererkrankungen, genetische Varianten
Material	1 ml Serum

24

Chlorid (Cl⁻)	
Normwert	Serum 95–105 mmol/l; Urin abhängig von Serumelektrolyten und Säure-Basen-Haushalt
Funktion	Mengenelement, häufigstes Anion im Extrazellulärraum; entscheidend für die Wasserbilanz zwischen den Zellen. Veränderungen meist gleichsinnig mit Natrium
↓	Im Wesentlichen → Hyponatriämie
↑	Im Wesentlichen → Hypernatriämie
Material	1 ml Serum/Heparinplasma oder 5 ml Sammelurin

Cholesterin	
Normwert	Normgrenze strittig, meist < 200 mg/dl (5,2 mmol/l)
Funktion	Eines der Hauptblutfette, unterteilt in HDL- und LDL-Cholesterin
↑	Primäre Fettstoffwechselstörungen, sekundäre Fettstoffwechselstörungen, z. B. bei schlecht eingestelltem Diabetes mellitus, Hypothyreose, nephrotischem Syndrom
Material	1 ml Serum/Plasma

CK → Kreatinphosphokinase

C-reaktives Protein (CRP)	
Normwert	**CRP** in der Entzündungsdiagnostik: < 5 mg/l **hs-CRP** (*high-sensitivity CRP*, gemessen mit besonders empfindlichen Verfahren) zur Einschätzung des kardiovaskulären Risikos: < 1 mg/l geringes, > 3 mg/l hohes Risiko
Funktion	Akute-Phase-Protein
↑	Infektionen (bakterielle mehr als virale, ein normaler CRP-Wert schließt eine systemische, bakterielle Infektion praktisch aus), nichtinfektiöse Entzündungen (z. B. rheumatische Erkrankungen, chronisch-entzündliche Darmerkrankungen), Tumoren, Gewebenekrosen. Bei der Arteriosklerose und durch sie bedingte Herz-Kreislauf-Erkrankungen spielt eine geringe, lokale Gefäßentzündung (*low grade inflammation*) eine Rolle, daher kann hs-CRP als Risikoindikator genutzt werden (falls keine entzündliche Erkrankung vorliegt!)
Material	1 ml Serum/Plasma

Cystatin C	
Normwert	Methodenabhängig, z. B. < 1,2 mg/l
Funktion	Eiweiß, das im Körper in relativ konstanter Menge produziert und über die Nieren ausgeschieden wird
↑	Chronische Niereninsuffizienz, akutes Nierenversagen. Empfindlicher als Kreatinin
Material	1 ml Serum/Plasma (EDTA-, Heparin-)

24

D-Dimere

Normwert	< 0,5 mg/l
Funktion	Entstehen bei Spaltung von Fibrin durch Plasmin
↑	Verbrauchskoagulopathie, tiefe Venenthrombose, Lungenembolie, Lysetherapie
Material	1 ml Zitratplasma

Differenzialblutbild

Norm-werte	Neutrophile (segmentkernige) Granulozyten: 50–70 % der Leukos (3–5,8/nl) Lymphozyten: 25–45 % der Leukos (1,5–3,0/nl) Eosinophile Granulozyten: 1–4 % der Leukos (< 0,25/nl) Basophile Granulozyten: < 1 % der Leukos (< 0,05/nl) Monozyten: 3–7 % der Leukos (0,3–0,5/nl)
Material	2 ml EDTA-Blut

Eosinophile Granulozyten (Eos)

Normwert	< 0,25/nl entsprechend 1–4 % der Leukos
Funktion	Zur Phagozytose fähige Untergruppe der Leukozyten, die v. a. an Parasitenbekämpfung und Allergien beteiligt ist
↓	Einige schwere akute Infektionen, Cushing-Syndrom, Glukokortikoidtherapie
↑	Allergische und Parasitenerkrankungen, abklingende Infektionen, einige Autoimmunerkrankungen, Nebennierenrindeninsuffizienz, CML, M. Hodgkin
Material	2 ml EDTA-Blut

Erythrozyten (Erys)

Normwert	♀ 3,5–5,0/pl, ♂ 4,3–5,9/pl
Funktion	O_2-transportierende Blutzellen
↓	Anämie, Hyperhydratation
↑	Polyglobulie, Polyzythämie, Dehydratation
Material	1 ml EDTA-Blut oder 50 µl Kapillarblut

24

Erythrozyten-Indizes

Norm-werte	**MCV** = mittleres Erythrozytenvolumen: 81–96 fl (µm³) **MCH** = mittlerer Hb-Gehalt des Erythrozyten: 27–34 pg (1,7–2,1 fmol) **MCHC** = mittlere Hb-Konzentration des Erythrozyten: 32–36 g/dl Ery (19,9–22,3 mmol/l) **RDW** = Erythrozytenverteilungsbreite = Maß für die Größenverteilung der Erythrozyten: < 15 % **% HYPO** = Prozentsatz hypochromer Erythrozyten (mit zu niedrigem MCH): 1–5 % **HbR** = mittlerer Hb-Gehalt des Retikulozyten = Maß für die aktuelle Eisenverfügbarkeit: 28–35 pg
Diagn. Funktion	Errechnete Größen zur Einteilung von Anämien: **Normozytäre normochrome Anämie** (MCV und MCH normal): akuter Blutverlust und Hämolyse, renale Anämie, Anämie bei Tumoren/chronischen Entzündungen, aplastische Anämie **Mikrozytäre hypochrome Anämie** (MCV und MCH ↓): am häufigsten Eisenmangelanämie **Makrozytäre hyperchrome Anämie** (MCV und MCH ↑): Vit.-B_{12}- und Folsäuremangel-Anämie **RDW** ↑ = Anisozytose = sehr ungleich große Erythrozyten: Retikulozytose, Vit.-B_{12}-, Eisenmangelanämie
Material	1 ml EDTA-Blut oder 50 µl Kapillarblut

Ferritin

Normwert	Alters-, geschlechts- und methodenabhängig, z. B. 20–60 J. ♀ 9–140 µg/l, ♂ 18–360 µg/l
Funktion	Eisen speicherndes Protein, Akute-Phase-Protein
↓	Eisenmangel
↑	Eisenüberladung (z. B. Hämochromatose, viele Transfusionen), Eisenverteilungsstörung (z. B. chronische Entzündungen, Tumoren, Lebererkrankungen), Eisenverwertungsstörung (z. B. Vit.-B_{12}- und Folsäuremangel-Anämie). Entzündungen
Material	1 ml Serum/Plasma

24

Fibrinogen

Normwert	1,8–4,0 g/l (stark methodenabhängig)
Funktion	Faktor I der Blutgerinnungskaskade, Akute-Phase-Protein
↓	Schwere Lebererkrankungen (verminderte Synthese), Verbrauchskoagulopathie (erhöhter Verbrauch), fibrinolytische Therapie (erhöhter Abbau)
↑	Infektionen und nichtinfektiöse Entzündungen, Tumoren, postoperativ, nach Trauma. Kardiovaskulärer Risikoindikator
Material	1 ml Zitratplasma

Folsäure	
Normwert	> 4 µg/l (Normgrenze strittig)
Funktion	Coenzym v. a. im Protein- und DNA-Stoffwechsel (Blutzellbildung)
↓	Vermehrter Bedarf (z. B. Schwangerschaft), Mangelernährung, Malabsorption, bestimmte Medikamente (z. B. Methotrexat)
Material	1–2 ml Serum/EDTA-Plasma

Gesamteiweiß	
Normwert	Serum 66–83 g/l. Liquor < 400 mg/l. Sammelurin < 150 mg/24 h
↓ (Serum)	Mangelernährung, Malabsorption, schwere Lebererkrankungen, erhöhte Verluste (z. B. bei nephrotischem Syndrom, chronischen Durchfällen)
↑ (Serum)	Chronisch-entzündliche Erkrankungen (γ-Globulin-Erhöhung), Paraproteinämien
Material	1 ml Serum/Heparinplasma, 1 ml Liquor oder 10 ml Sammelurin

GGT → γ-Glutamyltransferase

α-Globuline	
Normwert	$α_1$-**Globulin**: 1,4–3,4 % des Gesamteiweißes im Serum $α_2$-**Globulin**: 4,2–7,6 % des Gesamteiweißes im Serum
Funktion	Gemischte Eiweißfraktion; enthält u. a. Akute-Phase-Proteine
↓	$α_1$: Hypoproteinämie, $α_1$-Antitrypsin-Mangel $α_2$: Hypoproteinämie
↑	Akute Entzündung, Verschlussikterus, Tumoren
Material	1 ml Serum

β-Globuline	
Normwert	7,0–10,4 % des Gesamteiweißes im Serum
Funktion	Gemischte Eiweißfraktion, enthält u. a. Transportproteine, Anti-Akute-Phase-Proteine, Proteine mit Wirkung auf die Blutgerinnung
↓	Hypoproteinämie
↑	Paraproteinämien, nephrotisches Syndrom, Verschlussikterus, Tumoren
Material	1 ml Serum

γ-Globuline	
Normwert	12,1–17,7 % des Gesamteiweißes im Serum
Funktion	Insbesondere Antikörper (IgG, IgM) enthaltende Eiweißfraktion
↓	Hypoproteinämie, Antikörpermangelsyndrome

24

γ-Globuline	
↑	Monoklonale Gammopathien, z. B. Plasmozytom (schmalbasige, spitze Zacke). Spätphase akuter Entzündungen, chronische Entzündungen, Leberzirrhose (breitbasige Erhöhungen)
Material	1 ml Serum

Glukose	
Normwert	Plasma nüchtern < 100 mg/dl (5,6 mmol/l), Vollblut (kapillar, venös) gut 10 % weniger. Urin < 150 mg/l (0,84 mmol/l), Teststreifen negativ
Funktion	Wichtigster Energieträger des Körpers
↓ (Blut)	Alkoholabusus, Insulinom, Nebennierenrindeninsuffizienz, schwere Leber- und Nierenschäden, große Tumoren, Sepsis, Überdosierung von Antidiabetika
↑ (Blut)	Diabetes mellitus, Cushing-Syndrom, Medikamente (z. B. Diuretika, Glukokortikoide, „Pille")
↑ (Urin)	Hyperglykämie, wenn die Nierenschwelle (ca. 180 mg/dl) überschritten wird. Ohne erhöhte Blutglukose bei Nierenerkrankungen, evtl. Schwangerschaft
Material	1 ml Serum/Plasma, 10–50 µl Kapillarblut oder 5 ml Urin

γ-Glutamyltransferase (γ-GT, GGT)	
Normwert	♀ < 40 U/l, ♂ < 60 U/l
Funktion	Enzym im Aminosäurestoffwechsel
↑	Cholestase, Alkoholabusus, Leberzellschäden (z. B. Hepatitis, Zirrhose, Tumoren, toxisch), bestimmte Medikamente (v. a. Antiepileptika)
Material	1 ml Serum/Plasma (Heparin-, EDTA-)

GOT (Glutamat-Oxalazetat-Transaminase) → AST

GPT (Glutamat-Pyruvat-Transaminase) → ALT

Hämatokrit (Hkt)	
Normwert	♀ 34–44 %, ♂ 36–48 %
Funktion	Anteil der festen Bestandteile (Erythro-, Leuko-, Thrombozyten) im Blut
↓	Anämien, Hyperhydratation
↑	Polyglobulie, Polyzythämie, Dehydratation
Material	1 ml EDTA-Blut oder 50 µl Kapillarblut

24

Hämoglobin (Hb)	
Normwert	♀ 12–15 g/dl (7,5–9,3 mmol/l), ♂ 13,6–17,2 g/dl (8,4–10,7 mmol/l)
Funktion	O_2-bindendes und -transportierendes Protein im Erythrozyten
↓	Anämien, Hyperhydratation
↑	Polyglobulie, Polyzythämie, Dehydratation
Material	1 ml EDTA-Blut oder 50 µl Kapillarblut

Harnsäure	
Normwert	♀ < 6 mg/dl (357 µmol/l), ♂ < 7 mg/dl (416 µmol/l)
Funktion	Endprodukt des Purinstoffwechsels
↑	Gicht, Leukämien (erhöhter Zellabbau), Niereninsuffizienz, Fasten, Alkohol, Medikamente
Material	1 ml Serum/Heparinplasma

Harnstoff (Urea)	
Normwert	10–50 mg/dl (1,7–8,3 mmol/l)
Funktion	Harnpflichtiges Endprodukt des Eiweißstoffwechsels
↑	Niereninsuffizienz (Anstieg erst bei 75-prozentiger Reduktion der Nierenfunktion), erhöhte(r) Eiweißzufuhr/-abbau
Material	1 ml Serum/Plasma

24

HbA$_{1c}$	
Normwert	< 5,7 % (39 mmol/mol). HbA$_{1c}$ ≥ 6,5 % (48 mmol/mol) sichert Diabetesdiagnose. Zielwert bei Diabetikern < 6,5–7,5 % (48–58 mmol/mol, individuelle Festlegung)
Funktion	Diagnostisch wichtigste Glykohämoglobin-Untergruppe. Glykohämoglobine = Hb mit irreversibe angelagerter Glukose
↑	Diabetes mellitus (Maß für die Blutglukose ca. der letzten 8 Wochen)
Material	1 ml EDTA-/Heparin-Blut

HBDH (Hydroxibutyratdehydrogenase, LDH1) → LDH

HDL-Cholesterin	
Normwert	♂ > 40 mg/dl (1,0 mmol/l), ♀ > 50 mg/dl (1,3 mmol/l)
Funktion	„Gutes" Cholesterin, das von Proteinen mit hoher Dichte *(high density lipoproteins)* transportiert wird. HDL > 60 mg/dl (1,6 mmol/l) „neutralisiert" einen kardiovaskulären Risikofaktor
↓	Erhöhtes Risiko für Herz-Kreislauf-Erkrankungen
Material	1 ml Serum/Plasma (nüchtern)

INR (international normalized ratio) → Quick

Kalium (K+)	
Normwert	Serum 3,7–5,1 mmol/l, Plasma 3,5–4,6 mmol/l
Funktion	Häufigstes Mengenelement in den Zellen; entscheidend u. a. für die Erregbarkeit von Muskel- und Nervenzellen
↓	Renale Verluste: Diuretika, Glukokortikoide, Cushing-Syndrom, Hyperaldosteronismus Enterale Verluste: Diarrhö, Erbrechen, Laxanzien Verteilungsstörung: Alkalose, Initialbehandlung des diabetischen Komas
↑	Verminderte renale Ausscheidung: Niereninsuffizienz, kaliumsparende Diuretika, Nebennierenrindeninsuffizienz Verteilungsstörung: Azidose, massive Hämolyse, Zellzerfall
Material	1 ml Serum/Heparinplasma (hämolysefrei)

Kalzium (Ca2+, Gesamt-Kalzium)	
Normwert	2,2–2,6 mmol/l (8,6–10,3 mg/dl)
Funktion	Mengenelement, wichtig für Zahn- und Knochenaufbau sowie die neuromuskuläre Erregungsübertragung
↓	Hypoparathyreoidismus, Niereninsuffizienz, nephrotisches Syndrom, Leberzirrhose, akute nekrotisierende Pankreatitis, Diuretika, Vit.-D-Mangel
↑	Endokrin (v. a. primärer Hyperparathyreoidismus), Immobilisation, Sarkoidose, Vit.-D- oder -A-Überdosierung, Tumoren
Material	1 ml Serum/Heparinplasma

24

Kardiale Troponine (cTn)	
Normwert	Methodenabhängig, z. B. hs-cTnT (high sensitivity kardiales Troponin T) < 14 pg/ml
Funktion	Nur im Herzmuskel vorkommende Unterformen der Troponine (Muskeleiweiße)
↑	Herzinfarkt (Frühmarker, Anstieg nach 3–8 h) und andere Herzmuskelschädigungen
Material	1 ml Serum/Heparinplasma

Kreatinin (Krea)	
Normwert	♀ < 0,8 mg/dl (71 µmol/l), ♂ < 1,1 mg/dl (97 µmol/l)
Funktion	Harnpflichtiges Endprodukt des Muskelstoffwechsels
↑	Chronische Niereninsuffizienz (erhöht erst bei 50-prozentiger Reduktion der Nierenfunktion), akutes Nierenversagen
Material	1 ml Serum/Plasma

24

Kreatinin-Clearance

Normwert	25-jähriger ♂ 95–140 ml/min × 1,73 m² Körperoberfläche, 25-jährige ♀ 70–110 ml/min × 1,73 m² Körperoberfläche, dann mit dem Alter abnehmend
Diagn. Funktion	Bestimmung der glomerulären Filtrationsrate
↓	(Beginnende) Niereninsuffizienz. Bei Serum-Kreatinin > 2 mg/dl kein diagnostischer Nutzen
Material	1 ml Serum/Plasma und 5 ml Sammelurin (zusätzlich Gewicht und Größe des Patienten mitteilen)

Kreatinphosphokinase (Kreatinkinase, CK)

Normwert	**Gesamt-CK:** ♀ < 170 U/l, ♂ < 190 U/l **CK-MB:** < 10 µg/l
Funktion	Enzym im Muskelstoffwechsel. Mehrere Isoenzyme mit den Untereinheiten M (muscle) und B (brain): CK-MM (v. a. im Muskel); CK-BB (v. a. im Gehirn); CK-MB (v. a. im Herzmuskel)
↑	Herzmuskelschäden: Herzinfarkt (Frühmarker, Anstieg nach 4–8 h), entzündliche Herzerkrankung, Herzoperation, -massage Skelettmuskelschäden: i. m.-Injektion, körperliche Anstrengung, Operationen, Verletzungen, Muskelentzündungen, toxische Muskelschädigungen
Material	1 ml Serum/Heparinplasma

LDH (Laktatdehydrogenase), LDH₁ (Hydroxibutyratdehydrogenase, HBDH)

Normwerte	**LDH:** < 250 U/l **LDH₁:** < 50 U/l
Funktion	Enzym der Glykolyse. Mehrere Isoenzyme: LDH₁ (= Hydroxybutyratdehydrogenase, HBDH) und LDH₂ v. a. in Herzmuskel und Erythrozyten, LDH₅ v. a. in Leber und Skelettmuskulatur
↑	Herzinfarkt (Spätmarker), Herzmuskelentzündung, Skelettmuskelerkrankungen, Hepatitis, toxische Leberschäden, Tumoren, Lungenembolie, megaloblastäre und hämolytische Anämien
Material	1 ml Serum/Plasma

LDL-Cholesterin

Normwert	Normgrenzen strittig, bei Gesunden meist < 115 mg/dl (3 mmol/l), bei Risikofaktoren oder arteriosklerosebedingten Erkrankungen Zielwert geringer, bis < 70 mg/dl (1,8 mmol/l)
Funktion	Cholesterin, das von Proteinen mit niedriger Dichte *(low density lipoproteins)* transportiert wird. Großteil des Gesamtcholesterins. Beschleunigt Arteriosklerose

LDL-Cholesterin

↑	Erhöhtes Risiko für Herz-Kreislauf-Erkrankungen: Je höher das LDL-Cholesterin bzw. je größer der Quotient von LDL-Cholesterin zu HDL-Cholesterin, desto größer das kardiovaskuläre Risiko
Material	1 ml frisches Serum/Plasma (nüchtern)

Leukozyten (Leukos) und neutrophile (segmentkernige) Granulozyten

Norm-werte	**(Gesamt-)Leukozyten: 4–10/nl** **Neutrophile (segmentkernige) Granulozyten: 3–5,8/nl (50–70 % der Leukos)**
Funktion der neutrophilen Granulozyten	Phagozytose und Vernichtung von Mikroorganismen und Fremdantigenen. Veränderung der Gesamtleukozyten- und der neutrophilen Granulozytenzahl in der Regel gleichsinnig
Neutrophile ↓	Virusinfektionen, einige bakterielle Infektionen (z. B. Typhus), Medikamente, Knochenmarkschädigung (z. B. Zytostatika-, Strahlentherapie), systemischer Lupus erythematodes
Neutrophile ↑	Die meisten (bakteriellen) Infektionen, Sepsis, nichtinfektiöse Entzündungen (z. B. rheumatische Erkrankungen), Nekrosen, Glukokortikode, Stress, bestimmte Leukämien
Material	2 ml EDTA-Blut

Lipase

Normwert	Methodenabhängig, z. B. < 60 U/l
Funktion	Triglyzeride spaltendes Enzym des Pankreas
↑	Akute und chronische Pankreatitis, akutes Abdomen, nach ERCP
Material	1 ml Serum/Heparinplasma

24

Löslicher Transferrinrezeptor (sTfR)

Normwert	Stark methodenabhängig, z. B. 0,8–1,8 mg/l
Funktion	Molekül auf der Oberfläche v. a. von Erythrozyten-Vorläuferzellen, das in einem gewissen Ausmaß ständig ins Blut gelangt
↓	Verminderte Erythrozytenbildung, z. B. aplastische, renale Anämie
↑	Gesteigerte Erythrozytenbildung, z. B. Polyzythämie, hämolytische Anämie, Eisenmangel (vor Auftreten einer Eisenmangelanämie, im Gegensatz zum Ferritin nicht durch Entzündungen beeinflusst)
Material	1 ml Serum/Plasma

Lymphozyten

Normwert	1,5–3,0/nl entsprechend 25–45 % der Leukos
Funktion	Zweitgrößte Fraktion der Leukozyten mit Schlüsselstellung bei der spezifischen Abwehr
↓	Strahlen-, Zytostatika-, Glukokortikoidtherapie, Urämie, HIV-Infektion/AIDS
↑	Bestimmte Infektionskrankheiten (z.B. Keuchhusten), bestimmte Leukämien (ALL, CLL)
Material	2 ml EDTA-Blut

Magnesium (Mg^{2+})

Normwert	0,7–1 mmol/l (1,7–2,6 mg/dl)
Funktion	Mengenelement, beteiligt an muskulärer Erregungsübertragung
↓	Alkoholabusus, Diarrhö, Erbrechen, renale Verluste (z.B. bei Diuretikatherapie, Hyperaldosteronismus)
↑	Niereninsuffizienz
Material	1 ml Serum/Plasma

Monozyten

Normwert	0,3–0,5/nl entsprechend 3–7 % der Leukos
Funktion	Phagozytosefähige Teilfraktion der Leukozyten, verlassen die Blutbahn und werden zu Gewebemakrophagen
↑	Einige Infektionen und Autoimmunerkrankungen, Sarkoidose, nach Agranulozytose, bestimmte Leukämien
Material	2 ml EDTA-Blut

Natrium (Na^+)

Normwert	135–145 mmol/l
Funktion	Häufigstes Mengenelement im Extrazellulärraum, entscheidend für dessen osmotischen Druck
↓	Erbrechen, Durchfall, längere Magensaftabsaugung, Herz-, Niereninsuffizienz, Leberzirrhose, Nebennierenrindenunterfunktion, Medikamente (z.B. Diuretika)
↑	Diarrhö, Fieber oder Schwitzen bei zu geringer Wasserzufuhr, Diabetes insipidus, primäre (d.h. durch Störungen der Nebennierenrinde bedingte) Aldosteronüberproduktion, bestimmte Medikamente
Material	1 ml Serum/Plasma

24

Natriuretische Peptide	
Normwert	Normwerte methoden-, alters-, geschlechts- und nierenfunktionsabhängig
Funktion	Peptide, die von den Herzmuskelzellen bei Kammerdehnung freigesetzt werden
↑	Herzinsuffizienz. Bei akuter Luftnot Herzinsuffizienz sehr unwahrscheinlich bei **NT-proBNP** < 300 ng/l oder **BNP** < 100 ng/l. Herzinsuffizienz wahrscheinlich bei NT-proBNP > 450 ng/l (unter 50 Jahren), > 900 ng/l (50–75 Jahren), > 1.800 ng/l (über 75 Jahren) oder BNP > 400 ng/l
Material	1 ml EDTA-Plasma

Neutrophile Granulozyten → Leukozyten

Partielle Thromboplastinzeit (PTT)	
Normwert	28–40 s
Diagn. Funktion	Maß für das endogene Gerinnungssystem
↑	Hämophilie A und B, Verbrauchskoagulopathie, Heparintherapie (bei therapeutischer Heparinisierung/High-dose-Heparinisierung ca. 1,5- bis 2-fache Verlängerung angestrebt)
Material	1 ml Zitratplasma

Phosphat (anorganisch)	
Normwert	2,6–4,5 mg/dl (0,84–1,45 mmol/l)
Funktion	Mengenelement, pH-Puffer im Blut, Baustein von ATP, Zellmembran und Knochen
↓	Hyperparathyreoidismus, Vit.-D-Mangel, Alkoholabusus, Malabsorption, renaltubuläre Erkrankungen
↑	Niereninsuffizienz, Hypoparathyreoidismus, Akromegalie
Material	1 ml Serum/Heparinplasma

24

Plasmathrombinzeit (PTZ) → Thrombinzeit

PSA (Prostataspezifisches Antigen)	
Normwert	< 4 µg/l
Funktion	Eiweiß aus der Prostata, Tumormarker des Prostatakarzinoms
↑	Prostataadenom, Prostatakarzinom
Material	1 ml Serum/Plasma

PTT → Partielle Thromboplastinzeit

Quick (Prothrombinzeit, Thromboplastinzeit, TPZ) und INR (international normalized ratio)	
Normwert	**Quick:** 70–130 % **INR:** 0,85–1,15
Diagn. Funktion	Maß für das exogene System der Gerinnung. INR besser standardisiert
↓	Mangel an Fibrinogen oder den Gerinnungsfaktoren II, V, VII, X, z.B. bei Lebererkrankungen, Verbrauchskoagulopathie, Vit.-K-Mangel, oraler Antikoagulation mit Vit.-K-Antagonisten (z.B. Marcumar®). Deshalb eingesetzt zur Kontrolle einer Marcumar®-Therapie (therapeutischer Bereich je nach Indikation Quick 15–30 % bzw. INR 2–3,5). Je stärker die Blutgerinnungshemmung, desto niedriger der Quick bzw. desto höher die INR
Material	1 ml Zitratplasma

Retikulozyten	
Normwert	0,5–2 % der Erys
Funktion	Junge, noch Reste von RNA tragende Erythrozyten
↓	Erythrozytenbildungsstörung, z.B. bei aplastischer Anämie, Erythropoetinmangel
↑	Erhöhte Erythrozytenbildung, z.B. bei hämolytischer Anämie, nach Blutverlust
Material	2 ml EDTA-Blut oder 50 μl Kapillarblut

Serumeiweißelektrophorese	
Normwerte	**Albumin:** 60,6–68,6 % **α_1-Globuline:** 1,4–3,4 % **α_2-Globuline:** 4,2–7,6 % **β-Globuline:** 7,0–10,4 % **γ-Globuline:** 12,1–17,7 %
Diagn. Funktion	Elektrochemische Auftrennung der Bluteiweiße mit dem Ziel, durch Anteilsveränderungen oder zusätzliche pathologische Eiweißfraktionen (Paraproteine) differenzialdiagnostische Hinweise zu bekommen
Material	1 ml Serum

Thrombinzeit (Plasmathrombinzeit, PTZ, TZ)	
Normwert	17–24 s
Diagn. Funktion	Maß für „gemeinsame Endstrecke" der Gerinnung
↑	Fibrinogenmangel, Fibrinolyse, Heparintherapie (therapeutische Heparinisierung/High-dose-Heparinisierung: Ziel 2- bis 3-fach verlängerte TZ)
Material	1 ml Zitratplasma

24

Thromboplastinzeit (TPZ) → Quick

Thrombozyten (Thrombos, Blutplättchen)	
Normwert	150–400/nl
Funktion	Leiten Blutgerinnung im endogenen System ein
↓	Verbrauchskoagulopathie, toxisch (Alkohol, Medikamente, z. B. Zytostatika), immunologisch, Leukämie
↑	Myeloproliferative Erkrankungen, nach Infektionen, Blutungen oder Milzentfernung
Material	1 ml EDTA-Blut oder 50 µl Kapillarblut

Thyreoidea stimulierendes Hormon (TSH)	
Normwert	0,3–2,5 mU/l, Grauzone bis 4,2 mU/l
Funktion	Hypophysenvorderlappen-Hormon, das die Schilddrüse stimuliert
↓	Primäre Hyperthyreose, sekundäre Hypothyreose, Schilddrüsenhormonüberdosierung
↑	Primäre Hypothyreose
Material	1 ml Serum/evtl. Plasma je nach Methode

Thyroxin (T_4)/freies Thyroxin (fT_4)	
Norm-werte	**Gesamt-Thyroxin:** 56–123 µg/l (72–158 nmol/l) **Freies Thyroxin:** 9,9–16,2 ng/l (12,7–20,8 pmol/l)
Funktion	Schilddrüsenhormon
↓	Hypothyreose
↑	Hyperthyreose
Material	1 ml Serum/evtl. Plasma je nach Methode

24

Transferrinsättigung	
Normwert	15–45 %
Funktion	Beladungszustand des Transferrins (Transportprotein für freies Eisen im Serum) mit Eisen, zur Beurteilung des Eisenhaushalts
TfS ↓	Eisenmangel, oft auch bei Eisenverteilungsstörung (z. B. bei Infektionen, chronischen Entzündungen, Tumoren)
TfS ↑	Hämolyse, Eisenüberladung, -verwertungsstörung, z. B. bei bestimmten Anämieformen
Material	1 ml Serum/Plasma (ohne EDTA)

Triglyzeride (Neutralfette)	
Normwert	< 150 mg/dl (1,7 mmol/l)
Funktion	Eines der Hauptblutfette
↑	Primäre Fettstoffwechselstörungen, falsche Ernährung, Alkoholabusus, Leber- und Nierenerkrankungen, Hypothyreose
Material	1 ml Serum/Plasma

Trijodthyronin (T_3)/freies Trijodthyronin (fT_3)	
Norm-werte	**Gesamt-Trijodthyronin:** 0,8–1,8 µg/l (1,2–2,8 nmol/l) **Freies Trijodthyronin:** 2,5–4,4 ng/l (3,9–6,7 pmol/l)
Funktion	Schilddrüsenhormon; entsteht im Blut durch Abspaltung eines Jodanteils aus T_4, schneller und stärker wirksam als T_4
↓	Hypothyreose, Umwandlungshemmung von T_4 in T_3, z. B. bei Schwerkranken oder bestimmten Arzneimitteln
↑	Hyperthyreose
Material	1 ml Serum/evtl. Plasma je nach Methode

TSH → Thyreoidea stimulierendes Hormon

Vitamin B_{12}	
Normwert	Methodenabhängig, z. B. > 250 ng/l, Grauzone 150–250 ng/l
Funktion	Coenzym v. a. im Zellaufbau
↓	Chronisch-atrophische Gastritis (sog. perniziöse Anämie), Mangelernährung, Malabsorption, nach Magenresektion
Material	1–2 ml Serum/Plasma

24

Literatur

Neumeister B, Böhm BO. Klinikleitfaden Labordiagnostik. 6. A. München: Elsevier, 2018.

Thomas L. Labor und Diagnose. Elektronische Auflage, mobile Applikationsform (App), Frankfurt/Main: TH-Books-Verlags-Gesellschaft, 2016.

Glossar

abdominal(is) zum Bauch gehörend

Ablatio Abtragung einer Gliedmaße oder eines Organs

Absorbieren aufnehmen

Acetylsalicylsäure (ASS) Prostaglandinsynthesehemmer; Inhaltsstoff vieler Schmerzmittel, z. B. Aspirin®

Achillessehnenreflex (ASR) Klopfen auf die Achillessehne bewirkt eine Streckung des Sprunggelenks (sog. Eigenreflex des Muskels)

Aminosäure (AS) Grundmolekül der Eiweiße

Aneurysma krankhafte Erweiterung bzw. Ausbuchtung einer Arterie

Angiografie Gefäßdarstellung

antagonistisch entgegengesetzt wirkend

anterior vordere, vorderer, vorderes (Lagebezeichnung)

anterior-posterior von vorn nach hinten

Antidiuretisches Hormon (ADH) Dursthormon, bewirkt u. a. die vermehrte Rückresorption von Wasser aus dem Primärharn

Antigen Fremdkörper, der eine Antikörperproduktion auslösen kann

Antikoagulans gerinnungshemmende Substanz

Antistreptolysin (ASL) Labormarker zum Nachweis einer Streptokokken-Infektion

Apoplex Schlaganfall

Appendix Anhangsgebilde an Organen, Kurzform für Appendix vermiformis = Wurmfortsatz des Blinddarms

Arrhythmie Herzrhythmusstörung

arterio-venös Verbindung zwischen Arterie und Vene

ascendens aufsteigend

Aszites Bauchwassersucht = Flüssigkeitsansammlung in der Bauchhöhle

Ätiologie Lehre von den Ursachen

atrioventrikulär Vorhof und Kammer des Herzens betreffend

Atrophie Schwund oder Rückbildung eines Gewebes

axillaris zur Achselhöhle gehörend

Base Excess (BE) aus einer Blutgasanalyse berechneter Laborparameter, zeigt stoffwechselbedingte Störungen des Säure-Basen-Haushalts

benigne gutartig

bilateral beidseits, zweiseitig

Biopsie Gewebeentnahme zur histologischen/zytologischen Untersuchung

Bizepssehnenreflex (BSR) Klopfen auf die Bizepssehne löst Beugung des Arms im Ellbogengelenk aus (sog. Eigenreflex des Muskels)

brachialis zum Oberarm gehörend

Bradykardie verlangsamter Herzrhythmus

Bradypnoe	stark verlangsamte Atmung
Bypass	Umleitung; Überbrückung eines krankhaft veränderten Blutgefäßabschnitts
cardio-pulmonale Reanimation	Herz-Lungen-Wiederbelebung
cervicalis	die Halsgegend eines Körpers oder den Halsteil eines Organs betreffend
Charrière (Ch)	Maß für den Außendurchmesser von Sonden und Kathetern; 1 Charrière entspricht ⅓ mm (3 Ch = 1 mm)
Cholinesterase (CHE)	Enzym, das im Blut Acetylcholin etc. spaltet; bei verringerter Syntheseleistung der Leber verringert sich die Konzentration von Cholinesterase im Plasma
costalis	zur Rippe gehörend
cranial	den Kopf eines Körpers oder den Kopfteil eines Knochens betreffend
descendens	herabsteigend
Desoxyribonukleinsäure (DNA)	sehr großes, phosphor- und stickstoffhaltiges Molekül im Zellkern, dient als Träger der Erbinformation; Baustein der Chromosomen
Diastole/ diastolisch	Entspannungs- bzw. Erschlaffungsphase eines Hohlorgans, im engeren Sinne die Dilatationsphase des Herzmuskels/die Diastole betreffend bzw. während der Diastole
digitale Subtraktionsangiografie	Röntgenverfahren zur Gefäßdarstellung, bei dem eine Leeraufnahme ohne Kontrastmittel von einer Aufnahme mit Kontrastmittel „subtrahiert" wird, sodass nur noch die Gefäße sichtbar sind
digitalis	zum Finger, zur Zehe gehörend
Dilatation	Erweiterung, Auseinanderziehen/-dehnen eines Hohlorgans, z. B. Zervix
distal(is)	weiter vom Rumpf weg gelegene Körperteile (Gegensatz von proximal)
Diuretika	harntreibende Medikamente
Divertikulose	Vorhandensein zahlreicher Ausstülpungen am Darm
dorsalis	zum Rücken gehörend, rückenwärts liegend
Drainage	Ableitung von Flüssigkeitsansammlungen im Körper nach außen
dys-	Wortteil für krankhafte Störung eines Zustands oder einer Funktion
Dyspnoe	erschwertes Atmen, Kurzatmigkeit
-ektomie	Endung für Herausschneiden, totale Entfernung eines ganzen Organs, z. B. Gastrektomie
Elektrolyt	(gelöstes) Körpermineral, z. B. Natrium
Elektromyogramm (EMG)	Aufzeichnung der Aktionsströme von Muskeln

Embolektomie	Entfernung eines Embolus (von einem anderen Ort der Blutbahn fortgeschwemmtes Teilchen), der das Arterienlumen verschließt
Embolie	Verstopfung eines Blutgefäßes durch mit dem Blut angeschwemmte Substanzen (z. B. Gerinnsel oder Fett)
Emesis	Erbrechen
Emphysem	vermehrte Luftansammlung in Organen, meist ist die Lungenüberblähung gemeint
endobronchial	innerhalb der Luftwege
endogen	im Körper selbst entstehend
Enzephalitis	Gehirnentzündung
Escherichia coli	gramnegatives Bakterium, Bestandteil der Darmflora, aber auch häufiger Erreger bei bakteriellen Infektionen
Exsikkose	Austrocknung des Körpers
Exspiration	Ausatmung
Extension	Streckung, Ausdehnung eines Gliedabschnitts durch Zug in Längsrichtung (z. B. Reposition von Frakturen)
Exzision	Ausschneidung, Entfernung eines Gewebes oder Organteils
facialis	zum Gesicht gehörend
femoralis	zum Oberschenkel gehörend
Fissur	Spalte
Flexur	Biegung, Beugung, Krümmung
Gastritis	Magenschleimhautentzündung
Glomerulonephritis (GN)	Nierenentzündung, die vor allem die Gefäßknäuel in den Nierenkörperchen (Glomeruli) betrifft
Graft versus host-Reaktion (GVHD)	Immunreaktion des Transplantates gegen den Empfänger (bei Knochenmark- oder Stammzellentransplantation)
Granulozyten	zu den weißen Blutkörperchen gehörende Abwehrzellen
Hämolyse	Auflösung/Zerfall von roten Blutkörperchen
hepaticus	zur Leber gehörend
Hiatus	klaffende Öffnung
Host-versus graft-Reaktion (HVGR)	Immunreaktion des Empfängers gegen das Transplantat
hyper	über, überhinaus, oberhalb
hypo	unter, unterhalb
Ikterus	Gelbsucht (kann bei Leberschäden, erhöhter Karotinzufuhr und bei Neugeborenen auftreten)
Ileus	Verschluss eines Darmabschnitts
Indikation	„Heilanzeige", Kriterium, bei dessen Vorliegen ein bestimmtes Therapieverfahren zu wählen ist
inferior, -ius	weit(er) unten gelegen
Infiltration	meist örtlich begrenzte Einlagerung von Flüssigkeit, Entzündungs- oder Tumorzellen
Inhibitor	Hemmstoff, Blocker

Inspiration	Einatmung
Insuffizienz	unzureichende Funktionstüchtigkeit
inter	zwischen
Intercostalraum	Zwischenrippenraum
intestinal	zum Darm gehörend
invasiv	eindringend (in Gefäße oder Gewebe)
ischämisch	nicht (ausreichend) durchblutet
Kapillar	kleinstes Blutgefäß
kardiovaskulär	das Herz-Kreislauf-System betreffend
Karzinom	bösartiger epithelialer Tumor
Koagulopathie	Störung der Blutgerinnung bei Mangel von Plasmafaktoren
Kreatinin	harnpflichtiges Stoffwechselprodukt; wird in den Muskeln aus Kreatin gebildet
kurativ	auf Heilung ausgerichtet, heilend
Laparoskopie	endoskopische Untersuchung der Bauchhöhle
laryngeus	den Kehlkopf betreffend
lateralis	seitlich (gegensätzlich zu medialis)
Liquor	seröse Körperflüssigkeit; üblicherweise ist das Nervenwasser gemeint
Lumbalpunktion	Entnahme von Nervenwasser durch einen Einstich im Bereich der Lendenwirbelsäule
Lyse(therapie)	Auflösung von Zellen, üblicherweise Auflösung von Blutgerinnseln
maligne	bösartig
medial(is)	zur Körpermitte hin gelegen
Mykose	Pilzerkrankung
Myom	gutartiger Tumor des Muskelgewebes
Nekrose	Zell- oder Gewebetod im lebenden Organismus
Nephrolithiasis	Nierensteinleiden
Obstruktion	Verstopfung von Körperkanälen (z. B. Darm, Tränenkanäle)
Ödem	Ansammlung wässriger Flüssigkeit in Geweben oder Zellen
okkulte Blutung	verborgene Blutung im Gastrointestinaltrakt
Orthopnoe	Atemnot, bei der der Patient nur mit aufgerichtetem Oberkörper genug Luft bekommt
Pacemaker (PM)	Herzschrittmacher
palliativ	lindernd, aber nicht die Ursache einer Krankheit bekämpfend
Palpation	Abtasten
Parästhesie	Fehlwahrnehmung = Sensibilitätsstörung der Nerven
Parenchym	Organfunktionsgewebe
parenteral	den Magen-Darm-Trakt umgehend
peri-	um, um … herum
Peristaltik	Muskelbewegung der Hohlorgane, um den Inhalt weiterzutransportieren (z. B. im Verdauungstrakt)
perkutane endoskopische Gastrostomie (PEG)	ein direkt über die Bauchwand hergestellter Zugang zum Magen für die künstliche Ernährung über längere Zeit

Pleura	das an der Rippen-innenseite liegende Brustfell
post partum	nach der Geburt
posterior-anterior	von hinten nach vorn
proximal(is)	näher zum Rumpf, aufwärts gelegene Körperteile (Gegensatz zu distal)
pulmonal	die Lunge betreffend
Punktion	Einführen von Kanülen in den Körper zur Gewinnung von Untersuchungs-material oder Einbringung von Medikamenten
Quick	Blutgerinnungstest (Bestimmung der Prothrombinzeit durch Zusatz von Kalzium und Thrombokinase zum Plasma)
radialis	zur Speiche (Radius) gehörend
rectalis	zum Mastdarm gehörend
Reflux	Rückfluss, z. B. Rückfluss von Magensäure in die Speiseröhre
respiratorisch	die Atmung betreffend
retro	zurück, rückwärts liegend, hinter
Rezeptor	„Empfänger" für bestimmte Reize oder Stoffe
rezidivierend	wiederkehrend
Rigor	Versteifung, Erstarrung (z. B. Rigor mortis = Totenstarre)
sagittal(is)	Richtung von ventral nach dorsal
Sekretion	Absonderung (von Körperflüssigkeiten)
Sklerose	Verhärtung
spastisch	verkrampft, mit hohem (Ruhe-) Tonus
spinal	das Rückenmark betreffend
Sputum	Auswurf
Stenose	Verengung
Stoma	„Mund, Öffnung"; üblicherweise künstlicher Ausgang eines Hohlorgans zur Körperoberfläche
sublingual	unter der Zunge
superior	oberer, weiter oben gelegen
Syndrom	Gruppe von Krankheitszeichen, Symptomkomplex
Systole/ systolisch	Zusammenziehung eines Hohlorgans, vor allem des Herz-muskels/die Systole betreffend bzw. während der Systole
Tachykardie	stark beschleunigter Herzrhythmus
Tachypnoe	beschleunigte Atmung, Kurzatmigkeit
Thrombose	Gefäßverschluss durch ortsständiges Blutgerinnsel
thyreoideus	zur Schilddrüse gehörend
Tonus	Spannungszustand (z. B. eines Muskels)
Tremor	Muskelzittern
Turgor	Flüssigkeitsdruck in einem Gewebe
Ulcus	Geschwür
Varikosis	Krampfaderleiden
vegetativ	das autonome Nervensystem betreffend
ventral	zum Bauch gehörend, bauchwärts liegend
Virustatika	Medikamente, die Wachstum und Vermehrung von Viren hemmen

zerebral das Gehirn betreffend

Zyanose bläuliche Verfärbung von Haut und Schleimhäuten bei verringertem Sauerstoffgehalt des Blutes

Zytostatika Medikamente, die Entwicklung und Vermehrung schnell wachsender Zellen hemmen, Einsatz v. a. bei der Behandlung von Tumoren

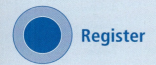

Register

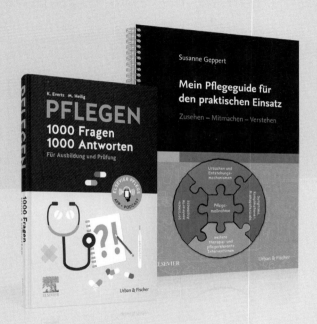

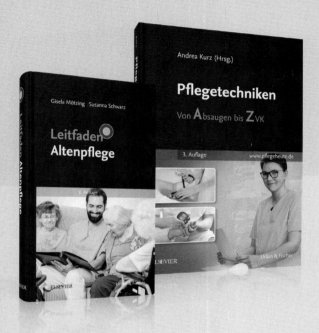

Internationales Wörterbuch wichtiger Begriffe aus der Pflege

Deutsch	Englisch	Französisch	
Guten Tag	Hello! (hälou)	Bonjour! (boschuhr)	
Ja	Yes (jäss)	Oui (uih)	
Nein	No (nou)	Non (noh)	
Medikament	Medicine (medisin)	Médicament (medikamoh)	
Angst	Fear (fia)	Peur (pöhr)	
Atemnot	Shortness of breath (shortnes-of-bräss)	Difficultés de respirer (diffikültee-dö-respiree)	
Durchfall	Diarrhoea (deiarria)	Diarrhée (diaree)	
Durst	Thirst (ssörst)	Soif (swoaf)	
Hunger	Hunger (hanga)	Faim (fäh)	
Schmerzen	Pain (päin)	Douleur (dulöhr)	
Schwindel	Dizziness (diss nes)	Vertige (wärtihsch)	
Übelkeit	Sickness (ssiknəss)	Nausée (nohsee)	
Einnehmen	Take (täik)	Prendre (prondrö)	
Essen	Eat (iht)	Manger (mohschee)	
Gehen	Walk (wohk)	Marcher (marschee)	
Helfen	Help (hälp)	Aider (ädee)	
Hinlegen	Lie down (lei daun)	S'allonger (salohschee)	
Husten	Cough (kaff)	Tousser (tussee)	
Injizieren	Inject (indschäkt)	Injecter (änschäktee)	
Röntgen	X-ray (iks-räi)	Faire une radio (fähr ün radio)	
Trinken	Drink (drink)	Boire (bwoahr)	
Untersuchen	Examine (iksämin)	Examiner (examinee)	
Warten	Wait (wäit)	Attendre (atohdree)	
Waschen	Wash (wosch)	Laver (lawee)	